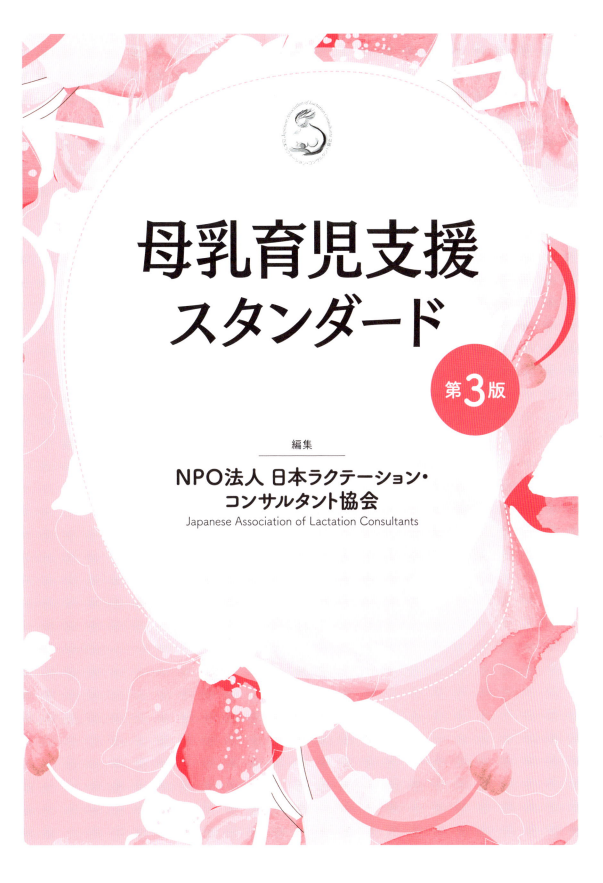

母乳育児支援スタンダード

発　行　2007 年 9 月 15 日　第 1 版第 1 刷
　　　　2010 年 11 月 15 日　第 1 版第 6 刷
　　　　2012 年 8 月 15 日　第 1 版新装版第 1 刷
　　　　2014 年 4 月 1 日　第 1 版新装版第 3 刷
　　　　2015 年 3 月 1 日　第 2 版第 1 刷
　　　　2022 年 12 月 1 日　第 2 版第 8 刷
　　　　2025 年 2 月 1 日　第 3 版第 1 刷ⓒ

編　集　NPO 法人日本ラクテーション・コンサルタント協会

発行者　株式会社　医学書院
　　　　代表取締役　金原　俊
　　　　〒113-8719　東京都文京区本郷 1-28-23
　　　　電話　03-3817-5600(社内案内)

印刷・製本　三報社印刷

本書の複製権・翻訳権・上映権・譲渡権・貸与権・公衆送信権(送信可能化権
を含む)は株式会社医学書院が保有します.

ISBN978-4-260-05704-2

本書を無断で複製する行為(複写,スキャン,デジタルデータ化など)は,「私
的使用のための複製」など著作権法上の限られた例外を除き禁じられています.
大学,病院,診療所,企業などにおいて,業務上使用する目的(診療,研究活
動を含む)で上記の行為を行うことは,その使用範囲が内部的であっても,私的
使用には該当せず,違法です.また私的使用に該当する場合であっても,代行
業者等の第三者に依頼して上記の行為を行うことは違法となります.

JCOPY 〈出版者著作権管理機構　委託出版物〉
本書の無断複製は著作権法上での例外を除き禁じられています.
複製される場合は,そのつど事前に,出版者著作権管理機構
(電話 03-5244-5088,FAX 03-5244-5089,info@jcopy.or.jp)の
許諾を得てください.

NPO 法人日本ラクテーション・コンサルタント協会(JALC)，IBCLC

（五十音順）

本書編集委員

井村真澄
滝 元宏（編集委員長）
田中奈美
中村和恵
名西恵子
本郷寛子
水井雅子
和田友香

査読委員

大山牧子
奥 起久子
瀬尾智子
山本よしこ

執筆者

甘利昭一郎	桑間直志	田中奈美	三谷裕介
新井基子	黒澤かおり	所 恭子	森丘千夏子
粟野雅代	越山茂代	中村和恵	安原 肇
稲田千晴	齋藤朋子	名西恵子	山本和歌子
井村真澄	新藤 潤	早田茉莉	吉田とも子
入部博子	瀬川雅史	藤井治子	吉澤志麻
奥 起久子	滝 元宏	本郷寛子	涌谷桐子
勝又 薫	武市洋美	三浦孝子	和田友香
金森あかね	多田香苗	水井雅子	

執筆協力 （ピアレビューアー）

新井基子	黒澤かおり	武市洋美	丸山憲一
粟野雅代	黒須英雄	田中奈美	三木佐知子
稲田千晴	佐藤千穂	田辺佳代子	水井雅子
井村真澄	三宮理恵子	中村和恵	光岡由美
江田明日香	鈴木佳奈子	名西恵子	柳澤美香
大矢公江	菅原光子	西垣敏江	山口直人
大山牧子	瀬尾智子	早田茉莉	山下有加
奥 起久子	瀬川雅史	引地千里	山本よしこ
加藤育子	滝島 茂	本郷寛子	和田友香

第3版 まえがき

　二十数年前，私が新生児科医として臨床の現場に立ったとき，日本にはまだ母乳バンクもなく，新生児医療は主に呼吸と循環の管理が中心でした。当時，母乳育児支援についての知識や技術を学ぶ機会は医師にはほとんどありませんでした。私も母乳がよいとは知っていましたが，どのように支援するのかは，ほとんど知識をもっていませんでした。しかし，私が担当していた超低出生体重児のお母さんが「入院中，一度もおっぱいを吸わせないままに，母乳が止まってしまったのです」と，晴れがましいはずの退院のときに寂しさを訴えられたのです。そのとき，母乳育児支援について学ぶ必要性を非常に強く感じたことを今でも鮮明に覚えています。

　その後，科学的根拠に基づく母乳育児支援を学ぼうと，私自身が国際認定ラクテーション・コンサルタント（IBCLC）の勉強のための教科書としたのは『Breastfeeding and Human Lactation』という洋書でした。そして2007年，日本で科学的根拠に基づく母乳育児支援の教科書が初めて発刊された際には，大変な感銘を受けました。その本こそ，本書の初版である『母乳育児支援スタンダード』です。

　今回の第3版の発行まで，2015年の第2版の発行から早10年の歳月が経ち，この間，日本の母乳育児に関する環境も非常に大きく変わりました。

　WHO/UNICEFが1989年に共同声明で出した「母乳育児成功のための10カ条」が，2018年に「母乳育児がうまくいくための10のステップ」となり，1981年に世界保健総会で可決された「母乳育児代用品のマーケティングに関する国際規準」（以下，「国際規準」）の順守がさらに重要視されました。本書の初版が発刊された2007年以降，第2版の2014年を経て，母乳育児支援に目が向けられるようになり，日本の母乳育児率も徐々に上昇していました。しかしながら，2019年末からのCOVID-19のパンデミックを経験し，すべての母子にソーシャル・ディスタンスが適応され，妊娠中の産前クラス，分娩立ち会い，早期母子接触，入院中の面会，フォローアップ健診，退院後のサークルの開催は軒並み中止に追い込まれ，このような母乳育児支援不足が母乳育児を阻害し，現在（第3版の発行時）は，母乳育児の重要性に対する認識も希薄になり母乳育児率の低下の兆しも現れ，母乳育児支援者も無力感に苛まれているようにも見受けられます。

　「国際規準」の前文には，「すべての子どもたちと，すべての妊娠中または授乳中の女性には，健康になるために，あるいは健康を維持するために，適切な栄養をとる権利がある」と書かれており，すべての乳幼児が適切な栄養を与えられること，すなわち，赤ちゃんを母乳で育てることのできる環境と，母乳で育てられない赤ちゃんの養育者にはさらなる支援が提供される環境を整え，母乳育児を保護・推進・支援していくことが今こそ求められています。

　今回，本書の改訂には，母乳育児を保護・推進・支援することは，母乳育児にこだわる，あるいは母乳育児を押し付けることとは明らかに異なるということがよく理解できるように，助産師をはじめ，看護師，産科医，小児科医，ラ・レーチェ・リーグ認定リーダーなどさまざまな背景をもちIBCLCの資格を有するメンバーにご尽力をいただきました。

非常に多忙ななか，熱い思いで本書の改訂に協力していただいた，日本全国の IBCLC の皆様に感謝いたします。また，非常に膨大な改訂作業を完成まで導いていただいた医学書院の皆様に感謝いたします。

最後に，助産師で IBCLC の 1 人として，長年にわたり母乳育児支援活動に尽力された，本書の執筆者の 1 人である武市洋美さんが，2024 年 9 月に急逝されました。武市さんは NPO 法人日本ラクテーション・コンサルタント協会（JALC）の創設者の 1 人で，その後の活動においても多大なる貢献をされ，私たち全員にとって非常に大切な存在でした。武市さんは生前このように述べられていました。

「IBCLC に挑戦したことは，私自身とてもよかったと評価している。自分が今までに行ってきたケアや指導内容に多くの科学的根拠を見出すことができ，あらたな自信と喜びを得た。多様な母乳育児の形態を知り，母乳に関する学問的深さと可能性を学ぶことは必要なものであると思う。日本の助産婦は，ドゥーラであり母乳相談の担い手でもあった。その技術を伝承し，母子にとって最適な母乳育児支援者であることを自覚し，さらに世界に共通の母乳育児に関する科学的根拠に基づいた知識基盤も手にしてほしいと思う」（要約）

（武市洋美：助産婦として国際認定ラクテーション・コンサルタントの資格を得て．
助産婦雑誌，第 53 巻 5 号，423-428，1999）

本書の第 1 版の素案は武市さんも中心メンバーの 1 人として考えてくださり，上記の思いのもと，構成も非常に緻密に考えられています。今回の改訂でも，その思いを引き継ぎ，日本の IBCLC の総力を結集して，多くの母乳育児支援者が待ち望んでいた内容に仕上がったと自負しております。

母乳で育てたいという母親の願いが叶えられるためには，医療，地域，社会のサポートがきわめて重要です。本書の改訂が，母乳育児支援者のアップデートに役立つだけでなく，教育活動を行う多くの教育機関やサポートを行う地域の臨床の場での教科書や参考図書として，非常に役に立つものと確信しており，母乳で育てる願いが叶えられた母親が 1 人でも多くなる一助となれば，望外の幸せです。

2024 年 11 月

NPO 法人日本ラクテーション・コンサルタント協会（JALC）理事長

編集委員長　小児科医・IBCLC　滝　元宏

初版 まえがき

　人が人の母乳で育つこと…

　これは，自然の摂理に沿った行為であり，太古の昔から行われてきた普遍的な行為です。

　それが，いつの間にか母と子にとって，母乳で育てるということが，とても特別なことであり，困難や努力を伴うものとなってきました。世の女性たちは，氾濫する情報の中から正しいものを選択し，意識をもって望まないと母乳育児はできないものになってきています。それは，今の世界，あるいは日本の社会情勢が原因でもあり，母乳育児支援教育の未熟さが原因でもあり，支援する私たちの知識や技術の不足が原因でもあります。

　日本の IBCLC（国際認定ラクテーション・コンサルタント）によって書かれたこの本は，母乳育児をエビデンスに基づいてさまざまな面からとらえ，総合的に母乳育児を学べるようになっています。

　出版までには，多くの時間を要し，苦労した面もありましたが，著者以外にも IBCLC のメンバーからさまざまな協力を得て，無事完成することができました。多くの母乳育児支援関係者が待ち望んでいた本に仕上がったと自負しております。

　この本が，多くの関係者のもとに届き，支援や教育の現場に一石を投じることができればと思っています。

　ひとりでも多くの母乳育児支援者が，科学的・効果的に母乳育児を支援することができるよう，すべての母と子に母乳育児の恩恵が届くよう，この本がお役にたてれば，本当にうれしく思います。

2007 年夏

NPO 法人日本ラクテーション・コンサルタント協会

代表　助産師・IBCLC　**渡辺　和香**

【略語一覧】

- **AAP**：American Academy of Pediatrics
  米国小児科学会

- **ABM**：Academy of Breastfeeding Medicine
  母乳育児医学アカデミー

- **BFH**：Baby Friendly Hospital
  赤ちゃんにやさしい病院

- **BFHI**：Baby Friendly Hospital Initiative
  赤ちゃんにやさしい病院運動

- **CDC**：Centers for Disease Control and Prevention
  米国疾病管理予防センター

- **FAO**：Food and Agriculture Organization
  国連食糧農業機関

- **IBCLC®**：International Board Certified Lactation Consultant*
  国際認定ラクテーション・コンサルタント

- **IBLCE®**：International Board of Lactation Consultant Examiners*
  ラクテーション・コンサルタント資格試験国際評議会
  （* IBCLC®，IBLCE®：IBLCE は 2014 年より IBCLC®，IBLCE® と表記しているが，本書において
  は，IBCLC，IBLCE と表記する）

- **IBFAN**：International Baby Food Action Network
  乳児用食品国際行動ネットワーク

- **ILCA**：International Lactation Consultant Association
  国際ラクテーション・コンサルタント協会

- **JALC**：Japanese Association of Lactation Consultants
  日本ラクテーション・コンサルタント協会

- **LLLI**：La Leche League International
  ラ・レーチェ・リーグ・インターナショナル

- **UNICEF**：United Nations Children's Fund
  国連児童基金（ユニセフ）

- **WABA**：World Alliance for Breastfeeding Action
  世界母乳育児行動連盟

- **WHO**：World Health Organization
  世界保健機関

【本書内で使用している用語の解説】

- **応答的授乳** responsive feeding：児の空腹や満腹のサインに応じて授乳すること。responsive feeding は生後 6 か月以降の児に補完食を与えることにも使う用語。

- **吸着**：直接授乳をするときの児の乳房への吸い付き。ラッチオン，乳房のくわえ方と表現することもある。

- **授乳**：児に乳汁を与える行為。母乳を直接乳房から飲ませる行為（直接授乳）を指すが，文脈によってはカップや哺乳びんなどのデバイスによって乳汁を飲ませる行為も含む。

- **人工乳**：特に断りのない限り，乳児用調製乳を指す。乳児用調製乳を使う栄養法を人工栄養法という。母親とのコミュニケーションでは「ミルク」を使うことも多い。

- **乳汁移行**：母親から児が母乳を飲みとること。

- **乳汁産生，母乳産生**：プロラクチンによる乳汁（母乳）の生成を意味する場合に使う。

- **乳汁分泌，母乳分泌**：母乳の産生と射乳までの一連を含めたもの。搾乳などで体外に出る母乳の量を分泌量と表すこともある。分泌過多，母乳分泌再開などにも使う。

- **乳腺細胞**：乳腺腺房上皮細胞を指す。短縮名称として用いられる。

- **保健医療従事者**：WHO の定義に従い，専門家，非専門家を問わず，母親，乳児，妊娠中の女性の健康管理に直接，間接的にかかわる施設もしくは団体にかかわって働く人を意味する。本書内では文脈により「支援者」も使う。

- **哺乳**：赤ちゃんが乳汁を飲む行為。

- **母乳育児**：母親が児を母乳で育てること。母乳栄養は，直接授乳かどうかにかかわらず母乳の成分を説明したり，搾母乳を含めたりする言葉。

- **母乳代用品**：WHO の定義に従い，母乳に部分的あるいは全面的に代わるものとしてマーケティングされる，もしくは表示されるあらゆる食品のことで，母乳の代用として適しているかどうかは問わない。

- **母乳のみで育てる（こと）** exclusive breastfeeding：ビタミンや薬剤などのシロップ以外は母乳のみを与えていること。

- **母乳率**：特に断りのない限り，ほぼ母乳だけを与えられている子どもの割合。ただし，日本の調査では人工乳や糖水などを多少飲ませていても，おおまかに「母乳率」と表現されることがある。

目次

第1章

母乳育児の重要性 ……………………………………………………… 1

1 母乳育児の重要性 ……………………………………………………… 2
- **Ⅰ** 母乳育児の意義 ……………………………………………… 三谷裕介 2
- **Ⅱ** 子どもにとっての母乳育児の重要性 ………………………………… 2
- **Ⅲ** 母親にとっての母乳育児の重要性 …………………………… 藤井治子 7
- **Ⅳ** 母乳育児の社会・経済的利点 ………………………………… 甘利昭一郎 13

第2章

母乳育児の保護・推進・支援 ……………………………… 19

2 母乳育児の保護・推進・支援 ………………………………… 瀬川雅史 20
- **Ⅰ** 母乳育児の保護・推進・支援の歴史 ………………………………… 20
- **Ⅱ** さまざまな組織による新たな母乳育児推進運動の開始 ……………… 23
- **Ⅲ** 日本の母乳育児の保護・推進・支援の歴史 ………………………… 25

3 WHO/UNICEF による母乳育児の保護・推進・支援 ………… 32
- **Ⅰ** 赤ちゃんにやさしい病院運動 ………………………………… 中村和恵 32
- **Ⅱ** 母乳育児がうまくいくための 10 のステップ ……………………… 33
  - Column　WHO/UNICEF「支援する力」の検証ツールとは ………… 本郷寛子 41
- **Ⅲ** 母乳代用品のマーケティングに関する国際規準 ……………… 名西恵子 43

4 母乳育児支援における倫理―IBCLC の業務と行動規範に学ぶ ……吉澤志麻 49
- **Ⅰ** 国際認定ラクテーション・コンサルタント（IBCLC）とは ……………… 49
- **Ⅱ** IBCLC の職務行動規範 ……………………………………………… 51
- **Ⅲ** IBCLC の業務範囲と臨床能力 ……………………………………… 53

第3章

母子を中心にした乳幼児栄養の意思決定支援 …… 57

5 乳幼児栄養における意思決定支援の必要性と考え方 …… 名西恵子 58

- **I** エビデンスに基づく医療（EBM） …………………………………… 58
- **II** 意思決定支援の必要性 ………………………………………………… 60
- **III** インフォームド・ディシジョン ……………………………………… 60
- **IV** シェアード・ディシジョンメイキング
  （協働的意思決定，共有意思決定，患者参加型医療） ……………… 61
  - Column 母乳育児と補完代替医療 …………………………… 水井雅子 65

6 母親に寄り添うコミュニケーションスキル …………………… 本郷寛子 68

- **I** 母親に寄り添うコミュニケーションスキル ………………………… 68
- **II** 母乳育児カウンセリングの理論 ……………………………………… 70
- **III** 母乳育児カウンセリングの実際 ……………………………………… 73
- **IV** 成人学習原理に基づくサポートグループの活用 …………………… 79
  - Column スタッフ同士のコミュニケーション ………………… 黒澤かおり 81

第4章

母乳育児の解剖・生理・生化学 …………………… 83

7 乳汁分泌の解剖・生理 …………………………… 所 恭子・涌谷桐子 84

- **I** 乳房の解剖学 …………………………………………………………… 84
- **II** 乳汁分泌の生理学 ……………………………………………………… 89

8 母乳の生化学・免疫学 ……………………………………… 甘利昭一郎 96

- **I** 母乳の成分とその役割 ………………………………………………… 96
- **II** 母乳育児と腸内細菌叢 ………………………………………………… 104

9 人工乳についての基礎知識 ………………………………… 多田香苗 111

- **I** 人工乳とは ……………………………………………………………… 111
- **II** 乳児用調製粉乳および乳児用調製液状乳 …………………………… 114
  - Column フォローアップミルクは必要？ …………………… 多田香苗 120

10 乳児の吸啜と嚥下 .... 滝 元宏 122

Ⅰ 吸啜・嚥下・呼吸の調和 122

Ⅱ 哺乳運動 122

第5章

妊娠中の母乳育児支援 129

11 母乳育児の準備—出産前クラスを中心に .... 新井基子 130

Ⅰ 母乳育児のための出産前教育の必要性 130

Ⅱ 母乳育児のための出産前教育の内容 131

Ⅲ 母乳育児のための出産前クラス 132

Ⅳ 個別の話し合い 134

Ⅴ 特別な配慮が必要な女性 134

第6章

入院中の母乳育児支援 137

12 出生直後の母乳育児支援 .... 井村真澄 138

Ⅰ 出産への支援から始まる母乳育児支援 138

Ⅱ 早期母子接触の定義 138

Ⅲ 早期母子接触の意義 139

Ⅳ 早期母子接触の支援 142

Ⅴ 早期母子接触のリスクマネジメント 146

　　Column　さまざまな条件下の早期母子接触 .... 井村真澄 150

13 授乳支援の基礎 .... 井村真澄 151

Ⅰ 出生/出産直後の早期母子接触・早期授乳から母子同室へ 151

Ⅱ 応答的授乳—児の欲しがるサインに応える授乳 155

Ⅲ 直接授乳を支援する 157

Ⅳ 直接授乳の観察とアセスメント 165

　　Column　新生児の能力を活かした支援 .... 井村真澄 168

14 新生児のアセスメント 170

I 母乳で育てられている健康な正期産児の生後早期の一般的な経過 ......滝 元宏 170

II 直接授乳に補足が必要なとき ......安原 肇 174

III 母乳育児とデバイス ......三浦孝子 180

IV 低血糖と母乳育児 ......森丘千夏子 187

V 母乳育児と黄疸 ......早田茉莉 195

Column 舌小帯短縮症 ......早田茉莉 201

15 追加の支援が必要となる場合 203

I 乳房緊満（engorgement） ......水井雅子 203

II 帝王切開・硬膜外鎮痛法を用いた分娩（無痛分娩） ......所 恭子 207

III 直接授乳が困難な場合の支援 ......三浦孝子 215

IV 多胎児の母乳育児支援 ......水井雅子 224

V 母子分離：搾乳と母乳の保存・解凍・加温 ......勝又 薫 230

第**7**章

退院後の母乳育児支援 239

16 母乳で育つ子どもの成長・発達，乳児健診 ......滝 元宏 240

I 乳幼児期の成長評価・発達の見方（指標） 240

II 乳児健診における母乳栄養児の生後1か月頃までの標準的な経過 248

III 乳児健診における母乳栄養児の生後1か月以降の標準的な経過 252

17 地域での継続支援 ......越山茂代 257

I 地域での継続支援の必要性 257

II 地域で利用できる支援のリソース（社会資源，情報源） 258

III 保健医療従事者としての地域社会での役割 263

18 産後ケアにおける母乳育児支援 ......稲田千晴 265

I 産後ケアの現状 265

II 産後ケアの課題 266

III 産後ケア事業の実施体制 267

Ⅳ 産後ケア事業で行われるケア　268

Ⅴ 産後ケアにおける母乳育児支援への姿勢　270

第8章
補完食開始後の母乳育児支援　275

19 補完食（離乳食）の開始と進め方　多田香苗　276

Ⅰ 補完食の意義と定義　276

Ⅱ 補完食開始の目安　277

Ⅲ 補完食の進め方　278

Ⅳ 偏食の予防　280

Ⅴ 補完食として摂取すべき栄養　281

Ⅵ 避けるべき食物　284

Ⅶ 授乳・離乳の支援ガイドと国際的な推奨　285

20 母乳育児と妊娠—きょうだい同時期授乳　金森あかね　290

Ⅰ 母乳育児と妊孕性　290

Ⅱ 妊娠中の母乳育児　293

Ⅲ きょうだい同時期授乳（タンデム・ナーシング）　296

21 母乳をやめる・やめないの支援　本郷寛子　299

Ⅰ 言葉の定義　299

Ⅱ 母親が母乳をやめることを考える理由　301

Ⅲ 「母乳をやめたい」と相談してきたときのカウンセリング　304

Ⅳ 母乳のさまざまなやめ方　306

22 母乳育児中の不妊治療　桑間直志　313

Ⅰ 不妊症について　313

Ⅱ 母乳育児中の不妊治療　313

Ⅲ 不妊治療で妊娠・分娩した女性への母乳育児支援　316

Ⅳ 不妊治療を受けた母親の心理的ストレス　316

第**9**章

子育て環境と母乳育児支援 ………………………………………… 319

23 働く親の母乳育児 ……………………………………… 入部博子 320

- **I** 働きながら母乳育児を続ける利点 …………………………… 320
- **II** 父親への支援 ……………………………………………………… 320
- **III** 母乳分泌の維持 …………………………………………………… 321
- **IV** 出産前後の準備 …………………………………………………… 322
- **V** 法的保障 …………………………………………………………… 324
- **VI** 環境の整備に向けて ……………………………………………… 325

24 災害時の乳児栄養 ………………………………………………… 328

理論編

- **I** 災害への備え ………………………………………… 奥　起久子 328
- **II** 指針の補足説明 …………………………………………………… 330
- **III** 災害時の栄養の選択 ……………………………………………… 331

実践編

- **I** 災害時の母乳育児支援の実際 ……………………… 吉田とも子 335
- **II** 東日本大震災での体験 …………………………………………… 337
- **III** 災害時の乳幼児栄養・母乳育児支援情報（リソース）………… 339

25 多様化する社会と母乳育児支援 ………………… 名西恵子 341

- **I** 健康の社会的決定要因と母乳育児 ……………………………… 341
- **II** 文化的背景に配慮した母乳育児支援 …………………………… 341
- **III** 家族構成や性の多様性に配慮した母乳育児/チェストフィーディング支援 ………… 345

第**10**章

母乳育児のよくある心配事への支援 …………… 349

26 母乳不足感と母乳不足への支援 ………………… 新井基子 350

- **I** 「母乳不足感」と「母乳不足」………………………………… 350

| Ⅱ | 「母乳不足感」をもつ母親への支援 | 352 |

Ⅱ 「母乳不足感」をもつ母親への支援 ・・ 352

Ⅲ 「母乳不足」への支援 ・・ 354

Ⅳ 混合栄養で育てている親への支援 ・・ 358

27 母乳分泌過多 ・・・ 瀬川雅史 361

Ⅰ 母乳分泌過多とは ・・ 361

Ⅱ 母乳分泌過多の支援 ・・ 364

28 乳頭痛・乳頭損傷のある母親への支援 ・・・・・・・・・・・・・・・・・・・ 粟野雅代 370

Ⅰ 乳頭痛・乳頭損傷 ・・ 370

Ⅱ 乳頭痛・乳頭損傷のケア・治療 ・・ 375

29 乳腺炎・乳管閉塞・乳管狭窄の予防・治療 ・・・・・・・・・・・・・・ 所 恭子 382

Ⅰ 乳腺炎とは ・・ 382

Ⅱ 乳腺炎の原因 ・・・ 382

Ⅲ 乳腺炎の症状と病態 ・・・ 384

Ⅳ 乳腺炎の対処と治療 ・・・ 388

Ⅴ 乳腺炎のフォローアップと予防 ・・ 393

30 母乳育児中の母親の食事 ・・・・・・・・・・・・・・・・・・・・・・・・・・・・・・・・・・・・ 田中奈美 396

Ⅰ 食事の支援での留意点 ・・・ 396

Ⅱ 各栄養素と母親の食事摂取の影響 ・・ 396

31 新生児・乳幼児の睡眠 ・・・・・・・・・・・・・・・・・・・・・・・・・・・・・・・・・・・・・・・ 山本和歌子 400

Ⅰ 睡眠パターン ・・・ 400

Ⅱ 睡眠環境 ・・・ 403

第11章

特別な支援を必要とするとき—赤ちゃん ・・・・・・・・ 409

32 早産児・極低出生体重児 ・・・・・・・・・・・・・・・・・・・・・・・・・・・・・・・・・・・・ 新藤 潤 410

Ⅰ NICU に入院する新生児と母乳 ・・・ 410

Ⅱ 早産児・極低出生体重児における母乳育児支援 ・・・・・・・・・・・・・・・・・・・・・・・・・ 412

Ⅲ 発展した家族支援と母乳育児 ・・ 417

Ⅳ 母乳バンク ······ 419

33 | 後期早産児および早期正期産児 ······ 滝　元宏 423

Ⅰ 後期早産児および早期正期産児とは ······ 423

Ⅱ 出生後早期の母乳育児支援 ······ 426

Ⅲ 起こりやすい合併症を乗り越えるための援助 ······ 429

Ⅳ 退院前後の注意点 ······ 430

34 | 先天性疾患をもつ新生児・乳児 ······ 432

Ⅰ 口唇口蓋裂と母乳育児支援 ······ 齋藤朋子 432

Ⅱ ダウン症のある児の母乳育児支援 ······ 勝又　薫 436

Ⅲ 先天性心疾患（CHD）をもつ児の母乳育児 ······ 齋藤朋子 438

Column　ダンサー・ハンド・ポジション ······ 本郷寛子 441

35 | 母乳育児とアレルギー ······ 多田香苗 442

Ⅰ アレルギー疾患対応における母乳育児支援者の基本的姿勢 ······ 442

Ⅱ アレルギーの基礎知識 ······ 443

Ⅲ 母乳育児と食物アレルギーを起こさない仕組み，経口免疫寛容，二重抗原曝露仮説 ··· 444

Ⅳ 母乳育児とアレルギー疾患予防 ······ 446

Ⅴ 母乳育児と関連するアレルギー疾患 ······ 447

第12章

特別な支援を必要とするとき—母親 ······ 451

36 | 母乳育児と薬 ······ 和田友香 452

Ⅰ 母乳育児と薬を取り巻く現状 ······ 452

Ⅱ 母親に投与された薬剤が母乳中へ移行する機序と因子 ······ 453

Ⅲ 母乳中の薬剤が児へ影響する因子 ······ 454

Ⅳ 児への影響を推定する方法 ······ 454

Ⅴ 母乳育児中断，中止の必要がない薬剤 ······ 455

Ⅵ 母乳育児中に注意を要する薬剤 ······ 456

Ⅶ 母親への支援 ······ 457

Column　授乳中のタバコ・アルコール・カフェイン ······ 和田友香 459

37 | 母親の身体疾患 461

I 感染症 .... 滝 元宏 461

II 母親の感染症以外の身体疾患 .... 所 恭子 475

　　Column 乳房手術後の母乳育児 .... 田中奈美・涌谷桐子 484

38 | 周産期の気分障害など精神神経疾患 .... 田中奈美 487

I 周産期における各精神疾患 487

II 母親のメンタルヘルスと母乳育児の関連 490

III 精神疾患をもつ母親の母乳育児支援 490

IV 授乳中の治療・対応 491

V 地域や多職種との連携における注意点 494

VI その他の特別な支援を要する病態 495

39 | 母乳のみで育てなかった女性，混合栄養やミルクを希望する女性への支援 .... 本郷寛子 500

I 母乳のみで育てなかった女性とその支援 500

II 妊娠中の女性への支援 505

　　Column 過去のとらえ直しの力 508

40 | 母乳分泌再開（母乳復帰）と養子の母乳育児 .... 武市洋美 509

I 「母乳分泌再開」の定義 509

巻末資料

1　母乳代用品のマーケティングに関する国際規準（全文） 515

2　母乳育児がうまくいくための 10 のステップ 522

3　乳幼児の栄養に関する世界的な運動戦略（WHO/UNICEF 2003） 523

4　乳幼児の栄養に関するイノチェンティ宣言 2005 年版 524

5　エビデンスの質についての評価基準 525

6　「母乳と母乳育児に関する方針宣言」2022 年版抄訳 526

7　「支援する力」の検証ツール　業績評価指標リスト 528

8　NPO 法人　日本ラクテーション・コンサルタント協会 534

索引 535

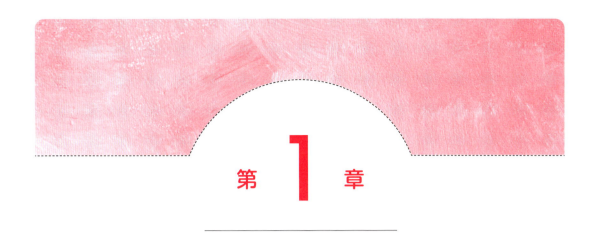

第 1 章

母乳育児の重要性

1 | 母乳育児の重要性

Ⅰ 母乳育児の意義

　母乳育児はヒトの生涯にわたる健康の土台を築くものであり，子どもの健康，成長発達，また母親の健康，さらには社会や経済，環境にとって重要なものである。WHO/UNICEF[1]，AAP（米国小児科学会）[2]は，生後6か月間は母乳のみで育てること，さらに母子が互いに望む限り，2年かそれ以上の期間も適切な補完食を与えながら母乳育児を継続することを推奨している。

　母乳育児の重要性に関する知見はこれまで多くの文献で報告されている。母乳育児研究においては，母乳育児の優位性が明白であるために介入研究が難しく，バイアスが入りやすい観察研究が多い。しかし質の高いランダム化比較試験による研究も一部実施されており，母乳育児の短期および長期的な効果について近年も新たな知見が集積されている。

Ⅱ 子どもにとっての母乳育児の重要性

　子どもにとっての母乳育児の重要性は，成長に必要な栄養が母乳によって満たされること，良好な発達が促されること，多くの急性・慢性疾患のリスクが低下する点から明らかである。母乳育児は，特徴的な乳汁成分と母子の生理学的反応が協調して健康に影響を与える[3]。母乳育児の効果の多くは量依存性であり，より多くの母乳を飲む，あるいは母乳育児の期間が長いほど効果が大きい（**表1-1**）[2-31]。

❶ 新生児・乳児死亡率と母乳育児

　2017年の米国出生コホート研究によれば，母乳育児は米国の新生児死亡（生後7〜27日），乳児死亡（生後7〜365日）のリスクをそれぞれ40%，19%減少させた[4]。非ヒスパニック系白人，非ヒスパニック系黒人に限定した解析でも乳児死亡のリスクをそれぞれ19%，13%減少させた。発展途上国のシステマティックレビューでは，母乳のみで育てられた場合は，そうでない場合に比べ乳児死亡のリスクが33〜93%低下していた[5]。

第1章　母乳育児の重要性

表 1-1 母乳育児が乳児に与える影響

疾病	低下リスク	母乳育児	対照群	オッズ比	95%信頼区間
(米国) 新生児死亡率[4] 乳児死亡率	40% 26%	母乳あり 母乳あり	母乳なし 母乳なし	0.60 0.74	0.54〜0.67 0.70〜0.79
(途上国) 乳児死亡率[5]	33% 79% 93%	母乳のみ 母乳のみ 母乳のみ	主に母乳 一部母乳 母乳なし	0.67 0.21 0.07	0.52〜0.88 0.20〜0.22 0.03〜0.16
SIDS[6]	40% 60% 64%	母乳 2〜4 か月 母乳 4〜6 か月 母乳 6 か月以上	母乳なし 母乳なし 母乳なし	0.60 0.40 0.36	0.44〜0.82 0.26〜0.63 0.22〜0.61
下気道感染症[8]	19%	母乳のみ≧6 か月	母乳のみ<4 か月	0.81	0.69〜0.95
重症/遷延性下痢症[8]	30%	母乳のみ≧6 か月	母乳のみ<4 か月	0.70	0.52〜0.94
中耳炎 (2 歳まで)[9]	33% 33% 43%	母乳あり[*1] 母乳多い 母乳のみ≧6 か月	母乳なし[*1] 母乳少ない 母乳のみ<6 か月	0.67 0.67 0.57	0.56〜0.80 0.59〜0.76 0.44〜0.75
喘息 5〜18 歳[11]	10% 12%	長期 母乳あり	短期 母乳なし	0.90 0.88	0.56〜0.80 0.82〜0.95
喘息 既往・全年齢	22%	長期	短期	0.78	0.74〜0.84
湿疹 (2 歳未満)[11]	26%	母乳のみ 3〜4 か月	母乳のみ<3〜4 か月	0.74	0.57〜0.97
クローン病[30]	29% 80%	母乳あり 母乳≧12 か月	母乳なし 母乳 3〜6 か月	0.78 0.20	0.67〜0.91 0.08〜0.50
潰瘍性大腸炎[30]	22% 79%	母乳あり 母乳≧12 か月	母乳なし 母乳 3〜6 か月	0.78 0.21	0.74〜0.81 0.10〜0.43
肥満, 小児期[31]	22% 10% 12% 17% 21%	母乳あり 母乳<3 か月 母乳 3〜5 か月 母乳 5〜7 か月 母乳>7 か月	母乳なし 母乳なし 母乳なし 母乳なし 母乳なし	0.78 0.90 0.88 0.83 0.79	0.74〜0.81 0.84〜0.95 0.79〜0.97 0.76〜0.90 0.70〜0.88
肥満, 小児〜成人期[17] (72.6%は 1〜9 歳)	24% 26% 32%	母乳あり 長期 母乳のみ	母乳なし 短期 母乳のみではない	0.76 0.74 0.68	0.71〜0.81 0.70〜0.78 0.62〜0.74
1 型糖尿病[18]	57% 56%	母乳のみ≧6 か月 母乳あり≧12 か月	母乳なし 母乳なし	0.43 0.44	0.21〜0.90 0.22〜0.88
2 型糖尿病[19]	33%	母乳栄養[*2]	非母乳栄養[*2]	0.67	0.56〜0.80
小児白血病[20]	9% 20%	母乳あり 母乳≧6 か月	母乳なし〜1 か月 母乳<6 か月	0.91 0.80	0.80〜1.04 0.72〜0.90

[*1] メタ解析に含まれる各研究の異質性により，母乳育児群と対照群の定義が異なる（母乳育児期間の長短で群別化している研究や与えられる母乳の量で群別化している研究もある）。

[*2] メタ解析に含まれる各研究の異質性により，母乳育児群と対照群の定義が異なる（母乳栄養期間の長短で群別化している研究や母乳栄養歴の有無で群別化している研究もある）。

〔参考文献 2〜31 をもとに筆者作成〕

❷ 乳幼児突然死症候群（SIDS）と母乳育児

日本では 2022 年に 47 名が SIDS で亡くなっており，乳児期の死亡原因の第 4 位となっている。母乳育児は SIDS を予防するうえで重要である。

Thompson らのメタ解析では，新生児期から人工乳のみであった群を対照群とすると，2 か月未満の母乳育児を行った群では予防効果を見出せなかったが，2 か月以上の母乳育児は予防効果が示され，期間が長くなるほど効果が高かった[6]。

AAP による乳児の睡眠関連死を防止するための勧告が 2022 年に更新され，母乳が禁忌もしくは与えることが難しい状況でなければ生後 6 か月までは母乳のみを与えること，さらに母子が互いに望む限り 1 年以上の母乳育児を継続することが推奨されている[7]。また，母乳育児について話し合う際の留意点，低出生体重児に対する母乳育児支援の重要性についても追加された。

❸ 感染症と母乳育児

英国における 2000〜2002 年の出生コホート研究では，生後 6 か月まで母乳育児を続け人工乳を与えなかった群では，母乳で育てられた期間が 4 か月未満の群と比較し，下気道感染症が 19％，重症あるいは遷延性下痢症のリスクが 30％低下したことが報告されている[8]。同報告では中耳炎に関して有意差を認めなかったが，2015 年の Bowatte らが報告したメタ解析では，6 か月間母乳のみで育てること，母乳育児の期間が長いことが，2 歳までの急性中耳炎のリスクを低下させることが明らかとなった[9]。尿路感染症は，3 報の比較対照研究を含む 2022 年のメタ解析が報告されている。この報告では，母乳育児により 60％のリスク低下が認められ，うち 1 報では量依存性効果を認めた[10]。

❹ アレルギーと母乳育児（第 11 章 35 参照，442 頁）

多くの文献で母乳育児のアレルギー予防効果が報告されているが，否定的な文献もあり，慎重な解釈が必要である。

Lodge らが 2015 年に報告したメタ解析では，母乳育児期間が長い群は短い群と比較して 10％，母乳を与えられた群は母乳をまったく与えられなかった群と比較して 12％，小児期（5 歳以降）の喘息のリスクを低下させていた[11]。一方，2021 年に質の高い研究のみを含めたメタ解析が報告され，0〜2 歳および 3〜6 歳で母乳育児期間が長い群で喘息のリスク低下が認められたが，7〜12 歳では有意な結果は認めなかった[12]。

また，Lodge らは 3〜4 か月以上母乳のみ与えた群は，そうでない群に比べて 2 歳未満での湿疹のリスクが 26％低下することを示した[11]。しかし，2 歳以上の湿疹，アレルギー性鼻炎，食物アレルギーの保護効果は示されなかった。2022 年に報告された Hoang らのメタ解析では，含まれる研究の異質性やバイアスが強いものの，6 か月以上の母乳育児は 6 か月未満の群に比べて 5 歳以上および 5 歳未満のアレルギー性鼻炎のリスクを低下させる（37％のリスク低下）との結果であった[13]。

国内では Urashima らがアレルギー疾患の家族歴をもつ児を対象にランダム化比較試験を実施し，生後 3 日間牛乳由来の人工乳を避けた群は，避けなかった群に比較して 2

歳時の牛乳，卵，小麦アレルギー，即時型反応，アナフィラキシー反応の出現が少なかったことを 2019 年に報告した[14]。また，2020 年の海外のシステマティックレビュー[15]においても，生後 1 週間以内に牛乳由来の人工乳を補足することが牛乳アレルギーのリスクとなる可能性について報告された（**第 11 章 35** 参照，446 頁）。

❺ 肥満と母乳育児

　小児肥満によって 55 歳未満での血管合併症による早期死亡リスクが 2 倍高くなると海外の研究結果で報告されている[16]。Horta らが 2023 年に更新した 159 件の研究を含むメタ解析では，母乳育児が過体重もしくは肥満のリスクを 27％低下させていた[17]。また，社会経済状態などのバイアスを受けにくい 19 の研究においても有益性が確認された（15％のリスク低下）。社会経済状態のバイアスの影響を受けやすい研究において，交絡因子の調整後も母乳育児の有益性が確認された（24％のリスク低下）。

❻ 糖尿病と母乳育児

　2017 年に報告されたノルウェーとデンマークの出生コホート研究結果によれば，6 か月以上母乳のみで育てられた小児は，母乳のみで育てられた期間がない小児に比べて 1 型糖尿病のリスクが 57％低下していた[18]。また 12 か月以上母乳育児が行われた小児では，母乳を与えられたことのない小児に比べて 1 型糖尿病のリスクが 56％低下していた。なお，この研究では 1 型糖尿病の発症率は，母乳のみの期間，および母乳を与えられた期間との関連は認めなかった。

　また，2019 年に Horta らが報告した 2 型糖尿病に関するメタ解析では，母乳栄養群では非母乳栄養群に比べて児の発症リスクを 33％低下させていた[19]。

❼ 小児白血病と母乳育児

　小児白血病は，日本で年間 600〜900 人の発症が報告されており，治療は年々進歩しているものの現在でも長期にわたる加療が必要な疾患である。母乳育児と白血病に関する 2015 年のメタ解析では，6 か月以上母乳育児を行った群は，6 か月未満の群に比べて小児白血病のリスクが 20％低下していた[20]。さらに 2021 年に Su らが報告したメタ解析でも，母乳育児群は母乳を与えられたことがない（もしくは非常に短期間）群に比べて小児白血病のリスクが 23％低下していることが確認された[21]。

❽ 認知機能と母乳育児

　2015 年に Horta らが報告したメタ解析では，母乳育児の有無で IQ に平均 3.62 ポイント，母乳育児期間の長さで平均 3.40 ポイントの差を認めた[22]。

❾ 早産児と母乳育児

　早産児の母乳育児では，壊死性腸炎を減少させる強い根拠がある[23-26]。ほかに敗血症や未熟児網膜症などの減少，神経発達などの長期予後の改善を示すエビデンスが存在す

るが，今後もさらなる検討が必要である[27, 28]。

　壊死性腸炎は早産児に合併する疾患のなかでも特に深刻である。壊死性腸炎に対する母乳の予防効果は大きく，2019年のドナーミルクに関するメタ解析では壊死性腸炎のリスクを46.5％低下させたと報告されている[29]。2020年のAltobelliらのメタ解析では，早産児用人工乳群に比べ母乳栄養（自母乳またはドナーミルク）群では壊死性腸炎のリスクは38％低下していたと報告している[25]。

（三谷 裕介）

参考文献

1) WHO/UNICEF（著）/瀬尾智子他（訳）（2004）. 乳幼児の栄養に関する世界的な運動戦略. 日本ラクテーション・コンサルタント協会.
2) Meek J. Y., et al.(2022). Policy Statement：Breastfeeding and the Use of Human Milk. Pediatrics, 150(1)：e2022057989.
3) Bode L., et al.(2020). Understanding the mother-breastmilk-infant "triad". Science, 367(6482)：1070-1072.
4) Li R., et al.(2022). Breastfeeding and post-perinatal infant deaths in the United States, A national prospective cohort analysis. Lancet Reg Health Am, 5：100094.
5) Sankar M. J., et al.(2015). Optimal breastfeeding practices and infant and child mortality：a systematic review and meta-analysis. Acta Paediatr, 104(467)：3-13.
6) Thompson J. M. D., et al.(2017). Duration of Breastfeeding and Risk of SIDS：An Individual Participant Data Meta-analysis. Pediatrics, 140(5)：e20171324.
7) Moon R. Y., et al., Task Force On Sudden Infant Death Syndrome and The Committee On Fetus and Newborn.(2022). Sleep-Related Infant Deaths：Updated 2022 Recommendations for Reducing Infant Deaths in the Sleep Environment. Pediatrics, 150(1)：e2022057990.
8) Quigley M. A., et al.(2016). Exclusive breastfeeding duration and infant infection. Eur J Clin Nutr, 70(12)：1420-1427.
9) Bowatte G., et al.(2015). Breastfeeding and childhood acute otitis media：a systematic review and meta-analysis. Acta Paediatr, 104(467)：85-95.
10) Renko M., et al.(2022). Meta-analysis of the Risk Factors for Urinary Tract Infection in Children. Pediatr Infect Dis J, 41(10)：787-792.
11) Lodge C. J., et al.(2015). Breastfeeding and asthma and allergies：a systematic review and meta-analysis. Acta Paediatr, 104(467)：38-53.
12) Xue M., et al.(2021). Breastfeeding and risk of childhood asthma：a systematic review and meta-analysis. ERJ Open Res, 7(4)：00504-2021.
13) Hoang M. P., et al.(2022). Prolonged breastfeeding and protective effects against the development of allergic rhinitis：a systematic review and meta-analysis. Rhinology, 60(2)：82-91.
14) Urashima M., et al.(2019). Primary Prevention of Cow's Milk Sensitization and Food Allergy by Avoiding Supplementation With Cow's Milk Formula at Birth：A Randomized Clinical Trial. JAMA Pediatr, 173(12)：1137-1145.
15) de Silva D., et al.(2020). Preventing food allergy in infancy and childhood：Systematic review of randomised controlled trials. Pediatr Allergy Immunol, 31(7)：813-826.
16) Franks P. W., et al.(2010). Childhood obesity, other cardiovascular risk factors, and premature death. N Engl J Med, 362(6)：485-493.
17) Horta B. L., et al.(2023). Systematic review and meta-analysis of breastfeeding and later overweight or obesity expands on previous study for World Health Organization. Acta Paediatr, 112(1)：34-41.
18) Lund-Blix N. A., et al.(2017). Infant Feeding and Risk of Type 1 Diabetes in Two Large Scandinavian Birth Cohorts. Diabetes Care, 40(7)：920-927.
19) Horta B. L., et al.(2019). Breastfeeding and Type 2 Diabetes：Systematic Review and Meta-Analysis. Curr Diab Rep, 19(1)：1.
20) Amitay E. L., et al.(2015). Breastfeeding and Childhood Leukemia Incidence：A Meta-analysis and Systematic Review. JAMA Pediatr, 169(6)：e151025.
21) Su Q., et al.(2021). Breastfeeding and the risk of childhood cancer：a systematic review and dose-response meta-analysis. BMC Med, 19(1)：90.
22) Horta B. L., et al.(2015). Breastfeeding and intelligence：a systematic review and meta-analysis. Acta Paediatr, 104(467)：14-19.

23) Sullivan S., et al.(2010). An exclusively human milk-based diet is associated with a lower rate of necrotizing enterocolitis than a diet of human milk and bovine milk-based products. J Pediatr, 156(4)：562-567 e1.

24) Battersby C., et al., group UKNCNEs.(2017). Incidence and enteral feed antecedents of severe neonatal necrotising enterocolitis across neonatal networks in England, 2012-13：a whole-population surveillance study. Lancet Gastroenterol Hepatol, 2(1)：43-51.

25) Altobelli E., et al.(2020). The Impact of Human Milk on Necrotizing Enterocolitis：A Systematic Review and Meta-Analysis. Nutrients, 12(5)：1322.

26) Lucas A., et al.(1990). Breast milk and neonatal necrotising enterocolitis. Lancet, 336(8730)：1519-1523.

27) Miller J., et al.(2018). A Systematic Review and Meta-Analysis of Human Milk Feeding and Morbidity in Very Low Birth Weight Infants. Nutrients, 10(6)：707.

28) Vohr B. R., et al.(2006). Beneficial effects of breast milk in the neonatal intensive care unit on the developmental outcome of extremely low birth weight infants at 18 months of age. Pediatrics, 118(1)：e115-123.

29) Quigley M., et al.(2019). Formula versus donor breast milk for feeding preterm or low birth weight infants. Cochrane Database Syst Rev, 7(7)：CD002971.

30) Xu L., et al.(2017). Systematic review with meta-analysis：breastfeeding and the risk of Crohn's disease and ulcerative colitis. Aliment Pharmacol Ther, 46(9)：780-789.

31) Yan J., et al.(2014). The association between breastfeeding and childhood obesity：a meta-analysis. BMC Public Health, 14：1267.

Ⅲ 母親にとっての母乳育児の重要性

　　母乳育児は母親にとっても大きな利点が存在する[1-3]（**表 1-2**）。母親の健康への影響には，短期的効果（short-term health effect）と長期的効果（long-term health effect）が存在する[4]。短期的効果には，子宮復古促進による産後出血量の減少，産後体重減少の促進[5-7]，授乳性無月経[8-10]，母子の愛着形成，産後うつへの影響などがあり[11-15]，長期的効果には，2型糖尿病，高血圧，脂質異常症，肥満などいわゆるメタボリックシンドロームに属する代謝性疾患[16-24]，心血管および脳血管疾患[25-27]，また，乳癌[28-30]，子宮体癌[30-32]，卵巣癌[8, 33]など女性特有の悪性新生物のリスク低下が報告されている。ほかにも，子宮内膜症[34]や鉄欠乏症[35, 36]も母乳育児との関係が報告されている。これらの疾患のリスク低下による社会的・経済的利点は大きい[37, 38]。

❶ 短期的効果（short-term health effect）

1）産後の体重減少

　　母乳育児によって産後の体重減少は促進される[5]。Dewey らは，母乳育児を行った母

表1-2 母親にとっての母乳育児の利点

1. **短期的効果**
　　子宮復古促進による産後出血量の減少/産後の体重減少の促進/授乳性無月経による出産間隔の延長/母子の愛着形成/産後うつ予防の可能性

2. **長期的効果**
　　2型糖尿病・高血圧・脂質異常症・心血管疾患（心筋梗塞）・脳血管疾患・乳癌・子宮体癌・卵巣癌・子宮内膜症・鉄欠乏症・骨粗鬆症のリスク低下もしくはその可能性

〔参考文献 1〜4, 8〜10, 16, 31, 34, 36 より筆者作成〕

親の体重減少は，人工栄養に比べ産後12か月まで大きく，その程度は授乳回数と授乳時間に関連するとしている[6]。さらにBakerらは，母乳だけで育てるほど，授乳期間がより長いほど，母親の産後の体重減少は大きいとしている[7]。これは母乳だけで育てた場合，約500 kcal/日のエネルギーがさらに消費されるためであると考えられる。

2) 授乳性無月経と避妊

産後6か月時点での無月経率は，母乳を与えた場合，与えていない場合に比べ，およそ14〜23％高くなるとされる[8]。産後2か月から6か月未満の無月経期間に母乳だけで育てると，排卵抑制効果により98〜100％の確率で避妊できる（授乳性無月経法）[9]。これにより産後6か月以内に妊娠する可能性は非常に低くなり，出産間隔が延長する[10]。さらに補足なしに母乳を与える期間が長くなれば1年以上無月経が続く場合も珍しくはないが，これによって妊孕能が低下するという根拠はない[39]。

3) 母子の愛着形成・絆

Kimらは，母乳だけで育てている母親では，産後1か月において児の泣き声に反応する脳の部位の活動性が高く，産後3〜4か月において母子相互作用が良好であることから，母乳育児による脳の感応性の促進が早期の母子の絆形成に寄与していると推測している[11]。母乳育児と母子の絆に関しては多くの研究があるが[12]，オキシトシンシステムの関与が最も有力視されている[40-42]。

4) 産後うつ予防の可能性

母乳育児の産後うつの予防効果については，肯定的な見解もあるが，必ずしも確定的なものではない。米国小児科学会の「母乳と母乳育児に関する方針宣言」（2012）によれば，産後うつの発生リスクは，母乳育児をしない，あるいは早期に母乳育児中止群のほうに25％多いとされており，産後うつ自体が母乳育児の継続に影響している可能性がある[43, 44]。また，Alimiらは母乳育児をしなかった女性の産後うつのリスクは89％上昇するとしており[13]，Xiaらは母乳育児をしなかった女性と比較し，母乳のみで育てた女性の産後うつのリスクは53％低下するとしている[14]。わが国のエコチル調査においても，産後6か月間母乳だけで育て，かつ授乳中に児とのアイコンタクトと語りかけを続けた群で，産後うつの発症が最も少なかったと報告しており，母乳育児が産後うつの発症を予防している可能性が示されている[15]。

❷ 長期的効果（long-term health effect）

近年の母乳育児研究の成果の1つは，母乳育児の長期的効果が明らかになったことである[2-4]。母乳育児によって，母親におけるリスクの低下，もしくはその可能性がある疾患は**表1-2**のとおりである。

1) メタボリックシンドロームのリスク低下

メタボリックシンドロームとは，肥満に脂質異常・高血糖・高血圧のうち2つ以上を合併した状態で，日本人女性の死因の半分を占める悪性新生物，心疾患，脳血管疾患との関与が知られている。多くの疫学研究から，母乳育児によってメタボリックシンドロームの関連疾患のリスクが軽減することが示されている[16-27]。

妊娠中の母体には，胎児への栄養供給のため，皮下脂肪の蓄積，インスリン分泌亢進，インスリン抵抗性増加などの，メタボリックシンドロームに相似する生理的変化が生じており，「Metabolizing for two」と呼ばれている[45, 46]。これらの代謝の変化は女性の健康にとって必ずしも好ましくないが，その多くは妊娠終了とともに改善する。Stuebeらは，母乳育児は母体に蓄積した脂肪を動員し，代謝のリセットを促す効果があり，その効果は授乳後も持続し，慢性疾患のリスクを長期的に低下させるという「リセット仮説」を提唱している[46]。

(1) 2型糖尿病のリスク低下

　母親の糖尿病についても，母乳育児によって発生リスクが量依存性に低下することが多くのデータで示されている。Schwarzらは，人工乳のみを与えた群と比較し，生涯母乳育児期間が12か月以上の場合，2型糖尿病のリスクが20％低下するとし[16]，Stuebeらは，出産後15年以内に発症する糖尿病のリスクは，授乳期間が1年増えるごとに14〜15％低下するとしている[17]。母乳育児の糖尿病に対する予防効果は量依存性であり，Jägerらは母乳育児期間が6か月増えるごとに2型糖尿病のリスクが27％減少するとし[18]，Choiらも生涯授乳期間が12か月以上の場合，血糖上昇のリスクが低下するとしている[22]。Muchらは，妊娠糖尿病の母親が3か月以上の母乳育児を行うと，3か月未満の群と比較して，出産後19年以内の2型糖尿病の発症が約30％減少しその発症時期も遅れるとしている[19]。興味深いことに，Schwarzらは，母乳育児をしたことのない母親は，1か月以上母乳だけで育てた母親よりも糖尿病の発症リスクが高く，出産経験のない女性と出産後に母乳育児を行った女性の糖尿病発症リスクは同程度で，出産したが母乳を与えなかった場合が最もハイリスクであると報告している。妊娠そのものが女性にとって糖尿病へのリスク要因となり，母乳育児がその傾向をリセットする可能性がある[20]。

(2) 脂質代謝異常症・高血圧のリスク低下

　母乳育児は母親の血清脂質を低下させる効果がある[47]。Schwarzらは，人工乳のみを与えた群と比較し，生涯母乳育児期間が12か月以上の場合，脂質異常症のリスクが19％，高血圧のリスクが12％，心血管性疾患のリスクが9％低下し[16]，Stuebeらは生涯母乳育児期間が2年以上の場合，授乳歴のない女性よりも冠動脈疾患のリスクは23％低下するとしている[25]。またChoiらは，高血圧のリスクは生涯授乳期間が6か月以上あると低下し，メタボリックシンドロームのリスクも生涯授乳期間がより長くなるほど低下するとしている[22]。その他の研究でも，授乳を行わないか制限することが，血圧上昇および肥満のリスクとなり[21, 23]，母乳育児によってメタボリックシンドロームのリスクが量依存性に低下することが示されている[24]。

2) 心血管疾患・脳血管疾患のリスク低下

　またTschidererらは，母乳育児経験のある女性とない女性を比較し，前者において，心血管疾患で11％，冠動脈性心疾患で14％，脳卒中で12％，致命的な心血管系疾患で17％発症リスクが低下することを示した[26]。日本人における大規模なコホート研究においても，母乳育児によって各主要死因（悪性新生物，心疾患，脳血管疾患，呼吸器疾患）の死亡率が低下するという結果が示されている[27]。

1　母乳育児の重要性　**9**

3) 乳癌・子宮体癌・卵巣癌のリスク低下

多くの研究によって，母乳育児による乳癌・子宮体癌・卵巣癌の予防効果が示されている[28-33]。

Chowdhury らによれば，母乳育児を行うことで，母乳育児を行っていない場合と比較し，乳癌のリスクは 22％低下し，母乳育児期間が長いほどリスクが低下する効果が認められている[28]。Stuebe らによると，閉経前乳癌のリスクは母乳育児の場合，そうでない場合と比較し 25％低下し，特に第 1 度近親者に乳癌患者がいる場合，リスクは60％減少するとしている[29]。Sugawara らによるわが国でのコホート研究では，乳癌のリスクは母乳栄養に比べ混合栄養では 1.12 倍，人工栄養では 1.80 倍高くなると報告されている[30]。

Jordan らによれば子宮体癌のリスクは，母乳育児を行うことで 11％，18 か月以上の母乳育児で 20％，36 か月以上で 33％低下し，また子ども 1 人あたりの授乳期間が長いほどリスクは低下するとしている[31]。また Newcomb らは，母乳育児を行った時期が子宮体癌発症により近いほうがリスク低下に関連し，30 年以内または 30 歳以降に母乳育児経験がある場合，発症率はそれぞれ 42％，50％減少するとしている[32]。また，わが国のコホート研究によって，母乳栄養に比べ，混合栄養では 1.32 倍，人工栄養では 3.26倍子宮体癌のリスクが高くなることが示されている[30]。

同様に卵巣癌についても，母乳育児が行われ，またより長期間続けることでリスクが低下することが報告されている[28, 33]。

これらの悪性腫瘍はホルモン依存性であるため，母乳育児によるエストロゲンレベルの低下がリスクの低下に関連すると推測されている。

4) その他の疾病のリスク低下

(1) 子宮内膜症

近年増加傾向にある子宮内膜症も母乳育児の予防効果が示されている。Youseflu らによると，母乳育児経験者の子宮内膜症の発生リスクは，非経験者に比べて 21％低い。また母乳を摂取した女児は，非摂取女児と比較し，将来の子宮内膜症の発生リスクが38％減少するとされ，母乳育児は母子双方の子宮内膜症のリスクを低下させるとされている[34]。

(2) 鉄欠乏症

女性の貧血の発生には月経が大きく関与しており，30～40 代に著しく多いが，50 代になると閉経に伴い減少する[47]。Åkesson らは，出産時から産後 3 か月までの母乳育児中の母親のフェリチン濃度には変動がないとしている[35]。Kalkwarf らは，母乳育児中の母親のフェリチン濃度は産後 6 か月まで低下しないが，母乳育児終了後に低下し，母乳育児経験者のフェリチン濃度は非経験者よりも高値であったと報告している[36]。母乳育児は母親の体内鉄分の消耗にはつながらず，むしろ授乳性無月経期間を延長することで鉄分不足を予防している。

(3) 骨粗鬆症

授乳期は骨吸収優位な骨代謝を示し[48]，母体の骨量は授乳期に 3～10％の減少を示す。

しかし授乳を終えた後は急上昇し，約6か月で骨密度の損失は完全に回復し，骨密度は授乳を行うほうが授乳を行わないよりも有意に高くなる[49]。母乳育児は長期的にも骨粗鬆症リスクを抑制し，大腿骨骨折リスクも減少するとされ，母乳育児による一過性の骨量減少は，骨の脆弱性と骨折に長期的な悪影響を及ぼさず，むしろ閉経後の骨折リスクの低下に寄与する可能性がある[50, 51]。

　これまでの疫学研究をもとに，母乳育児が子どものみならず母親にとっても有益であり，その効果は授乳期に限らず生涯にわたって長期的に影響することを述べた（long-term health effect）。母乳育児は，健康促進，疾病リスクの減少などにより，今後より深刻化が予想される多くの慢性疾患の一次予防手段として大きな意味をもっている。母子ともに長期的に健康を守る母乳育児は，すべてのヒトの生涯の健康（lifetime health）の土台になるものであり，母乳育児の支援・推進の活動は，ヒトの生涯にわたる健康増進活動の第一歩である。

（藤井 治子）

※本書第2版の執筆者・瀬川雅史氏の許可を得て改変

参考文献

1) Dieterich C. M., et al.(2013). Breastfeeding and health outcomes for the mother-infant dyad. Pediatr Clin North Am, 60(1)：31-48.

2) Ip S., et al.(2007). Breastfeeding and maternal and infant health outcomes in developed countries. Evid Rep Technol Assess（Full Rep),(153)：1-186.
http://archive.ahrq.gov/downloads/pub/evidence/pdf/brfout/brfout.pdf（2024/7/29 アクセス）

3) SACN（2011). The influence of maternal, fetal and child nutrition on the development. of chronic disease in later life. SACN.

4) Horta B. L., et al.(2013). Long-term effects of breastfeeding：A SYSTEMATIC REVIEW. WHO.
http://apps.who.int/iris/bitstream/10665/79198/1/9789241505307_eng.pdf（2024/7/29 アクセス）

5) Heinig M. J., et al.(1997). Health effects of breast feeding for mothers：a critical review. Nutr Res Rev, 10(1)：35-56.

6) Dewey K. G., et al.(1993). Maternal weight-loss patterns during prolonged lactation. Am J Clin Nutr, 58(2)：162-166.

7) Baker J. L., et al.(2008). Breastfeeding reduces postpartum weight retention. Am J Clin Nutr, 88(6)：1543-1551.

8) Chowdhury R., et al.(2015). Breastfeeding and maternal health outcomes：a systematic review and meta-analysis. Acta Paediatr, 104(467)：96-113.

9) Labbok M. H.(2001). Effects of breastfeeding on the mother. Pediatr Clin North Am, 48(1)：143-158.

10) Van der Wijden C., et al.(2015). Lactational amenorrhoea method for family planning. Cochrane Database Syst Rev, 2015(10)：CD001329.

11) Kim P., et al.(2011). Breastfeeding, brain activation to own infant cry, and maternal sensitivity. J Child Psychol Psychiatry, 52(8)：907-915.

12) Lawrence R. A., et al.(2011). Psychological impact of breastfeeding. BREASTFEEDING：A GUIDE FOR THE MEDICAL PROFESSIONAL, 7th ed. pp196-214. Saunders.

13) Alimi R., et al.(2022). The Association of Breastfeeding with a Reduced Risk of Postpartum Depression：A Systematic Review and Meta-Analysis. Breastfeed Med, 17(4)：290-296.

14) Xia M., et al.(2022). Association between breastfeeding and postpartum depression：A meta-analysis. J Affect Disord, 308：512-519.

15) Shimao M., et al.(2021). Influence of infants' feeding patterns and duration on mothers' postpartum depression：A nationwide birth cohort-The Japan Environment and Children's Study（JECS). J Affect Disord, 285：152-159.

16) Schwarz E. B., et al.(2009). Duration of lactation and risk factors for maternal cardiovascular disease. Obstet

Gynecol, 113(5)：974-982.

17) Stuebe A. M., et al.(2005). Duration of lactation and incidence of type 2 diabetes. JAMA, 294(20)：2601-2610.

18) Jäger S., et al.(2014). Breast-feeding and maternal risk of type 2 diabetes：a prospective study and meta-analysis. Diabetologia, 57(7)：1355-1365.

19) Much D., et al.(2014). Beneficial effects of breastfeeding in women with gestational diabetes mellitus. Mol Metab, 3(3)：284-292.

20) Schwarz E. B., et al.(2010). Lactation and maternal risk of type 2 diabetes：a population-based study. Am J Med, 123(9)：863.e1-863.e8636.

21) Natland S. T., et al.(2012). Lactation and cardiovascular risk factors in mothers in a population-based study：the HUNT-study. Int Breastfeed J, 7(1)：8.

22) Choi S. R., et al.(2017). Association between duration of breast feeding and metabolic syndrome：the Korean National Health and Nutrition Examination Surveys. J Women's Health, 26(4)：361-367.

23) Stuebe A. M., et al.(2011). Duration of lactation and incidence of maternal hypertension：a longitudinal cohort study. Am J Epidemiol, 174(10)：1147-1158.

24) Ram K. T., et al.(2008). Duration of lactation is associated with lower prevalence of the metabolic syndrome in midlife--SWAN, the study of women's health across the nation. Am J Obstet Gynecol, 198(3)：268.e1-268.e2686.

25) Stuebe A. M., et al.(2009). Duration of lactation and incidence of myocardial infarction in middle to late adulthood. Am J Obstet Gynecol, 200(2)：138.e1-138.e1388.

26) Tschiderer L., et al.(2022). Breastfeeding Is Associated With a Reduced Maternal Cardiovascular Risk：Systematic Review and Meta-Analysis Involving Data From 8 Studies and 1 192 700 Parous Women. J Am Heart Assoc, 11(2)：e022746.

27) Otsuki S., et al.(2018). Female reproductive factors and risk of all-cause and cause-specific mortality among women：The Japan Public Health Center-based Prospective Study (JPHC study). Ann Epidemiol, 28(9)：597-604.e6.

28) Chowdhury R., et al.(2015). Breastfeeding and maternal health outcomes：a systematic review and meta-analysis. Acta Paediatr, 104(467)：96-113.

29) Stuebe A. M., et al.(2009). Lactation and incidence of premenopausal breast cancer：a longitudinal study. Arch Intern Med, 169(15)：1364-1371.

30) Sugawara Y., et al.(2013). Lactation pattern and the risk for hormone-related female cancer in Japan：the Ohsaki Cohort Study. Eur J Cancer Prev, 22(2)：187-192.

31) Jordan S. J., et al.(2017). Breastfeeding and Endometrial Cancer Risk：An Analysis From the Epidemiology of Endometrial Cancer Consortium. Obstet Gynecol, 129(6)：1059-1067.

32) Newcomb P. A., et al.(2000). Breast feeding practices in relation to endometrial cancer risk, USA. Cancer Causes Control, 11(7)：663-667.

33) Luan N. N., et al.(2013). Breastfeeding and ovarian cancer risk：a meta-analysis of epidemiologic studies. Am J Clin Nutr, 98(4)：1020-1031.

34) Yousefl S., et al.(2022). The Protective Effect of Breastfeeding and Ingesting Human Breast Milk on Subsequent Risk of Endometriosis in Mother and Child：A Systematic Review and Meta-Analysis. Breastfeed Med, 17(10)：805-816.

35) Åkesson A., et al.(2002). Soluble transferrin receptor：longitudinal assessment from pregnancy to postlactation. Obstet Gynecol, 99(2)：260-266.

36) Kalkwarf H. J., et al.(1998). Effects of calcium supplementation and lactation on iron status. Am J Clin Nutr, 67(6)：1244-1249.

37) Bartick M. C., et al.(2013). Cost analysis of maternal disease associated with suboptimal breastfeeding. Obstet Gynecol, 122(1)：111-119.

38) WHO/UNICEF (2015). Advocacy strategy：breastfeeding advocacy initiative, for the best start in life. WHO/NMH/NHD/15.1.
https://iris.who.int/handle/10665/152891 （2024/7/29 アクセス）

39) 所恭子（2005）. 母乳育児の母親への利点（医師のための母乳育児支援セミナー資料集）. pp35-43. JALC.

40) 日本ラクテーション・コンサルタント協会，（2015）. 母乳育児支援スタンダード第2版. p112. 医学書院.

41) Uvnäs Moberg K., et al.(2020). Maternal plasma levels of oxytocin during breastfeeding-A systematic review. PLoS One, 15(8)：e0235806.

42) Cox E. Q., et al.(2015). Oxytocin and HPA stress axis reactivity in postpartum women. Psychoneuroendocrinology, 55：164-172.

43) Henderson J. J., et al.(2003). Impact of postnatal depression on breastfeeding duration. Birth, 30(3)：175-180.

44) Dias C. C., et al.(2015). Breastfeeding and depression：a systematic review of the literature. J Affect Disord,

171：142-154.
45) 日本産科婦人科学会雑誌（2007）. 59(12)：N-691-696.
46) Stuebe A. M., et al.(2009). The reset hypothesis：lactation and maternal metabolism. Am J Perinatol, 26(1)：81-88.
47) 厚生労働省（2019）. 国民健康・栄養調査.
https://www.mhlw.go.jp/stf/newpage_08789.html（2024/6/16 アクセス）
48) Kovacs C. S.(2016). Maternal Mineral and Bone Metabolism During Pregnancy, Lactation, and Post-Weaning Recovery. Physiol Rev, 96(2)：449-547.
49) Sowers M., et al.(1995). A prospective study of bone density and pregnancy after an extended period of lactation with bone loss. Obstet Gynecol, 85(2)：285-289.
50) Bjørnerem A., et al.(2011). Breastfeeding protects against hip fracture in postmenopausal women：the Tromsø study. J Bone Miner Res, 26(12)：2843-2850.
51) Scioscia M. F., et al.(2023). Recent Insights into Pregnancy and Lactation-Associated Osteoporosis（PLO）. Int J Womens Health, 15：1227-1238.

Ⅳ 母乳育児の社会・経済的利点

　すでに前項で述べられているように，母乳育児には母と児という個人レベルでみても多くの利点があるが，社会全体に目を向けても経済や環境などさまざまな側面から利益をもたらす栄養法である。

❶ 社会・経済的効果についての研究報告

　母乳育児がもたらす社会・経済的利点については数多くの研究が報告されている。たとえば Bartick らはシミュレーション（Monte Carlo 法）による医療費などの推定結果について報告している[1]。彼らはまず仮想集団として「最適な母乳育児が行われていない集団」と「最適な母乳育児が行われている集団」とを設定した。具体的には，前者は「2012 年の米国と同等の母乳育児率（生後 6 か月時点で少しでも母乳が与えられている児が 51.4%）[2]である集団」であり，後者は「90% の乳児が生後 6 か月まで母乳のみで育てられている集団」[3]である。そのうえで，母乳育児との関連が示されているいくつかの代表的な疾患の発症数や死亡数などを推定した結果は**表 1-3**[1] のとおりであった。さらに，母子の疾病の超過発症により生涯にかかる医療関連費は総額 30 億ドルと推計され，このうち実に 8 割は母の疾病の増加によるものであった（**表 1-4**[1]）。「母乳は乳児にとって最適な栄養である」というように児への効果に焦点が当たることが多いが，母乳育児は児だけでなくむしろ母への利点を通じて社会経済に効果をもたらしうるという主張は非常に興味深い。

　Rollins らの報告もまた注目に値する。彼らは「生後 6 か月時点で少しでも母乳を与えられていた児の割合が，各国の調査結果どおりではなく，もし 100% であったら」と仮想して，母乳育児による経済効果を推定した[5]。その際，以下の 2 点を前提としている。①長く母乳を与えられた児のほうが知能指数が 2.62 ポイント［1.25〜3.98］高い（Horta らのメタ分析[6]に基づく），②高い認知的スコアは，高い所得に関連する（Hanushek らの調査報告[7]に基づく）。その結果，「生後 6 か月時点で少しでも母乳を与えられていた児の割合が 100% でなかった」ことにより，低所得国・中所得国のみならず，

表1-3 最適な母乳育児が行われないことにより母子に生じる疾病の超過発症や超過死亡

		母10万人あたりの疾病の超過発症	母10万人あたりの超過死亡	疾病の超過発症を防ぐためのNNT	超過死亡を防ぐためのNNT
児	消化管感染症	128,316 [128,131〜129,281]	—	0.8 [0.8〜0.8]	—
	入院を要するLRTI	1,048 [1,004〜1,095]	2 [0.2〜4]	95 [91〜100]	50,108 [27,315〜498,500]
	SIDS	—	25 [20〜29]	—	4,056 [3,394〜5,049]
	死亡	—	36 [27〜45]	—	2,764 [2,218〜3,673]
母	乳癌	252 [199〜302]	42 [22〜62]	397 [331〜503]	2,379 [1,602〜4,596]
	2型糖尿病	618 [528〜710]	24 [8〜40]	162 [141〜189]	4,218 [2,529〜12,952]
	心筋梗塞	426 [377〜481]	49 [34〜65]	235 [208〜265]	2,023 [1,540〜2,946]
	死亡	—	131 [99〜163]	—	761 [612〜1,008]
母子合計死亡		—	168 [131〜240]	—	597 [417〜765]

数値は推定値［95%信頼区間］。超過数は母子の数値ともに「母10万人あたり」の数値。
NNT：Number of woman needed to treat であり，超過発症あるいは超過死亡1例を防ぐために必要な，最適な母乳育児を行う母の数を意味する。
LRTI：下気道感染症，SIDS：乳幼児突然死症候群
〔Bartick M. C., et al.(2017), Suboptimal breastfeeding in the United States：Maternal and pediatric health outcomes and costs. Matern Child Nutr, 13(1)：e12366 より一部改変〕

　高所得国ではむしろ低所得国・中所得国以上の経済的損失が推定され，合計で3,020億ドル（国民総所得の0.49%に相当）にのぼった（**表1-5**）[5]。一般に，衛生環境や医療が整った高所得国では母乳の代用として人工乳を用いても大きな問題はないと考えられがちである。しかしながら，この報告は，母乳育児がもたらす経済効果は低所得国・中所得国だけでなく高所得国においてこそインパクトが大きく，国を問わず母乳育児を適切に推進していく政策が必要であることを物語っている。

② 環境への影響について

　地球環境への影響も無視できない。Smithは人工乳に由来する温室効果ガスについての総説のなかで，人工乳の不必要な利用は温暖化という地球環境問題を前にして適切ではない慣行であると警鐘を鳴らした[8]。特にアジア太平洋地域では人工乳の販売量が急

表 1-4 米国における最適な母乳育児が行われないことに由来するコスト（米ドル）

		間接費を含む医療関連費合計	医療関連費以外のコスト	早期死亡によるコスト
児	消化管感染症	136,441,397	696,407,226	0
	入院を要する LRTI	113,443,515	20,102,212	393,791,133
	SIDS	0	0	4,860,507,983
	合計	604,873,116	832,244,476	7,142,820,265
母	乳癌	118,577,107	27,154,165	2,362,279,272
	2 型糖尿病	1,206,866,176	318,835,028	1,502,637,576
	心筋梗塞	796,966,756	36,525,974	2,363,344,304
	合計	2,417,207,838	421,257,943	7,073,677,757
母児合計		3,048,640,752	1,254,061,824	14,216,498,022

医療関連費は，直接的に医療に必要な費用（例：薬代）と，間接的に医療に必要な費用（例：病院経営上の経費や減価償却費）との合計を表す。医療関連費以外のコストは，疾病のために患者や家族が被った費用（例：就業不能による収入の減少）を意味する。早期死亡によるコストは統計的生命価値に基づき貨幣価値化された人的損失[4]を算出したものである。
LRTI：下気道感染症。SIDS：乳幼児突然死症候群。
〔Bartick M. C., et al.(2017), Suboptimal breastfeeding in the United States：Maternal and pediatric health outcomes and costs. Matern Child Nutr, 13(1)：e12366 より一部改変〕

表 1-5 母乳育児が適切に行われないことによる社会経済的な影響

	米ドル（2012 年）換算での経済的損失	国民総所得に占める割合
低所得国・中所得国	709 億ドル	0.39%
高所得国	2,314 億ドル	0.53%
世界全体	3,020 億ドル	0.49%

調査対象 96 か国の母乳育児率のデータ（国により，1993～2013 年）に基づき，「すべての児が生後 6 か月まで少しでも母乳を与えられていた」と仮定した場合と比較して，どの程度の経済的損失が生じているかを表した。
〔Rollins N. C., Bhandari N., Hajeebhoy N., et al.(2016). Why invest, and what it will take to improve breastfeeding practices? Lancet, 387(10017)：491-504 から引用，一部改変〕

速に増加してきている[9]。また，Breastfeeding Promotion Network of India（BPNI）と International Baby Food Action Network（IBFAN）Asia の調査によれば，対象 6 か国（オーストラリア，中国，マレーシア，インド，フィリピン，韓国）だけで粉末状人工乳の年間販売量（2012 年）は 720,450 t にのぼっている[10]。粉末状人工乳 1 kg を製造するごとに 4 kg CO_2 eq. の温室効果ガス（CO_2相当量）が排出されるという推定に

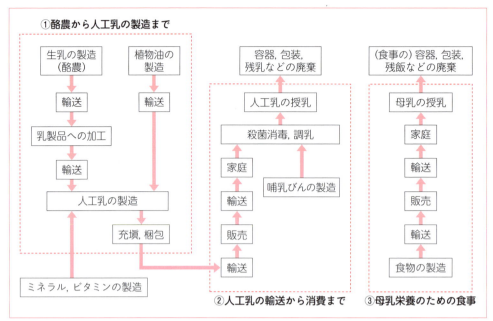

図 1-1 母乳および人工乳の授乳に関する各段階での温室効果ガスの排出

破線の囲みで表された各段階において温室効果ガスが排出される。Smith や Cadwell らは「①酪農から人工乳の製造まで」の温室効果ガス排出量を推定した[8, 11]。Karlsson らは①に加えて「②人工乳の輸送から消費まで」の排出量も含めて推定した[12]。③母乳栄養の場合は，人工乳の製造や輸送などによる温室効果ガスの排出はないが，母親は必要な栄養を摂取しなくてはならず，そのために必要な食事にかかわる温室効果ガス排出を考慮する必要がある。

〔Karlsson J. O., et al.(2019). The carbon footprint of breastmilk substitutes in comparison with breastfeeding. Journal of Cleaner Production, 222：436-445 より一部改変〕

基づくと 290 万 t CO_2 eq. 近くの温室効果ガス（3 歳以下の乳幼児 1 人あたりに換算すると 21.7 kg CO_2 eq.）が排出されていることになる。これは実に 110 億 km もの自動車走行に相当する[7]。また，Cadwell らによると 2016 年に販売された人工乳に起因する温室効果ガスの排出量は米国 655,956 t CO_2 eq.，カナダ 70,256 t CO_2 eq.，メキシコ 435,820 t CO_2 eq. で，乳幼児 1 人あたりの平均排出量は 59.1 kg CO_2 eq. であった[11]。Smith に比べ，Cadwell らは人工乳 1 kg あたり 8.49 kg CO_2 eq. の温室効果ガス排出という進歩的な推定を用いてはいるが，いずれも人工乳が製造されるまでの温室効果ガス排出量のみを推定したものであり，製造後から廃棄または消費されるまでの影響については考慮されていない。人工乳が家庭で消費されるまで（**図 1-1**）を計算に含めると人工乳 1 kg あたり 11〜14 kg CO_2 eq. の温室効果ガスが排出されるという Karlsson らの推定もあり[12]，温室効果ガス排出量の削減を考えるうえで，母乳育児の推進と不適切な人工乳利用の抑制とが重要な要素の 1 つといえる。

以上のように，母乳育児はその基本的な栄養的役割にとどまらず，社会経済あるいは

地球環境を改善し，持続可能なものに変えていくための，重要な介入ターゲットの1つ
として認識されるようになってきている。世界が医療費の増大，社会的不平等，気候変
動や環境危機に直面するなか，母乳育児の促進は実行可能で多面的な解決策である。母
乳育児を支援する立場にある者は，個々の家族に寄り添った支援を行うのと同時に，よ
り広い，グローバルな視点も身につけなくてはならない。社会全体あるいは地球規模で
も貢献できるように意識して行動することが求められている。

（甘利 昭一郎）

参考文献

1) Bartick M. C., et al.(2017). Suboptimal breastfeeding in the United States：Maternal and pediatric health outcomes and costs. Matern Child Nutr, 13(1)：e12366.
2) Centers for Disease Control and Prevention (2015). Breastfeeding among U. S. Children Born 2002-2012, CDC National Immunization Surveys. National Immunization Survey (NIS).
3) Section on Breastfeeding (2012). Breastfeeding and the Use of Human Milk. Pediatrics, 129(3)：e827-e841.
4) Aldy J. E., et al.(2007). Age Differences in the Value of Statistical Life：Revealed Preference Evidence. Review of Environmental Economics and Policy, 1(2)：241-260.
5) Rollins N. C., et al.(2016). Why invest, and what it will take to improve breastfeeding practices? Lancet, 387 (10017)：491-504.
6) Horta B. L., et al.(2015). Breastfeeding and intelligence：a systematic review and meta-analysis. Acta Paediatr, 104(467)：14-19.
7) Hanushek E. A., et al.(2008). The Role of Cognitive Skills in Economic Development. J Econ Lit, 46(3)：607-668.
8) Smith J. P.(2019). A commentary on the carbon footprint of milk formula：harms to planetary health and policy implications. Int Breastfeed J, 14：49.
9) Baker P., et al.(2016). Global trends and patterns of commercial milk-based formula sales：is an unprecedented infant and young child feeding transition underway? Public Health Nutr, 19(14)：2540-2550.
10) Dadhich J. P., et al.(2015). Book Report on carbon footprints due to Milk formula：a study from select countries of Asia-Pacific region, BPNI/IBFAN Asia.
11) Cadwell K., et al.(2020). Powdered Baby Formula Sold in North America：Assessing the Environmental Impact. Breastfeed Med, 15(10)：671-679.
12) Karlsson J. O., et al.(2019). The carbon footprint of breastmilk substitutes in comparison with breastfeeding. Journal of Cleaner Production, 222：436-445.

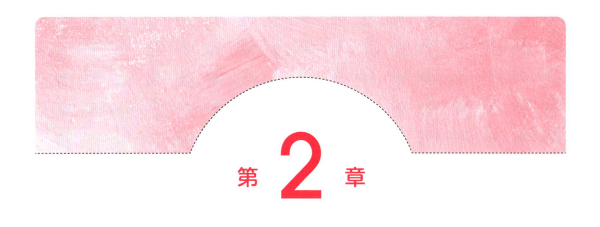

第2章

母乳育児の保護・推進・支援

2 母乳育児の保護・推進・支援

I 母乳育児の保護・推進・支援の歴史

❶ 第二次世界大戦後の母乳育児の歴史—国際規準の成立まで

　　現在，世界のすべての国において，その発展段階を問わず，母乳育児が大きな重要性をもつことは意見の一致をみており，母乳育児の保護・推進・支援が広く展開されている。しかし，ここに至るまでには，人工乳メーカーの不適切な販売活動によるおびただしい惨禍の歴史と，その是正に尽くした先覚者たちによる活動の歴史があった[1,2]。

1）戦後の欧米諸国における人工乳の普及

　　第二次世界大戦前，欧米諸国における乳児栄養の基本は母乳であった。しかし，戦後まもなくから人工栄養が急速に普及しはじめ，特に米国における拡大は著しいものがあった。米国の母乳率の推移をみると，1920年代には生後12か月でも9割近くが母乳を飲んでいたが，1948年には産科退院時でも38%，1955年には30%と著しく低下した[3-5]。しかし，そのような状況でも人工乳のリスクはほとんど顧みられることはなく，米国のような先進国では「母乳と人工栄養に差はない」「すでに母乳育児には特別なメリットはない」とすら考えられていた[6,7]。

　　欧米諸国における人工乳の爆発的な普及は，ネスレやカウ・アンド・ゲイトなどの人工乳メーカーに莫大な利益をもたらし，それらは世界でも有数の多国籍企業に成長した。しかし，急速に拡大した欧米の人工乳市場も次第に飽和状態となり，企業は新たな市場を開拓する必要に迫られた。そこで新たな販路として注目したのが，出生率が非常に高く，人口増加と都市化の進展が著しいアフリカや中南米の新興国であった[1,2]。

2）途上国における "哺乳びんの赤ちゃん病" の惨劇

　　1960年代のアフリカには独立したばかりの新興国家が多く，政府機関などの体制が貧弱であったため，乳児栄養や母子の健康問題に対応できる能力も余裕もなかった。缶入りの粉ミルクと哺乳びんは途上国の人々にとっては "近代化・西洋化の象徴" として憧れの的であり，これらの国々に対する多国籍人工乳メーカーの進出を阻むものは何もなかった。ラジオ放送などのマスメディアによる大量宣伝と，医療機関を巻き込んだ巧みな販売戦略が功を奏し，これらの国々の人々は母乳よりも人工乳のほうが優れていると信じ込み，いとも簡単に母乳育児を手離してしまった[1,2]。

　　その結果，それらの国々で起こったのが「哺乳びんの赤ちゃん病（bottle baby disease）の悲劇」と呼ばれる惨禍であった[2]。すなわち，母乳代用品の不適切な使用が原因となり，乳幼児に下痢症などの感染症と栄養障害が蔓延し，乳幼児死亡が激増したのである。安全な水の確保や哺乳びんの洗浄・消毒などもままならない生活環境において，母乳代用品の不適切な使用は乳幼児にとってはきわめて危険なことであった。また，母乳育児が行われないことで，授乳性無月経による避妊の恩恵が失われ，不十分な衛生・栄養環境のなかで妊娠が繰り返され，母親の健康が著しく損なわれる結果となった[1, 2]。

3）人工乳メーカーへの批判

中南米諸国においてもアフリカと同様に，ネスレなどの多国籍人工乳メーカーの進出は著しく，母乳代用品の不適切なマーケティングが展開され，乳幼児の栄養障害や下痢症などの感染症が激増した。当時，カリブ海諸国で活動していた Jelliffe 医師はその実態を克明に調べ，母乳代用品の不適切な使用によって引き起こされる乳児の栄養失調を「商業主義による栄養不良（commerciogenic malnutrition）」と名づけ，多国籍企業による母乳代用品のマーケティングを厳しく告発した[8]。

1970 年代に入ると，途上国での多国籍人工乳メーカーによる母乳代用品のマーケティングに対して抗議と是正を求める声がわき起こった。1970 年には国連が初めて途上国における企業の人工乳の販売活動の問題を取り上げ，1972 年には国際消費者機構（IOCU，現 CI）が FAO（国連食糧農業機関）/WHO に乳児栄養の宣伝方法の規制を提案した。

1974 年，ベルン第三世界研究グループという市民団体が，途上国における多国籍人工乳メーカーによる母乳代用品のマーケティングの実態を告発した『ネッスルは赤ちゃんの敵？』という本を出版した[9]。ネスレはこれを名誉毀損であるとして裁判を起こした。これが有名なネスレ訴訟であり，この裁判の過程で，途上国での多国籍人工乳メーカーによる母乳代用品のマーケティングの実態と，それによって引き起こされた惨状が広く世に知れわたるようになった。裁判自体はネスレの名目的勝訴となったが，ネスレは販売戦略の変更を求められ，これがのちの「母乳代用品のマーケティングに関する国際規準」が誕生する契機となった。1977 年には，途上国での販売活動を一向に改めないネスレに対して米国でボイコット運動が起こり，瞬く間に世界に拡大した。また 1978 年には米国上院議会において，途上国における母乳代用品の不適切なマーケティングに関する公聴会が開かれ，さらにその実態が広く知られるようになり，多国籍人工乳メーカーによるマーケティングへの規制を求める国際的世論が高まっていった[2]。

❷「母乳代用品のマーケティングに関する国際規準」の成立から現在まで

1979 年，WHO と UNICEF は，多国籍人工乳メーカーの販売活動の規制を求める世界の声を受けて，乳児栄養に関係する諸団体との合同会議を開催し，母乳代用品のマーケティングに関する規準の作成の準備を始めた。そして 1981 年，第 34 回世界保健総会において「母乳代用品のマーケティングに関する国際規準」（以下，国際規準）が世界の国々の圧倒的賛成を得て採択された[2, 10]。当時の総会参加国のうち 118 か国が賛成した一方で，多国籍企業の意を受けたレーガン政権下の米国が唯一反対し，日本と韓国，アルゼンチンの 3 か国が棄権した[1, 2]。

国際規準の採択は画期的であったが，世界の母乳育児の保護・推進の動きはすぐには前進しなかった。理由は，国際規準が実効性をもつためには，各国政府による国内法制化が必要であるが，多国籍人工乳メーカーによる妨害など多くの困難があったため，法制化がなかなか進まなかったからである。1982年にペルーが国際規準の世界初の国内法制化を実現したが，その後の10年間で国内法制化を実現したのは9か国にすぎなかった[1,2]。

しかし，1990年代以降，国際規準の国内法制化は漸次広がり，2024年までにほぼ完全に法制化した国は33か国，中程度の法制化は40か国，一部法制化した国は73か国となった。まったく法制化していない国は50か国で，日本や米国はここに含まれる[11]。なお，1994年の世界保健会議で両国とも国際規準の賛成に転じた[2]。

国際規準が母乳代用品の販売量の抑制，および母乳育児の保護・推進に有効であることは，さまざまなデータで示されている。たとえば，国内法制化が厳格なインドとゆるい中国における人工乳の販売額（2008年度）を比較すると，両国の人口がほぼ同じであるにもかかわらず，インドにおける販売額は中国の1/9と大きな開きがある。また1歳時の母乳率はインドが88％であるのに対し，中国は37％とやはり大きな差がある[12]。

近年，さまざまな医学組織や国際会議が国際規準の順守を打ち出している。2019年には英国の王立小児保健協会が人工乳メーカーからの寄付金受け取りを中止し[13]，英国医師会雑誌（BMJ）を含む4つの医学雑誌が母乳代用品の広告掲載を中止した[14]。また，2020年に米国医師会雑誌（JAMA）が母乳代用品を使用した臨床試験における国際規準の尊重を提言した[15]。さらに，2021年のG20サミット（金融・世界経済に関する首脳会合）の保健大臣宣言において国際規準の意義が述べられている[16]。

1990年代以降，疫学研究の大きな発展によって母乳育児の優位性に関するエビデンスは確実なものとなった[17-19]。しかしそれにもかかわらず，現在世界全体において母乳で育つ赤ちゃんの割合は半数以下にとどまり，その一方で，世界の人工乳の販売額（2019年）は年間556億米ドルに達し，40年前の37倍の規模にまで膨らんでいる[20]。また，母乳育児が行われないことによる世界の経済的損失は，年間3413億米ドルにも及ぶとされる[20]。

この人工乳の販売額の驚異的な増加は，人工乳メーカーが強力かつ効果的なマーケティングを展開した結果である[20]。近年の企業によるマーケティングの特徴は，従来のメディアよりも効果の大きいソーシャルメディアやスマートフォンのアプリなどを通じたデジタルマーケティングを推し進めていることである。WHOはその対策として，デジタルマーケティングを国際規準の対象に含めて国内法制化を行うように勧告している[21]。

Ⅱ さまざまな組織による新たな母乳育児推進運動の開始

❶ WHO/UNICEF，国際連合における母乳育児の保護・推進・支援

　母乳代用品のマーケティングの規制によって母乳育児を保護・推進しようとする試みは想定どおりには進まず，WHO/UNICEF は新たな戦略として 1989 年に「母乳育児の保護・推進・支援—産科医療施設の特別な役割」という共同声明を発表した[22]。これは，産科施設が母乳育児を支援することで母乳育児の推進をはかろうとしたものであり，このなかで提唱された「母乳育児成功のための 10 カ条」（以下，「10 カ条」）は母乳育児支援のガイドラインとして高く評価され，2018 年には改訂版が出ている[23]。さらに1991 年，WHO/UNICEF は「10 カ条」に基づき母乳育児支援を行う産科施設を「赤ちゃんにやさしい病院に認定する運動」（BFHI）を開始した。BFHI によって，母乳育児の開始率，退院時に母乳だけで育てている率，あらゆる母乳育児の率が上昇し，さらに母乳育児期間が長くなることが明らかになっており[24]，BFHI は母乳育児の推進・支援にきわめて有効である。BFHI は世界で展開され，2017 年までに 168 か国に 20,000以上の施設が「赤ちゃんにやさしい病院」（BFH）に認定されている[25]。

　1989 年には国連総会において子どもの権利条約が採択され，母乳育児が子どもの権利として成文化された。また，母親の母乳育児の権利については，国連総会で採択された「経済的，社会的及び文化的権利に関する国際規約（1966 年）」，「女子に対するあらゆる形態の差別の撤廃に関する条約（1979 年）」，国際労働機関で採択された「母性保護条約（2000 年）」において成文化されている[26]。

　1990 年に WHO/UNICEF は，国際規準の意義の再確認と実行促進のために，乳幼児栄養に関するイノチェンティ宣言を採択し，これは適切な乳幼児栄養と母乳育児の保護・推進に関する運動指針として高く評価されている。さらに 2005 年，追加の実行目標を加えた新イノチェンティ宣言を発表した[2]。

　人工乳メーカーは手を替え品を替えて母乳代用品の不適切なマーケティングを続けたため，国際規準の違反行為はあとを絶たなかった。そのため WHO は 2022 年までに，世界保健総会において国際規準の順守・強化のための 20 以上の関連決議を採択している[27]。2000 年以降，人工乳メーカーは国際規準の目が行き届かないデジタルマーケティングに力を入れており，それらの関連決議においてもデジタル環境におけるクロスプロモーション[*1]や販売時点情報管理（point-of-sales）[*2]などの不適切なプロモーションの禁止が提言されている[21]。

＊1　クロスプロモーション：1 つの製品やサービスの顧客に対して同時に関連製品などの販売促進活動を行うマーケティングの手法

＊2　販売時点情報管理（point-of-sales）：商品の販売・支払いが行われるその場（販売時点）で，その商品に関する情報を単品単位で収集・記録して売り上げ情報を把握し，それに基づいて売り上げや在庫を管理するためのシステム，または経営手法

2　母乳育児の保護・推進・支援

❷ 米国における母乳育児推進の動き

米国は 1990 年代以降，母乳育児の保護・推進・支援に国を挙げて取り組んでいる[28, 29]。その背景には，母乳育児の疫学的な意義に関するエビデンスが明らかになり，肥満などの健康問題の一次予防として，母乳育児の推進が公衆衛生学的課題として重要視されるようになったことがある[17-19, 30]。

米国保健福祉省（HHS）は 1990 年から Healthy People という国の健康目標を 10 年ごとに設定し，母乳育児に関する達成目標が掲げられた。Healthy People 2020 で示された母乳率の目標（混合栄養を含む母乳率 81.9%，1 歳の母乳率 34.1%，3 か月まで母乳だけで育つ率 46.2%，6 か月まで母乳だけで育つ率 25.5%）は 2018 年度で達成されており，米国が母乳育児推進に力を入れた成果がこの数字に現れている[28]。

1）母乳育児の保護・推進と政府の政策，法律など

米国公衆衛生総監（公衆衛生総局の長官）は 2000 年，米国初の母乳育児を推進するための包括的な行動計画を提示した[31]。これには米国の医療システム，職場，家族や地域共同体，公教育，子どものケア施設，国際規準などに対する母乳育児の推進のための提言が示され，のちの米国の政策や法律制定に大きな影響を与え，2011 年には改訂版も出された[32]。

2000 年代から米国疾病予防管理センター（CDC）も母乳育児の推進，支援に力を入れ始めた。2001 年から母乳率に関する全国統計を取り始め，その結果は毎年公表され，2007 年からは Breastfeeding Report Card という母乳率に関する詳細な統計を 2 年ごとに発表している[33]。また，多岐にわたる母乳育児に関するガイドラインや科学的根拠に基づく情報を提供している[34, 35]。

連邦政府は働く女性の母乳育児のためにさまざまな法律を制定しており，母乳育児中の女性に 1 年間，搾乳の時間と適切な場所の確保義務を雇用する側に求めた法律（患者保護及び医療費負担適正化法：2010 年），公的施設への適切な授乳・搾乳スペースの設置を求めた法律（2019 年）などがある。また 2023 年には，雇用主が搾乳の時間と適切な場所を従業員に 1 年間確保する義務が公正労働基準法に加えられている[36]。

米国では家族・医療休暇法という法律により，12 週間の出産・育児休暇の取得が認められている。しかし，その取得条件が厳しく，その間の経済的保証もないため，実際には出産した女性の 4 割は休暇を取得していないとされ，母乳育児推進の大きな障害となっている[29]。なお，米国は州の権限が強く，州により母乳育児の推進・保護に関する法律はさまざまに異なっている[36]。

米国では 1980 年代まで公共の場での授乳はタブー視されていたが，1990 年代以降，授乳の権利を求める運動が進み，現在米国のすべての州において公共の場での授乳の権利を保障する法律が制定されている[36]。

2）米国小児科学会（AAP）

1997 年に AAP は「母乳と母乳育児に関する方針宣言」を発表した[17]。これは母乳育児に関する疫学研究の成果を根拠に，母乳育児の意義と母乳育児支援の重要性を述べた画期的な勧告であった。その後も最新の研究成果に基づいた改訂版を繰り返し出してお

り，母乳が乳児栄養のスタンダードであるという AAP の信念は一貫している[29]。その
ほかにも，母乳育児に関するガイドラインや科学的根拠に基づいた多くの情報の提供，
医師の母乳育児推進に対する支援，母親もしくは両親への情報提供などの活動に積極的
に取り組んでおり，AAP は米国の母乳育児の推進・支援活動において非常に重要な役
割を果たしている[37]。

3）米国母乳育児委員会（USBC）

　米国母乳育児委員会（USBC）は，母乳育児推進を行う National Committee を各国
で設立するよう提言したイノチェンティ宣言に呼応して，1998 年に設立された組織で
ある。HHS や CDC などの政府機関，AAP，ABM（母乳育児医学アカデミー）などの
学会組織，ILCA（国際ラクテーション・コンサルタント協会）や LLLI（ラ・レー
チェ・リーグ・インターナショナル）などの母乳育児支援団体など 130 以上の組織・団
体で構成され，母乳育児の保護・推進・支援にかかわる政策の提言など活発な活動を展
開している[38]。

4）Baby-Friendly USA

　Baby-Friendly USA は米国における BFHI の推進・支援を行う組織である。米国で
は 1996 年に最初の BFH が誕生し，2000 年代にその数は急増した。2023 年現在で BFH
は全米で 578 施設あり，年間約 94 万人の赤ちゃん（全出生数の 26% にあたる）が
BFH で出生している[39]。

5）母乳育児支援にかかわる組織・専門家

　1956 年に米国で誕生した LLLI は，母親から母親への支援（mother to mother sup-
port）を行う母乳育児支援の草分け的存在である。現在ラ・レーチェ・リーグ（LLL）
は日本を含む世界 80 か国以上にグループがあり，LLL 認定リーダーがボランティアで
母乳育児支援をしている。LLLI には世界中の専門家からなる医学諮問チームがあり，最
新の科学的根拠に基づく良質な母乳育児の情報を提供しており，WHO などの国際機関
と共同して母乳育児推進運動の一翼を担う非政府組織として大きな役割を果たしてい
る[40]。

　IBCLC（国際認定ラクテーション・コンサルタント）[*3]は，1985 年に米国で誕生した
母乳育児支援を行う専門職である。米国やオーストラリアでは母乳育児支援を行う医療
専門職として認定されており，現在，日本を含む世界 134 か国において 37,000 人以上
の IBCLC が活動している。

Ⅲ 日本の母乳育児の保護・推進・支援の歴史

　日本の乳児栄養の方法は 1960 年頃から大きく変化した。戦前から 1950 年代までは母

---

*3　IBCLC®，IBLCE®：IBLCE（ラクテーション・コンサルタント資格試験国際評議会）は，2014 年より IBCLC®，
　IBLCE® と表記しているが，本書においては IBCLC，IBLCE と表記する。

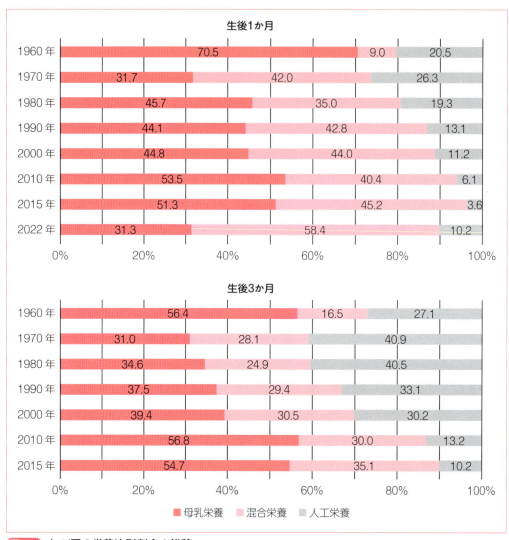

図 2-1　わが国の栄養法別割合の推移

〔厚生労働省「乳幼児身体発育調査」（1960 年，1970 年，1980 年，1990 年，2000 年，2010 年），厚生労働省「乳幼児栄養調査」（1985 年，1995 年，2005 年，2015 年），こども家庭庁「令和 4 年度母子保健事業，乳幼児健康診査問診回答状況」（2022 年）より．2022 年はほかと測定方法が異なることに注意〕

　乳が主であったのが，1960 年代後半から急速に母乳育児は衰退しはじめ，1970 年代には最低の水準となった．実際の母乳率をみると，生後 1 か月の母乳率は 1970 年では 31.7％と 1960 年の半分以下であり，生後 3 か月の母乳率は 1970 年と 1980 年では人工栄養の率よりも低くなっている（図 2-1）．このような急激な乳児の栄養方法の変化は，1950 年代後半以降の日本の社会状況の影響を受けたものであった．すなわち，出産の場所が家庭から医療施設へと移行したこと，出産後の母子異室・母子分離が一般化し，新生児の人工栄養が常態化したこと，人工乳メーカーによる大規模なマーケティングが展開されたことなどである．当時，テレビ・ラジオ・新聞などのマスメディアを通じて，

一般消費者への人工乳の大量宣伝が無制限に行われており，販売の際にはさまざまな景品が付与されることが珍しくなかった。また，医療機関や医療従事者に対する販売促進活動も大変盛んに行われた[41]。欧米の多国籍人工乳メーカーがアフリカの新興国で展開したような猛烈なマーケティングを，ほぼ時を同じくして日本の企業が日本国内で行った結果，わが国の母乳育児は 1960 年代以降急速に衰退していった[42]。

1）森永ヒ素ミルク中毒事件

そのように人工乳が爆発的に拡大しつつあった日本において，猛毒性の化学物質で汚染された人工乳による大規模な健康被害が発生した。1955 年の初夏から夏にかけて，近畿地方以西の西日本一帯で，乳児に原因不明の発熱，咳，嘔吐・下痢，睡眠障害，発疹，栄養不良，発育障害などの症状が出る病気が集団発生した。症状が出た乳児に唯一共通していたのは特定メーカーの人工乳を飲んだことであり，まもなくその人工乳にヒ素が混入していたことが判明した。これが「森永ヒ素ミルク中毒事件」と呼ばれるもので，1956 年の厚生省発表によれば，被害者の総数は 12,131 人，死者は 130 人に及ぶ，世界最大の人工乳による食品公害事件であった。これだけの規模で悲惨な事件であったにもかかわらず，企業と国による被害認定と被害者への補償は遅々として進まず，長期の裁判などを経て，企業が最終的に加害責任を全面的に認め，被害者に謝罪をして救済を約束したのは 1973 年のことであった[43]。

2）「赤ちゃんにやさしい病院」認定

1974 年に厚生省は，WHO 総会での「乳児栄養と母乳育児」の決議を受け，母乳推進のための 3 つのスローガンを発表した。しかし日本の母乳育児推進が実質的に動き出したのは 1980 年代以降であった（**表 2-1**）。なかでも山内逸郎，小林登，松村龍雄らの小児科医による活動はめざましく，その後の日本の母乳育児の推進の大きな契機となった。

山内逸郎は，人工乳が一般的であった時代に，国立岡山病院（現岡山医療センター）において母乳だけで赤ちゃんを育てることに努め，母乳育児の重要性を提起し[44]，のちの同病院の先進国初の「赤ちゃんにやさしい病院」認定の礎を築いた。また，1989 年に WHO/UNICEF が「10 カ条」を発表するといち早く日本に紹介した。1992 年には「第 1 回母乳をすすめるための産科医と小児科医の集い」を開催し，これがのちの日本母乳の会の設立につながった。小林登は，海外の母乳育児に関する最新知見を紹介する活動に積極的に取り組み，1985 年には母乳育児に関する研究発表を行う日本母乳哺育学会を設立した。

3）乳房マッサージ

日本では戦前から母親の母乳育児や乳房のトラブルに対処していたのは"乳揉みさん"と呼ばれる按摩師，マッサージ師で，母乳育児支援の方法として乳房マッサージが歴史的に根強く定着していた。しかし，1960 年代以降，乳揉みさんに代わり助産師が母乳育児への対応，乳房のケアをとり行うようになった[45]。乳房マッサージの手技には多数の流派があったが，1970 年代前半から桶谷式乳房治療手技が大きな脚光を浴びはじめ，多くの助産師がそれを取り入れるようになった[46]。その方法論（乳房管理・乳房マッサージの考え方，授乳中の母親の食事制限や 3 時間ごとの授乳法など）は，現在のわが

表 2-1 昭和 40 年代以降の日本の母乳育児推進の歴史

1967（昭和 42）年	日本小児科学会栄養委員会の勧告「母乳栄養を勧む」
1970（昭和 45）年	新生児管理改善促進連合第 5 回総会で母乳育児推進を提唱
1971（昭和 46）年	国立岡山病院産科で完全人乳方式を開始
1972（昭和 47）年	松村龍雄（群馬大学小児科教授）の『母乳主義』がベストセラー
1974（昭和 49）年	国立岡山病院小児科の山内逸郎が『新生児の母乳栄養』発表
1975（昭和 50）年	厚生省「母乳運動推進のための 3 つのスローガン」*
1976（昭和 51）年	『自然の贈物 母乳哺育』〔ダナ・ラファエル著（小林登訳）〕
1978（昭和 53）年	富山県高岡市「母乳育児をすすめる会」発足
1980（昭和 55）年	桶谷式乳房治療手技研鑽会が発足，離乳の基本（厚生省）
1981（昭和 56）年	WHO 総会で「母乳代用品のマーケティングに関する国際規準」が採択されたが日本は棄権
1983（昭和 58）年	母乳育児のテキスト『母乳哺育』（加藤英夫・平山宗広・小林登編）
1985（昭和 60）年	第 1 回母乳哺育研究会（のちの日本母乳哺育学会）開催
1988（昭和 63）年	「母乳 このすばらしい出発」（ラ・レーチェ・リーグ The Womanly Art of Breastfeeding の訳）
1989（平成元）年	山内逸郎が「母乳育児成功のための 10 カ条」を紹介
1991（平成 3）年	「第 1 回母乳をすすめるための産科医と小児科医の集い」開催，国立岡山病院が先進国初の WHO/UNICEF の「赤ちゃんにやさしい病院」に認定，『母乳の政治経済学』（G. パーマー・浜谷喜美子他訳）
1992（平成 4）年	ラ・レーチェ・リーグ日本設立
1994（平成 6）年	国際規準に日本が賛成，日本母乳の会設立,
1995（平成 7）年	改定 離乳の基本（厚生省）
1999（平成 11）年	日本ラクテーション・コンサルタント協会（JALC）設立，JALC 第 1 回母乳育児学習会開催（東京）
2000（平成 12）年	母乳育児支援ネットワーク（BSN Japan）設立
2001（平成 13）年	厚生労働省「健やか親子 21」で母乳育児推進の方針を提示
2004（平成 16）年	災害時の母と子の育児支援 共同特別委員会発足
2005（平成 17）年	JALC 第 1 回医師のための母乳育児支援セミナー（横浜）
2007（平成 19）年	厚生労働省「授乳・離乳の支援ガイド」，日本小児科学会栄養委員会「若手小児科医に伝えたい母乳の話」
2011（平成 23）年	日本小児科学会栄養委員会・新生児委員会による母乳推進プロジェクト報告「小児科医と母乳育児推進」，母乳育児支援連絡協議会が災害時の乳幼児栄養に関するガイドラインを作成
2012（平成 24）年	日本未熟児新生児学会「正期産新生児の望ましい診療・ケア」
2013（平成 25）年	厚生労働科学研究「科学的根拠に基づく快適で安全な妊娠出産のためのガイドライン 2013 年版」
2014（平成 26）年	日本母乳バンク活動開始
2017（平成 29）年	災害時の母と子の育児支援共同特別委員会などが乳児用液体ミルクの適正使用と母乳育児の保護・支援を求める要望書を政府に提出，母と子の育児支援ネットワーク発足，日本母乳バンク協会設立
2019（令和元）年	厚生労働省「授乳・離乳の支援ガイド」改定版
2022（令和 4）年	WHO/UNICEF 認定の赤ちゃんにやさしい病院が 66 施設になる
2024（令和 6）年	災害時の乳児栄養支援ガイドブック：すべての赤ちゃんを守るために あなたができること（母と子の育児支援ネットワーク）

＊1）1.5 か月（6 週間）までは，母乳のみで育てよう
　2）3 か月までは，できるだけ母乳のみで頑張ろう
　3）4 か月以上でも，安易に人工ミルクに切り替えないで育てよう

国の母乳育児に対して大きな影響を残しているが，その内容には科学的根拠が乏しいものが少なくない[46, 47]。

4）母親たちの母乳育児支援活動など

1980年代から草の根の母乳育児推進の活動として，LLLに共感した母親同士の母乳育児支援活動が展開され，1992年にLLL日本が発足した[48]。

1990年代以降，疫学研究による母乳育児の重要性の確立，WHO/UNICEFなどによる母乳育児推進などを受け，日本でも母乳育児推進の機運はいっそう高まった。1994年には日本母乳の会が発足し，「10カ条」の理解と実践を広める活動を展開し，WHO/UNICEF認定の「赤ちゃんにやさしい病院」（BFH）が各地に増えていった。1999年には日本ラクテーション・コンサルタント協会（JALC）が発足し，それまでの日本において必ずしも十分ではなかった，科学的根拠に基づく母乳育児支援に関する情報やスキルを広めるのに大きな役割を果たした[49]。

5）災害時の支援活動

2000年代に入り母乳育児推進は，国（厚生労働省）や学会（日本小児科学会，日本新生児成育医学会）などによっても取り組まれるようになった（**表2-1**）。また，新潟県中越地震（2004年），新潟県中越沖地震（2007年），東日本大震災（2011年），熊本地震（2016年）などの大規模な自然災害が多発したことにより，災害時の乳幼児栄養の支援が大きな課題であることが明らかになった。2004年にJALCとLLL日本，母乳育児支援ネットワークが「災害時の母と子の育児支援 共同特別委員会」を設立し，災害時の乳幼児栄養に関する適切な情報提供を開始した[50]。さらに，2011年の東日本大震災後，その教訓を得て母乳育児支援連絡協議会（日本母乳哺育学会，日本母乳の会，JALC，LLL日本）が災害時の乳幼児栄養に関するガイドラインを作成した[51]。2016年の熊本地震を契機に乳児用液体ミルクの必要性が指摘され，日本でも開発が進められたが，人工乳メーカーによる国際規準違反のマーケティングが頻繁に行われるようになった。そこで2017年に，日本看護協会，日本助産学会，日本母乳哺育学会などと災害時の母と子の育児支援 共同特別委員会が共同して，乳児用液体ミルクの適正使用と母乳育児の保護・支援を求める要望書を政府に提出した[52]。

2014年に日本初の母乳バンクの活動が開始され，母乳を必要とする早産・極低出生体重児への母乳提供が可能となり，2017年には日本母乳バンク協会が設立された。2015年度の乳幼児栄養調査では，1980年代から母乳率が上昇している（**図2-1**）。1980年代以降にわが国で展開された母乳育児の保護・推進・支援活動の成果と考えられよう。

6）母乳率低下の徴候

本項執筆時点（2024年11月）において，2023年に実施された乳幼児身体発育調査の結果は公表されていない。しかし，「乳幼児健康診査問診回答状況」によると，2019年度は41.1%であった母乳率は年々低下し，2022年度には31.3%となっている[53]。乳幼児身体発育調査や乳幼児栄養調査とは測定方法が異なるため，2015年以前の母乳率と直接比較できないものの，近年，母乳率が急速に低下している可能性が懸念される。

わが国は，生後6か月間は母乳のみで育てることを明確に推奨し公衆衛生上の数値目

標を示した保健政策がないこと，赤ちゃんにやさしい病院で出生する児の割合が4%に
とどまっていること（**第2章3 Ⅰ** 参照），さらに国際規準の順守を目的とした法規制が
ないこと（**3 Ⅲ** 参照）など，母乳育児の保護・推進・支援において世界標準から遅れを
とっている部分もある。早急な対策が求められる。

（瀬川 雅史）

参考文献

1) Baumslag N., et al.（著），橋本武夫（監訳）（1999）．母乳育児の文化と真実，メディカ出版．
2) Palmer G.（著），本郷寛子他（訳）（2015）．母乳育児のポリティクス：おっぱいとビジネスの不都合な関係．メディカ出版．
3) Lawrence R. A.(2022). Breastfeeding：A guide for medical profession, 9th ed.. pp1-37, ELSEVIER.
4) Riordan J.(2010). Breastfeeding and Human Lactation, 4th ed.. pp45-76, Jones & Bartlett.
5) Apple R. D.(1987). Mothers & Medicine：A social history of infant feeding. 1890-1950. pp150-166, The University of Wisconsin Press.
6) Levine M. I.(1951). A modern concept of breast feeding. J Pediatr, 38(4)：472-475.
7) Hill L. F.(1967). Infant Feeding：Historical and Current. Pediatr Clin North Am, 14(1)：255-268.
8) Jelliffe D. B., et al.(1978). Human Milk in the Modern World. pp211-240, Oxford University Press.
9) ベルン第三世界研究グループ（編著）（1976），羅門三郎（訳）（1982）．ネッスルは赤ちゃんの敵？．文人社．
10) WHO（2011）．母乳代用品のマーケティングに関する国際規準（邦訳全文）
http://www.jalc-net.jp/dl/International_code.pdf（2024/5/30 アクセス）
11) WHO, UNICEF, IBFAN（2024）. Marketing of breast-milk substitutes：National implementation of the international Code. Status report
https://iris.who.int/bitstream/handle/10665/376854/9789240094482-eng.pdf?sequence=1（2024/10/12 アクセス）
12) Pioz E. G., et al.(2015). The Impact of Marketing of Breast-Milk Substitutes on WHO-Recommended Breastfeeding Practices. Food Nutr Bull, 36：373-386
13) Royal College of Paediatrics and Child Health, Due diligence on accepting funding
https://www.rcpch.ac.uk/about-us/rcpch-due-diligence（2024/10/28 アクセス）
14) Godlee F., et al.（2019）. Calling time on formula milk adverts. BMJ, 364：l1200
15) Jarrold K., et al.(2020). Guidance for the Conduct and Reporting of Clinical Trials of Breast Milk Substitutes. JAMA Pediatr, 174(9)：874-881.
16) G20 Health Ministers（2021）. Declaration of the G20 Health Ministers, Rome 5-6 Sep, 2021.
https://www.globalgovernanceprogram.org/g20/2021/G20_Italia_2021_Health_Declaration_final_05092021_OFFICIAL.pdf（2024/10/12 アクセス）
17) American Academy of Pediatrics, Work Group on Breastfeeding.(1997). Breastfeeding and the use of human milk. Pediatrics, 100：1035-1039.
18) Agency for Healthcare Research and Quality U. S. Department of Health and Human Services（2007）. Breastfeeding and Maternal and Infant Health Outcomes in Developed Countries.. AHRQ Publication.
19) Special Issue. Impact of Breastfeeding on Maternal and Child Health（2015）. Acta Paediatr, 104：1-134
20) The 2023 Lancet Series on Breastfeeding（2023）. www.thelancet.com. 401
https://www.thelancet.com/series/breastfeeding-2023（2024/5/30 アクセス）
21) World Health Organization（2023）. Guidance on regulatory measures aimed at restricting digital marketing of breast-milk substitutes.
https://iris.who.int/bitstream/handle/10665/374182/9789240084490-eng.pdf?sequence=1（2024/5/30 アクセス）
22) WHO/UNICEF（著），日本母乳の会運営委員会（編）（1999）．母乳育児成功のために―産科医療施設の特別な役割―だれでも知っておきたい母乳育児の保護・推進・支援（WHO/ユニセフ共同声明）．
23) WHO/UNICEF（2018）. Protecting, promoting and supporting breastfeeding in facilities providing maternity and newborn services：implementing the revised Baby-friendly Hospital Initiative.
https://iris.who.int/bitstream/handle/10665/272943/9789241513807-eng.pdf?sequence=19（2024/5/30 アクセス）
24) Pérez-Escamilla R., et al.(2016). Impact of the Baby-friendly Hospital Initiative on breastfeeding and child health outcome：systematic review. Matern Child Nutr. 12(3)：402-417
25) WHO（2017）. National Implementation of the Baby-friendly Hospital Initiative.
https://iris.who.int/bitstream/handle/10665/255197/9789241512381-eng.pdf?sequence=1（2024/5/30 アクセス）
26) 母乳育児支援ネットワーク（2013）．「グローバル化」時代の母乳育児：平和と公正のために．WABA 2003（世

界母乳育児行動連盟）

https://bonyuikuji.net/?p=229（2024/5/30 アクセス）

27）International Code Documentation Centre. 2016 Edition（updated 2022）. International Code of Marketing of Breastmilk Substitutes and relevant WHA resolutions.
https://babymilkaction.org/wp-content/uploads/2023/05/Code-Resolutions-2022pdf-1.pdf（2024/5/30 アクセス）

28）Healthy People. gov. Healthy People 2020
https://wayback.archive-it.org/5774/20220414032744/
https://www.healthypeople.gov/2020/topics-objectives/topic/maternal-infant-and-child-health/objectives#4859（2024/7/28 アクセス）

29）Meek J. Y., et al.(2022). Policy Statement：Breastfeeding and the Use of Human Milk. Pediatrics, 150：e2022057988

30）Division of Nutrition and Physical Activity 2007. Research to Practice Series No. 4：Does breastfeeding reduce the risk of pediatric overweight? Atlanta：Centers for Disease Control and Prevention.

31）U. S. Department of Health and Human Services Office on Women's Health（2000）. HHS Blueprint for Action on Breastfeeding.
https://www.ncbi.nlm.nih.gov/pmc/articles/PMC1595047/pdf/JPE100045.pdf（2024/5/30 アクセス）

32）U. S. Department of Health and Human Services（2011）. The Surgeon General's Call to Action to Support Breastfeeding.

33）Center for Disease Control and Prevention 2022. Breastfeeding Report Card. United States.
https://www.cdc.gov/breastfeeding-data/breastfeeding-report-card/index.html（2024/5/30 アクセス）

34）U. S. Department of Health and Human Services, The CDC Guide to Breastfeeding Interventions. Atlanta. U. S. Department of Health and Human Services, Center for Disease Control and Prevention, 2005

35）Center for Disease Control and Prevention. Breastfeeding：Web site
https://www.cdc.gov/breastfeeding/index.htm（2024/5/30 アクセス）

36）National Conference of State Legislatures 2021. Breastfeeding State Laws.
https://www.ncsl.org/health/breastfeeding-state-laws（2024/5/30 アクセス）

37）Meek J. Y., et al.(2017). The Breastfeeding-Friendly Pediatric Office Practice. Pediatrics. 1392017：e20170647

38）United States Breastfeeding Committee（USBC）.
http://www.usbreastfeeding.org/（2024/5/30 アクセス）

39）Baby-Friendly USA　https://www.babyfriendlyusa.org（2024/5/30 アクセス）

40）La Leche League International（LLLI）. https://llli.org/（2024/5/30 アクセス）

41）森永乳業50年誌編集委員会（1967）. 森永乳業五十年史.. 販売編育児粉乳, pp209-264.

42）ガブリエル・パーマー（著）. 浜谷喜美子他（訳）.（1991）. 母乳育児の政治経済学. pp293-304. 技術と人間.

43）森永ひ素ミルク中毒の被害者を守る会（2005）. 森永ひ素ミルク中毒事件—事件発生以来50年の闘いと救済の軌跡. 機関紙「ひかり」編集委員会.

44）山内逸郎（1974）. 新生児の母乳栄養. 小児科臨床, 27：5-9.

45）伊賀みどり（2002）. 母乳育児の文化再考—忘れられた＜乳揉みさん＞. 日本民俗学, 232：51-69

46）桶谷そとみ, 他（1983）. 乳房マッサージ. In 加藤英夫他（編）. 母乳哺育, pp470-492. メディサイエンス社.

47）山西みな子（1987）. 助産婦による母乳育児指導の実際—桶谷式などを背景として乳房管理から乳児保健指導まで—. 乳房管理と母乳育児指導, pp117-144. メディカ出版.

48）ラ・レーチェ・リーグ日本
https://llljapan.org/（2024/5/30 アクセス）

49）NPO法人日本ラクテーション・コンサルタント協会, JALC について.
https://jalc-net.jp/（2024/5/30 アクセス）

50）災害時の母と子の育児支援 共同特別委員会
https://sites.google.com/site/hisaihahatoko/home（2024/5/30 アクセス）

51）母乳育児支援連絡協議会　https://www.jlcobs.org（2024/5/30 アクセス）

52）日本看護協会, 日本助産師会, 全国助産師教育協議会, 日本助産学会, 日本助産評価機構, 日本母乳哺育学会, 乳児用液体ミルク研究会, 災害時の母と子の育児支援共同特別委員会（2017）. 乳児用液体ミルク導入にあたり, 災害時の安全で適正な使用を担保するルール作りと母乳育児の保護の推進・支援に対する要望書.
https://i-hahatoko.net/wp-content/uploads/2018/02/乳児用液体ミルク導入と母乳育児の保護支援の推進.pdf（2024/5/30 アクセス）

53）こども家庭庁. 令和4年度母子保健事業. 乳幼児健康診査問診回答状況（全国, 都道府県別）
https://www.cfa.go.jp/assets/contents/node/basic_page/field_ref_resources/66a3a5d2-fa87-4bab-9c28-361659051559/ee9c85a1/20240229_press_66a3a5d2-fa87-4bab-9c28-361659051559_02.pdf（2024/12/6 アクセス）

3 WHO/UNICEF による
母乳育児の保護・推進・支援

I 赤ちゃんにやさしい病院運動

　出産後の数時間から数日間は，母親が母乳の分泌を確立し母乳育児を軌道に乗せていくために大変重要な時期である。1989 年，WHO と UNICEF は出産施設で母子が母乳育児を適切にスタートできるように支援するための「母乳育児成功のための 10 カ条」（以下，10 カ条）を作成した[1]。1990 年には「母乳育児の保護，推進，支援に関するイノチェンティ宣言」が承認され[2]，すべての出産施設で 10 カ条に基づいた支援が実施されるように各国の政府に呼びかけがなされた。そして，このイノチェンティ宣言を受けて 1991 年に「赤ちゃんにやさしい病院運動」（baby-friendly hospital initiative：BFHI）が開始された[3]。「赤ちゃんにやさしい病院」（baby-friendly hospital：BFH）は 10 カ条に沿った支援を行うとともに「母乳代用品のマーケティングに関する国際規準」（以下，国際規準）[4]を順守している施設が各国の認定機関による審査を受けて認定されるものである。

　その後，HIV 感染の増加を含む世界情勢の変化や新しい知見の集積などを受けて，WHO と UNICEF は 2009 年に BFHI の最初の改定を行った[5]。主な改定内容は，母親にやさしいケア（母親が望むような出産を尊重することや薬剤に頼らない陣痛・分娩時の支援など），HIV 陽性の母親とその児への支援，母乳で育てないことを決めた母親への支援，「赤ちゃんにやさしい」概念を地域や職場，NICU などに拡大することであった。この改定を受けて世界各地で BFHI を NICU や地域に広げる動きが進んだ[6,7]。

　その後，多くの国が BFHI を実装してきたが十分には普及していないという実情があったため，WHO は BFHI 開始 25 周年を前にして 2015 年より BFHI を再活性化させるための行動を開始した。WHO 加盟国で実施した BFHI の現状調査[8]からは，約 9 割の国が BFHI を開始した一方で約 7 割しか継続できていないことや，BFH で出生する児の割合は世界全体で約 10%と少ないこと（日本は約 4%[9]），BFHI の認定業務については資金・人材の両面で課題をもつ国が多いこと，多くの国では国際規準が法制化されていないことが BFHI 実装の障壁になっていることなどが明らかにされた。また，WHO は 10 カ条についてのシステマティックレビューを行って各項目を再構築し[10]，2018 年に新しい「母乳育児がうまくいくための 10 のステップ」（以下，10 のステップ）を作成した。同時に BFHI 全体の改訂も行い，BFHI 実施ガイド[11]を発表した。新しい

10 のステップには国際規準が項目の 1 つとして組み込まれ，改訂版 BFHI にはすべての出産施設が母乳育児を支援する責任を負うことや，国は母乳育児を保護・推進・支援するために国レベルの基準を制定し，ほかの保健医療システムに BFHI を統合していく必要があることなどが盛り込まれ，BFHI はより進化した形に生まれ変わった。

この改訂に引き続き，2020 年には BFH 施設のスタッフ教育のためのガイド[12]や BFHI や 10 のステップを早産児・低出生体重児・病児に対しても広く適用していくための指針[13]，さらには 10 のステップに沿って支援するスタッフの能力を評価するためのツールキット（WHO/UNICEF「支援する力」の検証ツール）[14]が発表された。

日本では，1991 年に国立岡山病院（現 岡山医療センター）が先進国で初めて BFH に認定されてから少しずつ認定施設が増え，2024 年 11 月現在では 58 施設が BFH に認定されている。また 2023 年には日本でも「赤ちゃんにやさしい NICU」の認定が開始され，同じく 2024 年 11 月現在，全国で 11 施設の NICU が baby-friendly NICU として認定されている。

このように，1991 年に開始された BFHI は改定を重ねながらすべての母子に対して母乳育児を保護・推進・支援するための要であり続けている。

Ⅱ　母乳育児がうまくいくための 10 のステップ

❶ Ten Steps to Successful Breastfeeding* の改訂

10 カ条は，母乳育児がうまくいくように支援するために不可欠な出産施設の重要な役割がまとめられたもので，BFHI の根幹をなす要素である。1989 年に発表された当初は，臨床経験や公衆衛生学的に有用な実践に基づいて作成されたものであった[15]。その後，各ステップが母乳育児に与える効果を裏づける研究結果が集積され，1998 年に WHO は各ステップに関する科学的根拠を検証した文献レビューを発表した[16]。

そして，母乳育児が母子の健康を改善させ経済効果にも寄与することや 10 カ条に基づくケアが母乳育児にもたらす効果などが明らかにされ，BFHI プログラムも各国で実施されるようになった。しかし，前述のように BFHI が世界で十分には普及していないという現実があり[8]，新しい知見をもとに BFHI の内容や運用について改定する必要性が生じてきた。そのため，前述のとおり，WHO はいくつかの改定作業を経たうえで，2018 年に "BFHI 実施ガイド" と新しい "Ten Steps to Successful Breastfeeding"（母乳育児がうまくいくための 10 のステップ）[11]を発表するに至った（**表 3-1**）。

＊ "Ten Steps to Successful Breastfeeding" は 1989 年に「母乳育児成功のための 10 カ条」と翻訳された。しかし，母乳育児は成功や失敗に帰するものではないことやすべての項目を階段（ステップ）のように積み上げることに意味があるため，日本ラクテーション・コンサルタント協会は 2018 年の改訂を機に「母乳育児がうまくいくための 10 のステップ」と翻訳することにした。本項では，改訂前の "Ten Steps to Successful Breastfeeding" を「母乳育児成功のための 10 カ条」，改訂後を「母乳育児がうまくいくための 10 のステップ」として区別する。

表 3-1 母乳育児がうまくいくための 10 のステップ

> ### 「母乳育児成功のための 10 カ条」2018 年改訂版
> ### WHO/UNICEF：The Ten Steps to Successful Breastfeeding, 2018
>
> **施設として必須の要件**
> 1a.「母乳代用品のマーケティングに関する国際規準」と世界保健総会の関連決議を完全に順守する。
> 1b. 乳児栄養の方針を文書にしスタッフと親にもれなく伝える。
> 1c. 継続したモニタリングとデータ管理システムを確立する。
> 　2. スタッフが母乳育児を支援するための十分な知識，能力，スキルを持つようにする。
>
> **臨床における必須の実践**
> 　3. 母乳育児の重要性とその方法について，妊娠中の女性およびその家族と話し合う。
> 　4. 出産直後からのさえぎられることのない肌と肌との触れ合い（早期母子接触）ができるように，出産後できるだけ早く母乳育児を開始できるように母親を支援する。
> 　5. 母親が母乳育児を開始し，継続できるように，また，よくある困難に対処できるように支援する。
> 　6. 医学的に適応のある場合を除いて，母乳で育てられている新生児に母乳以外の飲食物を与えない。
> 　7. 母親と赤ちゃんがそのまま一緒にいられるよう，24 時間母子同室を実践する。
> 　8. 赤ちゃんの欲しがるサインを認識しそれに応えるよう，母親を支援する。
> 　9. 哺乳びん，人工乳首，おしゃぶりの使用とリスクについて，母親と十分話し合う。
> 10. 親と赤ちゃんが継続的な支援とケアをタイムリーに受けられるよう，退院時に調整する。

〔NPO 法人日本ラクテーション・コンサルタント協会（訳），2018 年 9 月〕

❷「母乳育児がうまくいくための 10 のステップ」主な改訂の内容[11]

　　新しい 10 カ条（10 のステップ）は，出産施設で母乳育児を保護・推進・支援するという本来の意図や各項目での主題は保たれたまま，文言を変えてより一般化した形に再構築され，1989 年の発表以来初めて改訂されるに至った。

　　主な改訂の 1 つは，母乳育児を保護・推進・支援するために必要な「施設として必須の要件」と 10 のステップに沿ったケアを実際に提供するための「臨床における必須の実践」の 2 つに分けたことである。「施設として必須の要件」には「国際規準」が新しく加えられた。BFHI の重要な要素である国際規準はもともとの 10 カ条には項目として含まれていなかったが，BFHI の実施と維持には国際規準の完全な順守が必須のため，今回の改訂ではステップ 1 に明確に盛り込まれた。また，10 のステップの実践を施設として維持していくために実践状況とデータを持続的にモニタリングすることもステップ 1 に組み込まれた。ステップ 2 では，母乳育児支援に関する教育プログラムをもつだけでなく，スタッフが知識やスキルを確実に身につけているか，その能力評価に重きを置く内容に改定された。「臨床における必須の実践」では，搾乳の方法だけではなく抱き方・含ませ方を母親に教え，起こりうる母乳育児の課題を自分自身で対処できるように支援することが加えられた。ステップ 9 では，哺乳びんや人工乳首，おしゃぶりの使用を一律に禁止するのではなく，使用による影響を母親・家族と話し合う必要性が記載された。

　　2009 年の BFHI の改訂で取り上げられた「お母さんにやさしいケア」については，

既存の「母親にやさしい分娩・出産時のケアの指針」と統合して実施するとされた[15]。また，新しい BFHI は早産児や低出生体重児，病児に対しても適用されるが，こうした児に対する実践については，2020 年に早産児・低出生体重児の BFHI 実施ガイド[13]として発表された。

❸ 「母乳育児がうまくいくための 10 のステップ」の解説

10 のステップの各項目の概要について，2018 年版 "BFHI 実施ガイド"[11]に基づいて以下に解説する。各ステップのより詳細な内容に関しては他項を参照されたい。

1) 施設として必須の要件

● ステップ 1a

「母乳代用品のマーケティングに関する国際規準」（以下，国際規準）と世界保健総会の関連決議を完全に順守する。

母乳代用品のマーケティングは，母乳育児を阻害する最も大きな要因の 1 つである。家族を商業的な圧力から守るために，世界保健総会はすべての出産施設の保健医療従事者と保健システムに対して国際規準と関連決議に従うように呼びかけている（**本章 3 Ⅲ**，43 頁参照）[4]。

● ステップ 1b

乳児栄養の方針を文書にしスタッフと親にもれなく伝える。

乳児栄養に関して文書化された方針があれば，スタッフや管理者が変わったとしてもエビデンスに基づくケアを一貫して提供し続ける推進力になる。そのため，施設は 10 のステップの「臨床における必須の実践」の 8 項目すべてを実施していること，国際規準を順守していること，定期的にスタッフの能力評価を行っていることを含む施設の栄養方針を明確に文書化し，その概要を妊娠中の女性や母親，家族が目にする場所に掲示しておかなければならない。

● ステップ 1c

継続したモニタリングとデータ管理システムを確立する。

出産施設が提供するケアの質向上に取り組んでいくためには，母乳育児に関する臨床実践の記録とデータを管理するシステムを構築する必要がある。実践の評価指標としては出生後早期の母乳育児の開始および母乳だけで育つ児の割合が用いられる。また，スタッフは最低 6 か月ごとにミーティングを行って実践の状況を評価する必要がある。

● ステップ 2

スタッフが母乳育児を支援するための十分な知識，能力，スキルを持つようにする。

十分にトレーニングを受けた保健医療従事者でなければ最適な母乳育児支援を提供できないため，スタッフは母乳育児を支援するための十分な知識，能力，スキルを持つ必要がある。こうした能力の構築は，本来ならば国が入職前教育として行うべきである。スタッフの能力が不十分な場合には，施設側は施設内外の教育コースを受けられるように調整してスタッフの能力強化に努める。重要なのは特定のカリキュラムを受けたかどうかではなく，スタッフが知識・能力・スキルを獲得できたかを評価することである。

3 WHO/UNICEF による母乳育児の保護・推進・支援 | 35

母乳育児支援の能力の評価の詳細については，Column「WHO/UNICEF『支援する力』の検証ツールとは」（41頁）を参照されたい。

2）臨床における必須の実践

● ステップ3

母乳育児の重要性とその方法について，妊娠中の女性およびその家族と話し合う。

　ほとんどの女性は，適切な支援があれば母乳で子どもを育てることができる。そのため，母乳育児の重要性や授乳のやり方などを妊娠中から女性やその家族と話し合って伝えておく必要がある。その内容には，母乳育児の重要性，乳児用調製乳やほかの母乳代用品を与えることのリスク，出生後すぐからの肌と肌の触れ合いや母子同室の重要性，適切な授乳姿勢や吸着とそのやり方，児が母乳を欲しがるサイン，補完食が始まる生後6か月以降も母乳育児を続けることの意義などが含まれる。

● ステップ4

出産直後からのさえぎられることのない肌と肌との触れ合い（早期母子接触）ができるように，出産後できるだけ早く母乳育児を開始できるように母親を支援する。

　出産直後からさえぎられることなく，母が乳房の近くで肌と肌を触れ合わせて児を抱っこすること（早期母子接触）と最初の授乳は密接に関連しており，母子双方に利益をもたらす。早期母子接触は分娩方法にかかわらずただちに開始され，少なくとも60分間は中断しないことが推奨される。早期母子接触中は母子の観察が不可欠で，特に母親に麻酔や鎮静薬などの影響がある場合にはより注意が必要である。早期母子接触は帝王切開後でも推奨されるが，全身麻酔下であった場合には母親が児を抱っこできるくらいにしっかり覚醒してから実施する。母親や児の状態が不安定な場合は，状態が安定してから肌と肌の触れ合いを開始する（138頁参照）。

● ステップ5

母親が母乳育児を開始し，継続できるように，また，よくある困難に対処できるように支援する。

　母乳育児は哺乳類としては自然な行動であるが，多くの母親は授乳のやり方などについて実際的な手助けを必要とする。母親が出産後早期に自分に合った授乳のやり方を体得すると，その後に起こりうる母乳育児の問題を防ぐことができ，母親の自信も高めることができる。

　母親には，授乳姿勢や乳房の含ませ方，母乳の産生を促し維持する方法，児がよく飲んでいるサイン，児と一時的にでも離れる必要があるときのために搾乳と保存の方法などを教える。特に，初めて出産した母親や前回の母乳育児がうまくいかなかった母親，早産児や低出生体重児を出産した母親などに対しては，十分な配慮と精神的なサポートを含む実際的な手助けが必要である。

● ステップ6

医学的に適応のある場合を除いて，母乳で育てられている新生児に母乳以外の飲食物を与えない。

　新生児には医学的な必要性がない限り母乳以外のものを与えるは必要ない。新生児に

不必要に母乳以外のものを与えると授乳の機会が減り，かえって母乳分泌の確立を妨げる可能性があるため，児にはルーチンの補足は推奨されない。補足の適応は注意深いアセスメントを行って判断する。補足が必要になったとしても一時的なことが多いので，搾乳を行って母乳分泌を維持し母乳育児を継続できるように母親を支援する（356頁参照）。

● ステップ7

母親と赤ちゃんがそのまま一緒にいられるよう，24時間母子同室を実践する。

母子が昼夜問わず一緒の部屋で過ごすと，母親は児が母乳を欲しがるサインに容易に気づいてそれに応える授乳ができる。そして，頻繁な授乳によって母乳分泌の確立も促進される。

児が母親から離れるのは医学的に正当な理由がある場合だけとする。帝王切開分娩後に母親が専用の回復室にいる場合でも，児はその部屋で母親と一緒に過ごすことができる（140頁参照）。

● ステップ8

赤ちゃんの欲しがるサインを認識しそれに応えるよう，母親を支援する。

児の空腹のサインに応えた授乳は，授乳の回数や時間を制限せずに児が欲しがるときにいつでも母乳をあげることで「応答的授乳」と呼ばれる。産後の入院の間，児の養育ケアの一環として母親が児の空腹のサインを認識してそれに応える授乳ができるように支援する。啼泣は遅いサインであり，児がうまく乳房に吸い付いて飲むことが難しくなるので，早めのサインで飲ませるように母親に伝える（351頁参照）。

● ステップ9

哺乳びん，人工乳首，おしゃぶりの使用とリスクについて，母親と十分話し合う。

正期産児の場合は，哺乳びん，人工乳首，おしゃぶりの使用で母乳育児のアウトカムに差がみられないことが文献レビューで明らかにされたため，WHOは正期産児へのこれらの使用を一律には禁止していない。しかし，衛生面での留意事項，口腔の形成への影響，児の欲しがるサインを見逃す可能性など注意すべき点も多いため，これらの使用については母親や家族と十分に話し合う必要がある。

一方，早産児の場合は哺乳びんや人工乳首の使用によって直接授乳の確立が妨げられることが証明されたため，使用を防ぐべきとされている。ただし，早産児がおしゃぶりなどを用いて非栄養的吸啜を行うことには，児を落ち着かせたり吸啜行動を発達させ，消化機能を促したりする一定の効果があることも示唆されている。

● ステップ10

親と赤ちゃんが継続的な支援とケアをタイムリーに受けられるよう，退院時に調整する。

退院時にはまだ母乳分泌が確立していない場合も多いことや退院後の数日から数週の間が母乳育児を続けられるかどうかにとって重要な時期であるため，母親が退院後も継続的に支援を受けられるようにすることは母乳育児の継続にとって不可欠である。出産施設のスタッフは，地域にどのような母乳育児支援サービスがあるかを把握しておき，母親が必要時に利用できるように責任をもって紹介や調整を行う。

3　WHO/UNICEFによる母乳育児の保護・推進・支援

表 3-2 「母乳育児成功のための 10 カ条」と「母乳育児がうまくいくための 10 のステップ」と世界標準

10カ条 (1989年)[1]		10 のステップ (2018年)[1]		世界標準〔文献 11）より筆者訳〕
1	該当なし	1	1a	「母乳代用品のマーケティングに関する国際規準」と世界保健総会の関連決議を完全に順守する	• 施設で使用される乳児用調製乳，哺乳びん，人工乳首は，正規の購入経路で調達され，無料または助成を通じた供給経路でないこと • 国際規準の適用範囲の製品，母乳代用品，哺乳びん，人工乳首を製造している会社のロゴの入った製品，国際規準の適用範囲の製品名を表に出さない • 乳児用調製乳，哺乳びん，人工乳首などは正規の経路で購入し，乳業会社から援助や贈答品をもらわないなど，国際規準に従うという施設の方針をもつ • 出産前，分娩，新生児ケアを提供する保健医療従事者のうち最低 80％は，国際規準の項目のうち最低 2 つを言うことができる
	母乳育児についての基本方針を文書にし，関係するすべての保健医療従事者に周知徹底しましょう		1b	乳児栄養の方針を文書にし，保健医療従事者と親にもれなく伝える	• 施設は，10 のステップのうち「臨床における必須の実践」の 8 項目すべてを実施していることを明記した乳児の栄養方針をもつ • 施設を視察したとき，その方針の概要が妊娠中の女性や母親とその家族に見えるようにしてあることが確認できる • 母乳育児や乳児の栄養に関する臨床プロトコールや標準（ケア）は，BFHI と最新の科学的根拠に基づいたガイドラインに沿っている • 出産前，分娩，新生児ケアを提供する保健医療従事者のうち最低 80％は，乳児栄養の方針のうち最低 2 つを言うことができる
	該当なし		1c	継続したモニタリングとデータ管理システムを確立する	• 施設は，「臨床における必須の実践」の 8 項目に従うための現在進行中のモニタリングとデータ管理のシステムをもっている • 施設の臨床スタッフは，実施中のシステムを再評価するためのミーティングを最低 6 か月ごとに行っている
2	この方針を実践するために必要な技能を，すべての関係する保健医療従事者にトレーニングしましょう	2		保健医療従事者が母乳育児を支援するための十分な知識，能力，スキルをもつようにする	• 出産前，分娩，新生児ケアを提供する保健医療従事者のうち最低 80％は，過去 2 年間に入職前か入職後に母乳育児に関するトレーニングを受けている • 出産前，分娩，新生児ケアを提供する保健医療従事者のうち最低 80％は，過去 2 年間に母乳育児に関する能力の評価を受けている • 出産前，分娩，新生児ケアを提供する保健医療従事者のうち最低 80％は，母乳育児支援のための知識と技術に関する 4 つの質問のうち 3 つに正確に回答できる
3	妊娠した女性すべてに母乳育児の利点とその方法に関する情報を提供しましょう	3		母乳育児の重要性とその方法について，妊娠中の女性およびその家族と話し合う	• 母乳育児に関する出産前の話し合いのプロトコールには，最低でも以下のことが含まれる．①母乳育児の重要性，②生後 6 か月間は母乳だけで育てることや乳児用調製乳やほかの母乳代用品を与えることのリスク，補完食が始まった後生後 6 か月以降も母乳育児を続けることの重要性についての世界的な推奨，③出生後すぐから長く続ける肌と肌の触れ合いの重要性，④母乳育児の早期開始の重要性，⑤母子同室の重要性，⑥適切な授乳姿勢と吸着の基本，⑦児が母乳を欲しがるサインの認識 • 施設で出産前ケアを受けた母親のうち最低 80％が，妊娠中に母乳育児に関するカウンセリングを受けたと答える • 施設で出産前ケアを受けた母親のうち最低 80％が，上記のトピックのうち 2 つについて適切に述べることができる
4	産後 30 分以内に母乳育児が開始できるよう，母親を援助しましょう	4		出産直後からのさえぎられることのない肌と肌との触れ合い（早期母子接触）ができるように，出産後できるだけ早く母乳育児を開始できるように母親を支援する	• 出産直後からのさえぎられることのない肌と肌との触れ合い（早期母子接触）ができ，出産後できるだけ早くから母乳育児を開始できるように母親を支援する • 正期産児の母親のうち最低 80％は，正当な医学的理由がない限り出産後 5 分以内から肌と肌の触れ合いをし，60 分間以上続けたと答える • 正期産児の母親のうち最低 80％は，記録された医学的に正当な理由がない限り生後 1 時間以内に児を胸に抱っこしたと答える

（つづく）

第 2 章　母乳育児の保護・推進・支援

表 3-2 （つづき）

10カ条（1989年）[1]	10のステップ（2018年）[11]	世界標準〔文献11）より筆者訳〕
5 母親に母乳育児のやり方を教え，母と子が離れることが避けられない場合でも母乳分泌を維持できるような方法を教えましょう	5 母親が母乳育児を開始し，継続できるように，またよくある困難に対処できるように支援する	• 正期産児の母親のうち最低80%は，出産6時間以内にスタッフが母乳育児に関する援助を申し出たと答える • 早産児や病児の母親のうち最低80%は，生後1～2時間以内に搾乳を手伝ってもらったと答える • 正期産児の母親のうち最低80%は，どのように抱っこして母乳を飲ませるかをやってみせることができ，児がどのように母乳を飲むか答えることができる • 正期産児の母親のうち最低80%は，母乳産生を促す方法を最低2つ述べることができる • 正期産児の母親のうち最低80%は，児が母乳をよく飲んでいることを示すサインを最低2つ述べることができる • 早産児や病児の母親のうち最低80%は，搾乳の方法を正確に述べ，やってみせることができる
6 医学的に必要がない限り，新生児には母乳以外の栄養や水分を与えないようにしましょう	6 医学的に適応のある場合を除いて，母乳で育てられている新生児に母乳以外の飲食物を与えない	• 正期産児と早産児のうち最低80%は，施設にいる間ずっと母乳（児の母親の母乳か母乳バンクからのドナー母乳）だけを与えられている • 母乳育児をしないと決めた母親のうち最低80%は，スタッフとさまざまな授乳の選択肢について話し合い，スタッフは彼女たちの状況に合った授乳の方法を決定する際に助けてくれたと答える • 母乳育児をしないと決めた母親のうち最低80%は，スタッフが母乳代用品の安全な調乳，授乳，保存について話し合ってくれたと答える • 母乳以外の栄養を補足されている正期産児のうち最低80%は，補足の医学的適応がカルテに記載されている • 自分の母親の母乳を飲むことができない早産児と病児のうち最低80%にドナー母乳が与えられている • 新生児治療病棟に入院している児の母親のうち最低80%は，乳汁生成II期の開始と，母乳分泌の維持ができるように，出産後1～2時間から助けてもらったと答える
7 母親と赤ちゃんが一緒にいられるように，終日母子同室を実施しましょう	7 母親と赤ちゃんがそのまま一緒にいられるよう，24時間母子同室を実践する。〔注：早産児・病児の母親も含まれることが文献11）に記載あり〕	• 正期産児の母親のうち最低80%は，60分間以上離れることなく出産後すぐから一緒に過ごしたと答える • 産後病棟とwell-baby（健康な新生児）の観察エリアで，医学的に正当な理由がない限り，最低80%の母親と児がずっと一緒にいることが確認できる • 早産児の母親のうち最低80%は，夜も昼も児のそばで過ごすように奨励されたと答える
8 赤ちゃんが欲しがるときに欲しがるだけの授乳を勧めましょう	8 赤ちゃんの欲しがるサインを認識しそれに応えるよう，母親を支援する	• 正期産児の母親のうち最低80%は，児が母乳を欲しがっているサインのうち最低2つを答えることができる • 正期産児の母親のうち最低80%は，児が欲しがるときにできるだけ頻繁に，できるだけ長く授乳するように勧められたと答える
9 母乳で育てられている赤ちゃんに，人工乳首やおしゃぶりを与えないようにしましょう	9 哺乳びん，人工乳首，おしゃぶりの使用とリスクについて，母親と十分話し合う	• 正期産児と早産児の母親のうち最低80%は，哺乳びん，人工乳首，おしゃぶりを使用することのリスクについて教えられたと答える
10 母乳育児を支援するグループ作りを支援し，産科施設の退院時に母親に紹介しましょう	10 親と赤ちゃんが継続的な支援とケアをタイムリーに受けられるよう，退院時に調整する	• 正期産児と早産児の母親のうち最低80%は，地域でどこに行けば母乳育児の支援を受けられるかについてスタッフが教えてくれたと答える • 施設は，母乳育児や乳児の栄養に関する支援（臨床的な支援と母親同士の支援グループを含む）を提供する地域のサービスと協働していることを説明できる

3）Global standard（世界標準）

　　母乳育児支援においては10のステップの1つひとつに意味があるが，母乳育児と母子の心身の健康にとって最も効果をもたらすのは10のステップの全項目が包括的に実施されたときである。そして，これら10のステップすべてに沿った実践を行っている施設がBFHとして認定される。各項目が十分に実践されているかを評価する指標として，WHOはGlobal standard（世界標準）を示している（**表3-2**）。国の実情に合わせて認定規準は異なるが，自施設が10のステップに沿っているかを自己評価する際にはこの指標が役立つであろう。

　　こうした指標をもとに，それぞれの施設で少しでも多くのステップが実践されるようになり，「赤ちゃんにやさしい病院」が日本でも増えていくことを期待したい。

（中村 和恵）

参考文献

1) WHO/UNICEF（1989）. Protecting, promoting and supporting breast-feeding: the special role of maternity services. A joint WHO/UNICEF statement.
http://apps.who.int/iris/bitstream/10665/39679/1/9241561300.pdf（2024/9/3 アクセス）
2) UNICEF（2006）. 1990-2005 Celebrating the Innocenti Declaration on the protection, promotion and support of breastfeeding.
https://digitallibrary.un.org/record/604742?v=pdf（2024/9/11 アクセス）
3) WHO/UNICEF（1991）. The Baby-friendly Hospital Initiative: monitoring and reassessment: tools to sustain progress.
http://apps.who.int/iris/handle/10665/65380（2024/9/3 アクセス）
4) WHO（2017）. The International Code of Marketing of Breast-Milk Substitutes-2017 update: frequently asked questions.
https://iris.who.int/bitstream/handle/10665/254911/WHO-NMH-NHD-17.1-eng.pdf?sequence=1（2024/9/3 アクセス）
5) WHO/UNICEF（2009）. Baby-friendly hospital initiative: revised, updated and expanded for integrated care.
https://www.who.int/publications/i/item/9789241594950（2024/9/3 アクセス）
6) The Nordic and Quebec Working Group（2015）. Neo-BFHI Core document, 2015 Edition.
https://platform.who.int/docs/default-source/mca-documents/policy-documents/guideline/CZE-MN-62-02-GUIDELINE-2015-eng-Neo-BFHI-Promoting-Breastfeeding.pdf（2024/9/3 アクセス）
7) Bettinelli M. E., et al.（2012）. Establishing the Baby-Friendly Community Initiative in Italy: development, strategy, and implementation. J Hum Lact, 28（3）: 297-303.
8) WHO（2017）. National implementation of the Baby-friendly Hospital Initiative.
https://www.who.int/publications/i/item/9789241512381（2024/9/3 アクセス）
9) 中村和恵（2018）. WHO/UNICEF 10か条とBFH（Baby Friendly Hospital）. 日母乳哺育会誌, 12（1）: 15-20.
10) WHO（2017）. Guideline: Protecting, promoting and supporting breastfeeding in facilities providing maternity and newborn services.
https://www.who.int/publications/i/item/9789241550086（2024/9/3 アクセス）
11) WHO（2018）. Implementation guidance: protecting, promoting, and supporting breastfeeding in facilities providing maternity and newborn services: the revised Baby-friendly Hospital Initiative.
https://iris.who.int/bitstream/handle/10665/272943/9789241513807-eng.pdf?sequence=19（2024/9/3 アクセス）
12) WHO/UNICEF（2020）. Baby-friendly Hospital Initiative training course for maternity staff: customisation Guide.
https://www.who.int/publications/i/item/9789240008915（2024/9/3 アクセス）
13) WHO/UNICEF（2020）. Protecting, promoting and supporting breastfeeding: the baby-friendly hospital initiative for small, sick and preterm newborns.
https://www.who.int/publications/i/item/9789240005648（2024/9/3 アクセス）

14) WHO/UNICEF（2020）. Competency verification toolkit：Ensuring competency of direct care providers to implement the Baby-Friendly Hospital Initiative.
https://www.who.int/publications/i/item/9789240008854（2024/9/3 アクセス）

15) WHO（2020）. Protecting, promoting and supporting breastfeeding in facilities providing maternity and newborn services：the revised Baby-friendly Hospital initiative：2018 implementation guidance: frequently asked questions.
https://www.who.int/publications/i/item/9789240001459（2024/9/3 アクセス）

16) WHO（1998）. Evidence for the ten steps to successful breastfeeding.
https://iris.who.int/bitstream/handle/10665/43633/9241591544_eng.pdf?sequence=1（2024/9/3 アクセス）

Column

WHO/UNICEF「支援する力」の検証ツールとは

「赤ちゃんにやさしい病院運動」（baby-friendly hospital initiative：BFHI）の基礎となる「10 のステップ」（「母乳育児成功のための 10 カ条」「母乳育児がうまくいくための 10 のステップ」）の最も重要な改訂の 1 つが，ステップ 2 である。産科施設で「10 のステップ」を実践するには，基本的な母乳育児支援に求められる以上の知識・スキル・支援姿勢が必要とされる。母乳育児を支援するための十分な知識，スキル，支援姿勢を備えた「支援する力」は，安全でエビデンスに基づいた思いやりのあるケアを提供するために不可欠である。スタッフ研修や正規の学校教育は，知識と技術的スキルを得るうえで今でも重要であるが，能力を向上させるには，個々の保健医療従事者の能力を検証することも必要であり，新しいステップ 2 では，研修に加え，「支援する力」の検証が重視されている。

スタッフは，女性が十分な情報を得たうえで，児の栄養と心身の健康に関する意思決定を行うことを支援する必要がある。施設内で継続的に「10 のステップ」を実践できる環境（「母乳代用品のマーケティングに関する国際規準」の順守を含む環境）の提供に，産科施設やスタッフが積極的に参加することによって，すべての母親と児が，エビデンス（科学的根拠）に基づき，1 人ひとりに合った，思いやりのあるケアを受けることができる。母親も児も，同じ目標に向かって働くすべてのスタッフから，そうしたケアを受けるにふさわしい存在なのである。

包括的な「支援する力」検証ツールが紹介する枠組みは，7 領域に分けられた 16 の具体的な「支援する力」で構成される（**表**）[1]。

これら 7 領域は，必要な環境をつくるためにスタッフが携わるべき重要なマネジメント手順（「母乳代用品のマーケティングに関する国際規準」順守や施設の乳児栄養方針とモニタリング制度）から始まる。基礎的なスキルとして，効果的なコミュニケーションとカウンセリングがあり，これらは臨床的な「支援する力」全般に横断的に使用される。そして産前から産科施設を退院するまで，切れ目のないケアとサービスに沿ったさまざまな周産期の各段階のなかでもその力が使われていく。産科施設スタッフは，それぞれの段階で関連する「支援する力」を実践することが求められている。

また，「支援する力」検証ツールのなかには，スタッフが必要な「支援する力」を取得したことを証明するための 64 個の業績評価指標（PI：Performance Indicator）がある（巻末資料 7，528 頁）。「支援する力」の各項目には，2 つ以上の業績評価指標が記載されている。業績評価指標は，スタッフの具体的な能力を記述した測定可能な文言であり，産科施設において，母乳育児を保護，促進，支援するためのスタッフの能力と「10

表 10 のステップ実践のために必要な 16 の「支援する力」リスト

領域 1：10 のステップをサポートする重要なマネジメント手順
01. 保健医療施設において「母乳代用品のマーケティングに関する国際規準」を順守する
02. 施設の乳児栄養方針とモニタリング制度を説明する

領域 2：基礎となるスキル：信頼関係を樹立し効果的にコミュニケーションをとる
03. 母親と対話するときはいつでも傾聴し母親から学ぶスキルを使う
04. 母親と対話するときはいつでも母親が自信を持てるように支援する

領域 3：妊娠期
05. 産前に母乳育児について対話する

領域 4：出産と出産直後
06. 出産後すぐから，さえぎられることのない肌と肌との触れ合いを実践する
07. 赤ちゃんのサインにしたがって，生後 1 時間以内に直接授乳を開始できるようにする

領域 5：母乳で育てる母親に必須なこと
08. 母乳育児がうまくいく方法について母親と話し合う
09. 赤ちゃんが乳房に吸いつけるように母親を援助する
10. 母親が赤ちゃんの欲しがるサインに応じて授乳するように援助する
11. 母親が母乳を搾れるように援助する

領域 6：特別なニーズをもつ母親と赤ちゃんへの援助
12. 低出生体重児や病気の赤ちゃんを母乳で育てられるように母親を援助する
13. 母乳以外の液体が必要な赤ちゃんをもつ母親を援助する
14. 直接乳房から赤ちゃんに授乳していない母親を援助する
15. 母乳育児の困難を予防し解決するように母親を援助する

領域 7：退院時の支援
16. 退院後の切れ目のない移行を保証する

〔World Health Organization & United Nations Children's Fund（UNICEF）.(2020). Competency verification toolkit：ensuring competency of direct care providers to implement the Baby-friendly Hospital Initiative より筆者翻訳〕

のステップ」を実施する能力の両方を測定する。測定の方法は，1）知識の検証のための多肢選択問題，2）知識・スキル・支援姿勢の検証のためのケーススタディ，3）知識・スキル・支援姿勢の検証のための観察ツールの 3 通りがある。WHO は，91 の多肢選択問題，7 つのケーススタディ，3 つの観察ツールを付録として用意しており，多角的な評価が可能となっている。

業績評価指標のなかには，複数のステップに関連しているものがある。領域 2「基礎的スキル：信頼関係を構築した効果的な方法でコミュニケーションをとる」の業績評価指標は，カウンセリングのスキルが母親とのすべてのやりとりの基礎となるため，ステップ 3 からステップ 10 までのすべてのステップと結びついている。

業績評価指標は，予防的なケアのアプローチに基づいており，児の心身の健康について母親が自ら判断できるようにスタッフが支援することを目的としている。ある介入がなぜ重要なのかがわかれば，それを実践することも容易になる。ほとんどの業績評価指標には，乳児栄養に関する母親の選択にかかわらず，退院時に乳児のケアにおいて母親が自律的に行動できるようにするための予見的なガイダンスが含まれている。

スタッフは，母親に何を説明するのか，なぜそれが重要なのか，必要なことをどのように行うのか，どのように母親に寄り添い，関心事を尊重しながら行うのかを知る必要がある。

スタッフは必携とされる理論的な知識を備えている必要がある。しかし，それだけではなく，さまざまな母親に対して効果的かつ適切にメッセージを伝えるためのスキルと支援姿勢にそうした知識を統合して使えるかどうかこそが「支援する力」の中心点なのである。

（本郷 寛子）

参考文献

1) World Health Organization & United Nations Children's Fund（UNICEF）.（2020）. Competency verification toolkit：ensuring competency of direct care providers to implement the Baby-friendly Hospital Initiative. https://www.who.int/publications/i/item/9789240008854.（2024/5/15 アクセス）License：CC BY-NC-SA 3.0 IGO.

Ⅲ 母乳代用品のマーケティングに関する国際規準

❶「母乳代用品のマーケティングに関する国際規準」の目的

「母乳代用品のマーケティングに関する国際規準」（以下，「国際規準」）は，「母乳育児の保護と推進」および，「母乳代用品のマーケティングと流通が公正であることの保障」によって，乳幼児が安全で適切な栄養を得られるようにすることを目的としている[1]。本項では，WHO によるガイドラインなどに従い[1,2]「マーケティング」とは「販売促進，流通，販売，広告，広報，および情報サービス」を意味することとして記述する。

母乳育児は乳幼児と母親の健康にとって重要であり，ひいては社会経済，社会の持続可能性にとっても大切である（第1章参照）。母乳代用品の見境のないマーケティングによる乳幼児死亡の激増が問題視されたことを契機として，1981 年の第 34 回世界保健総会において 118 対 1 の圧倒的賛成で「国際規準」は採択された（第2章参照）。日本はこのときは棄権したが，1994 年の世界保健総会で米国とともに賛成にまわっている。「国際規準」は，その後も世界保健総会での関連決議により，定期的に強化されている。

「国際規準」の順守が求められているのは，企業，保健医療従事者，保健医療システムや行政，政府である。「国際規準」は，1）企業は母乳代用品について不公正なマーケティングをしないこと，2）保健医療従事者や行政は不公正な母乳代用品のマーケティングの一端を担わないこと，3）政府は「国際規準」の順守に責任をもつこと，4）政府，保健医療行政，保健医療従事者は母乳育児を保護し推進すること，を求めている[1]。

❷「国際規準」の意義

「国際規準」には，母乳代用品についての不公正なマーケティングが原因で，親が誤解に基づいてわが子の栄養方法を決定したり，母乳育児が困難になったりすることを防ぐ意義がある。「国際規準」の採択から 40 年以上経過した現在でも，不公正な母乳代用品のマーケティングは，世界中で母乳育児の主な阻害要因となっている。後述するように，マーケティング手法はますます先鋭化している。保健医療従事者や行政担当者が「国際規準」の意義と目的を理解し順守する意義，および，政府が「国際規準」順守に

向けて適切な政策をとる必要性はさらに高まっている。

❸「国際規準」の内容

「国際規準」の全文は巻末資料 1（515 頁）に掲載し，ここでは概要を説明する。

「国際規準」の適用範囲は，母乳の代用として適切であるかどうかにかかわらず，生後 36 か月までの乳幼児を対象としたミルク（乳児用調製乳，フォローアップミルク，幼児用ミルクなど），飲み物，食品である。「赤ちゃん，乳児，幼児」というような言葉が表示されている飲食物，3 歳未満に見える子どもや哺乳びんを使っている子どもが表示されている飲食物も「国際規準」が適用される対象となる[3, 4]。哺乳びんや人工乳首も「国際規準」の適用範囲である。

「国際規準」は，企業に対して，母乳や乳児用調製乳について誤解させたり，乳児用調製乳を使うことが当たり前だと思わせたり，母乳育児を阻害したりするマーケティングを禁じている。国際規準違反のマーケティング手法の代表例を**表 3-3** に挙げる。企業は，国内で「国際規準」が法制化されているかどうかにかかわらず，「国際規準」を順守する責任がある（「国際規準」第 11 条 3 項）。

また，「国際規準」は，保健医療従事者，保健医療システム（行政における保健医療システムも含む）が販売促進や広告の一端を担うことを禁じている（**表 3-3**）。乳児用調製乳やフォローアップミルクなどの試供品の配布はそもそも国際規準違反であるが，このような配布が医療機関や行政を通して実施された場合，親は，医療や行政を信頼しているがゆえに，メーカーによる宣伝ではなく，乳児用調製乳やフォローアップミルクの医学的な推奨，公的な推奨と受け止めてしまう。企業は，医療機関や学会などへの寄付（これも国際規準違反である）などを通じて，保健医療従事者と信頼関係，あるいは，もちつもたれつの関係を築く。そして，育児支援，防災対策など「企業の社会貢献」であるかのような名目をつけることで，保健医療従事者や行政を通じて試供品の配布を試みる。これは，医療や行政から「お墨付き」を得たうえで母乳不足のきっかけをつくり定期的な購買者を獲得する，効果的だが不公正なマーケティングである。保健医療従事者と行政担当者は，母子を支援したつもりが，自らが母乳代用品のマーケティングを担うことになってしまわないよう「国際規準」をよく理解しておく必要がある。

政府には母乳育児を保護・推進し，「国際規準」を順守させる責任がある。母乳育児は種々の社会的要因から影響を受けるため，「国際規準」の前文には，母乳育児がやりやすくなるように社会的，法的制度を政府が整え，母乳育児を妨げる要因から母親を守る環境をつくる必要があると記されている。そのうえで，「国際規準」の条文では，政府は，国内法の制定などの行動を起こして「国際規準」に実効性をもたせるべきであり，さらに，「国際規準」が守られているか監視することは，WHO の構成員として，各国政府が果たさなければならない義務であると明記されている[1]。

「国際規準」に対するよくある誤解に，「乳児用調製乳を悪者扱いしている」「乳児用調製乳が必要な母子への配慮がない」「母乳育児を一律に押し付けている」などの考えがある。「国際規準」は，親の自由な選択を制限しているのではなく，むしろ，不公正

44 第 2 章　母乳育児の保護・推進・支援

表 3-3 「国際規準」に違反したマーケティングの例と対応する条項

誤解につながるラベル表記

・「母乳がお手本」「母乳研究」「母乳成分」など，母乳に近いと想起させる表現を使う（第9条2項）
・母乳代用品を理想化するような写真や文章を使う（第9条2項）

保健医療施設内でのマーケティング

・保健医療施設内で，利用者の見えるところに製品を置く（第6条2項，3項）
・保健医療施設内に，母乳代用品のブランドロゴやキャラクターのついた備品を置く（第6条2項，3項）
・退院時にお土産，お祝いなどと称して，試供品を配る（第7条4項）
・災害対策[*1]などと理由を付けて保健センターで液体ミルクを配る（第7条4項）

企業[*2]が妊娠中や授乳中の親に直接・間接に接触すること，接触を試みること

・企業[*2]から派遣された栄養士などが調乳指導をする（第6条4項，5項，第8条2項）
・企業[*2]から派遣された栄養士などが育児相談にのる（第6条4項，5項，第8条2項）

親や一般の人に対する販売促進（プロモーション），試供品などの配布

・試供品の配布。育児相談会，防災イベント，出産祝いなどの名目であっても配布してはいけない（第5条，第7条4項）
・商品の割引キャンペーン（第5条3項）
・母乳代用品の商品名，ブランドロゴなどを付した教材（栄養についてのハンドブック，育児日誌など）の配布（第5条4項）

保健医療従事者/施設，学会などと企業がもちつもたれつの関係（利益相反）となること

・企業[*2]から病院や産科病棟への乳児用調製乳，特殊ミルク，哺乳びんなどの寄付，割引価格での提供（第7条4項，世界保健総会決議 69.9）
・企業[*2]から保健医療従事者に金品を渡す/保健医療従事者が受け取る（第7条3項）
・企業[*2]から保健医療従事者に試供品を渡す/保健医療従事者が受け取る（第7条4項）
・企業[*2]が学会などの開催に資金提供をする（世界保健総会決議 69.9）
・学術雑誌に企業[*2]が宣伝を掲載する[*3]（第7条2項，第4条2項）

デジタル技術（SNS，動画，アプリなど）を利用したマーケティング

・インターネットユーザーデータによって駆動されるアルゴリズムを用いて，対象者を絞って広告を表示させる[*4]（第5条1項，5項）
・企業[*2]が育児アプリを提供する（第5条5項）
・企業[*2]に雇われた「栄養士」や「相談員」などが，オンラインや電話での相談に乗る（第5条5項，第8条2項）
・商品名にハッシュタグ（#）をつけて，わが子の写真や口コミを SNS に投稿すると製品が当たるキャンペーンの実施（第5条1項，3項）
・企業[*2]や企業[*2]に雇われた人が親の興味をひくような動画や教育にみせかけたコンテンツを配信する（第5条1項，第8条2項）
・企業[*2]がデジタル空間に親同士の情報交換や「育児クラブ」のような場を提供する（第5条5項）

（つづく）

表3-3 「国際規準」に違反したマーケティングの例と対応する条項（つづき）

クロスプロモーション

・フォローアップミルク，幼児用ミルクに乳児用調製粉乳・液体乳と共通のブランドロゴや関連を想起させるパッケージデザインをしたうえで，フォローアップミルクや幼児用ミルクを宣伝する（世界保健総会決議69.9）

（　）内に「国際規準」の対応する条項，または世界保健総会での関連決議を示す。

*1 母乳から栄養と免疫が得られる児に比べ，乳児用調製乳で育つ子どもは災害に対して脆弱である。母乳率を高く維持することが最大の減災であり，災害対策としてあらかじめ乳児用調製乳を使っておくことを勧めてはならない（第9章24「災害時の乳児栄養」参照）。ローリングストックの一環として製品ラベルやロゴのついたままの製品を保健センターや防災イベントなどで手渡すことは，たとえ使用方法を説明したり乳児用調製乳を使っている母子を対象としていても，製品の販売促進（プロモーション）にあたり国際規準違反である（世界保健総会決議63.23）。

*2 この表における「企業」とは，母乳代用品や国際規準の範囲にある製品の製造や販売にあたる企業を指す。企業すべてではない。

*3 企業から保健医療従事者に提供される製品情報は，科学的で事実に基づく内容に限られなくてはならない。また，第4条2項に提示されている内容（混合栄養の場合に母乳育児が困難になる可能性など）を含めなくてはならない。しかし，日本を含む15か国での乳児用調製乳の宣伝を研究者がレビューしたところ，ほとんどは主張を裏づける科学的参考文献を提供しておらず，言及された主張は確実な臨床試験エビデンスによって裏づけられていなかった。

*4 ターゲットを絞ることは，マーケティングの効果を上げるためであり，国際規準違反の「一般への宣伝」にほかならない。

〔*3 は Cheung K. Y., Petrou L., Helfer B., et al.（2023）. Health and nutrition claims for infant formula：international cross sectional survey. BMJ, 380：e071075. より〕

なマーケティングに起因する根拠のない情報の流布や誤解を防ぐことで，親が適切な情報に基づいてわが子の栄養方法を選択することを保障している。また，「国際規準」は，乳児用調製乳そのものを問題視しているのではない[1]。適切な支援があれば母乳育児ができる人にまで乳児用調製乳が売り込まれることのないようにマーケティング手法に制限をかけている。「国際規準」では，必要な場合に乳児用調製乳などが安全に使われるよう，成分や調乳方法の表示や品質について規定しているほか，乳児用調製乳が必要な家庭には，企業ではなく，保健医療従事者が責任をもって個別に詳しく使用方法を説明しなくてはならないとしている[1]。

❹ マーケティングの現状

WHO 加盟国の74％が少なくともある程度は「国際規準」に基づく法整備をしている[5]。しかし，前述のように，「国際規準」に違反したマーケティングはますます盛んとなっており，依然として公衆衛生上の脅威である。母乳のみで育つ子どもの割合の増加が緩慢であるのに対し，この20年間で世界の乳児用調製乳の売り上げは倍増し，2019年時点で556億ドル（約8兆円）/年に到達したとされる[6]。

第73回世界保健総会の要請を受けて，WHO と UNICEF は2022年に乳児用調製乳のマーケティングの現状を明らかにする2つの調査レポートを作成した。1つ目のレポートでは，マーケティングの現状が分析されている。保健医療従事者を通して国際規準違反のマーケティングを実行するため，企業は組織的に保健医療従事者に働きかけていること，マーケティング戦略は非常に巧妙でありデジタル技術を駆使して個別化されていること，国際規準違反のマーケティングにさらされることで母親たちの母乳育児に

対する自信がそがれ，乳児用調製乳と母乳について誤解し，それらがわが子の栄養方法の意思決定に影響を与えていることを明らかにしている[6]。

2つ目のレポートは，SNSや動画，育児アプリなどを利用したデジタルマーケティングの影響力についての調査結果である。デジタルマーケティングは企業にとって費用対効果が高く，調査した8か国すべてでデジタル空間は母親がマーケティングにさらされる主要な場となっていた。デジタルマーケティングでは，検索履歴，アプリやアカウントから得られる情報，「いいね！」のクリックやオンライン上でのやりとりなどから，その人の最も深い懸念を特定し，心が弱くなる瞬間をとらえて，マーケティングコンテンツを有用な情報や心のこもったアドバイスであるかのよう提供する。さらに，インフルエンサーの利用，口コミの促進（口コミ投稿で製品が当たる，などのキャンペーン），「ベビークラブ」のような育児コミュニティにみせかける，などの方法をとることで，宣伝とはわからない方法で親にアプローチする。このようなマーケティングは外部からの監視も難しいため，WHOのレポートでは各国政府に早急に法整備をするよう警鐘が鳴らされた[7]。同様の懸念は，ほかの複数の研究からも示されており[8-10]，WHOは法整備に資するためのガイドラインをすでに提示している[2]。

最も権威ある医学雑誌の1つである『Lancet』は，2023年2月に母乳育児特集号を組み，母乳代用品の行き過ぎたマーケティングに焦点を当てた[11-13]。乳児1人あたりの乳児用調製乳の売り上げが多い国ほど1歳時点での母乳率が低いことを明らかし，企業は，乳児用調製乳の不公正なマーケティングによって，本来は母乳で満たされるべき「乳児の胃袋のシェアを奪っている」と表現した[13]。さらに，マーケティング手法を詳細に分析し，「よく泣く」「ぐずる」「寝てくれない」といった正常な児に日常的にみられるものの親が不安に感じるような子どもの様子，大きく賢く育ってほしいという親の期待，子育てに振り回されない生活への憧れなどを利用し，乳児用調製乳を使えば親としての不安の解消や期待の成就につながるかのように暗示する巧妙な手法が世界中でとられていることを明らかにした[13]。そして，国際規準違反の不公正なマーケティングによって母乳育児がひどく阻害されている現状を，「国連で合意されている『子どもの権利条約』に違反している」と厳しく批判し[13]，女性と子どもたちの人権を守るため，関係機関は即座に対応すべきだと主張した[11-13]。

日本は「国際規準」の順守を目的とした法規制がなく，表3-3に示した国際規準違反のマーケティングが最も盛んな国の1つである。保健医療従事者，行政，政府は国際規準を順守させる責務を十分に果たしていないだけでなく，それと知らずに国際規準違反のマーケティングに加担している場合も多い。自治体が乳児用調製乳を製造している企業と協定を締結し，液体ミルクの活用を含め，企業による母親や乳児の栄養指導，父親向け料理教室，子育てアプリの配布などを子育て支援と銘打って協働することを取り決めている例もみられる[14, 15]。これが重大な国際規準違反であることは，ここまで説明してきたとおりである。日本における国際規準違反の現状について[16]，先の『Lancet』特集号の著者らは，「政府が母乳育児を法律で保護し，母乳代用品のマーケティングに関する国際規準を実施し，保健医療従事者をマーケティングから保護することに失敗し

た一例である。不公正なマーケティングは，国際規準や母性保護に対する不十分な政策の隙を容易につく」とコメントしている[17]。わが国の生後1か月時の母乳率が2019〜2023年の4年間で41.1％から31.3％に低下したことを示す調査もあり[18, 19]，保健医療従事者，関係学会，行政，政府が一丸となって，「国際規準」の理解を促し，「国際規準」違反のマーケティングを許さないよう早急に対策をとる必要がある。日本助産師会では，国際規準順守のために助産師がとるべき具体的行動について明確な指針を示している[20]。他学会も続くことが期待される。

（名西 恵子）

参考文献

1) World Health Organization (1981). International Code of Marketing of Breast-milk Substitutes, pp1-24. World Health Organization.
2) World Health Organization (2023). Guidance on regulatory measures aimed at restricting digital marketing of breast-milk substitutes, World Health Organization.
3) WHO (2016). Maternal, infant, and young child nutrition. Guidance on ending the inappropriate promotion of foods for infants and young children, Sixty-ninth World Health Assembly. Document A69/7 Add. 1.
4) Grummer-Strawn L. M.(2018). Clarifying the Definition of Breast-Milk Substitutes. J Pediatr Gastroenterol Nutr, 67(6)：683.
5) World Health Organization (2022). Marketing of breast-milk substitutes：national implementation of the international code, status report 2022, World Health Organization.
6) World Health Organization, United Nations Children's Fund(2022). How the marketing of formula milk influences our decisions on infant feeding, World Health Organization and the United Nations Children's Fund.
7) World Health Organization (2022). Scope and impact of digital marketing strategies for promoting breast-milk substitutes, World Health Organization.
8) Jones A., et al.(2022). Digital Marketing of Breast-Milk Substitutes：a Systematic Scoping Review. Curr Nutr Rep, 11(3)：416-430.
9) Becker G. E., et al.(2022) Global evidence of persistent violations of the International Code of Marketing of Breast-milk Substitutes：A systematic scoping review. Matern Child Nutr, 18(Suppl 3)：e13335.
10) Hastings G., et al.(2022). Selling second best：how infant formula marketing works. Global Health, 16(1)：77.
11) Baker P., et al.(2023) The political economy of infant and young child feeding：confronting corporate power, overcoming structural barriers, and accelerating progress. Lancet, 401(10375)：503-524.
12) Pérez-Escamilla R., et al.(2023) Breastfeeding：crucially important, but increasingly challenged in a market-driven world. Lancet, 401(10375)：472-485.
13) Rollins N., et al.(2023). Marketing of commercial milk formula：a system to capture parents, communities, science, and policy. Lancet, 401(10375)：486-502.
14) 三宅町．三宅町と江崎グリコ協働事業「三宅町 Co 育て PROJECT」はじまります！2019.
https://www.town.miyake.lg.jp/chosei/press/post_456.html（2024/2/10 アクセス）
15) 日本経済新聞（2019）．奈良県磯城郡三宅町と江崎グリコ，「三宅町 Co 育て PROJECT」を始動．
https://www.nikkei.com/article/DGXLRSP523391_U9A111C1000000/（2024/2/10 アクセス）
16) Nanishi K., et al. (2023). Breastfeeding and the role of the commercial milk formula industry. Lancet, 402(10400)：448.
17) Tomori C., et al.(2023). Breastfeeding and the role of the commercial milk formula industry- Authors' reply. Lancet, 402(10400)：449-450.
18) 厚生労働省（2021）．令和2年度「母子保健事業の実施状況等調査」の調査結果を公表します，厚生労働省．
https://www.mhlw.go.jp/stf/newpage_22985.html（2024/2/10 アクセス）
19) こども家庭庁（2024）．令和4年度母子保健事業の実施状況等について，こども家庭庁．
https://www.cfa.go.jp/press/66a3a5d2-fa87-4bab-9c28-361659051559/（2024/2/10 アクセス）
20) 日本助産師会（2019）．母乳育児を推進するために，母乳代用品を扱う企業や団体との適切な関係を構築するための行動指針．
https://www.midwife.or.jp/user/media/midwife/page/guilde-line/tab01/pdf03.pdf（2024/2/10 アクセス）

母乳育児支援における倫理
—IBCLC の業務と行動規範に学ぶ

4

　母乳育児支援においては，資格を有する多くの保健医療従事者が，各自のもつ資格の業務範囲と臨床能力基準および倫理観に基づく支援を行う。どのような場面であっても対象者の意思決定支援においては，対象者の人権・価値観・ニーズを尊重し，最大限にその利益を享受できるようにかかわる倫理観が求められる。

　国際認定ラクテーション・コンサルタント（International Board Certified Lactation Consultant，以下 IBCLC）の実践と行動における指針として謳われている「専門基準（Professional Standards）」を通して，母乳育児支援者として望ましい倫理について考察する。

Ⅰ 国際認定ラクテーション・コンサルタント（IBCLC）とは

　IBCLC は母乳と母乳育児支援に必要な一定水準の知識・技術・行動規範を保持していると認定された保健医療従事者である。この専門資格は，ラクテーション・コンサルタント資格試験国際評議会（International Board of Lactation Consultant Examiners，以下 IBLCE）が実施する母乳育児に関する知識測定尺度として国際的に認められている試験に合格することにより取得できる。この資格認定は 1985 年にラ・レーチェ・リーグ・インターナショナルで構想が練られ，オーストラリアと米国で開始されたものである。IBLCE は資格認定を通じて，授乳相談およびサポートにおける専門的実践力を向上させ世界中の公衆衛生に貢献することを使命としている。IBLCE に認定された IBCLC は児への標準的栄養および授乳法である母乳育児を保護・推進し，女性・乳児・家族・コミュニティをエンパワーし，エビデンスに基づいて母乳育児を支援する。2024 年現在，世界 134 か国で 37,000 人以上の IBCLC が活動している[1]。

　日本では母乳育児支援に携わる専門職として，助産師・保健師・看護師・小児科医師・産婦人科医師・歯科医師・栄養士・保育士などがある。これらの専門職が受けてきた母乳育児に関する教育は一定ではないうえ，母乳育児に関する知識，技能，価値の位置づけもさまざまである[2]。加えて母親・父親・家族・社会一般の人々は母乳育児に関する商業的な情報にさらされており，わが子の栄養方法に関する意思決定が混乱する一因となっている。そして専門家から発信される情報や自分たちで得る情報に偏りが生じる場合には，母親は母乳育児を困難なものに感じるかもしれない。対象者にかかわる専

4　母乳育児支援における倫理　　**49**

門家の質を一定の高水準に保つことによって，母親・父親・家族・社会に対して吟味された情報を提供し，適切な母乳育児支援を行うことが求められている。

IBCLC認定の目的は，「効果的な実践をするため基本レベルの基準を満たす個人を評価し，それにより人々の保護を促進すること」である。IBCLCの資格は，IBCLCが実践者として以下のような知識をもっており，母乳育児に関しての専門家であることを証明している[3]。

・世界の公衆衛生上の必要性としての母乳育児の提唱と教育
・地域から政策立案者まで社会におけるリーダーシップの発揮
・母乳育児を支援する環境の整備
・家族のための最適な母乳育児体験の促進
・授乳に関する問題の特定および解決

IBCLCは，個人的にもしくはヘルスケア・チームと協力して母親と家族の母乳育児のゴール達成に向けた支援を行う。

IBCLCの資格認定のための国際試験は，IBLCEにより世界中で一斉に実施されている。受験志願条件は志願者の職業やキャリアによって異なる。医師・看護職を含む保健医療従事者は出願時からさかのぼって5年以内に母乳育児に関する専門教育を最低90時間受けていることに加え，コミュニケーションに特化した5時間の教育を受けていること，母乳育児に関連した実地経験を1,000時間以上積んでいることが受験要件である。その他の志願条件および要件についての詳細は『IBLCE受験志願者情報ガイド』[3]を参照されたい。IBCLCは，資格を維持するために5年ごとに再認定を受ける必要がある。これは，IBCLCが授乳と母乳育児のための最も信頼できる情報源であり続けることを人々に保証するものとし，専門的な能力開発と生涯にわたる学習を通じて継続的に能力を促進することを目的としている。

2022年より再認定の方針が改定され，IBCLCは5年ごとに「継続教育自己評価（CE自己評価）を受ける」，もしくは「試験を受ける」，のいずれかを選択して資格を維持できる[4-6]。CE自己評価は過去5年間の母乳育児のコンサルテーションに関する知識と技能を無料のテスト形式で評価するものであり，この詳細については『IBCLC再認定の準備』[5]で確認されたい。再認定されていない場合，資格認定期限を過ぎるとIBCLCの肩書きを用いることはできない。

IBLCEは『試験詳細内容概要』（2023）に母乳育児支援に必要な基本的知識を提示している[6]（55頁）。これらは受験準備学習の範囲であると同時にIBCLCとしての実践，継続学習すべき項目である。

なお，2021年より実務経験を常に最新の状態で維持するために，5年ごとの認定期間中250時間の実務経験を積むこと，基礎的救命措置教育を受講することが資格更新要件に加えられた。また最近の大きな改定として，IBLCEは世界母乳育児共同体（Global Breastfeeding Collective）に参加したことにより，「母乳代用品のマーケティングに関する国際規準（略称：WHOコード）」に対するコミットメントをさらに強化する方針を打ち出した[7-9]。これに伴い，資格取得基準および資格更新要件が更新され，IBLCE

は 2022 年以降，製品（乳児用調製乳，哺乳びん，人工乳首など）が「母乳代用品のマーケティングに関する国際規準」の対象となる企業から取得したいかなる教育単位についても認定取得または再認定取得の単位として認めていない。

Ⅱ　IBCLC の職務行動規範

　IBLCE は「IBCLC の倫理規範」（2004）に代わるものとして 2011 年に「職務行動規範」（Code of Professional Conduct，以下 CPC）を発行し，2015 年と 2022 年に更新をした[10]。2023 年には IBCLC 委員会（IBCLC Commission）の体制について追記されている。

　2023 年に発足した IBCLC 委員会は，倫理や懲戒事項を含む，IBCLC 認定プログラムに関するすべての重要な認定・決定と活動に責任を負っている[11]。多くの国際的な文書に明記されているように，人は誰でも達成可能な最高水準の健康を得る権利がある。IBLCE および IBCLC 委員会はさらに，すべての子どもは母乳を得られる権利をもつという幅広い人権の原則を支持している。CPC のなかには国連子どもの権利条約，国連女子差別撤廃条約（第 12 条），医学専門学会評議会（CMSS）の企業との関係に関する倫理規範について示されており，IBCLC はこれら条約などに概説されている，最高水準の倫理的行動を維持することを推奨している。IBCLC が職務の実践の手引きとなる CPC に基づいて行動することは，すべての IBCLC および IBCLC がサービスを提供する人々にとっての最大の利益につながる。IBCLC の義務のなかでも最も重要なことは，WHO の「母乳代用品のマーケティングに関する国際規準」および世界保健総会のその後の関連決議の原則と目的を順守することである，と明記されている。この IBCLC が負うべき義務において，CPC はクライアントの利益を守るためのものであり，IBCLC が人々からの信頼を得るに値することを示すものでもある。そのためにも IBCLC には 1 人ひとりが CPC に則った首尾一貫した行動をとる責任がある。

　CPC には 8 項目からなる基本方針が具体的に示されている。一部は後述の「Ⅲ IBCLC の業務範囲と臨床能力」に記載されていることと重なる。ここではどのような行動が求められているのかについて述べる。

基本方針 1：母乳育児を保護・推進・支援するためのサービスを提供する

　IBCLC は支援の対象となる母親と協働して母親の意思決定を尊重し，母親が目指す母乳育児を支援する。それぞれの母親のニーズに合った，文化的に適切かつ入手可能な最高の根拠に基づく，正確で客観的であり個人的なバイアスのない情報提供を行う。

基本方針 2：「当然の注意義務」を守って行動する

　IBCLC はさまざまな背景をもつが，それぞれの国，法律で認められた資格の「業務範囲」内で，個人の行動や実践に対して責任をもち，ヘルスケア・チームとして協働してケアを提供する。CPC においては，「当然の注意義務」は IBCLC に課された義務のことであり，「他人に害を及ぼす可能性のある行為を行うときは，道理にかなったケア

4　母乳育児支援における倫理　**51**

の基準を守らなければならない」とある。たとえばデバイスの使用など，母親および子に害を及ぼす可能性がある際には，リスクや想定される結果などについてわかりやすく説明を行い，同意を得てから細心の注意を払って支援する。また，「知的財産権の尊重」の知的財産には著作権・電子データ・原稿・写真・スライド・イラスト・登録商標・サービス・認定証・特許が含まれており，これらの取り扱いには十分注意する必要がある。

基本方針3：クライアントの秘密を守る

IBCLCはその母親と子のヘルスケア・チームのメンバーと母親らが承諾した個人や組織以外には，職務上のかかわりで得た情報を漏らさない。

写真・録画・録音などは肖像権にかかわることであり，実施の前には口頭と文書による説明と同意を得る手続きが必要である。COVID-19の影響でテレヘルス（遠隔医療）もオプションとなりうることが2020年発行のテレヘルスについての助言的意見に示唆されている。特にテクノロジーを使用することで画像，音声などの保存および管理について同意を文書で得るとともに，臨床能力・職務行動規範・業務範囲とどのように一致させるかが重要であると示されており，オンライン上で支援を行う場合にも文書で同意を得たうえで各自の業務が認められている範囲内で行う。

基本方針4：ヘルスケア・チームの他のメンバーに対して正確で漏れのない報告をする

IBCLCはコンサルテーションの前に，支援対象である母親に自分たちはヘルスケア・チームでサポートしており，臨床的な情報をチームで共有することを説明し同意を得ておく必要がある。緊急事態においては同意を得ずにしかるべき個人や機関に知らせることは基本方針3で述べられている守秘義務に矛盾しない。CPCの「定義と解釈」にある守秘義務の例外を参照されたい。

基本方針5：独立した判断を行い，利益相反を避ける

利益相反とは，ここでは最優先すべきクライアントである母と子の福祉（一次的利益）が，保健医療従事者自身の金銭的な報酬など（二次利益）によって，不当に影響を及ぼされる恐れがある状況を指す。利益相反は実質のものであっても，見かけ上のものであっても，開示することが求められている。そして商業的な影響を避け，根拠に基づいた利益相反のない情報提供を行うために十分な配慮が必要である。その対策として①情報開示：利益相反の事実を対象者などの関係者に開示して了承を得る（透明性の確保）。②情報遮断：利益相反が生じる可能性のあること（もの）に対して，情報を遮断する。または中立性を保つために情報を並列して示す。利益相反は資金提供された研究，国際規準の適応範囲内にある製品の製造，流通業者による寄付，学会への補助金，IBCLC個人，もしくは施設への利潤が優先された商品の推薦・販売など多岐にわたる場面で起こりうる。

基本方針6：個人としての誠実さを維持する

IBCLCは自身の行動に利益相反はないかを自問し，IBCLCの実践に影響を及ぼす可能性のある状態に陥った場合には自ら身を退く。また職務を行ううえでは，健常/障害，性自認，性的指向，性別，民族，人種，国籍，政治的信条，婚姻状況，地理的位置，宗

教，社会経済的地位，年齢などを問わず，すべてのクライアントを公平に扱う。

基本方針7：IBCLCとして期待される職務水準を保つ

　IBCLCはCPCの枠組みの範囲で業務を行う。支援対象である人々，同僚に対して，正確な情報だけを提供する。また，IBCLC認定期間中に，IBCLCがラクテーション・コンサルタントとして支援を提供する場合，およびIBLCEが使用を認める方法で用いる場合にのみこの称号を用いることができる。

基本方針8：「IBLCEの懲戒手続き」に従う

　IBCLCは誰でもIBLCEの「倫理と懲戒」のプロセスに従う，とある。またCPCの「定義と解釈」には，不当行為とは合法ではあるが不適切な行為を指し，不法行為とは違法行為を指すとある。これら基本方針のいずれにおいてもIBCLCとしての行動がサービスの受け手である人々への質の保証と信頼に重要であることを示している。

「職務行動規範」（CPC）全文をご確認ください。
https://ibclc-commission.org/Professional-Standards-Japanese/#CPC

III　IBCLCの業務範囲と臨床能力

　IBCLCの臨床能力（clinical competencies）[12]には，IBCLC業務の責任と活動が含まれている。これらの臨床能力の目的は，IBCLCが安全，適切で根拠に基づいた支援が提供できる分野を公共に知らせることにある。また，IBLCEはすべてのIBCLCが安全で適切で，かつ根拠に基づいた援助を提供することによって，人々を保護するためにIBCLCの業務範囲（scope of practice）[13]を2008年に定め，2012年と2018年に更新している。

　IBCLCは国際資格であるため，その業務範囲はIBCLCが活動するすべての国あるいは場面で適用される。業務範囲にはそれぞれの項目においての果たすべき責務が設定され，臨床能力にはその責務を実践するためのIBCLCの具体的活動が示されている。

❶ IBCLCという専門職の水準を維持する責務

　「IBLCEのCPC」「IBCLCの業務における臨床能力」により定義された枠組みかつそれぞれの地理的・政治的な地域や状況における枠組みの中で業務を行う。国内においては各自の有する法的資格の範囲で業務を行う。母乳育児中の家族を支援するときには，IBCLCの「試験詳細内容概要」に定められた学習項目からの知識と根拠を統合し，研究による新たな知見を批判的に吟味，評価し，業務に組み入れる。定期的な継続教育を通し，知識や技術を維持する。

② 母乳育児を保護，推進，支援する責務

母乳育児をする家族に対して，妊娠前から卒乳まで包括的な支援をする技術をもち，根拠に基づいた情報提供と，母親が乳児の栄養法に関して意思決定できるよう援助する。カウンセリング・教育・クライアント向け情報シート・カリキュラム作成・マルチメディアキャンペーンなどを家族，保健医療従事者，教育者，コミュニティへさまざまな方法で提供する。そして，災害時を含めていかなる状況においても，母乳育児を保護推進支援する政策や方針を政府が立案するよう，唱道・アドボカシー活動を行う。また「赤ちゃんにやさしい病院運動」（baby-friendly hospital initiative：BFHI），「母乳代用品のマーケティングに関する国際規準」およびその後の決議，WHOが提唱している「乳幼児の栄養に関する世界的な運動戦略」推進の実践を支援する。補足が必要な場合には，補足方法を慎重に選択し，クライアントの目標が叶うように計画を立てるなど，母乳育児を妨げることがないよう注意を払う。

③ クライアントと家族に対して適切なサービスを提供する責務

母乳育児に関連して，母親と子ども，授乳についての総合的なアセスメントを行う。文化的，社会心理的，栄養的な側面を考慮し，個別的な授乳計画を立案実施し，母親のニーズに応じたゴールへ到達できるように支援する。詳細は「IBCLCの業務における臨床能力」を参照されたい。「経過の聴取とアセスメントのスキル」「母乳育児をする親子を支援する技術」「一般的な問題解決のスキル」「技術と補助器具（デバイス）の使用」について述べている。そして必要に応じて親が使用する薬剤（市販薬，処方薬），アルコール，タバコ，麻薬，ハーブなどおよび，授乳中の補完代替療法が乳汁産生と子どもの安全に及ぼす影響について，根拠に基づいた情報を提供する。

クライアントやヘルスケア・チームメンバーとかかわる際は，成人教育の原則を用い，効果的にコミュニケーション・スキルを使用してクライアントと協働的で支援的な関係性を保ちながら，ファミリーセンタードケアの原則に則った支援を行う。

④ クライアントと子どもの主治医・保健機関に対する責務

クライアントに情報を共有することへの同意を得る必要がある。クライアントに提供したサービスに関連するすべての情報を正直に，すべて記録し，要請や必要に応じて，その地域で法的に規定された期間保存する。また必要に応じて，クライアントの主治医，ヘルスケアシステム，適切なソーシャルサービスにすべてを報告しなくてはならない。

⑤ クライアントの秘密を保護する責務

プライバシー，尊厳，秘密を尊重することはCPC基本方針3（52頁）に準ずる。

⑥ 相応の注意を払って行動する責務

根拠に基づいた利益相反のない情報提供をし，状況の緊急度に合わせて機を逃すことなく，ほかの保健医療従事者や地域の社会資源への照会を行う。要請に応じて継続した

支援を手配する。

　また，業務を行っている国や地域の刑法に違反していることが判明した場合，IBLCEへの報告が必要となる。他の職務による制裁措置を受けた場合や，この業務範囲を外れて（IBCLCとして）仕事を行っているIBCLCがいる場合には，IBLCEに報告する責任がある。またコロナ禍においてはソーシャルメディアを活用した支援が実践されている。適切で責任をもったソーシャルメディアやソーシャルネットワーキングの使用においても，IBCLCはクライアントのプライバシーと秘密を守る義務がある[14]。

　すべての保健医療従事者は，倫理的に職務を行う必要がある。IBCLCにとってCPCを順守することは，家族を守るというIBCLCの業務のなかでも，「国際規準」および世界保健総会のその後の関連決議の原則と目的を順守することとともに最も重要な義務である。日本助産師会では「母乳育児を推進するために，母乳代用品を扱う企業や団体との適切な関係を構築するための行動指針」に国際規準と専門家としての業務上のガイドラインを示している[15]。母と子，家族が母乳育児に関連した最大限の幸福と利益を受けられるよう，IBCLCに限らずすべての支援者には質の高い知識基盤と倫理性の高い個別支援を行うことが求められている。

IBCLCの詳細についてはQRコードから全文をご確認ください。

IBCLCの臨床能力	IBCLCの業務範囲	IBCLCの職務行動規範	IBCLCの試験詳細内容概要

（吉澤　志麻）

参考文献

1) International Board of Lactation Consultant Examiners（IBLCE）
   https://iblce.org/（2023/11/29 アクセス）
2) NPO法人日本ラクテーション・コンサルタント協会（編集）（2015）．母乳育児支援スタンダード第2版，pp25-33．医学書院．
3) IBLCE 受験志願者情報ガイド IBCLC 資格試験を受験しようとする初回認定，再認定，資格喪失者向け
   https://ibclc-commission.org/Initial-Candidate-Japanese/#Guide（2023/11/29 アクセス）
4) IBLCE 再認定ガイド International Board Certified Lactation Consultant® の再認定申請者向け
   https://ibclc-commission.org/Recertification-Japanese/#Guide（2023/11/29 アクセス）
5) IBCLC 再認定の準備
   https://ibclc-commission.org/wp-content/uploads/2023/08/2023_Recertification-Information_JAPANESE.pdf
   （2023/11/29 アクセス）
6) 国際認定ラクテーション・コンサルタント®（IBCLC®）試験詳細内容概要
   https://ibclc-commission.org/wp-content/uploads/2023/08/2023_IBCLC_DCO_JAPANESE.pdf（2023/11/29 アクセス）
7) IBLCE ブリーフィング 2020 年 8 月
   https://myemail.constantcontact.com/IBLCE------2020-8-.html?soid=1101909068365&aid=BJH-bhC4AJ0（2023/11/29 アクセス）
8) IBLCE ブリーフィング 2021 年 7 月
   https://myemail.constantcontact.com/IBLCE--------.html?soid=1101909068365&aid=aV5rLRWTvY8（2023/11/29 アクセス）

9）IBLCE® IBCLC 認定資格および再認定の教育における助言的意見
https://iblce.org/wp-content/uploads/2021/02/2021_February_09_Advisory_Opinion_FINAL_JAPANESE.pdf（2024/12/16 アクセス）
10）IBCLC の職務行動規範
https://ibclc-commission.org/Professional-Standards-Japanese/#CPC（2024/12/16 アクセス）
11）IBLCE COMMISSION
https://ibclc-commission.org/japanese-2/（2024/12/16 アクセス）
12）IBCLC の臨床能力
https://ibclc-commission.org/Professional-Standards-Japanese/#Competencies（2024/12/16 アクセス）
13）IBCLC の業務範囲
https://ibclc-commission.org/Professional-Standards-Japanese/#Practice（2024/12/16 アクセス）
14）改訂版 IBLCE® 助言的意見　ソーシャルメディア時代における専門家としてのありかた
https://iblce.org/wp-content/uploads/2022/10/2022_August_Updated-Advisory-Opinion-Social-Media-Professionalism_JAPANESE.pdf（2024/12/16 アクセス）
15）日本助産師会．母乳育児を推進するために，母乳代用品を扱う企業や団体との適切な関係を構築するための行動指針
https://www.midwife.or.jp/user/media/midwife/page/guilde-line/tab01/pdf03.pdf（2024/2/11 アクセス）

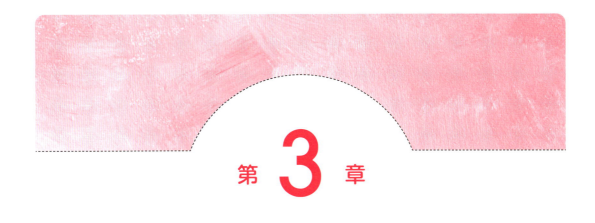

第 3 章

母子を中心にした 乳幼児栄養の意思決定支援

5 乳幼児栄養における意思決定支援の必要性と考え方

　治療方法や生活習慣など保健医療における意思決定は，従来は，患者によい行いをしようという考えで保健医療従事者（とりわけ医師）が方針を決定するパターナリズム（第3章6，69頁参照）や，医師の提案に対して患者が同意・不同意を表明するインフォームド・コンセントが中心であった。しかし，時代とともに，患者が意思決定に参加したり，あるいは，患者が自分で決めたいと考えたりするようになってきている。近年は，保健医療従事者には，患者やその家族が意思決定をする際のよき支援者であることが求められている。

　本項では，保健医療従事者が，それぞれの母子の個別性に配慮し，親がわが子の栄養方法についての意思決定に納得できるように支援する方法を解説する。

I　エビデンスに基づく医療（EBM）

　意思決定支援の必要性を理解するために，まず，エビデンスに基づく医療（evidence based medicine：EBM）の考え方を理解しておく必要がある。EBM についてのよくある誤解の1つに，エビデンスを絶対視し忠実に従うことこそが EBM の実践であるとの考えがある。これに対し，EBM を主導していた Sackett らは，BMJ 誌上で，「EBM とは，個々の患者のケアにあたって，その時点で得られる最良のエビデンスを誠実に，明示的に，かつ思慮深く用いること」であると注意を促した[1]。さらに同じ論文中で，EBM は，患者の個別の状況や意向（preference）を顧みず，ガイドラインやプロトコールなどをエビデンスに基づいているのだからとすべての患者に常に適用する「レシピ本医療（cookbook medicine）」ではなく，また，信頼性の高いエビデンスが得られるとされるランダム化比較試験（RCT）やメタアナリシスを絶対視するものでもない，と明確に述べた[1]。EBM は，「最良のエビデンス，保健医療従事者の熟練・専門性，患者の価値観や意向，そして臨床的状況を統合し，よりよいケアを行うための意思決定をすること」とされる[2]。つまり，EBM の実践の一部に，保健医療従事者が最新のエビデンスを十分に理解したうえで，個別の患者が最善の選択をできるようにする意思決定支援が含まれていると考えることもできる。

　EBM を実践するためには，最新のエビデンスを確認し，その質を吟味する必要がある。乳幼児栄養については，影響力のある人の経験に基づいた意見が注目されることも

あるが，「専門家の意見」はエビデンスのレベルとしては最も低く位置づけられている（巻末資料5，525頁参照）。一方で，母乳で育つ群と乳児用調製乳や混合栄養で育つ群とをランダムに割り振るようなRCTは倫理的理由で実施不可能であることも注意が必要である。「RCTで効果が確認されていない場合はエビデンスがない・弱い」というように研究デザインのみに基づいて単純にエビデンスを解釈することは，「母乳育児にはエビデンスがない・弱い」といった誤解につながる。母乳育児の健康への利点は，コホート研究などほかの研究デザインを用いた研究を蓄積しシステマティックレビューを行うことによって検証されている[3, 4]。

　近年では，エビデンスを実践に活かす前にエビデンスの総体（系統的に収集されたエビデンスの全体を統合したもの）がきめ細かく評価されるようになってきている。たとえば，治療戦略のガイドライン作成においてはエビデンスの確実性（質）の評価と推奨にGRADE（grading of recommendations assessment, development and evaluation）システムが用いられることが多い。GRADEシステムでは，まず対象となる研究論文を系統的に収集する。初期評価では研究デザインによりRCTは「高」，観察研究は「低」と評価する。次に，バイアスリスクが高い場合やRCT間で研究結果が一貫しない場合などではグレードダウン，介入効果が非常に大きい場合などでグレードアップし，最終的なエビデンスの確実性を判定する。また，エビデンスの確実性とは別に，益と害のバランスや市民の価値観などを勘案して推奨度が判定される[5]。EBMやエビデンスの収集と評価については多くの成書や実践書があるため[2, 6]，より詳細な説明はそれらに譲る。

　エビデンスの有無についての表現にも注意を払う必要がある。「エビデンスがない」との表現は，「効果がないとのエビデンスがある（evidence of no effect）」とも「効果があるかどうかについてのエビデンスがない（no evidence of effect）」とも解釈され得る[7]。この点は，学術雑誌上やコクラン・システマティックレビューのガイドライン上でも注意喚起されているが[7, 8]，乳幼児の親に説明する際には特に注意を要する。EBMにおける「エビデンス」は，一般的な意味での「根拠」「（数値の）裏づけ」「証拠」とは異なる。また論文そのものでもない。国立国語研究所では，一般の人への説明ではなるべく「エビデンス」という言葉を使わず，文脈に応じて日常的な表現で言い換えることを勧めている[9]。たとえば，「母子同室には母乳率を上げるとのエビデンスがある」と説明したい場合は，「出産直後からお母さんと赤ちゃんが24時間同じ部屋で過ごすと，退院後も母乳育児がうまくいきやすいことが多くの研究で確認されています」となる。効果がないことがエビデンスで示されているケアについて説明したい場合は「このケアには効果がないことが複数の研究で確認されています」，または「このケアについて多くの研究がなされていますが，効果があるとは示されていません」，効果があるかどうかについてのエビデンスが不明瞭なケアについて説明したい場合は「このケアに効果があるかどうか，これまでの研究ではわかっていません」などと説明することができる。

Ⅱ 意思決定支援の必要性

　保健医療における意思決定は，誰が主体となってその意思決定をするのかによって大きく3つに分けられる。すなわち，保健医療従事者が主体となるパターナリズムモデル（**第3章**6，69頁参照），患者が主体となる informed decision（以下，インフォームド・ディシジョン），医師と患者が対等な関係性に立って一緒に決めるシェアード・ディシジョンメイキング（以下，SDM）*である[11]。

　乳幼児栄養における意思決定においても，治療法を選択したりリハビリテーションの目標を立てたりする場合と同じく，保健医療従事者が重要な役割を果たす。乳幼児の栄養に関しては，どのような栄養方法を選ぶにしても，親が納得して決められるように支援することが重要である。母乳育児の重要性を示すエビデンスの蓄積から保健政策として母乳育児を保護推進する必要のあることは，国際的にも専門家の一致した見解である一方で，親の側からみると，母乳育児をするかどうか，できるかどうかは母子の健康だけではなく，生活スタイルや仕事，家族の状況，文化的背景など多くの事柄のバランスをとった結果としての選択となることも多く（**図25-1**，342頁参照），葛藤を伴うこともある。乳幼児栄養の意思決定支援においては，保健医療従事者は，エビデンスに基づいた情報を提供するのみならず，適切なコミュニケーションによって，インフォームド・ディシジョンやSDMのプロセスを伴走していく必要がある。そうすることで，「よい母親として母乳育児をすべきだ」と母親が思い込むような道徳的プレッシャーが軽減され[12]，母乳育児がしやくなる可能性がある。たとえば，早産だった女性を対象とした研究で，意思決定のプロセスに積極的に参加できた女性はより長く母乳育児をし，自身の母乳育児経験を肯定的にとらえていたことが報告されている[13]。

Ⅲ インフォームド・ディシジョン

　インフォームド・ディシジョンは，情報を得た意思決定，情報に基づく意思決定などと訳されこともある。適切な情報を得たうえで，母親が主体となってわが子の栄養方法を決めることは，インフォームド・ディシジョンにあたる。インフォームド・ディシジョンでは，保健医療従事者は情報を提供し，親の意思決定のプロセスを支援する。トロント市の乳幼児栄養の支援ガイド「母乳育児プロトコール　乳児栄養についてのインフォームド・ディシジョン」に，保健医療従事者の役割がわかりやすく解説されているため紹介する[14]。この支援ガイドでは，保健医療従事者は，乳幼児栄養についてエビデ

＊ Shared decision making は，協働的意思決定，共有意思決定，患者参加型医療などと訳され，現在のところ定訳はない。Share には，患者と保健医療従事者が対等な立場に立つという意味が含まれているとされる[10]。

表 5-1 乳幼児栄養についてのインフォームド・ディシジョンの要点（トロント市の例）

1	乳幼児の栄養に関する意思決定を助けるため，母乳育児，混合栄養，人工栄養についての最新のエビデンスに基づいた情報を提供する
2	正しい，間違っている，などと親の態度や考えを判定せず，偏見のない方法で支援を提供し，親がどのような栄養方法を選択したかにかかわらず，その目標達成を手助けする
3	母乳育児の重要性についての情報を提供する
4	母乳育児をしない場合や母乳のみで育てない場合にそれに伴うリスクと，そのリスクを減らす方法について親が理解できるようにする
5	人工栄養や混合栄養を検討している親を支援するときには，その方法が，親にとって心理的，社会的，文化的に受け入れられるもので（**第9章25**，341頁参照），実行可能で，経済的に負担が少なく，持続可能で，安全であることを確認する
6	親が自身の価値観を理解し，その考えがどこから来ているのか（知識，過去の経験，文化的規範など）を探究することを助け，最終的にその母親と児にとって最適で母子の状況にも合致した計画を立てられるように支援する
7	乳幼児栄養に関する情報や支援を得るにはどうしたらよいのか，親が住んでいる地域で提供されているサポートを知ることができるようにする

〔トロント市とトロント市公衆衛生による「母乳育児プロトコール，乳児栄養についてのインフォームド・ディシジョン」をもとに筆者作成〕

ンスに基づいた情報提供を行い，親の主体性を尊重したコミュニケーションによって，親が自分の真の願いや目標がどこにあるのかを理解して自分たちにとって最適な意思決定ができるように支援し，親が決めた栄養方法が安全で実行可能なものであることを確認したうえで，その栄養方法を実践できるように支援する，としている。トロント市の支援ガイドの要点を**表 5-1**に示す。

Ⅳ シェアード・ディシジョンメイキング（協働的意思決定，共有意思決定，患者参加型医療）

シェアード・ディシジョンメイキング（SDM）では，患者と保健医療従事者の間で意思決定に必要な情報と目標を共有し，十分なコミュニケーションを通じて共に意思決定にかかわり，責任を分かち合う。健康についてだけではなく，患者の価値観や生き方といった情報も共有され，患者と保健医療従事者が最善の策を共に考え，共に悩む[10]。意思決定までのプロセスそのものを重視する点が，同意・不同意の結論に重きを置くインフォームド・コンセントとは異なる。

SDM の重要性について，Hoffmann らは，EBM と SDM は相互依存的であり，一方がなければ他方も成立しない，と説明している[15]。すなわち，EBM を実践するためには保健医療従事者はエビデンスと患者の価値観や意向，状況を統合する必要があり，そのためには SDM も実践される必要がある。そうでなければ，エビデンスのみが肥大化し，EBM を目指したはずであったのにエビデンスがすべてを決定する「エビデンスの独裁」へと転じてしまう。他方，SDM の実践にあたっては，EBM も実践されている

5　乳幼児栄養における意思決定支援の必要性と考え方　**61**

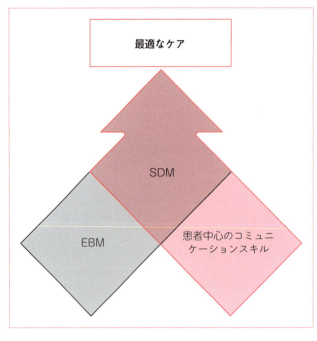

図 5-1 EBM と SDM の相互依存性と両者の必要性

〔Hoffmann T. C., et al.(2014). The connection between evidence-based medicine and shared decision making. JAMA, 312(13)：1295-1296 より筆者翻訳〕

ことが不可欠である。たとえ患者の意向を引き出せたとしても，それがエビデンスに基づいた情報提供なしに表明された意向であれば，結局，誤解に基づいた選択へと向かうことになる。このような理由で Hoffmann らは，EBM と SDM は関連し合って最適なケアへとつながる，としている（図 5-1）。

　実践的には，SDM はある治療やケアなどを実施した結果の不確実性が高い状況で，特に意義をもつとされている[10]。この場合の不確実性には，エビデンスが不確実である場合や，確実性の高いエビデンスがあってもその患者にとっての結果が不確実である場合が含まれる。すべての診療場面で SDM が最適な意思決定の方法であるとは限らず，保健医療従事者には，患者の状態や利用可能なエビデンスを適切に評価し，その状況においての確実性・不確実性を理解したうえで最良の意思決定や合意形成の方法を判断する能力が求められる[10]。

　国内の研究会では，その医療行為の確実性と患者が直面している生命のリスクの2軸を考慮して，適した意思決定や合意形成の方法を選択することを提言している[16,17]。エビデンスが乏しく最良の選択肢が不明な場合（例：早期乳癌に対する拡大乳房切除か，乳房温存術と放射線治療の組み合わせか）は，SDM のよい適応となる。一方，医療行為の確実性が高く臨床的常識である場合（例：腹部銃創に対する腹腔手術，低カリウム血症の患者における利尿薬の減量）では SDM ではなくインフォームド・コンセントをとる。エビデンスで支持された診療ガイドラインがあり生命のリスクが高い場合（例：小児喘息の慢性期管理におけるステロイド吸入）では，保健医療者は患者と現状と目標を共有したうえで，患者が納得して医療者の示す方法に同意できるように丁寧なインフォームド・コンセントのプロセスをとる。エビデンスで支持された診療ガイドライン

表 5-2 COVID-19 パンデミックにおける SDM による乳児栄養方法の意思決定支援

1. 親が知っていることを探る

エビデンスに基づく情報と選択し得る栄養方法，それぞれの栄養方法の考えられる利点とリスク，現時点で科学的に明確ではない点について，親と話し合う。「COVID-19 が流行中の授乳や赤ちゃんのお世話について，何か聞いたことがありますか？」などオープンクエスチョンで開始し，親がもっと話し合ってもよいと考えていることを確認したうえで，個々のニーズに合わせて情報を提供し，誤解を明らかにしたり不安があればその原因を特定したりする。典型的には，乳幼児のCOVID-19 についてわかっていること（感染経路，感染した場合の重症度，感染予防など），母子が一緒いることの重要性，母子分離に伴うリスク，パンデミック中に母乳育児をすることの利点やしないことに伴うリスク，などの情報提供が必要になる。

2. 乳児栄養や育児に関する親の価値観を探る

親が，今回の意思決定は複雑で心理的にもデリケートなものであることを認識し，自分自身が何に価値を置いているのかを整理して考えられるように支援する。「授乳や赤ちゃんのお世話について，気になることはありますか？」などと問いかけることから始めることができる。意思決定へと進んでいくためには，親の不安や恐れの感情に保健医療従事者が共感を示すことが重要である。探るべき親の価値観には，母子の健康に対する長期的な影響についての考え，母子感染に対する考え，経済的に考慮していること，科学的不確実性（不確かな情報やまだ更新され続けている情報があること）に対しての考え，などがある。親が新型コロナウイルスに感染しているか，感染の懸念がある状況であるか，などによっても会話の内容は異なってくる。

3. 決定された栄養方法の実践を助ける

支援の内容は，母子が入院中なのか自宅にいるのかなど，個別の状況によって異なる。

〔Haiek L. N., et al.（2021）. Shared decision-making for infant feeding and care during the coronavirus disease 2019 pandemic. Matern Child Nutr, 17（2）：e13129 をもとに筆者作成〕

があり生命のリスクが低い場合（例：糖尿病患者に対する薬物療法）では，簡易なインフォームド・コンセントが通常であるが，患者によっては SDM に近い（説明から同意へのプロセスを大切にする）インフォームド・コンセントが必要になる場合がある，としている[17]。

　では，乳幼児栄養において，SDM が望まれる場面はどのようなものだろうか？　一例を紹介する。2020 年 3 月 11 日，WHO は COVID-19 のパンデミックを宣言した。続いて 2020 年 11 月にはそれまでの知見に基づいて，母親の新型コロナウイルスの感染が疑われていたり確定していたりしても，母乳育児や母子の早期接触，母子同室が推奨されることを明確にした。しかし，WHO の推奨は多くの国で診療ガイドラインへの反映が遅れたり反映されなかったりした[18]。このような状況下では，単に診療ガイドラインを参照するのみでは母乳育児を希望しているものの母子感染のリスクも恐れている親の意思決定を十分に支援できない。このようなときは SDM が役立つとして，Haiek らは**表 5-2** のステップをふむことを提案した[19]。

　SDM は近年急速に研究が進んでいる分野であり，現在のところ，SDM の概念やプロセスは統一されていない。前述の Haiek らは 3 つのステップをふむことを提案したが，SDM は「意思決定の必要性の認識」から始まり，最終的には「アウトカムの評価」に至る計 9 つのステップをふむことを提案している研究者もおり[20]，ほかにも種々の提案がある[10]。また，SDM が倫理的に適切であると考えられる診療場面は多いものの，

SDM が健康アウトカムによい影響を与えることを示す研究はまだ少ない。乳幼児栄養の意思決定支援においても，SDM が特に望ましいと考えられる診療場面の整理，SDM 実践におけるスタンダードなステップの設定，SDM の実践能力を養うスタッフ教育，SDM におけるコミュニケーションを円滑にするためのツールの開発などについて，今後の研究が望まれる。

（名西 恵子）

参考文献

1) Sackett D. L., et al.(1996). Evidence based medicine：what it is and what it isn't. BMJ, 312(7023)：71-72.
2) Straus S. E. 他（著），中山健夫（監訳）（2023）．EBM：根拠に基づく医療─実践と教育の方法．インターメディカ，p. xvi，413.
3) Horta B. L., et al.(2019). Breastfeeding and Type 2 Diabetes：Systematic Review and Meta-Analysis. Curr Diab Rep, 19(1)：1.
4) Ma X., et al.(2018). Association between breastfeeding and risk of endometrial cancer：a meta-analysis of epidemiological studies. Eur J Cancer Prev, 27(2)：144-151.
5) 相原守夫（2018）．診療ガイドラインのための GRADE システム第 3 版．中外医学社，p. xvi，446.
6) 神田善伸（2016）．ゼロから始めて一冊でわかる！みんなの EBM と臨床研究．南江堂，p. ix，207.
7) Tarnow-Mordi W. O., et al.(1999). Distinguishing between "no evidence of effect" and "evidence of no effect" in randomised controlled trials and other comparisons. Arch Dis Child, 80(3)：210-211.
8) Higgins J. P. T., Cochrane C.(2019). Cochrane handbook for systematic reviews of interventions. 2nd ed. Cochrane Wiley-Blackwell, pp. xxviii, 694.
9) 国立国語研究所「病院の言葉」委員会（2009）．「病院の言葉」を分かりやすくする提案：国立国語研究所；https://www2.ninjal.ac.jp/byoin/teian/ruikeibetu/teiango/teiango-ruikei-a/evidence.html.(2024/8/4 アクセス)
10) 中山健夫，他（2024）．実践シェアード・ディシジョンメイキング─今，求められる医療コミュニケーション．改題改訂第 2 版．日本医事新報社，p283.
11) 中山和弘，他（2012）．患者中心の意思決定支援─納得して決めるためのケア．中央法規出版，pp.199.
12) Ludlow V., et al.(2021). How formula feeding mothers balance risks and define themselves as 'good mothers'. Health Risk & Society, 14(3)：291-306.
13) Ericson J., et al.(2020). Cessation of breastfeeding in mothers of preterm infants-A mixed method study. PLoS One, 15(5)：e0233181.
14) Botelho L., et al.(2020). Breastfeeding Protocol：Informed Decision Making：Infant Feeding. https://www.toronto.ca/wp-content/uploads/2020/11/986b-BFI_Informed_Decision-AODA-.pdf（2024/8/4 アクセス）
15) Hoffmann T. C., et al.(2014). The connection between evidence-based medicine and shared decision making. JAMA, 312(13)：1295-1296.
16) Whitney S. N., et al.(2004). A typology of shared decision making, informed consent, and simple consent. Ann Intern Med, 140(1)：54-59.
17) 患者の望みを支える「患者主体の医療」実現のための研究会（2021）．患者の望みを支える「患者主体の医療」実現のための研究会報告書〜医療従事者と患者の共有意思決定が成り立つ社会の実現に向けて（概要版）．https://www8.cao.go.jp/kisei-kaikaku/kisei/meeting/wg/2201_03medical/220831/medical08_0101.pdf（2024/8/4 アクセス）
18) Gribble K., et al.(2023). First do no harm overlooked：Analysis of COVID-19 clinical guidance for maternal and newborn care from 101 countries shows breastfeeding widely undermined. Front Nutr, 17(9)：1049610.
19) Haiek L. N., et al.(2021). Shared decision-making for infant feeding and care during the coronavirus disease 2019 pandemic. Matern Child Nutr, 17(2)：e13129.
20) Kriston L., et al.(2010). The 9-item Shared Decision Making Questionnaire (SDM-Q-9). Development and psychometric properties in a primary care sample. Patient Educ Couns, 80(1)：94-99.

Column

母乳育児と補完代替医療

　母乳育児支援の現場で行われるケアには，乳房マッサージ，漢方薬や鍼灸，ハーブ，アロマテラピーなどが用いられることがある。これらのような通常の西洋医療とは異なる伝統，知識体系に基づくものは，西洋医療を補完あるいは代替するという意味で補完代替医療（complementary and alternative medicine：CAM）と呼ばれる[1]。その適応や効果，また利点や問題点などについては明らかになっていないことが多い。

乳房マッサージ

　日本における乳房マッサージは，伝統的な「乳揉み」を背景に発展し，助産師の行う CAM の1つとして広く受け入れられている。厚生省医務局長が 1960 年に発出した『助産婦が乳房マッサージを業とすることについて』によれば，「保健指導の範囲で行うものであれば，助産婦の本来の業務内容の一部」とされており，「授乳期にある婦人に対し，保健婦の名称を用いないで，乳汁促進等の指導を行うことは助産婦にとって禁止されている行為ではない」として助産師の業務として認められている[2]。一方で，助産師・保健医療従事者・母親・社会一般のなかで「乳房マッサージ」の実態についての共通認識はなく，日本における複数の乳房マッサージ法に対する系統的な比較検討もなされていない。

　乳汁分泌促進などに関係する研究としては，乳房マッサージ実施群と児が 20 分間吸啜した群のオキシトシンとプロラクチンの血中濃度を調べた日本の研究がある[3]。吸啜した群ではオキシトシンがパルス状に放出され，プロラクチンの上昇がみられた。マッサージ群ではオキシトシンは上昇したままでパルス状の放出はなく，プロラクチンの上昇はなかった。なお，この文献にはどのような乳房マッサージをしたのかの記載はなかった[3]。オキシトシンが皮膚への心地よい刺激で分泌されることは知られており，マッサージで一時的なオキシトシン血中濃度の上昇がみられることは生理学的に説明できるが，乳汁産生ホルモンであるプロラクチンの上昇はなかった。母乳育児は母親と子の2人のやりとりで成り立つものである。母親の自己効力感とセルフケア能力を高めることを目指して，入院中は「母乳育児がうまくいくための 10 のステップ」に沿った支援を行う。特別な「乳房マッサージ」が必須であるという誤解を払拭することが望まれる[4]。

　わが国では 2018 年に乳腺炎重症化予防ケア・指導料が診療報酬に収載され，医療機関においては保険診療でケア（投薬や乳房マッサージ含む）を受けられるようになった。日本助産師会・日本助産学会による『乳腺炎ケアガイドライン2020』[5]では，「助産師が行う乳房への直接的ケアを乳房マッサージ」と暫定的に定義し，働きかける部位を乳房全体（乳頭乳輪体・後脂肪組織を含む乳腺体・乳腺体と大胸筋の境界）と分類している。クリニカルクエスチョンに基づく文献検索の結果，乳房マッサージの介入研究は見つからなかったことから，乳房マッサージの乳腺炎症状の改善のエビデンスの確実性は低いとした。一方，乳腺炎症状に対して効果的なことは乳汁の除去であることから，局所の安静を保つことを優先し痛みを伴わない乳房への直接的ケアに当たる搾乳（乳汁ドレナージ）を実施することが推奨されている。また ABM プロトコル第 36 号「乳腺炎スペクトラム」では，いわゆる乳管の詰まりに対して，乳房をしごいたり激しくマッサージしたりする試みは効果がなく，組織の損傷につながるとしている。同プロトコルでは何かが乳管に詰まって閉塞することはなく，炎症による乳管の狭窄としている。母乳分泌期の乳房に対する深部組織へのマッサージは，ある系統的レビューで乳房マッサージは痛みを軽減する可能性はあるが，非侵襲的アプローチを習得するために膨大なトレーニングが必要なため，標準治療として推奨すべきでないと結論づけられている[6]。

漢方薬

　漢方薬は昔から日本で用いられてきたので，西洋医学の薬の使用をためらう授乳中の女性にも比較的抵抗なく受け入れられている。乳房緊満や乳腺炎に処方されることが多い葛根湯（カッコントウ）は，葛根（カッコン），麻黄（マオウ），桂皮（ケイヒ），芍薬（シャクヤク），甘草（カンゾウ），大棗（タイソウ），生姜（ショウキョウ）の7種類の

5　乳幼児栄養における意思決定支援の必要性と考え方　**65**

生薬からなる。ツムラの説明文書によれば，自然発汗がなく頭痛，発熱，悪寒，肩こりなどを伴う比較的体力のある人の次の諸症〔感冒，鼻かぜ，熱性疾患の初期，炎症性疾患（結膜炎，角膜炎，中耳炎，扁桃腺炎，乳腺炎，リンパ腺炎），肩こり，上半身の神経痛，じんましん〕に効能があるとされている[7]。しかしランダム化比較試験（RCT）は示されておらず，抗炎症薬との比較研究も調べた範囲ではみつからなかった。前述の『乳腺炎ケアガイドライン2020』では乳腺炎症状を改善する目的で葛根湯の服用は提案しないと回答している[8]。

ハーブ

ハーブは，Budzynskaらによるシステマティックレビューがあるが，研究デザインや介入方法，効果の尺度などがさまざまで評価は困難であり，今後の研究が必要であると結論づけられていた[9]。Mortelらが発表した母乳分泌増加に対するハーブの有効性についてのシステマティックレビューでは，6つのRCTが取り上げられている。Shatavari（野生アスパラガス），torbangun，芎帰調血飲，milk thistle（マリアアザミ），fenugreek（コロハ）について，母乳分泌増加効果がみられたとする研究があるが，母乳分泌不全の定義，ランダム化の過程，効果の判定，使用したハーブの量や成分などが不明確であり結果の評価には限界があったと報告されていた[10]。ほかに乳房緊満時のキャベツ葉の使用の研究も多数あるが，その効果はキャベツ葉の特性ではなく冷たさによる血管攣縮が関連していたことが結論づけられた[11]。またキャベツ葉にはリステリア菌付着の懸念もあることを忘れてはいけない[6]。

漢方薬やハーブは，昔から慣習的に用いられ，経験的に効果があるとされてきた。そのエビデンスについてはデザインのしっかりした今後の研究が待たれる。

CAMのエビデンスレベルは？

ほかにも鍼灸，カイロプラクティック，ホメオパシーなどさまざまなCAMが存在する。CAMの効果については経験的な報告が多く，RCTなどエビデンスレベルの高い研究は少ない。鍼治療を行った乳腺炎のRCTでは，受診後3日目と4日目で鍼＋通常ケア（授乳姿勢と吸着の確認，授乳間隔や搾乳に関する情報提供）のスコアはよかったが，抗菌薬の必要性や受診回数，膿瘍合併など乳腺炎のアウトカムについては有意差がなかった[12]。ホメオパシーの効果はコクラン・レビューによれば，プラセボ効果であった[13]。

CAMを提供するときの注意

CAMの利点としては「たいてい副作用がない」「通常は安価である」「時に効果がみられる」などが挙げられる。たいていの場合はあまり害がないが，サプリメントやハーブ，漢方薬のなかには授乳中の母親や子に有害なものもある。カイロプラクティックやマクロビオティックは健康被害も報告されている。直接的な副作用以外に，母親が自分で，もしくは支援者に勧められて有効な通常の西洋医療を受ける機会を逃したり，中止したりすることも憂慮される。たとえば予防接種を受けないように勧めるなど，支援者が通常の西洋医療に否定的であると母親は有効な通常の医療を受けることを避けるかもしれない。また，乳腺炎で抗菌薬が必要な状態なのに，乳房マッサージだけを受けていて，症状が悪化して膿瘍になる場合がある。授乳姿勢と吸着に関する適切な援助によって母親自身がセルフケアをすれば，マッサージに定期的に通わなくてもすみ，母親は支援者に対して依存的になることなく自信をもって母乳育児を楽しめる。

保健医療に携わる者は国家資格の有無にかかわらず，母親と児の利益を最優先しエビデンスに基づいた倫理的な実践を行うことが求められる。母乳育児支援に関してもまずはスタンダードでエビデンスのある援助方法を用い，CAMについては効果の程度や問題点をふまえて情報提供するよう心がける。マッサージや器具を提供することにより支援者が利益を得る場合は，利益相反の開示が

必要である[14, 15]。

（水井　雅子）

参考文献

1) 今西二郎（編集）（2009）．医療従事者のための補完・代替医療，改訂2版．pp2-8．金芳堂．

2) 看護行政研究会（編）（2013）．平成25年版看護六法．pp244-245．新日本法規．

3) Yokoyama Y., et al.（1994）. Releases of oxytocin and prolactin during breast massage and suckling in puerperal women. Eur J Obstet Gynecol Reprod Biol, 53（1）：17-20.

4) 井村真澄（2014）．母乳育児と補完代替医療．第35回母乳育児学習会，p44．日本ラクテーション・コンサルタント協会．

5) 日本助産師会・日本助産学会（編集）（2020）．乳腺炎ケアガイドライン2020．pp77-78，p98．日本助産師会出版会．

6) Mitchell K. B., et al.（2022）. Academy of Breastfeeding Medicine Clinical Protocol #36：The Mastitis Spectrum, Revised 2022. BREASTFEEDING MEDICINE, 17（5）：360-376.
ABMプロトコル第36号：乳腺炎スペクトラム2022改訂版．
https://jalc-net.jp/dl/ABM_36_2022.pdf（2024/7/24アクセス）

7) ツムラ（2012）．ツムラ漢方葛根湯加川芎辛夷エキス顆粒．説明文書．
https://www.tsumura.co.jp/brand/products/item/PI_N-002_304002.pdf（2024/6/30アクセス）

8) 前掲書5），p95．

9) Budzynska K., et al.（2012）. Systematic review of breastfeeding and herbs. Breastfeed Med. 7（6）：489-503.

10) Mortel M., et al.（2013）. Systematic review of the efficacy of herbal galactogogues.. J Hum Lact. 29（2）：154-162.

11) Zakarija-Grkovic I., et al.（2020）. Treatments for breast engorgement during lactation. Cochrane Database Syst Rev. 9（9）：CD006946.

12) Kvist L. J., et al.（2007）. A randomised-controlled trial in Sweden of acupuncture and care interventions for the relief of inflammatory symptoms of the breast during lactation. Midwifery, 23（2）：184-195.

13) サイモン・シン他（2010）．代替医療のトリック．pp182-188．新潮社．

14) 瀬尾智子（2013）．母乳育児と補完代替医療．第9回医師のための母乳育児支援セミナー．pp90-99．日本ラクテーション・コンサルタント協会．

15) IBLCE（日本語版）（2011）．IBCLCの職務行動規範．
https://iblce.org/wp-content/uploads/2018/08/code-of-professional-conduct-japanese.pdf（2024/7/24アクセス）

6 母親に寄り添うコミュニケーションスキル

―科学的根拠（エビデンス）に基づく実践とナラティブ・アプローチ

I 母親に寄り添うコミュニケーションスキル

1 適切なコミュニケーションスキルの必要性

　　保健医療従事者が適切なコミュニケーションスキルを使い，患者と良好な関係を築いていると治療効果が上がることがわかっており[1]，特に産後の母親への接し方は母乳育児に大きな影響を与える。母乳育児に欠かせないホルモンであるオキシトシンは，射乳反射を起こす作用があるが，強い痛みのほか，猜疑心，羞恥心，不安などの精神的ストレスによって一時的に分泌が阻害される[2]。支援者が不安やプレッシャーを与えるような態度をとれば，オキシトシンの分泌にも影響し，つくられた母乳が乳房から出てきにくくなることがある。逆にリラックスして快適でいることは射乳反射を助ける。

　　出産を機にライフサイクルにおける大きな変化を経験した女性は，支援者に温かく包み込まれ受容されることと，自分がわが子のエキスパートとしてエンパワー（後述）されることの両方を必要とする。支援者に常に依存させるのではなく，必要な情報を母親自身が取捨選択して意思決定できるよう支援し，自信をもって子育てができるようにエンパワーすることが重要である。そのためにも，母乳育児支援では適切なコミュニケーションスキルが欠かせない。

2 根拠と物語はどちらも大切

　　質の高い研究を根拠にした医療（evidence-based medicine：EBM）と，量的研究では測れない語りのどちらが大切なのかという議論があるが，両者は対立するものではない。EBM が有効に用いられるためには，相談者から「何が問題であるのか」（相談者の物語）を丁寧に聞き出す必要がある。また，根拠に基づく情報を，相談者の個々の状況や意向・価値観などを尊重しながら，保健医療従事者の専門的な臨床能力を用いて物語との「すり合わせ」を行い，意思決定を支援していくことが不可欠である[3, 4]。

　　目の前の母親が本当に気にしていることは何かを理解するためには，相手の話から十分な情報を得ていく必要がある。たとえば，「どうしたら母乳育児が継続できるのか」「母乳育児を継続することで子どもに悪いことが起こるのか」などが母親の本当に聞きたがっていることだとしよう。普通はそれが最初からストレートに口に出されることは少なく，口から出てくるのは「おっぱいが足りないんです」「薬を飲んでも大丈夫です

表6-1 母親中心主義のエモーショナル・サポートとパターナリズムとの違い

母親中心主義 〈母親はわが子のエキスパート〉	VS	父親的温情主義（パターナリズム） 〈母親は無知で教えるべき者〉
母親への共感（母親の視点から見てその感情を受容。意見に同調も反対もする必要なし）	VS	母親の感情や意見の否定または同情・同調（不賛同か賛同）
最新の科学的裏づけのある普遍的な情報（信頼度の高い文献に裏づけられた知識の引き出し）	VS	矛盾したさまざまな情報（支援者の経験や見聞による知識・支援者側の混乱）
1人ひとりの違いの受容・文化の尊重（背景にそった提案）	VS	個性を無視した画一的な指導（アドバイス）
わかりやすい十分な説明のうえでの選択 ➡ 共通理解のうえでの選択とその選択の尊重・確認	VS	少ない説明での選択，もしくは多すぎる情報からの選択 ➡ アドバイスの順守もしくは不順守

〔本郷寛子（2012）．母親が「できる！」と思える母乳育児支援—母親が支えられ，自分もできると思う支援．助産雑誌，66（1）：35 より一部改変〕

か」というような言葉で表現されることが多い。その時点で表面的訴えに対しての情報提供のみ行うのは性急である。まだ支援者は母親の心理的・社会的背景について何も知らないからである。母乳育児の困難や経験は，母親の人生・生活のなかでの物語（ナラティブ）として展開している。物語の「主体」である母親の身に起こっていることを，母親自身がどのように定義し，どのように対応し，どのように物語（ナラティブ）として形づくってきたのかに寄り添ってじっくり耳を傾ける。そして，個々のニーズと価値観を大切にしながら支援者側の見立てと母親の物語をすり合わせていく。これがナラティブ・アプローチである[3]。

③ 母親中心の母乳育児支援とパターナリズム的指導の違い

支援者と母親のコミュニケーションを軸に据えたエモーショナル・サポートのポイントを，母親中心の母乳育児支援と父親的温情主義（パターナリズム）の二極に分けてまとめた（**表6-1**）[5]。

エモーショナル・サポートの「エモーショナル」は，「感情（エモーション）」からきている。母親の感情や意見を否定したり同調したりするのではなく，ありのままを受け止め共感し寄り添う姿勢がその背景にある。

保健医療従事者のかかわりが管理・指導から支援に変遷している流れは，「患者を管理し指導するパターナリズム的医療」から，「根拠（エビデンス）に基づいた医療」と「患者中心主義」へ変遷してきた世界的潮流に呼応する。母親を中心とした母乳育児支援における支援者としての基本姿勢は，「母親は何も知らないから専門家が教えて導く必要がある」というパターナリズムではなく，「母親はわが子のエキスパートである」という信頼である[5, 6]。

母親に自信があれば，自分の選択したことを実行でき，他人からのプレッシャーをはねのけることができる[2]。自らに内在する能力に気づき，誇りと自信をもって生きていけるように支え寄り添うことをエンパワーといい，「力づける」「励ます」とは異なる。精神科医の柏木哲夫は，「励ますことは，頑張るか頑張らないかは相手の問題であり自

6 母親に寄り添うコミュニケーションスキル **69**

分は関与しないことであり，支えるとは下からのイメージが強いが，さらに寄り添うことはともに担い横にいること」だと述べている[7]。寄り添うためには「患者さん自身が持っている価値体系や，その人の持ち味，性格特徴などに，ある意味耐えながら横にいる力が必要」だとしている[7]。

まずは支援者として母親との信頼関係（ラポール）を形成することが大切である。そのために必要な基本的態度の3つの条件が，来談者中心療法を唱えるカール・ロジャーズによって提案されている。それは，①純粋性（genuineness，支援者が役割を演じるのではなくあるがままの自分であること），もしくは自己一致（congruence，形だけの受容や共感ではなく，支援者自身が感じていること・経験していることを否認したり歪曲したりしないこと），②無条件の肯定的尊重（unconditional positive regard，相談者の経験を評価せずに無条件に温かく受容する態度），③共感的理解 empathetic understanding（相談者の世界を受容し共有しながらも決して同一化や感情的な癒着にならないこと）である。これら共感的なかかわりは，立場を超えてすべての支援者に求められる根本的な姿勢であるといえる[8]。

信頼関係を形成するためには，非言語的コミュニケーションで支援者が母親を大切に思い理解したいと思っていることを態度やまなざしで示す[2]。

WHO は 2020 年に，「支援する力」（competency）として，知識，スキル，支援姿勢の3つを挙げている。支援の基礎となるのは信頼関係を樹立し効果的にコミュニケーションをとるスキルである[9]。WHO「支援する力」の検証ツールには，「知識を用いて，適切な倫理的枠組みの中でスキルを適用する」支援姿勢の大切さが書かれている[9]。つまり，支援者が思う方向に母親を誘導するために恣意的にスキルを使うのではなく，母親に寄り添う姿勢そのものが大切なのである。

Ⅱ　母乳育児カウンセリングの理論

❶ カウンセリングの過程

母乳育児支援にはコミュニケーションスキルを使ったカウンセリングが重要である。

カウンセリングは，「エモーショナル・サポートをしてもらいたい」「（問題や状況を）理解したい」「自ら積極的な行動がとれるようになりたい」といった母親のニーズ（基本的欲求）を段階的に満たしていく[10]。効果的なカウンセリングは母親の理解力と自己効力感を高める。つまり①自分自身や，問題や悩みに対する自分の感情，問題そのものやその原因を見極めて理解し，②問題を解決するための選択肢を理解し，③十分な情報を得たうえで自らの責任で解決策を選択し，④エンパワーされて積極的に解決に取り組むようになる[11]。

場合によって，まず身体的不快感や苦痛を取り除く必要もある。その場合はカウンセリングによる段階的な問題解決にかかる前に，その苦痛に共感してすぐに取り除く援助をすることで，落ち着いて苦痛の起きる原因を理解できるかもしれない[10]。

表 6-2 カウンセリングの方法とスキル

方法	技法	スキル
ガイディング法	聴く	・留意する ・能動的に聴く（反射的応答） ・共感的に聴く
	ファシリテート （解決が容易になるように働きかける）	・明確にする ・解釈する ・開かれた質問をする ・要点をしぼる ・要約をする
	前向きな影響を与える	・安心させる ・希望をもたせる ・よい点を見つけて伝える
リーディング法	情報提供する	・情報を提示する ・タイミングをはかる ・啓発する
	問題解決をはかる	・直感に耳を傾ける ・隠れた要因を探る ・直感を試す ・別の直感を探る ・計画を立てる
フォローアップ法	・相談を自己評価する ・次の予約を取る ・ほかからの援助を探す ・カウンセリング過程を最初からする	・分析する ・必要に応じ上述のスキルを用いる

〔Lauwers J., et al.(2011). Counselling the nursing mother：A lactation consultant's guide, 5th ed. p96. Jones & Bartlett Learning より筆者翻訳〕

❷ カウンセリングの基本技術

カウンセリングの方法には，ガイディング法，リーディング法，フォローアップ法の3つがある（**表6-2**）[10, 11]。

1）ガイディング法

ガイディング法を使うと，支援者も母親も状況をよく把握できるとともに，支援者が母親の幸福を心から望んでいることが伝わる。まず母親の話を傾聴し，ボディランゲージもよく観察する。母親が自由に話をできるように落ち着いた態度で沈黙の間合いをとり，「そうですね，なるほど」などの相槌を打って話に耳を傾ける。母親の話が意味していることを，ほかの言葉で言い直して表現し能動的に聴いたり，母親の感情に共感を示したりしながらさらなる情報を得ていく。

次に，解決が容易になるように働きかける。母親の言葉を言い換えるだけではなく，母親の感情とその意味を解釈する。母親の話の要点を明確化する。状況をはっきりと把

6　母親に寄り添うコミュニケーションスキル　　**71**

握するために開かれた質問をする。最後に今まで話したことを要約する。

　母親が続けて援助を求めるように促すためにも，前向きな展望を伝え母親が自己効力感をもてるようにする。多くの母親は自分や児の状況が異常なのではないか，よくならないのではないかと心配をしているので，よくあることであること，もしくは，今後よくなる方法があることを告げ安心させる。また，希望をもたせたり，母親や児のよい点を伝えたりすることにより，母親が自信をもって問題に取り組み自分から援助を求めながら子育てを続けられるように促す。

2）リーディング法

　リーディング法は，会話の方向づけに，支援者がより積極的な働きかけをする方法である。この方法は，ガイディング法を使って十分な情報収集を行い，洞察が得られたのちに始める。母親が問題を自分で解決できないときに使い，問題を理解し行動計画を立てることが目的である。母親に情報提供する機会を的確にとらえ，タイミングよく適切な内容を母親に伝えたり説明したり，誤解や適切でないやり方を訂正したり，母親が解決に向かうための別の情報源を提供したりする。このとき，母親を混乱させたり，消化しきれないほどの多くの情報を与えたりしないようにする。

　支援者から働きかけて問題解決をはかる方法もある。問題が起こっている原因を直感的に予想し，それを裏づける要因を探求し，母親に問題の可能性を指摘して自分の直感を確認する。母親が支援者の直感と矛盾する情報を話したら，ガイディング法でさらに情報を得て洞察をもって別の可能性を突き止める。原因がわかったら，選択肢をいくつか示しながら母親と行動計画を立てる。行動計画の内容は，母親にとって負担にならないよう2，3個にとどめる。母親が計画を具体的に理解しているかどうかを確認するため，母親に計画を要約してもらう。いつまでその行動を続けるかを決定し，計画がうまくいったのか，さらに提案が必要なのかを知るため，適切なときにフォローアップをする。

3）フォローアップ法

　フォローアップ法は継続的なプロセスであり，1対1の相談の後に必要とされる。状況の緊急度に応じて日程や頻度を決定する。

　支援者は，母親のニーズを満たしていたか，適切なカウンセリング・スキルを使ったか，母親への情報やアドバイスは適切であったか，記録の方法が適切であったかを自己評価する。このことによって，支援者は間違いや失敗から学んでいく。

　また，次回の約束を取り決めたり，自分以外の情報源や支援先を探したりする。フォローアップのセッションでも，「前回お話してからいかがですか」と問いかけて母親の話を注意深く聴くといった「ガイディング法」から始め，「リーディング法」に移行し，「フォローアップ法」につなげる。

Ⅲ 母乳育児カウンセリングの実際

❶ 言葉を選ぶ

評価的な言葉（たとえば「正しい，間違った，よい，悪い，上手，下手，足りている，足りていない」）は避ける。到達すべき水準があり自分や児が正常でないかのように母親が感じてしまうからである[2]。「しかし，でも」という接続詞は，母親が間違っているようにほのめかし，自信を失わせる可能性があるので，「それから，そして」と言い換える。否定的なニュアンスを含む「何か問題がありますか」という問いは，「調子はいかがですか」と言い換える。

❷ 共感するコツ

保健医療従事者は相談者の発言に対し，合っているか（賛同）間違っているか（不賛同）を即座に判断して意見を伝えようとしがちである。母親が「母乳が足りなくてよく泣くので寝る前はミルクをあげています」と言う場合，返答が「寝る前にミルクをあげると満腹して寝る赤ちゃんもいてお母さんも休めるのでいいと思います」（賛同）だったり，「泣くからといって母乳が足りないとは限りません。体重が増えていれば足さなくても大丈夫です」（不賛同）であったりする。そのまま賛同するのは保健医療従事者としての客観的視点が抜け落ちている。一方で不賛同すると母親はそれ以上何も言えなくなるかもしれない。母親が示す不安に対し，安心させようと「大丈夫」だと言葉をかけるのも，「不安をもつのは間違い」だと母親の感情を否定することになる。これに対し，母親の意見や感情に同調も否定もせずありのまま受け止めると，母親は話を聴いてくれたと感じ，信頼（ラポール）関係が確立され，安心して自分の状況を正直に話せるようになる。

保健医療従事者は，問題を探してそれを直すような教育を受けていることが多い[2]ため，質問をしたり，何かを教えたりすることはできても，自分の「意見や感情」をいったん脇に置いて相手の話を受容的に傾聴することを難しく感じるかもしれない。そのようなとき，相談者を前にして，「ここから先は，受容と共感のスイッチを入れる！」「話すよりも先に相手の言葉に耳を傾ける！」と，意識の切り替えをするとうまくいくこともある[12]。

傾聴スキルの1つとして，相手の言葉をそのまま繰り返すこともできるが，このような「オウム返し」が多用されると，話を聴いてもらったと感じられず，効果的でないこともある[12]。相手の言葉の背後にある感情に注目し，支援者の言葉で言い換えをして能動的に傾聴するほうが，より共感が伝わりやすい。

母親（相談者）「上の子どものときは母乳育児に失敗したんです」

これをオウム返しにすると「上のお子さんのときは母乳育児に失敗したのですね」となるが，人から「失敗した」と言われると傷つくだろう。評価的な言葉を避け，「失敗」「成功」などの言葉ではなく感情を表わす言葉を選ぶようにする。オウム返しにしない

6　母親に寄り添うコミュニケーションスキル

ためには，背後にある今の感情に注目する。この例では，今でも「つらい」気持ちがあると想像できる。そのような気持ちになる理由は，かつての経験が今も影響していることが考えられるだろう。

　母親の体験が自分にも思い当たる場合，「お気持ちはわかります」と言いたくなるかもしれないが，そう言われても，口で言うほどわかっていないのではないかと母親が不信感を抱くこともある。また「わかる」と言われたら，それ以上話ができなくなると感じる母親もいるかもしれない。気持ちがわかると口で言うより，母親の気持ちに寄り添って共感の気持ちを態度に込めると誠意が伝わりやすい[13]。

> 支援者「上のお子さんのときの母乳育児が思うようにいかなかったことを今も思い出してつらいのですね」

　気持ちを受容されたと感じると，多くの母親は安心して自分のことを話すだろう。

> 母親「私が妊娠中にちゃんと乳首の手入れをしなかったせいだと思うのです」

　ここで，母親の意見（乳首の手入れをしなかったせいで母乳育児ができなかった）に対し，それが正しいか間違っているかを伝えたくなるかもしれない。考えに同意も否定もせず，共感を伝えるためには，「相手の靴を履いて」相手の立場で物事を見てみる。母親の目から見て，どのように思えるから，どのような気持ちなのかを伝えると，共感が伝わりやすい。母親の抱く感情の理由に同意をせずに共感するには，「～のように思えて」「～と思うので」「～の気がして」というフレーズを使う。

> 支援者「母乳育児が思うようにいかなかったのは，妊娠中に乳首の手入れをしなかったせいのように思えて，心を痛めていらっしゃるのですね」
> 母親「そうなんです。しっかり準備をしていれば，ちゃんと飲めたのではないかと。次の子のときはぜひ母乳だけで育てたいので，今からやっておくべきことを聞いておきたくて」

　能動的傾聴によって，母親の物語（状況や気持ち）がわかってきたら，相手の物語を自分の語りで要約し，相手に自分の理解でよいのかを確認する。

> 支援者「つまり，思うように母乳を飲めなかったのは妊娠中の準備が不足していたせいではないかと思うと，残念でたまらない。それで次のお子さんのときは母乳育児がよい方向に行くように，今からできることがあればやってみたいと前向きに思っていらっしゃるのですね」

❸ 質問のしかた

　相談者に関する情報が不足していると，適切な情報提供や提案はできない。観察や質問をして情報を収集しアセスメントしていく。「はい」「いいえ」で答えられない開かれた質問（オープンクエスチョンともいう）をすると多くの情報が得られる。ただし，時

| 表 6-3 | アドバイスの危険性 |

- 母親がアドバイスに従って成功する。
  →(結果) 母親は意思決定を自分でしたとは思わず，支援者に依存を深める可能性がある。
- 母親がアドバイスに従ってうまくいかない。
  →(結果) 母親は責任を支援者に帰し，支援者は信用を失う。
- 母親がアドバイスを拒否して成功する。
  →(結果) 母親は支援者を信頼しなくなり，支援者は信用を失う。
- 母親がアドバイスを拒否しうまくいかない。
  →(結果) 支援者に合わせる顔がないと避けるようになるかもしれない。逆に依存し，自分を信頼することを学ばない。

〔La Leche League International. (2003). Leader's handbook, 4th ed. p7, La Leche League International より一部改変〕

間的制約があったり，知りたいことが明確だったりする場合は，限定的に閉じた質問や，少し限定した開かれた質問のほうが適していることもある。

「調子はいかがですか」(開かれすぎの質問)

「授乳の調子はいかがですか」(少し限定した開かれた質問)

「昨日の今の時刻から今までの 24 時間の便の回数を教えてください」(知りたいことに限定した開かれた質問，多用すると尋問のように感じられることもあるので注意)

評価的な言葉を使った閉じた質問(例「よくおっぱいを飲んでいますか」)は，期待するような言葉を誘導したり，相手になんらかの水準に達していないと感じさせたりすることがあるので回避する。

開かれた質問では 5W1H (Who, When, Where, What, Why, How) を使うことが多いが，「なぜ」と直接的に理由をたずねると，相手は責められたり問いつめられたりしているように感じ防衛的になりやすい。以下のように言い換えるとよい。

× 「なぜミルクを足したのですか」

○ 「ミルクを足したのは，どのようなきっかけからですか」(やわらかい口調で)

○ 「どういうときにミルクを足されているのですか」(Why を When に変換)

❹ 根拠のある情報をナラティブに添って提供する方法

情報の提供は，アドバイスを与えることとは違う。アドバイスとは，問題の解決法や「どうすべきか」を「教える」ことである。それに対して情報提供とは，相談者にとって必要な情報を示すことで，相談者自身が選択をして決めることが尊重される[14]。ラ・レーチェ・リーグ・インターナショナル (LLLI) は，アドバイスと情報提供では母親の自信に与える影響がまったく違うことを指摘している (表 6-3)[15]。

何かの行動を推奨する場合でも「～したほうがいい」「～しましょう」「～してください」というような指示・命令の形ではなく，「～してみてはいかがでしょうか」のような押し付けにならない提案の形で提示することで，母親が自らの意思で選び取って実行

6 母親に寄り添うコミュニケーションスキル **75**

しやすくなる[2]。また，支援者がパターナリズム的に個人的な意見（私は〜と思います）を伝えたりマニュアルに沿ったアドバイス（〜してください）をしたりするよりも，客観的な情報を母親にわかりやすく伝えると，母親が状況を理解し自分の状況に合った対処を自らの意思で選択しやすくなる。このとき理由を根拠（エビデンス）に基づいて説明したり，具体例を挙げながら提案したりするとわかりやすい。

> 例「時計を見て乳房から赤ちゃんの口をはずすのではなく，赤ちゃんが離すまでしっかり飲ませないとだめですよ」
>
> ↓
>
> 具体的に理由を述べて提案をする例「赤ちゃんが乳房を離すまでしっかり飲ませると，脂肪分の多い母乳を飲めて赤ちゃんの体重が増える助けになり，母乳の出もよくなることがわかっています。赤ちゃんが自ら離すまでしっかり片方の乳房を飲ませてから，もう片方に換えるというやり方を試してみるのはいかがでしょうか」

適切な情報を伝えるには，まず支援者自身が，最新の根拠に基づいた情報を知っていることが前提である。質の高い根拠をもつ情報が得られる場合には，その情報を話題に母親と共有しつつ対話する。根拠を絶対的な真実（権威）として母親に押し付けるのではなく，支援者のナラティブ（＝支援者自身の物語のなかの対応策の1つ）ととらえ，母親のナラティブ（母親自身の物語）との間で折り合いをつけることが大事である。人間の脳は科学的データよりも物語のほうが理解しやすくできていて，多くの人は友人の話やインターネットで聞く口コミに左右されやすい。支援者が専門家として母親に，根拠に基づく物語を語るときには，根拠に基づいた実践に関連のあるエピソードや説明を使うと理解されやすいかもしれない[11]。このときに根拠に基づかない「支援者の物語（ナラティブ）」を押し付けないことも重要である。そもそも根拠の重視は，「母親に不利益をもたらす物語」が独り歩きすることに対する強力な歯止めとして始まっている。スタンダードな情報が得られない場合は，参考になる根拠が存在しないことを前提としつつ，母親にとって有益な「新しい物語」をともにつくり上げるように対話を続ける。

母親が文化的に信じている物語（ナラティブ）を尊重することは大切である。ただし，その物語が母子にとって役立つことなのか，無害なことなのか，有害なことなのかの判断も同時に必要とされる[16]。また，支援者自身も自分の物語（ナラティブ）が母子にとって不利な点がないかどうかを常に振り返る必要がある。たとえば，製品・手技・代替医療などの支援が不要かもしれないのに，勧めることで収入になるといった利益相反がないのかどうかも振り返る必要があるだろう（第2章4，52頁参照）。

ほかの支援者が根拠に乏しく有害な情報（A説とする）を発信し，母親がそれを信じている場合どうするか。まずは「母親の物語（ナラティブ）」を傾聴し，自分のもっている最良の根拠に基づく情報とA説との違いをわかりやすく説明（情報提供）し，物語のすり合わせをしていくと，双方が腑に落ちる瞬間がくる。そこでA説以外の方法の選択肢を提案するとよい。

情報は専門用語をできるだけ使わず，わかりやすい言葉で伝えることも大切である。

「乳房」など聞いただけではわかりにくい音読みの用語より，「おっぱい，胸」などの訓読みの言葉に置き換えたほうがわかりやすい。「ポジショニング，ラッチオン」などの外来語もわかりにくいし，「直母」などの略語も避ける。なじみのない言葉を使う必要がある場合は説明を加えながら使用する。ボディランゲージに注目しながら，支援者の使う言葉や説明を母親が理解しているかどうか，確認しながら話を進めたり，図や絵を書いて説明したりするとよい。

> **根拠（エビデンス）に基づいてわかりやすく説明をする例**「赤ちゃんがおっぱいを吸うと，その刺激で『母乳をつくりなさい』という合図が身体のなかに伝わって，母乳がつくられるのです。だから…」

支援者は，母親が自分で選択することを尊重する。このとき，その選択が情報を十分に理解したうえでの選択か，未解決の感情や問題はないか，本心からの選択であるかを確認する必要がある。何より重要なのは，その選択をすることで母親や児の健康にとってリスクはないかという点である。必要に応じて，ほかの支援者につなげていく。母親の立場の人からの提案のほうがすんなり受け入れられることもあるので，信頼できるピアサポート・グループ（後述）を紹介することも1つである。そして，最終的には，どのような選択肢を選んだとしても（母乳をやめるという選択であっても），母親が自分自身を肯定的にとらえることができるよう支援する。

❺ WHOの「支援する力」の「コミュニケーションスキル」のポイント

WHOの「支援する力」の検証ツールの中で示されている「支援する力 03. 母親と対話するときはいつでも傾聴と母親から学ぶというコミュニケーションスキルを使う」と「支援する力 04. 母親と対話するときはいつでも母親が自信を持てるように支援する」（巻末資料7，528，529頁参照）の検証ポイントを**表 6-4** に示す。

❻ カウンセリングにおける留意点

人間の左脳は，物語をつくり上げる能力があり，最小限の情報量に基づいて世界を理解し，ひとつの物語につくり上げるよう機能すると言われている[17]。そのため，実際のデータに空白があると脳内でその空白を埋めてしまうため，知っていることと知っていると思っていることの間に大きな隔たりが起こることがある。これは相談者にも支援者にも起こる。そのため，支援者は自分の思い込みを検証するとともに，相談者の思考のなかの空白の部分が何なのかを傾聴し，気持ちに寄り添いながら，その空白を根拠のある情報で丁寧に埋めていくことが必要となる。

支援者が自分の経験をナラティブとして「私の場合は〜」と強調すると，「母親が自らの経験を冷静に見つめようとする意識を弱める」[18]ことを認識し，自己開示は必要な場合に限定する。

母親に対する支援者の影響力には限界がある。母親のなかには精神的疾患や，過去の虐待などの問題を抱えている人もいる。支援者の手に負えないと感じたり，判断に迷っ

表6-4 WHOの「支援する力」のコミュニケーションスキルの検証ポイント
　　　　領域2：基礎となるスキル：信頼関係を樹立し効果的にコミュニケーションをとる

支援する力03. 母親と対話するときはいつでも傾聴と相手から学ぶというコミュニケーションスキルを使う

業務評価指標11. 母親と対話をするときに，傾聴スキルと母親から学ぶスキルを少なくとも3つ実際に使ってみせる

- 開かれた質問（自由回答方式）をする
- 関心を示すような応答やジェスチャー（笑顔，うなずきなど）をする
- 母親が言っていることを言い換えて応答する
- 共感する——母親がどう感じているかについてのあなたの理解を，文化的に適した方法で表現する
- 評価的な言葉（よい，悪い，正常，間違っている）を避ける

業務評価指標12. 母親と対話するときに，コミュニケーションのスタイルと内容を状況に応じて調整する方法を少なくとも3つ実際に使ってみせる

- 役立つ非言語のコミュニケーションをとっている（母親と横に並んで座る，腕を組まない，その文化によって，目を合わせる/合わせない，など）
- 目の前の母親が直面している特定の障壁に対して応答する
- その母親が直面している可能性のある困難に対する支援を，気配りをもって行う
- 目の前の母親，そして家族のニーズ，好み，価値観に対応する

支援する力04. 母親と対話するときはいつでも母親が自信を持てるように支援する

業務評価指標13. 母親が自分の言葉で自分の考えを話せるように励ます方法を少なくとも2つ示す。その際に時間をかけて，母親の考えを理解し考慮する

- 母親自身が自分の心配ごとを説明できるように時間をかけ，何がいちばん気になっているかの全体像を得るようにする
- 母親が考えていることと感じていることを言語化して確認する
- 母親の心配ごとに関して，気持ちを配慮し尊重しながら，事実に基づいた情報を提供する
- 母親の特定の心配ごとと状況に呼応した解決策を母親自身が見つけるのを手伝う

業務評価指標14. 母親と対話するときに，母親が自信をもてるようにサポートする点を少なくとも3つの方法で表現する

- 母親が知っていることを，敬意を払いながら聞き出す
- 母子にとってうまくいっていることを見つけてそれを伝える
- 母親が母乳育児に自信を持ち自己効力感を高められるように，前向きなフィードバック（言葉かけ）とエモーショナル・サポートを提供する
- 改善が必要な点が何かを母親と一緒に判断する
- 母親が決めた母乳育児の目標に達することができるようにする
- 実際的な援助をする

〔WHO/UNICEF（2020）. Competency verification toolkit：ensuring competency of direct care providers to implement the Baby-friendly Hospital Initiative. Geneva：World Health Organization より筆者，瀬尾智子氏共訳〕

　　　たりしたら，その問題の専門家と相談したり，専門家にかかることを母親に提案したりする必要がある。
　　　母親の経験や感情を受容することはできても，臨床の現場では実際の行動を受け入れられない場合もある。ただしその場合，問題を感じているのは支援者である「自分」で

あって，母親ではないため，「私はあなたのこういう行動でこう感じる」と私を主語にしたメッセージ（「私メッセージ」）で自分の気持ちと自分への具体的な影響について自己開示する。また，自分が「見たり，聞いたり，触ったりできる相手の行動」だけを指摘し，人格を責めたり評価したりせず，態度や動機についての推測は避ける[19]。支援者自身が「怒り」を感じている場合は，怒りの原因となる「第一次感情」（傷ついている，恐れている，心配しているなど）を伝えるようにする。母親が抵抗をしたり反感をもったりしたのを感じたら，能動的な傾聴に戻る。場合によっては，両者のニーズが満たされるような問題解決法を一緒に探す[19]。

Ⅳ 成人学習原理に基づくサポートグループの活用

　自分の母乳育児に自信がもてない母親や，周囲の無理解など医学的問題でない困難に遭遇した母親には，カウンセリングのフォローアップとして，地域のピアサポートグループを紹介するとうまくいく場合が多い。

　ピアサポートグループのなかで成功しているグループは，講義形式ではなく，体験談を語り合い気持ちを自由に言える打ち解けた雰囲気があるといわれている。中心となるリーダーは，指導者ではなく，そのグループの仲間（peer）であり，参加者から経験を引き出して，自由に学び合えるように話し合いを導いていく[20]。

　Riordan は，セルフケアグループの中の個人は，ほかの参加者との相互作用を通じて学習をし，「親になるというのは状況的にも，発達的に見ても1つの危機といえるが，自分と同じ状況にある人たちと話し合うことによって，それへの対処が上手になる」こと，「自分たちが実際に耳を傾け，自分の意見を述べながら初めて自分たちにとって何が直接の関心事であるのかが一番よく理解できる」こと，セルフケアグループの話題は「知的なものであると同時に情動的なものであるので，グループのリーダーが各メンバーの経験に感情移入をし受容することが不可欠」であることを述べている[20]。そして母親同士の母乳育児のセルフケアグループであるラ・レーチェ・リーグ（LLL）の成長と成功の秘訣は，成人学習原理をよく利用しているからだと分析している。つまり，LLLの提供する「つどい」において，母親という役割を新たに学習できること，精神的成熟が増進されること，関心のある現実問題についての話し合いができること，日常的なものに直接応用できること，成人学習に必要な心理的雰囲気（打ち解けたリラックスした雰囲気）であること，自分で答えを見つけることが尊重されること，それらすべてが成人学習原理にかなっている[20]。

　このような地域に根差している母乳育児のサポートグループとうまく連携をとって，妊娠中の女性や退院後の母親，一時的に相談に来て問題を乗り越えた母親のその後の長期的サポートを任せることも考えるとよい。

（本郷 寛子）

参考文献

1) 松本真司他（編）（2007）．コミュニケーションスキルトレーニング：患者満足度の向上と効果的な診療のために，pp29-30．医学書院．
2) UNICEF/WHO（著）（2009）．BFHI2009翻訳編集委員会（訳）（2009）．赤ちゃんとお母さんにやさしい母乳育児支援ガイド—ベーシック・コース「母乳育児成功のための10ヵ条」の実践，pp43-67．医学書院．
3) 斎藤清二（2012）．医療におけるナラティブとエビデンス—対立から調和へ，遠見書房．
4) 斎藤清二（2011）．ナラエビ医療学講座—物語と科学の統合を目指して，北大路書房．
5) 本郷寛子（2012）．母親が「できる！」と思える母乳育児支援—母親が支えられ，自分もできると思う支援．助産雑誌，66(1)：34-40.
6) 本郷寛子（2000）．母乳支援カウンセリング．助産婦雑誌，54(6)：469-474.
7) 柏木哲夫（2012）．生きること，寄りそうこと，いのちのことば社．
8) 国分康孝（編）（1990）．カウンセリング辞典，誠信書房．
9) WHO/UNICEF（2020）．Competency verification toolkit：ensuring competency of direct care providers to implement the Baby-friendly Hospital Initiative. Geneva：World Health Organization. https://www.who.int/publications/i/item/9789240008854.（2024/3/18アクセス）
License：CC BY-NC-SA 3.0 IGO.
10) Lauwers J., et al.(2011). Counselling the nursing mother：A lactation consultant's guide, 5th ed. p96. Jones & Bartlett Learning.
11) Lauwers J.(2013). Communication and counseling skills. In Mannel R., Martens PJ., Walker M.(eds.). Core curriculum for lactation consultant practice, 3rd ed. pp53-64. Jones & Bartlett Learning.
12) 本郷寛子他（2012）．お母さんも支援者も自信がつく母乳育児支援コミュニケーション術．南山堂．
13) Bolton R.（著），米谷敬一（訳）（2010）．ピープル・スキル—"人とうまくやる"3つの技術，宝島社．
14) 武田健（2004）．人間関係を良くするカウンセリング—心理，福祉，教育，看護，保育のために，誠信書房．
15) La Leche League International.(2003). Leader's handbook, 4th ed. p7. La Leche League International.
16) Wambach K., et al.(2021). Breastfeeding and Human Lactation, 6th ed. pp742-743. Jones & Bartlette Learning.
17) Taylor J. B.（著），竹内薫（訳）（2012）．奇跡の脳：脳学者の脳が壊れたとき，pp233-325．新潮社．
18) Lauwers J., et al.（著），青野敏博（訳）（1989）．母乳育児カウンセリング，p50．メディカ出版．
19) Gordon T.（著），近藤千恵他（訳）（2000）．医療・福祉のための人間関係論—患者は対等なパートナー，丸善．
20) Riordan J.（著），竹内徹他（訳）（1988）．母乳哺育の実際，医学書院．

Column

スタッフ同士のコミュニケーション

コミュニケーション失敗の要因

　出生数の減少やハイリスク妊娠・出産の増加など，母親を取り巻く環境は複雑に変化し，出産や育児を困難に感じる母親が増えている。母乳育児支援の現場においては，支援対象である母親とのコミュニケーションがいかに大切かを実感している。また，母親のみならず家族や多職種との連携が必要になってきており，コミュニケーションの必要性はますます高まっている。

　母親とのやり取りにおいては，コミュニケーションをとって良好な関係が築けても，同じ職場内のスタッフ同士となると同じようにはいかない，という声を聴くことが多い。スタッフ間で対話するときに，どうしても意見の相違があることが多くなる。その際に，自分の意見をわかってもらおうとしてつい熱くなってしまうことがある。結局意見は平行線のまま決裂し，気まずい雰囲気で終わってしまったり，どちらかが妥協したりすることがある。お互いの意見を交わしながら協働して解決へと向かっていくためにはどうしたらよいだろうか？

　職場内では，相手に同じ気持ちや同じ考えになってほしい，同じ行動をとってほしいという期待値がどうしても上がってしまいがちである。それは，同じ目標に向かって進んでいる1つのチームということで，身近であるがゆえに，相手の問題が自分の問題のように思えて，「もっとこうしたらいいのに」と相手をコントロールしてしまいがちになるためである。

　一方，母親との関係においては，互いの認識や思考・価値観に違いがあっても自分の問題として置き換えにくいため，お互いの距離間を受け入れて会話がしやすい。そして，相手がどう思っているか，どうしたら思いが伝わる言葉になるだろうかなど相手に思いを馳せながら，コミュニケーションをとっているだろう。

良好なコミュニケーションのポイント

　スタッフ間で良好なコミュニケーションをとるためには，まずは自分の気持ちを脇に置いて相手の話を聴いてみると，解決の糸口が見出せるかもしれない。そして，いきなり本題に入るのではなく，「夜勤お疲れさまでした。昨夜は授乳支援，大変でしたね」などと，相手をねぎらい最近の様子を話してから本題に入ると話を進めやすいだろう。本題に入る前の会話からすでにコミュニケーションは始まっている。コミュニケーションの大半は非言語のコミュニケーションによる。相手にとって安心して意見の言える場になるように，表情や声のトーン，しぐさに気を配り，相手を受け入れる姿勢でじっくりと聴くようにする。これだけでもかなり効果がある。そして，会話を進めていくなかで，自分自身も自分の状況，考え，感情を認識することによって，相手が自分と同じ思いや感情でないことに気づき，相手との意見の相違を受け止めやすくなるだろう。

　自分自身が意見を言う際に，今一度ひと呼吸おいてみる。まず相手のことを知りたいという意図をもって話を聴くことで，初めて相手の思いや考えを知ることができる。そして，自分の状況，考え，感情を認識したうえで，相手の思いを大事にし，どうすれば相手に思いが届くだろうかを考えて丁寧な対話を繰り返していくことで，自ずとコミュニケーションがとりやすい関係になっていくのではないかと思う。

　スタッフ間のコミュニケーションにおいても，身近な人だから，本当のことだからと甘えて伝えたいことをダイレクトに伝えるのではなく，相手を思いやり丁寧なふるまいや技術を使って，相手に思いが伝わるコミュニケーションを心がけたいものである。

（黒澤 かおり）

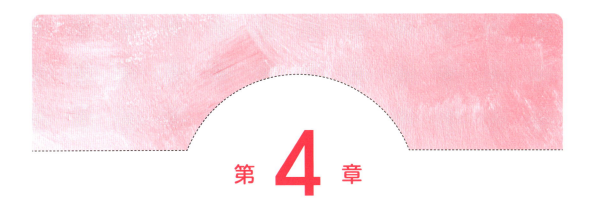

第 4 章

母乳育児の
解剖・生理・生化学

7 乳汁分泌の解剖・生理

　母乳の分泌は，女性の妊娠・出産に伴って起こる生理的な変化を基盤とし，児の吸啜刺激によって促進され，児の吸啜が減少することに伴って減少し，終了するという一連の過程である。母乳分泌の解剖と生理を理解することで，より科学的・効果的に母乳育児を支援することができる。

I 乳房の解剖学[1-6]

1 乳房の構造（図 7-1）

　乳房は，第2肋骨と第6肋間軟骨の間にあり，浅在筋膜浅葉と深葉の間に位置する。直径 10〜12 cm で，中央部の厚さは 5〜7 cm である。思春期，妊娠期，授乳期，閉経期のホルモン環境に伴って変化する。その構造は皮膚，皮下組織，乳腺体からなる。

1）皮膚[7]

　外層より，表皮，真皮，皮下組織からなり，皮膚は細菌，ウイルス，そして外傷から乳房を防護する機能をもつ。

- **表皮**：外側から角質層，顆粒層，有棘層，基底層が存在する。角質層はケラチンから構成され，身体の表面を防御している。
- **乳頭・乳輪**：乳頭・乳輪の清拭を行うと皮膚を保護するモントゴメリー腺（後述）から分泌される皮脂が拭き取られ，乾燥・亀裂する原因となる。乳頭には汗器官であるアポクリン腺も存在する。
- **皮下組織**：通常脂肪組織に富んでいるが，乳頭・乳輪には脂肪組織が欠け，血管や乳管を有する緻密性結合組織からなり，独立脂腺と平滑筋が含まれている。

2）乳腺体[8]

　乳房の形は乳腺体でつくられている。乳腺体は線維性の靱帯（クーパー靱帯）で固定され，円錐形を保つ。乳腺体は実質および間質からなる。

（1）乳腺実質[9]

　乳腺実質は，乳管，乳腺葉，小葉，そして乳腺房という構造をもっている。乳腺の最小単位である乳腺房は直径約 0.12 mm で，10〜100 個が集合し小葉を形成する。小葉は終末乳管最小単位（terminal duct lobular unit：TDLU）を形成する。20〜40 個の小葉が集合して乳腺葉を形づくる。乳腺葉は 15〜25 個で，乳管を経て乳管口につながる。

84　第4章　母乳育児の解剖・生理・生化学

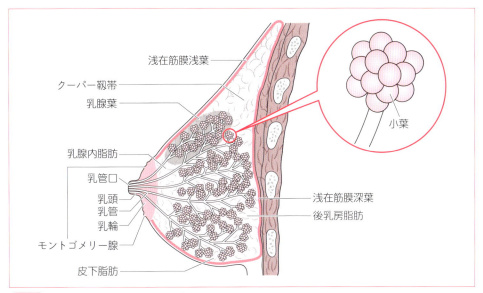

図 7-1 乳房の外観と断面，および構造

主乳管の直径は約 2 mm である。
　最近の研究では，乳管口は 6〜8 か所という知見が報告されている。乳管は乳頭に達するまでに合流を繰り返しながら太くなっている。従来，乳頭付近には「乳管洞」という乳汁が貯留している部位があるとされてきたが，超音波での観察によればこのような部分は見あたらず，授乳時に乳管の直径が自在に変化していることがわかっている（超音波所見によると乳管の直径は，非妊娠時・非授乳時には約 2〜4 mm とされている）[10]。

(2) 間質

　乳房の間質には靱帯と脂肪がある。乳癌の所見で重要な「えくぼ徴候」とは，癌組織がクーパー靱帯にまで及んだときに起こる。
　脂肪組織は，乳腺上皮が成長し発達するのに欠かせないものであり，乳管の伸展や小葉腺の増殖に必要なスペース，支え，そして局所的な調整を提供する。また乳管の分岐に必要である。乳房の脂肪組織の量（つまり乳房の大きさ）は，乳汁分泌量や乳汁中の脂肪成分には影響しない。
　乳腺は，脂肪組織の中に埋まるように入っているため，乳房のかたちが平滑で丸くなる。乳房のかたちや大きさは，この乳房脂肪体によって変化する。

3) 乳頭[11]

　乳頭は，乳輪の中央にある円筒形の隆起である。乳頭は網目状に平滑筋に覆われており知覚神経や交感神経が刺激されることによって勃起する。局所の静脈うっ血，充血が乳頭の勃起を増強させる。なぜなら，乳頭・乳輪は動静脈吻合が豊富なためである[12]。

4) 乳管

　乳頭内には中央値 27 本の乳管が認められるが，その拡がりは均等ではなく，3 つの

異なる乳管集団がある。すべての乳管が均等に母乳を分泌しているわけではない。また，すべての乳管が乳頭に開口しているわけではなく，乳房標本で数えられた乳管の本数と実際に母乳を分泌している本数は異なる。乳管開口部は乳頭の筋肉の収縮により狭くなる[11]。

5）乳輪

乳輪は乳頭を取り巻き，メラノサイトにより色素沈着がある。乳輪の色は妊娠の前後で変化する。非妊時の乳輪の幅は平均 15〜16 mm だが，個人差が大きく，妊娠中や授乳中に大きくなる。非常に弾性に富んでおり，皮膚には脂肪組織はなく，平滑筋や膠原線維・弾性線維を含んでいて，それらは放射状，円周状に走行している[12]。

乳輪にはモントゴメリー腺という結節があり，乳腺と皮脂腺とからなり，一部からは乳汁を分泌する。母乳育児において，モントゴメリー腺は以前考えられていたよりも重要な役割を果たしている可能性がある。分泌腺が多い母親をもつ乳児は最初の数日間の体重増加が大きく，より迅速に吸着する傾向があり，吸着後はより活発に吸啜する。乳輪腺は匂いを出す器官であり，新生児に嗅覚刺激を与えて乳頭・乳輪への誘導を助けるだけでなく，より効果的に乳頭・乳輪を刺激させて初乳の摂取量を増やすことができると考えられる[13]。また，モントゴメリー腺から分泌される脂質には皮膚を保護することに加え，皮膚の pH を低下させて細菌感染から防護する作用もある。授乳の前に乳頭を清拭することは乳頭・乳輪の乾燥や亀裂を起こすリスクを高める[14]。

児が吸着する際は，乳輪ならびにその皮下組織は，乳頭とともに一体として児の口のなかに含まれることが重要である。この部分を臨床では，乳頭乳輪複合体（nipple-areolar complex：NAC）と呼ぶ。

② 乳腺房の微小構造（図 7-2）

- **乳腺腺房上皮細胞（乳腺細胞）**：乳汁を分泌する細胞で，立方上皮である。乳汁が腺腔にないとき，乳腺細胞は背の高い円柱状をしているが，乳汁で充満していると細胞はより扁平になる。乳腺細胞はプロラクチンにより刺激され乳汁産生を行う[15]。
- **筋上皮細胞**：筋上皮細胞は多数存在し，乳管や乳腺の周囲に明瞭な層を形成している。神経支配を受けず，オキシトシンの刺激で収縮し腺房および乳管から乳汁を押し出す[16]。
- **基底膜**：毛細血管と接し，物質の移動が行われる。
- **毛細血管**：乳汁分泌に必要なホルモンや，その他の物質を乳腺細胞まで運ぶ。

③ 妊娠中の乳腺組織の発達[17]

妊娠の最初の 3〜4 週は，エストロゲンによって刺激され，枝分かれと小葉形成が起こる。5〜8 週までに起こる乳房の変化は，表在静脈の拡張，乳房の増大，乳頭と乳輪の色素沈着の増加である。

妊娠第 1 期では，乳管と乳腺の成長と分岐が急速に起こる。妊娠後期には，乳腺細胞が増殖し，初乳による乳腺房の膨張が起こる。脂肪滴は乳腺細胞に徐々に蓄積する。

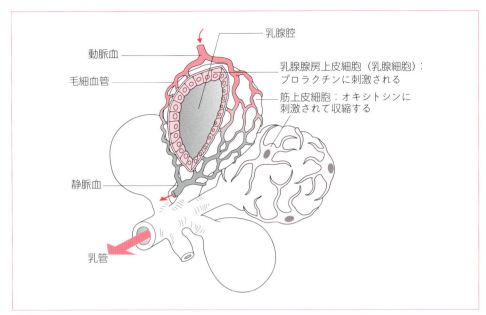

図7-2 乳腺の構造

〔Cowie A. T.(1984). Lactation. In:Austin CR., Short RV. Eds. Reproduction in Mammals. Volume 3. Hormonal control of Reproduction, 2nd ed. Cambridge University Press. をもとに作成〕

　プロラクチンによって乳腺細胞の成長と分泌が刺激され,そのレベルは妊娠中に経時的に上昇する。

　妊娠による乳房の変化は,通常妊娠22週までに完了する。乳房の大きさは著しく変化するが,妊娠中の乳房の大きさの変化と分娩後の母乳分泌量は相関しない。早産した女性では乳腺の発達途中で分娩となるため,母乳分泌開始は遅れる可能性がある。

4 乳房の血管

- **動脈**:主な動脈は内胸動脈の穿通枝(内側乳腺枝,前肋間枝),肋間動脈である。乳房の多くの部分は2,3種類の動脈の分岐から血流を受けている。
- **静脈**:動脈に沿って走行する。

5 リンパ管

　乳房リンパ管は,乳腺の結合組織にある毛細リンパ管から始まっている。乳房リンパの基本的流路は,乳輪下リンパ叢 → 乳管リンパ管 → 小葉周囲リンパ管 → 皮下リンパ叢 → 腋窩腔である。

　乳房のリンパドレナージは,表層部または皮膚部,乳輪部,腺部または深部組織部からなる。乳房からのリンパの75%以上は,腋窩リンパ節に流れ込む。その他,大胸筋と小胸筋の間にある大胸筋リンパ節,鎖骨の深部にある頸部の鎖骨下リンパ節に流れ込む。皮下深部および乳房内リンパ管からの流れは,遠心的に腋窩および乳房内リンパ節

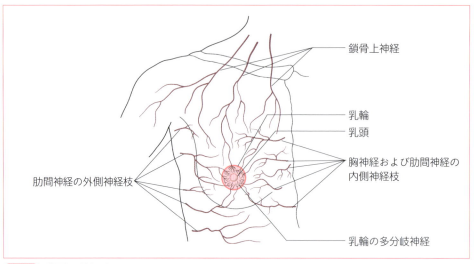

図 7-3 乳房の神経支配

〔Vorherr H.（1974）. The Breast, p39. Academic Press をもとに作成〕

に向かって移動する。反対側の乳房や横隔膜下リンパ管への乳房貫通リンパの流れもあり，最終的には肝臓や腹腔内リンパ節につながる。授乳期乳房のリンパドレナージについては，乳汁分泌や乳腺炎において重要であるにもかかわらず，ほとんど研究されていない[18]。

6 乳房の神経支配（図 7-3）

1）自律神経

乳房に分布する自律神経は肋間神経の交感神経枝からきていて，これは，乳頭・乳輪の平滑筋に分布する。また動脈壁にも分布して血管の平滑筋を収縮させる。

2）知覚神経

乳頭・乳輪の領域には自由神経末端があり，真皮の乳頭層には触覚小体があり，大きな乳管の周囲，乳頭・乳輪の真皮，乳房の周辺には神経線維が走行している。皮膚に分布するすべての神経は乳腺体から乳頭に向かって放射状に走行する。乳腺への神経支配は希薄で，血管に沿って走行しているだけである。

3）神経支配領域の異常

乳輪・乳頭の知覚もしくは自律神経の支配領域に異常があれば，射乳反射のみならず，オキシトシンとプロラクチンの分泌が抑制され，乳汁分泌が減少する可能性がある。また，乳房の手術を行った女性では，乳管や神経の損傷がある場合に母乳の分泌が減少したり，まったく分泌されないことがある（第12章37 Column 484頁参照）。

7 乳房の発生と発育[19]

乳房の発生学上の変異には以下のようなものがある。

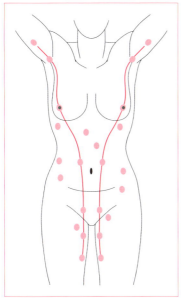

図 7-4 ミルクライン
〔Weatherly-White R. C. A.(1980). Plastic surgery of the female breast. Harper & Row. をもとに作成〕

- 無乳房症：先天的な乳房の欠如
- 乳房不同：左右の乳房の大きさが著しく違うこと。ただし軽度の左右の乳房の大きさの違いは，約 80％の女性にあるとされている
- 無乳頭症，乳頭欠如：乳輪・乳頭が欠如していること
- 乳腺過剰：乳頭を伴わない乳腺組織。副乳
- 過乳頭症：乳腺組織を伴わない乳頭の過剰
- 乳房過多症：乳腺組織が胎生期の遺残として残ること。ミルクライン（**図 7-4**）に沿って観察されうる
- 乳房過形成：乳房組織が過剰に発達していること
- 乳房低形成：組織の発達が不良であること
- 多乳頭症：過剰な乳頭があること。ミルクラインに沿って乳頭が発生することがある

II 乳汁分泌の生理学[20, 21]

1 視床下部と下垂体のホルモン

脳下垂体からは以下のホルモンが分泌される。

- **下垂体前葉・腺下垂体**：甲状腺刺激ホルモン（TSH），副腎皮質刺激ホルモン（ACTH），成長ホルモン（GH），乳汁分泌ホルモン〔プロラクチン（PRL）〕，卵胞刺激ホルモン（FSH），黄体化ホルモン（LH）
- **下垂体後葉・神経下垂体**：オキシトシン，抗利尿ホルモン（ADH，バソプレシン）

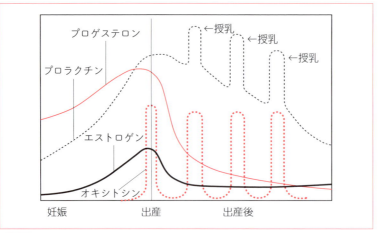

図 7-5 妊娠中と授乳中のホルモンの変化

〔Love S. M.(1990). Dr. Susan Love's breast book. p34. Addison-Wesley Publishing より〕

② 乳腺の発達とホルモンの作用

乳房の組織は妊娠期，授乳期において著しく変化する（**図 7-5**）。

- **卵胞ホルモン（エストロゲン）**：乳腺の増殖と分化を促進する。乳汁分泌については プロゲステロンとともに阻害する作用がある。
- **黄体ホルモン（プロゲステロン）**：乳腺の成長を促す。出産により胎盤性プロゲステロンが消退するのが誘因となり，乳汁分泌がPRLの存在下で開始される。プロゲステロンは乳汁分泌を阻害する機能があり，分娩後胎盤遺残がある場合は乳汁生成Ⅱ期が遅れる。
- **乳汁分泌ホルモン（PRL）**：乳腺と乳管の増殖と分化を促し，乳房の体積を増加させる。ドパミンなどPRL抑制因子により抑制的にコントロールされている。妊娠中のPRLの血中濃度は，非妊娠時の10〜20倍になる。
- **ヒト胎盤性ラクトーゲン（hPL）**：胎盤で生成され，妊娠中増加し，出産後すみやかに消退する。妊娠中の乳汁分泌を抑制している可能性がある。

③ 乳汁生成（lactogenesis）[22, 23]

妊娠の中期から以下のような段階を経て乳汁が生成される。

1）乳汁生成Ⅰ期

- 妊娠16週頃に始まる（産後2日まで）。
- 乳糖，総蛋白，免疫グロブリンが増加し，乳汁産生のための基質が集められる。
- 分娩前の分泌物の組成は分娩まではほぼ一定と考えられている。
- 乳汁の生成は分娩後のまだPRL濃度の高いときに血漿プロゲステロンが減少することにより開始される。
- 乳汁は乳房から排出されない場合，その分泌は減少するが，産後3，4日目まではこの分泌開始の過程は吸啜の有無には影響されない。

2）乳汁生成Ⅱ期

- 乳汁分泌が増加し（乳汁来潮），それが確立するまでの時期である。
- ナトリウム，塩化物，蛋白質が著しく減少し，乳糖が増加する。クエン酸，グルコース，遊離リン酸，カルシウム濃度の上昇と pH の低下を伴う。
- 臨床的にみると，乳汁分泌が増加する産後2，3日目にあたり，生化学的にみると，血清中の α-ラクトアルブミン濃度がピークとなる。
- 乳汁の組成の大きな変化が約10日間持続し，徐々に変化して成乳となっていく。

3）乳汁生成Ⅲ期

- 分娩後約10日以後，乳汁生成が維持される時期である。
- 産生される乳汁の量は1回の授乳や搾乳によって乳房から除去される量に関連している。
- この時期の短期的な乳汁産生は局所でのオートクリン・コントロールで調節されていて，乳汁分泌の確立した母親では，頻回に授乳したほうがより多くの乳汁を産生する。

4）乳汁生成Ⅱ期が遅延する要因[24]

　　第Ⅱ期が遅延する要因としては，初産婦，母親の年齢が30歳以上，帝王切開，分娩第Ⅱ期遷延，分娩中の母体への補液，糖尿病合併妊娠，無痛分娩，肥満，多囊胞性卵巣，卵巣黄体囊胞，胎盤遺残，分娩時の多量出血によるシーハン症候群，ストレス，プロラクチン欠乏症（または受容体欠如），乳房手術後であること，などが挙げられる。

❹ 乳汁分泌の調節[22, 25]

　　乳汁分泌にはエンドクリン・コントロールとオートクリン・コントロールの2つの調節経路がある。

1）エンドクリン・コントロール（内分泌的調節）

　　乳汁生成Ⅱ期は，胎盤の娩出によってプロゲステロンの急激な低下が起こることが引き金となって始まる。

（1）プロゲステロン

　　プロゲステロンは PRL の強力な抑制因子である。分娩後急激に低下し，PRL レベルが高値のままであることにより，本格的な乳汁分泌が始まると考えられている。分娩後に胎盤遺残があると，乳汁分泌が抑制される。

（2）エストロゲン

　　エストロゲンは乳腺形成における PRL の働きを増強させるが，乳汁生成に対しては抑制的で，PRL に拮抗する。

（3）プロラクチン（PRL）

　　PRL は乳汁生成の開始と維持の両方に必須である。オキシトシンの作用は乳汁射出に密接に関係しているが，PRL が不足すると乳汁はつくられない。妊娠中，下垂体前葉から分泌される PRL は，乳房量の増加および細胞分化に重要な役割を果たす。乳管および乳腺房が成熟し，増殖するにつれて，PRL レベルは非妊娠時の正常レベルである 10〜20 ng/mL から着実に上昇し，分娩時には 200〜400 ng/mL のピークに達する。

7　乳汁分泌の解剖・生理

経産婦のほうが PRL に対する乳腺細胞レセプターの数が多い。このことは，母乳分泌の量を決定するのは PRL 受容体の数であることを示唆している。経産婦の乳児が初産婦の乳児よりもやや早く体重が増加し始める理由づけとなる。

母乳育児中の母親の PRL は夜間（睡眠中）のレベルは日中よりも高い。たとえ何年も母乳を与えていても上昇したままである。児の吸啜によって上昇し，授乳回数が多いほど血清 PRL 値は高くなる。24 時間あたり 8 回以上の授乳は，次の授乳までに PRL 濃度の低下を防ぐ。

オートクリン・コントロールの段階（下記 2)）になると，視床下部からの PRL 分泌は母乳の排出に影響される。血漿中 PRL 濃度は出産直後に最も上昇するが，乳頭刺激の頻度，強さ，持続時間に比例して上昇と下降を繰り返し，授乳開始後約 45 分でピークに達する。母親が母乳を与えない場合，PRL 値は通常，産後 7 日目までに非妊娠時のレベルに達する。

(4) オキシトシン

オキシトシンは乳汁産生と子宮収縮を調節し，射乳反射を引き起こす重要な役割を果たす。児の吸啜刺激に反応して下垂体後葉からパルス状に放出され，授乳開始後 1 分以内で血中濃度が上昇し，終了後 6 分以内で基礎値に戻る。この放出は授乳が続く限り持続する。母親と児が直接肌と肌で触れ合うことは母親のオキシトシン濃度を増加させるが，児が吸啜しない場合は 60 分後には基礎値に戻る。

オキシトシンは吸啜時だけでなく，児のことを考えたり泣き声や匂いを感じたりすることで分泌され，射乳反射を促進する。また，神経伝達物質としても作用し，鎮静，愛着行動促進，痛みへの感受性低下などさまざまな役割を果たす。

(5) プロラクチン抑制因子（PIF）

PIF は視床下部で産生される物質で，ドパミンそのものやドパミン関連物質である。視床下部のカテコールアミンレベルにより調節される。ブロモクリプチンはドパミン様の作用をもち，PRL の作用を抑制する。メトクロプラミド（プリンペラン®）やフェノチアジン誘導体（ノバミン®，ウインタミン®），ドンペリドン（ナウゼリン®）は PIF の作用を抑制する。

(6) 乳汁産生抑制因子（feedback inhibitor of lactation：FIL）[26]：後述

2) オートクリン・コントロール（局所的調節）

オートクリン・コントロールとは，ある細胞が自分自身のシグナルに応答することである[27]。乳汁生成Ⅲ期になると，短期的な（時間単位の）乳汁産生量の制御に関して，オートクリン・コントロールをはじめとする局所での調節が主要な役割を担う。授乳回数が多いほど，そして，吸啜または搾乳によって乳房から取り去られた量が多いほど，次回の乳汁の産生量は多くなる[28]。オートクリン・コントロールによって，乳汁産生は左右の乳房，個々の乳腺単位[29]でそれぞれ独立して調整される。

1990 年代には，乳汁産生抑制因子（FIL）の存在が指摘され，乳汁産生を抑制的に調整する蛋白質が乳汁中に存在することが報告された。その後の研究により，FIL が単一の蛋白質ではなく，セロトニンをはじめとする複数の物質が関与していることが明らか

になってきた[30]。

PRL のレセプターも局所的に乳汁生成を調整している。レセプターは乳腺細胞の表面にあり，プロラクチンと結合することによって蛋白（カゼイン）を合成し乳汁が生成される。動物実験においてはレセプター数が増えると乳汁分泌量は増加し，また分娩後に吸着させないとレセプター数は増加しないことが確認されている[31]。またカゼインを合成する mRNA（メッセンジャーRNA）の増減や構造は授乳の有無で変化し，乳汁生成に関与していると報告されている[32]。

ほかにも，乳汁のうっ滞により乳腺房の内圧が上昇し，乳腺細胞の間にあるタイトジャンクション（密着接合）が破壊されることも，乳汁合成を抑制する要因の1つであると報告されている[33]。オートクリン・コントロールをはじめとする乳房局所での乳汁産生抑制などのメカニズムについては，さらなる今後の研究が期待される。

3）乳腺の退縮：離乳とアポトーシス・細胞消失[33]

アポトーシスは胎生期の乳管形成期に始まり，思春期や月経の周期的な段階でも起こっている。母乳が乳腺房に貯留し排出されない場合，乳房が緊満して血管が圧迫され，血流が減少して筋上皮へのオキシトシンが減少する。乳腺房は大きく膨張し，乳腺細胞は平坦化する。乳腺の腔や管に残った分泌液は吸収される。乳腺細胞は徐々に崩壊し，周囲の結合組織が増加し，脱落した細胞が内腔に蓄積する。

乳蛋白，塩素，ナトリウムの濃度が上昇し，1日の分泌量が 400 mL/日以下になると，乳糖の濃度が減少する。ブドウ糖とマグネシウムの濃度は不変である。

❺ 乳腺房での乳汁の生合成と分泌

乳腺房で乳汁を生合成し分泌する経路（**図 7-6**）として，乳腺細胞を通る4つの経路と，傍細胞経路の計5つがある。

Ⅰ）ゴルジ体由来の分泌小胞で，乳蛋白と乳糖，水溶性の成分を開口分泌する。

Ⅱ）（乳）脂肪球という形で，乳脂肪を分泌する。

Ⅲ）一価のイオン，水，ブドウ糖が頂端膜（apical membrane，基底膜と反対側の腺腔に接しているほうの細胞膜）を通って直接移動する。

Ⅳ）細胞間質腔から，免疫グロブリンやほかの物質を経細胞輸送（transcytosis）する。

Ⅴ）血漿成分や白血球が傍細胞経路を通る。

乳糖は，グルコースとガラクトースという2つの単糖類が重合した二糖類である。母親の血中から乳腺細胞にグルコースが取り込まれ，酵素によりガラクトースに変換される。このガラクトースとグルコースが乳腺細胞内で重合し，乳糖が生成される[24]。

乳蛋白をつくるアミノ酸は，乳腺細胞中の遊離アミノ酸から合成されるものがほとんどである。乳汁中にみられる蛋白質は乳腺細胞からの分泌に特異的なもので，乳汁中以外にはどこにもないようなものである[25]。

母親の血中から取り込まれた長鎖脂肪酸や，乳腺細胞でグルコースから合成された脂肪酸が，グリセロールと結びつき脂肪となる。さらに，乳腺細胞から分泌されるときに

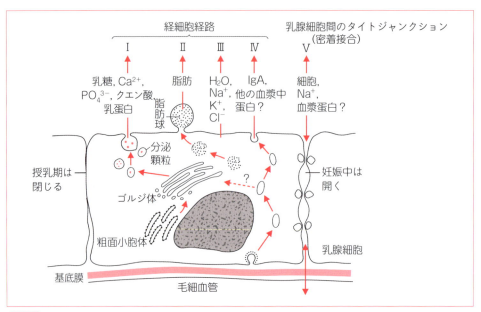

図 7-6 乳汁を生合成し分泌する経路

〔Kent J.(2002). Physiology of the expression of breast milk part 2 (Presented at the Medela Innovations in Breast Pump Research Conference).より一部改変〕

は，たくさんの脂肪が細胞膜でとり囲まれた脂肪球となって，乳汁に放出される。

（所 恭子，涌谷桐子）

参考文献

1) Rebecca F. B., et al.(1998). Anatomy and Development of the Breast. In：Lactation Specialist Self-Study Series Module 3：The Science of Breastfeeding, pp3-28. Jones & Bartlett.
2) 上野賢一（1991）．皮膚科学，金芳堂．
3) 霞富士雄（編）（2005）．乳腺外科の要点と盲点　第2版，文光堂．
4) Mohrbacher N., et al., La Leche League International (2003). The Breastfeeding Answer Book. 3rd Revised Ed, La Leche League International.
5) Lawrence R. A., et al.(2021). Anatomy of the Breast. In：Breastfeeding 9th ed EBOOK, pp38-57. Elsevier.
6) Wambach K., Spencer B.(2021). Anatomy and Physiology of Lactation. In：Breastfeeding and Human Lactation 6th ed, EBOOK, pp48-83. Jones & Bartlett Learning.
7) Rebecca F. B., et al.(1998). SKIN, Anatomy of the Breast. In：Lactation Specialist Self-Study Series Module 3：The Science of Breastfeeding, p7. Jones & Bartlett.
8) Rebecca F. B., et al.(1998). CORPUS MAMMAE/Anatomy of the Breast. In：The Science of Breastfeeding, Lactation Self-Study Series 3, pp7-9. Jones & Bartlett.
9) Lawrence R. A., et al.(2021). Morphology. In：Breastfeeding：A Guide for The Medical Profession. 9th ed EBOOK, p44. Elsevier.
10) Ramsay D. T., et al (2004). Ultrasound imaging of milk ejection in the breast of lactating women. Pediatrics, 113(2)：361-367.
11) Lawrence R. A., et al.(2021). The Nipple. In：Breastfeeding 9th Ed EBOOK, p45. Elsevier.
12) Black R. F., et al.(1998). Nipple and Areolar Tissue. In：The Science of Breastfeeding, Lactation Self-Study Series 3, pp15-16. Jones & Bartlett.
13) Wambach K., et al.(2021). Areolar Glands, Anatomy and Physiology of Lactation. In：Breastfeeding and Human Lactation 6th Ed, EBOOK. p53. Jones & Bartlett Learning.
14) Mohrbacher N., et al., La Leche League International (2003). Breast anatomy. In：The Breastfeeding An-

swer Book, 3rd Revised Ed, pp15–23. La Leche League International.

15）Rebecca F. B., et al.(1998). Parenchyma, Anatomy of the Breast. In：The Science of Breastfeeding, Lactation Self-Study Series 3, p9. Mosby.

16）Ruth A. L., et al.(2021). Microscopic Anatomy. In：Breastfeeding 9th ed EBOOK, p52. Elsevier.

17）Ruth A. L., et al.(2021). Developmental Stages in Pregnancy. In：Breastfeeding 9th ed EBOOK, p54. Elsevier.

18）Ruth A. L., et al.(2021). Lymphatic Components. In：Breastfeeding 9th ed EBOOK. p48. Elsevier.

19）Rebecca F. B., et al.(1998). Breast Abnormalities. In：The Science of Breastfeeding, Lactation Self-Study Series 3, p18. Jones and Bartlett

20）Rebecca F. B., et al.(1998). Anatomy and Function of the Hypothalamus and Pituitary in Lactation. In：The Science of Breastfeeding, Lactation Self-Study Series 3, pp29–51. Jones & Bartlett.

21）Wambach K., et al.(2021). Mammogenesis. In：Breastfeeding and Human Lactation 6th ed, EBOOK, pp49–50. Jones & Bartlett Learning.

22）Black R. F., et al.(1998). Lactogenesis. In：The Science of Breastfeeding, Lactation Self-Study Series 3, pp38–43. Jones & Bartlett.

23）Wambach K., et al.(2021). Lactogenesis. In：Breastfeeding and Human Lactation 6th ed, EBOOK, pp55–56. Jones & Bartlett Learning.

24）Wambach K., et al.(2021). Delay in Lactogenesis Ⅱ/Secretory Activation. In：Breastfeeding and Human Lactation 6th ed, EBOOK, pp56–57. Jones & Bartlett Learning

25）Wambach K., et al.(2021). Hormonal Influences. In：Breastfeeding and Human Lactation 6th ed, EBOOK, pp56–62. Jones & Bartlett Learning.

26）Lawrence R. A., et al.(2021). Feedback Inhibitor of Lactation（FIL）/Physiology of Lactation. In：Breastfeeding 9th ed EBOOK, p83. Elsevier.

27）Fuller G.M., et al. シグナル伝達分子の細胞外経路. In：東中川徹（監訳）（2002）. 分子細胞生物学アウトライン，pp190-191. メディカル・サイエンス・インターナショナル.

28）Daly S, et al.(1993). The short-term synthesis and infant-regulated removal of milk in lactating women. Exp Physiol, 78(2)：209–220. doi:10.1113/expphysiol.1993.sp003681

29）Mizuno K., et al.(2008). The important role of deep attachment in the uniform drainage of breast milk from mammary lobe. Acta Paediatr Int J Paediatr, 97(9)：1200–1204. doi:10.1111/j.1651–2227.2008.00911.x

30）Weaver S.R., et al.(2016). Autocrine-paracrine regulation of the mammary gland. J Dairy Sci, 99(1)：842–853. doi:10.3168/jds.2015-9828

31）酒井仙吉（1990）. 乳腺プロラクチンレセプター. Nihon Chikusan Gakkaiho, 61(6)：469–480. doi:10.2508/chikusan.61.469

32）倉石武. カゼイン mRNA のポリ A 鎖の長さと mRNA の安定性の関係についての解析. 学位論文要旨.

33）Lawrence R. A., et al.(2021). Physiology of Lactation. In：Breastfeeding 9th Ed EBOOK, pp58–91. Elsevier.

8 母乳の生化学・免疫学

I 母乳の成分とその役割

❶ 初乳の成分とその意義

初乳は妊娠中期から出産後早期までにつくられる乳汁であり，以降の乳汁とは成分的にも機能的にも異なる。**表 8-1** に分泌時期ごとの母乳の主な組成を，**表 8-2** に初乳の感染防御因子の濃度を示す。初乳は脂肪濃度が低く，蛋白質濃度が高い。蛋白質は主に機能性蛋白であり，免疫グロブリンのなかでも特に分泌型免疫グロブリン A（sIgA）を豊富に含む（「❸ 粘膜免疫における母乳の役割」を参照，103 頁）。また，単球やリンパ球などの単核球の数も非常に多いのが特徴的である[1]。こうした特徴は，初乳がつくられ分泌される乳汁生成 I 期には乳腺細胞同士の結びつき（タイトジャンクション）が弱く，間隙が開いているために細胞体や大きな物質が乳汁中に出ていきやすいことによる。出産後の 1〜2 週で乳汁生成 II 期，III 期と進み，タイトジャンクションが強固になると同時に乳汁中の乳糖濃度が高まると，水分を引き込んで乳汁量の増加につながる。クエン酸塩濃度の上昇も乳汁量の増加によく相関し，細胞間隙が閉まるサインの 1 つといえる[1]。

初乳には出生直後の栄養供給，免疫物質の供給のほか，児の消化管内にビフィズス菌の定着を促したり，消化管透過性を下げたり（消化管内壁をコーティングしつつ，消化管上皮細胞の間隙を閉じる）[2]することで，消化管からの病原体の侵入を防ぐ働きもある。

表 8-1 早産・正期産母乳・人工乳の組成　　　　　　　　　　　　　　　100 mL あたり

栄養素	正期産 1〜5 日	早産〜1 週	正期産 30 日〜	早産 3〜12 週	人工乳
エネルギー（kcal）	58	59	70	68〜74	67〜70
脂肪（g）	2.77	3	3.01	4.28〜4.8	3.5
蛋白質（g）	1.93	2.07	1.29	1.57〜1.25	1.6〜1.64
乳糖（g）	5.3	5.59	7.3	5.85〜6.34	7.1〜8.1

〔人工乳はわが国の乳業 4 社の乳児用調製粉乳．母乳は複数の資料より作成〕

2 母乳の構成成分

1）乳糖

図 8-1 にヒトの母乳の構成成分を示す。ヒト母乳はほかの哺乳類の母乳と比較して乳糖の含有量が約 7 g/100 g と多く，母乳のほのかな甘みの由来となっている。相対的に脂肪は少なく，そのぶんだけ同じ体積あたりのエネルギーも少ない。このことはヒトの新生児が頻回な哺乳を必要とする理由の 1 つとして考えられている。ほかの成分と比べ，母乳中の乳糖濃度は授乳時刻によらず 1 日を通じて安定しており，また母体の栄養状態が良好でなかったとしても保たれる[1]。

乳糖は二糖類であり，小腸でグルコース（ブドウ糖）とガラクトースに分解されてそ

表 8-2 正期産と早産の初乳の感染防御因子の濃度

成分	早産	正期産
総蛋白（g/L）	0.43±0.13	0.31±0.05
IgA（mg/g protein）	310.5±69.8	168.2±21
IgG（mg/g protein）	7.6±3.9	8.4±1
IgM（mg/g protein）	39.6±23.1	36.1±16.1
リゾチーム（mg/g protein）	1.5±0.5	1.13±0.32
ラクトフェリン（mg/g protein）	165±36.7	101.7±25.2
総細胞数/mm^3	6,794±1,946	3,064±424
貪食細胞/mm^3	4,041±1,420	1,597±303
リンパ球/mm^3	1,850±543	954±143
好中球/mm^3	842±404	512±178

すべて平均（標準偏差）
〔Mathur N. B., et al.(1990). Anti-infective factors in preterm human colostrum. Acta Pediatric Scand, 79(11)：1039-1044 より〕

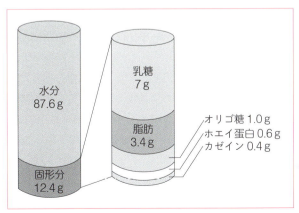

図 8-1 母乳の主な構成成分（100g あたり）
〔大山牧子氏提供〕

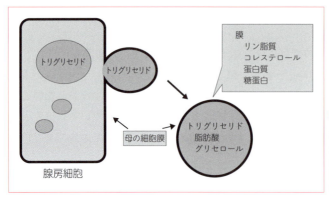

図 8-2 脂肪球の形成

〔Hamosh M., et al.(1999). Protective function of human milk: the milk fat globule. Semin Perinatol, 23(3): 242-249 より大山牧子氏作成〕

れぞれが血中へと吸収される。グルコースは新生児にとって重要なエネルギー源であり、特に新生児の脳では大量のグルコースが消費される。ガラクトースは肝臓で代謝されてグルコースとなりエネルギーとして利用されるほか、脂肪の一種であるセラミドを修飾し、ガラクトシルセラミドとして神経細胞膜の構成要素にもなる。

2) 脂肪

母乳の固形成分のうち脂肪は約 3.0～4.5 g/100 g 程度であり、母乳が有するエネルギーのうち約 50% は脂肪に由来する。母乳中の脂肪はその 98% が 1～10 mm 大の脂肪球を成し、水溶性成分と混和（乳化）している[3]。脂肪球の内側はトリグリセリド（グリセロールに 3 個の脂肪酸がエステル結合したもので、疎水性）であり、表面はリン脂質・コレステロール・蛋白質・糖蛋白からなる膜（親水性）である。この膜は主に母体の乳腺細胞の細胞膜に由来するもので、母乳が乳腺細胞から出ていく際に細胞膜をまとうようにして出ることによる[4, 5]（図 8-2）。

一口に脂肪といってもその中にはさまざまな物質が含まれており、脂肪はヒト母乳において量や組成が最も変化する成分である。一般に、脂肪は初乳には少なく成乳に多い。1 日のなかでも深夜や朝は少なく、昼から宵のうちは多い[6]。また、分泌し始めの母乳（前乳）に比べ、後半の母乳（後乳）のほうが脂肪濃度が高い（図 8-3）。脂肪の濃度は、射乳反射が起こるたびに増えていく。組成の変化としては、たとえば母親が低脂肪食を摂取していると中鎖脂肪酸の割合が増加したり、妊娠期間が短い（早産である）と長鎖多価不飽和脂肪酸（LC-PUFA）が増えたりする。表 8-3 に母乳中の脂肪濃度と組成に影響する母親の因子をまとめた。

母乳中の脂肪は児のエネルギー源となったり脂溶性ビタミンの運搬を担ったりするほかに、脳神経系の発達、生理活性物質やホルモンの生合成、細胞膜構造の維持、脂溶性ビタミンの運搬など、さまざまな機能に関与している[1, 5]。たとえば LC-PUFA のなかのドコサヘキサエン酸（DHA）とアラキドン酸は、神経組織を構成する主な脂肪酸である。DHA は n-3 系（ω3 系）の LC-PUFA としてエイコサペンタエン酸（EPA）と並んで近年注目を集めているが、神経新生、シナプス形成、シナプス膜の流動性の維持や抗炎症作用、抗酸化作用にもかかわるなど、脳神経系での役割は多岐にわたる[7]。ヒ

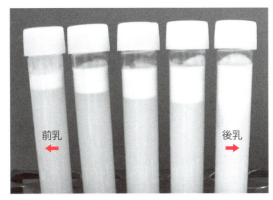

図 8-3 母乳（前乳，後乳）における脂肪濃度の変化

白い部分が脂肪分
〔大山牧子氏提供〕

表 8-3 母乳中の脂肪の濃度と組成に影響する因子

因子	影響
在胎期間	在胎が短いほど長鎖多価不飽和脂肪酸（LC-PUFA）が多い
乳汁分泌の時期（ステージ）	リン脂質とコレステロールは乳汁生成Ⅰ期が高く，時期が進むと低下する
分娩回数	分娩回数が多いと内因性の脂肪酸合成が低下
分泌量	分泌が多いと脂肪濃度が低下
授乳	脂肪濃度は1回の授乳の後半に増加
母親の食事	低脂肪食は内因性の中鎖脂肪酸合成を増す
母親の摂取エネルギー	妊娠中の体重増加が多いと脂肪濃度が増加

〔Lawrence RA.（2022）. Biochemistry of Human Milk. In：Breastfeeding：A Guide for the Medical Profession（e-Book），9th ed. pp93-144, Elsevier より大山牧子氏作成より一部改変〕

トの体内では α-リノレン酸からわずかながら DHA が合成されるが，神経細胞には DHA の合成に必要な酵素が欠損しているため，神経系の DHA の大半は直接食事から摂取しなくてはならない。したがって，母乳中に DHA が含まれることは児の脳神経系の発達において非常に重要な意味をもつ[7]。

　LC-PUFA は母親の蓄積脂肪由来であり，食事中の LC-PUFA が直接乳汁に出るわけではない。つまり，母親の食事は量的に大きなプール（体内蓄積）である貯蔵脂肪の組成に影響し，乳汁中の LC-PUFA の濃度を一定に保っている[8]。飽和脂肪酸や一価不飽和脂肪酸，n-6系（ω6系）LC-PUFA と異なり n-3系（ω3系）LC-PUFA は母乳中の濃度に国によって大きな差があることがわかっている。日本人の母乳は欧米人や中国人の母乳に比べて，n-3系（ω3系）LC-PUFA が多い[9]。これは DHA 含量の比較的高い魚類を多く摂取することによると考えられている[10]。

3）ヒトミルクオリゴ糖

　母乳に含まれるオリゴ糖（ヒトミルクオリゴ糖）は母乳中の炭水化物のうち乳糖に次ぐ第2の成分であり，栄養的な意味はもたないものの，近年その機能が研究者からの注

目を集めている物質である。

ヒトミルクオリゴ糖は母乳中に約 1.5 g/100 g，初乳には 2 g/100 g 程度含まれており[11]，これまでに同定されたヒトミルクオリゴ糖は 200 種類以上に及ぶ。母乳中オリゴ糖の量がこれほどに多く，また種類が多様であるのは，ほかの哺乳類にはみられない，ヒトだけの特徴である[12]。いくつかのヒトミルクオリゴ糖は細菌による発酵を利用する手法や酵素を用いた手法により人工的に合成できるが，大量生産できるヒトミルクオリゴ糖はわずか 10 種類程度にすぎない[13]。

母乳中のヒトミルクオリゴ糖の量や種類は遺伝的な影響，特に血液型物質の有無とその分泌状態（体液に ABO 式血液型物質が分泌されるか否か，Lewis 式血液因子が陽性か否か）[14]によって規定されることがわかっている[15]。個人差もあり，遺伝子多型，食事，人種，地域，授乳期など，さまざまな要因で量や組成は変化する[16]。一方，低温殺菌処理（パスツール化）や冷凍をしても壊れず，胃や十二指腸で消化されることもなく下部消化管まで容易に到達する[16]。

ヒトミルクオリゴ糖は消化管においてほとんど吸収されることはなく，栄養源とはならない。その役割は主に，ほかの母乳成分である乳糖や極少量のブドウ糖，糖蛋白とともにビフィズス菌の成長を促進し[1]，それによって病原菌が腸管上皮に接着することを間接的に阻害することにあると考えられてきた[4]。しかし最近の研究では，さらに広範な機能が明らかになってきている。たとえば，ヒトミルクオリゴ糖それ自体が消化管粘膜受容体に付着することで，ウイルス，細菌，およびその毒素が受容体に結合するのを防ぐことができる[11]。また，主要なヒトミルクオリゴ糖はそれぞれ，肺炎球菌，ピロリ菌，病原性大腸菌，インフルエンザウイルス，ノロウイルス，ロタウイルスなどの病原体に対する感染予防効果を有することも示されている[16]。

4）蛋白質

母乳中の蛋白質濃度は 0.8〜1.0 g/100 g 程度であり，哺乳類のなかで最も濃度が低い[17]。母乳を酸・熱・酵素などで処理すると，変性して固まる蛋白質部分（カゼイン）と変性しない蛋白質やそのほかの成分が含まれる透明な液体〔乳清（ホエイ）〕とに分かれる。

カゼインはリン酸化蛋白質であり，カルシウムと結合しやすい性質をもつ。カゼインは通常，ミセルを形成して母乳中に存在しているが，熱や酸，酵素に曝されると不溶性のカゼイン-リン酸カルシウム複合体〔凝乳（カード）〕に変化する。

ホエイ蛋白の主体は α-ラクトアルブミンとラクトフェリンである。α-ラクトアルブミンは乳糖合成酵素の一部（調節サブユニット）として働く物質であり，乳糖とともにヒト母乳には多く含まれている。牛乳にも α-ラクトアルブミンは含まれるが，ホエイ蛋白の 2 割程度を占めるのみであり，6 割は β-ラクトアルブミンである。結果として母乳栄養児は人工栄養児に比べて乳糖分解酵素活性が高く，乳糖の消化に優れている[18]。

ラクトフェリンは鉄と結合できる蛋白質である。鉄は微生物にとっても DNA 合成の過程で必要な物質であるため，鉄と結合できるラクトフェリンは消化管内で微生物と競

合して大腸菌などの増殖を阻害できる[1]。ラクトフェリンには，細胞増殖の制御，DNAへの結合と転写活性化，NK細胞の活性化，抗腫瘍活性などの機能や，プロテアーゼ，デオキシリボヌクレアーゼ，リボヌクレアーゼ，アデノシン三リン酸化酵素（ATPアーゼ），ホスファターゼ，オリゴ糖加水分解酵素などの酵素活性ももっている。これらの酵素活性はラクトフェリンがもつ抗微生物作用にも役立っていると考えられている。さらに，ラクトフェリンが胃で消化されて生成されるポリペプチドもまた，抗菌，抗ウイルス，抗腫瘍などの生物学的機能をもつ[1]。

ホエイ：カゼイン比は初乳では90：10であるが，成乳では60：40，授乳後期には50：50と，授乳期によって変化する[17]。生まれたてで消化能力が未熟な児にとって，カゼイン量が少なくホエイが主体である初乳は合理的な蛋白源である。もっとも，成乳となりカゼインの量および割合が増えても母乳は依然として消化しやすい。牛乳に含まれるカゼインは主にαカゼインであり，酸で変性すると固い凝乳となる一方，母乳に含まれるのは主にβカゼインで，凝乳となっても完全に凝固するわけではなく，消化は容易である[19]。早産または正期産で修正38週前後の母乳栄養児と人工乳栄養児について，それぞれの栄養の胃内停滞時間を調べた研究では，平均胃内容排泄半減期は母乳群47分（16〜86分），人工乳群65分（27〜98分）と母乳群で有意に短かった[20]。全身麻酔前の絶飲食時間の推奨も母乳のほうが短く設定されており（母乳4時間，人工乳6時間[21, 22]），直接授乳によって乳児の術前の空腹や不安を最小限にできる可能性がある。

5) 酵素

ホエイには40種類以上の酵素も含まれ，乳児の消化において重要である。たとえばアミラーゼには唾液アミラーゼと膵アミラーゼとがあるが，新生児におけるこれらの活性は低い[23]。母乳中のアミラーゼは唾液アミラーゼのアイソザイムであり，すべての授乳期の母乳中にみられるが，特に初乳に多い。酸性環境下でも不活化しにくく，十二指腸以遠にまで活性を保持したまま到達しうることも特徴的である。

新生児は膵リパーゼの活性も低いが，母乳中によく似た酵素活性をもつリパーゼが存在し，脂肪の分解を補助している。また，別の母乳中リパーゼで，胆汁酸塩によって活性化される胆汁酸塩刺激リパーゼ（BSSL）は十二指腸でも高い脂肪分解活性を有しており，脂肪の消化に大きな役割を果たす[1]。BSSLは40℃以上で失活するので，母乳を人肌以上に温めてはならない[24]。

そのほか，グルコース-6-リン酸デヒドロゲナーゼ，乳酸デヒドロゲナーゼ，乳糖合成酵素，リゾチーム，ホスファターゼ，プロテアーゼ，キサンチンオキシダーゼなどさまざまな酵素が母乳中に含まれている。

6) ミネラル

ナトリウムもカリウムも初乳中の濃度は20 mEq/L程度だが，成乳ではそれぞれ7 mEq/L，15 mEq/L程度にまで減少する。人工乳のナトリウム，カリウム濃度も同程度であり，これで授乳期を通じて必要量をまかなえている。

母乳中のカルシウム，リンはそれぞれ人工乳中の6〜7割程度である。しかし，母乳中の中性脂肪からは人工乳中の脂肪と比べて，カルシウムの吸収を促進するβパルミチ

ン酸が合成されやすいなどの理由により，母乳中のカルシウムの吸収効率は人工乳よりも高く，成熟児の需要をまかなえる。

7）微量元素

母乳中の鉄の含有量はせいぜい $40\,\mu g/dL$ 程度[1]で，人工乳（$800\sim1,000\,\mu g/dL$）よりははるかに少ない。しかしながら，ビタミンCや乳糖，ラクトフェリンが存在すること，カルシウム，リン，蛋白質の濃度が低いことなどが鉄の吸収効率を高めており，母乳中の鉄の生体利用率は人工乳中の鉄よりも高い（20％程度という見積もりもあれば，50％近くに達するという報告もある）[1, 25-30]。そのため，正期産かつ正出生体重で出生前鉄貯蔵（母体からの移行）が十分であれば，生後6か月までは母乳のみで鉄需要を満たせる。

亜鉛は初乳中に多く $500\,\mu g/dL$ 程度含まれるが，成乳では $120\,\mu g/dL$ 程度と大きく減少する[31]。それでも母乳中の亜鉛の吸収効率は人工乳よりも高く，児の需要を満たす。

母乳中のヨウ素含有量は食事での摂取量に影響を受けるため，ヨウ素の食事摂取量が多い日本では母乳中のヨウ素含有量も比較的多い[32]。母乳中含有量には個人差も大きいが[32]，特に習慣的にヨウ素摂取量が多い地域では，母体のヨウ素過剰摂取により新生児に一過性甲状腺機能低下症を引き起こす可能性があることに留意する必要がある。

ほかに銅，セレン，クロム，マンガン，ニッケル，モリブデンもヒトにとって重要な微量元素であるが，いずれも母乳中に十分量が含有されている。

8）ビタミン

ビタミンDは骨代謝に重要な役割を果たす栄養素であり，不足すると低カルシウム血症やくる病のリスクを高める可能性がある。しかし，母乳中のビタミンD含有量は非常に低く（$20\sim120\,IU/L$ 程度）[1, 33]，児の食事摂取目安量（$200\,IU/$日）[33]を満たすには不十分である。乳児のビタミンDの需要を満たすためには適度な日光浴（地域別の最適な日光照射時間の提供サイトを参照されたい）[34]をさせたり，補完食開始後にはビタミンDが豊富な食品を積極的に与えたりすることが重要である。米国では児に毎日 $400\,IU/L$ のビタミンDをサプリメントとして与えることが推奨されたが[35]，日本では一律に補充を勧める指針はない。母親のビタミンDの多寡は母乳中のビタミンD含有量に影響を与えるため，母親が十分なビタミンDを摂取していることが乳児にとっても重要である。日本人の9割以上がビタミンD摂取不足という報告もあるため[36]，母子ともにサプリメントで摂取することを考慮してもよいかもしれない。

ビタミンKは血液凝固に関与する重要な栄養素であり，ビタミンKの欠乏は出血傾向をきたして消化管出血，時に頭蓋内出血をも引き起こすことがあるので注意しなくてはならない。しかしながら，胎盤を通じた移行や，母乳中のビタミンKでは不十分なこともあり，新生児の腸内細菌によるビタミンK産生も少ないことから，特に母乳栄養児では積極的にビタミンKを補充する必要がある。国外では健康な正期産児に対して出生時に1回のビタミン K_1 の筋肉注射が推奨されているが，日本では週に1回，3か月間のビタミン K_2 の内服が推奨されている[37]。

9）その他

母乳にはこのほかに，ヌクレオチド（細胞内で代謝調節因子として酵素活性を制御し

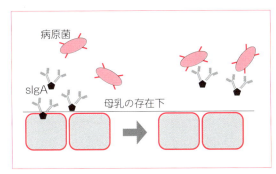

図 8-4 母乳中の分泌型免疫グロブリン A（sIgA）の働き

母乳中の IgA は決まった病原体に吸着し，病原菌が細胞表面に付着することを防ぐ。したがって，病原体は粘膜から身体の中に侵入できないことになる。
〔Hanson L. A.(2007). Textbook of human lactation, 1st ed. In：Hale T. W., Hartmann P. E. (eds). Textbook of Human Lactation, p168. Hale Publishing をもとに大山牧子氏作成〕

ている，ほかの哺乳類よりもヒト母乳に多い），ホルモン・生理活性物質（甲状腺ホルモン，性ホルモン，糖質コルチコイド，上皮成長因子，エリスロポエチン，アディポネクチン，グレリン，レプチン，プロスタグランジン，コリン，マイクロ RNA など多岐にわたる）など，さまざまな物質が含まれており[1, 38, 39]，いずれも注目に値する。

❸ 粘膜免疫における母乳の役割

ヒトの身体は皮膚で外界と接しているが，口から始まって肛門に終わる消化管は粘膜を通して外界と接する人体で最も大きな粘膜免疫装置である。消化管壁にはリンパ節が備わっており，この重量は人体のリンパ組織の 80％を占める。腸間膜リンパ節で獲得した病原体情報はリンパ管を通じて全身のリンパ節に送られる。授乳中は乳腺も粘膜免疫装置として機能するので，母親の腸内細菌に対する特異抗体を産生する情報をもつリンパ球は，乳腺で特異的な sIgA を産生する。乳児の消化管に入った病原菌は，粘膜面で母乳由来の sIgA と結合してしまうので腸粘膜を通過できない（**図 8-4**）。これが粘膜免疫による防護である[40]。

なお，新生児期には胎盤由来の IgG 抗体が組織防御力を提供するが，これらは補体系とマクロファージを活性化する炎症促進的（proinflammatory）なものである。炎症はエネルギーを消費し，レプチンレベルを上昇させ，疾患時の共通の症状である痛み，疲労，発熱，食欲不振を引き起こす。IgG を介する防御は，必要ではあるが，乳児にとっては成長と発達を阻害するものでもある[40]。

さて，免疫系は生命を脅かすような微生物にのみ反応するようにプログラムされるべきであり，自身の組織，食物，その他の無害なものに反応してはならない。これまでの研究から，母乳栄養児は，母乳中の免疫制御物質によって影響を受けることで，母親由来の腸内細菌叢を正常細菌叢とし，異物に対する経口的な免疫寛容を発達させることができると考えられている（**第 11 章 35 Ⅲ**，444 頁参照）。

このような仕組みにより，新生児の免疫系は未熟ではあるが，微生物への曝露に対してとてもよく反応し適応することができる。免疫寛容の形成過程には生後 1 年間かかるといわれ，出生からの数か月間，母乳育児は乳児の生体防御に貢献する。

❹ 進化，発生からみた母乳の機能

「母乳は乳児の栄養源として優れているだけでなく，免疫物質が多く含まれていることによって脆弱な乳児を感染から守ってくれている」といわれるように，母乳の免疫学的意義は付加価値としてとらえられることが多いのではないだろうか。しかしながら，実は母乳には栄養学的意義が備わるよりもずっと前から生体防御を担う免疫学的意義があったのではないかと考えられている[41]。

進化および発生の観点から，乳腺は常に外来因子に曝され防御を必要とする皮膚の保護腺として分化したものとされている。乳腺が分泌するキサンチン酸化還元酵素（XOR）やリゾチームは古くからある（進化学的に保存された）物質であり，上皮を保護する粘液を産生し，自然免疫（特定の抗原を認識するわけではなく，危険な微生物などを広く対象として，迅速に働く免疫系）を担っていた。これらは進化を遂げたヒト母乳においても依然として自然免疫における役割を保持しているが，同時に進化の過程で XOR はα-ラクトアルブミンや乳糖の分泌を，リゾチームは脂肪球の産生を促すようになった。このようにして母乳には，免疫学的意義に加えて栄養学的意義が付与されたのである。

Ⅱ　母乳育児と腸内細菌叢

❶ ヒトの微生物叢

ヒトは約100兆個もの微生物[*1]と共生しているといわれる[42]。微生物は人体にまんべんなく均一に存在するわけではなく，さまざまな臓器・系において，各領域に特徴的な集団（群集）を成している。この微生物の集団（群集）のことを微生物叢と称する。ヒトの微生物叢はたとえば皮膚，鼻腔・口腔・咽喉頭，気管・肺，消化管，泌尿生殖器に存在し，特に消化管は代表的な領域である。ヒト母乳も，乳児の栄養源となるだけでなくそれ自体が独自の微生物叢を有する。

微生物は，活動の一環として化合物を生成したり物質を代謝したりする。なかにはヒトには実現できない化合物生成や物質代謝[*2]もあり，微生物の存在のおかげでヒトはより多くの物質を利用できている。その意味で，微生物をヒトの構成要素ととらえ，ヒトと微生物叢とを1つの総体として「超生命体 superorganism」と表現することもある[43]。

臓器の不調と同様に，微生物叢の「乱れ」があると宿主の健康が損なわれる可能性がある。この「乱れ」をディスバイオーシス dysbiosis と呼ぶ。たとえば，肺におけるディスバイオーシスが気管支喘息，慢性閉塞性肺疾患，肺がんの発症や重症度に関連し[44]，

---

*1 「ウイルスは自己複製能力をもたないため生物（微生物）とは言い切れない」とする考え方が一般的だが，便宜上，本項で「微生物」と表現する際にはウイルスも含んでいる。一般に「微生物叢」とほぼ同じ意味で「マイクロフローラ microflora」や「マイクロバイオータ microbiota」という単語も使われるが，いずれも文脈により，ウイルスを含む微生物叢を意味することもあれば，「細菌叢」の意味で使われることもあり，注意が必要である。

*2 ヒトの遺伝子数は2〜3万にすぎず，生成あるいは代謝できる物質には限りがある。

皮膚のディスバイオーシスはアトピー性皮膚炎や創傷治癒遅延に関連している[45]。

● 微生物同定法の技術革新

　消化管内の多くの微生物は偏性嫌気性菌であったり，生育に特殊な栄養素や環境条件を必要とする微生物であったりするため，従来の培養法では検出不可能であった。そこへメタゲノム解析[*3]という新たな解析手法が出現し，今は培養不可能な微生物も，ごくわずかにしか存在しない微生物も，さらには既知ではない微生物をも検出できる。

　活発に研究されているのは細菌叢だが，実は人体には細菌よりもさらに多くのウイルスが存在しウイルス叢を成していると考えられている。ヒトウイルス叢のなかで主要な構成要素であるファージは，細菌や宿主細胞に感染し，細菌を死滅（溶菌）させたりゲノムに組み込まれたり（溶原），DNA を修飾したりする能力をもつため，ヒトの健康や疾患に影響を及ぼす可能性が高く[42, 49]，今後の研究が期待される。

❷ ヒトの腸内細菌叢

　ヒトの微生物叢のうち，腸内細菌叢は微生物密度が最も高く重要である。腸内細菌叢のディスバイオーシスはヒトの正常な成長，発育，健康に支障をきたすと考えられており，その影響はある一時点のみにとどまらず，乳幼児期の腸内細菌叢がその後の小児期や成人期の健康に長期的な影響を及ぼす可能性も示唆されている[50, 51]。

　たとえば，腸内細菌叢が免疫系の Th1 細胞や制御性 T 細胞の成熟に関与していることから，ディスバイオーシスでこれらの成熟が遅れて Th2 細胞が優位なままだと肥満，アレルギー，自己免疫疾患の発症につながる恐れ[52]や，腸内細菌叢による代謝産物や腸管神経刺激が中枢神経系の発達，成熟に影響を及ぼす[*4]恐れ[53]が示唆されている。

　上記のような腸内細菌叢の影響には，腸内細菌そのものが腸管免疫系に捕捉されて免疫応答を惹起する場合と，腸内細菌の代謝産物が宿主細胞に作用する場合とがある[54]。代謝産物の例としては，分枝鎖アミノ酸（蛋白合成の促進），酪酸（タイトジャンクションの強化，交感神経系の賦活），プロピオン酸（制御性 T 細胞の活性化，炎症の抑制），メチオニン（抗酸化作用），イソアロリトコール酸（抗菌活性）などが挙げられる[55]。これらは宿主自身に影響を与える代謝産物であるが，さらに酪酸はヒストンのアセチル化，メチオニンはヒストンや DNA のメチル化を介して宿主遺伝子の発現制御にも影響する[56]。このような遺伝子の修飾を介した（エピジェネティック[*5]な）機序により，宿主への長期的な効果や世代を超えた影響がもたらされていると考えられている[57]。

[*3] サンプル中の多様な微生物がもつ DNA や RNA をまるごと集合体として解読し，得られた膨大な塩基配列データを解析して種ごとに選り分けることで，微生物叢の構成を明らかにする手法。微生物の単離や培養を必要としない，革新的な解析法である[46]。メタゲノム解析は DNA を解析するが，16S rRNA を対象として細菌を効率よく解析（メタ 16S rRNA 解析[47]）したり，DNA の転写産物である mRNA を対象として各微生物の挙動（ある環境においてどの遺伝子や代謝系が活性化しているか）を把握したりもできる（メタトランスクリプトーム解析[48]）。

[*4] この関係性は「微生物叢−腸−脳相関（Microbiota-Gut-Brain Axis）」と呼ばれる。

[*5] DNA 塩基配列の変化を伴わないにもかかわらず，細胞分裂後も継承される遺伝子発現あるいは細胞表現型の変化をエピジェネティクスと呼ぶ。

8　母乳の生化学・免疫学

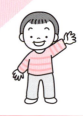

図 8-5 腸内細菌叢に影響を与える因子とそのタイミング

＊ 胎盤細菌叢の存在やその具体的な構成については，いまだ議論の余地がある。

〔Milani C., Duranti S., Bottacini F., et al.(2017). The First Microbial Colonizers of the Human Gut：Composition, Activities, and Health Implications of the Infant Gut Microbiota. Microbiol Mol Biol Rev, 81(4)：e00036-17 を参考に一部改変して作成〕

● 腸内細菌叢の多様性

　消化管内では上部から下部へと進むほど菌数が増え，菌種の多様性が増す。上部消化管には酸素が存在するので *Streptococcus* や *Lactobacillus* などの通性嫌気性菌が多い。酸素は上部消化管で消費され，下部消化管は *Clostridium*，*Bacteroides*，*Bifidobacterium* といった偏性嫌気性菌が大勢を占める[58]。

　腸内細菌叢は居住地や人種により異なり，個体差もある。日本人の腸内細菌叢は他国の人と比べて *Blautia* や *Bifidobacterium* が優勢であり[59]，海に囲まれた地理や発酵食品を好む食文化が影響していると考えられている[60]。しかし同じ日本人であっても腸内細菌叢は個体ごとに異なる[59]。

　さらに一個体のなかでも時間経過によって変化する。出生直後の消化管内は好気性環境であり，*Enterococcus*，*Staphylococcus*，*Streptococcus*，*Lactobacillus*，*Escherichia* などの通性嫌気性菌が増殖する。生後1週間程度で消化管内の酸素が消費されると *Bifidobacterium*，*Bacteroides* などの偏性嫌気性菌が優勢となる。その後，母乳栄養児では *Bifidobacterium* が優勢であるが，補完食の開始後から3歳頃にかけて成人と同様の腸内細菌叢へと変化し，安定化する[61-63]。標準的には以上のような変遷だが，ライフステージごとのさまざまな要因により腸内細菌叢は影響を受ける（**図 8-5**）[64]。出生時要因としては分娩様式の影響が大きい。帝王切開で出生した児は経腟分娩の児に比べて母親の皮膚や周囲環境から微生物に接触する可能性が高く，*Staphylococcus* や *Clostridi-*

um などが定着しやすい一方，*Bifidobacterium* や *Bacteroides* は定着しにくい[42, 65, 66]。その後も，母乳栄養かそれ以外か，補完食の開始，個体の遺伝子型，母の肥満度，居住地や生活様式などさまざまな要因から影響を受け，変化する。なお，出生前要因としての胎盤細菌叢についてはその存在を示す研究があるものの[67]，反証もあり，見解は定まっていない[64, 68]。

　このような多様な変化を生じることからわかるように「ある特定の腸内細菌叢のみが正常*6」というわけではない。「腸内細菌叢がどのような菌種で構成され，それらがどのような割合で存在するとディスバイオーシスといえるか」を明確に定義することは困難である。一般的には「構成菌種が多様であり，かつ，宿主にとって有益である菌が多いほどよい腸内細菌叢である」が，菌種の構成が問題なのではなく，微生物叢全体として宿主にとって必要かつ有益な遺伝子が揃っているかどうかが重要だとする主張もある[69]。

❸ 母乳が児の腸内細菌叢に与える影響

● 母乳細菌叢

　母乳も独自の細菌叢をもっており，母乳 100 mL 中に含まれる細菌数は 10^4 程度とも 10^7 程度（推定法による）ともいわれている[42]。*Streptococcus*，*Staphylococcus* のほか，*Lactobacillus* や *Bifidobacterium* も含まれるが[70]，ヒトの母乳細菌叢は非常に複雑であり，個体間および集団間のばらつきが大きい[42]。母乳細菌叢の源は，乳房の皮膚微生物叢，乳児の口腔微生物叢，および母体の腸からリンパおよび血液を経て乳腺に至る乳腺腸管経路と考えられている[71, 72]。一方，母乳細菌叢の 30% 程度は乳児の便中からも検出されるとの報告がある[73]。したがって，母乳細菌叢は児の腸内細菌叢の源になっていると考えられ，児の腸内細菌叢がディスバイオーシスをきたした際にはそれを正常化させる役割も担っている可能性がある[70]。

● 母乳とプロバイオティクス，プレバイオティクス

　プロバイオティクスとは「宿主にとって有益な性質をもつ微生物を投与すること」を指し，これにより健康促進や疾患の改善をはかる。具体的には *Lactobacillus*，*Bifidobacterium*，*E. coli* Nissle 1917，*Clostridium butyricum*，*Streptococcus salivarius*，*Saccharomyces boulardii* といった菌種が利用される[74]。

　一方，プレバイオティクスは「宿主が保持する微生物によって選択的に利用され，結果として宿主に健康上の利益をもたらす基質を投与すること」であり，ヒトミルクオリゴ糖，多価不飽和脂肪酸，共役リノール酸といった物質がこれに当たる[75]。

　母乳中には，母乳細菌叢として *Lactobacillus* や *Bifidobacterium* が存在するだけでなく，母乳中の成分としてヒトミルクオリゴ糖や多価不飽和脂肪酸（「**I** 母乳の成分とその役割」を参照，96頁）が含まれる。したがって，母乳育児は母乳を栄養として与え

---

*6 「ディスバイオーシス dysbiosis」の対義語として，「乱れていない，整った細菌叢」を指して「ユーバイオーシス eubiosis」が使われることがある。

8　母乳の生化学・免疫学　**107**

るだけでなく，プロバイオティクスとプレバイオティクスを同時に実施してもいる。

● 早産児の腸内細菌叢

　早産児はディスバイオーシスにつながる要因に曝露しやすい。たとえば帝王切開での出生[65]，人工栄養[76]，生後の抗菌薬の投与[77]，母子分離[78, 79]，NICU の環境や胃管の留置など[80, 81]が，ディスバイオーシスを引き起こしうるリスク因子である。

　早産児の合併症として重要な壊死性腸炎は，免疫系の未熟性とディスバイオーシスとが相まって組織傷害を起こすことにより発症すると考えられている[82]。同様に，遅発性敗血症もディスバイオーシスが重要なリスク因子であると報告されている[83]。

（甘利 昭一郎）

※本書第2版の執筆者・大山牧子氏の許可を得て改変

参考文献

1) Lawrence RA.(2022). Biochemistry of Human Milk. In：Breastfeeding：A Guide for the Medical Profession 9th ed. EBOOK, pp 93-144. Elsevier.
2) Catassi C., et al.(1995). Intestinal permeability changes during the first month：effect of natural versus artificial feeding. J Pediatr Gastroenterol Nutr, 21(4)：383-386.
3) Hamosh M.(1994). Digestion in the premature infant：the effects of human milk. Semin Perinatol, 18(6)：485-494.
4) Hamosh M., et al.(1999). Protective function of human milk：the milk fat globule. Semin Perinatol, 23(3)：242-249.
5) Black R. F., et al.(1998). Lactation specialist self-study series, pp124-125. Jones and Bartlett.
6) Kent J. C., et al.(2006). Volume and frequency of breastfeedings and fat content of breast milk throughout the day. Pediatrics, 117(3)：e387-395.
7) Hashimoto M., et al.(2017). Docosahexaenoic acid：one molecule diverse functions. Crit Rev Biotechnol, 37(5)：579-597.
8) Rodriguez-Palmero M., et al.(1999). Nutritional and Biochemical Properties of Human Milk：Ⅱ：Lipids, Micronutrients, and Bioactive Factors. Clin Perinatol, 26(2)：335-359.
9) Yuhas R., et al.(2006). Human milk fatty acid composition from nine countries varies most in DHA. Lipids, 41(9)：851-858.
10) 清澤 功（1998）. 母乳の栄養学. 金原出版.
11) Hennet T., et al.(2014). Decoding breast milk oligosaccharides. Swiss Med Wkly, 144：w13927.
12) Bode L.(2006). Recent advances on structure, metabolism, and function of human milk oligosaccharides. J Nutr, 136(8)：2127-2130.
13) Schonknecht Y. B., et al.(2023). Clinical Studies on the Supplementation of Manufactured Human Milk Oligosaccharides：A Systematic Review. Nutrients, 15(16)：3622.
14) 髙橋順子（2004）. 技術講座 免疫—Lewis 式血液型とその抗体. 検査と技術, 32(12)：1343-1348.
15) Coppa G. V., et al.(1999). Oligosaccharides in human milk during different phases of lactation. Acta Paediatr Suppl, 88(430)：89-94.
16) Dinleyici M., et al.(2023). Functional effects of human milk oligosaccharides（HMOs）. Gut Microbes, 15(1)：2186115.
17) Mannel R., et al.(2013). Core curriculum for lactation consultant practice. 3rd ed. pp357-358 Jones & Bartlett Learning.
18) Shulman R. J., et al.(1998). Early feeding, feeding tolerance, and lactase activity in preterm infants. J Pediatr, 133(5)：645-649.
19) 山内邦男（1979）. 人乳成分の化学—牛乳成分とどう違うか Ⅰ.蛋白質. 日本農芸化学会誌, 53(5)：R37-47.
20) Van Den Driessche M., et al.(1999). Gastric emptying in formula-fed and breast-fed infants measured with the 13C-octanoic acid breath test. J Pediatr Gastroenterol Nutr, 29(1)：46-51.
21) The Academy of Breastfeeding Medicine（2012）. ABM Clinical Protocol #25：Recommendations for pre-procedural fasting for the breastfed infant："NPO" Guidelines. Breastfeed Med, 7(3)：197-202.
22) 日本麻酔科学会（2012）. 術前絶飲食ガイドライン.
https://anesth.or.jp/files/pdf/kangae2.pdf（2024/1/2 アクセス）
23) 増本幸二, 他（2012）. 新生児における栄養管理. 静脈経腸栄養, 27(5)：1195-1201.

24) Wardell J. M., et al.(1984). Bile salt-stimulated lipase and esterase activity in human milk after collection, storage, and heating：nutritional implications. Pediatr Res, 18(4)：382-386.

25) 板橋家頭夫，他（2019）．新生児に対する鉄剤投与のガイドライン2017　早産児・低出生体重児の重症貧血予防と神経発達と成長の向上を目的として．日本新生児成育医学会雑誌，31(1)：159-185.

26) Lonnerdal B.(2005). Trace element nutrition of infants--molecular approaches. J Trace Elem Med Biol, 19 (1)：3-6.

27) Lonnerdal B.(2017), Development of iron homeostasis in infants and young children. Am J Clin Nutr, 106 (Suppl 6)：1575S-1580S.

28) Lonnerdal B., et al.(2015). Developmental Physiology of Iron Absorption, Homeostasis, and Metabolism in the Healthy Term Infant. J Pediatr, 167 (4 Suppl)：S8-14.

29) WHO（1998）Complementary Feeding of Young Children in Developing Countries：A Review of current scientific knowledge.

30) Fomon S. J., et al.(1993). Erythrocyte incorporation of ingested 58Fe by 56-day-old breast-fed and formula-fed infants. Pediatr Res, 33(6)：573-576.

31) Lawrence R. A.(2022). Composition of Human Milk. In：Breastfeeding：A Guide for the Medical Profession. 9th ed. EBOOK pp 729-730. Elsevier.

32) 岡山和代他（2022）．母乳ヨウ素濃度と母親のヨウ素摂取量の関連．日本内分泌学会雑誌，98（Suppl）：20-23.

33)「日本人の食事摂取基準」策定検討会（2019）．日本人の食事摂取基準（2020年版）．

34) 国立環境研究所（2020）．HPからの最適な日光照射時間の提供．
https://www.nies.go.jp/kanko/kankyogi/79/column5.html（2024/1/2アクセス）

35) Wagner C. L., et al.(2008). Prevention of rickets and vitamin D deficiency in infants, children, and adolescents. Pediatrics, 122(5)：1142-1152.

36) Miyamoto H., et al.(2023). Determination of a Serum 25-Hydroxyvitamin D Reference Ranges in Japanese Adults Using Fully Automated Liquid Chromatography-Tandem Mass Spectrometry. J Nutr, 153(4)：1253-1264.

37) 日本小児科学会，日本産科婦人科学会，日本周産期・新生児医学会他（2021）．新生児と乳児のビタミンK欠乏性出血症発症予防に関する提言．
https://www.jpeds.or.jp/modules/guidelines/index.php?content_id=134（2024/1/2アクセス）

38) Zeisel S. H.(2006). Choline：critical role during fetal development and dietary requirements in adults. Annu Rev Nutr, 26：229-250.

39) Hatmal M. M.,et al.(2022). Immunomodulatory Properties of Human Breast Milk：MicroRNA Contents and Potential Epigenetic Effects. Biomedicines, 10(6)：1219

40) Hale T. W.,(2007) Textbook of Human Lactation, p168. Hale Publishing.

41) Vorbach C., Capecchi M. R., Penninger J. M.(2006). Evolution of the mammary gland from the innate immune system? Bioessays, 28(6)：606-616.

42) Lawrence R. A.(2022). Host-Resistance Factors and Immunologic Significance of Human Milk. In：Breastfeeding：A Guide for the Medical Profession. 9th ed. EBOOK, pp 145-92. Elsevier.

43) Lederberg J.(2000). Infectious History. Science, 288(5464)：287-293.

44) Zhou Y., et al.(2023). Lung microbiota and potential treatment of respiratory diseases. Microb Pathog, 181：106197.

45) Chen H., et al.(2022). Skin Microbiome, Metabolome and Skin Phenome, from the Perspectives of Skin as an Ecosystem. Phenomics, 2(6)：363-382.

46) 公益財団法人　腸内細菌学会（2019）．用語集　メタゲノム解析．
https://bifidus-fund.jp/keyword/kw058.shtml（2023/12/24アクセス）

47) 公益財団法人　腸内細菌学会（2019）．よくある質問　メタゲノム解析と16S rRNA遺伝子解析の違いを教えて下さい．
https://bifidus-fund.jp/FAQ/FAQ_29.shtml（2023/12/24アクセス）

48) 佐藤由也（2018）．メタトランスクリプトーム解析：RNA-seqで環境を診る．生物工学会誌，96(7)：403-407.

49) Carding S. R., et al.(2017). Review article：the human intestinal virome in health and disease. Aliment Pharmacol Ther, 46(9)：800-815.

50) Yao Y., et al.(2021). The Role of Microbiota in Infant Health：From Early Life to Adulthood. Front Immunol, 12：708472.

51) Zhuang L., et al.(2019). Intestinal Microbiota in Early Life and Its Implications on Childhood Health. Genomics Proteomics Bioinformatics, 17(1)：13-25.

52) Lin C., et al.(2022). Intestinal‘Infant-Type’Bifidobacteria Mediate Immune System Development in the First 1000 Days of Life. Nutrients, 14(7)：1498

53) Ratsika A., et al.(2021). Priming for Life：Early Life Nutrition and the Microbiota-Gut-Brain Axis. Nutri-

ents, 13(2)：423

54）大野博司（2023）．腸内細菌と免疫．小児外科，55(2)：129-134.

55）Nabavi-Rad A., et al.(2022). The double-edged sword of probiotic supplementation on gut microbiota structure in *Helicobacter pylori* management. Gut Microbes, 14(1)：2108655.

56）Woo V., et al.(2022). Epigenetic regulation by gut microbiota. Gut Microbes, 14(1)：2022407.

57）Verduci E., Banderali G., Barberi S., et al.(2014). Epigenetic effects of human breast milk. Nutrients, 6(4)：1711-24.

58）Sartor R. B.(2008). Microbial influences in inflammatory bowel diseases. Gastroenterology, 134(2)：577-594.

59）Nishijima S., et al.(2016). The gut microbiome of healthy Japanese and its microbial and functional uniqueness. DNA Res, 23(2)：125-33.

60）Hamajima H., et al.(2016). Japanese traditional dietary fungus koji *Aspergillus oryzae* functions as a prebiotic for *Blautia coccoides* through glycosylceramide：Japanese dietary fungus koji is a new prebiotic. Springerplus, 5(1)：1321.

61）Stewart C. J., et al.(2017). Longitudinal development of the gut microbiome and metabolome in preterm neonates with late onset sepsis and healthy controls. Microbiome, 5(1)：75.

62）Tsuji H., et al.(2012). Molecular monitoring of the development of intestinal microbiota in Japanese infants. Benef Microbes, 3(2)：113-125.

63）光岡知足（2011）．腸内菌叢研究の歩み．腸内細菌学雑誌，25(2)：113-124.

64）Milani C., et al.(2017). The First Microbial Colonizers of the Human Gut：Composition, Activities, and Health Implications of the Infant Gut Microbiota. Microbiol Mol Biol Rev, 81(4)：e00036-17

65）Shao Y., et al.(2019). Stunted microbiota and opportunistic pathogen colonization in caesarean-section birth. Nature, 574(7776)：117-121.

66）Kundu P., et al.(2017). Our Gut Microbiome：The Evolving Inner Self. Cell, 171(7)：1481-1493.

67）Aagaard K., et al.(2014). The placenta harbors a unique microbiome. Sci Transl Med, 6(237)：237ra65.

68）de Goffau M. C., et al.(2019). Human placenta has no microbiome but can contain potential pathogens. Nature, 572(7769)：329-334.

69）服部正平（2012）．個人差を生むマイクロバイオーム．日経サイエンス，42(10)：50-57

70）Parigi S. M., et al.(2015). Breast Milk and Solid Food Shaping Intestinal Immunity. Front Immunol, 6：415.

71）Fernandez L., et al.(2013). The human milk microbiota：origin and potential roles in health and disease. Pharmacol Res, 69(1)：1-10.

72）Rodriguez J. M.(2014). The origin of human milk bacteria：is there a bacterial entero-mammary pathway during late pregnancy and lactation? Adv Nutr, 5(6)：779-784.

73）Laursen M. F., et al.(2021). Maternal milk microbiota and oligosaccharides contribute to the infant gut microbiota assembly. ISME Commun, 1(1)：21.

74）Sartor R. B.(2022). Probiotics for gastrointestinal diseases. In：UpToDate, Grover S.(ed). UpToDate（2024/1/4 アクセス）

75）Gibson G. R., et al.(2017). Expert consensus document：The International Scientific Association for Probiotics and Prebiotics (ISAPP) consensus statement on the definition and scope of prebiotics. Nat Rev Gastroenterol Hepatol, 14(8)：491-502.

76）Gregory K. E., et al.(2016). Influence of maternal breast milk ingestion on acquisition of the intestinal microbiome in preterm infants. Microbiome, 4(1)：68.

77）Morreale C., et al.(2023). Effects of Perinatal Antibiotic Exposure and Neonatal Gut Microbiota. Antibiotics (Basel), 12(2)：258

78）Lou Y. C., et al.(2021), Infant gut strain persistence is associated with maternal origin, phylogeny, and traits including surface adhesion and iron acquisition. Cell Rep Med, 2(9)：100393.

79）Tian M., et al.(2023). Maternal microbe-specific modulation of the offspring microbiome and development during pregnancy and lactation. Gut Microbes, 15(1)：2206505.

80）Dahl C., et al.(2018). Preterm infants have distinct microbiomes not explained by mode of delivery, breastfeeding duration or antibiotic exposure. Int J Epidemiol, 47(5)：1658-1669.

81）Hartz L. E., et al.(2015). Potential NICU Environmental Influences on the Neonate's Microbiome. Adv Neonatal Care, 15(5)：324-335.

82）Kim J. H.(2023). Neonatal necrotizing enterocolitis：Pathology and pathogenesis. In：UpToDate, Armsby C.(ed). UpToDate（2024/1/4 アクセス）

83）Lee C. C., et al.(2021). Gut Dysbiosis, Bacterial Colonization and Translocation, and Neonatal Sepsis in Very-Low-Birth-Weight Preterm Infants. Front Microbiol, 12：746111.

9　人工乳についての基礎知識

I　人工乳とは

1　人工乳の位置づけと規格・規準

　人工乳は本来，母乳を得ることができない乳児のために栄養学の研究者や小児科医が協力して開発を進めた保健機能食品である。国際的には，FAO（国連食糧農業機関）とWHO（世界保健機関）によって設立されたコーデックス委員会（The Codex Alimentarius Commission）により規格[1]が定められており，この規格の基準に適合する製品のみが「乳児用調製乳（infant formula）」として販売することが認められる[2]。コーデックス規格には，適用において，「母乳代用品のマーケティングに関する国際規準」[3]，「乳幼児の栄養に関する世界的な運動戦略」[4]，世界保健総会決議WHA54.2でなされた勧告[5]を考慮する必要がある，と書かれている[2]。

　日本においては，消費者庁が許可した「乳児用調製粉乳（PIF）」「乳児用調製液状乳（液体ミルク）」は，一般に販売されているものであっても，「医師・管理栄養士等の相談指導を得て使用することが適当である旨」を表示するよう，法律に定められている[6]。消費者庁作成の「特別用途食品に関するリーフレット」にも，注意点および表示義務項目の両方でこの点が示されている[7, 8]。しかし，一般の医師や栄養士ですら，販売されている乳児用調製乳の種類や，人工乳の使用に伴うリスクを熟知していないという実情がある。本項では，保健機能食品としての特徴を知ったうえで，必要な児に適切に使用するための基礎知識を示す（母乳代用品のマーケティングに関する国際規準については第2章3 **III**，補足の適応については第6章14 **II**，混合栄養で育てている親への支援については第10章26 **IV**，災害時の乳児栄養については第9章24，母乳のみで育てなかった女性への支援については第12章39を参照）。

2　乳幼児用として市販されているミルクの種類

　表9-1に乳幼児用として市販されているミルクの種類を示す。日本において，保健機能食品制度は2001年に創設された。なお，食品表示に関する業務は，以前は厚生労働省で行っていたが，2009年より消費者庁に移管された[9]。

　消費者庁のリーフレットには，「母乳代替食品」について，母乳が不足した場合，母乳継続が困難な場合に母乳の代替品として使用することができるもので，乳児の発育に

表 9-1　乳幼児用として市販されているミルクの種類

「母乳代替食品」に相当するもの
「乳及び乳製品の成分規格等に関する省令」にて成分規格や製造基準，容器包装の規格，表示方法などが規定されている
1. 「特別用途食品」許可品目（2024 年 12 月現在製造中の製品）
  ● 乳児用調製乳：乳児用調製粉乳（6 社 8 品目），乳児用調製液状乳（4 社 4 品目）
  ● アレルゲン除去食品（3 社 5 品目）
  ● 無乳糖食品（3 社 4 品目：うち 3 品目はアレルゲン除去食品としても許可）
2. 低出生体重児用ミルク
3. 特殊ミルク*
「母乳代替食品」に相当しないもの
  ● フォローアップミルク
  ● 成長期用ミルク
  ● 乳児用豆乳など

〔文献 10，17 をもとに筆者作成〕　　　　　　　　　　　　　　　　　　　　　　　　＊市販されていない

必要な栄養条件を満たすよう，特別に製造された食品（粉ミルク，液体ミルク）のことをいい，消費者庁が許可したものには特別用途食品のマークが表示されている旨が記載されている[7, 8]。「調製粉乳」「調製液状乳」と表示するためには，「乳及び乳製品の成分規格等に関する省令」[10]に基づき「調製粉乳」「調製液状乳」の承認を受けていることが前提となる。**表 9-2** に消費者庁による乳児用調製粉乳たる表示の許可基準[11]とコーデックス規格における表示要件の一部[12]を示す。特別用途食品の表示許可は 2019 年に大きく改正され，「表示，広告等の取扱い」として「乳児用調製乳においては，乳児にとって母乳が最良である旨の記載の妨げとなることを防止するため，当該製品が乳児にとって最良であるかのように誤解される文章，イラスト及び写真等の表示は望ましくない」との記載が追加された[13, 14]。コーデックス規格では「乳児用調製乳」は「適切な補完食の摂取が開始されるまでの生後数か月間，それ自身で乳児の栄養学的な要求量を満たすことのできる特別に製造された母乳代用品」と定義されている[2]。

　ただし，「国際規準」（**第 2 章 3 Ⅲ**）では「母乳代用品」は「目的に合っているかどうかは別として，母乳に部分的あるいは全面的に代わるものとしてマーケティングされる，もしくは表示されるあらゆる食品のこと」と定義されている。WHO は，「母乳代用品」の例として，3 歳までの乳幼児に向けて特別に販売されている調製乳を挙げ，フォローアップミルクや成長期用ミルクも含み，マーケティングの規制の対象としている[15]。

　「母乳代用品（breastmilk substitute）[※1] のマーケティングに関する国際規準」（以下，「国際規準」）[3]の第 1 条「目的」の項には，"「必要な場合には（中略）母乳代用品が適切に用いられること」を保障し，それにより乳児に対する安全で十分な栄養の供給に寄与

※1　breastmilk substitute は文書により，「母乳代用品」「母乳代替品」と訳されている。

第 4 章　母乳育児の解剖・生理・生化学

表 9-2 消費者庁とコーデックス規格の表示要件（一部抜粋）

消費者庁[11]	コーデックス規格[12]
● **乳児用調製乳たる表示の許可基準** 　乳児用調製乳たる表示の許可基準は，次の基準に適合したものであることとする。 (1)「乳及び乳製品の成分規格等に関する省令」（昭和 26 年厚生省令第 52 号）に基づき「調製粉乳」又は「調製液状乳」の承認を受けたものであること。 (2) 表に示す成分組成の基準に適合したものであること。 ● **必要的表示事項** (1) 乳児用調製粉乳 　乳児用調製粉乳として許可された場合の必要的表示事項は，次のとおりとする。 　ア「乳児用調製粉乳」の文字 　イ 当該食品が母乳の代替食品として使用できるものである旨（ただし，乳児にとって母乳が最良である旨の記載を行うこと） 　ウ 医師，管理栄養士等の相談，指導を得て使用することが適当である旨 　エ 標準的な調乳方法 　オ 乳児の個人差を考慮して使用する旨 (2) 乳児用調製液状乳 　乳児用調製液状乳として許可された場合の必要的表示事項は，次のとおりとする。 　ア「乳児用調製液状乳」の文字 　イ 当該食品が母乳の代替食品として使用できるものである旨（ただし，乳児にとって母乳が最良である旨の記載を行うこと） 　ウ 医師，管理栄養士等の相談，指導を得て使用することが適当である旨 　エ 標準的な使用方法 　オ 乳児の個人差を考慮して使用する旨	● **表示（ラベル）** 1 名称 2 食材のリスト 3 栄養価 4 消費期限と保存方法 5 使用方法（不適切な準備，保管，使用を行った場合の健康上の危険性の警告を含む） 6 その他 　1. 表示は母乳育児を阻害しないこと。各容器には，以下の点を含む，わかりやすく，よく目立ち，簡単に読める文章が示されていること 　　a)「重要なお知らせ」あるいは同等の表現 　　b)「母乳は赤ちゃんのための最良の食べ物です」という文章か，それと同様の母乳育児や母乳栄養の優位性に関する記載 　　c) この製品の使用の必要性の判断および適切な使用方法については，独立した医療従事者の助言によってのみ行うべきであるとの記載 　2. 乳児用調製乳の使用を理想化するような乳児や女性，その他の写真や文章をラベル（表示）に載せてはならない 　3.「人乳化」「母乳化」といった表現やこれに類する表現をしてはならない 　4. ラベル（表示）には，乳幼児は，独立した医療従事者からの助言に従い，その成長および発達の必要性に応じて適切な月齢から，乳児用調製乳に加えて補完食を摂取すべきであり，いかなる場合であっても生後 6 か月を超えた時点から摂取すべきである旨の情報を記載しなければならない 　5. 本製品は，乳児用調製乳，フォローアップミルク，特別な医療用ミルクが混同される危険性を避けるような方法でラベリング（表示）されなければならない

すること"が謳われている。2020 年に発表された BFHI スタッフに対するトレーニングコースのなかでも，「BFHI は母乳育児支援に重点を置いているが，母乳育児をしていない母親も含め，すべての母親を支援するための統合ケアも提供している」と書かれている[16]。つまり，乳幼児栄養を支援する場合，人工乳に関する知識は必須のものとなる。

Ⅱ 乳児用調製粉乳および乳児用調製液状乳

2024年9月現在，日本では6社が8品目の「乳児用調製粉乳」，4社が4品目の「乳児用調製液状乳」の表示許可を得ている[17]。ペプチドミルクについては，母乳育児とアレルギーの項（第11章35）を参照。

① 乳児用調製粉乳

1）組成

消費者庁による乳児用調製乳たる表示の許可基準における組成[11]と，コーデックス委員会が設定している「乳児用調製乳」の組成[1]を示す（表9-3）。

コーデックス規格にあって日本の基準にないものとして，必須成分では，ビタミンK，マンガン，ヨウ素，コリン，L-カルニチンが，表にはないが任意成分としては，タウリン，ヌクレオチド，ドコサヘキサエン酸（DHA）が挙げられる。日本において欠乏症の報告が問題となり[18]，銅・亜鉛は1983年に厚生省が乳児用調製粉乳に，ビオチンは2014年に厚生労働省より，母乳代替食品および乳児用調製粉乳への添加が認められ，セレンは2018年に乳児用調製粉乳への基準が追加された[13]。

2）使用量

厚生労働省が公表している「日本人の食事摂取基準」によると，0〜5か月の乳児の推定エネルギー必要量は男児550 kcal，女児500 kcalのため[19]，生後5か月まで人工栄養のみで育てられている場合，1日の哺乳量は男児800 mL，女児700 mL前後となる。母子健康手帳に記載されている成長曲線に身長・体重を記録し，成長を確認しながら，表示義務にあるように「乳児の個人差を考慮して」使用する。

しかし，乳業会社の示す月齢別哺乳量の目安の例をみると，生後4〜5か月では1回200〜220 mLを1日5回と示されているものもあり，最大計1,100 mLとなり，女児では推定エネルギー必要量の約1.5倍，男児でも1.3倍となる。児が目安量どおり哺乳した場合に過体重を招いたり，児が目安の量を飲みきることができず保護者が不安を感じたりするリスクが考えられる。また，表の下に「平均値」と記載しているサイトもあり，220 mL以下を保護者が「平均」以下と誤解，より不安を感じることも考えられる[20, 21]。

3）調乳方法

2007年，サカザキ菌（*Cronobacter sakazakii*）などの感染リスクを減少させることを目的とし，WHOとFAOが「乳児用調製粉乳の安全な調乳，保存および取り扱いに関するガイドライン」を作成した[22]。このガイドラインでは，乳児用調製粉乳は無菌ではなく有害な細菌が存在している可能性があり，不適切な取り扱いにより調乳された場合は病原菌が増殖するのに理想的な環境であることが繰り返し述べられている。また，家庭において乳児の保護者や保育者に対しては，医療の専門家が乳児用調製粉乳の安全な調乳，保存，およびその取り扱いについて指導することが推奨される，とある。これを受けて，厚生労働省は調乳方法に関する図入りのパンフレットを公表し[23]，乳児用調製

表9-3 乳児用調製乳の組成

	消費者庁[11]	コーデックス規格[1]
エネルギー（100 mL あたり）	60〜70 kcal	60〜70 kcal
成分（100 kcal あたり）		
蛋白質	1.8〜3.0 g	1.8〜3.0 g
脂質	4.4〜6.0 g	4.4〜6.0 g
炭水化物	9.0〜14.0 g	9.0〜14.0 g
ナイアシン[*1]	300〜1,500 µg	300〜1,500 µg
パントテン酸	400〜2,000 mg	400〜2,000 mg
ビタミンA[*2]	60〜180 µg	60〜180 µg
ビタミンB_1	60〜300 µg	60〜300 µg
ビタミンB_2	80〜500 µg	80〜500 µg
ビタミンB_6	35〜175 µg	35〜175 µg
ビタミンB_{12}	0.1〜1.5 µg	0.1〜1.5 µg
ビタミンC	10〜70 mg	10〜70 mg
ビタミンD	1.0〜2.5 µg	1.0〜2.5 µg
ビタミンE	0.5〜5.0 mg	0.5〜5.0 mg
葉酸	10〜50 µg	10〜50 µg
ビオチン	1.5〜10 µg	1.5〜10 µg
イノシトール	4〜40 mg	4〜40 mg
亜鉛	0.5〜1.5 mg	0.5〜1.5 mg
塩素	50〜160 mg	50〜160 mg
カリウム	60〜180 mg	60〜180 mg
カルシウム	50〜140 mg	50〜140 mg
鉄	0.45 mg 以上	0.45 mg 以上
銅	35〜120 µg	35〜120 µg
セレン	1〜5.5 µg	1〜9 µg
ナトリウム	20〜60 mg	20〜60 mg
マグネシウム	5〜15 mg	5〜15 mg
リン	25〜100 mg	25〜100 mg
α-リノレン酸	0.05 g 以上	0.05 g 以上
リノール酸	0.3〜1.4 g	0.3〜1.4 g
Ca/P	1〜2	1〜2
リノール酸/α-リノレン酸	5〜15	5〜15
ビタミンK		4〜27 µg
マンガン		1〜100 µg
ヨウ素		10〜60 µg
コリン		7〜50 mg
L-カルニチン		1.2 mg 以上

*1 ニコチン酸およびニコチンアミドの合計量
*2 レチノール量

9　人工乳についての基礎知識

粉乳を製造工程で無菌にすることが困難であることなどをふまえ，以下のポイントを医療機関や家庭において普及啓発するための通達を出している。

- 乳児用調製粉乳の調乳にあたって，使用する湯は70℃以上を保つ。
- 調乳後2時間以内に使用しなかったミルクは廃棄する。

2007年より，上記の注意が厚生労働省の示す母子健康手帳の任意様式「乳幼児期の栄養」に含まれていたが[24)]，2022年の通達より記載事項が縮小され[25)]，2024年現在では，任意様式部分には含まれず[26)]，こども家庭庁のサイトにて閲覧可能となっている[27)]。

なお，後述する米国におけるサカザキ菌の乳児での感染例の報告をふまえ，2023年に内閣府の食品安全委員会が「粉ミルクは無菌とは限りません！　飲む直前に70℃以上のお湯で調乳し，速やかに消費しましょう」との警告を出し，Q＆Aを作成して丁寧に説明している[28)]。

❷ 乳児用調製液状乳（液体ミルク）

2018年8月に国内での生産販売が可能となり，2019年3月から販売が開始された。消費者庁から液体ミルクに関するパンフレットが作成されており[8)]，「調乳の手間がなく，温め不要」「栄養組成は調乳後の粉ミルクと同じ」「飲み残しは雑菌が繁殖しやすいため与えない」と書かれている。使い方では，「開封前によく振ること」「水で薄めないこと」など，注意点としては，「開封後すぐ使用して飲み残しを与えない」「容器や味に異常がある場合は使用しない」「直射日光，夏場の車中等を避けて保存」「賞味期限の確認（紙パックは約6か月）」などが挙げられている。常温保存可能とされており，常温とは医薬品の場合は15〜25℃と規定されている[29)]。製造企業のサイトでも「30℃以下の常温で保管可能ですが，風味や色味をより良く保つためには室温（20℃前後）の涼しい場所においていただくことをおすすめします」とある[30)]。長期保存後の組成についてはビタミン類などで20%弱の減少を認めるものもあるが，基準範囲内との報告がある[31)]。なお，災害時での使用が想定されるため，日本小児科学会災害対策委員会と日本小児医療保健協議会栄養委員会が「乳児用調整液体乳（液体ミルク）の使用に関しての注意点」[32)]を作成し，災害のたびに「何よりも大切なことは，あくまでも液体ミルク・乳児用粉ミルクは，母乳代替食品であり，平時も災害時も，乳児に推奨されるのは"母乳"であることです。特に，避難所などにおいては，感染予防も考慮し，母乳育児をしていた方が母乳育児を継続できるような配慮と対応が必要です」と，注意喚起を行っている。

❸ 注意点

1）乳汁分泌抑制

人工乳の補足量が多すぎる場合，吸啜刺激や乳房から飲みとられる量が減り，プロラクチンやオキシトシンの分泌抑制やオートクリン・コントロールが原因で乳汁分泌が抑制される（第4章7，92頁参照）。

乳汁分泌が抑制されると，本来母乳で育てられた場合に享受できる，感染症・自己免疫疾患・生活習慣病などの疾患の発症予防や重症化の阻止，免疫系の発達促進効果など

の恩恵を児が受けにくくなる。また，母親も，乳癌や子宮体癌，糖尿病など授乳期間に応じて罹患頻度を減ずる疾患の罹患率が上昇する可能性がある。児と母親の疾病罹患頻度の上昇は，家族のみならず社会的なコストの上昇につながる（**第1章**参照）。

2）アレルギー

アレルギーについては，**第11章35**を参照されたい。

3）汚染による健康被害

●細菌汚染

サカザキ菌やサルモネラ菌（*Salmonella enterica*）などの乳児用調製粉乳を介する乳児の感染例は以前から報告されており[33]，前述のように WHO と FAO が「乳児用調製粉乳の安全な調乳，保存および取り扱いに関するガイドライン」[22]を公表していた。2021年9月以降，米国でサカザキ菌の感染事例が報告され，特定企業の乳児用調製粉乳が自主回収された。日本においては，2006～2007年度に国産の粉ミルク200製品を調査した結果，6製品（3%）から検出されたとする報告が食品安全委員会のサイトに掲載されている[28]。

●森永ヒ素ミルク中毒事件

1955年6月頃から，主に西日本を中心としてヒ素の混入した粉ミルクを飲用した乳幼児に死者，中毒患者を出した事件。ヒ素は故意に混入されたものではなく，安価な乳質安定剤として使用された成分に混入していた[34]。

●中国メラミン汚染ミルク

2008年9月に明らかになった，メラミン汚染ミルクを飲んだ乳児に腎臓結石が多発した事件。メラミンは中国の食品業界において，蛋白質含有量を偽造するために工業用の製品が故意に添加されていた。2009年1月時点の中国衛生部の発表によると，腎臓結石など泌尿器系の異常で乳幼児少なくとも6人が死亡，5万人が入院，29万人が被害を受けた[35, 36]。メラミンを混入したブランドはネスレ社のものを含む[37]。

4）人工乳の供給不足による混乱

2021年9月以降，米国でサカザキ菌の感染事例が報告され，特定企業の乳児用調製粉乳が自主回収された。このため，米国では乳児用調製乳の不足が，地域によっては危機的なレベルに達し，「自己流」での人工乳の調合，乳児用調製乳を薄めて使用する，通常の牛乳を飲ませる，信頼できないサイトからインターネットで母乳を購入する，などの事態が起こり，米国の母乳育児委員会を中心とした米国疾病予防管理センター（CDC）など多数の共同団体や ABM（母乳育児医学アカデミー）などがこの事態に対し声明を発表した[38, 39]。

5）費用

生後5か月の児を，乳児用調製粉乳のみで企業の目安量で育てた場合の1か月間の費用は約14,000円となる（育児用ミルクの販売数1位の商品にて2024年1月試算。販売価格は大手販売サイトにて検索）。現在，子どもの貧困が問題となっており，日本でも子どもの7人に1人が貧困線以下の生活を送っている。親1人子1人の2人世帯の貧困線は可処分所得が月145,000円未満で，上記で試算した人工栄養の費用は，その約9.6%

にあたる。これには，調乳・冷却・洗浄・消毒のための光熱費や洗剤の費用，哺乳び
ん・人工乳首や洗浄・消毒器具などの費用は含まれていない。なお，哺乳びんと人工乳
首を使用する場合，調乳自体よりも，器具の洗浄・消毒・冷却に使用する水やガスなど
の量や費用のほうが多くなる。液体ミルクのみで育てると，まとめ買いを利用しても，
月に 36,000 円弱となる。こちらも，哺乳びんや人工乳首，アタッチメントにかかわる
費用は含まれていない。

（多田 香苗）

参考文献

1) FAO/WHO（revised 2007, last amended in 2023）. Codex Alimentarius；Standard for Infant Formula and Formulas for Special Medical Purposes Intended for Infants. No. CXS 72-1981.
 https://www.fao.org/fao-who-codexalimentarius/sh-proxy/en/?lnk=1&url=https%253A%252F%252Fworkspace.fao.org%252Fsites%252Fcodex%252FStandards%252FCXS%2B72-1981%252FCXS_072e.pdf（2024/5/22 アクセス）
2) FAO/WHO（revised 2007, last amended in 2023）. 前掲書 3），p3.
3) WHO（1981）/母乳育児支援ネットワーク仮訳（2021）. 母乳代用品のマーケティングに関する国際規準.
 https://jalc-net.jp/dl/International_code.pdf（2024/5/22 アクセス）
4) WHO/UNICEF（2004）/多田香苗他（訳）（2004）. 乳幼児の栄養に関する世界的な運動戦略. 日本ラクテーション・コンサルタント協会.
 https://iris.who.int/bitstream/handle/10665/42590/9241562218-jpn.pdf（2024/5/23 アクセス）
5) World Health Assembly, 54.(2001). Infant and young child nutrition. World Health Organization.
 https://apps.who.int/gb/ebwha/pdf_files/WHA54/ea54r2.pdf（2024/5/23 アクセス）
6) 消費者庁. 特定用途食品について.
 https://www.caa.go.jp/policies/policy/food_labeling/foods_for_special_dietary_uses/#m01（2024/5/23 アクセス）
7) 消費者庁. 乳児用調製粉乳ってなに？.
 https://www.caa.go.jp/policies/policy/food_labeling/foods_for_special_dietary_uses/assets/food_labeling_cms206_20230927_07.pdf（2024/5/23 アクセス）
8) 消費者庁. 乳児用液体ミルクってなに？.
 https://www.caa.go.jp/policies/policy/food_labeling/foods_for_special_dietary_uses/assets/food_labeling_cms206_20230927_08.pdf（2024/5/23 アクセス）
9) 消費者庁. 特別用途食品制度の主な変遷について.
 https://www.caa.go.jp/policies/policy/food_labeling/foods_for_special_dietary_uses/assets/food_labeling_cms206_20231113_01.pdf（2024/5/23 アクセス）
10) 乳及び乳製品の成分規格等に関する省令（昭和 26 年厚生省令第 52 号）.
 https://elaws.e-gov.go.jp/document?lawid=326M50000100052（2024/5/23 アクセス）
11) 消費者庁. 特別用途食品の表示許可基準（令和元年，一部改正令和六年）
 https://www.caa.go.jp/policies/policy/food_labeling/foods_for_special_dietary_uses/notice/assets/food_labeling_cms206_20240401_12.pdf（2024/8/7 アクセス）
12) FAO/WHO（revised 2007, last amended in 2023）. 前掲書 1），pp10-11.
13) 消費者庁. これまでの特別用途食品の表示許可等の主な改正概要について.
 https://www.caa.go.jp/policies/policy/food_labeling/foods_for_special_dietary_uses/notice/assets/food_labeling_cms206_20231113_06.pdf（2024/5/23 アクセス）
14) 消費者庁. 特別用途食品の取扱い及び指導要領.
 https://www.caa.go.jp/policies/policy/food_labeling/foods_for_special_dietary_uses/notice/assets/food_labeling_cms206_20240401_14.pdf（2024/5/23 アクセス）
15) WHO（2017）. The international code of marketing of breast-milk substitutes；frequently asked questions. pp8-9.
 https://iris.who.int/bitstream/handle/10665/254911/WHO-NMH-NHD-17.1-eng.pdf（2024/5/23 アクセス）
16) WHO（2020）. Baby-friendly Hospital Initiative training course for maternity staff；trainer's guide. pp1-2.
17) 消費者庁. 特別用途食品許可品目一覧.
 https://www.caa.go.jp/policies/policy/food_labeling/foods_for_special_dietary_uses/assets/food_labeling_cms206_20240327_02.pdf（2024/10/16 アクセス）
18) 日本小児科学会栄養委員会報告（2011）. 乳児用特殊ミルク等の栄養素含有適正化に関するワークショップ.

http://www.jpeds.or.jp/uploads/files/saisin_120509.pdf（2024/5/23 アクセス）

19）「日本人の食事摂取基準」策定検討会（2020）．日本人の食事摂取基準．p397．
https://www.mhlw.go.jp/content/10904750/000586577.pdf（2024/5/23 アクセス）

20）森永乳業．妊娠・育児情報サイト「はぐくみ」．離乳食の基本　1 日のお食事プラン　5〜6 か月頃．
https://ssl.hagukumi.ne.jp/babyfood/02.html（2024/5/23 アクセス）

21）和光堂．レーベンスミルクはいはいの作り方．標準使用量表．
https://www.wakodo.co.jp/product/milk/haihai/howtomake.html（2024/5/23 アクセス）

22）WHO/FAO（2007）/厚生労働省医薬食品局食品安全部（仮訳）（2007）．乳児用調製粉乳の安全な調乳，保存
及び取扱いに関するガイドライン．
https://www.mhlw.go.jp/topics/bukyoku/iyaku/syoku-anzen/qa/dl/070604-1b.pdf（2024/5/23 アクセス）

23）厚生労働省医薬食品局食品安全部（2007）．乳児用調製粉乳の安全な調乳，保存及び取扱いに関するガイドラ
インの概要（FAO/WHO 共同作成）．
https://www.mhlw.go.jp/topics/bukyoku/iyaku/syoku-anzen/qa/dl/070604-1a.pdf（2024/5/23 アクセス）

24）厚生労働省（2017）．母子健康手帳の任意記載事項様式について（子母発 1222 第 1 号，平成 29 年 12 月 22 日）．
p82．
https://www.jpeds.or.jp/uploads/files/boshitetyou20171222.pdf（2024/5/23 アクセス）

25）厚生労働省（2022）．母子健康手帳の任意記載事項様式について（子母発 1226 第 2 号，令和 4 年 12 月 26 日）．
https://www.jpa-web.org/dcms_media/other/【課長通知】母子健康手帳の任意記載事項様式について.pdf
（2024/5/23 アクセス）

26）こども家庭庁．母子健康手帳の様式．任意様式．
https://www.cfa.go.jp/assets/contents/node/basic_page/field_ref_resources/909390f5-d0c0-47b9-9b9e-
c343b88bde66/84d1998f/20240415_policies_boshihoken_techou_13.pdf（2024/5/24 アクセス）

27）こども家庭庁．母子健康手帳情報応援サイト．乳幼児期の栄養．
https://mchbook.cfa.go.jp（2024/5/24 アクセス）

28）内閣府食品安全委員会（2023）．粉ミルクは無菌とは限りません！　飲む直前に 70℃以上のお湯で調乳し，速
やかに消費しましょう〜クロノバクター・サカザキについて〜．
https://www.fsc.go.jp/foodsafetyinfo_map/c_sakazaki_FAQ.html（2024/5/24 アクセス）

29）第十八改正日本薬局方（令和 3 年 6 月 7 日厚生労働省告示第 220 号）．
https://www.mhlw.go.jp/content/11120000/000788359.pdf（2024/5/24 アクセス）

30）江崎グリコ．お問合せ・Q＆A．【赤ちゃんミルク（液体ミルク）】保存方法を教えてください．
https://customer.glico.com/s/article/赤ちゃんミルク-液体ミルク-保存方法を教えてください（2024/5/24 ア
クセス）

31）厚生労働省．平成 30 年 4 月 26 日薬事・食品衛生審議会食品衛生分科会添加物部会資料 1-4．
https://www.mhlw.go.jp/file/05-Shingikai-11121000-Iyakushokuhinkyoku-Soumuka/0000204958.pdf（2024/5/
24 アクセス）

32）日本小児科学会災害対策委員会/日本小児医療保健協議会栄養委員会（2019）．乳児用調整液体乳（液体ミルク）
の使用に関しての注意点．
https://www.jpeds.or.jp/modules/guidelines/index.php?content_id=108（2024/5/24 アクセス）

33）FAO/WHO（2006）．Enterobacter sakazakii and Salmonella in powdered infant formula：Meeting report
（Microbiological Risk Assessment Series 10）．FAO.

34）厚生労働省．令和 5 年度森永ミルク中毒事件全国担当係長会議資料 1．
https://www.mhlw.go.jp/content/11130500/000476479.pdf（2024/5/24 アクセス）

35）内閣府食品安全委員会（2009）．中国における牛乳へのメラミン混入事案に関する情報について．
https://www.fsc.go.jp/emerg/melamine.html（2024/5/24 アクセス）

36）内閣府食品安全委員会（2009）．メラミン等による健康影響について．
https://www.fsc.go.jp/emerg/melamine1009.pdf（2024/5/24 アクセス）

37）ガブリエル・パーマー（著）/本郷寛子他（訳）（2015）．母乳育児のポリティクス．p97．メディカ出版．

38）ABM（2022）/日本ラクテーション・コンサルタント協会（訳）（2022）．母乳代用品の不足についての ABM
の声明．
https://jalc-net.jp/dl/ABM_seimei_milk_2022.pdf（2024/5/24 アクセス）

39）Infant and Young Child Feeding in Emergencies（IYCF-E）in the U.S.（2022）．Joint Statement. Context of
Infant Formula Shortage & Ongoing Pandemic.
https://www.usbreastfeeding.org/uploads/1/3/9/7/139788899/iycfe_constellation_joint_statement_final.pdf
（2024/5/24 アクセス）

Column

フォローアップミルクは必要？

『授乳・離乳の支援ガイド（2019年改定版）』には，「フォローアップミルクは母乳代替食品ではなく，離乳が順調に進んでいる場合は，摂取する必要はない」とある[1]。フォローアップミルクは，1970年代にヨーロッパで牛乳の代用品として開発され，日本においても1975年に発売が開始されたが，現在に至るまで「牛乳代用品」としての位置づけである。そのため，日本の法律上も「乳児用調製乳」とはされず，乳幼児の成長に必須の微量元素である亜鉛や銅も添加されていない（2022年より，1社の製品で亜鉛の強化が開始された）。また，フォローアップミルクは「乳児用調製乳」や牛乳より乳糖などを多く含むよう製造され，甘めであるため，乳幼児からはほかの飲み物よりも好まれる可能性がある。

日本小児科学会雑誌に，日本栄養消化器病学会の乳児栄養委員会から「このミルクを必要とする理由はない」との答申が掲載されている[2]。WHOも1989年の世界保健総会で，「フォローアップミルクは不必要である」と決議し[3]，2023年にWHOから出された生後6〜23か月の乳幼児に向けた補完食のガイドラインにおいても，「フォローアップミルクは推奨されない」ことが強調されている[4]。

成分

母乳代替食品ではないため，銅・亜鉛の添加は許可されておらず，実測値でも100 mL調乳あたり銅検出感度以下〜0.003 mg，亜鉛0.8〜0.17 mgであった[5, 6]。2023年1月現在，1社のみ亜鉛を強化し値を1.6 mgとしている[7]。フォローアップミルクのコーデックス規格では亜鉛の最低量も定義されている（100 kcalあたり0.5 mg以上）[8]。

位田は，母親のみならず小児科医を含む保健医療従事者においても，フォローアップミルクが母乳代替品の完全食品であり，生後9か月に達すると飲ませなければならないものだと誤解されている可能性を危惧している[9]。離乳食が適切に進んでいない場合，潜在的な亜鉛欠乏がある可能性があり，フォローアップミルクには亜鉛が添加さ

れていないため，亜鉛欠乏には対応できないことなど，保健医療従事者がフォローアップミルクのリスクや特徴，使用目的を十分に理解し，一般に周知させる必要性を説いている[9]。

対象年齢

2024年1月現在，「フォローアップミルク」として3社から，「グローアップミルク」として1社から，以前「フォローアップミルク」としていた表示をなくし対象年齢表示のみとしているものが2社から販売されている。対象年齢は満9か月〜3歳頃としているものが3社，1〜3歳が1社，1〜3歳（9か月頃から利用できるとの表示）が2社であった。

使用量

生後9〜12か月の1日あたりの使用量の目安は，記載のないものから，400 mLとしているもの，640〜700 mLとしているものなど製品によってさまざまである[10-12]。700 mLをこのミルクで摂取すると500 kcalとなり，生後9〜11か月の食事摂取基準（男児700 kcal，女児650 kcal）の残りの150〜200 kcalで不足する栄養を満たすのは困難と思われる。

注意点

米国小児科学会などの専門家が合同で作成した幼児期の健康的な飲み物についての推奨においても，フォローアップミルクは不要なものとされている。その理由としては，独自の栄養はなく，食事に糖分を加え，母乳育児の継続を損なう可能性があることが挙げられている[13]。

日本で販売されているフォローアップミルクのパッケージは，各社で販売されている乳児用調製乳のパッケージと類似しており，ドラッグストアなどでも，隣り合わせに置かれていることが多く，これは，クロス・プロモーションに該当する。クロス・プロモーションとは，複数の製品間で，お互いの製品の販売促進が行われることで，WHOはフォローアップミルクのラベルや広告を通したクロス・プロモーションが，母乳育児およ

び乳幼児の栄養を脅かすものとして，警告を出し続けている[14]。2023年11月，フォローアップミルクのコーデックス規格の改訂版がコーデックス委員会で採択された[15]。今回の改訂では，WHOの「母乳代用品のマーケティングに関する国際規準」[16]およびWHOの「乳幼児用食品の不適切なプロモーションを終了するためのガイダンスの勧告」[17]を考慮し，年長児用フォローアップミルクおよび幼児用製品が，乳幼児向けのほかの食品と混同されないようにするための，コーデックス規格の新しい表示規定も追加された。

（多田 香苗）

参考文献

1) 「授乳・離乳の支援ガイド」改定に関する研究会（2019）. 授乳・離乳の支援ガイド（2019年改定版）. p32.
https://www.mhlw.go.jp/content/11908000/000496257.pdf（2024/5/24 アクセス）

2) 日本栄養消化器病学会乳児栄養委員会（1990）. フォローアップ・ミルクの意義に関する理事会諮問に対する答申. 日本小児科学会雑誌, 94(5)：1316-1317.

3) Allan A., et al.(著)/円谷公美惠他（訳）（2007）. 乳児の健康を守るために―WHO「国際規準」実践ガイドブック―保健医療従事者のための「母乳代用品の販売流通に関する国際規準」入門, pp31-32. 日本ラクテーション・コンサルタント協会.

4) WHO（2023）. WHO Guideline for complementary feeding of infants and young children 6-23 months of age.
https://www.who.int/publications/i/item/9789240081864（2024/5/24 アクセス）

5) 千葉百子他（1998）. 粉ミルク中の元素濃度. 日本小児科学会雑誌, 102(1)：6-15.

6) 日本小児科学会（2011）. 日本小児科学会栄養委員会報告：乳児用特殊ミルク等の栄養素含有適正化に関するワークショップ.
http://www.jpeds.or.jp/uploads/files/saisin_120509.pdf（2024/5/24 アクセス）

7) 和光堂. フォローアップミルクぐんぐん. 栄養成分表示.
https://www.wakodo.co.jp/product/milk/product/gungun.html（2024/5/24 アクセス）

8) FAO/WHO（revised 2023, last amended in 2017）. Codex Alimentarius：Standard for Follow-up Formula for Older Infants and Product for Young Children. No. CXS 156-1987.
https://www.fao.org/fao-who-codexalimentarius/sh-proxy/en/?lnk=1&url=https%253A%252F%252Fworkspace.fao.org%252Fsites%252Fcodex%252FStandards%252FCXS%2B156-1987%252FCXS_156e.pdf（2024/5/24 アクセス）

9) 位田忍（著）. フォローアップミルクでの問題点. 日本小児科学会（2011）. 日本小児科学会栄養委員会報告：乳児用特殊ミルク等の栄養素含有適正化に関するワークショップ, pp7-11.

10) 森永乳業. 妊娠・育児情報サイト「はぐくみ」. 森永チルミル.
https://ssl.hagukumi.ne.jp/products/chirumiru/（2024/5/24 アクセス）

11) 江崎グリコ. アイクレオ グローアップミルク商品情報.
https://cp.glico.com/icreo/products/growupmilk/（2024/5/24 アクセス）

12) 雪印メグミルク. 「雪印メグミルク たっち」の作り方.
https://www.meg-snow.com/snowbaby/product/tacchi/babymilk-tacchi（2024/5/24 アクセス）

13) Healthy Eating Research（2019）. Healthy Beverage Consumption in Early Childhood；Recommendations from Key National Health and Nutrition Organizations.
https://healthyeatingresearch.org/wp-content/uploads/2019/09/HER-HealthyBeverageTechnicalReport.pdf（2024/5/24 アクセス）

14) WHO/UNICEF（2019）. WHO/UNICEF information note：cross-promotion on infant formula and toddler milks.
https://www.who.int/publications/i/item/WHO-NMH-NHD-19.27（2024/5/24 アクセス）

15) Codex Alimentarius（2023）. CAC46/Revisions to Standard for Follow up Formula adopted.
https://www.fao.org/fao-who-codexalimentarius/news-and-events/news-details/en/c/1667642/（2024/5/24 アクセス）

16) WHO（1981）/母乳育児支援ネットワーク（仮訳）（2021）. 母乳代用品のマーケティングに関する国際規準.
https://jalc-net.jp/dl/International_code.pdf（2024/5/22 アクセス）

17) WHO（2017）. Guidance on ending the inappropriate promotion of foods for infants and young children：implementation manual.
https://www.who.int/publications/i/item/9789241513470（2024/5/24 アクセス）

10 | 乳児の吸啜と嚥下

I 吸啜・嚥下・呼吸の調和

　新生児は，生まれたときから哺乳する能力をもっている。とは言うものの，吸啜と呼吸の調和や吸啜力は，生まれたときから成熟しているわけではなく，その後の成長発達とともに哺乳行動は成熟していく。産後数日は，母親の産生する母乳（初乳）の量は少ないため，嚥下と呼吸が調和していない新生児でも呼吸にかかる負担は少ない。乳汁来潮の頃（母乳産生が増えてくる頃）には嚥下と呼吸も調和して行われるようになる。

　乳房から児の口腔内への乳汁移行は射乳反射が深く関係しており，1回の授乳中でも射乳反射と射乳反射の間は乳汁移行が少なくなる。この間，乳児は嚥下のために呼吸を止める必要がない。一方，びん哺乳では連続して乳汁移行があるため，乳児は持続して嚥下する必要がある。つまり，嚥下のために換気が低下するリスクがある。

　このような新生児・乳児の哺乳行動の発達生理を理解しておくことは，母乳育児支援を行ううえで重要である。

II 哺乳運動

　哺乳は原始反射の連続である。児をコントロールしようとすると児の本来もっている行動が起こりにくくなる。母親が児の哺乳に関する反射を起こすきっかけを理解してタイミングよく授乳ができるように支援することは，授乳がうまくいくようになるために大切である。

　新生児は安定した姿勢で支えられているほうが，うまく母乳を飲むことができる。母親の胸で児が腹臥位となると，児が自ら頸部をうまくコントロールし，下顎や舌の動きを調節しやすくなる。児は乳房を認識すると，頸部を伸展させて下顎を乳房にあてがい，乳頭を探し始める。触覚に加えて嗅覚も重要である。啼泣してしまうと原始反射は起こりにくくなり，哺乳が難しくなる。

❶ 哺乳に関する原始反射（表 10-1）

　新生児の哺乳行動は多くの原始反射から成り立っている。このため，中枢神経系に障

表 10-1 哺乳に関する原始反射

- **探索反射**
口唇あるいは口角に触れると，触れた方向に頭部を向けるのと同時に口を開けて，舌を突出し，触れたものを口の中に取り入れようとする反射
- **捕捉反射**
探索反射後にそのまま乳頭を含むようにする反射
- **口唇反射**
口唇にものが触れると，上下の口唇をすぼめて前方に突出させて，触れたものを口唇で挟み込むようにして口を閉じる反射

- **吸啜反射**
口唇反射によって口腔内に取り込んだ乳頭を吸啜する反射
- **嚥下反射**
咽頭内に液体がたまると嚥下運動が起こる反射
- **咬反射**
指などで歯肉を刺激すると，下顎が閉じて弱い力で噛もうとする反射

表 10-2 哺乳に関係する神経

吸啜・嚥下反射の求心性神経：各脳神経が関係している部位
• 三叉神経（第5脳神経）知覚路：口唇，舌，口腔 • 顔面神経（第7脳神経）：舌の前2/3 • 舌咽神経（第9脳神経）：舌の後1/3と咽頭
吸啜・嚥下反射の遠心性神経：支配する筋肉
• 三叉神経運動枝：咬筋 • 顔面神経運動枝：頬筋を含む顔の表情を調節 • 迷走神経（第10脳神経）：咽頭の筋肉 • 舌下神経（第12脳神経）：舌運動
口を閉じる筋肉とその作用
• 側頭筋：三叉神経支配．下顎を持ち上げ，口を閉じる • 咬筋：三叉神経支配．口を閉じ咀嚼する • 翼突筋：三叉神経支配．下顎を持ち上げ，口を閉じる。下顎を前方反対側方に動かす • 口輪筋：顔面神経支配．口唇を突き出し，口唇を閉じる • 頬筋：顔面神経支配．歯槽堤の外側を安定させる

害がある場合，哺乳障害を伴いやすい。言い換えれば，哺乳障害を伴う新生児では，その後の神経発達に注意が必要ということになる。

　哺乳行動は多くの脳神経（**表10-2**）と筋肉が関係する原始反射から説明することができる。

　①乳頭が口周囲に触れると三叉神経を介して探索反射が起こる（上唇の感覚は三叉神経第2枝，下唇の感覚は三叉神経第3枝の支配を受けている。上唇のほうが鋭敏である）。

　②胸鎖乳突筋，大後頭直筋，回旋筋，斜角筋の収縮により，新生児は触れた方向に顔を向ける。そして，口唇に乳頭が触れると三叉神経感覚枝が延髄の三叉神経中脳路核に入り，三叉神経運動核に刺激が伝わり，三叉神経運動枝から刺激を受けた外側

10　乳児の吸啜と嚥下

翼突筋と顎二腹筋が収縮することで下顎が下降する。

③口を開くのには舌下神経支配のオトガイ舌骨筋も関係している。口を開いて口唇反射により舌を前に出して（オトガイ舌筋～舌下神経），乳頭をとらえようとする（捕捉反射）。

④乳頭・乳輪を含んだ後は，咬筋，側頭筋，内側翼突筋（すべて三叉神経運動枝）が作用して乳頭・乳輪と乳房の間を密閉する。口輪筋（顔面神経）も同様に重要な働きをしており，乳房をしっかりと覆う。

⑤吸啜反射により，舌の蠕動様運動が起こる。

⑥射乳反射とともに流れ出た乳汁を，嚥下反射により嚥下する。

口唇による密閉が不十分だと，さらに乳房を密着させようとして探索反射が起こり舌を突き出す動きが起こる。この結果，乳頭・乳輪が口腔内から出されることになり，吸着が維持できなくなる。このことは，児が口唇により乳頭・乳輪を密閉できるような抱き方・含ませ方が大切な理由でもある。授乳姿勢（抱き方，ポジショニング）と吸着（含ませ方，ラッチオン）によって新生児の原始反射の起こりやすさも変わってくる[1]。

2 吸啜

1）吸啜反射

吸啜反射は，口腔内に入ってきたものを吸啜する反射であり，舌下神経支配であるオトガイ舌筋（筋肉の起始は下顎骨オトガイ棘，付着は舌背）の収縮による。母親の射乳反射により，新生児の口腔内に乳汁が流れる。この吸啜運動の基本となる舌運動を超音波断層法で観察するとうねりが舌の前半部から後半部へとつながる"蠕動様運動"として観察される（**図 10-1**）。その過程で舌前方は口蓋との間で乳頭を圧迫し，その後，口蓋と乳頭とで密閉空間をつくる。その状態から舌が下方に動くことで舌・口蓋・乳頭に囲まれた陰圧空間を形成し，乳管口から乳汁が流出する。

乳汁が口腔内に流出するのには，舌運動によって口腔内にできる陰圧空間も関与している。新生児期から乳児期前半の口腔は，陰圧空間をつくるのに適した以下のような解剖学的特徴をもつ。

- 口腔内の頬内側は脂肪組織が厚い（脂肪床）。
- 舌の占める容積が大きい。
- 上顎が低い位置にあり，口蓋が平坦である。

これらの特徴があるため，新生児は口腔内を密閉しやすい。

2）吸啜リズム

吸啜リズムは延髄網様体にある神経回路（central pattern generator：CPG）によりコントロールされている。CPG の働きによってリズミカルな吸啜パターンをつくり上げる。摂取量や射乳反射，吸啜する乳頭の特性など外から口腔内に入ってくる感覚刺激は，運動パターンを調節するのに重要である。CPG のパターン形成には，三叉神経・顔面神経・舌下神経が関与している。

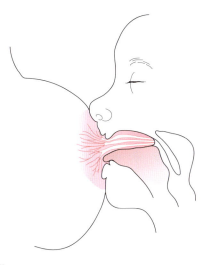
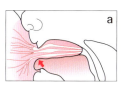
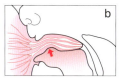
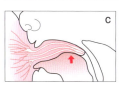
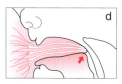
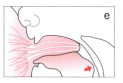

➡は舌の蠕動様運動。
a：乳頭と乳輪は口腔内に吸い寄せられている。軟口蓋は弛緩し，鼻咽頭は開いており，呼吸できる。舌の先端が挙上することから吸啜サイクルが始まる。乳頭先端は硬口蓋と軟口蓋の境目付近まで伸展している[*]。
b, c：舌による蠕動様運動は口蓋に乳頭を押し付けながら舌先端から口腔の奥へ向かう。
d：舌による軟口蓋の圧迫に伴い，口蓋帆挙筋と口蓋帆張筋が収縮し，軟口蓋が挙上して鼻腔を閉鎖する。ここで嚥下が行われる。
e：蠕動様運動に伴う圧迫は舌の付着部まで続く。
[*]Jacobs らは実際に超音波断層法で調べると 25% の乳児のみが乳頭が硬口蓋から軟口蓋の境に達していたにすぎないと報告している[2]。

図10-1 哺乳中の舌の位置と動き

〔Woolridge M.W. (1986). The 'anatomy' of infant sucking. Midwifery, 2(4)：166 をもとに作成〕

③ 嚥下

①乳汁が喉頭にたまると嚥下反射が起こり，舌後方が上昇し，咽頭後部を圧迫する。迷走神経支配の口蓋帆挙筋と三叉神経支配の口蓋帆張筋が収縮することにより軟口蓋が挙上し，鼻からの通路を塞ぐ。それに伴って，鼻咽頭への逆流を防ぐ。

②軟口蓋の挙上は舌咽神経・迷走神経の刺激によって口蓋帆挙筋が収縮することにより起こる。

③喉頭蓋は迷走神経の働きにより，前上方に動き気管を閉鎖するとともに，中および下咽頭収縮筋（迷走神経）により下咽頭が収縮することで乳汁が食道に流れ込む。その後，喉頭は前の位置に戻り，また新たな吸啜・哺乳運動サイクルが始まる。

④乳汁の嚥下の有無で非栄養的吸啜と栄養的吸啜に分けられる。

1）非栄養的吸啜（呼び出し吸啜）

乳汁移行を伴わない吸啜で，睡眠中などにみられる自発的な吸啜である。射乳反射と射乳反射の間や，おしゃぶりを使用する際にもみられる。基本的には嚥下を伴わない。

表10-3	哺乳中の嚥下の確認方法

- 顎の大きな動き（非栄養的吸啜の浅く噛むような動きに対して）
- 嚥下に伴う音が聞こえる
- 嚥下に伴う喉の動きが見える
- 児の後頭部の振動（手を児の頭の後ろに置くと振動として感じる）
- 気管の上に置いた指によって喉の動きを感じる
- 鼻腔から空気が出るときに小さな音が聞こえる
- 喉から出る"カ"という音
- 聴診器を喉頭の側面に当てると嚥下の音が聞こえる

表10-4	1回の授乳と1日に児が飲みとる量の推移	
1回に飲みとる量	生後24時間：7 mL 生後24〜48時間：14 mL 生後48〜72時間：38 mL 生後1週間：65 mL 生後4週間：94 mL 生後1〜6か月：72±26 mL
1日に飲みとる量	生後1か月：650 mL 生後3か月：770 mL 生後6か月：800 mL

〔Walker M.（2010）. Breastfeeding Management for the Clinician, 2nd ed. p117. Jones & Bartlett. をもとに作成〕

2）栄養的吸啜

　乳汁移行を伴う吸啜であり，**表10-3**の事項が当てはまれば嚥下をしている。嚥下を伴う吸啜により，乳汁移行が成立するので，哺乳中に乳児が嚥下していることを確認することは重要である。**表10-3**の点に注意して観察すると，外観からも嚥下していることがわかる。

❹ 筋活動量の評価

　側頭筋，咬筋，口輪筋，舌骨筋群に相当する部位に筋電図を装着し，哺乳中の筋肉の活動を評価した研究では，側頭筋ならびに舌骨筋群では乳房から直接哺乳しているとき，びん哺乳よりも有意に高い活動量を示した。びん哺乳は，直接哺乳よりも筋活動量が少ないため，口腔周囲筋の発達にはマイナスとなる。母乳栄養児の筋活動量は，生後3か月まで増大し，その後は安定してくるため，この時期に直接哺乳することはその後の口腔機能においても重要である。1回の授乳で飲みとる量も出生時から1週間後では約10倍に増加する（**表10-4**）[3]。これは乳汁産生の影響もあるが，新生児・乳児の哺乳行動の発達にも関係する。

　また，歯列は顎の形成によって決まってくるため，生後早期に口腔周囲筋を発達させて顎形成を促すことは歯並びの点からもメリットがある。

126　第4章　母乳育児の解剖・生理・生化学

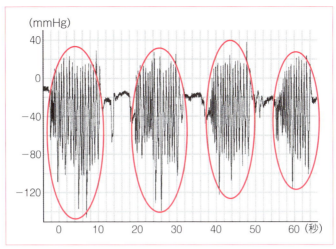

図 10-2　吸啜圧波形

5　乳房からの直接哺乳とびん哺乳との違い

直接哺乳ではびん哺乳と比べて以下のような違いがある[4-7]。

- 1回の吸啜バースト（吸啜が持続している期間）は短く，1回の授乳に頻回の吸啜バーストがみられる（吸啜圧には差がない）。
- 口を大きく開いて乳房を密閉させる。
- 口腔内に持続陰圧（ホールド圧）が形成される。
- 途中で非栄養的吸啜が入る。
- 口腔周囲筋をたくさん使う。
- 顎の発達を促す。
- 哺乳中の酸素分圧と体温が高い。
- 乳汁が口腔内に流れる前のほうが圧が強い。

哺乳中に測定した吸啜圧波形を図 10-2 に示す（横軸は時間，縦軸は圧）。下向きは口腔内にできた陰圧を示す。○で囲んだ連続した吸啜のかたまりが「吸啜バースト」である。

直接哺乳中には，びん哺乳ではみられない「ホールド圧」を伴うことが多い。図 10-3 に，ホールド圧を伴う吸啜圧波形を示す。ホールド圧があるということは，口腔内に持続して陰圧をかけて哺乳していることを意味しており，吸着の程度と関係があると報告されている[6]。

直接哺乳では射乳反射が起こってから乳汁移行が得られる。それに対して，びん哺乳では，口に含むとすぐに乳汁移行が得られる。生後早期にびん哺乳で与えていると新生児は直接哺乳よりも，乳汁がすぐに得られるびん哺乳を好むようになるかもしれない。それを防ぐために，乳汁分泌をよい状態に保ち，射乳反射が起こりやすくなる方法を提案することも母乳育児支援の1つとなる。

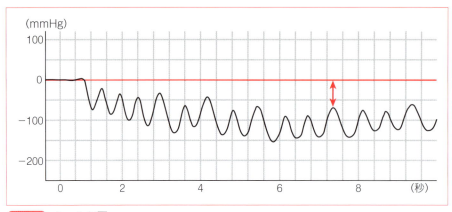

図 10-3 ホールド圧

矢印は吸啜運動において口腔内に維持される陰圧（ホールド圧）を示す。赤線は陰圧のない状態を示す。

　直接哺乳・びん哺乳ともに児の舌運動は，基本的に蠕動様運動をしている。しかし，さまざまな方法でびん哺乳と直接乳房からの哺乳を比べると，多くの違いがあることがわかる。まず，人工乳首はヒトの乳頭と比較して伸展の度合が少なめである。また直接哺乳の場合は，吸啜圧波は短く頻回な吸啜パターンを示し，筋活動量も多く，このため児は口腔周囲筋を鍛えることになる。びん哺乳の大きな問題点として，乳汁流出の多すぎることが考えられる。さらに，乳汁が口腔内に流れる前後の圧波形も，直接哺乳とびん哺乳では異なる。支援者は，直接哺乳とびん哺乳がまったく異なるものであることを認識したうえで，母乳育児支援を行う必要がある。

　母乳育児支援において，新生児の哺乳行動の基礎を知っておくことは重要である。うまく飲むことができない新生児に，どのような問題が考えられるのか，どのように支援すればよいのかは基礎を理解して初めて効果的にできる。

（滝 元宏）

※本書第2版の執筆者・水野克己氏の許可を得て改変

参考文献

1) Colson S., et al.(2008). Optimal positions for the release of primitive neonatal reflexes stimulating breast-feeding. Early Hum Dev, 84(7)：441-449.
2) Jacobs LA., et al.(2007). Normal nipple position in term infants measured on breastfeeding ultrasound. J Hum Lact, 23：52-59.
3) Walker M.(2010). Breastfeeding Management for the Clinician, 2nd ed. p117. Jones & Bartlett.
4) Taki M., et al.(2010). Maturational changes in the feeding behavior of infants：a comparison between breast-feeding and bottle-feeding. Acta Paediatrica, 99(1)：61-67.
5) Riordan J.(2009). Anatomy and Physiology of Lactation, In：Breastfeeding and Human Lactation, 4th ed. pp79-111. Jones and Bartlett.
6) Mizuno K., et al.(2008). The important role of deep attachment in the uniform drainage of breast milk from mammary lobe. Acta Paediatr, 97(9)：1200-1204.
7) Mizuno K., et al.(2006). Changes in sucking performance from nonnutritive sucking to nutritive sucking during breast- and bottle-feeding. Pediatr Res, 59(5)：728-731.

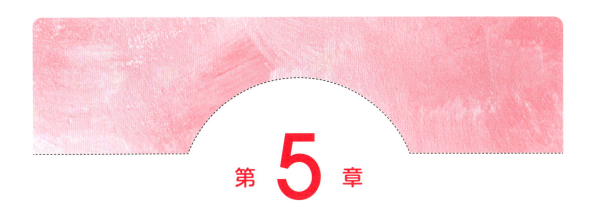

第 5 章

妊娠中の母乳育児支援

11 母乳育児の準備
—出産前クラスを中心に

I 母乳育児のための出産前教育の必要性

　多くの女性はどのような栄養方法で児を育てるかを妊娠前か妊娠初期に決めるといわれている。したがって妊娠中は児の栄養方法について女性や家族と話し合う重要な時期である。支援者は母親と児の権利である母乳育児をサポートする意思を明確に示すとともに，女性の意思決定を支援し，適切で十分な情報を得たうえでの女性の選択を尊重する[1-3]。

　妊娠中は児をどのような栄養方法で育てるかを決めかねている女性や，不適切な情報と接している女性の意思決定を支援する機会となる。栄養方法の選択は，母乳育児に賛成する理由と反対する理由を天秤にかけて考える場合が多い[4]。女性の選択に影響するかもしれない母乳育児に関するよくある誤解には次のようなものがある[5]。

- 母乳で育てられた子どもは母親に依存しすぎる
- 母乳育児は時間がかかりすぎる
- 自分の母親は母乳が十分に出なかったから，自分もそうかもしれない
- 乳児用調製乳は母乳と同じか，自分の母乳より赤ちゃんに合っているかもしれない
- 自分の胸は母乳育児をするには小さすぎる
- 母乳育児をしたら食事が制限される
- 帝王切開で出産したら母乳育児はできない
- 母乳をあげるのは緊張する，神経をつかう
- 母乳育児は体力をとても消耗する
- 母乳育児をする母親は体型がくずれる
- 仕事に戻るときには母乳をやめなければならない

　これらの母乳育児への思い違いや懸念を否定せず，児の栄養方法に関する女性の知識，信念，感情，そのきっかけとなった経験などについて聴き，話し合うことが重要である。それにより女性は自分の選択の意味を認識し，納得して意思決定をすることができる。

　また，女性が乳房や乳頭の大きさや形のために母乳育児が難しいと考えたり，感じたりしているときには，乳房と乳頭の形と大きさにも個性があり，ほとんどの女性は母乳育児ができると伝えて母乳育児への自信をサポートする。女性が母乳で育てることができるという自信をもつことができれば，妊娠中や産後に周囲からの矛盾した情報やアド

表 11-1 乳児栄養について妊娠中の女性と話し合う必要がある項目

- 授乳に関する女性の考え，経験，不安を聴く
- **母乳だけで育てることの重要性**：最初の6か月間は母乳のみで，ほかの食べ物や飲み物は必要ない。
- **6か月以降，ほかの食べ物も与えながら母乳育児を続けることの重要性**：多くの病気から児を守る。
- **母親にとっての母乳育児の重要性**：乳がんや大腿骨頸部骨折を予防する。児と親密な関係を築くことができる。乳児用調製乳は費用がかかる。
- **出産直後からの肌と肌の触れ合いの重要性**：児を温め落ち着かせる。絆を深める。母乳育児の開始を助ける。
- **母乳育児の早期開始**：母乳育児の確立を助ける。児は初乳が飲める。
- **適切な抱き方と吸着の重要性**：適切な抱き方と吸着は児が母乳を飲むのを助ける。乳首や乳房が傷つくのを防ぐ。人形を使って練習する。支援は地域の資源からも得られる。
- **母乳育児をよいスタートで始められるようにする**
  - ・児の欲求に応える授乳
  - ・どんなとき，児が十分に母乳飲めているかを知る
  - ・同室で過ごし，児がすぐそばにいることの重要性
  - ・人工乳首，哺乳びん，おしゃぶりを使うことのリスク
- **母乳育児をしない場合のリスク**
  - ・病気や慢性疾患から防御されない
  - ・汚染，調乳ミス
  - ・哺乳びんや人工乳首のリスク
  - ・母乳育児に戻したい場合の難しさ
- その他，話し合われた点，必要なフォローアップや紹介

〔UNICEF/WHO（2020）. Baby-friendly Hospital Initiative training course for maternity staff, p342. より作成〕

バイスがあってもそれに振り回されることなく，自分で決めたことを実行することができる[2,3]。

Ⅱ 母乳育児のための出産前教育の内容

　　WHO/UNICEF「母乳育児がうまくいくための10のステップ」のステップ3は，「母乳育児の重要性とその方法について，妊娠中の女性およびその家族と話し合う」である。「赤ちゃんにやさしい病院運動」の産科スタッフのためのトレーニングコースでは，すべての妊婦と妊娠32週までに話し合う項目を示している。話し合いに際しては，一貫性のある支援が継続的に行われるように，誰が，いつ，どのように話したか，それに対して母親の反応はどうであったかを記録する（**表11-1**）[2,3]。

　　これらの話し合いと情報提供は出産前クラスと個別の話し合いで行われる。母乳育児に対する考えや心配事など，栄養方法の選択に関連する内容は妊娠期の前半に，母乳育児の開始と産後早期の母乳育児の具体的な方法については妊娠期の後半に焦点を当てるなど，対象者の状況とニーズに合わせる。一度に理解しきれないほどの情報提供にならないように優先順位を設定しておくことも重要である[1]。

III 母乳育児のための出産前クラス

　カップルで育児をする場合，児の栄養方法の選択にはパートナーの参加も重要である。したがって母乳育児のための出産前クラスは，カップルで参加できるように計画することが望ましい。出産前クラスでは，母乳育児はパートナーが取り残されたように感じるのではないかという懸念や誤解を解き，カップルが納得できる選択をするために必要な情報と，パートナーが母乳育児にかかわる方法について話し合うことができる[5, 6]。

　日常生活に関連した情報やスキルについてのグループディスカッションやアクティビティでは，参加者がお互いに交流し楽しみながら学びを分かち合う。それによりピアサポートや意思決定の力が促進される[1]（**第3章6 IV**，79頁）。

　次のような母乳育児の実際を理解することは，母乳育児を家族のライフスタイルにどのように取り入れるかを考えるのに役立つ[5]。

- 母親は母乳を与えながら，本を読んだり，おやつを食べたり，ほかの子の世話をしたりと，授乳以外の用事や活動をすることができる
- 授乳はほとんどの場合，どこでもできる
- 旅行やそのほかの活動は，児と離れてよりも児と一緒がより便利
- 母乳育児は特別な道具を必要とせず，乳児用調製乳購入のための出費が不要である
- 母乳育児を適切に行い必要な助けを借りれば，乳房や乳首の痛みなどは防ぐことがきる
- 月齢の小さい児は頻繁な授乳（栄養補給）が必要だが，成長するにつれてその頻度は少なくなる
- パートナーは授乳の快適な姿勢を助けたり，児を落ち着かせたりできる

　妊娠中は，両親が出産の先にある母乳育児をイメージして考えたり計画したりすることが難しいこともある。また，得意な学習方法は人によって異なるため，出産前クラスでは，視覚的，聴覚的，運動感覚的（触覚的）な活動などさまざまな学習スタイルを取り入れると関心をもって参加することができ，記憶の定着にも役立つ。

　母乳育児クラスを行う際に最も重要なのは，「母乳育児には難しい規則はなく，必要なのは赤ちゃんの体重が適切に増加すること，母乳育児をする親が快適であること」とシンプルに伝わるようにすることである。自分の直感を信じて児の合図に応えるように両親を励まし，母乳育児を両親と児の学習と成長のプロセスとしてとらえて支援する。

1）アクティビティの例[5]

- 母乳育児をしている母親の授乳の様子を見る，経験を聴く，もしくは映像を見る
- 人形と乳房模型を使って，母親と児が楽な授乳姿勢を探す
- 乳房模型，風船，自分の指などを使って，効果的な児の吸着を体験する
- 出生後数日間の児の授乳の回数・間隔，排泄回数の実際の記録を見る
- スプーン1杯の水で濡らしたおむつの重さを感じる

表11-2 母乳育児のための出産前クラスの内容例（母親のよくある心配をもとにした）

母親の心配ごと	心配ごとに応えるクラスの内容
母乳育児をスムーズに始めるためにはどうしたらよいか	・出生直後からの肌と肌の触れ合いを始めることの重要性 ・24時間の母子同室することの重要性 ・肌と肌との触れ合いを可能な限り，したいだけ行うことの重要性 ・医学的に分離が必要な場合に必要なこと ・授乳の頻度：児が主導の授乳/自律授乳
母乳が十分に出るか	・母乳の産生量が減る原因 ・自分のライフスタイルを変える必要性の有無 ・栄養，水分，休養について ・薬，薬物，アルコール，ニコチンの摂取について ・母親が風邪をひいたら
母乳を飲ませるのは痛いか	・乳頭の手入れ ・特別なサプリメントや道具 ・授乳の姿勢と乳房の含ませ方 ・乳頭の痛みの防ぎ方 ・乳房の張り過ぎの対処法
どこで助けてもらえるか	・児の父親や身近な大切な人の特別な役割 ・援助の種類（実際的，精神的，技術的） ・アドバイスや意見への対処 ・母乳育児の専門的支援についての情報源 ・児に母乳が足りているかの確かめ方 ・乳児のいる生活 ・児の合図 ・助けを求める必要があるとき ・専門家の活用方法

〔Wambach K., et al.(2021). Breastfeeding and Human Lactation, 6th ed. pp725-726. Jones & Bartlett Learning. より筆者作成〕

・からしとゴマで母乳便をつくる

2) 出産前クラスの計画と実践の留意点[1, 5]

・場所，開催時間は参加者の利便性を考慮し，長すぎないようにする
・会場の照明，温度，座席などに配慮し参加者にとって快適な環境をつくる
・母乳育児の基本について，参加者に共通する関心事で実用的な話題をテーマにする（**表11-2**）
・母乳育児がうまくいくための知識とスキルが段階的に習得できるようにする
・アクティビティを行うときは目的と進め方をわかりやすく説明し，参加者が何をすることを求められているのかがはっきりと理解できるようにする
・コミュニケーションスキルを使い，判断や批判をされないという安心感を参加者がもつことができるようにする

・プログラムの修正や改善のために，参加者からの口頭でのフィードバックやアンケートを通してクラスの評価を行う

3) 教材の適切性[1]

　テキストや配付資料は，クラスで学んだことを思い出したり情報を確認したりするために活用できるようにする。基本的な教材として適切かを以下の視点で確認する。
・情報は根拠のあるもので矛盾がないか
・わかりやすく簡単に読めて，必要な事項が網羅されているか
・絵や写真は文化的，社会経済的背景として適切か
・女性が家族や身近な人への情報提供として使えるか
・困難や起こりうる問題の予防になるか
・地域で利用できる社会資源の連絡先が記載されているか
・母乳育児は大変で難しいという印象を伝えていないか
・乳児用調製乳の使用を理想化するようなメッセージが含まれていないか
・「母乳代用品のマーケティングに関する国際規準」に準拠しているか

　母乳育児のための出産前教育は，産科施設，地域の子育て支援サービス，オンライン学習などで行われている。母乳育児に特化したクラスがない場合も，出産や育児についてのクラスと協働して乳児栄養に関する適切な情報が含まれるようにすることができる。また，地域の家庭医や小児科クリニック，母子保健事業，ボランティアグループなどと連携することにより，情報提供の場や機会を広げることができる[5]。

Ⅳ　個別の話し合い

　産前に行われるさまざまな支援の場面を通して，コミュニケーションスキルを使った短い話し合いの機会をもつことは，一度に多くの情報を提供するより効果的である。個別の情報提供は，パンフレット，ポスター，ビデオなどを用いて妊婦健診の待ち合いの時間なども活用できる[1]。
　個別の話し合いにより，女性が大きな不安をもっているか，特別なカウンセリングや支援を必要としているかがわかる。授乳に影響する可能性のある問題について話し合い，必要であれば女性をサポートできる家族と話すことを申し出る[2,3]。

Ⅴ　特別な配慮が必要な女性

　次のような特別な配慮が必要な女性に対しては，個別の話し合いの時間や機会を多くもち，必要に応じて他職種や他機関と連携した継続的な支援を行う[2,3]。
・上の子どもの母乳育児が困難だった，または母乳育児をしなかった

- 家族の問題を抱えている
- 過体重または肥満である
- 社会的支援がなく，抑うつ状態または孤立している
- 母乳の産生を阻害する可能性のある乳房の手術や外傷の既往がある
- 妊娠や母乳育児に支障をきたす可能性のある疾患がある，または服薬の必要がある
- 出産後に特別のケアが必要なハイリスクの児や多胎を妊娠している
- 児へ母乳による感染の可能性がある疾患がある

　上の子どもに母乳を与えている女性には，妊娠中も母乳育児を続けることができることを伝えて安心させる。すべての妊婦と同様に，休息や食事を十分にとって体調に気をつけ，授乳中に子宮収縮を感じたら保健医療従事者に相談する必要があることを伝える。

　女性が医学的理由や，十分な情報を得たうえでの個人的理由により母乳で育てないことを選択した場合には，置換栄養法（人工栄養）について話し合う。安全な調乳と授乳方法を個別に伝え，できるだけ安全な人工栄養法ができるように支援する[2,3]。

　母乳代用品の販売促進を目的とした情報が身近にあり，かつ入院が短期化している現状では，妊娠中から退院後にかけての児の栄養方法に関する継続的な支援は重要である。また，妊娠前の情報や経験は母乳育児の選択と継続に影響を与えるため，母乳育児の保護・推進・支援は幅広い世代を視野に行われる必要がある[7]。

（新井 基子）

参考文献

1) Wambach K., et al.(2021). Breastfeeding and Human Lactation, 6th ed. pp713-738. Jones & Bartlett Learning.
2) UNICEF/WHO（著），BFHI2009翻訳編集委員会（訳）(2009)．UNICEF/WHO赤ちゃんとお母さんにやさしい母乳育児支援ガイドベーシック・コース「母乳育児成功のための10ヵ条」の実践，pp69-98. 医学書院．
3) UNICEF/WHO (2020). Baby-friendly Hospital Initiative training course for maternity staff, pp332-342. https://www.unicef.org/serbia/media/19021/file/BFHI%20Trainer's%20Guide.pdf（2024/1/25アクセス）
4) Roll C. L., et al.(2016). Expectant parents' views of factors influencing infant feeding decisions in the antenatal period：a systematic review. Int J Nurs Stud, 60：145-155.
5) Lauwers J., et al.(2021). Counseling The Nursing Mother：A Lactation Consultant's Guide, 7th ed. pp265-273. Jones & Bartlett Learning.
6) 北ありさ他（2021）．日本の父親は母乳育児の支援者となり得るのか―妊娠中の妻を持つ夫の母乳育児の認識に関する質的研究．日本母性看護学会誌，22(1)：1-8.
7) 吉尾博之他（2021）．若年者を対象とした母乳育児に関するアンケート調査．日本周産期・新生児医学会雑誌，57(2)：288-294.

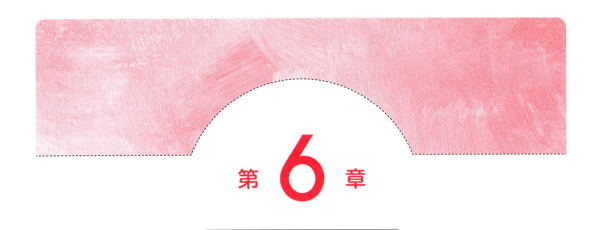

第 6 章

入院中の母乳育児支援

12 出生直後の母乳育児支援

I 出産への支援から始まる母乳育児支援

「母乳育児がうまくいくための10のステップ」[1]のステップ4では，臨床における必須の実践として，「出生直後からのさえぎられることのない肌と肌の触れ合い（早期母子接触）ができるように，出生後できるだけ早く母乳育児を開始できるように母親を支援する」ことが推奨されている。早期母子接触と早期授乳に影響を与える陣痛中の母親の過ごし方や出産への支援も，母乳育児がうまく進むための重要な要素である。

II 早期母子接触の定義

早期母子接触とは，出生直後から母親と裸の健康な赤ちゃんのそれぞれが，ゆったりとさえぎられることなく自由に肌と肌を触れ合わせ，児が母親の胸に抱かれていることを指す（図12-1）。母子の直接的で継続的な肌と肌の触れ合いは，臍帯結紮前や出生直後の数分以内にできるだけ早く始め，出生後少なくとも1時間は続けることが推奨されている[2]。

これまで「早期母子接触」に関しては，「早期接触」「母子接触」「カンガルーケア」

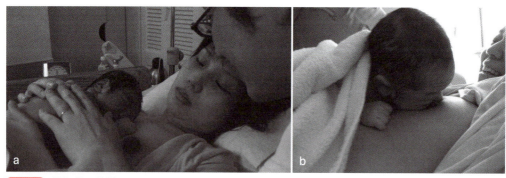

図12-1 早期母子接触
a：誕生数分後の家族，b：やっと乳房にたどり着き吸啜開始
〔聖路加国際病院提供〕

「カンガルー・マザー・ケア」などさまざまな言葉が用いられてきた。NICUにおける早産児へのケアを示す言葉であった「カンガルー・マザー・ケア」[3]が，正期産児への出生直後からの早期母子接触に対しても「カンガルーケア」と略されて転用された。「カンガルーケア」に対する保健医療従事者のとらえ方や，産科施設ごとの実施状況が著しく異なることに加え，新生児の呼吸停止などの危急事態が「カンガルーケア」のために発生したとの誤報道がなされるなどの混乱が生じていた。

　これら用語の混同，不統一な現場での実践，社会的影響などをふまえて，正期産児出産後の「カンガルーケア」と早産児への「カンガルー・マザー・ケア」との区別化がはかられた。その1つとして，出生直後に分娩室で行われる母子の早期接触を「早期母子接触」と呼び，英名としては「early skin-to-skin contact」または「Birth Kangaroo Care」とすることが提唱された[4]。加えて，「出生直後の母子接触（early skin-to-skin contact）・バースカンガルーケアを，羊水を拭き取った出生直後から児が自発的に褥婦の乳頭に吸着・吸啜するまでの直接皮膚と皮膚とを接触する行為，もしくは直接皮膚接触を1～2時間連続して行うこと」とも提案されている[5]。本書では，わが国における上記の状況をふまえて「早期母子接触」という用語を用いる。

Ⅲ 早期母子接触の意義

　出生直後から肌と肌を触れ合わせ母親に抱かれることは，新生児の生存と子宮外の適応に最適な環境であるとともに，母乳育児の確立にも重要な役割を果たす。

1) コクラン・システマティックレビュー（CDSR）による早期母子接触の効果

　「母親と健康な新生児の早期の肌と肌の触れ合い（2016）」[6]によると，3,472組の母子を含む38件のランダム化比較試験を解析した結果として，初めての哺乳が良好であり，産後8時間から3日目の母親の状態不安が有意に低く，産後1～4か月時点での母乳育児継続，退院後から1か月時点と産後6週間～6か月まで母乳のみで育てている割合が有意に高いことなどが報告された。また，帝王切開による出産後に早期母子接触を行った場合も哺乳が良好であり，1～4か月の母乳育児継続割合が高いことも確認された。新生児における結果として，出生後6時間の呼吸循環系指標が安定し，75～180分の血糖値が高く，生後90分の啼泣が少ないことが明らかになった。

2) 新生児の啼泣

　「母親と健康な新生児の早期の肌と肌の触れ合い（2016）」[6]の解析にも含まれているChristenssonらの研究では，出生直後から新生児と母親が肌と肌の触れ合いを行った群は，新生児をコットに寝かせた群に比べて，有意に体温が高く，生後90分での血糖値が高く，代謝性アシドーシスが早く改善され[7]，母親の胸におかれた児はコットにおかれた児に比べてほとんど啼泣しないこと，一時的に母親の胸から離された児は啼泣するが，母親の胸に戻されるとすぐに泣きやむことが報告された[8]。児が啼泣せずに母親の胸で体温が保持されれば，児のエネルギー消費は抑制でき，その結果低血糖が予防さ

れる。一方，啼泣することで児の心拍数，呼吸数，血圧は上昇し，それにより血液循環量が減少し，脳血流量も減少する。さらに，動脈血の酸素飽和度は減少し，右心圧が上昇，卵円孔が再開存して右－左シャントが起こり，胎児循環が再開されることもある。重篤になれば頭蓋内出血も起こりうる。また，啼泣によりコルチゾール値が上昇して免疫力が低下したり，消化管への空気の嚥下が嘔吐を誘発し正常な哺乳や消化過程を阻害したりする[9]。

早期母子接触中に新生児への授乳が早期に開始されることにより，腸管の蠕動運動が刺激されて胎便の排泄が促され，高ビリルビン血症の発生頻度が低くなることや[10]，出生から退院時の体重減少が少ないことが報告されている[10, 11]。

早期母子接触を通して，児は保健医療従事者由来の細菌ではなく，児の母親の常在細菌叢を受け取る。皮膚と消化管に母親由来の常在細菌叢が定着することにより，病原性の高い細菌の定着を防ぎ感染から児を守る[12]。帝王切開の場合，母親の産道の常在菌を受け取ることができないので，可能な限り手術室にて早期母子接触を行い，その後も肌と肌の触れ合いを行うことが望ましい。早期母子接触と早期授乳は，児が子宮外生活で生存し効率的に適応するための必須条件である。

3) 新生児の哺乳前行動

出生直後からさえぎられることなく，児が静かに穏やかに母親に抱かれていると，児は自発的に哺乳前行動（pre-feeding behaviors）と呼ばれる一連の探索的行動を開始して乳房に到達し，自ら母親の乳房に吸着して初乳を飲む（早期授乳）。

Widström らは観察研究の結果[13]，新生児の動きを 9 つのステージに分けた（**表 12-1**）。出生直後の児は，わずかに泣いて肺呼吸を開始した後，新しい環境で落ち着くために，覚醒状態で口・頭・手は動かさずに静かに休む。しばらくして頭・肩・四肢を動かし始め，目を開け，口を動かす。目を開けて母親や乳房を見たり，口をもぐもぐさせるなどの探索的動きが多くなり，声も出すようになる。手を口にもっていったり，手で乳頭に触れたり，乳房の色の濃い部分をじっと見たりする。児が乳房を吸啜していないときにはマッサージ様に手を動かし，児の吸啜中には手の動きが止まることから，手と吸啜の調整的パターンがあることも確認された[14]。

その後，探索的活動の合間に休んだりするが，口の動きはみられている。母親の身体を這い，乳房の匂いに触発され，横滑りしたり跳ねたりしながら乳房に向かう。乳輪や乳頭を舐めて母親と乳房になじむ。あっという間に吸着・吸啜し始めることもあれば，何度も吸着を試みてやっと大きな口を開けて吸着・吸啜に至ることもある。しばらくの間吸啜をしたのちに，眠りに入る。ここに至るまで，たいてい生後 1 時間以上は経過していて，母親も眠気を感じることが多い。

4) 母親と児の相互作用

出生後の児は母親に抱かれながら，さまざまな哺乳前行動をとる。とりわけ，児が母親の乳房をリズミカルにマッサージして乳汁を搾り出すように手を動かしたり，乳頭や乳輪を舐めたり吸ったりすることにより，母親の血中オキシトシン濃度は上昇する[14]。オキシトシンの上昇は母親の子宮筋の収縮を促して，胎盤娩出を助け，産後出血を少な

表 12-1 新生児の動き 9 ステージ

ステージ	生後分数 中央値 (25〜75 IQR)	動き
1. The Birth Cry 出生時啼泣	0	出生直後強く泣く（肺呼吸開始）
2. Relaxation リラクセーション期	2（2〜4）	口・頭・四肢は動かさず，じっとしている
3. Awakening 覚醒期	2.5（1〜5）	頭・肩・四肢を動かす 眼を開け，口を動かす
4. Activity 活動期	8（4〜12）	眼を開けている，母親や乳房を見る 口をもぐもぐさせ，探索的動きが増える 甘えるような声を出す
5. Rest 休息期	18（13〜27）	活動の合間に休む，口の動きはみられる
6. Crawling 匍匐期	36（18〜54）	這い，横滑りし，跳ねて，乳房に向かう
7. Familiarization 親和期	43（29〜62）	乳輪や乳頭を舐めて母親と乳房になじむ
8. Suckling 吸啜期	62（44〜90）	口を開けて吸着・吸啜する
9. Sleeping 睡眠期	70（53〜79）	入眠する

IQR：4分位範囲

〔Widström A. M., et al.（2011）. New born behaviour to locate the breast when skin-to-skin. Acta Paediatrica, 100（1）：79-85 より筆者作成〕

くするとともに，射乳反射を促す。さらに血管を拡張させることにより，乳房の血流を増加させる。また，吸啜刺激はプロラクチン分泌も促すので，乳汁産生が促進される。さらに，母親が五感を通して児を感じることで，オキシトシン分泌が促され，母親と児の相互作用と愛着形成を促すと考えられている[15]。

　児の吸啜刺激により，母親の迷走神経が反応してガストリン，VIP（vasoactive intestinal peptide：血管作動性腸管ペプチド），CCK（cholecystokinin：コレシストキニン）が分泌される。これらの蛋白同化作用をもつ消化管ホルモンは，より効率的にエネルギーを利用できるよう授乳中の母親の消化管機能を変化させる。また，VIP は血管拡張作用をもち，授乳中に乳房が赤みを帯びて温かくなることに関与すると考えられている。授乳中に乳房が温かくなることは児の保温に役立ち，母子双方にとっては心地よさにつながり，母子相互作用が促されると考えられる[16]。出産後30分間母親と児を接触させ，児が吸啜するか乳輪を舐めたり触れたりした早期母子接触群と，初回授乳が平均8.8時間以降だった対照群とを比較した結果，早期母子接触群の母親が日中に児を新生児室に預ける時間が有意に短く，産後4日目の授乳時に児に話しかける割合が高かったことも報告されている[17]。

Ⅳ 早期母子接触の支援

① 支援のポイント

早期母子接触は，新生児にとっては初めての子宮外の生活が始まり，初めて母親に出会うときである。母親にとっても父親にとっても初めてわが子に出会い，これから家族を形成していく出発点である。

1) 妊娠期・出産期からの連続性

妊娠期から産後に始まる早期母子接触について，母親・父親・家族そして支援者で，利点や具体的方法，疑問点や希望などについて話し合っておく（十分な事前説明）[18-20]。出産中は出産の進行を妨げる緊張や不安を軽減し，母親が自由にふるまうことができ，大切にされ安心しリラックスして過ごせるよう配慮する[21, 22]。父親も子どもが生まれることの当事者として尊重され，ともに出産に立ち会えるとよい。心身ともに過剰な負荷が加わらない出産経過は，より良好な出産後/出生後の「早期母子接触」につながる。

2) 安全・環境・本能

早期母子接触において重要な支援は，第一には安全を確保することであり，次に新生児と母親そして父親が安心して穏やかに過ごせる環境を提供することである。そのうえで，児は生得的能力を最大限に発揮して母親と交流しながら乳房に至り，母親も五感を通して児と相互交流でき，父親もまた新生児と母親と相互交流できるよう，支援者が黒子となって親子の出会いと相互作用を促す仕組みをつくる。

3) 早期母子接触の妨げを取り除く

早期母子接触の妨げになる従来から行われているケアを見直す。活力があり呼吸に問題ない児には吸引は行わず，鼻や口の分泌物はガーゼなどで拭き取る。乱暴な吸引は咽頭けいれんや迷走神経反射による徐脈，自発呼吸開始の遅延をもたらすことがある[23]。胃内吸引は，水分と電解質バランスを崩すことにつながるため不要である。体重測定，身体計測，点眼などのケアは早期母子接触後に行う。

4) 安全性の基盤となる合意形成と体制づくり

早期母子接触を産科施設の標準的ケアとして行う場合には，かかわる保健医療従事者間でその意義と具体的方法について十分に話し合う。施設環境の物理的，人的条件などを考慮し，さまざまな課題に対する対策を立て，母親と新生児が穏やかで落ち着いた環境と安全とを提供できるよう手順を開発し，スタッフ教育を行い，周到な準備のもとにケアを提供し，改善点があれば変更を加える。その体制づくりが安全・安心な早期母子接触の基盤となる。

② 早期母子接触の実施基準[4]

早期母子接触は，健康な正期産児に限らず NICU に収容される児が出生した際にも，帝王切開による出生児に対しても，可能な限り行うことが望ましい。同時に，一般的な分娩室において正期産新生児と母親が早期母子接触を行う際には，ある程度の適応基

表12-2 早期母子接触の適応基準・中止基準例

適応基準：経腟分娩・正期産新生児の場合	
母親の基準	**児の基準**
• 本人が「早期母子接触をする意思」がある • バイタルサインが安定している • 疲労困憊していない • 医師，助産師が不適切と認めていない	• 胎児機能不全がない • 新生児仮死がない（1分・5分時アプガースコアが8点以上） • 正期産新生児 • 低出生体重児でない • 医師，助産師，看護師が不適切と認めていない

中止基準：経腟分娩・正期産新生児の場合	
母親の基準	**児の基準**
• 傾眠傾向 • 医師，助産師が不適切と判断する	• 呼吸障害（無呼吸，あえぎ呼吸を含む）がある • SpO_2：90％未満となる • ぐったりして活気に乏しい • 睡眠状態となる • 医師，助産師，看護師が不適切と判断する

〔日本周産期・新生児医学会他8団体（2012）．を参考に筆者作成〕

準・中止基準などを設けることにより，安全性の確保につなげる。**表12-2**に日本周産期・新生児医学会他8団体によって提案された実施基準を一例として示す。

❸ 早期母子接触支援の手順[24-27]

1）出生直前の環境調整

- あらかじめ室温を26℃[28]から28℃[29]に暖かくしておく。
- 照明は児の観察が可能な程度にし，明るすぎないようにする。
- 産婦が児に集中できるような静けさを確保する。
- 出生後スムーズに母子接触が行えるよう，胎児心拍モニターのベルトは出生直前にはずしておく。
- 発露前後に，産婦が児に直接触れたり（各施設の手順により異なる），出生を見守れるよう声をかける。

2）出生直後

- 出生直後の児の顔を上から下に拭きおろして鼻腔周辺の羊水をぬぐい取る。
- 児の状態を確認し，第一呼吸がみられ皮膚色や筋緊張が良好であることを確認し（**表12-2**参照），母親に児が無事であることと，これから児が母親に手渡される（胸～腹部の上に来る）ことを伝える。
- 児をタオル（または吸水マット）が敷かれた母親の腹部に乗せて，児の全身の羊水をやさしく拭き取る。必要であれば，臍帯を切断した後に別の乾いたタオルでさらに羊水を拭き取る。

12 出生直後の母乳育児支援 143

- 分娩台の補助台にて臍帯を切断する場合には，まず児の全身の羊水をガーゼなどで拭き取り，補助台で臍帯を切断した後に，タオル（または吸水マット）が敷かれた母親の腹部に乗せて，児の全身の羊水をやさしく拭き取る。必要であれば別の乾いたタオルで羊水をさらに拭き取る。
- 母親の身体に汗が付着していたらその汗も拭き取り，母子が密着する皮膚面に水分が付着していないようにする。
- 羊水や汗が蒸発する際に，気化熱として児の体温が奪われないよう留意する。
- 児の手についた羊水は拭かずに残しておく。児が羊水の匂いを嗅いで自分を落ち着かせ，自己調整できるようにしておく。
- 保温のために，別の乾いた温かいタオルで児の身体を覆い，帽子をかぶせる。顔は見えるようにしておく。

3）安全を確保する母親と児の姿勢

- 母親が30〜45°上体を挙上したファウラー位（リクライニング姿勢）をとれるよう分娩台を調整する。
- ベッド柵は必ず上げ，必要時はクッションなどを使って周囲を囲んで転落を防ぐ。
- 母親の肩や腕の下にクッションなどを入れて，身体に力が入らずリラックスした体位であることを確認する。会陰縫合などの処置中でもファウラー位はとることができる。処置が終了したらひざの裏にもクッションを入れるとよい。
- ファウラー位になると，母親は児の顔を見やすくなる。児は胸腹部への圧迫が少なく，呼吸しやすく自由に動きやすくなる。母親の身体に顔が埋もれて動けなくなったり，反対に児が蹴り上がって母親の乳房をとおり越して肩や首まで行き過ぎることも防げる。
- 児を母親の腹部から胸部のあたりに腹ばいにしてそっと乗せる。
- 児の身体は母親に密着しているが，児の上肢はWの字に，下肢はMの字になる屈曲姿勢で，児の顔は横向きになっていることを確認する。児の足底は母親の身体に着いていると児が動きやすい。
- 児の身体や手足がねじれていないか，腕が身体の下に入り込んでいないか確認する。
- 母親は両腕で児の両側をゆったり囲むようにし，両手でお尻を支えると，児は安定して自由に動くことができる。母親の腕や手と児の身体が直接触れ合っていることを確認する。

4）安全に安心して集中できる環境調整

- 児をよく観察して1分・5分時のアプガースコアを採点する（ただし，早期母子接触中の児は啼泣しないので，厳密に採点するとスコアは低下する）。観察は1，5，10，15分ごとに行い，生後15分には体温を測定する。
- パルスオキシメータープローブを児の下肢に装着する[4]。または，動脈管の影響を受けない右手に装着する[30]。
- 母親の枕元にはナースコールをセットするが，支援者が室内にいて母子を見守ることのできる時間をつくるよう努める。父親，家族にも児を見守ることを奨励して人的モ

表 12-3	支援者の役割

- ゆったりとした時間と穏やかな雰囲気を提供する
- 母親が快適な姿勢を見つけられるように援助する
- 赤ちゃんが目を覚ましていることや，おっぱいを探しているなどの積極的な行動に目を向けられるようにする
- 母親が自信を持てるようにする
- 赤ちゃんを乳房に急いで押し付けたり，乳房を赤ちゃんの口に押し込むことは避ける

〔UNICEF/WHO（著），BFHI 2009 翻訳編集委員会（2009）．UNICEF/WHO 赤ちゃんとお母さんにやさしい母乳育児支援ガイド—ベーシック・コース「母乳育児成功のための10ヵ条」の実践，p122．医学書院/WHO/UNICEF（著）（2020）．Baby-friendly hospital initiative training course for maternity staff：participant's manual. p70 より〕

ニター体制をつくる[31]。注意すべき顔色の変化や呼吸の変化，表情などについてわかりやすく簡単に伝える。

- 児がまぶしくない程度の照明，音環境，寒さを感じない程度の室温（地域や室内環境によるが，目安として 26〜28℃），児に風が直接当たらないようにエアコンからの空気の流れや掛物などを確認して，児の体温調整に配慮する。新生児と環境との間の熱交換は，気温，輻射表面温度，相対湿度，風の流れの影響を受ける。健康な正期産児の体温をコントロールするためには，相対湿度と風の流れをほぼ一定に保つ。部屋は無風あるいは微風で，湿度は約 50％であることが望ましい[32]。
- 児の低体温予防としては，羊水をしっかり拭き取り，母親の身体が汗で湿っている場合には適宜汗を拭き取ることで，蒸散による児の体温喪失を防ぐ。他方，室温・掛物・母親の高体温による児の体温の上昇にも注意する。
- 医療機器は不要なものから順次静かに片づけ，母親，父親，家族の視野に入らないよう配慮する。母子の相互作用や家族の交流に集中できる，落ち着いた音環境や物理的環境をつくる。

5）母親，父親の気づきを促す

- 出生から2時間程度早期母子接触を行うことや，これから児が動き始め，乳房にたどり着くことなどを簡単に説明する。
- 決して母親や児を急かさない[2]。母親，父親には，ゆっくりと児と一緒にいることを感じとり，楽しむよう勧める[33, 34]。
- 児の顔がよく見えるように，母親または父親に鏡を渡す。これは視覚的にわが子を確認して関係性を促すことでもあり，児の顔色や表情をみて安全確認をする意味もある。また母親が自分の感覚に基づいて行動できる機会を多くすることになる。
- 児に触れることを躊躇している父親には，「パパ，わたし（ぼく）に触ってね，生まれてきたよ」など児を主語にした言葉を用いて児に触れることを促してみる。
- 支援者がすべてを説明・解説するなど，一方的に情報提供するのではなく，「今の赤ちゃんの顔色はいかがですか？」「赤ちゃんは落ち着いている感じですか？」など，良好な状態の児であることを判断できるよう，問うように話しかけて母親や父親の気づきを促す（**表 12-3**）。

12　出生直後の母乳育児支援　**145**

6) 新生児の動きと吸着を促す

- 児が自発的に動いているときには，支援者は何も手を出さずに，母親や父親，家族とともに児の動きを見守る。

- 支援者が落ち着いた雰囲気をつくり出すことにより，母親が落ち着き，母親と密着している児が自発的に行動しやすくなる。母親が不安を感じているときは，不安を丁寧に受け止めて対応する。

- 児が動くことでさまざまな体勢になり，自分では身動きがとれなくなることがある。たとえば，母親の身体と腕の間に挟まる，上に跳ね上がり過ぎて母親の肩をとおり過ぎる，児の腕が身体の下に巻き込まれる，母親の乳房の間に挟まり動けない，などである。児が自力で動けないときには支援が必要になる。必要時，ベッドのリクライニングの角度や母親の体勢から調整し直す。児の位置を調整する場合には，支援者は児には直接触れずに，まず母親が児を適切な体勢にするように手を添えずに（ハンズオフ）促し，それが難しい場合には母親の手の上から支援者の手を添えて（ハンズオンハンズ）児が動きやすいポジションにする。それでもうまくいかない場合にのみ，支援者自ら児に触れて（ハンズオン）体勢を調整する。これには母親自身が「自分でできた！」体験の機会を増やして自己効力感や自尊感情を高める意図と，母親の常在細菌叢を優先的に児に定着させるために保健医療従事者が児を不用意に多く触れないようにする意図がある。

- 児が眠りがちな場合や，探索行動はみられるが吸着に至らない場合には，母親が初乳を搾り，"匂い刺激"を活用したり，乳頭が児の鼻に向かっているか確認する。頰や顎が乳房に着く位置にくるよう母親を促す。乳首で児の唇を上から下になでて，大きな口を開けるのを待つ（6章13，151頁参照）。

- 出生後1時間前後を目安に，授乳に至らない場合には母親が側臥位になり添え乳を試してみてもよい。支援を申し出て，吸着を手伝うと役立つこともある。

7) 授乳と早期母子接触の終了

約2時間が経過した頃には，児は眠りに入ることが多い。母親・父親が感じたことや思いを受容的に聴くことから始める。授乳が十分に行われた場合には，母親・父親とともに児の能力や頑張りとその後の穏やかな休息と睡眠を褒めて喜び合い，母親・父親の労をねぎらう。直接授乳が行われなかった場合にも，早期母子接触の大切さを確認し，出産直後から児と肌と肌を触れ合わせる貴重な時間を共有できたことは親子の絆や家族のスタートとしてすばらしいことを伝え，母親と父親の労をねぎらう。

なお，帝王切開時の支援については，6章15Ⅱ（207頁）参照。

Ⅴ 早期母子接触のリスクマネジメント

1) 人的・機械的モニタリング

出生直後の新生児は，出生時に良好と判断された場合でも一定頻度で急変する可能性

表12-4 早期母子接触を安全に行うためのリスクマネジメント

	リスク	対処
1	出生後5分，45〜60分後に事故発生率が高く，児の無呼吸発作に十分な注意が必要である	控えめに絶えず見守る 児の姿勢，分泌物，呼吸，皮膚色，SpO$_2$
2	生後1時間は特に低体温に注意する	1時間ごとに体温確認する 室温，掛物，エアコンの風の強さと向きなどを確認する
3	母親の疲労，不慣れ，児の突発的な動きによる転落に注意する	ベッドの横柵，クッションを利用して囲いを作る，付き添いの家族の協力を得る
4	羊水混濁・分娩遷延・分娩第Ⅱ期遷延ケースは時間の経過とともに呼吸状態が悪化することがある	保健医療従事者が注意深く観察する 母親が児の反応を体感，五感を通して感じられるよう言語化し，母親の意識化を促す
5	母親を不安，孤独にさせない	見守られている温かく受容的な雰囲気を作る
6	助産師主導で進めないように注意する	助産師が落ち着いてかかわる。しゃべりすぎないようにする。母親の言葉を待つ。母親が落ち着いて自分のペースで赤ちゃんにかかわれるようにする

〔中根直子他（2021）．Chapter 11 出生早期の皮膚接触．In 平澤美恵子・村上睦子（編）．新訂版写真で分かる助産技術アドバンス．p162．インターメディカより改変〕

がある。急変は早期母子接触の有無にかかわらず起こっており，生後間もないほど頻度は高い[35]。早期母子接触は，母子，親子，家族の出会いと出発の場であるとともに，児にとっては生存をかけた子宮外適応過程の最初の重要な局面である。母親・父親・家族，保健医療従事者による人的モニタリングとともに，機械的モニタリングも行う。その一方で，機械を装着していることに安心しきるのではなく，母親，父親はじめ保健医療従事者も児を見て状態の変化に気づける力を育てることも重要である（**表12-4**）。

2) 新生児の急変に関する評価と観察記録

新生児の急変を評価する複数のツールが開発されている。1つは合衆国カンガルーケア研究所（United States Institute for Kangaroo Care）のLudingtonらが開発した「RAPP」[36]で，呼吸Respiratory，活動性Activity，組織循環Perfusion，体位Positionに分類して，児の生理的状態と体位を迅速に評価するツールである。国内では，堀内が開発した「分娩直後の皮膚接触関与的観察票」[37]があり，これは児の状態・反応性として，①自律神経系：皮膚色・呼吸状態・酸素飽和度，②状態系：啼泣・動的覚醒・安静覚醒・動睡眠・静睡眠，③運動系：四肢の屈曲・手指の把握運動・下肢の運動・顔の位置・探索運動・吸啜運動，④注意/相互作用系：視線・アイコンタクトを観察項目としている。母親の状態・児への反応性として，①母親の覚醒状態，②母親の安心，③母親の児に対する行動，④授乳努力を挙げている。さらに，分娩室での場の形成について，保健医療従事者と母親との相互交流，保健医療従事者による母子行動中の印象，そして医療・看護介入などの観察を組み込んでいる。

12 出生直後の母乳育児支援　**147**

このほかにも，各産科施設で工夫した観察シートなどが用いられ，母子と家族にとって安全で安心な早期母子接触を保障する努力を続けることが求められる。

（井村 真澄）

参考文献

1) WHO/UNICEF（著）（2018）．母乳育児がうまくいくための10のステップ，「母乳育児成功のための10カ条」2018年改訂版
　https://jalc-net.jp/dl/10steps_2018_1989.pdf（2024/3/23アクセス）
2) WHO/UNICEF（著）（2020）．Baby-friendly hospital initiative training course for maternity staff：participant's manual.
　https://iris.who.int/bitstream/handle/10665/333675/9789240008953-eng.pdf?sequence=1（2024/3/30アクセス）
　参照：UNICEF/WHO，BFHI 2009翻訳編集委員会（訳）（2009）．UNICEF/WHO赤ちゃんとお母さんにやさしい母乳育児支援ガイド－ベーシック・コース「母乳育児成功のための10ヵ条」の実践．p118．医学書院．
3) WHO（著）/大矢公江他（訳）（2004）．カンガルー・マザー・ケア実践ガイド，JALC.
4) 日本周産期・新生児医学会理事会内「早期母子接触」ワーキンググループ（2012）．「早期母子接触」実施の留意点．日本周産期・新生児医学会．
　http://www.jspnm.com/sbsv13_8.pdf（2023/10/1アクセス）
5) 堀内勁（2012）．バースカンガルーケアを実施する意義．助産雑誌，66（5）：382.
6) Moore E. R., et al.(2016). Early skin-to-skin contact for mothers and their healthy newborn infants. Cochrane Database of Systematic Reviews. Issue 11. Art. No.：CD003519.
　DOI：10.1002/14651858.CD003519.pub4View/save citation（2023/10/1/アクセス）
7) Christensson K., et al.(1992). Temperature metabolic adaptation and crying in healthy full-term newborns cared for skin-to-skin or in a cot. Acta Paediatr, 81 （6-7）：488-493.
8) Christensson K., et al.(1995). Separation distress call in human neonate in the absence of maternal body contact. Acta Paediatr, 84(5) ：468-473.
9) Walker M.(2023). Breastfeeding management for the clinician：using the evidence. fifth edition. pp231-233, Jones & Bartlett.
10) De Carbalho M., et al.(1982). Frequency of breast-feeding and serum bilirubin concentration. Am J Dis Child, 136(8) ：737-738.
11) Yamauchi Y., et al.(1990). Breast-feeding frequency during the first 24 hours after birth in full-term neonates. Pediatrics, 86(2)：171-175.
12) Wambach, K., et al.(2021). Breastfeeding and human lactation, sixth ed. p179. Jones & Bartlett Learning.
13) Widström A. M., et al.(2011). New born behaviour to locate the breast when skin-to-skin：a possible method for enabling early self-regulation. Acta Paediatr, 100(1) ：79-85.
14) Matthiesen A., et al.(2001). Postpartum Maternal oxytocin release by newborns：effects of infant hand massage and sucking. Birth, 28(1)：13-19.
15) シャスティン・ウヴネース・モベリ（著）/瀬尾智子，谷垣暁美（訳）（2008）．オキシトシン―私たちのからだがつくる安らぎの物質，晶文社．
16) Winberg J.(2005). Mother and newborn baby：mutual regulation of physiology and behavior；a selective review. Dev Psychobiol, 47：217-229.
17) Widström A. M., et al.(1990). Short-term effects of early suckling and touch of the nipple on maternal behavior. Early Hum Dev, 21(3)：153-163.
18) カンガルーケア・ガイドラインワーキンググループ（編）（2009）．根拠と総意に基づくカンガルーケア・ガイドライン 普及版．p30．メディカ出版．
19) 森臨太郎他（2009）．カンガルーケアガイドライン．ネオネイタルケア，22(7)：737-744，22(8)：841-848，22(9)：957-964，22(10)：1057-1064.
20) カンガルーケア・ガイドライン ワーキンググループ（編）（2010）．根拠と総意に基づくカンガルーケア・ガイドライン 普及版，メディカ出版．
21) WHO（著）/分娩期ケアガイドライン翻訳チーム（翻訳）（2021）．WHO推奨 ポジティブな出産体験のための分娩期ケア．pp15-35，医学書院．
22) 前掲書2），pp114-118.
23) 細野茂春（監修）（2021）．日本版救急蘇生ガイドライン2020に基づく 新生児蘇生法テキスト―第4版．p67．メジカルビュー社．
24) 水谷芳江他（2012）．出生直後からの母子への母乳育児支援―早期接触と早期授乳への支援．助産雑誌，66（1）：18-24.

25) 奥起久子（2012）．出生直後のカンガルーケア─必要性および事故もふまえた注意点．助産雑誌，66(5)：390-397.

26) 中根直子他（2021）．Chapter11 出生早期の皮膚接触．In 平澤美惠子・村上睦子（監修）．新訂版写真でわかる助産技術，pp154-163．インターメディカ．

27) 井村真澄他（2012）．健康な正期産の赤ちゃんがリードする授乳への支援（DVD，セミナー資料）．平成21-24年度科学研究補助金基盤研究（B）課題番号21390594.

28) Christensson K., et al.(1995). Separation distress call in the human neonate in the absence of maternal body contact. Acta Paediatr, 84(5)：468-473.

29) WHO（1997）. Thermal Protection of the Newborn：A Practical Guide. p9.
http://whqlibdoc.who.int/hq/1997/WHO_RHT_MSM_97.2pdf（2023/12/14 アクセス）

30) 前掲書23）．p77．メジカルビュー社．

31) カンガルーケア・ガイドラインワーキンググループ（編）（2009）．前掲書18），p32．メディカ出版．

32) レズリー・ページ（著）/鈴井江三子（監訳）（2002）．新助産学─実践における科学と感性，pp368-369．メディカ出版．

33) Smillie C. M.(2013). How Infants Learn to Feed：A Neurobehavioral Model, In Watson G. C. Supporting Sucking Skills in Breastfeeding Infants: pp83-104. Jones & Bartlett.

34) 井村真澄（2008）．Baby-led latching 赤ちゃんがリードするラッチ・オン．助産雑誌，62(6)：501-508.

35) 大木茂他（2012）．出生後分娩施設での新生児急変に関する全国調査．日本未熟児新生児学会雑誌，24(1)：73-81.

36) Ludington-Hoe S. M., et al.(2014). Infant assessment and reduction of sudden unexpected postnatal collapse risk during skin-to-skin contact. Newborn and Infant Nursing Reviews, 14(1)：29-34.

37) 前掲書5），pp382-389.

Column
さまざまな条件下の早期母子接触

　出生直後からの継続的な早期母子接触は，母子に多くのメリットをもたらす必要不可欠なかかわりとして，さまざまな条件の母子にも保障されることが重要である。

　早産児や後期早産児に対して早期母子接触を行うと，啼泣が少なく，体温・心拍数・酸素飽和度・血糖値などの生理的指標が安定し，母乳育児が促進され，母子の絆を深めることが確認されている[1,2]。これらの母子に対して，的確なリスクアセスメントを行ったうえで，保健医療従事者の注意深い観察のもとで早期母子接触を実施することが勧められている。特に，後期早産児（34週～36週6日）および早期新生児（37週～38週6日）には母乳が不可欠であり，すべての児が母乳のみで育つという目標を達成するためにも，早期母子接触を行うことが推奨されている[3,4]。これらの児が，できるだけ早く，十分に母親の乳房で過ごせるよう支援する。早期母子接触中に授乳が成立することもあるが，たとえうまく吸啜できなかったとしても，児が母親の乳房を知る大切な機会となる[5]。また，帝王切開時に早期母子接触を行うことによる母乳育児への効果なども確認され，経腟分娩時のみでなく，帝王切開時にも実施することが推奨されている[1,5]。多くの母子は，快適な姿勢を支援されることにより授乳を開始できる。帝王切開が母子の早期接触の妨げとなってはならない[5]。

　さまざまな条件下にある母子には，なおさらのこと，きめ細やかな個別的対応が必要となる。母子と家族の最大限の利益を目指して，各施設の産科チームと新生児チームの価値づけや目標の共有と緊密な連携[2]により，安全・安心な早期母子接触とそれに続く早期授乳を実施できる体制を構築することが望まれる。

（井村 真澄）

参考文献
1) Moore E. R., et al.(2016). Early skin-to-skin contact for mothers and their healthy newborn infants. Cochrane Database of Systematic Reviews. Issue 11. Art. No.：CD003519.
DOI：10.1002/14651858.CD003519.pub4View/save citation（2024/6/17 アクセス）
2) Gupta, N., et al.(2021). Systematic review confirmed the benefits of early skin-to-skin contact but highlighted lack of studies on very and extremely preterm infants. Acta Paediatr, 110(8)：2310-2315.
3) UCSF Northern California Neonatal Consortium (2018). Consensus Clinical Guidelines for Late Preterm Infant (LPI) Feeding.
https://medconnection.ucsfbenioffchildrens.org/infant-feeding-guidelines（2024/6/17 アクセス）
4) ABM（著）/ 瀬尾智子（訳）(2016). ABM 臨床プロトコール第10号後期早産児（在胎34週-36週6日）および早期正期産児（在胎37週-38週6日）の母乳育児 (2016改訂2版).
https://www.bfmed.org/assets/DOCUMENTS/PROTOCOLS/10-breastfeeding-the-late-pre-term-infant-protocol-japanese.pdf（2024/6/17 アクセス）
5) WHO/UNICEF (2020). Baby-friendly hospital initiative training course for maternity staff：participant's manual.
https://www.who.int/publications/i/item/9789240008953（2024/9/6 アクセス）
参照：UNICEF/WHO（2009）．BFHI 2009 翻訳編集委員会（訳）(2009). UNICEF/WHO 赤ちゃんとお母さんにやさしい母乳育児支援ガイドベーシック・コース「母乳育児成功のための10ヵ条」の実践. pp113-129. 医学書院．

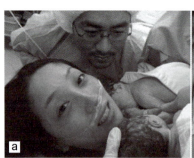
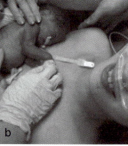

a：帝王切開にて双児誕生直後の家族
b：帝王切開にて早産児（1,100 g）誕生直後の母子（産科/新生児科チームの協働）
〔日本赤十字社医療センター提供〕

13 授乳支援の基礎

I 出生/出産直後の早期母子接触・早期授乳から母子同室へ

「母乳育児がうまくいくための10のステップ」[1]では，早期母子接触・早期授乳（ステップ4）（第6章12，138頁参照）に続いて，母親が母乳育児を開始し，継続できるように，また，よくある困難に対処できるように支援し（ステップ5），母親と赤ちゃんがそのまま一緒にいられるよう24時間の母子同室を実践する（ステップ7），赤ちゃんの欲しがるサインを認識し，それに応えるよう母親を支援する（ステップ8）ことが推奨されている（ステップ6「医学的適応以外に母乳以外の飲食物を与えない」については，174頁参照）。

母子同室により，母子の相互作用が促され，母乳育児率が高まり[2]，乳幼児突然死症候群（sudden infant death syndrome：SIDS）発症リスクが低減されるなどの利点が確認されている。出生/出産直後から途切れることなく，母子がともにいて，「児の欲しがるサインに応じた授乳」を積み重ねることにより，母乳育児はスムーズに軌道に乗っていく。

① 母子同室をスムーズに行うために

医療施設内において，終日の母子同室をスタンダードなケア体制として取り入れようとするとき，スタッフはさまざまな障壁に直面することも多い。母親も，生まれたての児と過ごす母子同室に困惑し，負担感を募らせることもある。母親の負担感や疲れを軽減できるよう，母親の心配事や不安に細やかに対応し，各職種の業務ルーチンやケア体制を見直して改善する。また，出産前教育で母子同室の利点や児との過ごし方などを母親と話し合っておくと解決できることも多い（表13-1）[3, 4]。

② 母子同室におけるベッドの共有のリスクマネジメント

出生後早期は，呼吸・循環をはじめ新生児が母胎外の生活に適応する不安定な時期であるが，母子同室実施の有無と急変（SIDS，apparent life-threatening event：ALTE）には関係がないことが確認されている。一方，「母子同室中の急変は，母と添い寝中の急変が最も多い」[5]ことから，日本周産期・新生児医学会では，母子同室と母乳育児を推奨しつつ，安全性を確保するための母子同室の適応基準，中止基準，実施方法を提示し

13 授乳支援の基礎 **151**

表13-1 母子同室の障壁と解決例

障壁・心配	解決例
母親が疲れる	母親が安静にできるよう掃除・面会・回診・処置のない時間を設ける。出産による余計な疲れや不快感（痛み）を避けるため陣痛時や出産時の実践内容を見直す
児の処置がやりにくい	児の処置やケアはベッドサイドか，母親立ち会いで行う 児をなだめ，母親を安心させ，児を知る教育機会となる
児の観察ができない	母親のそばでも容易に観察可能。母親も児を観察できる。母親は児の変化により早く気づく。多数の児を新生児室で預かっても十分な観察はできない
コットを置く場所がない	ベッドの共有*を検討する。ベッドの共有は母子ともに休むことができ，授乳も頻繁にできる。ベッド柵を設けるなどにより事故を防ぐ
児の世話を学べるよう母親を支援できない	児をなだめる，ケアをすることはマザーリング（子育て）の大切な一部。母親が夜間の児の世話を学ぶのを支援することは，児を新生児室で預かるよりはるかに母親の役に立つ。児を連れ出すことは，母親としての自信を失わせる
母親が児を新生児室に連れて行ってと頼む	妊娠中に母子同室の母子にとっての利点をよく説明しておく。預けたい理由を聴いて話し合い，預からずに解決できるかどうか確認する
医学的に母子分離が必要	理由を記録に残し，分離時間が最小限になるよう必要性を何回も見直す。分離中，面会を促し可能なら児を抱いてもらう。搾乳を勧める。母子同室ができるようになったらすぐ開始する

＊筆者注：「ベッドの共有」は，授乳時のみ行う「添え乳」とは区別する。「ベッドの共有」について，各施設の条件をふまえて十分検討し，基準や手順を策定する。
〔UNICEF/WHO（著），BFHI 2009翻訳編集委員会（2009）．UNICEF/WHO赤ちゃんとお母さんにやさしい母乳育児支援ガイドーベーシック・コース「母乳育児成功のための10ヵ条」の実践，pp177-178．医学書院/WHO/UNICEF（著）（2020）．Baby-friendly hospital initiative training course for maternity staff：participant's manual. pp78-79 より一部改変〕

ている。医療施設内においては，添い寝を含む「ベッドの共有」を避け，児が寝るベッドを母親のベッドに近接させて置き（**図13-1**），児は仰臥位で寝かせることなどを推奨している[6]。ただし，「本留意点は，分娩後数日間の医療機関や施設における母子同室に関するものなので，"自宅に戻ってからの"親子の添い寝や川の字などの習慣に関しては文献的考察を示しただけで，家族の意思に基づく生活習慣に反対するものではない」との見解も明記している[5]。

各医療施設においては，各施設の物理的・人的条件を考慮して，リスクマネジメントを含めた自施設の基準や手順を設定する。自施設内でのベッドの共有（ベッドでの添い寝）に関してできる限り安全な環境をつくり，医療者の詳細な観察や見守りのもとで行う。母子同室中の母親と児が安全に安心して終日一緒にいられる環境と支援体制を整える。

❸ 母子の安全・安心・安楽を守る—入院中からの退院後を見通した継続支援

広義の「ベッドの共有」[*1]は，「乳幼児がほかの人と寝床（ベッド，ソファ，肘掛け

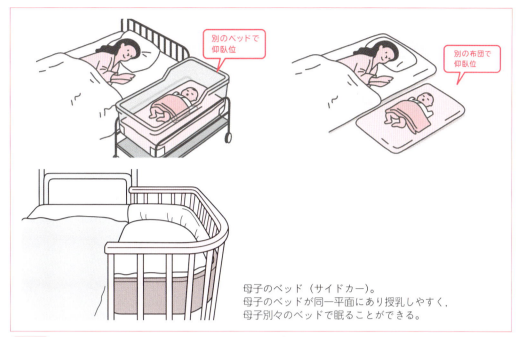

図 13-1 母子同室実施中の母子のベッド/寝床イメージ

〔上段：日本周産期・新生児医学会他（2019）．母子同室実施の留意点．パンフレット．https://www.jspnm.jp/uploads/files/guidelines/teigen190905P.pdf より／下段：The Academy of Breastfeeding Medicine（著），山本和歌子他（訳）(2019)．ABM プロトコル第 6 号．ベッドの共有と母乳育児（2019 年改訂版）．https://www.bfmed.org/assets/DOCUMENTS/PROTOCOLS/Protocol%20%236%20-%20Japanese%20Translation.pdf をもとに作成〕

椅子など）を共有する寝方の 1 つである」[7]とされ，医療施設内だけでなく家庭での「ベッドの共有」も含んでいる。ベッドの共有を行う理由として，「母乳育児のしやすさ，体温調整（低体温症の回避），乳幼児と過ごす時間の充実，乳幼児の睡眠補助や興奮したときのあやしやすさ，万一のときの迅速な対応，病気時のケア，愛着形成の促進など」[7]が挙げられている（ベッドの共有，母子の睡眠環境については，第 10 章 31，403 頁参照）。

退院後の家庭生活において，ベッドの共有は意図する/しないにかかわらずしばしば起こる。ABM（母乳育児医学アカデミー）は，家庭でのより安全なベッドの共有を行うための具体的実践を推奨している[9]。支援者は，家庭での養育者と児の要因や睡眠環境について，自由回答形式の対話型アプローチを用いて養育者とともに個別的に確認し，リスクアセスメント（**表 13-2**）し，より安全・安心・安楽な授乳と睡眠環境を整えられるよう支援する。これらの話し合いは周産期の早い段階で開始され，乳児期を通じて継続的に行われ，できるだけ多くの養育者が参加することも推奨されている。

---

*1 ベッドの共有について，個々の研究結果では母乳育児への効果や SIDS リスク低減効果などが報告されているが[8,9]，RCT 研究デザインなどの系統的文献レビュー条件を満たす研究がないため，エビデンスの確実性は判断できないとされている[7]。

表13-2 ベッド共有中の危険なリスク因子や環境

これらは単独で，またはベッドの共有と組み合わせた場合に，SIDSおよび致死的な睡眠事故のリスクを高める要因である
- 眠っている大人とソファを共有する（「ソファの共有」）
- アルコールまたは薬物摂取の影響がある大人の隣で寝ている
- 喫煙する大人の隣で寝ている
- 腹臥位で寝る
- 母乳育児をしたことがない
- 眠っている大人と椅子を共有する
- 柔らかい寝具で寝る
- 早産または低出生体重で生まれる

〔The Academy of Breastfeeding Medicine（著），山本和歌子他（訳）（2019）．ABMプロトコル第6号．ベッドの共有と母乳育児（2019年改訂版）．https://www.bfmed.org/assets/DOCUMENTS/PROTOCOLS/Protocol%20%236%20-%20Japanese%20Translation.pdf より〕

● 自由回答形式（オープン・クエスチョン）質問参考例

「赤ちゃんをどこで寝かせようと思っていますか？」

「その眠る環境はどのような感じですか？」

具体的睡眠環境やベッドの共有について，養育者と支援者が確認し合い相談する際に，養育者向け啓発媒体を活用することも助けになる（**図13-2**）[10]。

医療施設内で働いている保健医療従事者は，自分たちの目が行き届かない多数の母子の生存と健康を守るため，医療事故ゼロリスクを目指した安全管理ルールを作成する。親たちは，医療施設内ルールを印象深く初期学習し，病院で体験学習したことを退院後の家庭でも順守していることがよくある。一方，それらのルールや方法は，家庭で育児を行う親たちの育児を著しく困難にさせてしまうこともある。保健医療従事者は，入院中の

図13-2 ベッドの共有と母乳育児

〔The Academy of Breastfeeding Medicine（2023）．「ベッドの共有と母乳育児」パンフレット．https://jalc-net.jp/dl/Japanese_bedsharing.pdf より〕

医療施設内の母子の過ごし方だけでなく，退院後に各家庭において実際に育児を担う親（養育者）が，より安全・安心・安楽な育児を行えるよう個別的に支援することが望まれる。

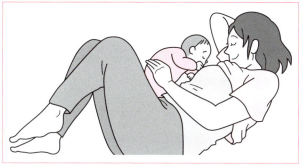

図 13-3 C-ポジションまたは「cuddle curl 添い寝体勢」

〔The Academy of Breastfeeding Medicine（著），山本和歌子他（訳）(2019). ABM プロトコル第 6 号．ベッドの共有と母乳育児（2019 年改訂版）．https://www.bfmed.org/assets/DOCUMENTS/PROTOCOLS/Protocol%20%236%20-%20Japanese%20Translation.pdf をもとに作成〕

- 児を守るような体位またはカドルカール（C-ポジションまたは「cuddle curl 添い寝体勢」）（図 13-3）

母乳育児で添い寝をしている母親は，自分が丸くなって児を守る特徴的な体勢をとる。母親の腕は児の頭より上に置かれ，児がベッドの上のほうに移動して枕の下にもぐるのを防ぎ，母親の膝は児の足の下で折り曲げられ，児がベッドの下のほうに移動するのを防ぐ。

II 応答的授乳—児の欲しがるサインに応える授乳

応答的授乳（responsive feeding）とは，要求に応じた授乳 on-demand feeding または赤ちゃん主導の授乳 baby-led feeding ともいわれ，授乳回数や授乳時間に制限がなく，児が空腹のとき，児が欲しがるときにはいつでも授乳することを指す。健康な乳児は栄養的吸啜と非栄養的吸啜を組み合わせることにより，摂取量を自己調整している[4, 11]（**第 4 章** 10，125，126 頁参照）。

1 母乳を飲みたがっている早期のサインと児の睡眠覚醒状態

応答的授乳で最も大切なことは，泣いてから授乳を始めるのではなく，「おっぱいを欲しがる早期のサイン」（**表 13-3**）[12]に応じてタイミングを見きわめて授乳することである。母親には，「時計を見るのではなく，赤ちゃんをよく見ること」と，早期のサインに合わせるほうが母子ともに落ちついて授乳できることを伝える。

児の在胎週数による成熟度などにより，授乳のサインがわかりにくく眠りがちな児やよく泣く児がいる。児の睡眠／覚醒状態（ステート）の段階を知っていると，児の状態の変化をとらえやすい。**表 13-4** に示したステートのなかで授乳に適しているのはステート 3～5 である。泣くことは遅めのサインであり，ステート 6 の啼泣時には，児の舌は

表13-3 おっぱいを欲しがる早期のサイン

- もぞもぞ動く（身をよじったり，曲げたり，手を握ったり，足を動かしたりする）
- 横を向いたり，おっぱいを探すような動きをする
- 手を口や顔にもっていく
- 吸うときのように口を動かしたり，舌を出したりする
- 小さく柔らかな声や，クゥ〜などめそめそした声を出す

〔Wambach, K., et al.（2021）. Breastfeeding and human lactation. Jones & Bartlett Learning. pp.185-241 をもとに筆者作成〕

表13-4 児の睡眠/覚醒の状態（ステート）と母乳育児との関連

状態 (state)	児の様子	母乳育児との関連
ステート1 深い睡眠	目を閉じ，目の動きがない。規則的な呼吸。リラックスしている。身体の動きはなく，時おり驚愕反射がみられる	意図的に刺激したときのみ覚醒する。授乳は試みないようにする
ステート2 浅い睡眠	目は閉じているが，素早い目の動きがみられる。不規則な呼吸・吸啜・微笑・しかめ面・あくびをする。身体の筋肉がわずかにピクリと動くことがある。児の睡眠の大半はこの状態にある	刺激で容易に覚醒する。授乳するほど十分には覚醒していない
ステート3 うとうとした状態	目を開けていることもある。不規則な呼吸。軽い驚愕反射やさまざまな身体の動きがみられる。リラックスしている	刺激で覚醒するがすぐに眠りに戻るかもしれない。非栄養的吸啜を楽しむかもしれない
ステート4 静かな覚醒	目をぱっちり大きく開けている。刺激への応答性が高い。身体の動きはきわめて少ない	他者と交流する。児がむずがったりイライラする前に授乳を始める最適なとき
ステート5 活動的な覚醒	目を開けている。速く不規則な呼吸。刺激や不快に対してより敏感である。活動的	なだめる（おむつを替えたり，抱っこしたり，静かに話しかける）。泣き始める前に授乳を開始する
ステート6 啼泣	目を開けているか，ぎゅっと閉じている。不規則な呼吸。啼泣，大泣き。四肢をまとまりなくバタバタさせる	授乳を試みる前に，なだめる（抱っこする，おくるみで巻く，静かに話しかける，ゆらゆらさせる）

〔Wambach K., et al.（2021）. Breastfeeding and human lactation. pp.185-241. Jones & Bartlett Learning をもとに筆者作成〕

突出反射により挙上し，乳頭乳輪部を口腔内に入れることが難しい。児が啼泣し乳房へ吸着できない状態のときは，まず，児を抱いてなだめるなど児の状態調整（state regulation）を行い，授乳に適した状態（ステート）になってから授乳するとよい。児のステートは通常，徐々に変化していくが，児の成熟度などにより，眠っていたかと思うと急に泣き出すなど，急にステートが変わりやすい児もいることや，児の行動パターンや気質もさまざまであることなどを母親に伝えるとよい。気質は「生まれつきの行動スタイル」と定義され，平均的な赤ちゃん，のんびりした赤ちゃん，静かな赤ちゃん，活発

で騒がしい赤ちゃんなど大まかに分けられている[13]。

❷ 満腹のサイン

応答的授乳では，一般的に 24 時間に 8〜12 回程度は授乳する[11]。児は満ち足りてくると全身の力が抜けてリラックスしてくる。十分に母乳を飲むと乳房から離れる児が多いが，なかには弱く吸い続けることもある。児がカロリーの高い後乳を飲めるように片方の乳房を飲み終えてから反対側の乳房に移る。

Ⅲ 直接授乳を支援する[14, 15]

授乳姿勢（抱き方，ポジショニング）と吸着（含ませ方，ラッチオン）は，授乳の基本であり，さまざまな問題を解決する方法でもある。快適な授乳姿勢によって適切な吸着が促され，適切な吸着により児への乳汁移行が効果的になされる。母乳育児を困難にする乳頭痛・乳頭損傷も，適切な授乳姿勢と吸着によって最小限にすることができる。

❶ 授乳支援のポイント

授乳支援の目的は，母親が自分で授乳しやすい体勢をとることができ，児が自分で吸着できるようになることである。自ら母親の乳房にたどりついて吸着・吸啜する力が新生児にあるように，何も教えられなくても自然に快適な姿勢で授乳できる母親も多い。どのような授乳姿勢であっても，母子がリラックスし快適で問題なく授乳している場合には介入の必要はない。

支援者はまず，直接授乳をよく観察する（「直接授乳観察用紙」，166 頁参照）。支援者は，母親と児の両者で授乳体勢をつくり上げるプロセスを，手を出さずに温かく見守る。母親が児をうまく抱けなかったり，児が母乳を十分に飲みとっていなかったり，乳頭痛や乳房の過度の緊満などのトラブルが起こり，母親が授乳に苦痛と困難を感じて自力では課題に対処できないと感じている場合には支援が必要となる。

その際，支援者が直接手を出しすぎたり，母親の代わりに母子両者の授乳体勢や吸着の修正を行いすぎたりしないよう注意する。母親の自信と学習が促されるよう，口頭でポイントを説明したり，必要に応じて人形や乳房模型などを用いて実演して見せる。支援者が授乳体勢のモデルを示し，母親がそれを見て，実際に自分で行いながら適切な授乳体勢を習得できるよう支援する[16, 17]（手を添えない，ハンズオフ支援，**図 13-4**）[*2]。支援者を見ながら母親自身で試行しても，適切な授乳体勢の習得が進まないときには，支援者は母親の乳房や児に直接は触れずに，母親の手や腕の上からそっと手を添えて（ハ

---

*2 ハンズオフプログラム：支援者は妊娠中または産後に，教育キット（乳房模型と人形）を用いて授乳姿勢と吸着の原則を示し，母親はビデオを見ながら赤ちゃんに吸着させ，支援者は「温かい目と態度で見守る」「最小限手を添える」「母親が自ら学べるようにする」ことを原則にかかわる[17]。

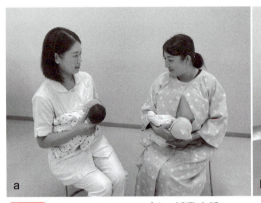 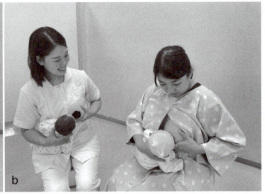

図 13-4 人形を用いたハンズオフ授乳支援
a：支援者がモデルを示す。b：母親が試行し自身で習得する。
〔日本赤十字社医療センター・日本赤十字看護大学提供〕

ンズオンハンズ）支援し，母親自身が行えるよう促すこともできる。帝王切開後など，母親のセルフケアレベルを判断して，必要に応じて手を添えた（ハンズオン）支援を行うこともある。その状況においてどのようなかかわりが効果的なのかをアセスメントして，ハンズオフ，ハンズオンハンズ，ハンズオンの支援方法を選択する。最終的に，母子が楽に授乳できているか，母子の全体の体勢や表情や母親の実感を聴いて確認する。

❷ 適切で楽な授乳姿勢のポイント

1） 母親の姿勢

　　母親は1日のうち授乳に何時間も費やすので，リラックスできる姿勢で授乳できることがとても重要である。生活のなかでは，床に座る・椅子に座る・横になる・歩きながらなど，さまざまな姿勢で授乳する。母親は，腕の長さも乳房の高さもそれぞれの身体的特徴をもつ。児もまたそれぞれに体重や身体の動かし方や反応には個別性がある。支援者は授乳姿勢や授乳場所に合わせて，母親の頭，背中，腕，足などが不安定になったり緊張したりせず，一番快適な姿勢を見つけられるように支援する。ほとんどの場合で，何か特別な物を使わなくても，母親は児を楽に抱ける姿勢をとることができる。必要に応じて，ベッドの角度調整をしたり，布団・枕・クッション・タオル・足台になるような身近にあるものなどを使ったりして母親自身が工夫できるよう手伝う。たとえば，母親の背中にクッションを入れたりベッドの上部を斜めに起こして，背中がしっかり支えられるようにしたりすると，母親は楽に座って児を安定して抱くこともできる。

2） 児の体勢と状態

　　どのような授乳姿勢にも共通する「4つのポイント」がある。①児の耳・肩・腰が一直線で，ねじれていない，②児の身体が母親の身体に密着している，③児は頭や肩だけではなく，身体全体を支えられている，④児の鼻と乳頭が向き合っている。これらのポイントを満たしていると楽で効果的な授乳ができる。「母乳を欲しがっている早期のサイン」に合わせて授乳し，啼泣していたら，まずなだめて落ち着かせて授乳に適した状

態に調整してから授乳する。母親の身体と密着しやすいようにおくるみを外したり，直接肌と肌を触れ合わせて穏やかになれるよう工夫をしてもよい。児の頭がほんの少し後ろに傾き児の下顎が乳房に触れていると，児が乳房を深くとらえるのに都合のよい角度になる。授乳用クッションは役立つこともあるが，使い方によってはかえって不適切な抱き方になることもある。母親が児を抱く腕を支えたり，児と乳房の高さ調整のために授乳用クッションを用いる場合には，上記の4つのポイントに留意する。

3) 支援者の姿勢

支援者自身が快適な姿勢をとっていることも大切である。支援者自身が快適でリラックスできる姿勢をとり，母子にとって穏やかな人的環境の一部となって支援できるよう心がける。

❸ さまざまな授乳姿勢

授乳姿勢は，母子の組み合わせにより個別性があり多様である（**図13-5**）。1組1組の母子に最も適した授乳姿勢が見出せるとよい。いずれの授乳姿勢も基本は同じである。母子ともに楽な姿勢をとり，上記の「4つのポイント」が満たされていることを確認する。

(1) 横抱き（ゆりかご抱き）

- 児を胸の高さで抱き，児と母親の腹部を向かい合わせて密着させる。
- 児の頭は母親の肘や前腕のあたりに置かれ，その手で児の殿部か大腿を支える。
- 児を乳房にもっと近づける必要があるときは，児の足を母親の腰に巻きつけるようにする。

(2) 交差横抱き

- 飲ませる乳房と反対側の手のひらと腕で肩と背中を支え，指は耳の後ろに添える。
- 授乳する乳房側の手で乳房を支える（適切に吸着できたら，乳房を支える手を外し，児を抱いて横抱きにすることができる）。
- 児の頭の角度と乳房の角度を調整しやすいので，早産児，緊張の弱い児，探索反射や吸着の弱い児に適している。

(3) 脇抱き（クラッチ抱き，フットボール抱き）

- 児の身体を母親の脇で支え，児の足が背中にくるようにする。
- 母親の手のひらと腕で児の肩と背中を支え，指は耳の後ろに添えて頭を支える。このとき児や母親の腕を支えるために枕が必要となる。
- 飲ませる乳房と反対側の手で乳房を支える。
- 児の口元を確認しやすく，児の頭の動きと乳房の角度を調整しやすい。
- 帝王切開後の母親は児の身体で創部を圧迫されずに授乳できる。
- 乳房の大きな母親，早産児，吸啜の弱い児などの授乳を試してみるとよい。

(4) 立て抱き，またがり座り抱き

- 児を母親の太腿にまたがって座らせ，児の鼻が乳頭の高さにくるようにする。
- 母親の身体や児の頭が前かがみになりすぎないよう気をつける。
- 深い吸着が難しい場合や，小さめの児に有用なこともある。

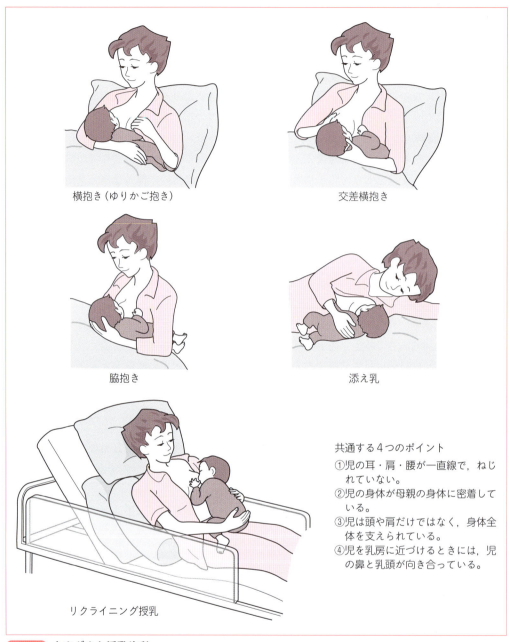

図 13-5 さまざまな授乳姿勢
〔井村真澄,他(2013).母乳育児.我部山キヨ子,In.武谷雄二(編).助産学講座6助産診断・技術学Ⅱ[1]妊娠期,pp278-279.医学書院より一部改変〕

(5) リクライニング授乳(Laid-back)[18-20]

　母親は背中を十分に支えられた状態でリクライニング姿勢(ファウラー位:角度は30〜45°程度)をとり,母親の胸腹部に児を乗せて尻を支えて抱く。母親と児の胸と腹部は密着し,児の頬が母親の乳房近くの肌についているようにする。この姿勢では「重

力」によって母親の身体に児の身体が自然に密着するため，母親が児を腕の力だけで支える必要がなく，児も重力を利用して吸着しやすくなる。児が落ち着いた状態になり児の手足や顔が自由に動かせるようになると，児は原始反射と哺乳行動などの能力を活かして，自ら動いて乳房に到達し吸着に至る。母親が児の表情，顔色，自由な動きを見守りやすい姿勢であることを確認する。(**第6章**13 Column「新生児の能力を活かした支援」168頁参照)。

(6) 添え乳

- 母親が横に寝た姿勢で児を胸の高さに寝かせ，児と母親の腹部を向かい合わせ密着させる。
- 枕を母親の頭，背中，脚の間などに入れて快適で安定した姿勢をとる。
- 帝王切開後や体調が悪いときなど安静が必要な場合や，夜間授乳など休みながら授乳したい場合などに適している。
- 母親が児の表情，顔色，自由な動きを見守りやすい姿勢であることを確認する。
- 医療施設内においては，添え乳中の母子を長時間放置せず，支援者同席の見守りまたは頻繁な見回りにより安全確認を行う。
- 特に帝王切開後や麻酔使用時の添い寝授乳の際には，必ず支援者が付き添う。
- 授乳終了後，児が眠るときは平らなマットレスの上に仰臥位で寝かせる。

　添え乳に伴い，授乳後に母子が眠り込むこともあり，意図する/しないにかかわらずベッドの共有はしばしば起こる。退院前には，各家庭でのリスク因子や安全な添え乳と添い寝環境について養育者とともに確認しておく(**表13-2**，154頁参照)。

❹ 効果的な吸着と吸啜

　効果的に吸啜するためには，児は乳頭だけを吸うのではなく，乳頭乳輪体で形成された吸い口を深く含むことが重要である(**図13-6**)[15]。身体に児を密着させて児の鼻と母親の乳頭が向かい合った位置で児を抱くと，児が自然に吸着することも多い。児が効果的に吸着し吸啜すると，母体に射乳反射が起こり，これを児が飲みとることで良好な授乳が成立する(**表13-5**)[15]「非栄養的吸啜」，「栄養的吸啜」，125，126頁参照)。

　乳房を支えることにより，児の吸着を促したり吸啜しやすくしたり，安定した授乳を行うことの助けになることもある。乳房を支えるときには，児が深く吸着できるよう母親の指は乳輪から十分離れていることが大切である。児の口の向きに合わせて，母親の手の形は，CまたはU字の形で支えるのが一般的である。

1) 効果的な吸着を促す方法

- 母子ともに快適な姿勢をとっている。
- 児の頭はわずかに後方に傾き，下顎は乳頭下方の乳房に向かい，乳頭は鼻に向かうようにする。必要に応じて，児の口唇と顎を乳房で触れて刺激する。
- 必要があれば，「赤ちゃんの深い吸着を助ける方法」(**図13-7**)を用いる[21]。
- 母親が乳房を持って児に含ませる場合，母親がイメージを描けるように，「自分の口より大きなハンバーガーを食べようとするときのステップを思い描いてみましょう」などと説明してもよい(実際には，乳房を児の口に入れやすい向きに持って深く含ま

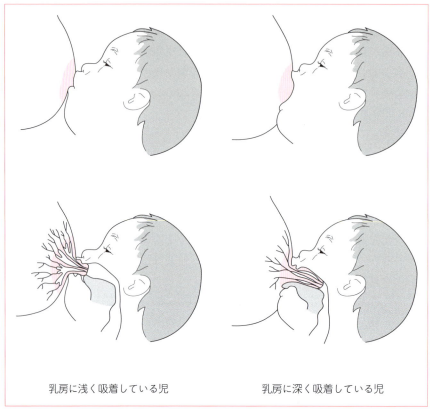

| | 乳房に浅く吸着している児 | 乳房に深く吸着している児 |

図 13-6 浅い吸着と深い吸着

〔WHO/UNICEF（2020）. Baby-friendly hospital initiative training course for maternity staff：participant's manual. pp56-62, pp78-109 を参考に作成〕

表 13-5 効果的な吸着と吸啜/哺乳ができているサイン

吸着	・上側の乳輪は下側より多く見えている（下側の乳房をたくさん口の中に含み，上下非対称性に吸着している，164 頁参照） ・口が大きく開いている（口角の角度は 110〜150°程度） ・下口唇が外向きに開いている ・下顎が乳房についている
吸啜/哺乳	・ゆっくりと深く吸啜している ・次の射乳反射を待って，一時休止する ・次の母乳の流れを起こすため，何回か素早い吸啜を行う（非栄養的吸啜） ・射乳が起こると，再びゆっくりと深く吸啜する（栄養的吸啜） ・児が嚥下する動きを見たり，嚥下音が聞こえることもある ・児の頬はふっくら丸くなっている ・哺乳を終えるとき，児が乳房を離す これらの効果的なサインは，児が十分に母乳を飲んでいることを示している。

栄養的吸啜（nutritive sucking），非栄養的吸啜（non-nutritive sucking については 125，126 頁を参照
〔WHO/UNICEF（2020）. Baby-friendly hospital initiative training course for maternity staff：participant's manual. pp56-62, pp78-109 を参考に作成〕

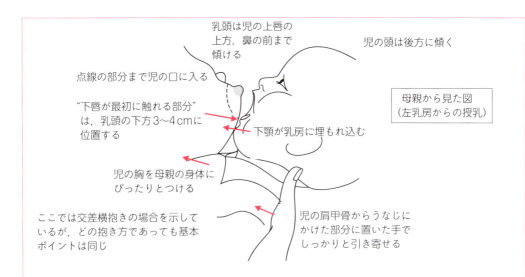

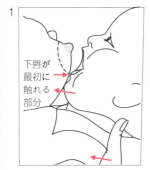

1 児をしっかり母親の身体に密着させて抱き、顎と口が前に出るように頭を後屈させて、顎と下唇を乳房に触れさせ、児が乳房と乳頭を「探す」のを待つ

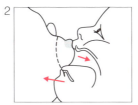

2 乳頭を児の上唇の上側につけて、児の両頬・顎・上下の唇が乳頭より下側の乳房に接しているようにする

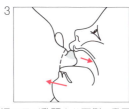

3 児の口が乳頭より下側の乳房の中央にきていて、下顎が大きく開き舌が下がっていることを確認する

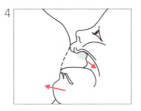

4 児の下唇が少なくとも乳頭の3〜4cm下にあり、素早く抱き寄せて児が乳房を含めるようにする。児の下唇が乳頭から離れているほど、児は口の中に乳房を多く含むことができる。児の背中と肩から抱く。決して児の頭を押し付けてはならない

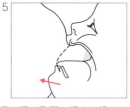

5 児の顎が乳房に埋もれ込み、上唇の下に乳房が触れながら折りたたまれるように口の中に収まっていく。こうして、児の舌が乳房の下方にうまく収まり、乳頭が軟口蓋付近まで奥に入り、児は適切に吸着して吸啜を始める

© Rebecca Glover

図13-7 赤ちゃんの深い吸着を助ける方法

〔Glover R.(2003). Pamphlet：The key to successful breastfeeding より〕

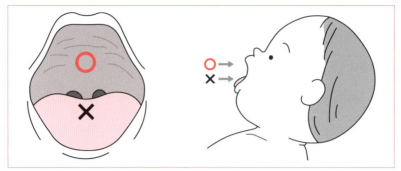

図 13-8 児の口腔内構造と適切な吸着の方向：上下非対称性ラッチの根拠

〔Royal College of Midwives（2002）. Successful breastfeeding, 3rd ed. p17. Churchill Livingstone より〕

せるようにする。図 13-7 参照）。
- 泣いている児は，なだめてから再び吸着を試みる。
- 母親が痛みを感じる場合には，児の口の端からやさしく指を入れて陰圧を解除して児を乳房から離し，もう一度初めからやり直す。

2）上下非対称性ラッチと対称性ラッチ

　児が乳房に吸着する場合，児の首はわずかに後屈して下顎は乳房下方に十分密着し，児の鼻の頭と母親の乳頭が向かい合う。口腔内の下 2/3 には舌が位置しているので，口腔内の上 1/3 の空間，軟口蓋と硬口蓋の境目の方向（comfort zone）（図 13-8）[22]に向かって，乳頭乳輪体が口腔内に入り込むと，児は乳房の組織を十分に含んで深い吸着ができる。このようなときには，乳輪の上側よりも下側のほうがより多く下顎に覆われるため，「上下非対称性ラッチ（asymmetric latch）」または「中央を外したラッチ（off-centered latch）」と呼ばれている[23]。児が自然に吸着する多くの場合は，このように吸着している。

　一方，口腔内の中央めがけて乳頭を差し入れて（centered latch），乳房を上下対称に含ませる「対称性ラッチ（symmetric latch）」がある。口腔内の下 2/3 には舌があり，口腔内の構造からもこれを行うことが難しく，深い吸着ができないことも多いので現在は推奨されていない。

3）吸着と吸啜/哺乳に困難がありそうなサインと原因

　児の吸着が浅く適切に吸啜が行われず，哺乳がうまくいっていない場合，乳頭の傷・痛みや乳房の病的緊満（pathological engorgement）が生じることも多い。吸着と吸啜/哺乳に困難がありそうなサイン（表 13-6）を詳細に観察する。

　不適切な吸着や吸啜が起こる原因には，人工乳首の使用，母親が母乳育児に慣れていない，前回の母乳育児が困難だった経験，児が小さい，または病気である，強度の乳房緊満がある，授乳の開始が遅れている，支援者のスキル不足などが指摘されている。

4）不適切な吸着がもたらす結果

　不適切な吸着により母親の乳頭の傷や痛みが悪化し，その苦痛のために十分に授乳できなくなることも多い。産生され始めた乳汁が速やかに飲みとられないと，病的な乳房

表13-6 不適切な吸着と吸啜/哺乳に困難がありそうなサイン

吸着	・下唇の下側の乳輪のほうが（上側の乳輪より）よく見える ・口が大きく開いていない ・唇をすぼめている，もしくは巻き込んでいる ・下唇が乳房に触れていない
吸啜/哺乳	・いつも早くて浅く吸啜している ・吸啜時に，舌打ちするような，舌を鳴らすような音がする ・吸啜時に，頬が緊張して張っているか，頬が内側にくぼむ ・哺乳を終えるとき，母親が児を乳房から離す

〔WHO/UNICEF（2020）. Baby-friendly hospital initiative training course for maternity staff：participant's manual. pp56-62, pp78-109 より筆者作成〕

緊満に移行しやすくなる。乳汁のうっ滞は乳腺炎発症のリスクとなる。他方，腺房内の乳汁うっ滞により乳汁分泌抑制因子（FIL）が働き，乳汁分泌低下を助長する。児は乳汁分泌低下のため不機嫌になったり哺乳拒否を起こしやすくなったりする。母乳を十分飲むことができない場合には体重増加が遅延することもある。不適切な吸着によって乳汁が飲みとられない状況は，いずれにしても母乳育児を困難にし，母親に母乳育児を断念させるリスク要因になるので，早期から児が適切に吸着し母親が苦痛なく母乳育児を継続できるよう支援する。

Ⅳ 直接授乳の観察とアセスメント

1）直接授乳の観察

母親の授乳を観察するときは，「（母親＝あなたが）どのように授乳しているかを見せてくださいね」と依頼するのではなく，着目したい対象を母親から児に置き換えて，「赤ちゃんがどのように飲んでいるか見せてくださいね」と伝えるとよい。母親は，自分が評価対象になっていると身構えることなく安心して授乳できる。このとき，「授乳の調子はいかがですか」などと開かれた質問をし，傾聴しながら母親の状況を理解し感情に共感することが大切である。母親の授乳姿勢や授乳方法などで修正したほうがよいと思われる点があっても，まずは母子の授乳のよい点を伝える。次に，母親に「何かおつらいことはありますか？」と尋ね，母親が自分で不都合な点を感じて気づけるように促す。そして，「どのようにしたら，より楽になるように思われますか？」と母親が解決策を自分で考えられるよう促す。母親が自ら解決策を見出せない場合は，「より楽に授乳できるよう一緒に考えていきましょう」などと切り出して，母子の授乳を丁寧に観察しながら，母親が受け入れられそうな具体策を少しずつ提案することも助けになるかもしれない。

2）継続的なアセスメント

支援者は，「直接授乳観察用紙」（表13-7）[24]などを参考にしながら，母子の授乳の様子をよく観察する。授乳がうまくいっているサイン，または，困難がありそうなサイン

表13-7 直接授乳観察用紙

母の名前＿＿＿＿＿＿＿＿＿＿＿＿＿＿	日　付＿＿＿＿＿＿＿＿＿＿＿＿＿
赤ちゃんの名前＿＿＿＿＿＿＿＿＿	赤ちゃんの年齢（日齢）＿＿＿＿＿

授乳がうまくいっているサイン：	困難がありそうなサイン：
全体	
□健康そうに見える □リラックスしており，居心地がよさそうで背中が支えられている □母親と赤ちゃんとのきずなのサイン □健康そうに見える □落ち着いてリラックスしている □空腹時，乳房に向かったり探したりする	母親 □病気または落ち込んでいるように見える □緊張しており，不快そうに見える □母子が目を合わせない 赤ちゃん □眠そう，具合が悪そうにみえる □落ちつきがない，泣いている □乳房に向かわない，探さない
乳房	
□健康そうに見える □痛みや不快感がない □乳輪から離れた位置でしっかり指で支えられている	□発赤，腫脹，あるいは疼痛 □乳房や乳頭が痛い □乳輪に指がかかったまま支えられている
赤ちゃんの体勢	
□頭と体がまっすぐになっている □母親の体に密着して抱かれている □体の全体が支えられている □赤ちゃんが乳房に近づくとき，鼻が乳頭の位置にある	□哺乳をするのに，首と頭がねじれている □母親の体に密着して抱かれていない □頭と首だけで支えられている □乳房に近づくとき，下唇，下顎が乳頭の位置にある
赤ちゃんの吸着	
□乳輪は赤ちゃんの上唇の上部のほうがよく見える □赤ちゃんの口が大きく開いている □下唇が外向きに開いている □赤ちゃんの下顎が乳房にふれている	□下唇の下部のほうが乳輪がよく見える □口が大きく開いていない □唇をすぼめている，もしくは巻き込んでいる □下顎が乳房にふれていない
哺乳	
□ゆっくり深く，休みのある吸啜 □哺乳しているときは頬がふくらんでいる □哺乳を終えるとき赤ちゃんが乳房をはなす □母親がオキシトシン反射のサインに気がつく	□速くて浅い吸啜 □哺乳しているときに頬が内側にくぼむ □母親が赤ちゃんを乳房からはなしてしまう □オキシトシン反射のサインに気がつかない
備考	

〔WHO/UNICEF（著）（2020）．Baby-friendly hospital initiative training course for maternity staff：participant's manual，p86 を日本ラクテーション・コンサルタント協会プロモーション事業部が日本語訳〕
日本ラクテーション・コンサルタント協会プロモーション事業部作成の冊子「母乳育児支援エッセンシャルガイド：母親が自身と赤ちゃんの力を感じて直接授乳できることを目指して 第1版」に「直接授乳観察用紙」の詳しい使い方を収載している。冊子は QR コードからアクセスしダウンロードできる。

を判別する。まず，母親と児それぞれが健康そうか，リラックスしているかなど全体的に把握する。次に母親の授乳姿勢，乳房，授乳のタイミング，児の体勢，児の吸着，吸啜/哺乳状況などの諸側面から継続的にモニタリングし，母子の母乳育児がうまく進んでいるかをアセスメントしていく。母乳育児観察項目のいずれか1つが良好でなくても，すぐにそれが大きな問題になるとは限らず，注意深く継続的系統的に経過をフォローするとよい（効果的に母乳育児が行われているかどうかに関するさまざまなサインや身体的・生化学的指標については，第6章14，170〜174頁参照）。

支援者は，問題点にのみ注目する審判者になるのではなく，母親と児を受容し，よいところを見つけ，褒め，ともに進む伴走者としてかかわる。

支援者は，母親自身が自分の心身の状態とわが子の発するサインに気づき，自信をもってサインに適切に対応できるよう，十分なエモーショナル・サポートとともにそのときどきの母親にとって最も有効な知識・技術を提供することが望まれる。

(井村 真澄)

参考文献

1) WHO/UNICEF（2018）．母乳育児がうまくいくための10のステップ「母乳育児成功のための10ヵ条」2018年改訂版．
https://jalc-net.jp/dl/10steps_2018_1989.pdf（2024/3/23 アクセス）

2) Jaafar S. H., et al.(2016). Rooming-in for new mother and infant versus separate care for increasing the duration of breastfeeding.. Cochrane Database Syst Rev, 2016(8)：CD006641.
https://www.cochranelibrary.com/cdsr/doi/10.1002/14651858.CD006641.pub3/full?highlightAbstract=rooming%7Cin%7Croom%7Cn（2024/5/17 アクセス）

3) UNICEF/WHO，BFHI 2009 翻訳編集委員会（2009）．UNICEF/WHO 赤ちゃんとお母さんにやさしい母乳育児支援ガイド—ベーシック・コース「母乳育児成功のための10ヵ条」の実践，pp177-178．医学書院．

4) WHO/UNICEF（2020）．Baby-friendly hospital initiative training course for maternity staff：participant's manual. pp78-79.
https://iris.who.int/publications/i/item/9789240008953（2024/3/30 アクセス）

5) 日本周産期・新生児医学会（2019）．母子同室実施の留意点．1.
https://www.jspnm.jp/uploads/files/guidelines/teigen190905B.pdf（2024/5/17 アクセス）

6) 日本周産期・新生児医学会他（2019）．母子同室実施の留意点．パンフレット．
https://www.jspnm.jp/uploads/files/guidelines/teigen190905P.pdf（2024/5/17 アクセス）

7) Das R. R., et al.(2021). Bed sharing versus no bed sharing for healthy term neonates. Cochrane Database Syst Rev, 4(4)：CD012866.
https://www.cochranelibrary.com/cdsr/doi/10.1002/14651858.CD012866.pub2/epdf/full（2024/5/17/アクセス）

8) Blair P. S., et al.(2020). Bedsharing and Breastfeeding：The Academy of Breastfeeding Medicine Protocol #6, Revision 2019. Breastfeed Med, 15(1)：5-16.
https://www.bfmed.org/assets/DOCUMENTS/PROTOCOLS/Protocol%20%236%20-%20English%20Translation.pdf（2024/5/17/アクセス）

9) The Academy of Breastfeeding Medicine（著）/山本和歌子他（訳）（2019）．ABM プロトコル第6号．ベッドの共有と母乳育児（2019年改訂版）．
https://www.bfmed.org/assets/DOCUMENTS/PROTOCOLS/Protocol%20%236%20-%20Japanese%20Translation.pdf（2024/5/17/アクセス）

10) The Academy of Breastfeeding Medicine（2023）．「ベッドの共有と母乳育児」パンフレット．
https://jalc-net.jp/dl/Japanese_bedsharing.pdf（2024/5/17/アクセス）

11) Zimmerman D., et al.(2023)：ABM Clinical Protocol #37：Physiological Infant Care-Managing Nighttime Breastfeeding in Young Infants. Breastfeed Med, 18(3)：159-168.
https://abm.memberclicks.net/assets/DOCUMENTS/PROTOCOLS/Physiologic%20Infant%20Care%20Protocol%2037.pdf（2024/5/17. アクセス）

12) Wambach K., et al.(2021). Breastfeeding and human lactation. pp.185-241. Jones & Bartlett Learning.

13) Lauwers J., et al.(2021). Counselling the nursing mother：a lactation consultant's guide. Jones & Bartlett Learning. pp.328-330.

14) 前掲書 3)，pp136-167.

15) 前掲書 4)，pp56-62，pp78-109.

16) Fletcher D., et al.(2000). The implementation of the HOT program at the Royal Women's Hospital. Breast-feeding Review, 8(1)：19-23.

17) 柳澤美香（2008）．ハンズ・オフテクニックで支援するポジショニングとラッチ・オン．助産雑誌，62(6)：510-514.

18) Smillie C. M.(2013). Chapter4. How Infants Learn to Feed：A Neurobehavioral Model, In：Genna C. W.（ed）. Supporting Sucking Skills in Breastfeeding Infants, 2nd ed. pp84-104. Jones & Bartlett.

19) Colson S. D., Meek J., Hawdon JM（2008）. Optimal positions triggering primitive neonatal reflexes stimulating breastfeeding. Early Human Development, 84(7)：441-449.

20) Colson S. D（2010）. An introduction to biological nurturing. Hale publishing.

21) Glover R.(2003). pamphlet：The key to successful breastfeeding.

22) Royal College of Midwives（2002）. Successful breastfeeding, 3rd ed. p17. Churchill Livingstone.

23) Newman J., et al.(2006). The latch and other keys to successful breastfeeding. Hale Publishing.

24) WHO/UNICEF・日本ラクテーション・コンサルタント協会（訳）(2020)．直接授乳観察用紙．日本ラクテーション・コンサルタント協会第50会母乳育児支援学習会資料．p53

Column

新生児の能力を活かした支援

1990 年の Righard らの出生直後の新生児が自力で吸着する「self-attachment」の報告[1]以来，従来から行われてきた保健医療従事者主導や母親主導の授乳が見直され，新生児のもつ能力に基づいた赤ちゃん主導の授乳の重要性が認識されている。

Smillie は，赤ちゃんがリードするラッチ/母乳育児 baby-led latch/breastfeeding（以下 BLB）を提唱した[2]。BLB とは，母親と児を相互に作用してコミュニケーションをとり合い，フィードバックし合う一体の生物学的システムととらえ，児に本来備わっている自力で乳房に吸いつく能力を発揮できるよう，母親がさまざまな条件を整え適切に援助して，児が自ら乳房に吸着する方法である。児には神経内分泌プログラムなどに基づく複雑で連続的行動の「乳房探索反応」と「自由な随意運動」[*1] が起こる。母親が落ち着きリラックスすることによって，オキシトシンの働きが十分に発揮され，直感的な行動がとれるようになる。母子の間では右脳の働きによる直接的で感覚的な相互コミュニケーション（アイコンタクト，肌と肌の触れ合い，語りかけなど）を通した情緒的共鳴性[4]が成立する。この母子の相互作用は，2 人が息を合わせて踊っている神経行動学的ダンスであるともいわれる[5]。

以下は，BLB で提唱されている母子への具体的支援方法ではあるが，これらはどのような授乳姿勢や吸着への支援にも共通している。

1) 支援者は，母親と児が落ち着いて安心して肌と肌を触れ合わせられるように部屋の温度，照明，児の安全確保と心地よさのためのベッド柵や寝具，母親の部屋への医療スタッフや面会者の出入りなどの調整を行う[6]。

2）母親は児を胸に抱き，母子がお互いにとって心地よい感覚をもち，大人の気ぜわしい時間でなく，児のペース「赤ちゃん時間（baby time）」を共有し，児の自発的な動きを見守り，待つ。母親は児に話しかけ，目と目を合わせ，心を通わせ，交流し，それを楽しむ。

また，Colson は，母親がリラックスしたリクライニングの姿勢をとり[*2]，母親の胸腹部に児を腹臥位にして授乳を行うと，重力と新生児の原始反射と哺乳行動がより効果的に促されるという Biological Nurturing/Laid-back Breastfeeding（以下 BN）を提唱した[7, 8]。Colson は，授乳場面の観察から 20 の「原始的な新生児の反射」を確認し，母乳育児は生得的で相互作用的なものであり，母親がリードするものでも，児がリードするものでもなく，児は生まれつき腹臥位で哺乳するもの（abdominal/ventral feeder）とした。BN においては，これまでは重力に逆らって，もが

く・離れる・頭を突き当てる・こぶしを振り回す・反り返るなどの授乳に不利な行動を誘発する原始反射も，児の自発的な哺乳行動を促進する Feeding reflex と位置づけられる。重力により児の自由な動きを助けて児の吸着が促され，母子の身体が自然に密着するため，母親が児を腕の力だけで支える必要がない。BN においても，母親が望むままに十分に自分の身体に児を引き寄せ母子が肌と肌を触れ合わせる。BN は重力を味方に付けた，母親の身体機能と直感および児の原始反射と生物学的行動を最大限に活かす授乳方法である。

（井村 真澄）

参考文献

1) Righard L., et al.(1990). Effect of delivery room routine on success of first breast-feed. Lancet, 336 (8723)：1105-1107.
2) Smillie C. M.(2013). Chapter4. How Infants Learn to Feed：A Neurobehavioral Model, In：Genna C. W. ed. Supporting Sucking Skills in Breastfeeding Infants, 2nd ed. pp84-104. Jones & Bartlett.
3) Amiel-Tison C., et al.(著)/福山幸夫（監訳）(1989). 0歳児の神経学的評価. 中央洋書出版部.
4) Schore A. N.(2001). The effect of a secure attachment relationship on right brain development, affect regulation and infant mental health. Infant Mental Health J, 22 (1-2)：7-66.
5) Glover R.(2003). pamphlet：The key to successful breastfeeding.
6) 井村真澄（2008）. Baby-led latching 赤ちゃんがリードするラッチ・オン. 助産雑誌, 62(6)：501-508.
7) Colson S. D., et al.(2008). Optimal positions triggering primitive neonatal reflexes stimulating breastfeeding. Early Human Development, 84(7)：441-449.
8) Colson S. D.(2010). An introduction to biological nurturing. Hale publishing.

[*1] 自由な随意運動：新生児から生後3か月未満の乳児の神経筋の働きは，頸部の不随意性に全面的に支配されている。たとえば，モロー反射によりあらゆる随意運動や感覚活動は中断される。逆に人為的に頸を固定させるだけで，乳児の運動における原始反射が消失し，自由な随意運動が出現する（この現象を「解放された運動（liberated motor activity）」という）。解放された運動を得るためには，静かな環境保持と配慮，手による首の固定，感覚に訴え協調を促す：絶えずやさしい声で話しかけ，肌をやさしく愛撫し，決して驚かせない。解放された状態で，児とのコミュニケーションが可能になる[3]。

[*2] Colson の研究における生物学的授乳法：リクライニングポジションの角度は15～64°である。わが国の臨床実践では，30～45°を推奨している。

14 | 新生児のアセスメント

I | 母乳で育てられている健康な正期産児の生後早期の一般的な経過[1]

　母乳で育てられている健康な正期産児では，早期母子接触，母子同室をし，欲しがるときに欲しがるだけの授乳をして，効果的に乳汁が飲めていればほとんどの児は体重がいったん減少してもすぐ増え始める。

　本項では効果的に母乳で育てられている正期産児にみられる指標（サイン）と一般的な経過について述べる。そして介入が必要となる場合の指標とアセスメント，注意が必要な児の症状と対処についても解説する。

1 児の排泄（尿・便）

　児の尿や便からみられる排泄の変化は，母乳育児が効果的に行われているかを知る目安となる（**表 14-1**）。

　尿回数と量は濡れたおむつで評価する。たっぷりと色の薄い尿が出ているかを確認する。ただし，児に体重増加不良がある場合でも尿量は正常のことがあり，尿量のみでは

表 14-1 母乳の摂取が十分にできているサイン

生後日数	おむつ（尿）の枚数	尿色	尿酸塩	便の回数	便色	粘度	体重増加
0 （24 時間まで）	1	薄い	ありうる	1	黒	タール状・ねばつく	<5%減少
1 （24〜48 時間）	2〜3	薄い	ありうる	1〜2	緑色・黒色	移行便	<5%減少
2 （48〜72 時間）	3〜4	薄い	ありうる	3〜4	緑色・黄色	軟らか	≦8〜10%減少
3 （72〜96 時間）	≧4〜6（紙） ≧6〜8（布）	薄い	無	4（多量） 10（少量）	黄色・粒々が混じる	軟らか・水様便	15〜30 g/日

〔Mannel R., et al.(2013). Core Curriculum for Lactation Consultant Practice, 3rd edition. p858. Jones & Bartlett より一部改変〕

体重増加の信頼を得る尺度にはならない。特に短時間での左右の乳房の切り替え授乳を行っている場合，カロリーの少ない前乳ばかり多量に飲んでいるため，尿量が保たれているわりに排便が少なく体重増加不良となることがあるので注意が必要である。

便は，生後すぐは黒いタール状の胎便であり，その後授乳が順調であれば，生後48時間を過ぎると移行便から母乳便へ変化する[2, 3]。健康な正期産児において，生後4〜5日にまだ胎便や移行便がみられるなら，児の哺乳量が不十分であることや，不適切な吸着や，時間や回数を制限した授乳を行っているなどの問題があることが示唆される。

尿や便の回数，性状などは母親にもわかりやすいので，「母乳の摂取が十分にできているサイン」（**表14-1**）をあらかじめ伝えておくと，自信をもって母乳育児できるようになる。

② 生後早期の体重減少

在胎週数相当で健康な正期産児においては，少量の初乳が新生児の胃の容量にとって適切であり，かつ低血糖の予防のためにも十分であり，吸啜-嚥下-呼吸の協調を新生児が学ぶ過程において無理なく摂取できる。健康な正期産児では，代謝の必要に見合った十分な水分が体内に存在する。不感蒸泄を補うのに必要な水分は，母乳だけで十分に提供される。また児は，胎児期に蓄えた脂肪やグリコーゲンをエネルギー源にすることができる。子宮外生活への移行に伴って，細胞外液が尿として生理的に排泄されるため，新生児の体重は減少する。加えて胎便などの固形成分の排泄もあり，生後しばらくは新生児の体重は減少する。正常な体重減少の最大値は，最適に母乳で育てられた児において，出生時体重の5.5〜6.6％で，そして，生後2〜3日の間（生後48〜72時間）で起こる（人工栄養児では3〜5％）。母乳で育てられた児は，平均（95％の信頼区間）8.3（7.7〜8.9）日で，出生体重に回復する。また，母乳で育てられた児の97.5％は生後21日までに出生体重に回復していた。極端に体重減少が大きくなる児もあるので注意深く観察を続けなければならないが，母乳育児で育てられている児の大部分は，補足を必要としない。初産の母親の乳汁生成Ⅱ期の到来は産後72〜96時間になることがある。体重減少が7％を超えた場合，即，補足が必要というわけではないが，母乳育児がうまくいっているかどうか，早期に母親と児，双方のアセスメントをし，必要な対策をとることにより問題の深刻化を防ぐことができる[2, 4]。

生理的体重減少の範囲は10％以内とする成書が多いが，実際には母乳で育てられている7.7〜12.6％の児に10％以上の体重減少がみられたとの報告がある。これらのすべてが病的な合併症を伴っているわけではない。一般的に10％以上の体重減少がみられる場合は，母親や児になんらかの母乳育児上の問題を抱えている場合が多く，適切な介入と支援をし，退院後も注意深いフォローをすることが必要である。

また，生後早期の体重減少は，どの児も一律に出生体重の何％かということだけでは評価できない。在胎週数，出生体重，分娩様式，授乳直後ではない口腔粘膜の湿潤具合，尿・便の排泄回数，ツルゴールなどで総合的に評価（**表14-2**）[4]し，これらをもとに以下のセーフティネットを設けるようにする[5]。

表14-2 効果的な母乳育児が行われているときに児と母親に観察されるサイン

児のサイン	母親のサイン
• 生後早期の体重減少が7%までである • 日齢2までに24時間に少なくとも3回以上の排便がみられる • 日齢4までに粒々が混じった黄色い排便がみられる • 日齢2までに24時間に3回かそれ以上おむつが濡れる • 日齢3までに透明か，薄い黄色の排尿がみられる • 授乳の後は満足して落ち着いてみえる • 日齢3までに授乳中に嚥下する音が聞かれる • 日齢4から後は体重減少がみられない • 日齢9までに出生体重に戻る	• 乳房の張りや重さや大きさと，形状にはっきりとわかる変化がみられる • 児の日齢4までに母乳量に明らかな増加がみられる • 乳頭に明らかな傷がみられない • 授乳によって乳房の緊満が軽減する • 授乳時の痛みがないか，最小限（吸着時に数秒続く程度）である

〔ILCA（2014）. Clinical Guidelines for the Establishment of Exclusive Breastfeeding. 3rd ed. p16. ILCA をもとに筆者作成〕

① 生後24時間で体重減少が5%を超えた場合，最大体重減少が10%を超えるリスクは生後24時間の体重減少が5%以下の児より4.06倍となる[6]。授乳の様子をアセスメントして，抱き方や含ませ方を見直し，児の欲しがるサインに合わせて授乳することを確認する。眠っていることが多く，あまり母乳を欲しがらない児では，刺激を与えて起こして授乳する場合もある。頻繁に授乳していることと効果的に飲みとれていることを確認する。

② 生後早期の体重減少が7%を超えたら授乳の様子を再度評価する。抱き方・含ませ方を修正しても直接乳房から適切に飲めていない場合は，専門家の診察を受けるようにする（本節 **Ⅱ**「直接授乳に補足が必要なとき」，174頁参照）。

③ 日齢4までに便が黄色にならない，あるいは1日6回以上の排尿がない場合には，児の血液検査（電解質，血糖など）も考慮する。

さらに，上記の①～③のどれかを満たす場合には，**表14-3**の内容について観察する。

③ 生後早期の発熱と高ナトリウム血症性脱水

日齢1～3の新生児が感染を合併しないで発熱するのを経験することがある。多くは体重減少が大きめでよく啼泣している児であり，「飢餓熱」といわれることがある。出生早期から母乳を頻繁に授乳していると，初期嘔吐や飢餓熱がみられることは少ないが，生後8～12時間くらいに哺乳開始をルーチンとしている施設では，これらがみられることがある。新生児は生後すぐから哺乳の準備ができているので，何も与えないと消化管運動が低下する可能性がある。

飢餓熱に対しては，生後早期からの母乳育児支援が重要で，母子同室による啼泣の減少，生後早期からの頻繁な授乳によって体重減少を抑えることができれば，飢餓熱の発生を減らすことができる。

Marchini ら[7]によれば，母乳栄養児の約1/3に，体重減少の程度にかかわらず，中等度の高ナトリウム血症が観察され，これはエネルギー摂取の制限された生後数日の時期

表14-3 母乳だけで育つ児の体重減少を観察する際の具体的な内容

①授乳の様子
- 抱き方と含ませ方
- 授乳回数，授乳時間

②母乳分泌について
- 乳汁生成Ⅱ期への移行が遅れていないか
  産後4日で乳汁生成が少ない場合，乳児用調製乳補足となる可能性は9.5倍増加するため，産後72時間以内に乳汁来潮が起こるような支援を行う
- 分娩前因子（妊娠中にわかるので，出産後のより細やかなケアが必要）
  妊娠中の過度の体重増加，妊娠前の肥満と過体重，1型糖尿病の有無，陥没・扁平乳頭の有無，初産かどうか，甲状腺疾患の有無

- 分娩時因子
  胎盤遺残（卵膜遺残），出産に伴う大量出血（シーハン症候群と診断されなくても*）の有無，コルチゾール濃度（経産婦），病院での分娩かどうか（自宅分娩に比べて），分娩遷延の有無，分娩時の疲労，分娩Ⅱ期の延長，帝王切開（特に予期せぬ帝王切開）の有無
- 分娩後因子
  乳汁来潮まで乳児用調製乳のみかどうか，初産婦で体重の大きな児か，母子同室か

③児の哺乳状態
- 口腔内の異常の有無：舌小帯短縮，口蓋裂
- 全体としての活気の有無：低血糖，黄疸，感染症

＊シーハン症候群に至らなくても，分娩後に500〜1,500 mLの出血を認めると，乳汁分泌不全のために児の体重減少が過剰となったり，電解質異常を認めたりするという報告がある。このため，分娩後の大量出血がある場合は，乳汁分泌が不十分である可能性も考慮して，母親と児をフォローする必要がある。

においては，正常な生理的な過程と考えられた。そしてこのような体重減少に伴う高浸透圧の状態は，バソプレシンの放出を促し，児は喉の渇きを感じ哺乳行動に変化を起こし，体内のホメオスタシスを保とうとはたらくと考えられる。

高ナトリウム血症を伴う脱水を「高張性脱水」と呼ぶ。血栓，けいれん，播種性血管内凝固症候群（DIC），脳障害などの合併症を引き起こす恐れがあるため，予防することが大切である。

近年，高ナトリウム血症を伴う脱水が母乳栄養児において報告され，その多くが過度の体重減少に加えて，過敏性，傾眠傾向，発熱，黄疸の増強などの症状を伴う。また，頻度は少ないが，神経学的後遺症を残した症例も報告されている。英国の研究では，重度の高ナトリウム血症性脱水は，出生数10万人あたり7人の頻度で報告され，その再入院の日齢は2〜17，体重減少は8.9〜30.9％であった[8]。母乳で育つ児の体重減少は5〜7％だが，10％以上になると中等度（145〜150 mmol/L）の高ナトリウム血症が散見され，体重減少が11.8％を超えるとその73％に高ナトリウム血症が起こる。

高張性脱水の大きな要因は乳汁生成Ⅱ期の遅れと，児の不適切な哺乳である。乳汁来潮が遅れる状態があった場合には，特に注意して授乳の様子や回数をチェックすることが望ましい。

また，児が生後24時間以内にうまく吸着できていない場合にも注意が必要になる。支援によっても適切に飲みとれないならば，搾乳をしてつくられた母乳を乳房の外へ出すことが大切である。直接授乳と搾乳を併用することで母乳分泌が確立しやすくなる。そして，補足が必要な場合は，その搾母乳を与えることもできる。

わが国では，産後の入院期間が4〜5日間と比較的長く，体重のモニタリングが容易

14 新生児のアセスメント

であり，体重減少7％を超えた場合は，母親，児，授乳の評価をし，問題がある場合は適切な授乳の支援により過度の体重減少の予防をすることができる。そして体重減少10％を超えた場合，頻度は少ないながらも高度な高ナトリウム血症がみられることもあるので，これらの児に対しては小児科医による総合的な臨床的評価と，場合によっては電解質・血糖などの血液検査も必要となる。

（滝　元宏）

※本書第2版の執筆者・大矢公江氏の許可を得て改変

参考文献

1) ABM プロトコル委員会（著）（2009）/多田早苗他（訳）（2010）．母乳で育てられている健康な正期産新生児の補足のための病院内での診療指針2009改訂版（ABM 臨床指針第3号）．JALC.
2) Lawrence R. A., et al.(2011). Breastfeeding：A guide for the medical profession, 7th ed. Elsevier Mosby.
3) ILCA（2013). Core Curriculum for Lactation Consultant Practice, 3rd ed. p290, 858. Jones & Bartlett.
4) ILCA（2014). Clinical Guidelines for the Establishment of Exclusive Breastfeeding, 3rd ed. p16. ICLA
5) 水野克己（2023）．よくわかる母乳育児，改訂第3版．pp156-158．へるす出版．
6) Flaherman V. J., et al.(2013). First-day weight loss predicts eventual weight nadir for breastfeeding newborns. Arch Dis Child Fetal Neonatal Ed, 98(6)：F488-492.
7) Marchini G., et al.(1997). Thirst and vasopressin secretion counteract dehydration in newborn infants. J Pediatr. 130(5)：736-739.
8) Oddie S. J., et al.(2013). Severe neonatal hypernatraemia：a population based study. Arch Dis Child Fetal Neonatal Ed, 98(5)：F384-387.

Ⅱ　直接授乳に補足が必要なとき

❶ 補足の必要性の具体的な判断基準

WHO/UNICEF の「母乳育児がうまくいくための10のステップ」のステップ6には，「医学的に適応のある場合を除いて，母乳で育てられている新生児に母乳以外の飲食物を与えない」とある[1]。本項では，母乳育児医学アカデミー（ABM）から出されている臨床指針第3号[2]と Feldman-Winter らのレビュー[3]を中心に述べ，補足の適応と補足を決定するためのアルゴリズムを示す。

1）児側の適応

健康な正期産新生児において，補足が適応となる可能性のある状況には，低血糖，母乳摂取不足を示唆する所見，黄疸，先天代謝異常症，がある（**表14-4**)[2]。**表14-4** には，それぞれの状況の注意点も詳細に記載されている。以下に，最近の知見を追記する。

a．低血糖

ベッドサイドの簡易検査ではなく，検査室で血糖測定を行うことと記載されているが，現実的には困難なことも多い。ベッドサイドで血糖測定を行う場合には，自己血糖測定器（SMBG 機器）よりも，院内で医療従事者が使う専用機器〔POCT（point of care testing）機器〕のほうがより精度が高いことが報告されている[4, 5]。

表14-4 健康な正期産新生児に補足が適応となる可能性のある状況

1．児側の適応

a．適切で頻繁な授乳の機会が与えられた後にも，検査室レベルで（ベッドサイドでの簡易検査ではなく），無症候性低血糖が明らかな場合。
この場合，40％ブドウ糖ゲル*を児の頬の内側に塗布することで，血糖値を上昇させることができ，副作用なく，退院後母乳だけで育てている割合が改善する。症候性低血糖の児，または生後4時間までに血糖値が<25 mg/dL，または生後4時間以降で<35 mg/dL の児は，ブドウ糖の静脈内投与を行うべきである。ブドウ糖の静脈内投与中も授乳は継続すべきである。

b．母乳摂取不足を示す徴候または症状
ⅰ．臨床的にも検査上でも重篤な脱水があることが示され（例：高ナトリウム血症，哺乳力減弱，無気力など），その状態が熟練者のアセスメントおよび適切な母乳育児支援の後にも改善しない場合。
ⅱ．8～10％の体重減少［産後5日（120時間）以降］，または生後時間に対する体重減少が75パーセンタイルを超える場合。
 1．体重減少が8～10％の範囲内であっても，それ以外のすべてが順調で，診察上，問題なければ，正常範囲内である可能性がある。その場合は，注意深いアセスメントと適切な母乳育児支援を行う。8～10％を超える体重減少は，乳汁の移行が不十分であるか，乳汁産生量が少ない可能性がある。機械的に補足を指示する前に，十分なアセスメントが必要で

ある。
 2．健康な新生児の体重減少ノモグラムは，https://newbornweight.org を参照。
ⅲ．排便回数が少ない（産後4日の排便回数が4回未満），または産後5日（120時間）でも胎便が続く場合。
 1．新生児の尿および便の排泄パターンは，少なくとも乳汁生成Ⅱ期まで観察する必要がある。排泄パターンは，児によって大きなばらつきがあるが，母乳育児が順調かどうかを判断するうえで有用である。出生後5日間に排便回数が多い新生児は，体重減少が少なく，黄色便への移行が早く，出生体重への復帰が早い。

c．高ビリルビン血症（ABM臨床指針第22号「黄疸の管理に関するガイドライン」参照）
ⅰ．適切な介入にもかかわらず母乳摂取が不足した場合は，母乳摂取不足による黄疸を発症する。これは，生後2～5日目に始まり，体重減少が続き，排便回数が少なく，おむつ内には析出した尿酸塩の結晶がみられることを特徴とする。
ⅱ．ビリルビン値が20～25 mg/dL を超えるが，それ以外は順調に発育している母乳性黄疸の場合，診断的治療のために母乳育児の中断が考慮されることもあるが，母乳育児の中断ではなく，検査での評価を第一選択にすべきである。

d．先天代謝異常症と診断された児には，診断に合わせた特殊ミルクの補足が適応になる。

2．母親側の適応

a．乳汁生成Ⅱ期が遅れていて［産後3～5日（72～120時間）以降］，児が適切な量を摂取できない場合。
b．原発性乳腺発育不全（原発性乳汁分泌不全）は女性の5％未満に生じ，乳房の形態異常や妊娠中の乳腺の発育不全，または，乳汁産生がわずかしかみられないということが根拠となる。

c．乳房の病理学的な変化や以前に乳腺の手術を受けていて，乳汁の産生が少ないということもある。
d．特定の薬剤（例：化学療法）による一時的な母乳育児の中止，または搾母乳が得られない状況での一時的な母子分離。
e．授乳時の痛みに耐えられず，介入によっても軽快しない場合。

＊海外では使用されている

〔ABM（2017）．ABM Clinical Protocol #3：Supplementary Feedings in the Healthy Term Breastfed Neonate, Revised 2017. https://www.bfmed.org/assets/DOCUMENTS/PROTOCOLS/3-supplementation-protocol-english.pdf より筆者翻訳〕

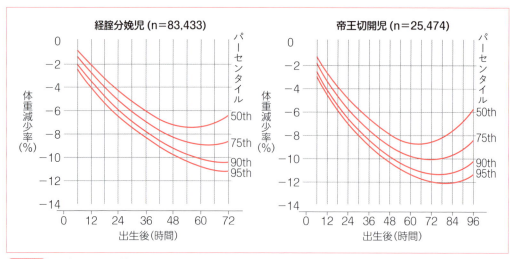

図 14-1 母乳だけで栄養された児の体重の推移

〔Flaherman V. J., et al.(2015). Early weight loss nomograms for exclusively breastfed newborns. Pediatrics, 135(1): e16-23. より〕

b. 母乳摂取不足を示唆する所見

脱水徴候, 体重減少, 排泄パターンを確認し総合的に判断する。

脱水徴候には, ツルゴールの低下, 粘膜の乾燥, くぼんだ目, 大泉門の陥没, 弱い動脈拍動, 末梢冷感, 哺乳力低下, 無気力, 析出した尿酸塩の結晶がおむつ内にみられること, 高ナトリウム血症などがある。

体重減少は, 客観的な指標として有用であるが, 分娩前の母体への水分投与が多いほど生後の児の体重減少が大きくなることが示されている[6]ため, 分娩前の管理状況も加味して評価する必要がある。体重減少の新たな指標として, 健康な新生児の体重減少ノモグラムが報告された[7,8]。web サイト（https://newbornweight.org）上で体重減少が何パーセンタイルであるか自動計算が可能である。図 14-1 に母乳だけで育っている児の体重の推移を示す[7]。生後時間に対する体重減少が 75 パーセンタイルを超える場合, 母乳摂取不足を示す徴候とされている[2]。

排泄パターンから母乳摂取量を評価するには, 生後 3 日以降が望ましく[3], また, 排尿回数よりも排便回数や便性が母乳摂取量と関連があるとされている[2,3]。

c. 黄疸

光療法が必要な際も母乳を中断する必要がないこと[9], また母乳育児などを行うための 30 分までの光療法の中断は, 治療効果に影響しない[10]ことが示されており, 光療法中でも母乳育児支援を継続する。ただし, 交換輸血が必要になりそうな状況では一時的な母乳の中断も考慮する必要がある。一時的な母乳の中断を行った場合は, 搾乳を行い, 母乳分泌を維持するとともに, 母親への精神的支援も行う必要がある。

d. 先天代謝異常症

病態に応じた蛋白摂取方法が必要であるが, たとえば, フェニルケトン尿症では,

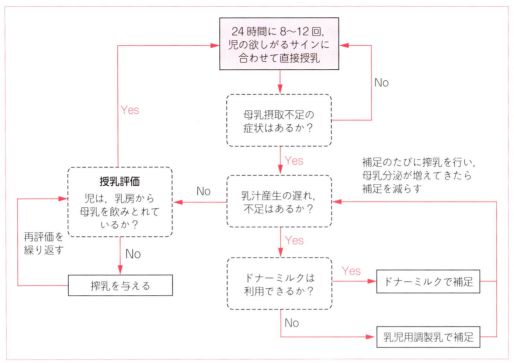

図 14-2 補足を決定するためのアルゴリズム

〔Feldman-Winter L., et al.(2020). Evidence-Based Updates on the First Week of Exclusive Breastfeeding Among Infants ≧35 Weeks. Pediatrics, 145(4): e20183696. より筆者翻訳〕

フェニルアラニンを含まない特殊ミルクと母乳の併用で管理を行うことができる[11]。

2) 母親側の適応

表 14-4 の中で，最も補足の適応となる可能性の高い状況は，乳汁生成 II 期が遅れている場合と思われる。早期に授乳ができないような疾患や状態，喫煙などによる有害物質，初産婦，分娩時の過度のストレスと分娩第 II 期の遷延，分娩時の輸液，予定外の帝王切開，妊娠中の過度の体重増加や肥満などが，乳汁産生が遅れるリスクとして挙げられる[12]。これらは乳汁産生の遅れのリスク要因であるが，むしろ，母乳育児支援がより必要な状況ととらえるのが妥当であり，また，予防可能な状況も含まれていることに注意が必要である。

❷ 補足を決定するためのアルゴリズム（図 14-2）[3]

このアルゴリズムは，「24 時間に 8〜12 回，児の欲しがるサインに合わせて直接授乳を行うこと」が始まりとなっている点に注目する必要がある。母乳摂取不足を示唆する所見は前述したが，母乳摂取不足の可能性を考えた場合は，乳汁産生の遅れや不足なのか，乳房から母乳が飲みとれていないのかどうかの 2 点について，アセスメントが必要である。それによりその後の対応が異なる。

❸ 補足の実際

1） 補足栄養の選択

　補足が必要なときの第一選択は，母親の搾母乳である[2,3]。もし搾母乳が十分に得られない場合は，ドナーミルクとされている[2,3]。日本でも母乳バンクが稼働しているが，補足が必要なすべての新生児への対応は現実的に困難であると考えられる。ドナーミルクを利用しない，または，利用できない場合，補足栄養として，何を選択するか（乳児用調製乳，蛋白加水分解乳など）は，児の日齢，必要量，母乳育児の確立への潜在的な影響などを考慮して決定するが[2]，Feldman-Winter らのレビュー[3]では，乳児用調製乳を選択すると記載されている。

2） 補足の方法

　正期産児においては，哺乳びんや人工乳首で母乳を与えても母乳育児率，母乳育児期間に影響を与えないことが示されている[13]。しかしながら，児にとって，乳房からの授乳と哺乳びんや人工乳首からの授乳は同じではないことに加え，清潔に使用されない場合の感染のリスクや，耳や歯の発達の問題につながる恐れ，乳頭混乱（哺乳びんや人工乳首のほうを好み，母親の乳房から直接飲むのを嫌がる現象）や，乳汁産生の減少，空腹の早めのサインに気づきにくくなる恐れがあり[14]，WHO/UNICEF は，哺乳びんや人工乳首，おしゃぶりを使用する際には，母親と十分話し合うこととしている[1]。

　一方，早産児においては，哺乳びんや人工乳首を使用せずに授乳したほうが，退院後，母乳だけで育てている割合やどんな形であれ母乳育児をしている割合が増えることが示され[13]，カップやスプーンでの授乳が推奨されている[1]。

3） 補足の量

　母乳栄養児の平均的な初乳摂取量は，最初の 24 時間は，授乳ごとに 2～10 mL，24～48 時間では 5～15 mL，48～72 時間では 15～30 mL などと報告されている[2]。生後早期に補足を行う際は，これらを参考に，児の体重，日齢，直接授乳で得られる量を考慮して補足量を決定する。

4） 補足後の支援

　補足を開始した後も，補足のたびに搾乳を行い，母乳分泌が増えてきたら，補足を減らしていく[3]。また，母乳育児自己効力感（母乳育児をやっていけそうだという母親自身の自分の能力への見立て）をもって育児をしていくためにも，補足を行った後の実際的，精神的支援はより必要になる。

❹ 生後早期の補足の影響

　近年，産科入院中のみの補足であっても乳児用調製乳を補足した児では生後 3～4 か月の便中 *Bifidobacterium* が少なく[15]，その後の肥満につながる可能性が示唆されている[16]。また，生後 3 日間，乳児用調製乳を避けることで，その後の食物アレルギーや喘息/喘鳴が減るというランダム化比較試験も報告されている[17,18]。

　一方，母親においても，産後早期の補足は，母乳分泌の確立を妨げ，母乳分泌不足と補足のサイクルをつくり[1]，母乳育児を早期にやめてしまう女性が増えることが報告さ

れている[19, 20]。少なくともルーチンの乳児用調製乳の補足は，結果として，母子ともに得られる母乳育児による健康上の利点が減る恐れがあることを認識する。

（安原 肇）

参考文献

1) WHO/UNICEF（2018）. Implementation guidance：protecting, promoting, and supporting breastfeeding in facilities providing maternity and newborn services：the revised Baby-friendly Hospital Initiative 2018. https://iris.who.int/bitstream/handle/10665/272943/9789241513807-eng.pdf?sequence=19（2023/11/25 アクセス）

2) ABM（2017）. ABM Clinical Protocol #3：Supplementary Feedings in the Healthy Term Breastfed Neonate, Revised 2017. https://www.bfmed.org/assets/DOCUMENTS/PROTOCOLS/3-supplementation-protocol-english.pdf（2023/11/25 アクセス）

3) Feldman-Winter L., et al.（2020）. Evidence-Based Updates on the First Week of Exclusive Breastfeeding Among Infants≥35 Weeks. Pediatrics, 145（4）：e20183696.

4) 河井昌彦（2020）. 新生児低血糖症の病態生理. 母乳哺育学会誌，14（1）：68-72.

5) Wada Y., et al.（2015）. Evaluation of two glucose meters and interference corrections for screening neonatal hypoglycemia. Pediatr Int, 57（4）：603-607

6) Chantry C. J., et al.（2011）. Excess weight loss in first-born breastfed newborns relates to maternal intrapartum fluid balance. Pediatrics, 127（1）：e171-179.

7) Flaherman V. J., et al.（2015）. Early weight loss nomograms for exclusively breastfed newborns. Pediatrics, 135（1）：e16-23.

8) Miller J. R., et al.（2015）. Early weight loss nomograms for formula fed newborns. Hosp Pediatr, 5（5）：263-268.

9) 田村正徳（1981）. 早期新生児黄疸に対する母乳栄養中断の是非に関する検討—正常成熟児の場合. 日本新生児学会雑誌，17（3）：374-381.

10) ABM（2017）. ABM Clinical Protocol #22：Guidelines for Management of Jaundice in the Breastfeeding Infant 35 Weeks or More of Gestation—Revised 2017. https://www.bfmed.org/assets/DOCUMENTS/PROTOCOLS/22-jaundice-protocol-english.pdf（2023/11/25 アクセス）

11) Lawrence R. A., et al.（2015）. BREASTFEEDING A GUIDE FOR THE MEDICAL PROFESSION. 8th ed. p492-494. Elsevier.

12) ILCA（2013）. Core Curriculum for Lactation Consultant Practice 3rd ed. p290. Jones & Bartlett.

13) WHO（2017）. Guideline：protecting, promoting and supporting breastfeeding in facilities providing maternity and newborn services. https://iris.who.int/bitstream/handle/10665/259386/9789241550086-eng.pdf?sequence=1（2023/11/25 アクセス）

14) WHO/UNICEF（2020）. Baby-friendly hospital initiative training course for maternity staff：participant's manual. https://iris.who.int/bitstream/handle/10665/333675/9789240008953-eng.pdf?sequence=1（2023/11/25 アクセス）

15) Forbes J. D., et al.（2018）. Association of Exposure to Formula in the Hospital and Subsequent Infant Feeding Practices With Gut Microbiota and Risk of Overweight in the First Year of Life. JAMA Pediatr, 172（7）：e181161.

16) Korpela K., et al.（2017）. Childhood BMI in relation to microbiota in infancy and lifetime antibiotic use. Microbiome, 5（1）：26.

17) Urashima M., et al.（2019）. Primary Prevention of Cow's Milk Sensitization and Food Allergy by Avoiding Supplementation With Cow's Milk Formula at Birth：A Randomized Clinical Trial. JAMA Pediatr, 173（12）：1137-1145.

18) Tachimoto H, et al.（2020）Effect of Avoiding Cow's Milk Formula at Birth on Prevention of Asthma or Recurrent Wheeze Among Young Children：Extended Follow-up From the ABC Randomized Clinical Trial. JAMA Netw Open, 3（10）：e2018534.

19) Hall R. T., et al.（2002）. A breast-feeding assessment score to evaluate the risk for cessation of breast-feeding by 7 to 10 days of age. J Pediatr, 141（5）：659-664.

20) Nguyen T. T., et al.（2016）. Infant Formula Feeding at Birth Is Common and Inversely Associated with Subsequent Breastfeeding Behavior in Vietnam. J Nutr, 146（10）：2102-2108.

Ⅲ 母乳育児とデバイス

❶ デバイスと倫理[1-4)]

　本項では，母乳育児支援の目的で使うための装置，道具，器具などを総称して，デバイスという。さまざまなデバイスが市販されているが，産後早期からさえぎられることなく，母親と児が肌と肌を触れ合い，母乳育児を開始・継続できるような十分なサポートがあれば，どんなデバイスも必要ないことが多い[5)]。

　デバイスの使用を考える際，支援者は，「治療（療育）目的であること，安全であること，母親や児の福祉よりも利益を優先させないこと」を忘れてはならない。そのデバイスを使用しなければ，目の前の母と子の母乳育児は困難であると断言できるのか。デバイスを使用することで，直接授乳がより困難になるなど，母と子にリスクが生じる可能性はないのか。デバイスを購入する価格は家族にとって負担にならない程度か。偏りのない適切で十分な情報を提供しながら，母親と話し合っているのか。また，デバイスが，どのタイミングで不要となるのか，その際の継続支援のシステムはできているのか──支援者はこれらすべてを考慮する必要がある。

　2018年に改訂されたIBLCE（ラクテーション・コンサルタント資格試験国際評議会）の「IBCLC®の業務における臨床能力」[4)]では，以下のようにデバイスの安易な使用を戒めている。

技術と補助器具（デバイス）の使用

1. 技術と器具（搾乳器など）および補助器具の使用に関してクライアントに根拠に基づく情報を提供する。
2. 母乳育児を支援する技術と補助器具の使用を評価し，批判的に吟味し，実演してみる。そして，一部の補助器具は根拠がなく，ただ利益のためにマーケティングされている可能性があり，また母乳育児に有害であるかもしれないということを認識する。
3. 技術と補助器具を使うことが母乳育児の開始や継続を支援するのか，あるいは障害となるのか，吟味し評価する。

　支援者が直接授乳をよく観察し，コミュニケーションスキルを使って母親の話を傾聴することで多くの情報が得られ，母親と一緒に授乳姿勢と吸着を見直すことで児の哺乳量が増える。基本的なこれらの支援で，デバイスは不要となることが多い[5)]。しかし，なかには，十分かつ適切な支援を行っていても，効果的な吸着・吸啜ができない児，体重増加の緩慢な児，母乳分泌開始の遅れ，母親がなんらかの理由で授乳に困難を感じている場合など，母親と児だけで直接授乳できるようになるまでデバイスを使った補足が必要となることがある。医学的適応がないのに，ルーチンで補足することは厳に慎む[6)]。

　デバイス使用を検討する場合は，少しでも早く直接授乳に戻れるように，デバイスの選択，安全な使用方法とリスクについて，母親と話し合う必要がある。また，デバイス

を使用して補足する場合の第一選択は搾母乳である。母乳は，早産児，低出生体重児，病気をもつ児にとって，特に重要である。搾乳方法についても同時に情報提供する[7]。

❷ 母乳育児支援のためのデバイスの種類

デバイスは大きく分けると次の2種類である。

1）補足用デバイス

- カップ，スプーン
- シリンジやチューブ式直接授乳補足器具（乳房や指に栄養チューブ，シリコンチューブなどを付けて補足する方法）
- 人工乳首と哺乳びん
- 唇顎口蓋裂，神経学的問題などをもつ児のための哺乳器具

2）その他のデバイス

- ブレストシェル
- ニップルシールド
- ニップルエバーター（乳頭吸引器）
- 搾乳器

適切に使うことで，母乳育児を確立するのに役立つものもあれば，直接授乳への到達が遅れる場合も出てくる。「デバイスを過度に使用することは，両親を精神的に圧倒してしまい，母乳育児をより困難なものに思わせてしまう」[6]と書かれているように，コミュニケーションスキルを使った十分な話し合いがないまま支援者がデバイスを勧めることで，両親は，「このデバイスを使わないと，自分たちには母乳育児ができないのか」と自らを責めてしまうかもしれない。また，汎用されている哺乳びんと人工乳首については，支援者にも両親にもなじみがあるため，リスクについての説明もなく，使われすぎている可能性がある。

❸ デバイスの選択基準[7]と注意事項

デバイスを使う必要性と最も適した授乳方法の選択は，母親と児に合っているかどうかが個別に評価され，以下の基準も満たしている必要がある。

- 成長のための十分なエネルギーを提供できること
- 児のサイズ，スタミナ，体調，成熟度などに適合していること
- 両親が入手可能で，使い方を学ぶことができ，清潔を保つことのできる器具であること
- 改善のために必要な期間が適切であること
- 児が直接授乳に移行するのに役立つものであること

また，どのデバイスを使用する場合にも，共通する注意事項がある。

- 児が眠っているとき，あるいは泣いているときは，決して授乳しない
- 児を立て抱きにする
- 児の手がデバイスに触れて乳汁がこぼれないよう児をタオルなどでくるむ

- 筋緊張の強い児，動きの激しい児は，全身をしっかりくるむと落ち着いて飲める

❹ 産後早期の補足に使われる主なデバイスの特徴と適切な使用方法[5, 6, 7]

　補足用デバイスのなかでも，産後早期，産科施設入院中に使用する頻度の多い，スプーンやカップ，シリンジやチューブを使った補足方法，哺乳びんと人工乳首について概説する。

1）スプーンやカップ（コップ）[5, 7]

（1）特徴

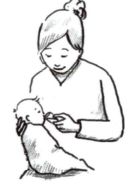

イラスト　Tomo Miura

　スプーンやカップは，新生児に補足が必要な場合，安全で有用な方法である。児は自分のペースで好きな量を飲むことができる。産後早期に医学的適応があり補足が必要となった場合，この方法は母親に「コップは今だけ。いずれあなたのおっぱいから飲むようになりますよ」というメッセージとなり，母親を困惑させない。加えて，以下のような利点がある。

- 簡単な器具，消毒ができない環境でも，石鹸と水で洗浄でき，災害時には紙コップが使える。
- 児は舌を使い，味を感じることができる。
- 児の呼吸/吸啜/嚥下の協調を促す。
- 哺乳びん授乳と比較して，退院時の母乳育児率が高い[8, 9]。
- 入院中，カップ授乳を行った群は哺乳びん群よりも，3か月，6か月時の母乳育児率がより高く，入院期間も短かった[9]。
- カップ授乳は，哺乳びん授乳よりも心拍数が低く，酸素飽和度が高く，酸素飽和度低下の発生率が低い[10-12]。

　カップやスプーンを使った補足方法の利点を挙げている文献はほかにも多数存在する。

（2）カップやスプーン授乳の方法

- 児を立て抱きにし，児の手がカップやスプーンに触れてこぼれないようタオルでくるむ（図 14-3a，こぼれた乳汁の重さを知るには，あらかじめタオルの重さを量っておく）。
- 児も母親も，快適な姿勢で座る。
- 児に「おっぱい飲もうね」など声をかけ，児の下唇の上に容器をそっとタッチ（押しつけない），乳汁がカップやスプーンの縁までくるよう傾ける（図 14-3b）。
- 児の上唇が乳汁に触れ児が自ら飲み始めるまで待つ。
- 児の飲むペースに合わせ，カップやスプーンを傾けたり，休んだりする。
- 児が飲んでいる間は，常に上唇に乳汁が触れるよう傾きに注意する。
- 決して児の口に注ぎ込んではならない。
- 児がストレスサインを見せたときは中止し，児の様子を観察して継続するかどうか判断する。
- 児が目を閉じるときは「もうたくさん」というサイン。声をかけても口を閉じるな

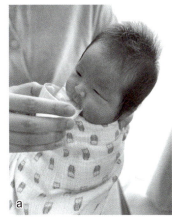
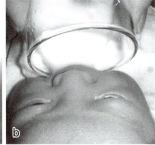

図 14-3 カップを用いた授乳

ら無理に飲ませない。少量しか摂取しなかった場合，次の授乳が早まるかもしれない。1 回量より 1 日にどれくらい飲めているかが重要である[5]。

- 生後早期の補足は搾った初乳を 0.5〜0.6 mL 小さなスプーンで頻繁に与える。市販の小さなマドラースプーンは約 0.5 mL である。

カップやスプーンによる授乳は，こぼす，時間がかかる，誤嚥の危険があるなどと支援者や両親が先入観をもっている可能性がある[13]。児が誤嚥せず快適に飲める体勢について，支援者同士で実演したり，両親には新生児のように座った姿勢と斜めの姿勢でコップから飲んで，どちらが快適か体験してもらったりすることは有用である[14, 15]。

2）シリンジやチューブ式直接授乳補足器具を用いた授乳方法

(1) シリンジ

医療施設内では使用が容易である。ディスポーザブルシリンジをそのまま使用したり，シリンジや指の先に 4〜5 Fr 栄養カテーテルや，先細のシリコンデバイス（市販品）を付けたり，市販の歯科用シリンジを使ったりする。スポイトを代用品として使うこともできるが，洗浄，消毒がやや困難である。乳房に児を誘うための，滴下法（dropper）として使用することもできる（図 14-4）。

指を使ったシリンジ授乳は，直接授乳に移行するためのトレーニングを兼ねる。両親や支援者の指を児の口内で吸啜させながら，指に沿わせて挿入したシリンジの先や，指に付けた栄養チューブなどから乳汁が飲めるという補足方法である。シリンジで直接児の口内に注入する方法やシリンジを舌の上に置いて吸啜させる方法よりも，早産児の場合，退院時期が早い，直接授乳への移行期間が短い，体重増加が早い，こぼしが少ない，心拍数・酸素飽和度が良好であったなどの報告がある[16, 17]。指を使った授乳を行う場合，手指衛生を徹底（支援者は手洗いと手袋，両親は手洗い）する。

(2) 指を使ったシリンジやチューブ授乳の方法

- 児を立て抱きにする。
- 指で児の人中（鼻と上唇の間）を刺激し，「おっぱい飲もうね」と声をかけ，児が

口を開けたら，指腹を上にしてすばやく，そっと硬口蓋に指を置く（図14-5a）。
- チューブ授乳の場合はあらかじめチューブを指にセットしておく（図14-5b）。
- 児が指を吸い始めたら，硬口蓋と軟口蓋の境目まで指をゆっくり挿入する。
- 児が吸啜すると，チューブから乳汁移行が始まる。
- シリンジの場合，指に沿わせてシリンジの先を児の口角から挿入する（図14-6）。
- シリンジの内筒を押す必要はない。児が適切に吸啜すれば陰圧で乳汁移行する。
- 児が吸啜しない場合，指腹で硬口蓋と軟口蓋の境目をなでて刺激したり，爪側で舌を軽く押したりすると吸啜を始めることが多い。
- 母乳分泌量の少ない母親の乳房でもシリンジやチューブで補足できる（図15-3，217頁）。

3) 哺乳びんと人工乳首

早産児の場合，哺乳びんと人工乳首の使用は，乳房からの哺乳の学習を妨げるというエビデンスがある[5]。早産児の生理学的パラメーターを哺乳中連続的にモニターした研究では，直接授乳時のほうが哺乳びん使用時よりも酸素飽和度が高く，体温も高かった[18]。早産児に補足する場合，哺乳びん授乳よりもカップやスプーン授乳が望ましい[5]。

正期産児の場合でも，哺乳びん使用のリスクについて

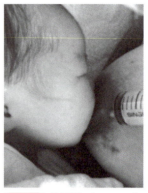

図14-4 滴下法（dropper）

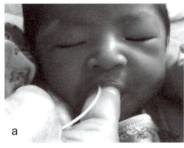
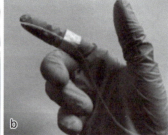

図14-5 指を使ったチューブ授乳

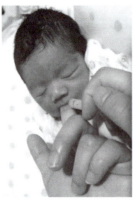
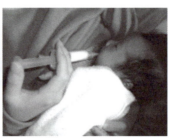

図14-6 指を使ったシリンジ授乳や乳房でのシリンジを用いた補足

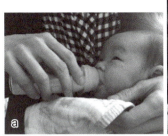
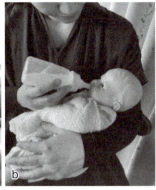

図 14-7 哺乳びんを用いた応答的授乳

情報提供がなければ，母親や家族は哺乳びん授乳のほうが楽であると思い込み，母親以外の家族も授乳できる方法として，より身近に感じていたりする。リスクとして，明確な医学的適応がないにもかかわらず哺乳びんで補足することは，母乳育児期間を短くする[19]。また，人工乳首は乳汁の流れが速すぎる製品が多いことも，直接授乳への移行の際に問題となることが指摘されている。市販の人工乳首の説明書の流量に関する記載は適切でないことが多い[20]。

母親や家族が適切な情報提供を受け，十分に話し合ったうえで，哺乳びん授乳を選んだ場合，洗浄消毒，計量，適切な授乳量，リスクの少ない授乳方法などについて詳しく伝える。また，直接授乳に移行するための最善の方法を検討し，リスクが最小となるように，なるべく流量の少ない乳首を選び，以下の応答的授乳を行う。

● 哺乳びんを使った応答的授乳方法[21, 22]

- 児の早めの空腹のサインで授乳する。
- 児の顔が見えるように半身を密着させ，児の目を見て話しかけ，安心させる。抱っこする側を交互に変える。
- 児に声をかけ，乳首で鼻から上唇にかけてなで，流れが速くならないよう哺乳びんを水平に保ち，直接授乳のように，児が自分から口を開けて乳首を深く含むようにする（図 14-7a）。乳首を口に押し込んではならない。
- 乳汁が減るにつれて哺乳びんを少しずつ傾け，できるだけ空気を飲み込まないようにする。児の身体全体も徐々に後ろに傾くようになる（図 14-7b）。
- 児の様子を観察，満腹のサイン（手足の指を広げる，口から乳汁をこぼす，吸うのをやめる，頭をそらす，哺乳びんを押しのけるなど）を確認したら授乳を終える。
- 授乳を終えるときは乳首をそっとはずすか，哺乳びんを下げ乳汁の流れを止める。
- 無理に与えようとすると児は苦痛を感じ，また，栄養過多になる可能性もある。
- 人工乳首のなかに 1/3 程度の乳汁が入っているように維持することで乳汁移行スピードが遅くなり，児が呼吸や嚥下のペースをコントロールしやすい[7]。

❺ デバイスからの**離脱方法**[6, 7]

　　直接授乳に移行する方法は以下のとおりである。母と子に合った方法をデバイス使用直後から始めることが勧められる。

- 児の機嫌のよいときに，出産直後のように何度でも肌と肌の触れ合いを行う。
- 陥没・扁平・短乳頭の場合，搾乳し，乳房や乳頭を形づくる（**図15-4**，220頁参照）。
- 快適な授乳姿勢には個人差があるので，それぞれの母と子に適したポジションを見つける手助けを行う。
- 搾乳直後の乳頭乳輪周辺に乳汁が付着している状態だと，児が乳房を受け入れやすい。
- 児が嫌がったら，それまで使っていたデバイスにすぐ戻し，ある程度飲んで落ち着いたらまた乳房に戻す，焦らず児のペースを大切にする。
- 応答的授乳で，児のサインを見落とさないよう母親を支援する。

● 哺乳びんと人工乳首からの**離脱方法**[23]

　上記に加えて，以下も行う。

- 直接授乳と同じように，児を乳房の近くに抱いて哺乳びん授乳し，児が望めばいつでも乳房から飲めるようにする。
- 哺乳びんで数回ゴクゴク飲んだら，すばやくびんをはずし，乳房に切り替える。嫌がったら，すぐ哺乳びんに戻す。
- 生後2～3か月以上の児の場合，哺乳びんで満足するまで飲んだ後，眠くなった状態でなら乳房を受け入れることもある。
- どうしても乳頭を受け入れない場合，ニップルシールド（**本章15Ⅲ**，221頁参照）を乳頭に装着して行うと成功率は高いが，後日，母親はニップルシールドからの離脱に挑戦しなければならず，支援者は離脱までを支援する必要がある。

❻ フォローアップの重要性[6, 7, 21]

　　母と子が直接授乳に移行できるよう支援するために，フォローアップは重要である。時に母親や家族はデバイスに依存してしまい，直接授乳への道が遠すぎると感じるかもしれない。なぜなら，「搾乳＋デバイスで補足＋直接授乳練習」は，時間的負担が大きいからである。このような母親と家族には，コミュニケーションスキルを使い，児が徐々に直接授乳に慣れてくるにつれ，時間的負担が軽くなることを伝える。

　　また，今，母親と家族ができていることを言葉にして伝えて褒め，母親の心配事や不安な気持ちを傾聴し，励まし支えることが重要である。デバイスを使用しながら退院となった場合は，介入を断念せず，外来でのフォローアップまたは地域の母乳育児支援者に紹介するなど，継続支援が必須となる。また，地域の母乳育児支援グループを紹介し，子育て中の母親から母親への支援が得られることが望ましい[5]。

（三浦　孝子）

参考文献

1) Hall J. K.(2002). Law & ethics for clinicians, p179, pp275-279. Jackhal Books.
2) Bornmann P. G.(2013). A legal primer for lactation consultants. In：Mannel R., Martens P., Walker M.(eds). Core Curriculum for Lactation Consultants, 3rd ed. pp218-219, 221-222. Jones and Bartlett Learning.
3) Brooks L.(2013). Legal and Ethical issues for the IBCLC, p24, 337. Jones and Bartlett Learning.
4) IBCLC® の業務における臨床能力，ラクテーション・コンサルタント資格試験国際評議会 https://iblce.org/wp-content/uploads/2018/01/2017-updated-bylaws-japanese.pdf（2024/2/20 アクセス）
5) WHO/UNICEF, Baby-friendly Hospital Initiative training course for maternity staff：Trainer's guide, 2020 https://apps.who.int/iris/handle/10665/333676（2024/2/20 アクセス）
6) Hughs V. I., et al.(2019). Breastfeeding Devices and Topical Treatment, In：Lauwers J., Campbell S., Mannel R.(eds) (2019). Core Curriculum for Interdisciplinary Lactation Care, pp383-408. Jones and Bartlett Learning.
7) Wilson-Clay B., et al.(2022). Alternative Feeding Methods, In：The Breastfeeding Atlas 7th ed, pp129-140. LactNews Press.
8) Flint A., et al.(2016). Cup feeding versus other forms of supplemental enteral feeding for newborn infants unable to fully breast-feed. Cochrane Database Syst Rev, 2016(8)：CD005092.
9) Yilmaz G., et al.(2014). Effect of cup feeding and bottle feeding on breastfeeding in late preterm infants：a randomized controlled study. J Hum Lact, 30(2)：174-179.
10) Marinelli K. A., et al.(2001). A comparison of the safety of cupfeedings and bottlefeedings in premature infants whose mothers intend to breastfeed. J Perinatol, 21(6)：350-355.
11) Penny F., et al.(2018). Cup Feeding as a Supplemental, Alternative Feeding Method for Preterm Breastfed Infants：An Integrative Review. Matern Child Health J, 22(11)：1568-1579.
12) Rocha N. M., et al.(2002). Cup or bottle for preterm infants：effects on oxygen saturation, weight gain, and breastfeeding. J Hum Lact, 18(2)：132-138.
13) McKinney C. M., et al.(2016). Feeding Neonates by Cup：A Systematic Review of the Literature. Matern Child Health J, 20(8)：1620-1633.
14) Nyqvist H. K., et al.(1999). A cup feeding protocol for neonates：evaluation of nurses' and parents' use of two cups. J Neonatal Nursing, 5(2)：31-35
15) Hoover K., et al.(2021). Perinatal and Intrapartum Care. In：Wambach K., Spencer B.(eds). Breastfeeding and Human Lactation, 6th ed. p177-213. Jones and Bartlett Learning.
16) Buldur E., et al.(2020). Comparison of the Finger Feeding Method Versus Syringe Feeding Method in Supporting Sucking Skills of Preterm Babies. Breastfeed Med, 15(11)：703-708.
17) Araújo VC, et al.(2016). Spilled volume, oxygen saturation, and heart rate during feeding of preterm newborns：comparison between two alternative delivery methods. Codas, 28(3)：212-220.
18) Bier J. A. B., et al.(1997). Breastfeeding Infants Who Were Extremely Low Birth Weight. Pediatrics, 100(6)：E3
19) Ekström A., et al.(2003). Duration of breastfeeding in Swedish primiparous and multiparous women. J Hum Lact, 19(2)：172-178.
20) Pados B. F., et al.(2019). Know the Flow：Milk Flow Rates From Bottle Nipples Used in the Hospital and After Discharge. Adv Neonatal Care, 19(1)：32-41.
21) https://www.unicef.org.uk/babyfriendly/wp-content/uploads/sites/2/2019/04/Infant-formula-and-responsive-bottle-feeding.pdf（2024/2/20 アクセス）
22) https://downloads.aap.org/AAP/PDF/AAP-Responsive-Feeding_Print-Fact-Sheet.pdf（2024/2/20 アクセス）
23) Glover R., et al.(2023). They can do it, you can help：Breastfeeding skill and confidence in mother & Helper. In：Genna C. W.(ed). Supporting Suckling Skills in Breastfeeding Infants, 4th ed. pp328-434, Jones and Bartlett Learning.

Ⅳ 低血糖と母乳育児

　新生児の低血糖は神経学的予後に影響する新生児の重要な合併症である。しかし，どの程度の低血糖が，どの程度の期間持続すると児の神経学的予後に影響を与えるかはいまだわかっていない。児の安全を確保しつつ，不当な介入や悪影響を最小限に抑えるために適切に管理することが重要となる。

ここでは，ABM（母乳育児医学アカデミー）の臨床指針第1号「正期産児と後期早産児における血糖値モニターと低血糖治療のためのガイドライン2021年改訂版」[1]をもとに，新生児の低血糖の対応とその際の母乳育児をうまく軌道にのせていけるような支援について述べる。

❶ 新生児の糖代謝と生理的一過性低血糖

出生前の胎児は，胎盤を通じて母体からブドウ糖の供給を受けている。母体のインスリンは胎盤を通過しないため，胎児の血糖値は母体の血糖値と胎児のインスリン分泌によって調整される[1]。胎児インスリンは新生児のエネルギー需要に備えるため，細胞内ブドウ糖の取り込みを促す。その後，ブドウ糖がグリコーゲンとして蓄積，脂肪生成が起こる[2-4]。

出生後糖の供給が絶たれると，生後1〜1.5時間を最低値とする一過性の血糖低下が生じるが，その後，上昇し生後3時間までに安定する[5, 6]（**図14-8**）。この間，インスリンの分泌が抑えられ，グルカゴンの分泌が誘導される。グルカゴン，成長ホルモン，カテコールアミン，コルチゾールは，貯蔵されていたブドウ糖を動員し，血糖値はゆっくりと上昇を続ける。また，脂肪が分解され遊離脂肪酸が上昇しケトン体が産生される。ケトン体は生体にとって大切な代替エネルギーであり，生後数日間に必要なエネルギーの25%がケトン体で賄われているといわれている。さらに生後12〜24時間までに43〜90 mg/dLの間で安定し，生後2〜4日までに成人と同様の値に達する[5, 7, 8]。

以上より，健康な正期産児にとって，生後数日間，経口摂取は主なエネルギー源ではないため，生理的な少しの量の初乳で代謝要求量を満たすことができる。生後2時間での血糖レベルの低下は，母乳栄養児でも人工栄養児でも同じパターンであり，続く96時間の間には，栄養が開始されてもされなくても，血糖値はゆっくり上昇する[5]。

一方，特にリスク因子のないそれまで健康と思われていた新生児における重度の持続性低血糖は，遺伝性，代謝性，もしくは内分泌調節障害を反映している可能性があり，より積極的な評価と治療が必要である[2]。

1）低血糖症の定義・管理閾値

新生児の低血糖の定義には議論の余地がなお残されている。血糖値の「正常」範囲は新生児ごとに異なり，出生時体重，在胎期間，エネルギー貯蔵量の有無，哺乳状況，疾患の有無など多くの要因に左右されるため，低血糖の管理は代謝および生理学的状態全般に適したものであることが必要で，不必要に母子関係や母乳育児を妨げてはならない。米国小児科学会[9]，米国小児内分泌学会[4, 10]，英国周産期医学会[11]，カナダ小児科学会[12]，スウェーデン新生児協会[13]の管理閾値を**表14-5**に示す。ここでいう管理とは，すぐに治療に結びつくとは限らない介入，すなわち血糖の再測定や早期授乳開始などを含めた幅広い概念を指し，また種々の条件によって介入の閾値が異なることを示している。

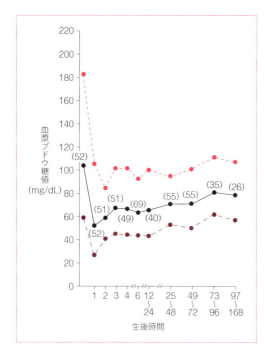

図 14-8 健康な AGA 正期産児の生後 1 週間における予想血漿ブドウ糖値

( ) 内の数値は対象数を示す。●は平均値，●-●間は 95%信頼範囲。

〔竹内徹他（訳）(2003). 改訂 2 版ロバートン新生児集中治療マニュアル（原著第 4 版），p234. メディカ出版／Srinivasan G., et al.(1986). Plasma glucose values in normal neonates：a new look. J Pediatr, 109(1)：114-117.〕

2）低血糖症の臨床症状

低血糖の臨床症状は非特異的であり，ほかのさまざまな新生児疾患でも出現する。低血糖の症状は，アドレナリン分泌による自律神経症状または脳のブドウ糖不足による中枢神経症状に分類される[10]。一般的な臨床症状を**表 14-6** に示す。

3）一般的な新生児の取り扱いに関する推奨事項

生後早期から母乳だけを飲ませることは，健康な正期産新生児の栄養・代謝における必要量を満たしている[9, 12]。**本章 13**「授乳支援の基礎」（151 頁）に加え，血糖値に関する推奨事項を以下に示す。

- 血糖値スクリーニングを行う児（後述）であっても，早期からの母乳育児は制限せず行うことが望ましい。
- 生後 2 時間ほどの覚醒期の後は，6～8 時間の睡眠や休息が続くが，低血糖のリスクがある新生児には，この 6～8 時間の間にも授乳を行うべきである。
- 母と子の肌と肌の触れ合いを実行することで吸啜を促し乳汁産生の刺激になるとともに，新生児の体温が正常に保たれ，エネルギー消費が低下し，正常な血糖値の維持が可能になる[14-17]。
- 健康な正期産児に対して水や糖水，乳児用調製乳をルーチンに補足してしまうと，正常な代謝の代償メカニズム[18]や正常な母乳育児の確立を妨げる恐れがある[18-21]。
- 臨床スタッフは，低血糖による悪影響を避けるだけでなく，母子分離のような医原性の悪影響を避けるために，リスク，合併症，臨床症状を把握・記録し，評価・判断を行わなければならない[18]。

表 14-5 血糖の管理閾値

	0〜4 時間	4〜24 時間	24〜48 時間	48 時間以降
AAP, 2011/2015	＊＜25〜40 mg/dL (1.39〜2.22 mmol/L)	＊＜35〜45 mg/dL (1.94〜2.5 mmol/L)	＜45 mg/dL (2.5 mmol/L)	＜60 mg/dL (3.3 mmol/L)
PES, 2015	＜50 mg/dL (2.8 mmol/L)			＜60 mg/dL (3.3 mmol/L)
BAPM, 2017	• いつの時点であっても＜18 mg/dL (1.0 mmol/L) • 臨床症状があり，＜45 mg/dL (2.5 mmol/L) • 臨床症状はないがリスクがあり，＜36 mg/dL (2.0 mmol/L) が 2 回続く			
CPS, 2019	• いつの時点であっても，活気不良や臨床症状あり • リスクがあり，＜47 mg/dL (＜2.6 mmol/L)			
SN, 2020	• ＜27 mg/dL (1.5 mmol/L) • 臨床症状があり，＜47 mg/dL (2.6 mmol/L) • ＜27〜45 mg/dL (1.5〜2.5 mmol/L) が 2 回続く			

＊なんらかの症状があって，＜40 mg/dL（2.22 mmol/L）の場合は，ブドウ糖の静注を行う。

〔AAP：米国小児科学会（American Academy of Pediatrics）胎児新生児委員会，PES：米国小児内分泌学会（Pediatric Endocrine Society），BAPM：英国周産期医学会（British Association of Perinatal Medicine），CPS：カナダ小児科学会（Canadian Paediatric Society），SN：スウェーデン新生児協会（Svenska Neonatalföreningen）．アルベルト・ハート氏の図より筆者作成〕

表 14-6 低血糖の可能性がある臨床症状

自律神経症状 （交感神経系の賦活化）	• 易刺激性，振戦，jitteriness，多呼吸，発汗，頻脈 • 顔面蒼白：血管運動不安定 • 低体温：体温が不安定 • モロー反射の亢進 • 甲高い泣き声 • 過度の空腹のサイン • 嘔吐，弱い吸啜
中枢神経症状 （ブドウ糖不足による脳機能障害）	• 傾眠，昏睡，無力感，ぐったりしている，筋緊張低下 • けいれん発作またはミオクローヌス様の動き • 無呼吸または不規則な呼吸

〔Thornton P. S., et al.（2015）. Recommendations from the Pediatric Endocrine Society for Evaluation and Management of Persistent Hypoglycemia in Neonates, Infants, and Children. J Pediatr, 167（2）：238-245 より筆者作成〕

4）ハイリスク因子と血糖のスクリーニング

　低血糖のリスクのある児，もしくは低血糖と思われる臨床症状を呈する児には，血糖値スクリーニングを行う[9, 11, 12, 18]。リスクの要因としては 2 つの主なカテゴリーがあり，①高インスリン状態を含むブドウ糖の消費過剰，②ブドウ糖の産生不足もしくは基質供給の不足，に分類される。低血糖のリスクが高い母体および新生児の因子を**表 14-7** に示す[12, 22, 23]。

表14-7 新生児がルーチンの血糖モニタリングの対象になるリスク因子

母体因子	・糖尿病合併，妊娠糖尿病で特にコントロール不良の場合 ・子癇前症，妊娠高血圧症，または本態性高血圧症 ・巨大児の出産歴（未診断糖尿病の指標） ・薬物依存 ・β作動性子宮収縮抑制薬による治療歴 ・経口血糖降下薬による治療歴 ・分娩前または分娩中のブドウ糖の静脈内投与
新生児因子	・胎児発育不全児 ・低出生体重児（2,500 g 未満） ・SGA：体重・身長10パーセンタイル未満 ・LGA：体重90パーセンタイルを超え，巨大児の外観を呈する児（未診断糖尿病の指標） ・体重が不均衡な双生児：体重が他児より10%より少ないほうの児 ・早産児（在胎35週未満，もしくは後期早産児で症状があるか哺乳がきわめて不良の児） ・周産期ストレス：重症アシドーシスや低酸素・虚血 ・多血症（静脈血のヘマトクリット値70%以上） ・胎児赤芽球症 ・Beckwith-Wiedemann 症候群 ・小陰茎または正中線欠損（内分泌系の基礎疾患を示す） ・感染症が疑われる場合 ・呼吸障害 ・先天性代謝異常，内分泌異常がある，または疑われる児 ・低血糖に関連する症状（表14-6）がある NICU に入院したすべての新生児

〔Narvey M. R., et al.(2019). The screening and management of newborns at risk for low blood glucose. Paediatr Child Health, 24(8)：536-554./Levene I., et al.(2019). Identification and management of neonatal hypoglycaemia in the full-term infant（British Association of Perinatal Medicine-Framework for Practice）. Arch Dis Child Educ Pract Ed, 104(1)：29-32./Bateman B. T., et al.(2016). Late Pregnancy β Blocker Exposure and Risks of Neonatal Hypoglycemia and Bradycardia. Pediatrics, 138(3)：e20160731 より筆者作成〕

　スクリーニングはそれぞれの児がもつリスクに応じた頻度・期間で行う。母親が糖尿病で血糖コントロールが不良な場合や，遺伝性高インスリン血症がわかっている場合など著しい高インスリン血症が疑われる児においては，モニタリングを生後60分以内に開始，その他のリスク群の児においては，出生直後に検査せず，モニタリングは2回目の授乳前または生後2〜4時間に開始する[9, 24]。モニタリングは，授乳前の血糖値が少なくとも3回以上十分な値が得られるまでは継続する。血漿での血糖値を45 mg/dL 以上に維持することが妥当な目標である[9]。また，哺乳量が低下した場合は，血糖値のモニタリングを再開する。

5) 低血糖が確認された場合の管理

● **臨床症状がなく，血糖値が 20〜25 mg/dL を超えるが 35〜45 mg/dL 未満のハイリスク児**

・肌と肌との触れ合いを継続する[16, 17]。

・できるだけ頻回に直接授乳を継続する。補足する場合は，1回2〜10 mL（生後24

14　新生児のアセスメント　**191**

時間), 5〜15 mL（生後24〜48時間）の搾った初乳, もしくは乳児用調製乳を使う[25]。可能な限り初乳を与えるのが望ましい。糖水は, エネルギー不十分で蛋白質が含まれていないため適切ではない。

- 数値が許容可能範囲内に安定するまで（通常>45 mg/dL）, その次の授乳前の血糖値を再検査する。
- 授乳しても血糖値が低いままであれば, 経静脈的にブドウ糖投与を開始し, 血糖値に応じて投与速度を調整する[9]。
- 児が吸啜できない, または（カップ, スプーン, もしくは哺乳びん）経口摂取が難しい場合は静脈輸液を開始する[9]。
- 経静脈的なブドウ糖投与中も, 児に哺乳意欲があって吸啜できそうであれば, 直接授乳やカップ, スプーン, もしくは哺乳びんによる経口哺乳を継続する。血糖値が正常化し哺乳量が増えたら, 経静脈的なブドウ糖投与を漸減する。低血糖に対する経静脈的治療を行っている間の授乳は, 経静脈的治療に必要な時間を短縮し, 経静脈的最大ブドウ糖投与量の減少と関連する[26]。
- 低血糖が持続する（>4日間）, または症候性であっても無症候性であっても, 低血糖に対して経静脈的ブドウ糖投与が必要な児は, 児が3〜4時間授乳しなくても適切な血糖値（>70 mg/dL）が維持されるようになることを数回確認するまでは退院させるべきでない[18, 27, 28]。

● **臨床症状を伴う場合, また血糖値が20〜25 mg/dL未満の児**[11]

- 10%ブドウ糖液を1〜2 mL/kgを非常にゆっくり静注し, 次いで5〜8 mg/kg/分）の持続静注を行う[9]。症状のある児の血糖値は, 45 mg/dL以上に維持されなければならない[9]。
- 経静脈的治療が開始されたら, 頻回に直接授乳するよう勧める。
- 哺乳前の血糖値をモニターしながら, 輸液なしで血糖値が安定するまで徐々に輸液を減らしていく。
- けいれん, 意識障害などの中枢神経症状や循環障害を伴う重篤な低血糖を起こした児は, 核磁気共鳴（MRI）画像診断と長期的なフォローアップを受けるべきである[13, 27, 28]。

いずれの場合も身体所見, 血糖のスクリーニング値, 中央検査値で確認した血糖値, 治療内容, および治療への反応を注意深く記録する。

❷ 母親と家族への支援

出生時は正常で健康と思われていた児が低血糖を発症すると, 母親と家族は心配し, 母乳育児の確立が危うくなる可能性がある。母親には, 自分の母乳に問題があるわけではないこと, 補足は通常一時的なものだと明確に伝え安心させる。手による搾乳もしくは搾乳器で初乳を搾乳して飲ませることは, 十分な乳汁産生の確立に役立つと同時に, 母親の無力感を解消することができる[29]。

- 親に, なぜ自分の赤ちゃんが特別なサポートや血糖値のモニタリングを受けるのか

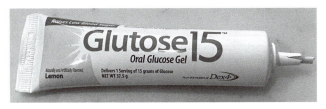

図 14-9 ブドウ糖ゲル

を説明し，口頭および書面での情報を提供する[11]。
- 手で搾乳し児に初乳を与えることを母親に教える。
- 妊娠糖尿病の母親において，児の血糖の生理的な恒常性をより維持させるために，産前・産後の搾乳をすること，および沐浴を遅らせることを検討する[30, 31]。
- 児が上手に吸着・吸啜できるようになって，母乳分泌を維持することができるようになるまでは，適切な頻度（理想的には 24 時間で 8 回）で手または搾乳器による搾乳を行う。
- 直接授乳や乳汁分泌を促すために，児を乳房の上に抱いたままにするか，できるだけ早く乳房の上に戻す。
- 継続的な肌と肌との触れ合いを促す。肌と肌との触れ合いにより，生理的な体温調節や代謝の恒常性が維持され，治療のトラウマは軽減される。また沐浴を遅らせたり省略したりすることによって，ストレスが軽減され体温調節が維持される。
- トレーニングを受けた経験豊富な医療チームメンバーが，専門的で一貫した，継続的な母乳育児支援を提供する。

● ブドウ糖ゲル療法

新生児低血糖症に対するブドウ糖ゲル（図 14-9）の使用は，1992 年に初めて報告され[32]，2000 年以降，200 mg/kg を標準用量とした使用の安全性と有効性が，大規模な比較試験で確認されている[1, 33-35]。2016 年のコクラン・ライブラリーのレビューでは，"新生児低血糖症の治療の第一選択として考慮すべきである"と示された。血糖値の改善，肌と肌との触れ合いの維持，母子分離の減少，低血糖による NICU 入院の減少，退院時および退院後数週間の母乳だけで育てる割合の増加，親の満足度の向上，児への負荷が少ないこと，コスト削減などの点でブドウ糖ゲルの有用性が確認され，海外では使用されている[24]。

（森丘 千夏子）

文 献

1) Wight N. E.(2021). ABM Clinical Protocol #1：Guidelines for Glucose Monitoring and Treatment of Hypoglycemia in Term and Late Preterm Neonates, Revised 2021. Breastfeeding Medicine, 16(5)：pp353-365.
https://www.bfmed.org/assets/DOCUMENTS/PROTOCOLS/Protocol%20%231.pdf
https://abm.memberclicks.net/assets/DOCUMENTS/PROTOCOLS/1-hypoglycemia-protocol-japanese.pdf
（2024/1/25 アクセス）
2) Tas E., et al.(2020). Glucose Homeostasis in Newborns：An Endocrinology Perspective. Neoreviews, 21(1)：e14-e29.
3) Ward Platt M., et al.(2005). Metabolic adaptation at birth. Semin Fetal Neonatal Med, 10(4)：341-350.

4) Stanley C. A., et al.(2015). Re-evaluating "transitional neonatal hypoglycemia": mechanism and implications for management. J Pediatr, 166(6): 1520-5. e1.

5) Srinivasan G., et al.(1986). Plasma glucose values in normal neonates: a new look. J Pediatr, 109(1): 114-117.

6) Adamkin D. H., et al.(2016). Neonatal hypoglycemia: is 60 the new 40? The questions remain the same. J Perinatol, 36(1): 10-12.

7) Hawdon J. M., et al.(1992). Patterns of metabolic adaptation for preterm and term infants in the first neonatal week. Arch Dis Child, 67 (4 Spec No): 357-365.

8) Swenne I., et al.(1994). Inter-relationship between serum concentrations of glucose, glucagon and insulin during the first two days of life in healthy newborns. Acta Paediatr, 83(9): 915-919.

9) Adamkin D. H.; Committee on Fetus and Newborn (2011). Postnatal glucose homeostasis in late-preterm and term infants. Pediatrics, 127(3): 575-579.

10) Thornton P. S., et al.(2015). Recommendations from the Pediatric Endocrine Society for Evaluation and Management of Persistent Hypoglycemia in Neonates, Infants, and Children. J Pediatr, 167(2): 238-245.

11) Boardman JP, et al.(2017). Identification and management of neonatal hypoglycaemia in the full term infant-a framework for practice. British Association of Perinatal Medicine.
https://www.bapm.org/resources/40-identification-and-management-of-neonatal-hypoglycaemia-in-the-full-term-infant-2017 (2024/1/25 アクセス)

12) Narvey M. R., et al.(2019). The screening and management of newborns at risk for low blood glucose. Paediatr Child Health, 24(8): 536-554.

13) Wackernagel D., et al.(2020). Swedish national guideline for prevention and treatment of neonatal hypoglycaemia in newborn infants with gestational age≧35 weeks. Acta Paediatr, 109(1): 31-44.

14) Durand R., et al.(1997). The effect of skin-to-skin breastfeeding in the immediate recovery period on newborn thermo regulation and blood glucose values. Neonatal Intensive Care, 10: 23-29.

15) LeBlanc S., et al.(2018). A Quality-Improvement Initiative to Reduce NICU Transfers for Neonates at Risk for Hypoglycemia. Pediatrics, 141(3): e20171143.

16) Chiruvolu A., et al.(2017). Effects of Skin-to-Skin Care on Late Preterm and Term Infants At-Risk for Neonatal Hypoglycemia. Pediatr Qual Saf, 2(4): e030.

17) Moore E. R., et al.(2016). Early skin-to-skin contact for mothers and their healthy newborn infants. Cochrane Database Syst Rev, 11(11): CD003519.

18) Adamkin D. H..(2017). Neonatal hypoglycemia. Semin Fetal Neonatal Med, 22(1): 36-41.

19) World Health Organization (2017). Guideline: protecting, promoting and supporting breastfeeding in facilities providing maternity and newborn services.
https://www.who.int/publications/i/item/9789241550086 (2024/1/25 アクセス)

20) World Health Organization (2018). Implementation Guidance: protecting, promoting and supporting breastfeeding in facilities providing maternity and newborn services—the revised Baby-Friendly Hospital Initiative.
https://apps.who.int/iris/bitstream/handle/10665/259386/9789241550086-eng.pdf;jsessionid=5B1D44BCCE CFCE593CAB5144ED 87D2D6?sequence=1 (2024/1/25 アクセス)

21) Smith H. A., et al.(2016). Early additional food and fluids for healthy breastfed full-term infants. Cochrane Database Syst Rev, 2016(8): CD006462.

22) Levene I., et al.(2019). Identification and management of neonatal hypoglycaemia in the full-term infant (British Association of Perinatal Medicine-Framework for Practice). Arch Dis Child Educ Pract Ed, 104 (1): 29-32.

23) Bateman B. T., et al.(2016). Late Pregnancy β Blocker Exposure and Risks of Neonatal Hypoglycemia and Bradycardia. Pediatrics, 138(3): e20160731.

24) Newnam K. M., et al.(2017). Glucose Gel as a Treatment Strategy for Transient Neonatal Hypoglycemia. Adv Neonatal Care, 17(6): 470-477.

25) Kellams A., et al.(2017). ABM Clinical Protocol #3: Supplementary Feedings in the Healthy Term Breastfed Neonate, Revised 2017. Breastfeed Med, 12(4): 188-198.

26) Alsaleem M., et al.(2019). Continued Enteral Feeding Is Beneficial in Hypoglycemic Infants Admitted to Intensive Care for Parenteral Dextrose Therapy. Glob Pediatr Health, 6 (): 2333794X19857415.

27) McKinlay C. J., et al.(2015). Neonatal Glycemia and Neurodevelopmental Outcomes at 2 Years. N Engl J Med, 373(16): 1507-1518.

28) McKinlay C. J. D., et al.(2017). Association of Neonatal Glycemia With Neurodevelopmental Outcomes at 4.5 Years. JAMA Pediatr, 171(10): 972-983.

29) Levene I., et al.(2019). Fifteen-minute consultation: Breastfeeding in the first 2 weeks of life-a hospital perspective. Arch Dis Child Educ Pract Ed, 104(1): 20-26.

30) Forster D. A., et al.(2017). Advising women with diabetes in pregnancy to express breastmilk in late preg-

nancy（Diabetes and Antenatal Milk Expressing［DAME］）：a multicentre, unblinded, randomised controlled trial. Lancet, 389（10085）：2204-2213.
31）Tozier P. K.（2013）. Colostrum versus formula supplementation for glucose stabilization in newborns of diabetic mothers. J Obstet Gynecol Neonatal Nurs, 42（6）：619-628.
32）Bourchier D., et al.（1992）. Hypostop for neonatal hypoglycaemia. N Z Med J, 105（926）：22.
33）Harris D. L., et al.（2016）. Outcome at 2 Years after Dextrose Gel Treatment for Neonatal Hypoglycemia：Follow-Up of a Randomized Trial. J Pediatr, 170：54-9. e92.
34）Harris D. L., et al.（2017）. What Happens to Blood Glucose Concentrations After Oral Treatment for Neonatal Hypoglycemia? J Pediatr, 190：136-141.
35）Harris D. L., et al.（2013）. Dextrose gel for neonatal hypoglycaemia（the Sugar Babies Study）：a randomised, double-blind, placebo-controlled trial. Lancet, 382（9910）：2077-2083.

Ⅴ 母乳育児と黄疸

ビリルビン代謝は栄養状態，特に母乳栄養と関連が大きく，さまざまな研究がなされてきた。ビリルビンは抗酸化物質でもあり，出生後の急な酸化ストレスから児を守っている側面もあるといわれる[1]。さらに，腸管内の間接ビリルビンは消化酵素の活性を下げ腸管粘膜の障害を防ぐという報告もあり[2]，ビリルビンの役割は従来いわれていたよりも多面的であると考えられる。しかし，特にアルブミンと結合していないアンバウンドビリルビンが高値となることはビリルビン脳症のリスクであり，適切な対応が求められる。ここでは，母乳栄養のメリットを最大限享受しながらビリルビン脳症を防ぐということに焦点を当てる。

❶ 一般的なビリルビンの代謝[3]

ビリルビンはヘムが網内系で代謝された最終代謝産物である。ヘムは 80〜85％ が赤血球中のヘモグロビン由来で，残りは骨髄の無効造血や肝臓のフリーのヘム蛋白質などに由来する。ヘムはヘムオキシゲナーゼによってビリベルジンに代謝され，ビリベルジンはビリベルジン還元酵素によってすみやかに間接ビリルビンに代謝される。

代謝された間接ビリルビンは，アルブミンと結合して肝臓に運ばれる。肝臓でビリルビン UDP グルクロン酸転移酵素によってグルクロン酸抱合が行われ，直接ビリルビンとなる。直接ビリルビンは胆汁中に排泄され，腸管へ排泄される。

腸管の腸内細菌叢によって，ウロビリノゲンやウロビリンに還元され便中へ排泄されるが，一部は腸管内の β-グルクロニダーゼで脱抱合され，腸管から再吸収される（腸肝循環）。

❷ 新生児のビリルビン代謝の特徴[3, 4]

新生児は生理的に多血であるうえに新生児の赤血球の寿命は約 60〜90 日と短く（成人では約 120 日前後），無効造血など赤血球以外に由来するヘムが多いことなどから，ビリルビン産生量は成人より数倍多い。さらに，血液型不適合などの溶血がある児ではビリルビン産生が増大するため，妊娠中からリスクのスクリーニングが必要である。

出生時にはリガンディン（ビリルビンを肝細胞に取り込む際に必要な蛋白質）が少な

14 新生児のアセスメント | 195

く，ビリルビンが肝細胞内に取り込まれにくいうえに，出生時の新生児のビリルビンUDP グルクロン酸転移酵素の活性は成人の 1/100 であり，ビリルビンの抱合・排泄能は低い。ビリルビンの代謝経路上の酵素やトランスポーターの遺伝子多型がある児ではさらに高ビリルビン血症のリスクが上がる。日本人を含む東アジア人種では遺伝子多型をもつ児が多いといわれる。

また，腸内細菌叢が未熟であるうえに，母乳中に含まれる β–グルクロニダーゼで脱抱合されるため，腸肝循環量は成人より多い。便の排泄遅延や排泄障害，後述するような経腸栄養摂取不足などで腸肝循環はさらに増加する。

それらの理由により，新生児では特に生後 1～2 週間は間接ビリルビン値が高くなりやすい。

❸ 母乳栄養とビリルビン代謝

母乳栄養児，特に母乳のみで栄養されている児は人工栄養児と比べてビリルビン値が高い[5]。一方で，生後 3～4 日目までの母乳栄養と人工栄養の児の便に排泄されるビリルビン値に差はなく，排便量が保たれていれば両者のビリルビン値に差はないとされる[6, 7]。生後早期の体重減少の大きさと高ビリルビン血症は関連し[8]，授乳が 8 回/日未満であることと高ビリルビン血症は相関があり[9]，頻繁な授乳でリスクが下がると報告されている[10]。

ここでは，ABM（母乳育児医学アカデミー）のプロトコル[4]に基づき，1）生後早期の体重減少に関連する経腸栄養摂取不足による黄疸と，2）その後に体重増加が得られるようになってからの母乳性黄疸に分けて考える。

1）経腸栄養摂取不足による黄疸

成人ではカロリー摂取がなくなると，たとえ水分を十分摂取する条件で 24 時間という短い期間であっても，間接ビリルビン値が 1～2 mg/dL ほど上昇する現象がみられる[11]。

生後数日の初乳は通常，新生児の胃の容量と生理的必要量に見合った少ない量である。生後 1 時間以内からの頻繁な授乳を行うことで，その後のカロリーと水分摂取量，母乳産生量が増加する。生後早期に適切な母乳育児が行われない，母乳産生が遅れる，などでは胎便排泄遅延によるビリルビン値上昇に加え，カロリー摂取の減少から成人と同様の機序で血中間接ビリルビン値が上昇する。この機序は人工栄養でも同様であり，哺乳不良では黄疸の増強につながりうるため注意が必要である。

なお，経腸栄養摂取不足による新生児の黄疸は生後 3～5 日頃に体重減少を伴って発症することが多い。生後 24～48 時間以内に起こる早発黄疸は母乳育児が原因で起こるものではなく，母乳育児を続けながらすみやかに評価し治療すべきである。その他，生後早期の黄疸の増強因子としては**表 14-8** のようなものが挙げられる[4, 12]。

経腸栄養摂取不足だけでも黄疸をきたすが，増強因子をもつ児で栄養摂取不足が起こるとさらにビリルビン値は上昇しうる。増強因子と経腸栄養量に関する研究は増えており，ビリルビン UDP グルクロン酸転移酵素の遺伝子である *UGT1A1* の遺伝子多型を

表 14-8　黄疸の増強因子

・早産児（在胎 40 週から週数が早くなるほどリスク上昇）	・*UGT1A1* など，ビリルビン代謝経路上の酵素・トランスポーターの遺伝子多型
・溶血（血液型不適合など）	・家族性黄疸
・多血症	・東アジア人種
・頭血腫や著明な皮下出血などの閉塞性出血	・哺乳不良，出生体重の 10%を超える体重減少
・巨大児	・胎便排泄遅延や排泄障害
・遺伝性球状赤血球症などの赤血球膜異常，G6PD 欠損症など赤血球酵素異常症などの遺伝的な溶血性疾患を示唆する家族歴	・母体糖尿病
	・母に母乳分泌遅延のリスクがある（初産，帝王切開，母体肥満など）
・新生児黄疸やその治療歴の家族歴	

〔Flaherman V. J., et al. Academy of Breastfeeding Medicine（2017）. ABM Clinical Protocol #22：Guidelines for Management of Jaundice in the Breastfeeding Infant 35 Weeks or More of Gestation-Revised 2017. Breastfeed Med. 12（5）：250-257./Kemper A. R., et al.（2022）. Clinical Practice Guideline Revision：Management of Hyperbilirubinemia in the Newborn Infant 35 or More Weeks of Gestation. Pediatrics, 150（3）：e2022058859. より筆者作成〕

もつ児でも適切な経腸栄養でビリルビン値上昇を防ぐことができるという報告[13]もある。

2）母乳性黄疸

母乳栄養の児は生後 2〜3 週になっても間接ビリルビン値が高く，長いと 2〜3 か月まで持続することがある。生後 28 日時点で，母乳が主な栄養源である児の 21%に肉眼的黄疸があり，34%で総ビリルビン値が 5 mg/dL 以上であったと報告されている[5]。

母乳性黄疸の正確なメカニズムはまだわかっていないが，さまざまな要素（腸管での再吸収の増加/腸肝循環の増加[14]，腸管粘膜でのビリルビン排泄の低下[15]，母乳中のサイトカインの影響[16]，ビリルビン代謝経路上の酵素の遺伝子多型[17, 18]，血清および乳汁中の上皮成長因子の影響[19]，母乳中および便中の菌種の違い[20]など）が関連している可能性が挙げられている。

児の体重増加も良好で全身状態がよく，ほかの病的疾患が否定されれば母乳栄養児の生理的黄疸の範囲と考えてよく，ビリルビン脳症の危険にさらされることはまれだと考えられている。

生後 3 週以降に黄疸がみられる場合，直接ビリルビン値の上昇をきたす疾患や甲状腺機能低下症などの間接ビリルビン値上昇をきたす疾患が隠れていないかの評価を行う。生後 2 か月以降に黄疸がみられる場合，Gilbert 病や Crigler-Najjar 症候群など家族性黄疸の検索も考える。

④ 黄疸の管理

母乳栄養の児の生後早期の黄疸管理の目標は，ビリルビン値を安全で適正な範囲に保ちビリルビン脳症を防ぐことと，適切な母乳育児が行われるように支援をすることである。黄疸の増強因子，後述のビリルビン脳症のリスク因子をもつ場合でも，すべての児で下記のことが推奨される。

（1）早期から母乳の授乳を開始する

分娩方法にかかわらず，可能な限り早く，できれば生後 1 時間以内から開始する。

14　新生児のアセスメント　**197**

表 14-9	ビリルビン脳症のリスク因子

- 在胎週数が 38 週未満（未熟性が強くなるほどリスク上昇）
- アルブミン＜3.0 g/dL
- 溶血がある（血液型不適合，G6PD 欠損症など）
- 新生児仮死や敗血症，呼吸障害など全身状態が臨床的に不安定な児（特に黄疸の発症 24 時間以内）

〔Kemper A. R., et al.（2022）. Clinical Practice Guideline Revision：Management of Hyperbilirubinemia in the Newborn Infant 35 or More Weeks of Gestation. Pediatrics, 150（3）：e2022058859. より筆者作成〕

（2） 母乳のみの授乳を頻繁に行う

- 24 時間に 8～12 回の授乳をすると児の経腸栄養量が増え，乳房が空になり母乳産生量が増える。
- 授乳回数が 1 日 8 回未満であることは，高ビリルビン血症と相関がある。
- 授乳の確立や母乳産生の確立を妨げるので母乳以外のもの（糖水や蒸留水も含めて）を不必要に与えない。
- 可能なら授乳以外に手搾乳や搾乳器で搾乳をすると，経腸栄養摂取不足による黄疸のリスクのある児に追加で哺乳することができ，母乳産生確立の助けにもなる。
- 早期からの適切な授乳支援をする（**本章** 13，151 頁参照）。

（3） 高ビリルビン血症のリスクを認識する（**表 14-8**）

リスクをもつ場合に，経腸栄養摂取不足による黄疸や母乳性黄疸が加わると，ビリルビン値が大きく上昇する危険性がある。

（4） 退院時の外来受診の手配

特に母乳栄養のみの児のビリルビン値が上昇傾向で退院する場合は，上昇速度に応じた外来受診を手配する。

❺ 黄疸の治療

肉眼的な黄疸のみならず，経皮式ビリルビン測定器でのスクリーニングが推奨される。経皮ビリルビン値は血清ビリルビン値と乖離する場合があり，高値である場合や急上昇している場合には血清ビリルビン値を確認する。ビリルビンのなかでもアルブミンと結合していないアンバウンドビリルビンが神経毒性をもつ。ビリルビン脳症のリスク因子を**表 14-9** に挙げる[2, 12]。このようなリスク因子がある児では，血清ビリルビンが異常高値の場合には，可能ならばアンバウンドビリルビンを測定することが望ましく，測定できない場合にはすみやかに高次医療機関に相談をする必要がある。

母親は児に黄疸の治療が必要だといわれた際，罪悪感を抱いたり，母乳のせいだと思ったりする場合がある。治療が必要であること以外に，母乳が児にとって最適であること，母乳育児を継続しながらの治療が可能であること，適切な管理によって後遺症を残さなくてすむことなどをしっかりと説明する必要がある。

ここでは，NICU などで管理を要する病的黄疸の児に関する治療ではなく，産科新生児室や母子同室で実施可能なものについて述べる。

1) 光療法[4, 13, 21)]

光療法は血清ビリルビン値が基準[21-24)]を超える場合の第1選択の治療法である。光療法によって皮膚のビリルビンが光学異性体および構造異性体に変換され，便（や一部は尿）に排泄されるという原理であり，経腸栄養を十分にとることが重要となる。

光療法は中断時間があっても治療効果が下がらないと報告されており[25, 26)]，光療法中も母乳育児を支援する。母乳育児を継続するためにも可能ならばファイバー型光療法器やベッド型光療法器を用いて母子同室での加療が望ましい。特に，ファイバー型では光療法を中断せず授乳可能である。

児に飲む意欲があり，十分に飲みとれていると考えられる場合は直接授乳のみでもよい[4)]。児が十分に飲みとれず摂取量が不足している可能性がある際は搾乳をして補足をすることが推奨される。光療法中に不感蒸泄はある程度増加するが，ルーチンでの水分の補足や点滴は哺乳意欲を妨げる可能性があり不要である。母乳分泌が不足している場合には乳児用調製乳の補足が必要な場合もある。

2) 補足が必要な場合

- 光療法がすぐにできない場合：ビリルビン値が上昇し光療法開始基準に近づくのであれば，補足を検討する。ただし溶血がある場合，補足は光療法の代替にはなりえない。
- 適切な支援を行っても母乳が十分に飲みとられていない場合
- 血清ビリルビン値が非常に高値である場合

補足で与えるものは，児自身の母の母乳が第1選択である。

児自身の母の母乳を与えられない場合，ドナーミルクを使用して経腸栄養を増やすことが可能である。理想はドナーミルクだが，現在の日本ではドナーミルクを使用できる施設・状況は限られており，乳児用調製乳の補足が必要となる場面もあるかもしれない。母乳のみで育っている児に乳児用調製乳を与えることの影響は考慮すべきである。ドナーミルクのビリルビン値への影響や，ドナーミルクと乳児用調製乳の補足による効果の違いに関する研究はまだ行われていない。

また，水や糖水の補足を行うと，母乳育児を妨げ，母乳の飲みとりが減りビリルビン値をむしろ上げる可能性があるため禁忌である。

乳児用調製乳は腸肝循環の量を減らすともいわれており，特に *UGT1A1* 遺伝子多型など遺伝的背景をもつ場合は乳児用調製乳の補足も検討されうるが，その場合でも適切な母乳育児支援を継続しながら行う必要がある。過剰な乳児用調製乳の補足は頻回の直接授乳および母乳産生を維持することを妨げてしまうので避け，飲みとれている母乳の量を適切に評価しながら補足の量を決める。

母乳育児を中断せざるをえない状況はまれで，非常に速い速度でビリルビンが上昇しており，かつ光療法が不可能である場合に限られる。その場合には，母乳産生維持のために適切で頻繁な搾乳を行うように指導する。母乳育児を再開した際に，母乳を十分に飲めないと，再び黄疸が増悪する危険性があるためである。

⑥ 黄疸のフォローアップ

黄疸の治療を受けた児は，血清ビリルビン値および母乳の摂取量について細かくフォローする必要がある。母乳を十分に飲めないとビリルビン値が再度上昇する恐れがある。

黄疸やその他の問題が出てくることを危惧して母乳育児に消極的になる家族もいるかもしれない。その場合は，ビリルビンには抗酸化作用があるなど，従来いわれていたよりも身体のなかでの役割は大きい可能性について情報提供すると，気持ちを切り替える手助けになるかもしれない。黄疸が出てきている場合でもほとんどの児は時間経過で改善することを伝え，母乳性黄疸であっても母乳育児を続けることでさらなる治療が必要となる可能性は低いこともあわせて情報提供する。そして，黄疸だけに注目するのではなく，母子の健康のためにはその後の母乳育児もあわせた長期的な視点での支援も重要である。

(早田 茉莉)

参考文献

1) Stocker R., et al.(1987). Bilirubin is an antioxidant of possible physiological importance. Science, 235(4792)：1043-1046.
2) Qin X.(2007). Inactivation of digestive proteases by deconjugated bilirubin：the possible evolutionary driving force for bilirubin or biliverdin predominance in animals. Gut, 56(11)：1641-1642.
3) Hansen T. W. R., et al.(2020). Molecular Physiology and Pathophysiology of Bilirubin Handling by the Blood, Liver, Intestine, and Brain in the Newborn. Physiol Rev, 100(3)：1291-1346.
4) Flaherman V. J., et al.；Academy of Breastfeeding Medicine（2017）. ABM Clinical Protocol #22：Guidelines for Management of Jaundice in the Breastfeeding Infant 35 Weeks or More of Gestation-Revised 2017. Breastfeed Med, 12(5)：250-257.
5) Maisels, M. J., et al.(2014). The natural history of jaundice in predominantly breastfed infants. Pediatrics, 134(2), e340-e345.
6) De Carvalho M., et al.(1985). Fecal bilirubin excretion and serum bilirubin concentrations in breast-fed and bottle-fed infants. J Pediatr, 107(5)：786-790.
7) Buiter H. D., et al.(2008). Neonatal jaundice and stool production in breast- or formula-fed term infants. Eur J Pediatr, 167(5)：501-507.
8) Chang R. J., et al.(2012). Weight loss percentage prediction of subsequent neonatal hyperbilirubinemia in exclusively breastfed neonates. Pediatr Neonatol, 53(1)：41-44.
9) Chen Y. J., et al.(2015). Effect of breast-feeding frequency on hyperbilirubinemia in breast-fed term neonate. Pediatr Int, 57(6)：1121-1125.
10) De Carvalho M., et al.(1982). Frequency of breast-feeding and serum bilirubin concentration. Am J Dis Child, 136(8)：737-738.
11) Whitmer D. I., et al.(1983). Mechanisms and significance of fasting and dietary hyperbilirubinemia. Semin Liver Dis, 3(1)：42-51.
12) Kemper A. R., et al.(2022). Clinical Practice Guideline Revision：Management of Hyperbilirubinemia in the Newborn Infant 35 or More Weeks of Gestation. Pediatrics, 150(3)：e2022058859.
13) Sato H., et al.(2015). Association of neonatal hyperbilirubinemia in breast-fed infants with UGT1A1 or SLCOs polymorphisms. J Hum Genet, 60(1)：35-40.
14) Alonso E. M., et al.(1991). Enterohepatic circulation of nonconjugated bilirubin in rats fed with human milk. J Pediatr, 118(3)：425-430.
15) Fujiwara R., et al.(2012). Reduced expression of UGT1A1 in intestines of humanized UGT1 mice via inactivation of NF-κB leads to hyperbilirubinemia. Gastroenterology, 142(1)：109-118. e2.
16) Apaydin K., et al.(2012). Cytokines in human milk and late-onset breast milk jaundice. Pediatr Int, 54(6)：801-805.
17) Akaba K., et al.(1999). Neonatal hyperbilirubinemia and a common mutation of the bilirubin uridine diphosphate-glucuronosyltransferase gene in Japanese. J Hum Genet, 44(1)：22-25.

18) Monaghan G., et al.(1999). Gilbert's syndrome is a contributory factor in prolonged unconjugated hyperbilirubinemia of the newborn. J Pediatr, 134(4)：441-446.
19) Kumral A., et al.(2009). Breast milk jaundice correlates with high levels of epidermal growth factor. Pediatr Res, 66(2)：218-221.
20) Tuzun F., et al.(2013). Breast milk jaundice：effect of bacteria present in breast milk and infant feces. J Pediatr Gastroenterol Nutr, 56(3)：328-332.
21) 日本医療研究開発機構 難治性疾患実用化研究事業「早産児核黄疸の包括的診療ガイドラインの作成」班(2020). 早産児ビリルビン脳症（核黄疸）診療の手引き, pp13-14, 45-54. 診断と治療社.
22) Morioka I.(2018). Hyperbilirubinemia in preterm infants in Japan：New treatment criteria. Pediatr Int, 60(8)：684-690.
23) 村田文也他（1973). 新生児高ビリルビン血症の光線療法―臨床的諸問題. 小児外科・内科, 5：301-311.
24) 中村肇（著), 高ビリルビン血症の管理. 神戸大学医学部小児科（編）（2000). 新版未熟児新生児の管理（第4版), pp225-240. 日本小児医事出版社.
25) Lau S. P., et al.(1984). Serum bilirubin kinetics in intermittent phototherapy of physiological jaundice. Arch Dis Child, 59(9)：892-894.
26) Sachdeva M., et al.(2015). Intermittent versus continuous phototherapy for the treatment of neonatal non-hemolytic moderate hyperbilirubinemia in infants more than 34 weeks of gestational age：a randomized controlled trial. Eur J Pediatr, 174(2)：177-181.

Column

舌小帯短縮症

舌小帯短縮症とは

舌小帯は舌と口腔底をつないでいる薄い膜であり，すべての新生児にみられる。出生時，舌小帯は短く厚いが，成長とともに長く扁平になり，付着部位も舌の先端からなかごろへ後退する。舌小帯短縮症は舌小帯の付着異常により舌の動きが制限されている状態であり，異常の程度によって症状が出る場合がある。新生児・乳児期であれば授乳中の母親の乳頭痛・乳頭損傷，乳汁移行不良，児の体重増加不良などの可能性があり，幼児期には構音障害，食べこぼしなどの摂食障害，上顎が狭く反対咬合になりやすいなど歯科の問題が出る可能性がある。さらに年齢が上がればアイスクリームを舐められない，吹奏楽器の演奏ができないなどの症状が出る可能性がある。現在は診断基準や重症度の評価方法が統一されておらず，診断されている児のなかには無症状の児も含まれている。母乳育児推進とともに世界的に注目を集めて以降，診断される児が急増していることから，過剰に診断され不要な舌小帯切開が行われている可能性があるともいわれている。なお本項では，舌小帯切開（frenotomy）は剪刀などで舌小帯を切離するもの，舌小帯切除（frenectomy）は舌小帯を完全に取り除き，必要に応じて縫合を行うものとする。

新生児期から乳児期[1-4]

舌小帯短縮症と哺乳障害に関する報告のエビデンスレベルは高くなく，統計学的な関連は示されていない。舌を前に出せなくとも，上に挙げることができる児では哺乳機能は獲得できるため，舌が口腔底に癒合しており舌小帯切除術を要するものを除き，この時期の切開は基本的には不要とされる。スクリーニングとして用いることのできる評価方法は複数考案されており，治療介入の要否の参考になるが，評価方法と治療介入に関するコンセンサスは得られていない。Hazelbaker の分類[5]は外観と機能で点数をつけるようになっており，Kotlow の分類[6]は自由な舌の長さで，Coryllos の分類[7]は見た目で分類されている。

舌小帯短縮症が母乳育児に影響があるのではないかといわれ積極的に切開されるようになっても、切開の施行率と母乳率に関係がなかったと報告されている[8]。また、切開には出血、神経損傷、舌根沈下による気道閉塞などの合併症の危険が伴うことも忘れてはならない[9]。そのため、舌小帯短縮を疑う児がいたときには、口腔内の診察に加え哺乳の様子をしっかり確認し、哺乳困難を起こしうる舌小帯短縮症以外の原因を検索すべきである。また、切開を行うとともに適切な母乳育児支援を行うことが推奨されている。

幼児期[1-4]

幼児期になり食べこぼしなどの摂食障害がある、または、発音が曖昧であるといった構音障害がある場合には舌小帯切除術の要否を判断する必要が出てくる。3歳以降になんらかの障害がある舌小帯短縮症の場合は、小児歯科、口腔外科、小児外科、耳鼻咽喉科などへの紹介が望ましい。早い時期に舌小帯切除術を行うと、のちに瘢痕化などの後遺症が残る場合があるともいわれており、まずは機能訓練を開始し、その効果を判定してから5歳頃での手術の検討が適切とされている。術後は合併症や後遺症に注意し、専門家による機能訓練を継続することが推奨されている。

（早田 茉莉）

参考文献

1) 小児科と小児歯科の保健検討委員会（編）（2019）．小児科・小児歯科・心理・栄養のプロがまとめた 子どもの歯と口の保健ガイド チャイルドヘルスプロフェッショナルが協働でまとめた8つの歯の常識 第2版, pp72-82. 日本小児医事出版社.

2) LeFort Y., et al.(2021). Academy of Breastfeeding Medicine Position Statement on Ankyloglossia in Breastfeeding Dyads. Breastfeed Med, 16(4)：278-281.

3) Messner A. H., et al.(2020). Clinical Consensus Statement：Ankyloglossia in Children. Otolaryngol Head Neck Surg, 162(5), 597-611.

4) Brzęcka D., et al.(2019). Diagnosis, classification, and management of ankyloglossia including its influence on breastfeeding. Dev Period Med, 23(1)：79-87.

5) Hazelbaker A. K.(1993). The assessment tool for lingual frenulum function（ATLFF）：Use in a lactation consultant private practice. California, Pacific Oaks College.

6) Kotlow L. A.(1999). Ankyloglossia（tongue-tie）：A diagnostic and treatment quandary. Quintessence Intl, 30(4)：259-62.

7) Coryllos E., et al.(2004). Congenital tongue-tie and its impact on breastfeeding. American Academy of Pediatrics, Summer：1-6.

8) O'Shea J. E., et al.(2017). Frenotomy for tongue-tie in newborn infants. The Cochrane database of systematic reviews, 3(3)：CD011065.

9) Kupietzky A., et al.(2005). Ankyloglossia in the infant and young child：clinical suggestions for diagnosis and management. Pediatr Dent, 27(1)：40-46.

15 追加の支援が必要となる場合

I 乳房緊満（engorgement）

　乳房緊満とは，母乳が十分にあるいは頻繁に排出されないために乳房が過度に充満したときに起こる痛みを伴う腫れを指す。この状態と出産後に初乳から成乳に移行する際の，正常な生理的プロセスの一部として起こる乳房充満とを区別することは重要である[1]。

❶ 分娩後早期の乳房充満（breast fullness, physiological engorgement）

　出産後胎盤が娩出すると，プロゲステロンレベルは，55〜200 ng/mL 以上から 0 ng/mL まで下がる。この急速なプロゲステロンの低下によってプロラクチンの乳汁産生作用が本格化する。乳房内を循環する血液とリンパの量が増加し，多くの母親が通常出産後 1〜7 日の間に両側性の乳房の痛み，硬さ，腫れを感じる。初産婦や帝王切開分娩の場合，分娩後 9〜10 日と遅れることもある[2]。乳汁生成 II 期に起因する乳房の張りは乳管狭窄や初期の炎症性乳腺炎の症状と似ているが，間質性浮腫や充血によって起こるもので生理的なプロセスである。母乳産生量が急速に増えるのは出産後 38〜98 時間で平均 59 時間である。多くの血液やリンパ液が乳房に集まり，乳汁来潮（coming in）が起こり，母親は乳房の軽い張りを体験する。制限のない効果的な授乳を行うことで，おおよそ 10 日頃までにはこの張りは落ち着き，乳房は乳汁で満たされても軟らかく苦痛のない張りと感じるようになる[3]。

❷ 乳房緊満（engorgement, pathological engorgement）

　出産後，早期から適切な母乳育児支援が行われない場合，強い乳房の張りが起こる。乳房の皮膚は光沢を帯び，血管が透けて見えることがある。乳房の熱感，疼痛，腫れ，硬いしこり，発赤，拍動痛，乳頭の扁平化，発熱（38.4℃以下）がみられることもある。

　乳房緊満が起こると乳腺細胞や乳管が圧迫され，乳房内の血液やリンパの流れが悪くなり，リンパ系が正常な速度で細菌を除去できなくなるため，感染の可能性が高まる。また乳汁が溜まりすぎると，乳腺細胞や筋上皮細胞が退縮しアポトーシス（細胞死）となり，永久的に損なわれる可能性につながる[4]。

　乳房緊満が適切に支援されれば，乳管狭窄や腺房の乳汁のうっ滞から起こる炎症性乳

腺炎や，続いて起こる感染性乳腺炎の進行を防ぐことができる[5]。

　乳房緊満の原因には，母乳育児開始の遅れ，授乳回数が少ない，授乳時間の制限や切り替え授乳，母乳以外のものを飲ませる，乳児用調製乳の使用，児が眠りがちで哺乳意欲が低い，などがある[3, 6, 7]ときには陣痛中の輸液が原因で乳房緊満が生じ，足や足首の浮腫につながることもある[8]。

　乳房緊満は出産後早期だけではなく，授乳期の母乳の供給と児の需要のバランスがとれないときにはいつでも起こる。児が夜通し眠るようになったときや，授乳が遅れたり省略されたりしたときにも起こる。急激に母乳をやめることが必要な場合，その過程でも起こる危険性がある。乳房の張りを感じたら，不快になる前にいつでも母乳を出すように，母親に伝える[9]。

❸ 乳房緊満の予防

　生理的な乳房充満から乳房緊満になるのを予防するために，産科施設では「母乳育児がうまくいくための10のステップ」に沿った母乳育児を開始する[10]。

- 分娩後1時間以内に母乳育児を開始する。
- 母親と児が24時間一緒に過ごし，児の早めの授乳のサインに気づけるようにする。
- 産科スタッフは初期の授乳を支援し，どの母親も児を乳房に吸い付かせる方法を知っていることを確認する。
- どの母親にも児が欲しがるサインに応えて欲しがるだけ，昼夜を問わず（24時間に約8〜12回）授乳するよう勧める。
- 母親が直接授乳できないときは，搾乳を勧め搾乳方法を教える。
- どの母親も快適にケアされているという温かい雰囲気を感じている。
- おしゃぶりや人工乳首，哺乳びんを与える場合は，母親と長所と短所について話し合う。

❹ 乳房緊満時における対処法

　乳房緊満はつらく不快をもたらすが，この状態は一時的なものであり，適切な対応を行えば，通常24〜48時間以内に乳房緊満は治まることを母親に伝え，不安に寄り添ったカウンセリング支援と適切な対応を行う。

1）授乳を行う（乳房からの乳汁の除去）

　乳房緊満には授乳が最も効果的となる。

　リラックスした授乳姿勢で，児が効果的に乳房に吸着していることを確認する（第6章13 Ⅱ，Ⅲ参照）。

2）児の要求に応じた応答的授乳

　決められた授乳時間や短時間の切り替え授乳がなされている場合には，児が欲しがるときにいつでも授乳するようにする。

　眠りがちな児には授乳を促すテクニックとして，肌と肌の触れ合い（母はシャツやブラジャーを着用せず児はおむつだけ）を増やす。

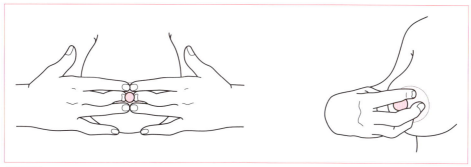

図 15-1 乳頭乳輪の浮腫のとり方
母親自身の手指を乳輪部に置き，胸壁に向かって内側に 60 秒以上押し込む。位置を変えて繰り返す。
〔リバース・プレッシャー・ソフトニング（RPS）法 by Kyle Cotterman
http://www.breastfeedingonline.com/pdf/rps.pdf（2024/3/31 アクセス）〕

乳房緊満が治まった後も児が欲しがるサインに応えて 24 時間に少なくとも 8 回の授乳を継続する。

3）授乳前の乳輪・乳頭へのケア

乳頭の扁平化や乳輪の浮腫がある場合は，乳輪圧迫（リバース・プレッシャー・ソフトニング）法や手や搾乳器で少量の乳汁を出す[11]（**図 15-1**）。前搾乳の継続は分泌過多を引き起こすため，行う場合は 1〜2 日間とする。

4）授乳ができない場合

- 手や搾乳器による搾乳を行う。ただし乳房を空にするような過剰な搾乳は分泌過多を誘引する可能性があるため避ける。搾乳器使用中に手で乳房圧迫する「ハンズオンポンプ」は手による搾乳に類似した効果をもたらす[12]。
- 児が吸着できない場合の補足では，哺乳びんの使用を避け，搾母乳をスプーン，カップ，スポイト，シリンジなどで飲ませることが推奨される。

5）リンパドレナージ

間質性浮腫緩和のためのリンパドレナージを考慮する（**図 15-2**）[5]。

効果的な方法は，皮膚を軽くなでるような手技であるエフルラージュ（軽擦法）によるリンパドレナージに近い手法であり，深部組織のマッサージではない。皮膚をリンパ系の構造に基づいて一定の方向に動かし，リンパ液が正常なリンパ管を通って排出されるのを助ける。これにより，リンパ液が適切な経路を通って排出されやすくなる[13]。リンパドレナージはリンパ浮腫の予防と緩和にも役立つ。

6）適切なサイズの下着の着用

母乳分泌期の乳房は非常に血管に富み，それに伴うリンパの浮腫や肩こり・腰痛がひどくなるのを避けるため，適切なサイズのサポートブラジャーを着用する。

7）乳房を冷やす

症状緩和のために授乳と授乳の間はアイスパックなどで乳房を冷やす。

キャベツ葉と氷の使用を比較検討した調査では，キャベツ葉にはグルコシノレートが含まれているがその効果は証明されていない。そこではキャベツ葉の特性ではなく冷た

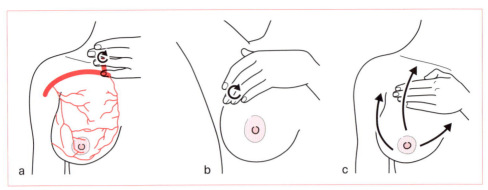

図 15-2 リンパドレナージのテクニック

リンパ液の流れを助け，浮腫を減少させ，線維化を和らげることにより，腫脹を解消する。

テクニック
- 「ネコをなでるように」優しく皮膚に触れたり/牽引したりする（皮膚を持ち上げてリンパ液の流れをよくする/血管のうっ滞を取る）。
- 内頸静脈と鎖骨下静脈の接合部に小さな円を 10 個描く（**a**）。
- 腋窩に小さな円を 10 個描く（**b**）。
- 乳頭から鎖骨，腋窩に向かって軽いタッチのマッサージを続ける（**c**）。

妊娠中，乳房が急激に大きくなって痛みを感じたら始め，産後は乳房の緊満感に対し必要に応じて使用する。

〔ABM プロトコル第 36 号：乳腺炎スペクトラム 2022 改訂版をもとに作成〕

さによる血管攣縮が関連していたことが示唆された[14]。またキャベツ葉にはリステリア菌付着の懸念もあることを忘れてはならない[5]。

8）乳房の深部組織へのマッサージを避ける

母乳分泌期の乳房に対する深部組織へのマッサージは，炎症の増強，組織の浮腫，微小血管の障害を引き起こす。電動歯ブラシやその他の市販の振動・マッサージ器具は避ける。ある系統的レビューでは乳房マッサージは痛みを軽減するが，非侵襲的アプローチを習得するために膨大なトレーニングが必要なため標準治療として推奨すべきではないと結論づけている[15]。

9）薬剤の使用

イブプロフェンやナプロキセンなどの非ステロイド性抗炎症薬（NSAID）は炎症をある程度抑えることができる。

以上のような対応をして 48 時間たっても症状の改善がみられない場合や，一方の乳房緊満だけが改善しない場合は，ほかの理由（細菌性乳腺炎や腫瘍など）が考えられる場合もあるので，早急に医師に紹介する[16]。

❺ 乳房緊満の対処法のエビデンス

乳房緊満には，さまざまな治療法の研究が行われている。2019 年のコクランレビューでは，キャベツ葉，各種ハーブ湿布（ショウガ，サボテン，アロエ，タチアオイ），マッサージ（手動，電気機械式，オケタニ式），鍼治療，超音波，指圧，かっさ療法，コー

ルドパック，薬物治療（セラペプターゼ，プロテアーゼ，オキシトシン）などを用い，女性2,017人をランダム化した21件の研究を評価した。結論として，研究デザインの限界，不正確さ，および効果の一貫性のなさから，エビデンスの確実性は低く，現在のところは特定の療法を推奨する証拠は不十分であり，さらなる研究が必要であると報告されている[14]。

　産後早期に母乳育児を断念する原因の1つがつらさや不快を伴う乳房緊満であるが，効果的な母乳育児の実践で予防できる。母親が快適な授乳のスタートをきり，母乳育児の継続のために適切な情報提供とカウンセリング支援を行うことは重要である[17]。

（水井 雅子）

参考文献

1) Lauwers J., et al.(2020). Engorgement. Counseling the Nursing Mother：Kindle p1104/2376. Jones & Bartlett Learning Kindle版.
2) Hill P. D., et al.(1994). The occurrence of breast engorgement. J Hum Lact, 10：79-86.
3) 前掲書1), pp1104-1116.
4) Mohrbacher N.(2020). Breastfeeding Answers：A Guide for Helping Families, pp1732-1733. Nancy Mohrbacher Solutions, Inc. Kindle版.
5) ABMプロトコル第36号：乳腺炎スペクトラム2022改訂版.
6) Lauwers J.(2019). Core Curriculum for Interdisciplinary Lactation Care. pp323-324, Jones & Bartlett Learning.
7) Walker M.(2021). Breastfeeding Management for the Clinician：Using the Evidence. pp515-520. Jones & Bartlett Learning.
8) Kujawa-Myles S., et al.(2015). Maternal intravenous fluids and postpartum breast changes：a pilot observational study. Int Breastfeed J, 10：18
9) 前掲書1), p1111/2376.
10) UNICEF/WHO（著），BFHI 2009翻訳編集委員会（訳）（2009）赤ちゃんとお母さんにやさしい母乳育児支援ガイドベーシックコース．pp246-248．医学書院.
11) Cotterman K.(2004). Reverse pressure softening：a simple tool to prepare areola for easier latching during engorgement. J Hum Lact, 20(2)：227-237.
12) Morton J.(2019) Hands-on or hands-off when first milk matters most? Breastfeed Med. 14(5)：295-297.
13) Dugdale D.(2019). Lymphatic obstruction. MedlinePlus.
14) Zakarija-Grkovic I., et al.(2020). Treatments for breast engorgement during lactation. Cochrane Database Syst Rev, 9：CD006946.
15) Anderson L., et al.(2019). Effectiveness of breast massage for the treatment of women with breastfeeding problems：A systematic review. JBI Database System Rev Implement Rep, 17：1668-1694.
16) 前掲書4), pp1745-1746/2171.
17) (2018). ACOG committee opinion no.736：Optimizing postpartum care. Obstet Gynecol, 131：e140-e150.

Ⅱ　帝王切開・硬膜外鎮痛法を用いた分娩（無痛分娩）

❶ 帝王切開

1）帝王切開の現状

　わが国の帝王切開で出産する女性の割合は増加傾向にあり，2008年は分娩件数総数に対し18.4％，2011年は19.2％[1]，2020年は一般病院27.4％，診療所14.7％であった[2]。WHOは母子の予後からみて医学的に最適な帝王切開率は10～15％と提言しているが，

わが国ではそれを超えて増加傾向となっている。

帝王切開率上昇の大きな要因として人口動態の変化が考えられる。厚生労働省（2022年）によると，35歳以上での高年出産は，2000年では141,659人，2022年は231,323人であり，20年あまりで約9万人増加した。また2022年の40歳以上の出産は47,996人であった[3]。高年妊娠の増加によって，前置胎盤，常位胎盤早期剝離，妊娠高血圧症候群が有意に増加していることも[4]帝王切開率上昇の要因となっている。

また，近年は生殖補助医療による妊娠も増加しているが，これによって前置胎盤，病的癒着胎盤，妊娠高血圧症候群，胎盤早期剝離が増加しており，帝王切開率も増加すると考えられる[5]。

2) 帝王切開が母乳育児に与える影響

Prior らによれば，帝王切開群は経腟分娩群より，母乳育児を早期に開始する確率が43%低かった〔オッズ比（OR）：0.57，95%信頼区間（CI）：0.50，0.64，p＜0.00001〕。そのうち予定帝王切開の場合，母乳開始率は経腟分娩群より少なかったが，緊急帝王切開では差がなかった。出産後早期の母乳育児は帝王切開群で少なかったが（OR 0.61，95%CI 0.50，0.77，p＜.00001），いったん母乳育児を開始した群では，出産後6か月時点で分娩様式における差はなかった[6]。一方 Zhao らは，帝王切開は経腟分娩に比べて母乳率が47%少なかったと報告している（OR 0.53，95%CI 0.41，0.68）[7]。

わが国の Baby Friendly Hospital（赤ちゃんにやさしい病院）における母乳栄養の阻害要因の報告では，初産（OR 1.87，95%CI 1.55〜2.25，p＜0.0001），硬膜外無痛分娩（OR 1.94，95%CI 1.36〜2.75，p＜0.0004）などに次いで，帝王切開（OR 1.46，95%CI 1.11〜1.90，p＜0.0065）が要因になることが報告されている（**表 15-1**）[8]。

一方，黒須らによれば産後，1か月で母乳育児が未確立であることの関連要因は分娩様式ではなく，母体年齢，初産婦，妊娠高血圧症候群，多胎，乳頭の形状などであった[9]。以上のことから，帝王切開は母乳育児を阻害する要因となる可能性は高いが結論は得られておらず，それ以外の要因が多いと考えられる。

なお帝王切開を行った場合，母乳育児に影響を及ぼす因子としては，初産婦，母体年齢，分娩時妊娠週数，分娩時出血量（出血量＜500 mL の母乳率を1とした場合，1,000 mL 未満 OR で0.64，1,000 mL 以上で0.41，p＝0.013）と報告されている[10]。帝王切開を受けた母親に対しては特別な支援が必要である。

3) 帝王切開を受ける母親への支援

予定された帝王切開と緊急帝王切開とでは，情報提供の時期・内容や母親の受け止め方が異なる[11]。緊急帝王切開の場合，母親は心身の深い苦痛，不安，自尊心の喪失，怒り，憤り，自責の念，悲嘆などの感情をもつ可能性がある。母親が帝王切開を自分と児に必要なものであると納得できるよう，十分な説明が必要である。

どのような経過で帝王切開分娩になったとしても，帝王切開であるという理由だけで母乳育児の開始が妨げられることはないと母親や家族に伝える。そうすることにより，産後の母乳育児をスムーズに始める助けになるであろう。

表 15-1 母乳栄養確立の阻害要因となる可能性がある因子の多変量ロジスティック回帰分析

	尤度比 χ^2	OR	95%CI	p
初産	45.83	1.87	1.55〜2.25	<.0001
25 歳未満・35 歳以上	28.64	1.59	1.34〜1.89	<.0001
硬膜外無痛分娩	12.63	1.94	1.36〜2.75	0.0004
EPDS 9 点以上（入院時）	9.59	1.56	1.18〜2.04	0.0020
帝王切開	7.42	1.46	1.11〜1.90	0.0065
EPDS 9 点以上（2 週間）	6.48	1.51	1.18〜2.05	0.0110
出血量	1.08	1	1.00〜1.00	0.3000
吸引分娩	0.49	1.09	1.11〜1.90	0.4900

EPDS：エジンバラ産後うつ病自己評価票

〔志水香保里他（2019）．産後健診時における母乳栄養確立阻害因子の検討．周産期医学，49(3)：352 より〕

4）出産前の情報提供

- 帝王切開分娩が予想される・されないにかかわらず，すべての妊娠中の女性に出産前教育への参加を勧める。家族の参加を勧めてもよい。
- 予定された帝王切開の場合は，あらかじめ主治医から手術についての詳細な説明を伝える。保健医療従事者は，手術前の処置，手術室での児との面会，母乳育児を含む産後の過ごし方について個別の情報提供を行う。パートナー（夫）やほかの家族といった術後の母親を助けてくれる人たちからのサポートの内容や手順などを具体的に計画・準備しておくことで，早期からの母乳育児が順調に開始できるであろう。また，赤ちゃん人形を用いて授乳姿勢（抱き方，ポジショニング）を伝えておくことは，術後すぐからの授乳開始のイメージづくりの助けになるだろう。
- 帝王切開という現実に直面すると，母親は自分自身あるいは児に対して，予想しなかったさまざまな感情を抱くことがある。母親と児が母乳育児を適切な状態で開始できるためにも，保健医療従事者・支援者は母親のそばに寄り添い，感情を受け止めるスキルを最大限に発揮することが望まれる。
- 手術のために使用される薬物が母乳を介して児に影響を及ぼすのではないかという不安を，母親や家族はもつかもしれない。麻酔薬や術後の疼痛に対する鎮痛薬は母乳育児の禁忌ではないということを知れば，母親は安心できる。鎮痛薬の効果的使用により，適切な授乳姿勢が可能となり，安楽に授乳できることを伝えておく。
- 帝王切開で出産した母親も参加できるサポートグループを紹介する。これにより，保健医療従事者の支援とは別の側面からの有用な情報を母親に伝えることができる。妊娠中からのサポートは母親にとって心強いものであろうし，退院後もエモーショナル・サポートを得ることができる。

5）帝王切開で出産した母親の抱く感情

　　十分なインフォームドコンセントのもとで帝王切開が行われるようになり，医学の進歩により安全性が高くなったことで，母親や家族は帝王切開という分娩様式に柔軟に対応できるようになり，帝王切開に対して否定的感情をもつ場合がかなり少なくなったとする文献もある[11]。一方，ワーグナーは帝王切開について，産後うつ病などの精神疾患の罹患率と関係があるという報告をしている[12]。母親の心理的変化に十分配慮することが必要である。

6）帝王切開分娩での母乳育児の支援

　　母親が入院中の生活をイメージできる方法の1つとして，支援者はあらかじめスケジュール表（たとえばクリティカルパス）を示すなどができる。ただし，1組1組の母親と児によってさまざまな違いがあるので，スケジュール表どおりに進まない場合があることもあらかじめ伝えておく。

　　術後の母親の状態が落ち着いており児に問題がなければ，手術当日からの母子同室が理想的である。帝王切開であるからという理由だけで，早期母子接触を遅らせてはならない。母親と児が分離された場合，おしゃぶりや哺乳びんが使われることが多く母乳育児を阻害する一因となる。経腟分娩の場合と同様，医学的に必要がなければ母乳以外のもの（乳児用調製乳・糖水など）の補足は避ける。

　　手術日から1～2日間は，保健医療者からのサポートとパートナー・家族からのサポートが必須である。母親の術後の安静と疲労回復をはかることを理由に，授乳が先延ばしになってはならない。母子同室ができない場合は，児が「母乳を欲しがる早期のサイン」を注意深く観察し，このサインを示すたびに児を母親のもとに連れて行き授乳の援助をする。母親が児の世話ができるようになりしだい，母子同室を勧める[13]。

（1）手術室において

　　帝王切開の麻酔方法が局所麻酔の場合，母親と児の状態が安定していれば手術中から早期母子接触を行うことが可能である。手術終了後は，母親が児を抱いたまま手術室から病棟へ移送することもできる。

　　全身麻酔下で行われる帝王切開の場合，母親が覚醒すればできるだけ早期に児との肌と肌の触れ合いをもつことができる。母親に母乳育児を始めたいという気持ちがあり，児に母乳を欲しがるサインがみられるならば，授乳支援を行うことも可能である。全身麻酔の場合を含め，なんらかの理由で母親が早期接触を行えない場合は，父親が早期接触を行うこともできる。

（2）手術後の援助

　　母親と児の状態がともに許せば母子同室を促す。母親の痛みや疲れに対する「配慮」を理由として母子分離すると，かえって母親に寂しさを感じさせたり，自分は何もできない母親なのだとむなしい感情を抱かせたりすることにつながるかもしれない。母子同室の実施はスタッフが個々の母親と児の状態を見て判断する。授乳以外の児の世話は，母親が自由に動けるようになるまでは保健医療従事者や家族が支援する。授乳は，児の母乳を欲しがる早期のサインに応じて行う。

術後数日間は，点滴をはじめとする医療処置や創部の疼痛で思うような動きがとりにくいことが多い。疼痛は母乳の産生を抑制し，射乳反射を阻害することがあるので，鎮痛薬を使用することで授乳をより容易に行うことができる。心地よい姿勢で，児も適切に吸啜をしていると母親は眠気を催すことさえある。オキシトシンなどホルモンの作用は喜びの感情を促進し，母親と児の絆づくりを助けるといわれている[14]。

(3) 帝王切開後の母親に勧めたい授乳姿勢

以下に，帝王切開後の母親が創部に負担をかけず快適に授乳ができる授乳姿勢を具体的に述べる。

●添え乳

- 母親がベッドの柵を握り，腹部に負担をかけないように，自分で，もしくは介助されながらゆっくりと横向きになる。横向きになったら，背中の後ろを枕で支えてもらうと安楽になるであろう。曲げた足の間にも枕を挟むと腹部への負担が軽減する。
- 児が創部を足で蹴っても痛くないように，丸めたバスタオルなどで創部を覆う。
- 児が横向きに寝て母親の胸と向き合うように児の背中も枕のようなもので支える。児の頭を母親の腕に乗せるか，児の口と母親の乳頭が同じ高さになるようにタオルなどを用い調整すると，児が乳房に吸いつきやすくなる。

●座っての授乳

ベッドの背をファウラー位（頭部を50〜70 cm上げる傾斜位）とし，枕やクッションを用いて肩や腕などに不必要な力が入らないような体勢をとる（リクライニング授乳）。母親と児がともに安楽な姿勢を工夫する。特に産後早期の授乳では，保健医療従事者・支援者や家族が，母親が児を抱き上げたり左右を変えたりするときに手助けをすることが必要となろう。脇抱きは，創部に直接児が当たらず，腹部への圧迫がないため，快適な方法であることが多い。横抱きの場合は，腹部にクッションを当て，創部を保護することが有用かもしれない。

❷ 硬膜外鎮痛法を用いた分娩（無痛分娩）

1）分娩時の痛みの受け止め方

出産時の痛みの感じ方は，文化的な背景や個人の違いによって大きく異なる。たとえば，周りの女性が無痛分娩をしていると，多くの女性は「初めての出産は痛いものだ」と考えるかもしれない。また，麻酔を使わない出産について情報を得た経験がない場合や，出産準備教育を受けていない場合などでも，女性は麻酔分娩を望むようになる可能性がある[15]。

2）硬膜外鎮痛法を用いた分娩（無痛分娩）

硬膜外鎮痛法を用いた（無痛分娩）は，麻酔薬を用いることで痛みを少なくした分娩である[16]。天野らは，無痛分娩の適応として心疾患や妊娠高血圧症候群を挙げ，陣痛に伴う呼吸や循環系の変化を避けて子宮胎盤循環を保持するために硬膜外鎮痛法が適応となると述べている。また，米国産婦人科学会は，医学的適応がない場合でも産婦の希望は無痛分娩の適応であり，積極的に無痛分娩を提供すべきと勧告している[17]。JALA（無

表15-2 硬膜外鎮痛の副作用

よく起こる副作用	
感覚鈍麻	足の感覚が鈍くなる，力が入りにくくなる
母体低血圧	母親が気分不快を感じる。児が少し苦しくなる
排尿感覚鈍麻	尿をしたい感じが弱い，尿が出しにくい
瘙痒	痒みを感じる
体温上昇	母体体温が上がる
まれに起こる不具合	
硬膜穿刺後頭痛	100人に1人程度に硬膜の穿刺部位から髄液が漏出して頭痛や吐き気が起こる
局所麻酔中毒	硬膜外腔の血管が拡張しているために起こる。耳鳴，舌のしびれ，けいれん，心停止に至る不整脈が起こる
殿部や大腿の電気が走る感覚	硬膜外チューブが神経に触れたために起こる。一時的なもの
高位脊髄くも膜下麻酔・全脊髄くも膜下麻酔	硬膜外腔のチューブが脊髄くも膜下腔に入ってしまう場合。意識消失や血圧の急低下，呼吸停止が起こる
膿や血液の貯留	数万人に1人。硬膜外腔や脊髄くも膜下腔に，血液のかたまりや膿が貯まる。永久的な神経障害が残ることがある

〔一般社団法人 日本産科麻酔学会 web サイト　https://www.jsoap.com/general/painless/q14 をもとに筆者作成〕

痛分娩関係学会・団体連絡協議会）の報告によれば，日本における2020年の無痛分娩実施率は施設あたり26.0%，分娩件数あたり8.6%であった[18]。

　無痛分娩で最もよく使用されるのは区域鎮痛法である硬膜外鎮痛法（epidural analgesia）である。これは分娩第I期においてTh10からL1を，第2期においてS2からS4の知覚神経をブロックする方法である。低濃度局所麻酔薬とオピオイドの持続投与がスタンダードな方法であるが，産婦が自らPCAポンプにより痛みをコントロールする方法〔PCEA（patient-controlled epidural analgesia）〕も行われている[17]。

　硬膜外鎮痛法の副作用としてよくみられるものには，足の感覚鈍麻・力が入らない，低血圧，排尿感覚の鈍麻，痒み，体温上昇があり，まれに起こる不具合には，硬膜穿刺後頭痛，局所麻酔中毒（耳鳴，舌のしびれ，心停止に至る不整脈），殿部や大腿に電気が走るような感覚，呼吸停止，意識消失，硬膜外腔や脊髄くも膜下腔の血腫や膿の形成が挙げられている（**表15-2**）[19]。

　厚生労働省は2018年に「無痛分娩の安全な提供体制の構築に関する提言」を発表し，わが国の無痛分娩の実態把握および安全な提供体制の構築のために必要な施策について提言を行った。そのなかでは，安全な無痛分娩を提供するための診療体制，医療スタッフの研修体制，無痛分娩に関する情報公開の促進，インシデント・アクシデントの情報共有について提言がなされている[20]。

3）硬膜外鎮痛法を使用する場合の分娩過程

　　食事・運動が制限される。原則として少量のスポーツドリンクなどの摂取が勧められる。また近年の低濃度の局所麻酔薬では歩行は可能であるが，転倒のリスクを回避するために推奨されない。トイレへの歩行ができないので導尿を行うなど基本的に臥床の状態となる。

　　硬膜外鎮痛法においては，器械分娩（吸引・鉗子分娩）が増加するとされているが，有意差はないとする報告もある[21]。また，帝王切開になる確率には差がない。オキシトシンによる陣痛促進は増加する[22]。

4）児の哺乳行動への影響

　　1990年，森川らは硬膜外鎮痛法を使用して生まれた児の神経行動をNACS（神経学的適応能力スコア）によって調査した。吸引分娩群，非吸引分娩群における硬膜外腔へのブピバカイン塩酸塩水和物総投与量は母体静脈血，臍帯静脈血，臍帯動脈血中濃度と相関していた。そして，新生児のNACSは，ブピバカイン塩酸塩水和物総投与量が多いほど不良であった[23]。

　　近年，ビデオを使用して乳児の哺乳行動を詳細に観察した研究が報告されている。硬膜外鎮痛法を使用した場合，乳児の探索行動（rooting）が有意に短く，吸着の質が低く，吸啜回数が多く，出生時からの乳児の体重減少が大きかった。硬膜外鎮痛にオキシトシンを併用した場合，母親の血中オキシトシン濃度に負の影響を与えた。児のrootingが短い理由として，著者らの考察によれば，母体の体温上昇や乳房の匂いなど，母親から児に与える影響が弱いのではないかと推察している。この研究により，硬膜外鎮痛法はオキシトシン併用の有無にかかわらず母乳育児に影響を与えうることが示唆された[24]。

5）硬膜外鎮痛法の母乳育児への影響

　　硬膜外鎮痛法は器械分娩（吸引・鉗子分娩）の確率を増加させるため，分娩後の母親と児の状態に影響を与え，また母子分離などにより二次的に母乳育児に影響を与える可能性が懸念されてきた。

　　しかし，米国国立衛生研究所（National Institutes of Health：NIH）によれば，硬膜外または静脈内に使用する場合，新生児が摂取する量は通常少量であり，母乳栄養児に悪影響を及ぼすことはないと推測されている[25]。ただし，フェンタニルが授乳開始および授乳期間に及ぼす影響に関する研究結果はまちまちであり，その理由は，研究された薬剤，投与量および患者集団の組み合わせが多種多様であることに加え，使用された技術が多様であり，多くの研究のデザインに不備があるためである[25]。

　　硬膜外鎮痛法が母乳育児に及ぼす影響についてのシステマティックレビューは正と負の影響の両方が報告されていて結論が出ていない[26-28]。これらの原因として，母乳育児成功の定義や無痛分娩に使用した薬剤の種類や使用量，交絡因子への検討，観察時期など研究方法が統一されていないことが考えられる。

　　今後の研究では，硬膜外鎮痛法を行った場合の陣痛経過，新生児および母親の行動，母乳育児に対する影響を包括的にとらえて評価する必要がある。アウトカムとしては，硬膜外鎮痛法に使用する薬剤の代謝速度から考えて，分娩後最初の3時間と退院時にア

セスメントツールを用いて母乳育児がうまくいったことを測定することが提案されている。時間が経つとほかの交絡因子の影響を受ける可能性があるためである。鎮痛薬が新生児にもたらす可能性のある全般的な神経学的影響を考慮するために，NACSなどのツールを用いた神経行動評価を実施すべきである[27]。

6）非薬理学的な陣痛の緩和

　人間の脳では身体的ストレスが続いたとき内因性の麻酔物質が分泌されることがある。ジョギング中に精神が高揚するランナーズハイなどもこの現象で説明されている。分娩時にも脳内で大量のエンドルフィンが放出されていることがわかっており，薬剤の介入のない状態で，かつ社会的なサポートや安心，安全が保障されているとき，分娩中の女性は意識が自分に集中し，我を忘れるような状態となりやすい。このとき，鎮痛薬を使用していなければエンドルフィンの作用は阻害されず，分娩第Ⅰ期の長く強い陣痛を乗り切ることができる[15]。

　硬膜外鎮痛法が増加する一方で非薬理学的な補完代替療法が研究されており，一定の効果が認められている。近年のメタアナリシスによれば，マッサージ法，ボールの使用，心身への介入法，温熱療法，鍼灸についての報告がある[29]。また妊娠中から女性とパートナーへのトレーニングを行い疼痛調節を試みる方法も有効性が示されている[30]。

　最後に，分娩様式や陣痛緩和の方法が異なっても，それのみが母乳育児に影響するのではない。妊娠中から分娩後までのすべてのフェーズを通してきめ細やかな支援が必要であることは言うまでもない。

　帝王切開や硬膜外鎮痛法が母乳育児に与える影響には結論が出ていない。無痛分娩は日本でも増加傾向にあるが，単に女性が希望するからという理由だけで決定するのは望ましくない。出産する女性自身を尊重し陣痛の痛みの緩和を目指すとともに，母体へのリスクや児に与える影響，出産後の母親と児の相互作用の仕組みについても情報提供し，十分に話し合って決定することが必要である。

（所　恭子）

参考文献

1) 厚生労働省大臣官房統計情報部人口動態・保健社会　統計課保健統計室（2012）．平成23年（2011）医療施設（静態・動態）調査・病院報告の概況．
http://www.mhlw.go.jp/toukei/saikin/hw/iryosd/11/dl/gaikyo.pdf.（2024/3/13アクセス）
2) 厚生労働省大臣官房統計情報部人口動態・保健社会統計課保健統計室（2022）．令和2年（2020）医療施設（静態・動態）調査・病院報告の概況．p20.
https://www.mhlw.go.jp/toukei/saikin/hw/iryosd/20/dl/02sisetu02.pdf.（2024/3/13アクセス）
3) 厚生労働省（2023）．令和4年（2022）人口動態統計（確定数）の概況．p14. 第5表 母の年齢（5歳階級）・出生順位別にみた合計特殊出生率（内訳）．
https://www.mhlw.go.jp/toukei/saikin/hw/jinkou/kakutei22/dl/09_h5.pdf.（2024/3/13アクセス）
4) 苛原稔（2013）．厚生労働省資料2. 第3回「不妊に悩む方への特定治療支援事業等のあり方に関する検討会」年齢と妊娠・出産に伴う合併症のリスク評価について．
https://www.mhlw.go.jp/stf/shingi/2r98520000035krs-att/2r98520000035kwi_1.pdf.（2024/3/13アクセス）
5) Nagata C., et al.(2019). Complications and adverse outcomes in pregnancy and childbirth among women who conceived by assisted reproductive technologies：A nationwide birth cohort study of Japan environment and children's study. BMC Pregnancy Childbirth, 19(1)：1-11.
6) Prior E., et al.(2012). Breastfeeding after cesarean delivery：A systematic review and meta-analysis of

world literature. Am J Clin Nutr, 95(5)：1113-1135.

7）Zhao J., et al.(2017). Does Caesarean Section Affect Breastfeeding Practices in China? A Systematic Review and Meta-Analysis. Matern Child Health J, 21(11)：2008-2024.

8）志水香保里他（2019）．産後健診時における母乳栄養確立阻害因子の検討．周産期医学，49(3)：350-354.

9）黒須英雄（2020）．授乳支援必要度スコアの開発．日本母乳哺育学会雑誌，14(1)：39-46.

10）山田学他（2013）．帝王切開分娩において母乳栄養を阻害する要因．日本周産期・新生児医学会雑，49(1)：282-287.

11）飯沼博朗他（2002）．帝王切開分娩褥婦の受け止めと満足感．周産期医学，32(1)：73-76.

12）マーズデン・ワーグナー（著），井上裕美他（監訳）（2002）．WHO勧告にみる望ましい周産期ケアとその根拠．メディカ出版.

13）UNICEF/WHO，橋本武夫（監訳）（2003）．分娩後早期の授乳を支援する方法．母乳育児支援ガイド．pp22-25．医学書院.

14）シャスティン・ウヴネース・モベリ（著），瀬尾智子他（監訳）（2008）．オキシトシン 私たちのからだがつくる安らぎの物質．晶文社.

15）Kroeger M., et al.(2004). Labor pain medication and breastfeeding. Impact of Birthing Practices on Breastfeeding. Protecting the Mother and Baby Continuum, pp97-99. Jones and Bartlett.

16）無痛分娩関係学会・団体連絡協議会．無痛分娩とは．無痛分娩関連情報. https://www.jalasite.org/archives/mutsuu/「無痛分娩」とは．（2024/3/13 アクセス）

17）天野完（2019）．無痛分娩の意義と歴史的変遷．周産期医学，49(8)：1033-1037.

18）無痛分娩関係学会・団体連絡協議会．わが国の無痛分娩の実態について．無痛分娩関連情報. https://www.jalasite.org/archives/mutsuu/わが国の無痛分娩の実態について(2020年度医療施

19）日本産科麻酔学会．無痛分娩Q and A．Q14．硬膜外鎮痛の副作用が心配です. https://www.jsoap.com/general/painless/q14．（2024/3/13 アクセス）

20）厚生労働省（2018）．「無痛分娩の安全な提供体制の構築について」 https://www.mhlw.go.jp/file/06-Seisakujouhou-10800000-Iseikyoku/0000204859.pdf．（2024/3/13 アクセス）

21）Anim-Somuah M., et al.(2018). Epidural versus non-epidural or no analgesia for pain management in labour. Cochrane Database Syst Rev, 5(5)：CD000331.

22）坂田周治郎他（2022）．当院における無痛分娩の検討．現代産婦人科，71(1)：105-109.

23）森川重敏，石川順子，釜付弘志他（1990）．硬膜外麻酔分娩によって生まれた児の神経行動と精神発達の検討．日本産科婦人科学会雑誌，42(11)：1495-1502.

24）Takahashi Y., et al (2021). Epidural Analgesia With or Without Oxytocin, but Not Oxytocin Alone, Administered During Birth Disturbs Infant Pre-feeding and Sucking Behaviors and Maternal Oxytocin Levels in Connection With a Breastfeed Two Days Later. Front Neurosci, 15：673184.

25）NIH National Library of Medicine（2024）. Fentanyl. Drugs and Lacation Database. https://www.ncbi.nlm.nih.gov/books/NBK501222/（2024/3/13 アクセス）

26）Dozier A. M., et al.(2013). Labor epidural anesthesia, obstetric factors and breastfeeding cessation. Matern Child Health J, 17(4)：689-698.

27）French C. A., et al.(2016). Labor Epidural Analgesia and Breastfeeding：A Systematic Review. J Hum Lact, 32(3)：507-520.

28）Heesen P., et al.(2021). Labor neuraxial analgesia and breastfeeding：An updated systematic review. J Clin Anesth, 68：110105.

29）Melillo A., et al.(2022). Labor Analgesia：A Systematic Review and Complementary and Alternative Approaches to Pain during First Stage of Labor. Crit Rev Eukaryot Gene Expr, 32(2)：61-89.

30）Chang C. Y., et al.(2022). Effects of non-pharmacological coping strategies for reducing labor pain：A systematic review and network meta-analysis. PLoS One, 17(1)：e0261493.

Ⅲ 直接授乳が困難な場合の支援

❶ 直接授乳が困難にならないための支援[1]

　母親と児が出産直後から適切な支援（第6章13参照）を受けることができ，母親が早めに空腹のサインに気づき，児に応えて授乳（応答的授乳）できるようにすれば，直接授乳が困難になったり，デバイスが必要となったりすることは少ない。支援者はコミュニケーションスキルを使い，母親が自信をもって児の世話ができるように支援する。

しかし，十分かつ適切な支援を行っていても，なんらかの理由で直接授乳が困難になる場合がある。本項では，それらの原因と対処について概説する。

❷ 直接授乳が困難となる要因[1,2]

①生後1時間以内（産後早期）の母乳育児開始ができない場合
- 分娩時合併症，難産，帝王切開術後などによる母子分離
- ハイリスク児（先天性奇形，病児など），NICU に入院した場合
- 母親に使用した薬剤のために児が眠くなってしまい授乳できない場合

②適切な母乳育児アセスメントと介入にもかかわらず，児が検査室レベルでの低血糖，脱水，高ビリルビン血症，体重増加不良などの場合

③先天性代謝異常児の場合

④適切な支援を得ながら母乳育児を開始したにもかかわらず，乳汁生成II期が遅れ，分泌不足と児の摂取不足が起こった場合
- 胎盤遺残やシーハン症候群，原発性乳腺発育不全，乳房手術既往など

⑤母親の疾患治療のための薬物療法による一時的母乳中断，あるいは，母乳禁忌の場合

⑥適切な支援や介入でも緩和されない授乳時の耐えがたい痛み（第10章 28，29 参照）

⑦母親の乳房・乳頭の形状により，一時的に直接授乳が困難な場合

⑧不適切な産科施設の慣行が原因と思われる直接授乳が困難な場合

❸ 直接授乳が困難な場合の支援方法

母乳禁忌の場合や，母乳産生量が増加せず補足が必要となった場合，カップ，スプーン，哺乳びんと人工乳首，シリンジ，チューブ式直接授乳補足器具など，多くのデバイスが存在するが，どの方法も役立つと同時にリスクもあることを支援者は忘れてはならない。最適な補足用デバイスは特定されておらず，いずれの方法が母親と児にとって役立つか，母親と話し合って決めることが大切である[1,2]（第6章 14 Ⅲ 参照）。

①生後1時間以内（産後早期）の母乳育児開始ができない場合[1,2]
- 母親と児の状態が落ち着いたら，すみやかに1時間以上の肌と肌の触れ合いと母乳育児を開始できるように支援する。
- 帝王切開は，母親と児の早期接触を妨げるものではない。母親が児に反応でき準備が整いしだい，肌と肌の触れ合い，母乳育児開始の支援を行う。
- 直接授乳が遅れる場合は母乳分泌を維持するために，生後1時間以内（諸事情で困難な場合も可能な限り早く）の搾乳を開始する。
- 病児，NICU 入院などの場合，児が安定したら肌と肌の触れ合いを行い，母親が頻繁に面会でき，また児のそばにいられるよう調整し，早期に搾乳を開始する（第11章 32，410頁参照）。
- 母親に使用した薬剤の影響で児が眠ってしまい授乳できない場合は，児が授乳に興味を示すまで肌と肌の触れ合いを続けるよう促す。

②適切な母乳育児アセスメントと介入にもかかわらず，児が検査室レベルでの低血糖，

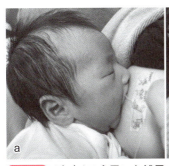 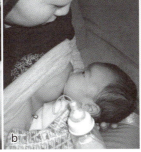 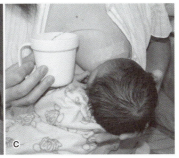

図 15-3　デバイスを用いた補足

a：適切な吸着で乳房から補足，b：哺乳びんにシリコンチューブ，c：コップに栄養カテーテル．市販品もある

脱水，高ビリルビン血症，体重増加不良などの場合[2]
- 基本的な授乳支援に加えて，処方された授乳量を飲めるデバイスを用いて搾母乳などの補足を行う（第11章33，423頁参照）．

③先天性代謝異常児の場合
- 母乳育児開始後，代謝異常症が発見された場合，一部，あるいは全部を診断に合わせた治療用の特殊ミルクに切り替える．
- コミュニケーションスキルを使って母親と十分に話し合い，児に合った栄養方法で，応答的授乳ができるよう支援する（第6章13 II，155頁参照）．

④適切な支援を得ながら母乳育児を開始したにもかかわらず，乳汁生成II期が遅れ，分泌不足と児の摂取不足が起こった場合[3]（第10章，349頁，12章，451頁参照）
- デバイスを用いた補足を行いながら母乳育児の継続ができるよう，母親と話し合い，適切なデバイスの選択と使い方について支援を行う．
- 乳汁産生がごく少ない場合，乳房から補足を行う方法として，チューブ式直接授乳補足器具を試みる母親もいる．長期間にわたってデバイスを使用することもあるので，定期的にフォローアップを行い，児の体重のチェックや母親の気持ちに寄り添いながら支援を継続する．地域の支援者や母親サポートグループなどへの紹介を行うことで，乳房での授乳を継続できてよかったと話す母親もいる．

　ディスポーザブルの栄養カテーテルや消毒したシリコンチューブを乳房にあらかじめセットし，適切な授乳姿勢と吸着でチューブも一緒に含ませる．あるいは，適切な吸着を確認後，児の口角からチューブを挿入することもできる．市販のチューブ式直接授乳補足器具もある（図 15-3）．

⑤母親の疾患治療のための薬物療法による一時的母乳中断，あるいは，母乳禁忌の場合
- 母乳中断の間，搾乳を継続し，児にはカップなどのデバイスで乳児用調製乳などを与える．
- 母乳育児を継続できない場合は，コミュニケーションスキルを使って母親と十分に話し合い，児に合った栄養方法で，応答的授乳ができるよう支援する（第12章36，452頁参照）．

⑥適切な支援や介入でも緩和されない授乳時の耐えがたい痛み

- 乳頭痛や乳頭の傷に対して，乳頭保護器と呼ばれるデバイス（哺乳びん用の人工乳首を含む）を使用することは，児の口が母親の乳頭から数センチ以上離れてしまい，乳管の圧迫や乳頭・乳輪体の皮膚刺激が妨げられ，プロラクチンの分泌を変化させる可能性がある[4]。また，極薄のニップルシールドも，乳頭損傷や痛みに対しては，問題を解決しないため，ほかの基本的な支援（適切な授乳姿勢と吸着）を行う[5-10]（第10章28，370頁参照）。
- 乳房の痛みに関しては，第10章29（382頁）を参照のこと。

⑦母親の乳房・乳頭の形状により，一時的に直接授乳が困難な場合

- 母親の乳頭に比して児の口が小さく，フィットしないからと，安易にニップルシールドや哺乳びんを使用すると，児が母親の乳房や乳頭を受け入れにくくなる可能性があるので避ける。
- 児は成長過程にあり，また母親の乳頭の形状と伸展性は，妊娠中から日々変化し，出産後1週間ほどで改善することが多い[1]。乳頭が扁平・陥没しているように見え，また伸展性が少ない場合でも，児が問題なく飲めることがある。
- 時に，1週間を過ぎても直接授乳ができない場合でも，搾乳と授乳練習を重ねることで伸展性はさらに改善するので，時間がかかっても，児が飲めるようになるまで支援を継続する。
- 搾乳を継続し人工乳首を使わず，カップなどで補足しながら授乳練習を続ける。
- 扁平・陥没乳頭の場合，出産直後から乳汁生成II期が始まる前の数日間に集中的に支援を行う（表15-3）。児は「乳頭を吸って母乳を飲むのではなく，乳頭と乳輪下の乳房組織までを口いっぱい含んで母乳を飲む」。
- 医療者が母親の乳頭を扁平・陥没と診断し，何か手当てをするように伝えることは，母親の母乳育児に対する自己効力感に悪影響を及ぼす恐れがある[11]。
- 母親の乳房乳頭の形はそれぞれ異なるため，母親と児がやりやすい方法を見つけられるようハンズオフで支援する。
- どの方法も産後2日以内の乳房がまだ軟らかい時期に行うのがコツであるが，すでに乳房が緊満し始めていたらその対処を行いつつ，支援を継続する（第6章15 I，203頁参照）。
- 乳房を形づくり（図15-4）吸着を助ける[1, 11-15]。「扁平・陥没乳頭は吸着が困難」という先入観をもたずに，新生児が能力を最大限に発揮し，それを母親が手伝えるよう，児の身体が母親の身体に快適に密着し，児が自ら乳房に向かい，大きな口を開けることができるよう温かく見守りながら支援する。母親の体勢は，リクライニングや側臥位での練習を勧める文献もある[16]。児が乳房下部のより多くの部分を口に含めるように，乳房を支える下側の指をなるべく乳頭から離すように伝える[1]。

⑧不適切な産科施設の慣行が原因と思われる直接授乳が困難な場合

母親と児が出産直後から肌と肌の触れ合いと母乳育児を開始できるように，WHO/UNICEF「母乳育児がうまくいくための10のステップ」2018年版[17]に沿って，これま

表 15-3	WHO/UNICEF の扁平・陥没乳頭のクリニカル・マネジメント

- **妊娠中・出産前の乳頭の手当ての多くは有用ではなくリスクがある**：手当てをしなくても，分娩前後に改善することが多い。
- **出産直後から母乳育児を開始できるように支援することが最も重要である**
- **母親が自信をもてるように支援する**：最初のうちは難しいと感じるかもしれないが，練習を続けることで授乳できるようになる。
- **児は乳頭ではなく，乳房から飲む**：児が大きな口で乳房を含むことが重要であり，児が飲みながら伸展性をよくしてくれることを母親に説明する。
- **肌と肌の触れ合いを促し，児が興味を示したら，いつでも児から乳房に向かうことができるように支援する**：母親には，ゆったりと後ろに寄りかかれるリクライニング・ポジション（"Laid-back breastfeeding"）を勧める。このポジションは自ら大きな口を開けて吸着しようとするのをうながす。

- **児が効果的に吸着できるよう母親が快適な授乳姿勢をとれるよう手伝う**：支援は乳汁生成Ⅱ期の前，産後早期の数日間に行う。ほかの授乳姿勢も試してみる。
- **母親に授乳前，乳頭をやさしく刺激すると吸着しやすくなることを伝え支援する**：母親自身がマッサージをして乳頭を硬くし吸着しやすくする。搾乳器や乳頭吸引用シリンジ（**図 15-5**）を使うこともできるが，母親の指を使って行うのが最も清潔でコストがかからず，いつでも，どこでもできるのが利点である。
- **乳房を形づくる**：乳房を飲みやすいように形づくるいくつかの方法を後述する（**図 15-4**）。
- **カップフィーディング**：最初の1週間，児が効果的に哺乳できない場合，母親が搾乳してカップで授乳するのを支援する。搾乳を継続することで母乳分泌を維持し，児の体重増加が期待できるだけでなく，搾乳するたびに乳頭乳輪部を含めて乳房が軟らかくなり，児が吸着しやすくなる。

〔WHO/UNICEF（2020）. Baby-friendly Hospital Initiative training course for maternity staff：Trainer's guide. https://apps.who.int/iris/handle/10665/333676（2024/1/25 アクセス）より〕

での慣行を見直すことで，直接授乳困難のケースを減らすことができる。10 のステップは，すべての新生児が最も健康的な人生のスタートを切るために必要な指針を産科施設・医療従事者のために作成されたものである。

❹ 吸着困難なケースを支援する可能性のあるデバイス

母親を励ましながら適切な支援を継続しても，吸着困難な状態が続く場合，デバイスの選択や安全な使用方法とリスクについて母親と話し合い，母親が自信をもって直接授乳ができるようになるまで，責任をもってフォローアップを行う。

1）乳頭を引き出すデバイス[1]

● ブレストシェルとニップルエバーター

WHO/UNICEF は妊娠中や授乳中にブレストシェル（乳房にかぶせて乳頭を突出させる目的のプラスチック器具）や市販のニップルエバーター（乳頭を吸引突出させる器具）を使う効果について根拠がなく，乳頭浮腫を生じるリスクがあると指摘する。しかし，妊娠中の女性が生まれてくるわが子のために，何かしてあげたいという気持ちですでに使用しており，トラブルもないなら，止める必要はない[1]。

15 追加の支援が必要となる場合　219

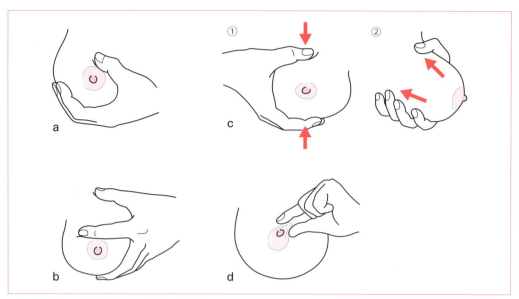

図 15-4 児の吸着を助ける乳房の形づくり

a：Cホールド。乳房を下から支え，親指を乳輪の外側に置き，乳房を圧迫しながら，児が吸着しようと口を大きく開けた瞬間，児を乳房に引き寄せながら，親指で乳輪周辺から児の鼻に向くように圧迫する。

b：Vホールド（ハサミホールド）。で乳頭乳輪部を含む乳房部分を児が口に含めるように，人差し指で児の鼻に向かって優しく圧迫。乳房が大きく指が届きにくい場合は人差し指だけを使って，形づくることもできる。

c：サンドイッチホールド。乳房全体を支えながら①のように上下（左右）に圧迫し，そのまま，②のように胸壁に向かって押すと，乳頭が突出しやすくなる。また児の口の向きに合わせて楕円形に薄くすることで児が含みやすくなる。

d：ティーカップホールド。母親が乳輪部分の皮膚を親指と人差し指で集めてつまみ，その指で児の口角に皮膚刺激を与えることで，児がより吸着吸啜に対し意欲的になることを目的とする。児が吸着した後も，有効吸啜が始まるまで指を離さない。

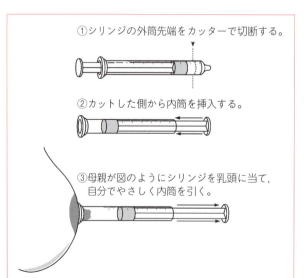

①シリンジの外筒先端をカッターで切断する。

②カットした側から内筒を挿入する。

③母親が図のようにシリンジを乳頭に当て，自分でやさしく内筒を引く。

図 15-5 乳頭吸引器のつくり方と注意点

・シリンジは，乳頭サイズに合ったものを選択する。大きすぎると効果が少なく，小さすぎるものは乳頭を傷める可能性がある。
・内筒をゆっくり引き陰圧で乳頭が突出したら 30 秒～1 分間保持する。
・母親が痛みを感じるときは，すぐに内筒を戻し，圧を弱めるように伝える。
・直接授乳の直前に行うと，児が吸着しやすくなる。
・妊娠中にこのシリンジを使うことが役立つかどうかのエビデンスはない。

◉ **シリンジを使った手づくり乳頭吸引器**

　扁平・陥没乳頭のため吸着困難な場合，産科施設入院中に入手可能なディスポーザブル・シリンジで乳頭吸引器をつくることができる（**図 15-5**）。

2) **ニップルシールド**[1, 13, 15]

　乳頭保護器とも呼ばれるシリコン製の乳頭に装着するデバイスである。母乳育児期間を短縮する可能性があるという多くの研究が報告されている一方，極薄のシリコン製ニップルシールドを使用しても母乳育児率は変わらなかったとする少数のデータもあり，さらなる研究が求められている[18]。WHO/UNICEF は，ニップルシールドを安易に使用することで，母乳育児がより困難なものになるため，勧められないとしている。

(1) **ニップルシールドの使用が有効かもしれないケース**
- 直接乳房で十分飲めない早産児は，ニップルシールドを使うことで母乳摂取量を増やせる可能性がある。早産児は頬の脂肪床が薄く，吸啜嚥下後の休止時，乳首が口から滑って外れやすいがニップルシールドを使うことで外れにくくなる[17]。
- 極薄のニップルシールドの使用は早産児の乳房への吸着と母乳摂取量を促進する可能性があるが，使用する前に，十分かつ適切な直接授乳支援を行ったにもかかわらず，効果がみられないときに限って使用すべきである[19-22]。
- 舌小帯短縮症で舌を前に出せない児に，乳頭部分の直径が大きいものを使用することで吸着できることがある[16]。
- 扁平・陥没乳頭については，**表 15-3** の方法を試したにもかかわらず，吸着困難が続く場合にのみ検討する。
- 人工乳首と哺乳びんに慣れてしまっている児が乳房を拒絶する場合，ニップルシールドを使用すると乳房を受け入れることがある。

(2) **ニップルシールドを使用するリスク**[1]
- 乳汁産生を減少させる。
- カンジダ症を含む感染症の誘因となる。
- いわゆる「乳頭混乱」を起こすことがある。
- 児が乳房から直接吸うことを覚えるのが難しくなる可能性がある。
- 正期産児の場合，乳汁摂取量が減少し体重が増加しない可能性がある[23]。

　基本的で適切なさまざまな支援を行ったにもかかわらず効果がみられず，ニップルシールドにこれら不利な点があることを認識したうえで，使うことを考えるときは，以下を参考にする。どの場合にも，厚手のもの，哺乳びん用人工乳首を乳頭にかぶせる方法は不適切である[4]。

(3) **ニップルシールドの使用開始を検討する時期**
- 乳汁生成 II 期以降，乳汁産生が始まっていることが条件である。

(4) **ニップルシールドの装着方法**（**図 15-6**）

①容器に入れたニップルシールドに熱湯を注ぎ殺菌する。湯を捨て清潔な手で，シールドの両端を持って引っ張り，乳首部分を反転させる（**図 15-6a**）。熱湯に通すことで

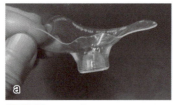 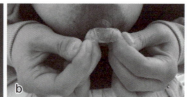 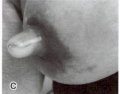

図 15-6 ニップシールドの装着方法

シールドが軟らかく伸展性がよくなり，乳頭になじみやすく，またその温かさによってオキシトシン反射を誘うことができる。
② 左右を引っ張りながら乳頭の下に置き，最初は胸壁に向かって後ろに，次に乳房の側面に向かって外側に，最後にシールドを乳房の上に伸ばす（**図 15-6b**）。
③ 乳頭とその周囲の組織の多くは，シールドの乳首部分が元の形に戻るときに引き込まれる。適切に装着すると手を離してもシールドは外れず，シールドの温かさや児を見つめることによりオキシトシン反射が起こり，乳汁がシールド内に溜まる（**図 15-6c**）。
④ 適切な授乳姿勢と吸着を試みる。

(5) ニップルシールドを使って効果的に飲めたかどうかのアセスメント
- 授乳中，母親には痛みや不快感がない。
- 児が自分から哺乳を終え乳房から離れる，あるいは力が抜けて，母親が児をすんなり乳房から離せる。
- 児の口や口の周辺は乳汁で湿っている。
- 児が乳房から離れたとき，ニップルシールドは外れないで乳汁がシールド内に見える，あるいは外れて乳汁がこぼれる，こぼれないでも乳汁がついている。

(6) ニップルシールド使用中のフォローアップ
- 母親とこまめに連絡を取り，母親の気持ちを傾聴しながら授乳の様子を観察する。
- 支援者は，体重増加の確認，補足の過不足，乳房の状態，児の機嫌，母親が育児を楽しめているかなど，常に把握する。
- 必要に応じ，小児科を受診する。
- ニップルシールドからの離脱の勧めが無理強いにならないよう留意する。
- 母親が自信をもてず，ニップルシールドを外せないときも，1つでもできていることを言葉にして伝え，繰り返し褒め，自信をもって母乳育児できるよう励まし続ける。

(7) ニップルシールドからの離脱方法
- ニップルシールドを装着し，児が適切に吸着して，何口か有効吸啜を確認したら，すばやく口角に指を入れ授乳を中断し，同時にシールドを取り外し，すぐ再び吸いつかせる。
- 効果的な授乳の間は乳頭が飲みやすい形を保っているので，児はシールドがなくなったことに気づかず飲み続けることが多い。

3）手による搾乳や適切な搾乳器の使用

　　直接授乳が困難な場合の産後早期の支援を中心に述べてきたが，乳汁が充満するようになっても，まだ直接授乳が困難である場合，授乳前に搾乳することを提案する。手による搾乳はいつでも，すぐに実施できる。

　　特に扁平・陥没乳頭の場合は，直接授乳の前に母親の手で搾乳することで，乳房全体が軟らかくなり，乳房を形づくりやすくなるので，吸着がうまくいくことが多い。

　　搾乳器を使用する場合は，痛みがなく効果的に搾乳できるものを使うよう支援する。搾乳については**本章 15 Ⅴ**（230 頁）を参照されたい。

（三浦 孝子）

参考文献

1）WHO/UNICEF（2020）. Baby-friendly Hospital Initiative training course for maternity staff：Trainer's guide.
　https://apps.who.int/iris/handle/10665/333676（2024/1/25 アクセス）
2）Kellams A. L., et al.（2017）. "ABM Clinical Protocol #3：Supplementary Feedings in the Healthy Term Breastfed Neonate, Revised 2017". Breastfeed Med, 12：188-198.
　https://abm.memberclicks.net/assets/DOCUMENTS/PROTOCOLS/3-supplementation-protocol-english.pdf（2024/1/25 アクセス）
3）Gribble K. D.（2005）. Breastfeeding of a medically fragile foster child. J Hum Lact, 21（1）：42-46.
4）Walker M.（2021）. Breast pumps and other technology. In：Wambach K., Spencer B.（eds）. Breastfeeding and Human Lactation 6th ed, pp365-395, Jones and Bartlett Learning.
5）Bodley V., et al.（1996）. Long-term nipple shield use–a positive perspective. J Hum Lact, 12（4）：301-304.
6）Brigham M.（1996）. Mothers' reports of the outcome of nipple shield use. J Hum Lact, 12（4）：291-297.
7）Clum D., et al.（1996）. Use of a silicone nipple shield with premature infants. J Hum Lact, 12（4）：287-290.
8）Elliott C.（1996）. Using a silicone nipple shield to assist a baby unable to latch. J Hum Lact, 12（4）：309-313.
9）Meier P. P., et al.（2000）. Nipple shields for preterm infants：effect on milk transfer and duration of breast-feeding. J Hum Lact, 16（2）：106-131.
10）Woodworth M., et al.（1996）. Transitioning to the breast at six weeks：use of a nipple shield. J Hum Lact, 12（4）：305-307.
11）City of Toronto（2013）. Breastfeeding Protocols for Health Care Providers/Toronto Public Health. Protocol #8 Flat or Inverted Nipples.
　https://www.toronto.ca/wp-content/uploads/2017/11/8ee4-tph-breastfeeding-protocol-8-flat-inverted-nipples-2013.pdf（2024/1/25 アクセス）
12）Webber E., et al.（2019）. Facilitating and Assessing Breastfeeding Initiation. In：Campbell S, Lauwers J, Mannel R, et al.（eds）. Core Curriculum for Interdisciplinary Lactation Care, pp197-213. Jones and Bartlett Learning.
13）Wilson-Clay B., et al.（2022）. Alternative Feeding Methods. In：The Breastfeeding Atlas 7th ed, pp129-140. LactNews Press.
14）Hoover K., et al.（2021）. Perinatal and Intrapartum Care, 前掲書 4）. pp177-214.
15）Glover R., et al.（2023）. They can do it, you can help：Breastfeeding skill and confidence in mother & Helper. In：Genna C. W.（ed）., Supporting Suckling Skills in Breastfeeding Infants 4th ed, kindle 328-434／1595. Jones and Bartlett Learning.
16）Genna C. W., et al.（2023）. Breastfeeding：Normal sucking and swallowing, 前掲書 14）. kindle 91, 135-136／1595.
17）WHO/UNICEF（2018）. Implementation Guidance：Protecting, promoting and supporting Breastfeeding in facilities providing maternity and newborn services：the revised Baby-Friendly Hospital Initiative 2018.
　https://www.who.int/publications/i/item/9789241513807（2024/1/25 アクセス）
18）Dos Santos D. A., et al.（2024）. Nipple shield use in the maternity ward increases risk of exclusive breast-feeding interruption in the first six months of infant's life. Midwifery, 128：103873.
19）Meier P. P., et al.（2000）. Nipple shields for preterm infants：effect on milk transfer and duration of breast-feeding. J Hum Lact, 16（2）：106-131.
20）Nyqvist K. H., et al.（2013）. Expansion of the baby-friendly hospital initiative ten steps to successful breast-

feeding into neonatal intensive care：expert group recommendations. J Hum Lact, 29(3)：300-309.
21) Flacking R., et al.(2017). Perceptions and experiences of using a nipple shield among parents and staff- an ethnographic study in neonatal units. BMC Pregnancy Childbirth, 17(1)：1.
22) Nordic and Quebec Working Group（2015）．Neo-BFHI2015翻訳グループ，Neo-BFHI：The Baby-friendly Hospital Initiative for Neonatal Wards. 新生児病棟のための赤ちゃんにやさしい病院運動
http://www.ilca.org/main/learning/resources/neo-bfhi（2024/1/25 アクセス）
https://jalc-net.jp/dl.html（2024/1/25 アクセス）
23) Coentro V. S., et al.(2021). Impact of Nipple Shield Use on Milk Transfer and Maternal Nipple Pain. Breast-feed Med, 16(3)：222-229.

Ⅳ　多胎児の母乳育児支援

　　わが国における多胎児の出生率は，出産年齢の高齢化や生殖補助医療の進歩と普及により増加している。頻度は 1% 程度であり，ほとんどは双胎妊娠である[1,2]。多胎であっても母乳育児を行うという母親の権利は同じであり，児も母乳の恩恵を享受できるよう支援されるべきである[3]。母親は単胎の場合と同じ割合で母乳を希望するものの母乳育児率は高くない[4]。

　　多胎児の妊娠・分娩は母体側では早産，妊娠高血圧症候群，貧血，出血，帝王切開の頻度は高く，いずれも母乳育児の開始と乳汁生成Ⅱ期遅延のリスクとなる。児側では早産/低出生体重，子宮内発育遅延，先天異常，障害を認める割合が単胎児に比べて高いことや，一卵性双胎の場合，双胎間輸血症候群のリスクなどから，吸啜不良や出生後母子分離となりやすく母乳育児を困難にする[5,6]。加えて，多胎児の母乳育児に関する情報の少なさや誤解の存在，社会的支援の不足[7]などが母乳育児率を下げている。

❶ 多胎児にとっての母乳育児の有益性

　　多胎児にとって母乳の免疫学的特性は特に重要であり，有益性（**表15-4**）は倍増される[8,9]。少量の母乳であってもその価値は高く，母乳か乳児用調製乳かという「all-or-nothing」の選択ではないことが望まれる[10]。

❷ 妊娠期から始まる支援

1）エモーショナル・サポートの重要性

　　多胎妊婦は妊娠を知ったとき，「うれしくなかった/まったくうれしくなかった」の割合が単胎妊婦に比べて有意に高い。また，喜びや楽しみという肯定的な感情で受け止めるより強い不安をもつ割合も単胎妊婦より多い[11]。身体的・精神的サポートの欠如，孤立感，睡眠不足，多胎児の世話に伴うさまざまなストレスは産後の気分障害や不安障害の高さと関連し，産後うつ病は 2〜3 倍，虐待は 10 倍以上と報告されている[7]。このような背景は母乳育児の開始と継続や児との愛着形成に悪影響となる。支援者は母親の話を聞き，気持ちを受容するエモーショナル・サポートが求められる。

表15-4 多胎児にとっての母乳育児の有益性

- 母体の回復：頻繁な授乳による子宮の回復の促進
- 絆を深める：児と触れ合い，抱っこする時間を十分にもてる
- 授乳中のホルモン分泌が母親をリラックスさせる
- 感染症・壊死性腸炎のリスク低下，認知機能・視機能の発達促進（特に早産児において利点が大きい）：看病や受診が不要になり，時間の節約にもなる
- 母乳育児はいつでもどこでもすぐできる：調乳中に待たせたり泣かせたりしなくてよい，いつでも適温
- 経済的：乳児用調製乳，調乳品，洗浄器具などの購入費用，水道水・光熱費の節約
- 時間の節約：調乳の準備・片づけなどの手間を省略できる

2) パートナーや家族とともに，授乳計画について話し合う

不安の一因としては情報が少ないうえに妊娠期から孤立した状態に置かれることが多く，出産後の育児のイメージがつかめないことなどがある。多胎児の授乳に関して妊娠時点で大きな不安を感じている母親が乳児用調製乳を選択する割合は1.73倍であり，またパートナーや家族の協力が期待できない場合で乳児用調製乳を選択する割合は約2倍になることが報告されている[12]。ほとんどの母親は授乳，特に母乳育児に悩む[13]。

多胎妊娠は妊娠10週前後で診断がつくことから[*]，妊娠届出の時期から出産や育児に伴う個別性に特化した支援を行う。

産前からパートナーや家族とともに多胎児の育児全般だけでなく，基本的な母乳育児情報や多胎児特有の情報（**表15-4**，**表15-5**），母乳や乳児用調製乳の利点と欠点などを話し合う機会をもつ。そのなかでも重要なことは，退院後数か月は母親が児の授乳に集中できるよう，人材の確保や社会的資源（産後ケアや家事サポート支援）を活用した生活スタイルを考えておくことである。

3) 集団アプローチとピアサポート

自治体によっては，妊娠期の集団アプローチとして多胎の両親学級が開催される。多胎特有の妊娠期の過ごし方や出産育児の心配事を話し合える場が提供されている。また，多胎妊婦の管理・分娩は高次医療機関（周産期母子医療センター）になることが多く，施設内で開催される多胎の出産準備クラスを紹介する。

多胎妊婦は早い時期から安静や入院などで行動制限を受ける可能性が高いため，多胎児関連webサイトの情報提供も有用である。SNSを利用した交流会は同じ境遇からの情報や体験談を聞き具体的なイメージをつくったり，産後外出がままならないなかでも悩みを共有できたりする場として多忙な多胎児との生活の一助となりうる（**表15-6**）。

---

[*] 多胎児と膜性診断[6, 7]

多胎妊娠（双胎妊娠）は膜性診断によって以下に診断される。
- 二卵性双胎は二絨毛膜二羊膜（dichorionic diamniotic：DD）双胎
- 一卵性双胎はDD双胎，一絨毛膜二羊膜（monochorionic diamniotic：MD）双胎，一絨毛膜一羊膜（monochorionic monoamniotic：MM）双胎のいずれにもなりうる。

一卵性の場合，MMはもちろんMDであっても固有の合併症リスクがあるため，管理可能な施設での胎児管理が必要となる。

表 15-5 多胎児の母乳育児情報

- 双子，三つ子それ以上の多胎児の場合でも 1 年以上母乳育児を継続できていることは決して少なくなく，児が必要とする母乳のほとんど，またはすべてを産生できている[14-16]。
- 多胎児の世話は，栄養法にかかわらず多くの場合 5～9 週間が負担も大きく，最も多くの時間を要する。5 週目に入ると母乳で育てている労力と人工栄養で育てている労力が同じくらいになる。9 週目を超えると母乳で育てているほうが労力が少なくなる。つまり母乳育児を 1～2 か月継続できれば，母乳育児は人工栄養よりも手間がかからなくなり，子どもの健康状態もよくなり医療機関にかかる回数も減る[17]。
- 17 世紀のフランスにおいて，乳母（wet nurse）が 6 人の赤ちゃんに授乳していたことや，当時の孤児院では常時 3～6 人の子どもに授乳していたという記録が残されている[18]。障壁となるのは母乳の産生量ではない。
- 児が母乳育児を習得するのが困難な場合も，搾乳を行うことで部分的な母乳育児が可能となる。母乳育児の行為は母親が子どもとの絆を深めることを可能とし，生活のなかでやりがいと慰めの充足感が得られることにつながる。

表 15-6 多胎児に関する情報 web サイト

- 一般社団法人日本多胎支援協会　https://jamba.or.jp
- ツインマザーズクラブ　http://tmcjapan.org/
- WAM NET　https://www.wam.go.jp/
- 多胎児支援のポイント　https://www.mhlw.go.jp/content/11900000/000592915.pdf
  多胎妊娠や育児に関する情報の冊子や動画コンテンツ，地域の多胎児サークル，ネットワーク，会員専用おしゃべりカフェ，子育て支援事業など。授乳に関する情報，特に母乳育児に関する情報は多くない。

≪母乳育児に関する web サイト≫
- NPO 法人ラ・レーチェ・リーグ日本　https://llljapan.org
  ※双子の赤ちゃんの母乳育児（2023 年改訂版）の冊子も購入可能

≪多胎児の母乳育児に関する web サイト（英語）≫
- Twins and More　https://laleche.org.uk/twins
- Nursing Twins and Higher Multiples　https://nursingtwinsandmultiples.com/faqs/

　　2020 年度厚生労働省は母子保健の重点課題として，「多胎ピアサポート事業」および「多胎妊産婦等サポーター等事業」[19]を立ち上げた。一定のトレーニングを受けたピアサポーター（多胎育児経験者）が多胎妊婦や多胎育児者に対して行うピアサポート活動もメンタルサポートとして有効な方法となるが，実施している自治体は多くない。

③ 分娩時期と分娩方法

　　わが国では両児ともに合併症のない場合は，各施設の状況に合わせて妊娠 37～38 週頃が分娩時期の目標となる。両児ともに頭位の場合は経腟分娩の選択が可能だが，双胎妊娠そのものがリスクであるため，全例帝王切開を選択する施設も少なくない[20]。分娩時期と分娩方法はそのリスクとベネフィットを踏まえて，母親とその家族とよく相談することが大切である[21, 22]。

　　多胎妊婦の早産リスクは単胎の約 12 倍で，妊娠中の早産予防が重要となる。また，

多胎児は単胎児に比べて低出生体重児の割合が多く，多胎児間で体重差がみられることも珍しくない。分娩週数や出生体重は哺乳行動の発達と大いに関連があることからも，単胎児の場合以上に特別な支援が必要となる。

❹ 正期産，もしくはそれに近い週数で生まれた多胎児の母乳育児

この時期に生まれた児たちは，単胎児と同様のニーズをもつ。母親は高年出産・ハイリスク妊娠による長期の安静入院からくる体力・筋力低下，出産時の大量出血，産後の子宮復古不全などで体調が思わしくないことも少なくない。母乳育児のスタートは柔軟性をもって，母親の休息をとることも優先しながら行う[23]。

母親と児の健康状態に問題がなければ，単胎児と同様に出生直後から肌と肌の触れ合いを実施し，母乳育児を開始する。乳汁産生量を増やすために，頻繁な授乳や搾乳が重要になる。児の個性によって授乳の頻度や時間の違い，それぞれの児に期待される授乳量などをもとに授乳計画を立てる。効果的な授乳が確立するまでは児の栄養摂取の状況を把握するために，24時間の母乳回数・搾乳回数/量・乳児用調製乳の回数/量・排尿/排便回数を記録する。記録紙は児を世話する人もそれぞれの児の授乳状況や排泄を記入でき，発育を把握する助けとなる[24]。

早産の場合の支援については，第6章15 Ⅴ，第11章32を参照されたい。

1児だけが入院していたり病弱であったりした場合の愛着形成は困難になることがある[25]ため，支援者は多胎児を1人ひとりの赤ちゃんとしてとらえて愛着形成ができるよう温かな介入と見守りが必要である[26]。

❺ 退院後から多胎児と一緒の生活

1）母親の睡眠と食事—リラックスと家族の協力

単胎児の母親も睡眠不足の悩みは尽きないが，多胎児の母親の睡眠不足は長期にわたるため深刻であり[27]，育児困難感や自信の欠如，心身の不調をもたらす[28, 29]。母親の休息をとるために，居心地のよい椅子やソファで授乳を行い，児が眠っているときは，家事を行わずに一緒に横になって休む。

母乳育児をしている母親は，普段より500〜1,000 kcal/日多く消費されるが，多胎児の母親は1,500 kcal/日余分に摂取する必要がある。特別な食事は必要ないが，量を多く摂るようにする。摂取量が少ない場合，母乳の栄養は変わらないが，母親は体力を消耗してイライラしたり抵抗力が落ちたりするため，しっかり摂ることを勧める。パートナーや家族は，母親が水分を十分摂取できるように大きめのマグカップを準備したり，簡単に調理できるものや片手でつまめる食べ物を常備したりしておく[30]。少なくとも数か月は母親が母乳育児に専念できる環境が重要であり，母親の身の回りを手伝ってくれる人を確保する[31]。

2）1人ずつ？ それとも同時に？

多胎児の授乳方法は基本的には単胎児と同じである。

直接授乳が可能な児の場合，乳汁分泌に左右差がなくまた児側の哺乳力に変わりがな

ければ，どちらの乳房を飲ませるかは母親の選択で決めてよい。1児にいつも決まった乳房を与える場合もあり，日によって乳房を替える場合もある。また，空腹感の強そうな児から授乳させる場合もある。1児の吸啜力が弱い場合は，乳汁産生量を高めるためにも必ず交互に乳房を替えて授乳することを提案する。児の状況に合わせながら，母親がよい方法を選択し工夫していくことができるように適切な評価と情報提供を行う。児の欲しがるサインに合わせた授乳が基本であるが，1児の授乳に合わせてほかの児も一緒に授乳する方法で複数の子どもたちに対応する親も多い。2児同時に授乳できるなら，授乳時間は半分で済ますことが可能となるうえに，乳汁産生量が確保されやすい。同時授乳の方法は妊娠中から母乳育児を希望する母親が知りたい情報の1つであり，産前から伝えておきたい[23]。

Gromada は同時授乳を進めていくときに，少なくとも1児の効果的な母乳育児を確立することが先決であると述べている[8]。実際の支援としてまずは，1児ずつの直接授乳を支援する。皆川らの調査によれば，同時授乳できなかった理由の半数は手技の難しさであることから，習得するまでは支援者の手伝いが必要なことが多い[32]。

同時授乳を試みるときには，首が据わらない時期は児をバスタオルなどで包んで座り心地のよい場所で枕やクッションを工夫し，母親が楽にできることがポイントになる（**図15-7**）。

首が据わり児がお座りができるようになれば，授乳の姿勢や児の抱き方が変わることは珍しくはない。

児らの寝る場所としては，1つのベッド（crib）に児らを寝かせている母親が多い。また，そのベッドを自分のベッドに引き寄せ高さを合わせている母親もいる。児の世話をしやすくなるためである。そばに子どもたちがいると彼らのサインに気づきやすく，母親自身も動く範囲は最小限ですむ[33]。

3）多職種連携と協働による継続した支援

乳頭痛，乳房緊満，効果的に飲めないなどのトラブルになった場合，すぐに病院や地域の相談室に出かけることは困難であることから，あらかじめトラブルの予防方法やセルフケアについて説明しておく。家庭訪問依頼や電話相談窓口の情報提供も必要である[27]。

乳幼児健診や家庭訪問の際に適切な授乳支援を行うことは重要であり，加えてエジンバラ産後うつ病自己評価票（EPDS）や赤ちゃんの気持ち質問票を用いたスクリーニングを行い，必要な機関につなげるよう切れ目のない支援を継続する。

6 専門的な知識とスキルをもって長期間支援する

多胎児の母乳育児支援で重要なことは，時間と保健医療従事者やパートナーと家族，そして友人からの支援や励ましである[33]。

母親が納得のいく選択をし自信がもてるように，多職種の支援者同士が多胎児特有の授乳支援の知識とスキルをもち，協働した長期間の支援が欠かせない。

（水井　雅子）

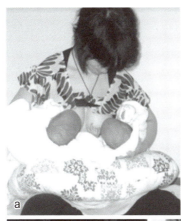 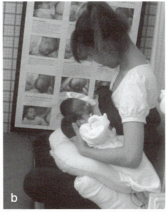
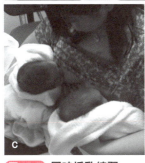 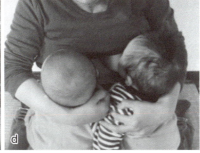

図 15-7 同時授乳練習
a：病室にマットを敷いて同時授乳練習
b：ソファに座って同時授乳練習
c：椅子に座って，児をそれぞれバスタオルで包んでやってみたらできた
d：生後 5 か月，お座りして同時授乳

参考文献

1) 厚生労働省．令和 3 年度出生に関する統計の概況
   https://www.mhlw.go.jp/toukei/saikin/hw/jinkou/tokusyu/syussyo07/dl/02.pdf（2024/5/26 アクセス）
2) 大木秀一（2016）．多胎児家庭の育児支援に役立つ図と表．pp2-3，NPO 法人いしかわ多胎ネット．
3) ICOMBO（2022）．Declaration of Rights of Twins and Higher Order Multiples pp4-7.
   https://icombo.org/wp-content/uploads/2022/06/Declaration-2022.pdf（2024/5/26 アクセス）
4) Yokoyama Y.(2006). Breastfeeding rates among singletons, twins and triplets in Japan：A population-based study. Twin Res Hum Genet. 9(2)：298-302.
5) 鷹野真由実（2023）．多胎妊娠の生理と周産期のリスク．ペリネイタルケア，42(8)：16-21.
6) 村越毅．ふたごのお話．双胎妊娠について知っておいて欲しいこと．
   https://www.seirei.or.jp/hamamatsu/media/20190611-172626-2821.pdf（2024/5/26 アクセス）
7) 日本多胎支援協会（2018）．子ども・子育て支援推進調査研究事業　多胎育児家庭の虐待リスクと家庭訪問型支援の効果等に関する調査研究．
8) Gromada K. K.(1998). Breastfeeding twins and higher-order multiples. J Obstet Gynecol Neonatal Nurs,：pp441-449.
9) Walker M.(2021). Breastfeeding Management for the Clinician：Using the Evidence. pp426-427, Jones & Bartlett Learning.
10) Lauwers J.(2020). Counseling the Nursing Mother. Kindle 985/2376, Jones & Bartlett Learning.
11) 横山美江他（2004）．多胎児を持つ母親のニーズに関する調査研究．日本公衆衛生誌，51(2)：94-101.
12) Yokoyama Y., et al.(2004). Breast-feeding and bottle-feeding of twins, triplets and higher order multiple births. Nippon Koshu Eisei Zasshi. 51(11)：969-974.
13) みずほ情報総研株式会社（2019）．小さく産まれた赤ちゃんへの保健指導のあり方に関する調査研究　報告書．
14) Saint L., et al.(1986). Yield and nutrient content of milk in eight women breast-feeding twins and one wom-

an breast-feeding triplets. Br J Nutr, 56(1)：49-58.
15) Lauwers J.(2021) Core Curriculum for Interdisciplinary Lactation Care. pp240-241, Jones & Bartlett Learning.
16) Lawrence R. A., et al.(2021). Breastfeeding：A guide for the medical profession, 9th ed. pp239-243, Elsevier.
17) Walker M.(2021). 前掲書9). p436.
18) Budin P.(1907) The NURSLING. pp35-56. The Caxton publish company
   https://neonatology.net/classics/nursling/nursling.3.html（2024/5/26 アクセス）
19) 厚生労働省働省子ども家庭局母子保健課. 令和5年度母子保健対策関係概算要求の概要.
   https://www.mhlw.go.jp/content/11908000/000991932.pdf（2024/2/11 アクセス）
20) 山本瑠美子（2023）. 多胎分娩の管理. ペリネイタルケア, 42(8)：38-45.
21) Wambach K., et al.(2019). Breastfeeding and human lactation, 6th ed. p266-269, Jones & Bartlett Learning.
22) Birth Plan for Twins and Some Triplet Sets.
   https://nursingtwinsandmultiples.com/wp-content/uploads/2020/06/Multiple-Birth_Plan_rev06.20.pdf
   （2024/2/11 アクセス）
23) Bryan E.(2003). The impact of multiple preterm births on the family. BJOG. 110（Suppl 20）：24-28.
24) Lauwers J.(2021). 前掲書15), pp242-243, p247.
25) Wambach K.et al.(2023). 前掲書21), p268.
26) Nyqvist K. H.(2002). Breast-feeding in preterm twins：Development of feeding behavior and milk intake during hospital stay and related caregiving practices J Pediatr Nurs, 17(4)：246-256.
27) 武市洋美他（2011）. 在胎35週以降の多胎の母乳育児支援—周産期センター・地域病院における支援〜地域における支援（JALC 第30回母乳育児学習会資料集）, pp39-65, 日本ラクテーション・コンサルタント協会.
28) Lauwers J.(2021). 前掲書15), pp247-250.
29) 横山美江他（1995）. 双胎・品胎家庭の育児に関する問題と母親の疲労状態, 日本公衆衛生雑誌, 42(3)：187-193.
30) Wambach K., et al.(2019). 前掲書21), pp268-269.
31) Flidel-Rimon O.(2006). Breast feeding twins and high multiples. Arch Dis Child Fetal Neonatal Ed. 91(5)：F377-380.
32) 皆川貴子他（2001）. 双子の授乳状況の実態と課題第2報—同時授乳. 母性衛生学会誌, 42(1)：149-154.
33) UNICEF/WHO（著）, BFHI 2009 翻訳委員会（訳）. （2009）. UNICEF/WHO 赤ちゃんとお母さんにやさしい母乳育児支援ガイド—ベーシック・コース「母乳育児成功のための10ヵ条」の実践. pp210-211, 医学書院.

Ⅴ 母子分離：搾乳と母乳の保存・解凍・加温

① 搾乳の目的

　　母子分離となった母親は，搾乳を行い，乳汁産生を確立させ維持させることで，直接授乳がうまくいくまでの期間を乗り越えることにつながる。乳汁産生の生理に則った理論的な搾乳方法を知り，母親自らが快適な搾乳を行うことができることを目標とする。

② 搾乳方法

　　搾乳には，手による搾乳と搾乳器を使った搾乳の2種類がある。

1）手による搾乳

　　「母乳育児がうまくいくための10のステップ」のステップ5では，「母親が母乳育児を開始し，継続できるように，また，よくある困難に対処できるように支援する」と書かれている（**第2章3Ⅲ**, 36頁参照）。母子分離を余儀なくされる母親にはまず手による搾乳の方法を伝える。

　　手による搾乳は，搾乳した母乳を入れる清潔な容器さえあればいつでもでき，搾乳器が使えない状況で乳房が張ってきたときにも使える方法である。電動搾乳器を使う場合も，使用前に手による搾乳を行うと射乳反射が促され，初期の分泌量が多くなる。さら

に電動搾乳器の使用後にも手による搾乳を行うことで，残乳感の少ない，分泌のよい状態にできる。

搾乳の前には石鹸を使って十分に手を洗うが，乳頭の消毒は自然な皮脂を取り，乳頭痛の原因となるので行わない。

以下に方法を説明する[1]。手による搾乳の方法はいくつかあるが，母親が痛みなく快適に行うことができる方法が望ましい。

(1) 母乳を出やすくする

母親は，次のようにすると射乳反射を促せる。

- 楽な姿勢でリラックスする
- 赤ちゃんのことを想ったり，赤ちゃんを見たりする（写真を見ることも有用）
- 乳房を温めたり，やさしくマッサージしたりなでるようにする
- 指で乳頭をつまんでやさしく刺激する

(2) 乳管を見つける

乳輪の境目の近くで，乳頭から親指ひと関節分あたりをそっと触り，ほかの場所と違うところ（乳管）を探す。乳管を見つけたら，親指と人差し指で乳管を挟み，ほかの指やもう一方の手で乳房を支える。

(3) 乳管の上から圧迫して搾乳する（図 15-8a，b）

親指と人差し指を胸壁に向かってやさしく押す（だいたい 1〜2 cm）。親指とそれ以外の指で同時に乳管を挟んで圧迫する。圧をかけたりゆるめたりすることを繰り返すうちに（数分かかるかもしれない），乳汁が滴り落ちる。

(4) 乳房のあらゆる部位から繰り返し搾る

母乳の流れがゆっくりになったら，親指と人差し指を乳輪の境目あたりのほかのところへも移動させて，圧をかけたりゆるめたりを繰り返し搾る（図 15-8c）。

両方の乳房から搾乳する場合は，母乳の流れが止まったら，もう一方の乳房を同じように搾乳する。必要に応じて，両方の乳房で数回繰り返す。手による搾乳は，初乳分泌の頃は 5〜10 分，乳汁量を増やす搾乳であれば，1 回 20 分程度を目安に行う。

2) 搾乳器による搾乳

手による搾乳で母親が肩こりや手首の痛みを覚えることも多い。その場合は搾乳器の使用を検討する。

搾乳器には，手動式，電動式などがある。搾乳器の選択の際には，母親が痛みを感じずに快適に使用できるものを選ぶことが大切である。

長期間（目安としておよそ 1 か月を超えて）搾乳を続けることが予想される場合は，母親に高性能（病院水準）の電動搾乳器を提案する。高性能の電動搾乳器のなかには，乳汁生成 II 期（1 回搾乳量が 20 mL）になるまでの搾乳モードを選ぶことができるものもあり，早産児の母親にとってより効果的とされている[2]。

高性能の電動搾乳器を使って搾乳すると，手による搾乳よりも産後 1 週間の 1 日あたりの乳汁産生量が多くなり，それが生後 28 日まで続くと報告されている[3]。また，左右同時に電動搾乳器を使用する（ダブルポンプ）ことで，左右別々に搾乳する場合と比較

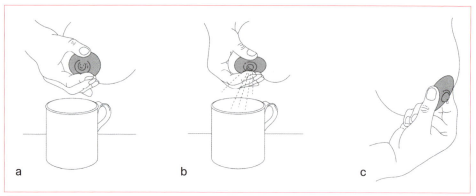

図 15-8 手による搾乳
a．乳輪に親指とほかの 4 本の指を当て，胸壁に向かって内側に押す．
b．親指とそれ以外の指で乳管の上から乳房を挟んで圧迫する．
c．乳房のあらゆる部分から繰り返し搾る．
〔UNICEF/WHO（著），橋本武夫（監訳）（2003）．UNICEF/WHO 母乳育児支援ガイド，pp90-91．医学書院より一部改変〕

して，射乳反射の回数が多く，総乳汁量が増え，さらに母乳中の脂肪含量が高かった（つまり熱量が高くなる）[4]．左右同時に搾乳するほうが時間の節約になり[5]，搾乳効率が改善するなど早産児の母親には利点が多い．

また，電動搾乳器のほうが手による搾乳より母親は疲労や搾乳時の痛み，肩こりや腱鞘炎などが少なく快適に搾乳できる[6,7]．

③ 効果的な搾乳

母子分離の場合，1 日 8 回搾乳していても，産後 4 週くらいから乳汁産生量が減ってくると言われている．十分な乳汁量を維持するために「産後 2 週間で 1 日 500 mL の搾乳量」を 1 つの目標にするとよい[8]．

搾乳量を十分に保つ効果があるとデータで示されたこと[9,10]を以下に説明していく．

1）直接授乳できない場合には出生後すぐに搾乳を開始する

極低出生体重児の母親の場合，産後 1 時間以内に搾乳開始すると，産後 6 時間以降に開始するよりも初回哺乳時および 6，7，42 日目の乳汁産生量が多かった[11]．

最近 Parker らは，生後 1 時間以内および生後 1〜3 時間以内に搾乳を開始した群と比べ，生後 3〜6 時間以内で搾乳開始した群で乳汁量が最も多かったと報告した[12]．ここでは生後 3〜6 時間以内に搾乳を開始した群が最も搾乳回数が多かったとしており，産後 3 時間以内に搾乳を開始できなかったとしても，搾乳回数を多くすることで乳汁量を十分に増やすことが期待できると考える．

2）搾乳頻度は多いほうがよい

早産児（在胎 32 週以下）の母親の場合，電動搾乳器（ダブルポンプ）を用いて 6 回/日以上の頻回搾乳をした群は，5 回/日以下の頻度で搾乳した群と比較して 1 日の乳汁

産生量が多かった（生後 2〜5 週時：632±324 mL 対 319±292 mL，p＜0.01）[13]。

3）母親が音楽を聴いたり，リラックスしたりする

早産児の母親が 30 分（搾乳前 15 分，搾乳中 15 分）の音楽を聴くと乳汁分泌量が増えた（産後 4 日間の平均：音楽介入群 7.12 mL/回，対照群 6.68 mL/回）[14]。

4）乳房を温める

搾乳前に温湿布を用いて 20 分間温めた乳房からの乳汁は，温めていない乳房からの乳汁に比べて分泌量が有意に（47.02±23.01 mL 対 33.15±19.98 mL）に増えた[15]。

5）マッサージする

電動搾乳器（ダブルポンプ）で搾乳を行う早産児の母親において，搾乳前に乳房を自分でマッサージをした群は，行わなかった群と比較して，1 回の搾乳において 37 g/回の乳汁産生増加が得られた[16]。

6）手による搾乳と電動搾乳器の併用

Morton らは，早産児の母親を対象に前方視的な観察コホート研究において，手による搾乳と電動搾乳器（ダブルポンプ）との併用〔具体的には，初乳を手で搾ること，電動搾乳器（ダブルポンプ）使用中の手による圧迫で成乳を搾ること，下記方法①〜③〕が乳汁分泌の確立と維持に役立つことを報告した[17]。

①参加者ははじめの 6 時間以内に電動搾乳器（ダブルポンプ）の使い方を教わった。乳汁生成 I 期の間，1 日 8 回 15 分間ダブルポンプにより，そして産後 3 日間は手による搾乳を可能な限り行い初乳を出すように指示された。

②乳汁生成 II 期に移行した後も，電動搾乳器（ダブルポンプ）で 1 日 8 回以上，乳汁が出なくなるまで搾乳するように指示された。

対象は産後 3 日間の手による搾乳回数によって 3 つの群に分けられた（グループ I：1 回/日以下，グループ II：2〜5 回/日，グループ III：6 回/日以上）。手による搾乳回数を多くすることで，産後 2 週の母乳分泌量が多かった（**図 15-9**）。

③産後 3 週間で電動搾乳器使用中に乳房を手で圧迫すること（hands-on pumping：HOP）を指示した。

その結果，HOP を行う前後で 1 日平均搾乳量が 48% 増加した（**図 15-10**）。またこの方法（ダブルポンプ＋手による搾乳＋HOP）を行うことで，平均で脂肪が 6 g/dL，カロリーが 90 kcal/dL を超えるという効果も報告した[18]。

そのほかには，入院中の母親と児の肌と肌の触れ合い（skin-to-skin contact）の時間が長いと乳汁分泌量が多くなった，など新しいデータも出てきている[19]。

以上と文献的考察をふまえ，産後の時期ごとの効果的な搾乳のポイントを**表 15-7** に挙げる。

また，搾乳量を十分に保つ効果があるとデータでは示されてはいない[20]が，特に早産児の母親のように長期間電動搾乳器を使用する場合，搾乳口のサイズを適切なものにすることで，より快適な搾乳ができるようになる。

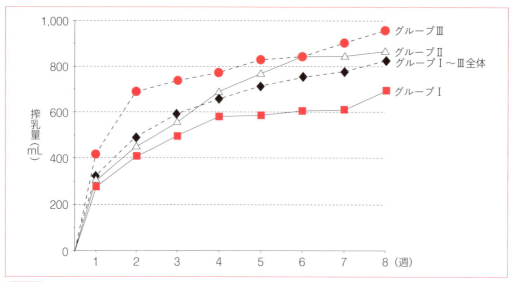

図 15-9 早産児における手による搾乳と電動搾乳器の同時使用による効果

グループⅠ：手による搾乳1回/日以下，Ⅱ：手による搾乳2〜5回/日，Ⅲ：手による搾乳6回/日以上
手による搾乳回数が6回/日以上のグループが産後日齢5までの搾乳量が多く，さらに産後2週と8週の搾乳量も多かった。

〔Morton J, et al.(2009). Combining hand techniques with electric pumping increases milk production in mothers of preterm infants. J Perinatol, 29：757-764 より〕

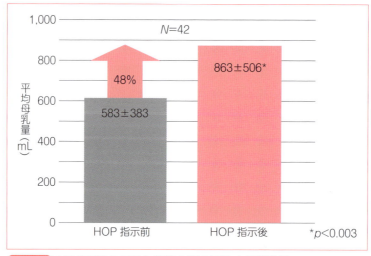

図 15-10 HOP 開始3日前と産後8週の平均1日搾乳量

hands-on pumping（HOP）指示前後の1日当たりの平均（中央値）母乳量（mean daily volumes：MDV）
42名の母親において，最初にHOPを指示する3日前（指示前）に比べて，HOPを指示した8週間後（指示後）では，MDVが48%増加した。

〔Morton J., et al.(2009). Combining hand techniques with electric pumping increases milk production in mothers of preterm infants. J of Perinatol, 29(11)：757-764.〕

表 15-7 効果的な搾乳方法

産後時期	
初乳分泌の頃	・遅くとも 6 時間以内（産後 1 時間以内が好ましい）に搾乳を開始する[11, 12] ・痛みを伴わない，頻回搾乳を行う［手による搾乳±電動搾乳器で 24 時間に 7 回以上（8～11 回が好ましい）[17]］ ・産後 48 時間は手による搾乳のほうが電動搾乳器より搾乳量が多い[21] ・搾乳量は気にせず，残乳感がなくなるまで搾乳する
日齢 4 以降 2 週まで	・母親が快適だと感じる搾乳方法で 1 日 7 回以上搾乳する[17] ・電動搾乳器を使うときは手による搾乳を追加する[17] ・搾乳量は気にせず，残乳感がなくなるまで搾乳する
2 週以降	・搾乳回数は 1 日 5 回以上[17] ・搾乳方法は母親が快適なものを選択する[9] ・時間ごとではなく，残乳感がなくなるまで，生活のリズムに搾乳時間を組み込む ・搾乳前にリラックスできるように工夫する ・睡眠時間は十分にとる（7 時間前後，文献 17 より類推） ・搾乳器使用時は hands-on pumping（HOP）を行う[17]
すべての時期	リラックスしていること，痛みがないこと

④ 搾母乳の取り扱い

1）母子分離の場合に，児に与える母乳の優先順位

保存母乳の種類とその定義は以下のとおりである。

- **新鮮母乳**：搾乳してそのままの新鮮な母乳，搾乳後冷蔵保存した母乳
- **冷凍母乳**：搾乳した母乳を専用バッグや容器に入れて，冷凍庫で冷凍保存したもの
- **解凍母乳**：冷蔵庫内解凍中の母乳，完全に解凍し冷蔵保存中の母乳

新生児に与える優先順位は，初乳（新鮮，冷凍いずれも），新鮮母乳，冷凍母乳の順である。初乳は，成乳に比べて免疫グロブリンなどの感染防御因子，ビタミン A などの抗酸化物質を多く含むため優先される。

新鮮母乳と冷凍母乳の違いは細胞成分にある。貪食細胞による細胞増殖阻止，リンパ球による免疫制御作用など，児が小さく未熟なほど役立つ細胞成分を生きたまま与えるために新鮮母乳は欠かせない。また，新鮮母乳のなかでも搾乳した母乳をそのまま冷蔵も加温もせずにすぐに児に与えることで直接授乳に最も近い成分を与えることができる[22]。

2）保存母乳の使用期限

2019 年版の北米母乳バンクのガイドライン[23]による児の母親の母乳の使用期限は，**表15-8** のようになる。

2011 年と比べて変更された点は，「冷凍母乳に母乳強化物質を添加した場合，解凍後冷蔵保存であっても 12 時間以内に使用することが好ましい」[24]という点である。消化吸

表 15-8 推奨される母乳の保存期間

	早産児・NICU 入院病児	強化母乳[*1]	健康な正期産児	月齢の大きな 子ども
新鮮母乳[*2] 室温（16～29℃）	≦4 時間 持続注入の場合 4 時間を超えてもよい	可能な限りすぐに使用する	4～6 時間	≦6 時間
新鮮母乳 冷蔵庫（4℃以下）	理想：≦2 日 可能：≦4 日[*3]	≦24 時間	≦5 日	≦8 日
新鮮母乳 冷凍（−20℃以下）	理想：≦1 か月 最適：≦3 か月 可能：≦12 か月	冷凍しない	理想：≦3 か月 最適：≦6 か月 可能：≦12 か月	≦12 か月
解凍母乳 （加温していない）	室温≦4 時間，使用しない場合はすぐに冷蔵 冷蔵：≦24 時間[*4] 再冷凍：禁	室温：すぐに冷蔵し次回授乳時に使用 冷蔵：≦12 時間	室温：≦4 時間 冷蔵：≦24 時間 再冷凍：禁	室温：≦4 時間[*4] 冷蔵≦24 時間 再冷凍：禁
室温まで加温した 解凍母乳 （口をつけていない 母乳）	室温：今回の授乳でのみ使用 冷蔵：≦4 時間 再冷凍：禁 使用しない場合はすぐに冷蔵	室温：今回の授乳でのみ使用[*4] 冷蔵：廃棄[*4] 再冷凍：禁[*4]	室温：今回の授乳でのみ使用（1 時間を超えたら廃棄） 冷蔵：≦4 時間 再冷凍：禁	室温：今回の授乳後，冷蔵庫で ≦4 時間[*4] 冷蔵：≦4 時間[*4] 再冷凍：禁[*4]
哺乳開始後 （口をつけた母乳）	室温・冷蔵：今回の授乳でのみ使用，終了後廃棄 再冷凍：禁	室温・冷蔵：廃棄[*4] 再冷凍：禁[*4]	室温：ただちに授乳し冷蔵庫で ≦4 時間 冷蔵：≦4 時間 再冷凍：禁	室温：ただちに授乳し冷蔵庫で ≦4 時間 冷蔵≦4 時間[*4] 再冷凍：禁[*4]

＊1 強化母乳とは，母乳の利点を十分活かしながら，母乳単独では不足する栄養成分（蛋白質・デキストリン・カルシウム・リン・ナトリウムなど）が至適に混合された母乳強化物質を添加した母乳。日本では母乳強化物質として森永乳表の HMS-1 が市販されている。

＊2 冷蔵する予定の母乳は搾乳後すぐに冷蔵する。

＊3 細菌数は 8 日以降も減少するが，栄養的，免疫的な質は長期冷蔵で損なわれる可能性がある。（筆者注：保存期間は施設ごとに決めており，筆者の施設では 48 時間としている）。

＊4 現場の授乳方法に従ったもので，研究されたデータはない。

〔Jones F.(2019). Best Practice for Expressing, Storing, and Handling Human Milk in Hospitals, Homes, and Child Care Settings, 4th ed. HMBANA より抜粋〕

収能に問題が起こりそうな場合（超早産児，壊死性腸炎回復期など）は，注入直前に添加することが望ましいといえる。

3) 保存母乳の解凍・加温

(1) 解凍方法

細菌汚染のリスクを下げることが重要である。

- **乾温式解凍器**：解凍専用の器械で，水による汚染のリスクがなく理想的な方法の１つである。
- **冷蔵庫内での解凍**：冷凍母乳を冷蔵庫へ移し，一晩（16〜18時間）かけて解凍する。理想的な方法の１つである。
- **温水による解凍**：37℃以下の温水で解凍する。汚染しないように容器の蓋まで水につけないように注意する。
- **水道水による解凍**：水道水を溜めた容器に搾乳バッグをつける，もしくは水道水を搾乳バッグの入った容器に流しかけながら解凍する。
- **室温での解凍**：冷凍庫からとりだし，室温下で解凍する。

(2) 加温方法

湯煎式と乾熱式の２種類の温乳器がある。湯煎式は細菌汚染が懸念されるため細心の感染対策を要する。加温の際は，母乳由来リパーゼを失活させないため，37℃以上の加温をしない（できる限り低い温度で）こと，加温を維持する時間をできる限り短くすることが重要である[22]。電子レンジで加温すると蛋白質（免疫物質など）の変性，消化酵素の失活だけでなく，ホットスポットによるやけどのリスクがあることから推奨されない。

（勝又 薫）

※本書第2版の執筆者・大山牧子氏の許可を得て改変

参考文献

1) UNICEF/WHO（2009）．赤ちゃんとお母さんにやさしい母乳育児支援ガイド（ベーシック・コース）「母乳育児成功のための10ヵ条」の実践．医学書院．

2) Meier P. P., Engstrom J. L., Janes J. E., et al.(2012). Breast pump suction patterns that mimic the human infant during breastfeeding：greater milk output in less time spent pumping for breast pump-dependent mothers with premature infants. J Perinatol, 32(2)：103-110.

3) Lussier M. M., et al.(2015). Daily Breastmilk Volume in Mothers of Very Low Birth Weight Neonates：A Repeated-Measures Randomized Trial of Hand Expression Versus Electric Breast Pump Expression. Breastfeed Med, 10(6)：312-317.

4) Prime D. K., et al.(2012). Simultaneous breast expression in breastfeeding women is more efficacious than sequential breast expression. Breastfeed Med, 7(6)：442-447.

5) Groh-Wargo S., et al.(1995). The utility of a bilateral breast pumping system for mothers of premature infants. Neonatal Netw, 14(8)：31-36.

6) 西田嘉子他（2007）．早産児を出産した母親の搾乳方法についての検討．日本小児科学会雑誌，111(7)：855-860.

7) 天野美織他（2002）．母子分離をしている母子への育児支援―電動搾乳器「メデラ社ラクティーナ」導入後のアンケート結果をふまえて．こども医療センター医学誌，31(4)：199-203.

8) Hill P. D., et al.(1999). Effects of pumping style on milk production in mothers of non-nursing preterm infants. J Hum Lact, 15(3)：209-216.

9) Becker G. E., et al.(2016). Methods of milk expression for lactating women. Cochrane Database Syst Rev, 9(9)：CD006170.

10) Bartick M., et al.(2021). Clinical Protocol #35：Supporting Breastfeeding During Maternal or Child Hospitalization. Breastfeed Med, 16(9)：664-674.

11) Parker L. A., et al.(2012). Effect of early breast milk expression on milk volume and timing of lactogenesis stage II among mothers of very low birth weight infants：a pilot study. J Perinatol, 32(3)：205-209.

12) Parker L. A., et al.(2020). Timing of milk expression following delivery in mothers delivering preterm very low birth weight infants：a randomized trial. J Perinatol, 40(8)：1236-1245.

13) Hill P. D., et al.(2001). Initiation and frequency of pumping and milk production in mothers of non-nursing

preterm infants. J Hum Lact, 17(1)：9-13.

14) Ak J., et al.(2015). Impact of music therapy on breast milk secretion in mothers of premature newborns. J Clin Diagn Res, 9(4)：CC04-CC6.

15) Yiğit F., et al.(2012). Does warming the breasts affect the amount of breastmilk production? Breastfeed Med, 7(6)：487-488.

16) Jones E., et al.(2001). A randomised controlled trial to compare methods of milk expression after preterm delivery. Arch Dis Child Fetal Neonatal Ed, 85(2)：F91-95.

17) Morton J., et al.(2009). Combining hand techniques with electric pumping increases milk production in mothers of preterm infants. J of Perinatol, 29(11)：757-764.

18) Morton J., et al.(2012). Combining hand techniques with electric pumping increases the caloric content of milk in mothers of preterm infants, J of Perinatol, 32(10)：791-796.

19) Parker M.G., Stellwagen L.M., Noble L., et al.(2021). Promoting Human Milk and Breastfeeding for the Very Low Birth Weight Infant. Pediatrics, 148(5)：e2021054272.

20) Jones E., et al.(2009). Correctly fitting breast shields are the key to lactation success for pump dependent mothers following preterm delivery. Journal of Neonatal Nursing, 15：14-17.

21) Ohyama M., et al.(2010). Manual expression and electric breast pumping in the first 48h after delivery. Pediatr Int, 52(1)：39-43.

22) Gotsch G.(2002)／大山牧子（訳）（2007，2021）．小さく生まれた赤ちゃん〜低出生体重児を母乳で育てるために〜，p15．ラ・レーチェ・リーグ日本．

23) Jones F.(2019). Best practice for expressing, storing, and Handling Human Milk in Hospitals, Homes, and Child Care Settings, 4th ed. HMBANA.

24) Takahashi K., et al.(2012). The freeze-thaw process and long intervals after fortification denature human milk fat globules. Am J Perinatol, 29(4)：283-288.

第 7 章

退院後の母乳育児支援

16 | 母乳で育つ子どもの 成長・発達，乳児健診

Ⅰ 乳幼児期の成長評価・発達の見方（指標）

　児の成長・発達をみていくうえで，体重は重要な指標の1つである。しかし，体重は"数値"として具体的に可視化できるため，その評価が過剰に重視されやすいという心配がある。母乳だけで健康にゆっくり体重が増えているにもかかわらず，健診の際に「体重の増え方が悪いから，乳児用調製乳を足すように」指導されることも少なくないが，1回の体重測定で「体重増加不良」と判断して乳児用調製乳の補足を勧めることは適切ではない。母乳だけで健康にゆっくり体重が増えている（slow weight gain）乳児に乳児用調製乳による過剰な栄養摂取は不要である。

　乳児の発育は，その乳児のこれまでの成長曲線，発達を含む全身評価，家族的な要因などを合わせて評価する必要がある。母乳育児を支援する際には，その児の発達を確認することも大切である。特に，ゆっくり体重が増える児では，順調に発達していることを数値をグラフ化するなどして具体的に示すことも母親の不安を解消する方策となる。また，乳児が発達過程で示すサインに対して「母乳が足りないのでは」と母親が感じることもあるかもしれない。授乳回数が増える急成長期や哺乳ストライキなどについて，適切な情報を提供することで不安を軽減できることもある。

　保健医療従事者の間でも，成長評価への知識・見解に差があり，「大きいことはよいこと」という社会通念が，現在も少なからず存在している。乳児健診において栄養評価を適切に行うことは必須であるが，特に母乳で育っている児の評価を適切に行うことは，母乳育児支援の面から非常に重要である。乳児健診は母乳育児を支援できる機会でもある。母乳育児に関する母親の不安を多職種で連携して軽減し，母親と児を一緒にみていくことが大切である。

❶ 成長の指標

1）体重

　体重を評価するときは，測定時の体重だけをみるのではなく，これまでの体重増加の推移をみる。乳幼児身体発育曲線を利用して経過を追うとわかりやすい。また，生後早期の体重増加は出生体重からではなく，最低体重から計算する。

(1) わが国で使用されている乳幼児身体発育曲線

母子健康手帳に掲載されている「平成22年乳幼児身体発育曲線」は，2010年に実施された一般調査7,652人，病院調査4,774人を対象とした乳幼児身体発育調査をもとに作成されている。横断的な調査であり，栄養方法は特定されていないため，母乳だけで育てられている児を当てはめる場合は注意が必要である。

体重，身長，頭囲を発育曲線にプロットして身体発育・栄養状態を評価する。

この表にはパーセンタイル曲線（3，10，25，50，75，90，97パーセンタイル）が記されている。10パーセンタイル値は，横軸の年月日齢集団について，計測値の分布を描いた場合，小さいほうから10パーセントの位置になる。言い換えれば，100人の子どもを大きさの順に並べた場合，小さいほうから10人目に当たる子どもの値を示す。50パーセンタイル値は中央値とも呼ばれているもので，この値より小さいものと大きいものが半数ずついることになる。

(2) WHO（2006年）の作成した「母乳だけで育っている児の成長曲線」[1]（以下，WHOの成長曲線）

WHOは1997〜2003年に，人種・文化の異なる世界6か国（ブラジル，ガーナ，インド，ノルウェー，オマーン，米国）の8,440人の乳児を対象とし，母乳だけで育っている児の成長曲線を作成した。対象乳児は，少なくとも生後4か月まで母乳だけで育っており，生後6か月から補完食を始め，少なくとも12か月まで母乳を飲んでいる。

前述の2010年の乳幼児身体発育調査の体重増加曲線とWHOの成長曲線を比較すると，わが国では平均出生体重が3,000gを割っているため，生後早期は小さいが，生後3か月以降になるとWHOの成長曲線の50パーセンタイル値とほぼ同等であった。

WHOの成長曲線の意義として，まず，人種が異なっていても乳児期の成長曲線にはほぼ差がないことが示された。また，この成長曲線は6か国の異なる人種のデータをもとに作成されているので，世界中で使用できる利点がある。

WHOの成長曲線をみると，2010年の乳幼児身体発育調査の体重増加曲線（混合栄養・人工栄養を含むデータ）に比べて，生後3か月までは体重の増加速度がより速く，6〜18か月は体重の増加速度がより緩徐になっている。

体重の中央値（50パーセンタイル値）を比較すると，女児では，生後6か月までは乳幼児身体発育曲線の記載のほうが大きいが，生後6か月以降はWHOの成長曲線のほうが大きくなる。男児では，生後6か月までは大きな差はないが，生後6か月以降はWHOの成長曲線のほうが大きくなる。

(3) 生後1か月間の体重の推移の指標

文献によってさまざまな指標が記載されている。以下を目安に，数字だけではなく実際の児の状態を評価しながら継続的にモニターすることが重要である。以下，出生日を日齢0とする。

● 生後数日の体重減少

- 出生体重より日齢4（生後120時間）まで約8〜10％減少〔UNICEF/WHO（2020）〕[2]
- 出生体重より7％以内〔国際ラクテーション・コンサルタント協会（ILCA）〕[3]

特に生後早期は体重だけでなく尿や便の回数も参考にして，哺乳量が十分かどうかを考えるとよい。

● 出生体重への復帰
- 体重は生後2週までに出生体重に回復[4]
- 頻回に授乳すれば生後2～3週までに戻る[2]
- 日齢4までに増加傾向となり，日齢9までに戻る[3]

● 出生体重に戻ってからの体重増加
- 1日に18～30 g増加[2]
- 1日に20～35 g増加[3]

(4) 母乳だけで育てられている乳児の体重増加パターン

以下の文献の数字を目安として，それぞれの児の成長を成長曲線にプロットし，児の全身状態や発達をみながら経時的に総合的に評価していくことが重要である。

● 出生～生後1か月
WHO/UNICEF（2020）のBFHIのトレーニングコース文書[2]によると，以下のとおりである。

体重減少
- 日齢4（生後120時間）までに約8～10%
- 体重減少が日齢の75パーセンタイルを超える
- 新生児が順調であれば，日齢4までに8～10%の体重減少は正常かもしれない

しかし，必要であれば，評価と母乳育児支援の適応となる。この範囲よりも体重減少が大きい場合は，母乳生産量が少ないか，母乳移行が不十分である可能性がある。補足を開始する前に，保健医療従事者が新生児を評価する必要がある。

体重増加
- 新生児は出生後数日間は出生時の体重の最大10%まで減少する可能性があるが，14日後までには出生時の体重に戻る
- 新生児の体重減少が10日を超えても続く場合は注意が必要である。生後2週間で出生時の体重を下回る新生児は，体重が十分に増えていない
- 生後2週間を過ぎたら，WHOの小児発育基準に従って体重を増やさなければならない
- 体重増加が1週間あたり200 g未満の場合は，保健医療従事者の診断を受ける必要がある
- 出生以降の期待される体重増加[5]
  - 生後0～3か月：25～30 g/日
  - 生後3～6か月：15～20 g/日
  - 生後6～12か月：10～15 g/日

● 生後1～3か月の体重増加
- 1日に18～30 g増加する[2]
- 1日に20～35 g増加する[3]・生後2か月までに1週間に150～210 g増加する[4]

● **生後 4～6 か月の体重増加**
  - 1 日に 18～30 g 増加する[2]
  - 生後 5～6 か月で出生体重の 2 倍となる[2]

この時期以降は，経過をみるために乳幼児身体発育曲線を使用するのもよい（ただし，乳幼児身体発育曲線は栄養方法が特定されておらず，母乳だけで育てられている児を当てはめる場合は，注意が必要）。

● **生後 6 か月以降の体重増加**

補完食が開始されるので，補完食による栄養摂取と合わせて成長を評価する必要がある。乳児期後半の体重増加不良の原因は，母乳不足だけではなく補完食による栄養摂取が適切に行われていないことによることが多い。母乳不足だから乳児用調製乳を補足するという指導ではなく，補完食による十分な栄養摂取ができるように支援する必要がある。

● **1 歳時の体重・身長・頭囲**[1]
  - 体重：出生体重の 3 倍
  - 身長：出生時から 50％増加する
  - 頭囲：出生時から 33％増加する

上記の数字を目安に，児の成長を成長曲線にプロットして，それぞれの成長を評価することが重要である。

2) 身長・頭囲

体重とのバランスで考える。低栄養の影響は「体重 → 身長 → 頭囲」の順で現れる。このため，体重の増え方が緩徐であるだけではなく，身長の伸びも止まってきたら要注意である。ただし，乳児期の身長測定は誤差を生じやすく，軽度の膝の屈曲でも数 cm は変わってくる。頭囲の成長は中枢神経系の発達を反映するので，月齢あるいは年齢相応の発達が得られているかどうかにも留意する。頭囲の増加が鈍化するようであれば，発達にも影響を及ぼす可能性があるため，その前に介入する。発達遅滞が認められる場合には精査が必要である。

神経疾患の児では乳児期早期に母親が哺乳困難を訴えることがあり，哺乳障害が児の神経学的異常の最初の徴候であることもある。発育不良/体重増加不良（failure to thrive：FTT）と診断した場合，哺乳障害を含めた神経学的異常所見がないか精査することも大切である。

❷ 発育不良/体重増加不良（FTT）

1) 体重がゆっくり増える児（slow weight gain）と発育不良/体重増加不良（FTT）との違い

まず，言葉の定義として，slow weight gain とは，ゆっくりではあるものの，着実に体重増加を認める児の状態をいい，たいていは家族性や遺伝性である。FTT は，その年齢において期待される体重増加がみられない，もしくは体重が減少している児の状態を示す。具体的には，① 標準体重の 3 パーセンタイル未満（または−2 SD 以下），ま

表16-1 slow weight gain と FTT の違い

slow weight gain	FTT
覚醒して活気がある	反応が乏しい，啼泣
筋緊張良好	筋緊張不良
ツルゴール低下なし	ツルゴール低下
少なくとも1日に6回の排尿	おむつはあまり濡れない
薄くさらさらした尿	"濃い"尿
便は頻回で細かい粒がある	便の回数・量が少ない
1日に8回以上の授乳回数	1日に8回未満の授乳回数
授乳時間は15〜20分	授乳時間は短い
射乳反射が良好に出現	射乳反射がうまく出現しない
体重増加はゆっくりだが着実	体重は安定して増加せず減ることもある

〔Lawrence R. A.(2005). Breastfeeding：a guide for medical profession. Mosby/LLLI (2003). The Breastfeeding Answer Book. LLLI. より筆者翻訳〕

たは ② 標準身体発育パーセンタイル曲線（3，10，25，50，75，90，97 パーセンタイル）を短期間に2つ以上横切ったとき[5]をいう。FTT は乳児期の3〜4％にみられ，原因としては，低出生体重児，基礎疾患，不適切な授乳，ネグレクトなどがある。

Slow weight gain と FTT の児の違いを**表16-1**に示す。このような全身状態の注意深い観察も大切で，1回の体重測定結果だけでFTT と診断しないようにする。発達には異常がなく体重の増え方がゆっくりである場合，病気ではなく，ただゆっくりと着実に育つ児も散見される。家族性や遺伝性の因子も関係しているため，両親・きょうだいが乳児期にどのような体重の増え方をしていたかを確認する。

保健医療従事者は，ゆっくり体重が増える児なのかFTT の児なのかを判断することが必要である。抱き方・含ませ方，うまく飲みとれているかを評価するのと並行して，FTT が疑われる場合は早めに専門医へ紹介する。

2）FTT児診察上の注意ならびに調査する項目

● 児に先天性疾患の可能性はないか

在胎週数，出生体重を再度確認する。頭囲，顔貌，体幹と四肢の長さのバランス，合併疾患の有無を検索する。

● 児に潜在性の慢性疾患はないか

慢性滲出性中耳炎，先天性心疾患，腹部腫瘤など。

● 母親の疾患・服薬状況

乳汁分泌に影響する場合もあるため，母親に基礎疾患（甲状腺疾患など）や内服している薬がないか確認する。また，母親のうつ状態など精神的疾患にも注意する。

● 社会経済的な問題はないか

家庭の社会経済状況，きょうだいの数や状況，就労状況，家族の支援の有無，パートナーなどからの暴力，両親のアルコール依存症などの聞き取りも有用な場合がある。

表16-2 児の母乳摂取量と母親の母乳産生量を増やす方法

- 児が乳房に適切に吸着できるよう支援する
- 授乳回数を増やす方法を母親と話し合ってみる
- 母親に児の満腹や空腹のサインを教える（母親は時計に頼らずに，児の様子を見て，片方の授乳が終わってもう一方を授乳するタイミングがわかるようになる）
- 児と肌を直接触れあわせ，ぴったりと抱くよう伝える
- おしゃぶりや人工乳首（ニップルシールドを含む）の使用を避ける
- 児がぐずったらなだめるために乳房を与えるよう提案する
- 乳汁の流れをよくするために，授乳の間，母親が自分で乳房をやさしくマッサージする。吸啜力の弱い児には児が吸啜している間，乳房を圧迫して児が飲みとる量を増やす方法もある
- 授乳と授乳の間に搾乳をし，得られた搾母乳を児に与える。これは児の吸啜が弱い場合や，授乳を頻回に求めない場合に特に重要である
- 授乳や児の世話と，母親の休息や食事などの時間のバランスをどうとるか家族と一緒に話し合う
- 授乳に加え，搾乳したり補足栄養を与えたりする場合，家族からの援助は母親の精神的・肉体的負担を軽減するために大変重要な要素となる

〔水野克己（2011）．母乳が出ない場合の対処法を教えてください．小児内科，43(増刊)：953-955 より一部改変し筆者作成〕

3) 母乳で育っている児がFTTであると判断したときの対処[5]

　小児科医の診察ならびに検査の結果，母乳摂取が不足しているために体重増加不良となっているのであれば，補足を考慮する。授乳状況の確認と母乳摂取を増やすための提案（**表16-2**）はどのような場合においても行う。経過を追っていく際には母親の訴えを傾聴し，エモーショナル・サポートをすることを忘れてはならない。対処の際は「家庭で実際に行えるのか」も重要な要素である。

(1) フォローの具体的な方法

①対処した効果を判定するためにも1～2週間ごとに必ずフォローする。フォローの際，体重以外の計測や発達評価も行う。

②少しずつでも体重増加速度が上昇しているのなら，そのままフォローを持続する。

③体重増加速度が安定してきたら，1か月に1回のフォローでよい。

(2) 授乳に関する対処効果が乏しい場合

　授乳に関して対処しても体重が増えない，または減っているのならば補足が必要となる。補足の第1選択は搾母乳である。搾乳の手技・方法を伝える。

　補足を行い児の体重増加が良好になってくると，母親のストレスが軽減し，母乳分泌がよくなることもある。乳児用調製乳を補足する必要がある場合も，母親に「乳児用調製乳補足＝母乳育児の失敗」ではないこと，混合栄養でも，長期間母乳育児を続けることのメリットについて伝える。また，補足は一時的なことも多いので，母乳分泌を減らさないためにも授乳回数は減らさないよう伝える。

　生後5か月前後に体重増加が緩徐になったのであれば，補足として乳児用調製乳を与えるのではなく，補完食を始めることも考慮する。

(3) 家庭環境，両親の心理状態を把握する

　家族に社会的な問題があればその解決をサポートすることも大切である。また，必要に応じて両親へのメンタルヘルスのサポートを行う。保健所などと連携して，多職種で支援する。

表16-3	月齢ごとの特徴

生後3〜4か月	● あやすと笑う，追視，クーイング（アー・クーという声を出すこと）は生後2か月頃までにみられる。 ● 生後4か月頃までに定頸する。 ● 姿勢は，仰臥位では対称性である。 ● ボトムリフティング（仰臥位で足を持ち上げたり，足先を手でさわったりする）は，手と目と足の協調ができるようになったことを意味する。 ● 立位では下肢は半ば屈曲または半ば伸展，水平抱きでは顔がやや挙上し，頸が体幹と平行になる。また，非対称性緊張性頸反射がみられる。
生後6〜7か月	● 両手をついて背を丸くして，わずかの間座ることができる。 ● 寝返り，差し出したおもちゃに手を伸ばしてつかむ，物を持ち替える，母親がおいでをすると喜んで身体を乗り出す，新聞を読んでいると引っ張って破る，母親が名前を呼ぶと振り向く，顔にハンカチをかけると取る，「いないいないばあ」を喜ぶなどがみられる。 ● 生後6か月から鉄や蛋白質を含む栄養豊富な補完食を開始する。授乳時に気が散ることが多いかどうかを尋ねたり，歯が生えてきたときの授乳について確認したりしておくとよい。
生後9〜10か月	● 座位が安定する，つかまり立ち，はいはいなどがみられ，テーブルを回って欲しいものを取りにいく，引き出しを開ける，床におもちゃを落としたときに探す，お茶碗を両手で口へもっていく，親指を使って小さなものをつかむなどがみられる。 ● イヤイヤ・ニギニギ・パチパチなどの言葉を理解して動作をする。 ● 「いけません」と言うとちょっと手を引っ込めて顔を見る。 ● ホッピング反応は，立位にして左右あるいは前方にゆっくり倒すと，どちらかの下肢が出て体重を支えようとする反応で，この反応が出ないうちは，伝い歩きはできない。この反応がみられるとまもなく伝い歩きをする。
1歳	● 一人立ち，両手を引くと歩く，座っているところから手をついて立ち上がる，鏡を見て喜ぶ，鉛筆でめちゃめちゃ書き，マンマ，パパ，ダダなどの声を出す，名前を呼ぶと振り向く，指差しをする，一人でカップから飲むなどがみられる。
1歳半	● 数歩歩ける，階段を這って上がる，積み木を積む，小さいものをカップやびんから出したり入れたりする，幼い子どもを見ると，近づいてさわろうとする，意味のある単語を言う，人形や人に食べさせて喜ぶなどがみられる。 ● つかみ方は小さい玉をはさみ持ちをする。ホッピング反応は左右前後に認める。歩くときに上肢が腰の位置になる。

〔水野克己（2010）．お母さんがもっと元気になる乳児健診．メディカ出版，大阪，pp8-163．より筆者作成〕

❸ 発達

1）標準的な発達過程と母乳育児行動の月齢による変化

標準的な発達過程において児が示す行動を**表16-3**，**表16-4**に示す。

2）母乳育児行動の変化への対応

多くの場合，生後2,3週間目と6週間目，3か月目は，乳児の急成長期であり，授乳回数が増える。この時期に母乳が足りなくなったと感じて乳児用調製乳を足す母親が多いので，支援者は母親に対し，児が欲しがるたびに授乳していれば需要に供給が見合ってくると説明することが大切となる。

表16-4 乳幼児の月齢別心理的社会的行動および母乳育児行動

月齢	心理的社会的行動	母乳育児行動
生後1日目	生後静かな覚醒期，その後長い眠りにつく	分娩後すぐに飲もうとする児としない児がいる。眠りがち。乳房に吸い付くことを学ぶ
1か月	目で物体を追う。大きな音に反応して行動を止めたり泣いたりする	乳房を吸うのが上手になってくる。約17分哺乳を続ける。1日の授乳回数は8〜16回
2か月	微笑む。母と子の交流時に声で反応する	頻繁な授乳で容易におとなしくなる
3か月	周囲に興味が増す。自分から物をつかむ。話しかけられると声を出す。動く物体に反応して顔を向けたり目で追ったりする	授乳中に父親やほかの家族が部屋に入ってくるとそちらに顔を向けて授乳を中断したり，授乳中に母親に笑いかけて授乳を中断したりする
4〜5か月	いつもと違う場所に興味をもつ。鏡の自分に微笑む	引き続き頻繁な授乳を楽しむ
6か月	声を上げて笑う。自分の世話をしてくれる人と見知らぬ人を識別する。母親，もしくは世話をする人がいなくなると苦悩の様子を見せる	補完食（離乳食）開始。授乳回数が減る。夜寝る前に長く母乳を飲む。夜にさらに頻繁に起きて母乳を飲み始めることもある
7〜8か月	行動や音声を模倣する。名前に反応する。「だめ」に反応する。「いないないばあ」を喜ぶ。手の届かないおもちゃを取ろうとする	いつでもどこでも母乳を飲む。自分から行動を起こして飲もうとする（たとえば，母親のブラウスのボタンをはずそうと試みる）
9〜10か月	新しい状況や人を怖がる。ばいばいと手を振る。手の届かないおもちゃを取ろうとする	周りの様子に気をとられやすくなり，頻繁に授乳を中断する。片手，もしくは両手で乳房をかかえながら哺乳することもある
11〜12か月	わざと物を落として誰かに拾わせる。他の人に向かってボールを転がす。数語をしゃべる。絵本に興味を示す。「いや」ということの意思表示として首を横に振る	きちんと抱かれて授乳されるのではなく，乳頭を口にくわえながらいろいろな姿勢で飲もうとする
13〜15か月	新しい状況へ恐怖をもつが，なじみのある周囲を探索するために母親のもとを離れるようになる。愛情，怒り，恐れなどの感情を表す。数語を話す。多くの言葉の意味を解する	授乳中に手を使って遊ぶ。指を母親の口の中に入れようとしたり，母親の髪の毛で遊んだり，もう片方の乳首をつまんだりする。母乳が飲みたいときに母親の胸をたたく。授乳中にハミングしたり言葉を発したりする。母乳が飲みたいときに言葉で表す2人の「暗号」を使うこともある
16〜20か月	かんしゃくを頻繁に起こす。親の真似をすることが多くなる。一人遊びを楽しんだり，他の子を観察したりする。6〜10語話す	母乳育児の喜びを言葉で表す。母親の手を引いて，お気に入りの授乳場所に連れて行く
21〜24か月	簡単なお手伝いをする。かんしゃくが減る。平行遊びをする。2，3の言葉を組み合わせる。15〜20語話す	授乳中に何度も立ち上がる。この時期は心の落ち着きのための授乳がほとんど。寝る前の授乳が一般的に卒乳前の最後の授乳になる。母親が言えば，授乳を待つことができる

〔Riordan J., et al.（1999）. Breastfeeding and human lactation. pp614-615. Jones & Bartlett より本郷寛子翻訳，一部改変〕

生後4〜5か月になると，夜長く眠るようになる児もいるが，経過が順調であればその場合はわざわざ起こして飲ませる必要はない。また，逆に夜間の睡眠時間を長くするために夜間授乳をやめる必要もない。生後6か月を過ぎると，だんだん昼間の授乳回数は減ってくるが，夜寝る前の授乳に時間がかかるようになる。また，それまで夜中に寝ていた児が頻繁に起き出すこともよくある。その理由としては，この時期から起こる「分離不安」と関係しているという考えもある。また，補完食を開始する時期でもあるので，母乳だけでは不足する栄養を補完食で十分摂取することができるようにする。

生後7〜8か月になると，いつでもどこでも母乳を欲しがるようになる。自分から行動を起こして母乳を飲もうとする。乳首を噛んで母親を困らせることもある。母親の反応に驚いて，児が哺乳ストライキ（254頁参照）を起こすこともある。これは一時的な哺乳拒否であり，しっかりと覚醒する前や寝入りばなに授乳するといつもどおりに哺乳する。この時期に卒乳するのは一般的ではないので，一時的なものであることを伝える。

乳児の成長・発達を理解しておくことは，母乳育児支援においても重要である。母乳だけで育つ児の成長パターンを理解することで，不必要な補足を避けることができる。乳児の発達過程においては，「母乳が足りないのでは？」とか「母乳を欲しくないのでは？」と母親が悩むような行動をとることもある。それらがどのような意味をもつのか，母親に伝えて，安心して母乳育児が続けられるように支援する。

Ⅱ 乳児健診における母乳栄養児の生後1か月頃までの標準的な経過

❶ 2週間健診

日本の母乳育児率をみるとまず，退院時から1か月にかけて低下している[6]。核家族や少子化のため，育児経験の少ない母親が多く，退院して1か月健診まで3週間以上も空けることは，母親の不安，混乱，孤立を放置してしまうことにもなりかねない。特に，母親が産後うつ状態であると考えられる場合は，赤ちゃんのFTTにもつながることが報告されている[7, 8]。

これらから2週間健診では，育児不安が増し，母乳育児率が低下するこの時期に，母親が前向きに子育てできるように，1か月健診までの空白を埋め，母親の不安に応える必要がある。2週間健診は，希望する母親すべてに行うことが望まれるが，なかでも産科施設入院中の母親または児の状況や状態が**表16-5**に示す項目に該当するならば，1か月健診まで待つのではなく，2週間健診を受けることを勧める。

また，厚生労働省は2017年度から「産後うつ」の予防を目的に，産後2週間と1か月の産婦健康診査の助成を始める通達を出した。この受診を契機に児の健診も，母乳育児や新生児に関する知識を十分にもっている保健医療従事者が担当し，必要に応じて小児科医にコンサルトするのもよいと思われる。

248　第7章　退院後の母乳育児支援

表16-5 2週間健診の受診を勧めたい状況

母親側の因子	児側の因子
①**出生前から把握できること** • 高年出産で，以前に母乳育児の経験のない女性 • 乳房の手術の既往がある女性 • 基礎疾患（糖尿病など）がある女性 • 前回母乳育児がうまくいかなかった女性 ②**出生後に把握すること** • 分娩後の出血や高血圧，感染など • 産後うつ状態を認める場合 ③**実際の授乳状況から把握すること** • 乳頭痛 • 扁平乳頭・陥没乳頭などの乳頭の問題 • 過度の血乳 • 分娩後4日間以上の乳汁分泌不全	①**出生時に把握できること** • 早産・late preterm 児・early term 児[*1] • SGA 児[*2]，低出生体重児 • 多胎児 • 口腔の異常（口唇口蓋裂・舌小帯短縮症など）がある児 ②**入院中に把握すること** • 光療法を必要とする黄疸 • 出生体重の10%を超える体重減少や入院中に増加に転じない児 • 生後4日目で黄色い便を認めない • 筋緊張の低下 • 吸着しにくい，持続できない • 吸啜力の低下，吸啜が持続しない ③**退院後の状況** • 眠りがち，哺乳意欲が少ない，哺乳の際に覚醒させなければならない • 易刺激性，授乳後も空腹を示す • 排尿・排便の少ない児

＊1 late preterm infants（後期早産児）・early term infants（早期正期産児）
＊2 SGA 児：出生体重および身長が10パーセンタイル未満
〔水野克己（2010）．お母さんがもっと元気になる乳児健診，メディカ出版，大阪，pp8-163．より筆者作成〕

2週間健診で，母乳育児支援のために，以下のことを確認する。
- この24時間での授乳回数・尿や便の回数
- 児が眠りがちで授乳のために児を起こさなければならないか？
- 児は容易に吸着できるか？
- 母乳以外のものを与えていないか？
- 授乳に関してどのように感じているか？
- 乳房に痛みや不快感はないか？
- これまでの母乳育児の経験
- 家族は母乳育児についてどのように考えているか？
- 母親は栄養のある食事を十分摂取できているか？

さらに，実際に授乳している様子を評価することも重要である。退院時に搾母乳や乳児用調製乳を補足している場合には，補足の量や方法などが適切かどうか，この時期に評価しておくとよい。母乳産生を増やす方法を再度確認し，直接授乳だけで十分量が飲めるようになるまでフォローを継続することが望ましい。

2週間健診で母親に以下のことを伝える。
- この時期の一般的な授乳パターン，すなわち，
  - ・児が欲しがるままに，欲しがるだけ授乳する。

16　母乳で育つ子どもの成長・発達，乳児健診　**249**

・児の欲しがるサインに合わせて授乳し，児が自分から離すまで授乳を続ける。
・授乳間隔が長くなりすぎると，母乳分泌低下や乳房トラブルに進展する恐れがあるので，夜間であっても，授乳間隔が4時間以上にならないように授乳する。
・母乳育児の場合，生後2週間くらいでは1日8〜12回の授乳が一般的で，午後から夕方にかけては1時間ごとに欲しがることもしばしばある。

- 一般的な尿・便のパターン
- 母親自身の健康管理，こまめに睡眠をとるなど，母親自身のケアの重要性
- おしゃぶりは母乳育児期間を短縮させるリスク要因となるので，使わない。

2週間健診を終わるにあたり，以下を検討する。

- 母乳だけでは足りない場合：補足を始める前に母乳産生量が不足している原因を見つけて介入するために，母乳育児の専門家に相談する。
- 母乳育児に関する問題が継続しているようであれば，母乳育児の専門家を紹介する。
- 適切なピアサポート・グループ（ラ・レーチェ・リーグなど）を紹介する。
- 児を母乳で育てようとしたことに対して両親を賞賛する。
- 母乳育児の利点のいくつかを再度確認する。
- 母親の必要量に見合うよう，きちんと食事と飲み物を摂る。
- 児の体重増加が適切になり，母乳育児が順調になるまでは，定期的にフォローを行う。

❷ 1か月健診

1か月健診は，産科退院後初めての外出であることが多く，児の父親や祖母と一緒に来院することも多い。そのような場合は，家族みんなで健診に参加してもらう。「赤ちゃんが泣くのは母乳が足りないからだ」という祖母や父親がいたり，さらには，乳児用調製乳のほうが母乳よりも優れていると信じている祖父母がいたりし，まだまだ周りのサポートも大切な時期なため，母親だけでなく，家族（父・祖母など）にも児の状況，今後の注意点，母乳育児のことなどを伝えることが重要である

すべての新生児は出生体重の7〜10%程度の生理的体重減少を認めるため，最も減少したときの体重からの増加をみることが重要である。それが不明であれば，出生体重に復帰してから，もしくは産科施設退院時からの体重増加を計算する。体重増加としては，最低体重もしくは退院時体重から1日20〜30（平均24）g以上の増加が目安である[9-11]。

体重増加が少ない場合の評価事項

● 授乳の評価
①授乳回数
②授乳の間隔
③授乳のタイミング
④授乳時の乳頭や乳房の痛みの有無
⑤ニップルシールドの使用の有無
⑥適切な吸着と有効な吸啜ができているか

そして，授乳のタイミングとしては泣いたら授乳するのではなく，児の空腹のサインに合わせて行う。

◉ 児の空腹のサイン
　①おっぱいを吸うように口を動かす
　②おっぱいを吸うときのような音を立てる
　③手を口や顔に持ってくる
　④素早く目を動かす
　⑤むずがる
　⑥クーとかハーとかいうような柔らかい声を出す

啼泣は遅めのサインであり，啼泣してから授乳しようとしてもうまくいかないことがある。また，啼泣で疲れてしまい，眠ってしまう児もいる。眠りがちの児は，早めに空腹のサインを見つけて，タイミングを逃さず授乳する必要がある。授乳の間隔はこの時期は夜間であっても最長4時間を目安にする。乳腺腔内に乳汁が充満すると母乳産生は抑制されるため，母乳産生量を維持および増加させるためには，頻繁に授乳することと有効な吸啜が重要となる。

体重増加不良や授乳トラブルがある場合，実際に授乳の様子を観察して，授乳前後の体重を測定して左右両方の乳房から飲みとった量を計算するとともに，抱き方・含ませ方が適切かどうか，可能な限り授乳の確認も行う。以下のサインを認めたら，吸着が適切でないと考えられるため，修正する。

　①おちょぼ口（人工乳首をくわえているような口の開き）
　②唇が巻き込まれている
　③頬にえくぼができる
　④舌打ちする音が聞こえる
　⑤乳頭に強い痛みを感じる

不適切な抱き方や含ませ方をしていれば，児の体重が増えないだけでなく，乳頭にも傷ができたり痛みを感じたりする。適切に乳頭乳輪を含むことができれば，多くの場合，乳頭痛は消失ないしは軽減する。また，授乳後の乳頭の形も観察し，乳頭が平らになっていたり，すじができていれば，児の吸着は不適切であり効果的に飲みとれていない可能性がある。授乳方法（具体的には抱き方と含ませ方）を変えるだけで体重増加がよくなることもあるので，授乳の様子を評価せずに「体重の増え方が少ないから乳児用調製乳を足しましょう」とは言わないようにする。

逆に多くの場合，生後1か月頃になってくると，児は乳房を吸うのが上手になってくる。1日の授乳回数は8～16回とかなりの幅がある。1回の授乳時間も10分弱の児もいれば，左右両方で1時間近くくわえている児もいる。それぞれの母子で授乳パターンは異なるが，基本的には，1回の授乳は児が離すまで続けるように伝える。

また，午後から夕方にかけては，1時間ごとにおっぱいを欲しがることもよくある。

さらに，児の急成長期である生後6週頃と3か月頃に授乳回数が増えることがある。母乳が不足してきたと考え乳児用調製乳を足すこともある。児が欲しがるままに授乳す

16　母乳で育つ子どもの成長・発達，乳児健診　　251

ることで，母乳分泌も増えてくるので，乳児用調製乳を足す必要はないことなども，この1か月健診時に伝えておくと，母親も心の準備ができる。

1か月健診時での確認事項

● ビタミンK（第4章8参照，102頁）

　母乳は乳児用調製乳と比較して，ビタミンやミネラルの含有量が少ないことが知られている。ビタミンK欠乏では出血傾向が強くなり，消化管出血や頭蓋内出血を引き起こす可能性がある。特に胆道閉鎖症などの胆道系疾患を合併すると，消化管からのビタミンKの吸収が障害されるため，欠乏症に陥りやすい。わが国では，ビタミンK_2シロップの予防内服が一般的に行われている。これまでビタミンK_2シロップの投与方法は3回法（出生後，生後1週，生後1か月）と3か月法（出生後，生後1週以降は生後3か月まで週1回，計13回）が各施設の方針により混在してきたが，2021年に日本小児科学会はじめ周産期新生児に関連する16学会・団体の共同提言[12]により，①「肝胆道系疾患の早期発見のため，母子健康手帳の便カラーカードの意義を医療者は理解し，この活用方法を保護者に指導すること」，②「哺乳確立時，生後1週または産科退院時のいずれか早い時期，その後は生後3か月まで週1回，ビタミンK_2を投与すること」が示された（なお，1か月健診の時点で人工栄養が主体の場合には，以降のビタミンK_2シロップの投与を中止してもかまわない）。

● ビタミンD

　ビタミンDは，骨代謝やカルシウムの恒常性に関与する栄養成分であり，欠乏すると，くる病や低カルシウム血症を引き起こすほか，近年では免疫系の異常やアレルギー疾患との関連についても注目されている。ビタミンDは食事からの摂取だけでなく，紫外線に当たることによって皮膚で合成されるため，日光浴はビタミンD不足を予防するために重要である。季節や緯度によるが，夏場であれば1日15〜20分ほど，冬場であれば1日30分ほど太陽の光を浴びれば，必要量のビタミンDがつくられる。はじめは手・足から徐々に光を当てる部分を増やす。

　また，ビタミンDは脂溶性なので，脂肪含有量が増加する後乳に多く含まれる。このため，乳房が「空（から）」に近づくまでしっかりと授乳することが重要である[13]。母乳中のビタミンDは母親の血液中ビタミンD濃度と関係する[14]ので，母親自身がビタミンDを多く含む食材（魚類，きのこ類など）をとるよう伝え，母子ともに過剰な紫外線防御を避け，母親も1日に20分程度は日光に当たるよう伝える。

III 乳児健診における母乳栄養児の生後1か月以降の標準的な経過

3〜4か月健診

　追視やあやし笑い，喃語が始まる。睡眠や授乳のリズムが整ってくる頃であるが，個人差が多い。母乳で育っている児で，生後3か月まで体重増加が良好だったが，その後

に体重増加が低下する場合もあり，以下の点に注意する。

（1） 授乳環境に注意する

児のきょうだいが授乳の際に近づいてくるような場合には，集中して飲めなくなることも多い。また，授乳時にテレビなどをつけていないか，気の散るようなことがないか，なども確認する。眠いとき，寝起きなどは集中して飲めるので，このようなタイミングで授乳するよう勧める。また，薄暗い部屋での授乳などもよい。きょうだいがいる場合は1か月健診で上記の対策をあらかじめ伝えておくとよい。

（2） 一晩中眠るようになっていないか

少なくとも夜も1回は授乳するか，昼間の授乳回数を増やすよう伝える。夜間の睡眠時間を長くするために，夜の授乳を母親が意図的にやめていないかも確認する。

（3） おしゃぶりを与えていないか

乳房以外のもので，吸うという欲求が満たされてしまい体重増加が鈍化してしまう。

（4） 湯冷まし，果汁，麦茶など与えていないか

カロリーのないもので空腹が満たされてしまうと授乳回数や摂取量が減ってしまう。

上記の注意点を見直しても体重増加が改善しない場合，児が生後4か月後半であれば，早めに補完食（離乳食）を開始することも提案する。このためにも生後2か月くらいからは，家族の食事の場に児も参加させて，「食べること＝楽しいこと」という意識づけをしておく。乳児用調製乳を与えている場合でも，母乳の授乳回数は減らさずに補完食を増やしながら，少しずつ乳児用調製乳を減らしていくように伝える。

❷ 6〜7か月健診

生後6か月頃になると，母乳以外の食べ物にも興味を示し，児は母親との関係だけではなく，ほかの家族や周囲の人との関係を深め，世界を広げてゆく。

生後6か月頃から補完食を開始するが，母乳は児の欲しがるサインに合わせて時間も回数も制限なく飲ませる。授乳の回数を減らす必要はない。児の成長発達が順調であれば，授乳回数やパターンにはそれぞれ個人差があり，今行っている子育てのままでよいと伝えて，母親を支援する。

また，生後6か月以降で体重増加が鈍化してきた場合，乳児用調製乳での補足よりも，補完食を児の意欲に合うように増量するほうが生理的である。

まれではあるが，1歳まで母乳だけで育てようと考えている母親もいるため，この時期に鉄・亜鉛などの微量元素・ビタミン・蛋白質を母乳以外の補完食から摂取することの重要性も伝える。母乳だけで育っている乳児では鉄が不足し，乳児期後半には鉄欠乏性貧血がしばしばみられる。鉄は乳児期の脳発達にも大切な作用をもっているので，生後6か月からは補完食で鉄を含む食材を与えるよう伝える。

❸ 9〜10か月健診

この頃から人見知りが始まる。周囲の様子に気を取られやすくなり，頻繁に哺乳を中断することも多くなってくる。補完食が順調に進んでいればフォローアップミルクは必

要ないことを伝える。

　また，この時期の母乳育ちの児には，心身の発達に伴って，以下の特有の行動がみられることがある。

母乳育ちの児の特有行動

　　・9か月頃から片手，もしくは両手で乳房を抱えながら哺乳する。

　　・哺乳ストライキを起こす。

　　・乳首を噛む

哺乳ストライキと乳首を噛まれたときの対処について説明しておくとよい。

(1) 哺乳ストライキ

　今まで頻繁に飲んでいたのに，急に哺乳するのを拒否する現象をいう。概して，児の機嫌は悪く，離乳食もあまり食べないことが多い。普通は2～4日で治まるが，1週間くらい続くこともある。

●対策

　無理に飲ませようとするよりも，児が眠いときや少し眠りかかっているときに授乳するほうが効果的である。肌と肌の触れ合いを増やしたり，母親が立ったり，歩きながら飲ませると飲むようになる児もいる。

●提案

　母乳産生を維持するために，搾乳を続けて，コップやスプーンで与えるよう伝える。再び母乳を飲んでくれるようになるので，焦らずに待つよう伝える。

(2) 乳首を噛む

　児が哺乳中，母親の乳頭は児の口の入り口よりも奥深くにあり，児の唇と歯茎は，一般的には，乳輪と皮膚の境目くらいのところにある。児の舌は歯茎を越えて前に出るので，下の歯と乳房の間にあり，歯が生えても哺乳中は噛むことができない。つまり，児がしっかり乳房を吸っているときは，噛まれる心配はない。逆に言えば，乳頭乳輪を吸うのをやめているときに，噛まれることがある。

●対策

　できるだけ冷静に対処し，噛まれたときに「痛い！」と大きな声をあげるのは避ける。授乳中に噛まれたら，児の口に指を入れてそっと乳房を引き離すのがよい。児は噛む前には，いったん舌を引っ込めるので，タイミングがわかってくると，噛まれる前にさっと乳房から離せる。

　大きな声を出すと，児は母親に遊んでもらっていると勘違いして，次の授乳でも噛んだり，逆にびっくりして乳房から飲むことを拒むようになったりすることもある。

　乳房から急に引き離すと，もっと強く噛むこともあり，乳頭へのダメージを強くする。

●提案

　児を離した後は，真剣に「噛んだらダメよ」と目を見て言葉で教えることも大切である。また，噛まれそうと思ったら，その瞬間に児を乳房のほうにしっかり引き寄せる，という方法もあり，このほうがとっさのときは効果的である。

④ 1歳健診

1歳を境に，周囲から母乳をやめるようにプレッシャーをかけられることも多くなる。いまだに1歳になったら断乳を勧める保健医療従事者も見受けられるが，AAPおよびWHO/UNICEFは2歳かそれ以降まで母乳育児を続けるよう勧めている[2, 15]。

母乳の成分は，免疫成分と栄養素ともに12～24か月の間大きくは変わらない。ヒトの免疫系は生後数年間成熟せず，母乳中の免疫物質は1歳を過ぎても引き続き児を病原体から守ってくれるため，まだまだ母乳には，児に必要な栄養，免疫ともにたくさん含まれていることも伝える。

また，夜寝る前に歯磨きを適切に行えば，夜間の授乳がう歯の原因とはならない。2007年に報告された米国での大規模調査でも，母乳育児そしてその期間はう歯のリスクではないことが報告されている[15]。日本小児歯科学会は上の前歯が生えたら補完食後に指に巻いたガーゼや綿棒で歯を清拭し，1歳を過ぎたら食後に歯を適切に磨くことが大切であると提言している。夜間の母乳を継続する場合には，特に夕食後の歯磨きをしっかりと行うことが望まれる。

児が1歳頃になると，保育所や託児施設に預けて，母親が職場復帰をすることがある。集団保育が始まると感染機会が多くなるが，こういうときこそ母乳による感染予防効果，罹患した場合の症状軽減効果，治癒までの期間の短縮効果が発揮される。母親にはこれまで母乳育児を続けてきたことをねぎらい，母親と児の望む限り母乳を飲ませることを推奨する。

乳児健診の基本は成長と発達を評価し，介入すべきところがあれば適切に介入することにある。乳児健診において栄養評価を適切に行うことは必須のことで，特に母乳で育っている児の評価を適切に行うことは，母乳育児支援の面から非常に重要である。

また，それだけではなく，母親の生活環境や育児不安にも注意を払うことも大切である。乳児健診の役割の半分が児の成長・発達を含めた全身状態をチェックすることで，残りの半分は育児支援である。母乳育児を推進するためには，母乳で育てている母親の心に寄り添って児の診療を行うことが大切である。

出産前の母親のほとんどは母乳で育てたいと考えており，母乳育児が順調に進むことで，母親としての自信が養われ，育児にも自信をもてるようになる。そのために，栄養評価も授乳の様子を確認すること，母親の頑張りを認めることが重要である。育児支援には，育児環境を把握し，母親のおかれている状況を理解すること，母親の発言を傾聴し共感することが大切になる。このようにして，母親をエンパワーすることが乳児健診の重要な目的の1つである[16]。不安を軽減し，前向きに育児ができるようになることが乳児健診の大きな役割ともいえる。

医師ばかりではなく，乳児訪問をしている保健師，助産師，外来担当の看護師も母乳育児に関して十分な知識をもち，母親に適切に提供できることが望まれる。

（滝 元宏）

参考文献

1) Butte N. F., et al.(2000). Infant feeding mode affects early growth and body composition. Pediatrics, 106(6)：1355-1366.
2) WHO/UNICEF（2020）. Baby-friendly hospital initiative training course for maternity staff.
3) 国際ラクテーション・コンサルタント協会（著），日本ラクテーション・コンサルタント協会（訳）. （2003）. 生後 14 日間の母乳育児援助・エビデンスに基づくガイドライン. 日本ラクテーション・コンサルタント協会.
4) 米国小児科学会（編），藤村正哲（監訳），平林円（訳）（2005）. 母乳育児のすべて：お母さんになるあなたへ. メディカ出版.
5) 母乳推進プロジェクトチーム（2011）. 栄養委員会 新生児委員会による母乳推進プロジェクト─小児科医と母乳育児推進. 日児誌, 115(8)：1363-1389.
6) 厚生労働省. 平成 17 年度乳幼児栄養調査結果の概要. 平成 18 年 6 月 29 日発表.
http://www.mhlw.go.jp/houdou/2006/06/h0629-1.html（2024/12/4 アクセス）
7) 前掲書 5）
8) Wright C. M., et al.(2006). The influence of maternal socioeconomic and emotional factors on infant weight gain and weight faltering：date from a prospective birth cohort. Arch Dis Child, 91(4)：321-317.
9) UNICEF/WHO（著），BFHI 2009 翻訳編集委員会（訳）（2009）. 赤ちゃんとお母さんにやさしい母乳育児支援ガイド ベーシック・コース, pp191-204. 医学書院.
10) 国際ラクテーション・コンサルタント協会（ILCA）（著），日本ラクテーション・コンサルタント協会（訳）（2008）. 母乳だけで育てるための臨床ガイドライン, pp1-28. 日本ラクテーション・コンサルタント協会.
11) Mohrbacher N., et al.(eds)（2003）. The breastfeeding answer book, 3rd ed, pp147-178. La Leche League International.
12) 日本小児科学会他（2021）. 新生児と乳児のビタミン K 欠乏性出血症発症予防に関する提言.
http://www.jpeds.or.jp/uploads/files/20211130_VK_teigen.pdf（2024/3/8 アクセス）
13) Mizuno K., et al.(2009). Is increased fat content of hindmilk due to the size or the number of milk fat globules? Int Breastfeed J, 4：7.
14) Hollis B. W., et al.(1986). Relationships among vitamin D, 25 (OH)-D, and vitamin D-binding protein concentrations in the plasma and milk of human subjects. J Clin Endocrinol Metab, 62(1)：41-44.
15) AAP（2022）. Policy Statement：Breastfeeding and the Use of Human Milk. Pediatrics. 150(1)：e2022057988.
16) 水野克己（2010）. お母さんがもっと元気になる乳児健診, pp8-163. メディカ出版.

17 地域での継続支援

I 地域での継続支援の必要性

わが国のように「母乳代用品のマーケティングに関する国際規準」が守られていない社会では，産後数日を出産施設で過ごし母乳育児支援を十分受けて母乳のみで育てている母親であっても，**表 17-1** のような母乳育児の継続を阻む因子が多く潜んでいるため母乳育児が妨げられやすい[1]。そのため，女性が本来もっている力を発揮して自信をもって長く楽しく母乳育児をするためには，退院後の継続支援，特に地域での母乳育児を支援する体制が整っていることが重要である。2023 年 Lancet の Breastfeeding Series では，母乳育児は母親の責任ではなく，母親を取り巻く社会の責任であることが強調されている[2]。

母親のなかには，産科施設退院後に自信をもって児のお世話ができるよう支援をしてくれる家族，友人，保健医療従事者などを必要とする人がいる。しかし明らかに支援が必要と思われる場合であっても，支援を受けず，家事も育児もすべてを自分でやらなければならないと思い込んでいる母親もいる。支援を求めることで自分が悪い母親であるとか能力がない母親と思われるのではないかと考えているからかもしれない。特に，「子育てが初めて」「上の子どもの世話や家事など時間を要することが多い」「授乳で困っていることがある」「母親か児に健康上の問題がある」などの場合は支援が必要であるこ

表 17-1 退院後の母乳育児の継続を阻む因子

- 母乳不足感
- スケジュールに合わせた授乳
- 乳児用調製乳やほかの食物などの補足
- 母親の自信を揺るがすような乳業会社あるいはベビーフード会社による巧妙な販売戦略
- 母親と子どもが別々に寝ること
- 乳頭の痛み，あるいは陥没乳頭などによって起こる乳頭トラブルや乳腺炎などの乳房トラブル
- 家族，保健医療従事者，地域社会などの母乳育児に対する無理解・誤解
- 社会的な支援の不足，あるいは母乳育児支援の不足
- 母乳育児をしながらの仕事と育児との両立しにくさ
- 社会経済的に低水準である状態（教育を受ける機会の不足，乳児用調製乳または乳児用調製乳購入費のための経済援助など）

表 17-2　地域で利用できる社会資源・情報源

- 家族の支援：父親（パートナー），祖父母，母方姉妹，児のきょうだい，親戚など
- 友人，近隣に住む女性たち
- 母親同士の支援グループ：LLL（ラ・レーチェ・リーグ）など
- 家庭訪問
  - 新生児訪問指導—母子保健法第十一条：保健師，助産師
  - 未熟児（低出生体重児）訪問指導—母子保健法第十九条：保健師，助産師
  - 乳児家庭全戸訪問事業（こんにちは赤ちゃん事業）—児童福祉法第六条の三第四項：保健師，助産師，看護師ほか
  - 養育支援訪問—児童福祉法第六条の三第五項：保健師，助産師，看護師，保育士ほか
  - 産前・産後サポート事業（多胎妊産婦等サポーター等事業）：保健師，助産師，保育士，子育て経験者ほか
  - 開業助産師，開業 IBCLC（国際認定ラクテーション・コンサルタント）による有料訪問
  - 訪問看護ステーション（精神疾患合併妊産褥婦，多胎児，低出生体重児，児に病気や障害がある医療的ケア児など）—医療保険：助産師，看護師，理学療法士など
- 産後ケア事業（宿泊型・デイサービス型・アウトリーチ型）—改正後母子保健法第十七条の二：助産師，看護師ほか
- 母乳育児相談室，母乳外来（助産所，病院，診療所，産後ケア施設など）
- 各都道府県の助産師会（子育て・女性健康支援センター）
- 電話・メール・オンライン相談：母乳育児支援専門家，母乳育児支援グループ，こども家庭センター，保健センター，保健所
- 地域子ども・子育て支援事業（訪問家事・生活支援，ショートステイ・一時預かり事業，ファミリーサポートなど）
- 産婦人科医，小児科医，精神科医，歯科医，栄養士，保育士（保育所，児童館，乳児院，子育て支援センターなど）

とが多い。

　UNICEF/WHO の『母乳育児支援ガイド ベーシック・コース』では，母親が必要とする支援はどのように得られるか，困ったときにはその支援サービスを利用できることや事前に準備・依頼できることなどを保健医療従事者が妊娠中から母親と必ず話し合うように勧めている[3]。そうすることによって，最初から母親が自信をもつ助けになるかもしれない。

　表 17-2 に地域で利用できる支援のリソース（社会資源，情報源）の例を示す。

Ⅱ　地域で利用できる支援のリソース（社会資源，情報源）

❶ 家族・友人の支援

　伝統的に，妊娠・出産・産後の女性を手助けする慣習がある地域では，（支援方法が必ずしも最適でない場合があるにしても）女性の家族や近隣に住む女性たちが重要な役割を果たす[4]。わが国での「里帰り」もこのような慣習の名残であるが，コロナ禍前と比べて減少しているため[5]，父親（パートナー）からの支援がより重要となる。

表 17-3 母乳育児中の母親を父親（パートナー）がサポートするためのポイント

- 否定や評価をせずに母親に寄り添い，受け止める：母親への精神的支援となる最も身近な存在
- 母親が母乳育児に集中できるように，対外的な役割を担う：訪問客，電話，メールや宅配便などへの対応。行政への届け出・申請の手続きなど。
- 授乳後の排気やおむつ交換など：実施する機会や回数が多いので，パートナーとして自信がつきやすい。
- 機嫌が悪く，泣き止まないときにあやす：優しく揺り動かしたり，歌を歌ったり，読み聞かせをしたり，身体をさすったりするなど
- リラックスして眠そうにしているときにも抱く
- 沐浴，あるいは一緒にお風呂に入る
- パートナーが赤ちゃんとかかわることによって，母親は休憩したりほかのことをしたりする時間ができる
- 赤ちゃんの遊び相手になる
- 上の子の世話，送迎など
- パートナー自身の身辺自立，精神的自立
- 家事をする，家事援助サービスの手配など
- （医学的に必要がない限り）母親に代わって乳児用調製乳を与えることはしない：不必要に補足することで，母乳分泌を低下させてしまう恐れがある
- 上記のようなサポートをしても母親の不安が軽減しない場合は，出産場所や母乳育児支援にかかわる専門家など，利用できるサポートを母親に活用するよう促したり，実際にパートナーが支援を求めたりする

　退院後は上の子の世話や家事などをどうするかが大きな心配事となる。里帰りや祖父母などの支援が得られない場合は，一時保育，ファミリーサポート，育児・家事支援ヘルパーなどの支援サービスを利用したり，父親（パートナー）が上の子の世話，送迎や家事を担ったりできると，母親にとって大きな支えになる。2022年10月より産後パパ育休（出生時育児休業）制度が施行されたため，よりパートナーの支援が期待できる。

　家族や周囲の者がもっている母乳育児に関する知識や経験は母親に大きく影響する。どんな栄養法で育てたのか，育てられたのか，親戚，周囲に母乳育児を経験した人がいるかどうかは，あらかじめ知っておくと役に立つことが多い。妊娠中からパートナーと一緒に両親学級に参加したり，祖父母対象の出産前クラスを勧めたりするのもよい。出産後は，知識と実践の違いに戸惑うことも多いため，退院時，家庭訪問時，健診時に再度家族への個別のアプローチが必要である。「赤ちゃんが泣く（寝ない）のは母乳が足りていないからではないの？」という言葉などで母親の自信を失わせたり，母親を休ませるために乳児用調製乳を飲ませたり，補完食を急がせたりするなどの母乳育児の継続を阻む行為を未然に防ぐことができる。

　保健医療従事者は，パートナーが母乳育児中の母親をどうやって助けることができるのかを妊娠中から両親学級などで可能な限りパートナーに伝える機会をつくり，母親とパートナーとの間で話し合ってもらうように促すことが大切である。そのポイントを**表17-3**に示す[6, 7]。母親が母乳育児に自信がもてる体験をすると，その後の育児にも生き方にも力を与える[8]。一方，パートナーは母親の母乳育児やパートナーとしての役割に

17　地域での継続支援　**259**

対してさまざまな欲求不満やストレスを感じることがある[6, 7]。パートナーも母親と同じくらいの割合で産後うつを発症する可能性があると報告されているため，パートナーに対しても母親同様に声がけと継続的な支援が必要である[9]。助産師会や民間団体などによるパートナー向けの教室などが開催されており，パートナー同士でお互いの思いを伝え合ったり情報共有し合ったりするよい機会となっている。

❷ 母親同士の支援グループ（母親から母親への支援）

　母親同士の支援は通常地域を拠点とし，1対1の支援であることもグループを基盤としてのピアサポートが提供されていることもある。前者では，母親自身が暮らしている地域内（町内や学区などの共同体）で経験をもつ女性や主任児童委員*などのボランティア活動をしている女性などから支援を得ることが多い。後者では，国際的な母乳育児支援団体の1つであるラ・レーチェ・リーグ（以下，LLL）が有名である[11]。LLL では，母乳育児の経験があり特別なトレーニングを受けて認定されたリーダーが，定期的に集いを開催している。妊婦が妊娠中からそのグループの集いに参加することによって，さらに退院後もそのグループのリーダーに相談したり助けを求めたりしやすくなる。また，グループでの話し合いや相互援助の経験のある母親リーダーから情報と支援が提供されるので，母親は安心し自信をもつようになる[3]。シングルマザーや，パートナーが母乳育児に理解を示さない場合は，特に友人や親戚など家族以外のサポートが重要であるため，このような母親同士の支援が役に立つことが多い。

　保健医療従事者や育児支援者は，産科施設，家庭訪問，産後ケア施設，地域の子育て支援センター，児童館，子育て広場，女性センターなどで，LLL のような母親同士の支援グループのパンフレットを配布して紹介できる。また地域に根ざしている支援グループと連携することで，継続支援が必要な母親に紹介しやすく，母親も安心して利用しやすいと言われている。普段から院内や保健福祉センターなどでの学習会にはそのグループのリーダーを積極的に誘うとよい。地域に既存の支援グループがない場合は，産科施設や個人で母親支援グループをつくり，そのグループが成長するのを手伝うとよい[3]。

❸ 家庭訪問

　家庭訪問には，市区町村主体である「新生児訪問指導」「未熟児（低出生体重児）訪問指導」「乳児家庭全戸訪問事業（こんにちは赤ちゃん事業）」「養育支援訪問事業」「産前・産後サポート事業（多胎妊産婦等サポーター等事業）」，後述する「産後ケア事業」におけるアウトリーチ型などがある。開業助産師は依頼があれば有料で訪問している。各地域によって助産師リストを作成しweb サイトやチラシなどで公表している。

＊　主任児童委員とは，厚生労働大臣より委嘱された，地域において児童・妊産婦の福祉に関する相談・援助活動を行う者をいう[10]。

退院後1週間頃に保健医療従事者が家庭訪問することは，母子の退院間もない時期の家庭での授乳が順調かどうか様子をみたり，母親や家族からの質問に答えたり，問題が起きている場合に早めに対応できるという点において大変有効である。訪問であるため母親は移動の負担がなく，母子のタイミングに合わせて授乳の支援を受けたり，さまざまな生活環境に合わせてリラックスして支援を受けたりすることができる[12]。すべての母親が利用できるように退院時に家庭訪問という支援について紹介するとよい。特に入院中から不安が多く自信がもてない母親の場合は，早めに受けられるよう手配する。産科施設での産後2週間健診が普及しつつある現在でも，育児不安の軽減，家族へのアプローチ，虐待予防といった観点からは，生活の場である家庭に訪問する意義は大きい。

特定妊婦や児に病気や障害がある医療的ケアが必要な場合は，主治医による「訪問看護指示書」があれば，訪問看護ステーションから継続的な訪問支援を受けることができる。

市区町村によって訪問する職種や時期などはさまざまであり，産科施設のスタッフは自分の地域ではどのようなシステムで実施され，どのような助産師や保健師が地域を担当しているかなどを常に把握し，いつでも連携がとれるようにしておく必要がある。2024年4月から市区町村では「こども家庭センター」の設置が義務づけられるため，妊娠期からの継続した支援の充実と育児期までの切れ目のない一貫した支援体制がさらに強化されるようになった。産科施設が第三次医療機関など広範な地域を受けもっている場合は，保健師はもちろん都道府県の助産師会とも定期的に連絡をとるとよい。

④ 母乳育児相談室・母乳外来・産後ケア事業

母乳育児相談室や母乳外来などを設置している施設では，退院後の母乳育児に関する不安や乳腺炎などのトラブルが起こった場合などに，母乳育児支援専門スタッフから支援を受けられる。母乳外来は産科施設，産後ケア施設や小児科などに設置されている。

各都道府県の助産師会が運営している「子育て・女性健康支援センター」においても，母乳外来などの来所相談を実施しているところがある。2021年4月から市区町村主体で実施されている産後ケア事業は，宿泊型・デイケア型・アウトリーチ型に分類されている。詳細は第7章18（265頁）参照。

⑤ 電話・メール・LINE・オンライン相談

家にいながらにしてタイムリーに利用できる電話・メール・LINE相談などは，母親からのニーズが高い。しかし実際には相談をしてよいか迷う母親もいることから，瀬尾はRiordanの著書[6]の中にある「Breastfeeding Log and Questionnaire」を一部改変した「母親のための自己チェックリスト」（表17-4）を提案している[13]。前述の「子育て・女性健康支援センター」では，助産師が24時間電話対応サービスを実施しているところもある。

前述した国際的な母乳育児支援団体の1つであるLLLは，母乳育児の経験があり特

表17-4 母親のための自己チェックリスト

赤ちゃんが日齢5〜7のころに母親に以下のような質問用紙に「はい・いいえ」で答えてもらい，1つでも「いいえ」に〇がつくようなら，電話してきてもらうとよい。電話を通して，何かしらの問題がありそうなら，直接訪問するか，来院してもらうかして，赤ちゃんと母親の状態を確認する。
(注：＊がついている質問については「はい」が問題となる)

1) 現在，母乳育児がうまくいっていると感じていますか？
2) 母乳の量が増えてきているのに気づいていますか？
3) 赤ちゃんが乳首全部とそのまわりの黒い部分も口に含んで，しっかりとおっぱいに吸い付いていますか？
4) 赤ちゃんが少なくとも5分ずつはどちらのおっぱいもごくごく飲んでいますか？
5) 赤ちゃんがお腹がすいたとき，ちゃんと教えてくれますか？
 (起こして飲ませなければならない場合は「いいえ」に〇をしてください)
6) 赤ちゃんはたいてい両方のおっぱいを飲みますか？
7) 赤ちゃんが5時間以上は連続で眠らないで，2，3時間ごとにおっぱいを飲んでいますか？
 (24時間に少なくとも8回は飲んでいますか？)
8) 授乳前に乳房が張った感じがありますか？
9) 授乳後に乳房が軟らかくなりますか？
10) 授乳するのが怖くなるくらい，乳首が痛いですか？＊
11) 赤ちゃんの便は軟らかくてからし色ですか？
12) 赤ちゃんは少なくとも1日4回以上は便をしていますか？
13) 赤ちゃんの尿は透明か薄い黄色ですか？
14) おっぱいを飲んだ後でも，まだ，お腹が空いているように見えますか？＊
15) 乳房のどこかに，痛んだり，押さえると痛い部分があって，そこがしこりがあったり，赤くなっていたりしますか？＊

〔Riordan J., et al.(1999). Breastfeeding and human lactation, 2nd ed. pp266-267. Jones & Bartlett/瀬尾智子(2002). 母乳育児—退院後から1か月頃までのケア. 助産婦雑誌, 56(6)：467 より〕

別なトレーニングを受けて認定されたリーダーがメールやLINEを窓口として無料で母親からの電話，オンライン相談を提供している（ラ・レーチェ・リーグ日本のウェブサイトを参照)[11]。コロナ禍以降，遠隔でオンライン相談を実施している開業助産師も増加している。

❻ その他の関係機関

　市区町村保健福祉センターは地域住民の最も身近な相談場所であり，情報提供・情報発信場所である。勤務する保健師は，電話・窓口相談や乳幼児健診時に母乳育児に関する心配事や不安に対応するだけではなくその背景にある育児不安を見逃してはならない。まずは，母乳育児を困難にしている原因に耳を傾けることが大切である。また必要なら地域の母乳育児支援専門家や母親同士の支援グループや小児科医を紹介し，解決への支援を検討する。困難を乗り越えた達成感によって，母親はその後の育児に自信をもてることが多い。また，都道府県や市区町村によっては，母乳育児をしている家族を支援する施策として家族のニーズに応じて利用できるものを情報提供することができる。たとえば産後ケア事業，家事・育児支援ヘルパー，一時保育，ファミリーサポート事業など

がある。「❸家庭訪問」の項で紹介したこども家庭センターでは，妊娠期からの一貫した支援体制づくりのため，利用者目線での支援が必要な対象者と家族に合ったアセスメントと継続的な支援（サポートプランの作成）が期待されている。周産期における医療機関と保健機関と子育て関連すべての福祉資源との今後の連絡調整が重要である。

　保育施設では，早ければ産休明け（産後8週間）から保育士がかかわることになる。母乳育児を無理なく続けられる方法を入所前から母親や家族と一緒に検討する，母乳の冷蔵を含めた搾母乳の取り扱いマニュアルを作成するなどの支援が望まれる。母親が安心して母乳育児を継続できるように，母乳育児に関する正確な知識と情報，母親に助けが必要な場合に母乳育児支援専門家などに紹介する方法などを知っておく必要がある。そのために産科施設や母乳育児支援専門家などと定期的な学習会や連絡会を開くとよい。

Ⅲ 保健医療従事者としての地域社会での役割

　今まで述べてきたように，保健医療従事者は支援機関・支援者との連携をとり，母乳育児を保護，推進，支援することに加え，社会全体に働きかける役割がある。「母乳代用品のマーケティングに関する国際規準」（巻末資料1，515頁）を守ることを徹底できるように，乳児用調製乳と同様におしゃぶりや哺乳びんの消毒用品など母乳育児を妨害するような商業製品の宣伝・広告に敏感になり，必要な場合だけに情報提供されるよう企業に明確に主張していくことが必要である。企業をはじめ民間団体が作成しているパンフレット内容やインターネット上での情報媒体は，チェックしておく。これは，保健医療従事者個人を超えて政府や国の保健医療機関レベルで推進されなければならない。

　テレビ，新聞などのマスメディアを通しての母乳育児推進キャンペーンや，公共の場に母乳育児のポスターを貼ったりパンフレットを配布したりすることなども，母乳育児に対する肯定的なイメージを浸透させる効果が期待できる。次世代を育てるという意味において，学校での健康教育の場で母と子の健康のために母乳育児が重要であることや，性教育の場で命の誕生とともに母乳育児がスタンダードであることを伝えることは意義がある。保健医療従事者が自分の児を母乳で育てている場合，それ自体が手本を示すこととなる。雇用者，行政機関，大学などの教育機関が，この保健医療従事者に母乳育児のための時間と設備などを提供することは，児を育てる母親や家族に対して広範な社会的支援をしているのだということを明確に示すこととなる[3, 12]。

　地域社会においては，保健医療システムそのものが妊娠中から適切な母乳育児支援を優先していることが重要である。同様に，保健医療従事者に対する母乳育児支援の知識やスキルの教育が推進され，母親と家族が望むだけ長く母乳育児を継続できるようにエンパワーされる必要がある[2]。

　施設から退院した母と子とその家族が，地域であたりまえに母乳育児ができるよう継続的な母乳育児支援の具体策として，本項を参考にしていただきたい。

（越山 茂代）

参考文献

1) Black R., et al.(1998). Module 1. Lactation specialists self-study series. The support of breastfeeding, pp67-69. Jones & Bartlett.
2) The 2023 Lancet Series on Breastfeeding.
   lancet_breastfeeding-1718460014283.pdf（thelancet.com）（2024/8/16 アクセス）
3) UNICEF/WHO（著），BFHI2009 翻訳編集委員会（訳）（2009）．赤ちゃんとお母さんにやさしい母乳育児支援ガイド「母乳育児成功のための 10 ヵ条」の実践　ベーシック・コース．pp295-311．医学書院.
4) WHO/CHD（1998）. Evidence for the ten steps to successful breastfeeding.
   https://www.who.int/publications/i/item/9241591544（2024/2/13 アクセス）
5)（株）野村総合研究所 2024．令和 5 年度子ども・子育て支援推進調査研究事業　里帰り出産等の実態に関する調査研究事業報告書.
   https://www.nri.com/jp/knowledge/report/lst/2024/mcs/social_security/0410_6（2024/8/25 アクセス）
6) Riordan J., et al.(2005). Chapter25 Families：Breastfeeding and human lactation, 3rd ed. pp729-745. Jones & Bartlett.
7) Black R., et al.(1998). Module 1 Lactation specialists self-study series. The support of breastfeeding, pp50-51, p76. Jones & Bartlett.
8) ラ・レーチェ・リーグ・インターナショナル（編）（1997）/ラ・レーチェ・リーグ日本（訳）（2000）．だれでもできる母乳育児改訂版．メディカ出版.
9) 西郡秀和（2020）．父親の産後うつとボンディング障害．精神科治療学，35(10)：1113-1117.
10) 厚生労働省（1993）．主任児童委員の設置について.
    https://www.mhlw.go.jp/web/t_doc?dataId=00ta9093&dataType=1&pageNo=1（2024/8/26 アクセス）
11) NPO 法人ラ・レーチェ・リーグ日本.
    https://llljapan.org/（2024/8/16 アクセス）
12) WHO/UNICEF（著）（1989）/日本母乳の会（訳）（1999）．母乳育児成功のために―だれでも知っておきたい母乳育児の保護，推進，支援―産科医療施設の特別な役割．日本母乳の会.
13) 瀬尾智子（2002）．母乳育児―退院後から 1 か月頃までのケア．助産婦雑誌，56(6)：465-469.

18 産後ケアにおける母乳育児支援

I 産後ケアの現状

1 産後ケアと産後ケア事業

1）産後ケア[1, 2]

産後の母子とその家族に対し，母親の心身の回復を促進し，自立して育児ができるようになることおよび産後1年の育児を円滑に行えることを目的として行われる支援を産後ケアという。場所は病院・診療所または助産所，産後ケアセンター，あるいは利用者の自宅などで，助産師をはじめとする看護職者と連携する多職種で行う。

2）産後ケア事業[3]

分娩施設退院後から一定の期間，母親の身体的回復と心理的な安定を促進するとともに，母親自身がセルフケア能力を育み，母子とその家族が，健やかな育児ができるよう支援することを目的とした事業を産後ケア事業という。市区町村が実施し，助産師などの看護職が中心となりケアする。病院，診療所，助産所，自治体が設置する場所（保健センターなど）または利用者の自宅などにおいて行う。現在では，母子保健法第十七条に定められた，産後の母子に対して市区町村が実施する事業である[4]。

2 日本国内における産後ケアの広がり

地域での包括的な切れ目のない妊娠・出産・育児支援の強化へのニーズの高まりから，2014年度の国の妊娠・出産包括支援モデル事業として，出産後の母子を助産所や産科の病床で支援する「産後ケア事業」が始まった。2015年度からは，市区町村単位での本格実施となったが，当初は限られた自治体での事業展開であった。2017年に産後ケア事業ガイドラインの策定，2019年母子保健法の一部を改正する法律の公布[4]，産後ケア事業ガイドラインの改定[5]，2021年より改正母子保健法の施行により市区町村の努力義務，という流れを受けて，2021年度には，産後ケア事業における国からの変更交付*決定が1,360市町村となり，全国平均で78.1%の実施率を達成し，事業の広がりをみせている[6]。

---

* 予算年度の途中で，これまでの実績や年度末までの見込み，事業計画に基づき，年度当初に予定していた交付金額や交付数を変更すること。

❸ 世界での産後ケア

　英国，オーストラリア，フィンランド，ドイツでは，産後ケアは，母子保健法やそれに準ずる指針のもとに，助産師を中心とした看護師または保健師（ネウボラ保健師）による健診から育児生活支援に至る支援まで，個人の費用負担なしで行われている。一方，台湾や韓国では，看護職の配置がない場合でも，本人の自己負担による産後のサポート事業が行われている[7]。米国産婦人科学会[8]は，産後数週間を危機的な時期として，「第4三半期」と位置づけ，産後3週間以内の医療従事者との面会や最初のアセスメントを通じて，個々のニーズに応じた継続的なケアの提供を推奨している。WHO[9]も，短期的および長期的な母子の健康と豊かな生活につながるとして，産後は，母子の権利や習慣を尊重した，保健医療従事者による適切な情報提供とケアのガイドを提案している。

　このように産後の母子の健康を守り，育児が円滑に行われるために国や地域全体で母子が手厚く支援されることは，世界的な母子保健の流れでもある。

Ⅱ　産後ケアの課題

　全国で市区町村が実施する産後ケア事業が広がる一方で，すべての母子が健やかに過ごせるための母子保健事業として確立するには，多くの課題がある。また，産後ケアは商業的な広がりもみせており，それによる課題も生じている。以下に産後ケアにおける課題を整理する。

1）産後ケア事業の利用の制限

　産後ケア事業は母子保健におけるポピュレーションアプローチの施策であるにもかかわらず，全国では，母子が希望した場合に産後ケア事業の利用を認めている割合が47.8％にとどまっている[6]。つまり，半数以上は行政の利用判定が行われており，サービスのアクセス容易性の課題がある。さらに，行政が利用判定をする場合の基準の明確化や透明性が利用者に明示されていないことは，サービスの公平性にかかわる重大な課題でもある。

2）支援者同士のスムーズな連携

　日本の母子保健は，子育て世代包括支援センターの全国展開により，ワンストップ支援に移行してきている。しかし，依然支援体制は医療モデルが根底にあるため，妊娠・出産と産後ケアの提供施設やスタッフが異なることによる支援の断絶は少なからず起こっている。そのため，支援者が変わっても継続ケアを受けられる体制が必要である。

　継続ケアとは，ケアを受けた女性がケア提供者を信頼でき，一貫したケアを受けられたと感じられるようなもの[10]であり，同じ支援者による継続ケアが難しい日本の母子保健制度においては，支援者同士の一貫したケア提供と，スムーズな連携は大きな課題である。

3) 産後ケアの目的の誤解と適切な情報の必要性

産後ケアのなかには，母親の休息の場として，単なる児の預かりが行われていることがある。これは，産後ケアおよび，産後ケア事業が掲げている「地域で自立した育児への移行のための育児方法の獲得の支援」という本質的な目的とは異なる支援である。

産後ケア事業ガイドライン[5]においても，人員配置上，母親の休息のために児を別に預かることは想定されていないため，安全管理上の問題を生じる可能性がある。

産後ケア事業は母子保健法で定められた市区町村が実施する事業であり，地域で母子の健やかな生活を促進するという理念のもと，母子が助産師などの専門職から育児の自立支援を目指した教育や情報提供，心理的なサポートを受け，健やかな母子関係を形成することが目的である。そのため，産後ケアと称される商業ベースで行われる母親へのサービスとは一線を画す必要がある，また，市区町村の公費で行われる母子保健事業と混同されないようにするための適切な情報提供が必要である。

4) 質的な担保と多様性の確保

市区町村が実施する産後ケア事業では，ポピュレーションアプローチの事業としての質と，母子の健康状態に応じた多様なニーズに応えるための柔軟性の確保が求められている。

日本助産師会では，産後ケア実務助産師研修[11]として，サービス提供者の継続教育を行い，支援の質の担保と安全な事業の運営に努めている。今後は，産後ケア事業の広まりに応じて，ローリスクからハイリスクまでの母子が適切なケアを受けられるよう，個別のニーズに応じたカスタマイズされたサポート体制の構築と，そのための人材の確保が求められている。

Ⅲ 産後ケア事業の実施体制

産後ケア事業の実施は，母子保健法施行規則[12]に基づき，助産師などの看護職の配置が決められている。改定産後ケア事業ガイドライン[5]では，生後1年未満の母子を事業の対象としているが，特に出産後4か月頃までの時期は，褥婦や新生児に対する専門的ケアを行うことから，原則，助産師を中心とした実施体制が推奨されている。収容人数に関しては，同時に20人以上の褥婦を収容できないことになっているが，ケア提供者と母子の数に関する明確な基準が設けられていないことが，安全管理上の課題を引き起こしている。

実施形態としては，宿泊型は，医療機関（81.9％），助産所（46.3％）で，デイサービス型は，医療機関（68.2％），助産所（55.6％），アウトリーチ型は，助産所（44.1％），助産師会（24.8％）に委託した事業となっている[6]。また，これらは地域のニーズやケア提供の受け皿，自治体の予算などに応じた多様な実施体制となっている。

Ⅳ 産後ケア事業で行われるケア

　産後ケア事業は，母親と家族が支援を受けながら地域で自立した育児ができるための移行支援が目的であり，母親の身体回復の支援と両立して育児技術の獲得のための支援が含まれる[5]。出産後の母親は，自身の身体回復と並行して子どもに関する知識を獲得し，新しい生活リズムに適応し，約4か月をかけて母親としての役割を確立していく[13]。母親が役割を獲得する過程においては，個人のそれまでの経験を考慮しながら広範な主観的，認知的，行動的，環境的，感情的，および身体的条件に対して，看護者の包括的な介入が必要とされている[14]。実際に，助産師による産後ケアでは，母親は「自分が大切にされる」「自分の状況に合わせた育児支援」「母親役割のめばえ」を体験し，心身の回復と授乳を含む育児スキルを向上させ，育児を中心に自分や家族地域との調整やつながりのイメージをもつことができるようになる[15]ことが明らかにされている。

　これらのことから，産後ケア事業では，母親と家族が，自宅に帰って新しい家族を迎え入れ，自立して児のニーズに応えることができ，健やかに子どもとの関係を築けるようにするための移行期の支援が専門職によってきめ細かに行われている。

　母子への具体的なケアはいくつか提案されているが，母親の心身のケア，乳児の身体ケア，母乳育児支援を柱として，家族への支援や社会的なリソースの提案などが行われている。

1）日本助産師会が提案する産後ケア

　日本助産師会では，産後ケア事業がモデル事業になった時点での実態調査[16]をもとに，産後ケアガイドを作成し[17]，産後ケア事業が法制化され全国展開となってからの産後ケア事業の実績をふまえ，産後ケアガイドの改定を行っている[2]。

　産後ケアのケア計画は，母子の状況の評価をもとに，母親の希望だけでなく児のニーズも考慮して作成する。母親の心身のケア，授乳の支援，授乳以外の育児支援，家族間調整および配慮が必要な母子へのケアなどが提案されている（**表18-1**）。

2）米国産婦人科学会が提案する産後ケア[8]

　米国産婦人科学会では，産後3週間以内に専門職によるフォローを開始し，少なくとも産後12週間までの継続支援を明記している。推奨するケアとして，母親の精神的な健康への支援，育児や母乳育児への支援，家族計画，身体回復，慢性疾患の予防と健康維持のための支援が挙げられている（**表18-2**）。

3）WHOが提案する産後ケア

　WHOも，豊かな産後の支援は出産の満足につながり，母子への短期的，長期的な健康と幸福をもたらすことから，文化や習慣を尊重した専門職による産後ケアを提案している[9]。具体的には，母子の健康状態の評価に基づいた母親の心身のケア，栄養，避妊，新生児のケア，母乳育児支援が記載されている（**表18-3**）。

表 18-1 日本助産師会が提案する産後ケア

母親の身体回復のケア
- 児とともに休息や休養がとれる支援
- 母親の休養のための支援者の調整
- 適切な栄養摂取の支援
- 合併症や服薬している母親への支援

母親の心理的なケア
- 母親の育児に対する自信を高めるケア
- 妊娠や出産の振り返り

適切な授乳のケア
- 身体回復に配慮した授乳支援
- 授乳に適した抱き方・含ませ方の支援
- 児の覚醒状態に適した授乳の支援
- 母乳分泌の評価
- 児の哺乳の評価
- 乳児用調製粉乳の適切な使用のための支援
- 乳房トラブル時の継続ケア

授乳以外の育児技術習得のケア
- 児の欲求に合わせた世話
- 児の泣きへの対処方法
- 入浴・スキンケア
- おむつの交換
- 児の睡眠への支援
- 補完食の支援

家族の育児機能向上のためのケア
- 父親の育児参加の支援
- きょうだいとのかかわり方の提案
- 身近な支援者とのかかわり方の提案
- 社会資源の活用の提案

配慮が必要な母子への支援
- 多胎児
- NICU 退院児
- 母親の精神疾患
- 母親の合併症

表 18-2 米国産婦人科学会が提案する産後ケア

気分・精神的な健康
- 抑うつや産後の不安のスクリーニングと継続的な支援/喫煙，薬物中毒などのスクリーニング
- 地域のサポート資源に関する情報提供

育児と母乳育児
- 心地よく自信をもって乳児の世話や母乳育児ができているかのスクリーニング
- 母乳育児については特に，授乳の痛みへの支援，職場復帰の際の搾乳方法の提案，授乳中の妊娠の可能性について知らせるなど
- 住居，光熱費，食費，おむつなどが十分にあるか，必要ならば支援を受けられるようにする

生殖・避妊・家族計画
- 今後の妊娠出産の希望，産後の性交渉の開始の時期について話し合う
- 出産間隔が短いことのリスクとベネフィットについて話し合う

睡眠と疲労
- 疲労や睡眠不足に適応するための方策を話し合う
- 家族や友人に育児を手伝ってもらうようにする

出産後の身体的な回復
- 会陰切開や帝王切開の痛みの有無の評価
- 順調な回復過程と，回復の遅れについて話し合う

生活習慣病の予防
- 妊娠合併症があれば，今後の出産や長期的な母体の健康への影響について話し合う
- 妊娠糖尿病の女性の継続的なフォロー
- 合併症の場合に，授乳中の適切な薬物の選択と用法の再確認を行う
- 継続的な予防ケアについて提案する

健康維持
- 予防接種歴の確認と必要な接種の勧奨
- 子宮などの骨盤内臓器の検診

18 産後ケアにおける母乳育児支援

表 18-3　WHO が提案する産後ケア

母親のケア	新生児のケア
● 母親の健康状態の評価	● 新生児の健康状態の評価およびスクリーニング
● 産後の一般的な生理的な変化とその症状に対するケア	● 予防ケア（低体温・感染・SIDS・ワクチン）
● 予防ケア（便秘や感染症予防に関すること）	● 栄養の介入
● 心理的な介入	● 乳児の成長発達の評価と支援
● 栄養と身体活動	● 母乳育児支援
● 避妊	

V　産後ケアにおける母乳育児支援への姿勢

　産後ケアにおいて，母乳育児支援は必須項目である。また，母乳育児は産後の母親の関心ごとの1つであり[18]，産後ケアにおいては，重要な支援である。

　産後ケアにおける母乳育児支援は，母子の月齢や母乳育児の課題に合わせて，吸着，授乳姿勢（第6章13，158頁），母乳分泌を増やす支援，適切な乳児用調製乳の補足方法，乳房や乳頭トラブルへの対応，補完食の支援（第8章19，276頁），多胎やNICUを退院した子どもへの授乳支援（第6章15 IV，224頁，第11章32，410頁），場合によっては母乳分泌再開の支援などが行われる[2]。

　また，母乳育児は，授乳の技術だけでなく，児のサインに応えて授乳し，母親自身の身体や子どもの状況から，母乳を十分に飲ませられていることを判断する一連の過程[19]のなかで，児をよく知り，児のニーズに合わせた養育行動を獲得することにもつながる。

　根拠に基づいた母乳育児支援を基盤としつつ，多職種がつながりながら，母子の抱えている課題や，母親の意思決定に寄り添うための支援者の姿勢を示す。

1）母親のもともとの母乳育児の計画を尊重する

　日本では9割以上の母親が母乳育児を希望しているが，出産後すぐからの終日母子同室を行えている施設は27.9%，30分以内に母乳育児を開始できている施設は37.2%と少ない。その結果，1か月健診での母乳育児率は51.3%にとどまっている[18]。母乳育児をスムーズに確立するためには，出産後すぐから終日母子が一緒に過ごすことや，子どものサインに合わせた授乳が重要であるが，分娩施設の多くで支援が確立していないことがわかる。

　このような分娩施設での支援の背景から，産後ケアの利用者の多くは，終日児と一緒に過ごすこと，児のサインに合わせて授乳をするという生活そのものに慣れていないことを前提とする必要がある。児との生活に慣れておらず自信がもてないうちは，母親は，「子どもを預かってほしい」「母乳育児は大変。無理せず混合栄養で」という発言をするかもしれない。しかしこれも，児と一緒に過ごすことの困難さや，思い描いていた母乳育児や産後の生活とのギャップを乗り越えるための過程の証である。

母乳育児を計画していたが希望どおりに母乳育児ができなかった女性は，産後の抑うつ傾向のリスクが高まり，その後の母親の育児の姿勢やメンタルヘルスに影響する可能性も示唆されている[20]。そのため支援者は，母親の母乳育児の計画によく耳を傾け，母親の心身の支援のニーズを理解しながら，母子が望む形で安心して母乳育児が継続できるための支援が行われることが重要である。

2) 母乳育児の自信を獲得する過程を支える

育児を始めたばかりの産後の母親は，児のあたりまえの反応をネガティブにとらえがちである[21]。母親は，心配ごとがあると母乳育児の継続が難しくなり，乳児用調製乳の補足が増え，母親の自己効力感が下がって授乳困難となる[22]。親としての効力感が低いことで，母乳不足感に陥り[23]，本来ならば医学的には不要と考えられる乳児用調製乳を補足し，母乳育児の継続に困難をきたす[24]。

母親は子どものニーズに応答し，子どもが母親の期待どおりの反応をする体験を通して，自分は，子どもにうまく対応できるという自信がもてるようになる[25, 26]。支援者は，母親の子どものサインの読み取りの状況を確認し，子どもに応答ができているときは励ましながら授乳の機会を増やし，授乳のスキルを獲得する過程で「子どもとうまくやれている」という体験を1つずつ増やすことで，母乳育児への自信を獲得する過程を支えることが必要である。

3) 家族を母乳育児の支援者として巻き込む

日本では父親が育児にかかわると，児の泣きへの対応や母親の育児負担を軽減する目的で乳児用調製乳を与える機会が増えると指摘されており，父親の育児への関与が増えるほど母乳育児率が減少する[27]。また父親には母乳育児を肯定的にとらえながらも母親の健康を第一に考えるために（本来は母親の健康には母乳育児が大事であるがそれは誤解されている）母親が母乳育児を強く希望することには否定的な認識がある[28]。

しかし，父親が，母親の母乳育児を行うためのニーズに敏感に配慮できることが母乳育児の継続には関連があり[29, 30]，父親が母親の母乳育児をサポートできるような教育が必要である。

産後ケアでは，家族間調整も重要なケアとして位置づけられており[16]，母乳育児が安心して継続されるための支援として，父親や家族への支援も，自宅への移行期の支援として重要である。

4) 母親が大切にされていると感じられるようにする

産後ケアでは，分娩施設と同一の支援者や施設ではないところで母子が支援を受けることも多い。また，地域で子育てをすれば，多職種の支援を受けることになる。そのため，支援者や施設が変わっても，母子が継続的にケアを受けられていると感じるケアの提供が必要である。

これには，母親と産後ケア事業でかかわる支援者との信頼関係が重要であり，一貫性のあるケアを受けたと感じられるようにすることが大切である。

産後ケアを利用する母親は，分娩施設の方針で母乳育児支援を受け，すでに母親なりの育児や授乳の方法を実践してきている。なかには母乳育児を継続するためには不適切

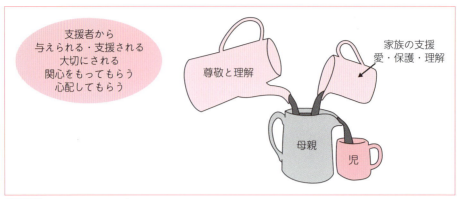

図 18-1 母親のエネルギー

母親が支援者から大切にされることと，家族からの愛と保護と理解によって満たされることが，母親が児を大切に保護することの力となる。

〔Clausen J.(1973). Maternity Nursing Today. p410. McGraw-Hill もとに一部改変し作成〕

な方法も含まれている可能性もあるが，まずは母親自身が受けてきた支援や行ってきた育児を尊重し，新しい支援者から否定されたと感じないようにする配慮が必要である。

また，母親にとって家族は大切な同志である。支援者が家族に配慮することも，母親の自分が大切にされている体験につながる[15]。母乳育児を支援するにあたり，家族を母親の支援者として考えるのではなく，家族全体への支援を意識することが大切である。

産後ケアで信頼関係を構築するには支援の空間を整える配慮も必要である。具体的には適度な静寂，適切な温度や照明，清潔な寝具や部屋，温かい飲み物や食事，新鮮な空気などの母子が落ち着ける環境である。母親は自分が大切にされたと感じることで自分が満たされ，その力をもとに児を満たす行動がとれるようになる（図 18-1[31]）。母親が尊重され大切にされる場と態度が，産後ケアでの母乳育児支援に必要である。

（稲田 千晴）

参考文献

1) 島田真理恵他（2016）．より効果的な包括支援事業としての産後ケアのあり方に関する研究．平成 27 年度子ども・子育て支援推進調査研究事業．
https://www.midwife.or.jp/user/media/midwife/page/guilde-line/tab06/pdf03.pdf（2024/5/28 アクセス）
2) 日本助産師会（2023）．助産師のための産後ケアガイド 2023．日本助産師会出版．
3) 日本助産学会（2018）．助産用語特別検討委員会案．
https://www.jyosan.jp/uploads/files/journal/josanyougo.pdf（2024/5/28 アクセス）
4) e-GOV 法令検索．母子保健法．
https://elaws.e-gov.go.jp/document?lawid=340AC0000000141（2024/5/28 アクセス）
5) 産前・産後サポート事業ガイドライン/産後ケア事業ガイドライン（2020）．
https://www.cfa.go.jp/assets/contents/node/basic_page/field_ref_resources/ff38becb-bbd1-41f3-a95e-3a22ddac09d8/aac7b7ba/20230401_policies_boshihoken_78.pdf（2024/5/28 アクセス）
6) 厚生労働省．産後ケア事業の実施状況及び今後の対応について．
https://www.mhlw.go.jp/content/11908000/001076325.pdf（2024/5/28 アクセス）
7) みずほ情報総研（2018）．産後ケア事業の現状及び今後の課題並びにこれらを踏まえた将来の在り方に関する調査研究　報告書．厚生労働省平成 29 年度子ども・子育て支援推進調査研究事業．
https://www.mhlw.go.jp/content/11900000/000520486.pdf（2024/5/28 アクセス）

8）ACOG（2018）. ACOG Committee Opinion No.736：Optimizing Postpartum Care. Obstet Gynecol. 131（5）：e140-e150.

9）WHO（2022）. Recommendations on Maternal and newborn care for a positive postnatal experience. https://iris.who.int/bitstream/handle/10665/352658/9789240045989-eng.pdf?sequence=1（2024/5/28 アクセス）

10）竹原健二他（2008）.「継続ケア」とはどのようなケアなのか？ ―継続ケアに関するレビューの結果より. 助産雑誌，62（5）：443-446.

11）日本助産師会. 産後ケア実務助産師研修について. https://www.midwife.or.jp/workshop/sango.html（2024/5/28 アクセス）

12）e-GOV 法令検索. 母子保健法施行規則. https://elaws.e-gov.go.jp/document?lawid=340M50000100055（2024/5/28 アクセス）

13）Mercer RT.（2004）. Becoming a mother versus maternal role attainment. J Nurs Scholarsh, 36（3）：226-232.

14）Schumacher KL., et al.（1994）. Transitions：a central concept in nursing. Image J Nurs Sch, 26（2）：119-127.

15）稲田千晴他（2020）. 助産所助産師の産後ケアを受けた母親の体験. 母性衛生，61（2）：389-396.

16）稲田千晴他（2018）. 産後ケアならびに産後ケア事業の実態調査. 母性衛生，58（4）：693-701.

17）日本助産師会（2023）. 前掲書2）.

18）厚生労働省（2015）. 平成27年度 乳幼児栄養調査結果の概要. https://www.mhlw.go.jp/file/06-Seisakujouhou-11900000-Koyoukintoujidoukateikyoku/0000134207.pdf（2024/5/28 アクセス）

19）Mulder PJ.（2006）. A concept analysis of effective breastfeeding. J Obstet Gynecol Neonatal Nurs, 35（3）：332-339.

20）Borra C., et al.（2015）. New evidence on breastfeeding and postpartum depression：the importance of understanding women's intentions. Matern Child Health J, 19（4）：897-907.

21）Rubin R.（1984）. Maternal Identity and Maternal Experience. Springer./新道幸恵他（訳）（1997）. ルヴァ・ルービン 母性論―母性の主観的体験. pp149-167. 医学書院.

22）Fallon V., et al.（2016）. Postpartum Anxiety and Infant-Feeding Outcomes. J Hum Lact, 32（4）：740-758.

23）McCarter-Spaulding D. E., et al.（2001）. Parenting self-efficacy and perception of insufficient breast milk. J Obstet Gynecol Neonatal Nurs, 30（5）：515-522.

24）Dennis C. L.（2003）. The breastfeeding self-efficacy scale：psychometric assessment of the short form. J Obstet Gynecol Neonatal Nurs, 32（6）：734-744.

25）Goldberg, S.（1977）. Social Competence in Infancy：A Model of Parent-Infant Interaction. Merrill-Parmer Quarterly of Behavior and Development, 23（3）, 163-177.

26）Tronick E., et al.（1986）. The Transfer of Affect Between Mothers and Infants. In：Brazelton T. B.（eds）. Affect Dynamics in Infancy. pp11-25. Ablex Publishing.

27）Ito J., et al.（2013）. Is paternal infant care associated with breastfeeding? A population-based study in Japan. J Hum Lact, 29（4）：491-499.

28）北ありさ他（2021）. 日本の父親は母乳育児の支援者となり得るのか―妊娠中の妻を持つ夫の母乳育児の認識に関する質的研究. 日本母性看護学会誌，22（1）：1-8.

29）Rempel L. A., et al.（2017）. Relationships between types of father breastfeeding support and breastfeeding outcomes. Matern Child Nutr, 13（3）：e12337

30）Agrawal J., et al.（2022）. The Role of Fathers in Promoting Exclusive Breastfeeding. Cureus, 14（10）：e30363.

31）Clausen J.（1973）. Maternity Nursing Today. p410. McGraw-Hill.

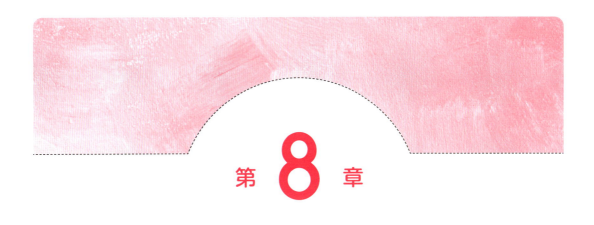

第 8 章

補完食開始後の母乳育児支援

19 補完食（離乳食）の開始と進め方

　生後 6 か月から 23 か月を含む，胎児期からの「人生最初の 1,000 日（the First 1,000 days）」*は子どもの神経発達と生涯にわたる健康にとってきわめて重要な時期である[1]。食事は，幼い子どもたちが養育者や食べ物を観察し，模倣し，好き嫌いを学ぶ文化的・社会的経験であり，生涯にわたる食習慣を形成する。また，子どもたちが食べ物に触れ，食べ物の味と見た目・手触りを結びつけることを学習する機会でもある[2]。

　厚生労働省より出された「授乳・離乳の支援ガイド」（2019 年改定版）[3]の解釈にいくつか混乱がみられていることから，日本ラクテーション・コンサルタント協会は，保健医療従事者がエビデンスに基づく情報を提供し，母親の気持ちと子どもと母親の権利を尊重した最善の支援ができるように声明を発表している[4]。補完食の目的が栄養素（特に鉄や蛋白質）やエネルギーの補完であることを，養育者にわかりやすく伝える必要がある。

　以下「補完食」という言葉を用いて，「母乳や乳児用調製乳以外から摂取する栄養」について述べる。

I　補完食の意義と定義

　生後 0～5 か月の乳児の発育に必要なのは基本的に母乳のみである。生後 6 か月を過ぎると，母乳や乳児用調製乳だけでは，乳児の栄養必要量を満たせなくなるため，それを補完する栄養が必要となる。

　WHO や UNICEF などの乳幼児の栄養にかかわる国際機関は，いわゆる「離乳食（weaning foods）」という表現に対して，「補完食（complementary foods）」という表現を提唱している[5]。これは，母乳育児期間に児が母乳以外から摂取する栄養は母乳と置き換えられるものではなく，補完するものであるとの考え方に基づいている。WHO は 2023 年に「生後 6 か月から 23 か月の乳幼児の補完食のガイドライン」[6]（以下，「補完食のガイドライン」）を公表した。ここに「生後 6 か月から 23 か月」とあるのは，「母

---

*　米国小児科学会（AAP）は，子どもの発育と成人の健康を支えるために「人生最初の 1,000 日」の栄養改善を擁護する方針宣言を発表している。1,000 日とは，受胎から出生までの 270 日と 2 歳の誕生日までの 730 日の合計である。妊娠前からの女性と子どもの栄養の重要性が述べられている。

乳育児は2歳かそれ以上まで続ける」と，「補完食の導入が生後6か月（180日）時」
が，どちらもシステマティックレビューを経た根拠を考慮しながら，ガイドライン作成
グループによって強く推奨されていることによる。産後1年以上も母乳中の栄養は保た
れており[7]，免疫物質の濃度は生後6〜9か月から上昇傾向となる（**図24-1**，332頁参
照）[8-10]。児の免疫系が発達するのには少なくとも生後2年，成人のレベルに達するには
それ以上かかる。新生児期から免疫がある程度発達する2歳までの脆弱な期間に母乳中
の免疫物質を含む生理活性物質などにより，感染から守られること，児の免疫系の発達
が促されること[11]は，特にCOVID-19パンデミック後の種々の感染症の切れ目のない
流行状況において大きな意義をもつ。

Ⅱ 補完食開始の目安

　初めてのものや好きではないものを食べるためには，その食べ物の存在に耐える，視
る，匂う，触る，味わう，食べるの6つのステップが必要である[12]。生後6か月未満で
あっても，児が家族と一緒に食卓に参加し，家族が楽しく食べ物を口にする姿を見るこ
とが，補完食のスムーズな導入につながる。そのため，支援者は児のみならず家族の食
事状況を把握することが必要である。また，家族が頻繁に摂取する食物は，母乳を通じ
て児に免疫寛容を促しているため，児が家族と同じ食べ物から補完食を開始することは，
アレルギー予防の面からも推奨される[13]。

　実際に児に乳汁以外の食物を与えるのは，基本的には生後6か月（180日）頃とされ
ている。

　「補完食のガイドライン」では，備考として「生後6か月という推奨は公衆衛生とし
ての一般的な推奨であり，補完食の早期導入が有益な乳児もいることを認識している」
と記載されている。

　「補完食のガイドライン」作成グループは，補完食を生後6か月以前に導入するリス
クとして，「発達の準備」が不十分であることなどを挙げている。発達の準備とは「支
えなしで座れること」が指標になり，これは，胃腸・腎臓・免疫系などの生理学的かつ
機能的成熟とも強く関連しているとされている[2]。一方で生後6か月以降に導入するリ
スクとしては，成長と発達に必要な栄養素が母乳のみでは不足すること，食物アレル
ギーのリスク増大，児が新しい味や食感の受け入れに抵抗を生じることを挙げている。
「補完食のガイドライン」作成グループは，費用にも言及しており，生後6か月以前に
補完食を導入することは，生後6か月以降に導入することと比較して，乳児に最適な栄
養を与えるための質と種類を整える費用がより生じると指摘している。

　ラ・レーチェ・リーグ（LLL）は子どもを育てる親に対しての国際的なピアサポート
グループである（**第2章**，25頁参照）。この団体の日本支部では，補完食を開始する児
のサインとして，以下を挙げている[14]。

　• 支えがあると，おすわりができる。

19 補完食（離乳食）の開始と進め方 **277**

• 自分の手と指を使ってものをつかむことができる。

　補完食の開始にあたって授乳間隔や回数を調整して準備する必要はないとしている。上記のような児のサインがみられたら，家族の食事のなかから児が食べられそうなものを児の前に置き，児の欲しがるサインに合わせて進めるとし，4つのポイントとして，「赤ちゃんはまっすぐ座る。しっかりと見守る。家族といっしょに食卓を囲み，食事を楽しむ。初めの頃は『食べ物に出会う機会』ととらえる」[15]としている。

　「授乳・離乳の支援ガイド」2019年改定版では「離乳の支援の方法　(1) 離乳の開始」の部分で，「生後5〜6か月頃が適当」とされているが，「子どもの発育及び発達には個人差があるので，月齢はあくまでも目安であり，子どもの様子をよく観察しながら，親が子どもの『食べたがっているサイン』に気がつくように進められる支援が重要である」と，後述のWHOの「子どもに応える食事」と同様の考え方を示している[3]。

Ⅲ 補完食の進め方

　基本となるのは，画一的な進め方にならないよう留意することである。児の食欲，成長・発達パターン，個性，地域の食文化，家庭の食習慣などを考慮し，それぞれの児の状況に合わせて内容や量を進めていく。養育者・家族にも児にも無理をさせないよう，健やかな親子関係の形成を促し，育児に自信がもてるよう支援する[3]。

　児の状況に合わせて補完食を進めるためには「補完食のガイドライン」推奨7の「子どもの気持ちに応える食事」の項が参考になる。「子どもの気持ちに応える食事」の原文は「responsive feeding」であり，「母乳育児がうまくいく10のステップ」ステップ8（37頁）とまったく同じであり，こちらは「赤ちゃんのサインに応える授乳」と訳されている。

　「補完食のガイドライン」では，「子どもの気持ちに応える食事」とは，児が自律的に自分の生理的または発達上の必要性に応じて食べることが奨励され，そのことが自己調節を促し，認知，情緒，社会性の発達を支援することにつながる食事習慣と定義されている。これは，少食と過食の両方を防ぐためにも重要である。また，「子どもの気持ちに応える食事」を養育者が行うためには，保健医療従事者などが養育者に必要な支援を行う能力をもつことが必要とされている。

　児が何を食べるかだけでなく，どのように食べるかが，乳幼児期の食事の重要な要素であることが認識されている。「子どもの気持ちに応える食事」は，養育の核となる要素で，児と養育者が互いに影響し合い，以下の3つのステップに基づいている。①児は，動作，表情，声で空腹や満腹のサインを送る。②養育者は，サインを認識し，迅速に，児の気持ちに沿い発達に合わせた方法で対応する。③児も自らのサインから予想したのと同様の対応を経験する。

　WHO/UNICEFは，子どもが生来もっている能力を最大限に引き出すための「乳幼児の健やかな成長発達のためのケア」で，健康，適切な栄養，安全と安心，子どもの気

表19-1 養育者の行動からみた子どもの気持ちに応える食事と応えていない食事

子どもの気持ちに応える食事	子どもの気持ちに応えていない食事
子どもが食べるように促すが，子どもに強制はしない。空腹や満腹のサインに注意する。	支配的で高圧的な行動で，食事の場を仕切る（たとえば，子どもが満腹のサインを示しているにもかかわらず，皿の上の食べ物をすべて食べきるように強要する）。
ゆっくりと根気よく，子どもが徐々に自分で食べるように促す。ぐちゃぐちゃにすることも食べることを学ぶうちであることを認識する。	子どもが自分で食べることができる場合でも，養育者が食べさせ，子どもが空腹や満腹のサインを出していても無視する。
家族の食事が健康的な食生活の手本となるようにするため，家族で食事をとるよう促す。	健康的な食品の好みや食習慣の確立を妨げるような行動を正さない（例：ジャンクフードを頻繁に食べる，水の代わりに砂糖入り飲料を摂取する）。
子どもは食事に興味を失いやすいので，食事中に気をそらすものを最小限にする。	食事中に子どもを無視したり，気をそらしたりする（例：養育者が食事中にテレビや携帯電話に夢中になっている）。
食事の時間は学習の時間であり，絆を深める時間であることを理解する。食事中に子どもに話しかけ，目と目を合わせる。	食事の時間を子どもと交流する機会として活用しない（例：子どもに話しかけない，目と目を合わせない）。
子どもが特定の食品を拒否する場合は，食品の組み合わせ，味，食感，励まし方を，いくつか試す。	子どもが一度ある食品を拒否したら，また試す機会を十分に与えない。

〔UNICEF, WHO（2023）. Nurturing young children through responsive feeding. Box2 より筆者翻訳〕

持ちに応えるケア，早期教育の機会の5つの要素を提唱している[16]。「子どもの気持ちに応える食事」は，このケアを実践するうえでの重要な要素であり，「応える食事」と「応えていない食事」の実践が表に示されている（**表19-1**）[17]。

「補完食のガイドライン」作成グループは，「子どもの気持ちに応える食事」について，提供される食物すべてを子どもが食べ切るわけではないのでより費用がかかる可能性があることと，概念がまだ広く知られていないため保健医療従事者や養育者が伝えたり実践したりすることに時間がかかる可能性があることを指摘している。

生後6か月くらいから，児の前に並べる食べ物の例として，児が手のひらで握れるような大きさの蒸したジャガイモ，サツマイモやニンジンなどが，ラ・レーチェ・リーグ日本（LLL日本）[15]のサイトには写真入りで紹介されている。また，窒息などの危険性もあるため「赤ちゃんが食べているときに1人にしないで，大人が安全を確認しましょう」と，太字で注意喚起している。

2000年代に英国で保健師，助産師，母乳相談員のGill RapleyによりBaby-Led Weaning（赤ちゃん主導の離乳）が提唱された[18]。開始時から児がすべての食品を手づかみで食べるという形式をとる。児の意思を尊重し，自尊心を高め，もっている能力を引き出せることなどをメリットとしている。生後6か月頃，サポートがあればまっすぐ座れ，食材に興味をもつようになることが開始の目安とされている。従来の離乳食のよ

うに大人がスプーンで食べさせることはしない。下記に詳述する「神奈川県立こども医療センター偏食外来パンフレット」にも，児主導の離乳をすると，養育者がスプーンで食べさせるよりも嫌がらずに，食べるという行為に移行できるとの記載がある[19]。

Ⅳ 偏食の予防

　児の偏食に悩む養育者は多いが，偏食が明らかになってから対応するより，偏食にならないよう補完食開始前から環境を整えることが重要である。

　飲んだり食べたりする能力は学んで獲得する技能である。『偏食外来パンフレット』は「心の準備編」，「はじめの一歩編」，「ステップアップ編」，「チャレンジ編」の4編から構成されている。

　「心の準備編」には，最も効果があるのは強制（嫌がっているのにスプーンや箸で与える，言葉や態度，食べないものを目の前に置く）を止めることとある。養育者はいつ，どこで，何を提供するかを決め，食べる食べないを決めるのは児に任せるとしている。児にとって新しい食べ物は“モンスター”であり，児は食べることの初心者であるため，食べることに慣れるまで養育者が見守るよう示している。

　「はじめの一歩編」には「たのしくたべる」ための具体的な声かけや心構えが示されている[19]。

　「ステップアップ編」では「食事を楽しむ」ために集中できる空間のつくり方を示している。食べる技能の発達の前提として，適切な姿勢保持が必須であることがその理由である。歩き始める前の児で推奨される食事の姿勢を**図19-1**に示す[20]。支えて座れるようになったら（定型発達では生後6か月〜）ハイチェアに座らせ，体格に合わせて背中は肩甲骨までと脇をバスタオルなどで安定させる。足はブラブラでなく，支えられるようにし，トレイの高さは児の乳頭と臍の真ん中くらいに調整する。歩けるようになった児には，足首・膝・股関節が90°になり足の裏が床に全部つくような椅子を準備する（**図19-2**）。食事の「空腹」を感じるための時間のデザインや，養育者やきょうだいと同じものを一緒に食べるほうが児の食べる量が増えるとの研究結果も紹介されている。

　「チャレンジ編」では，具体的にいつから，なにを，どのように食べるかが示されている。「暦年齢でなく，児の発達段階に合わせて」「ペースト食＋手づかみ食べの食品」を，「スプーンで与える＋手づかみ食べ」で提供することで，乳汁から固形食へのスムーズな移行ができるとしている。手づかみ食べは，おもちゃに手を出して口に入れる動作が出てきたら開始でき，6か月児の4割，8か月児の9割がこの発達段階に到達すると示されている。

　生後10か月までに固形食を開始していない，12か月までに粒のあるものを食べていない，16か月までに取り分け食に移行していない場合は，食べることの臨界期を逃している状況であるため，そのような状況が予想される場合は，早めに小児科医に相談するなど予防的介入をすることが必要である[21]。

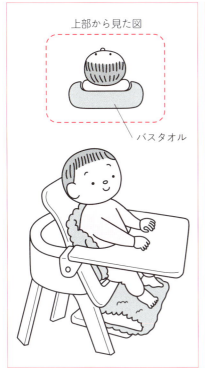
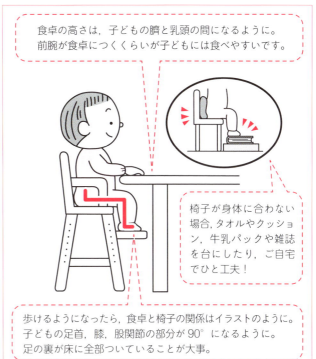

図 19-1 歩き始めるまではハイチェアでの姿勢の安定を

小柄な子どもの場合，足台としてバスタオルをステップに結わえつけ，2枚のバスタオルをU字型にして背中に当て肩甲骨まで支える。

〔大山牧子（2023）．「どこで」食事の空間の調整 子どもの偏食外来，p67．診断と治療社〕

図 19-2 食卓での椅子と机の調整

〔神奈川県立こども医療センター 偏食外来パンフレット2 ステップアップ編「いつどこでたべる？」より〕

V 補完食として摂取すべき栄養

「補完食のガイドライン」では，推奨4に以下のように記されている。

> ● 推奨4　食事の多様性
> 生後6～23か月の乳幼児は，バラエティに富んだ食事を摂取しましょう。
> a．肉，魚，卵などの動物性食品は，毎日摂取しましょう。
> b．果物と野菜は，毎日摂取しましょう。
> c．豆類，ナッツ類，種子類は，特に肉，魚，卵，野菜が食事に十分含まれていない場合には，頻繁に摂取しましょう。

「補完食のガイドライン」作成グループは，動物性食品の摂取が，特に認知発達に重要な栄養素である鉄の供給源として不可欠であることを示している。また，野菜や果物の摂取に関しては，さまざまなビタミンやミネラルの供給源となることや，野菜の摂取が鉄の摂取を改善するのに役立つこと（ビタミン C が鉄分の吸収を促進するため），将来の野菜の摂取を増やすことに関連していることなどから推奨している。

この項では豆類の摂取に関連して窒息の危険についても触れられている。窒息の危険のあるものについては避けるべき食物の項で後述する。

❶ 乳幼児に配慮が必要な栄養素（鉄・亜鉛とビタミンなど）

1）鉄・亜鉛

乳児期の鉄欠乏が神経運動発達と関連していることが報告されているため，WHO は栄養素のなかで特に鉄に焦点を当て，出生体重が 3,000g 未満の児，妊娠中の母体の鉄欠乏などを乳児期の鉄欠乏のリスク因子として挙げている。妊娠中の母体の鉄欠乏に関しては，以前はリスクとされていなかったが，2006 年に発表されたメキシコのコホート研究を根拠にリスク因子とされた[22]。WHO は母乳で育てられている早産児と低出生体重児に対して，鉄剤の補充を推奨している[23]。AAP（米国小児科学会）は，母乳栄養の乳児には，1 mg/kg/日の鉄サプリメントを生後 4 か月から乳児に鉄分の多い補完食品（たとえば，肉，鉄分の多い野菜）を十分摂取するまで与えることを推奨している。とはいえ，2023 年に出版された『小児栄養の手引き』のなかで，「生後 9 か月未満の母乳栄養児への定期的な鉄補給は，プラスの効果をもたらさないように思われ，むしろ成長に悪影響を及ぼす可能性がある」[24]との注釈も書かれている。この背景には鉄過剰の問題についての近年の報告がある[25]。

鉄分が豊富なレバーや豚や牛，イワシやマグロなどの赤身肉・魚の摂取が進まないときは，鉄剤の補充が必要か小児科医に相談することが望ましい。日本新生児成育医学会が発表した「新生児に対する鉄剤投与のガイドライン」では，栄養法にかかわらず，早産児に対しては，新生児期から離乳食が確立するまで，正期産児では鉄欠乏の症状があれば，鉄剤投与が提案されるなどが書かれている[26]。なお，母体の鉄摂取量と母乳中の鉄濃度には相関を認めないため，母親が過剰に鉄分を摂取しても，母乳中の鉄含有量は増えない[27]。

亜鉛は，100 種類以上の酵素，成長と発達，免疫，蛋白質と DNA の合成，創傷治癒などにかかわり，欠乏すると成長障害，食欲減退，免疫機能の低下をきたす[28]。母乳や乳児用調製乳には十分含まれているが，フォローアップミルクには添加されていない。佐久医師会作成の「補完食」では，亜鉛が豊富な食材として，鶏肉，魚，貝類，卵黄，レバーなどが挙げられている[29]。

2）ヨウ素

人体中のヨウ素の 70〜80％は甲状腺に存在し，甲状腺ホルモンを構成する。甲状腺ホルモンは成長発達に必須のホルモンであるが，ヨウ素が欠乏しても過剰であっても甲状腺機能が低下する。ヨウ素は海藻類，特に昆布で高濃度に含まれるため，世界的にみ

ると内陸部で不足しがちな栄養素である。しかし，日本人は世界でもまれな高ヨウ素摂取の集団であるため，欧米の研究結果を参考にする場合には注意が必要である。胎児期や新生児期はヨウ素に対する感受性が高いといわれており，妊娠中や授乳中の女性はヨウ素の高摂取について注意が必要とされている。母親のヨウ素過剰摂取による新生児の甲状腺刺激ホルモン高値の症例も報告されている[30]。ただし，意図的に海藻類の摂取忌避を継続することは，ヨウ素不足につながる[31]。

3) ビタミン A〜K

ビタミン A：乳幼児で欠乏すると失明に至ることや成長障害，易感染性にもつながるため，世界的には摂取の必要性が注目される栄養素の 1 つである。日本においては欠乏症の報告は少ない。

ビタミン B：糖質代謝などに関与する必須補酵素で，エネルギー産生に重要な役割を果たし，末梢神経や中枢神経の機能を正常に保つ。豚肉に特に多く含まれており，サケ，タイなどにも多く含まれている。欠乏すると食欲不振，体重減少，脚気やウェルニッケ脳症を発症する。日本でも児や母親の不適切な食事制限や食習慣による乳幼児のウェルニッケ脳症の報告があり，支援者は家庭の食事内容に留意する必要がある[32, 33]。2017 年に日本小児医療保健協議会栄養委員会からは，「イオン飲料などの多飲によるビタミンB_1欠乏症」についての報告が出されており，2 歳未満の乳幼児に多く，死亡例にも言及されている。多飲は半数以上が生後 12 か月未満から始まり，6 か月未満から始まった症例も 4 例認められた[34]。乳児向けのイオン飲料にはパッケージに「生後 3 か月から」と書かれており，「母乳代用品のマーケティングに関する国際規準」に違反している[35]。

ビタミン B_{12}：動物性食品に含まれており，赤血球合成，神経機能，DNA 合成に関与する。欠乏症の徴候として巨赤芽球性貧血，神経障害がある[36]。すべての動物性食品を避ける厳格なベジタリアンやビーガンは，ビタミン B_{12} 欠乏症のリスクがあり，ビタミン B_{12} サプリメントの摂取を勧められるべきである。母親のビタミン B_{12} 貯蔵量が枯渇すると，母乳にもこの栄養素が少なくなり，児にビタミン B_{12} 欠乏症が発症する可能性がある[37]。ビタミン B_{12} の遊離には胃酸やペプシンが必要なため，胃切除術の既往や慢性萎縮性胃炎をもつ母親の乳汁には含まれない[38, 39]。

ビタミン C：昭和 30 年代（1960 年代頃）までの牛乳を希釈・加糖して人工栄養を行っていた時代には，乳児壊血病の予防のため人工栄養の児への果汁の使用はビタミン C 補充のため必須であった[40]。その後も乳児に果汁を勧める慣習が続いていたが，2007 年に発表された「授乳・離乳の支援ガイド」において，離乳開始前の乳児における果汁の摂取と低栄養・発育障害との関連や栄養学的な意義が認められないことが明記された[41]。AAP は 2001 年に果汁を生後 6 か月未満の乳児に飲ませるべきではないとする勧告を発表している[42]。

ビタミン D：小児の骨の健康において重要であり，欠乏症のリスクが高い。日本においては，母子健康手帳から日光浴の記載が削除された 1998 年以降，ビタミン D 欠乏に起因する乳幼児のくる病の報告が増加することとなった。皮膚でのビタミン D の生合成には紫外線が必要であるためである。過度の UV ケアなど日光照射を極端に回避する

19 補完食（離乳食）の開始と進め方 **283**

生活習慣は，ビタミンD欠乏のリスクとなる。ビタミンD生成のための適度な日光浴の目安は居住地域や季節などにより異なるため，国立環境研究所のサイトが参考になる[43]。短い日光照射は食物アレルギーのリスク因子であることも示されている[44]。母体のビタミンD欠乏は児のビタミンD欠乏のリスク因子であり，日本人の12〜18歳の女子の47%でビタミンD濃度が最適値以下であることが示されている[45]。ビタミンDは魚類やきのこに多く含まれている。ビタミンDのサプリメントの利用が推奨されている国もあるが，日本では画一的な推奨は行われていない。日本でも乳児用の天然型ビタミンDのサプリメントが利用可能である。

ビタミンK：胎盤を通過しにくいことなどから，新生児期・乳児期早期には欠乏のリスクがある。また，胆道閉鎖症などの肝胆道系の基礎疾患がある場合は，吸収障害によって欠乏しやすい。欠乏すると出血症の原因となり，生命予後や神経学的予後が不良のため，以前から新生児期2回と1か月健診時の計3回ビタミンK内服が行われていた。しかし，3回投与を行っても頭蓋内出血の報告が認められるため，2021年日本小児科学会などより，新生児にかかわるすべての医療者に対して「1. 肝胆道系疾患の早期発見のため，母子健康手帳の便カラーカードの意義を医療者は理解し，この活用方法を保護者に指導すること。2. 哺乳確立時，生後1週または産科退院時のいずれか早い時期，その後は生後3か月まで週1回，ビタミンK₂を投与すること」との提言が出されている[46]。2009年には，ビタミンKを与えられなかった生後2か月の児が硬膜下血腫が原因で死亡するという事故が発生した[47]。

Ⅵ 避けるべき食物

「補完食のガイドライン」の推奨4の備考，「豆類，ナッツ類，種子類は，窒息の危険がないような形で与えられるよう注意する」について補足する。AAPは1歳まで避けるべき食品のなかで，窒息の危険があるものを挙げている。喉に詰まらせる危険のある食品には，ホットドッグ，ナッツ類，種子類，丸ごとのブドウ，プチトマト，レーズン，生のニンジン，リンゴ，ポップコーン，硬いキャンディー，ピーナッツバターのかたまり，あらゆる食品の硬いまたは大きなかたまりを提示している[48]。日本においても，日本小児科学会こどもの生活環境改善委員会から，食品による窒息に対する提言がされ，関連動画も視聴できる。ポスターには「4歳以下のこどもには，ミニトマトやブドウなどは『1/4』カット」と，図入りで赤字で示されている[49]。

WHOは推奨5に過剰摂取などを避けるべき食品を挙げている。

> ● 推奨5　不健康な食品と飲料
> a. 砂糖，塩，トランス脂肪酸を多く含む食品は摂取しないようにしましょう。
> b. 砂糖入り飲料は摂取しないようにしましょう。
> c. 砂糖以外の甘味料は摂取しないようにしましょう。
> d. 100％フルーツジュースの摂取は制限するようにしましょう。

　日本人におけるトランス脂肪酸の摂取量はエネルギー比率 0.3％であり，WHO の推奨は 1％未満のため，現時点で過量摂取を心配する状況にはないが，工業由来のトランス脂肪酸の人体での有用性は知られていないため，できるだけ低くとどめることが望ましいとされている[50]。ただし，脂質自体は重要な栄養素であり，体内で合成できない必須脂肪酸である n-6 系脂肪酸と n-3 系脂肪酸の欠乏がないような摂取が必要となる[51]。アラキドン酸やドコサヘキサエン酸（DHA）は n-3 系脂肪酸に含まれ，神経組織の重要な構成因子であるため，神経組織の増大が著明な乳児期において重要な栄養素である。母乳の脂肪エネルギー比率は，「日本人の食事摂取基準」において，48.5％とされている[52]。乳児では，唾液に含まれる舌リパーゼや母乳中に含まれる母乳胆汁酸刺激リパーゼなどの脂質消化酵素も脂肪分解に貢献し，リパーゼ活性も生後 6 か月を過ぎると成人の値に近づいていく[53]。脂質の乳児の食事摂取基準の目安量は 6〜9 か月児でエネルギーの 40％であり，補完食において極端に脂質を制限する必要はない。

　「補完食のガイドライン」作成グループは，砂糖入りの飲料について，乳児期の摂取はエビデンスに基づき栄養不足と将来の過体重の両方に関連しているとしている。

　100％フルーツジュースは，AAP でも避けるべきとされており，理由として不要なカロリーを供給し，甘味への渇望を増長するためとしている[48]。日本において，野菜不足を解消すると銘打ち，乳幼児用の野菜と果物のジュースが販売されており，砂糖不使用を謳っているが，当該製品によく利用されるリンゴは，それ自体にショ糖（砂糖の主成分）が含まれている[54]。また，果糖の甘味度は糖類として最も強く，ショ糖の 1.7 倍とされている[55]。

VII　授乳・離乳の支援ガイド[3]と国際的な推奨

1）開始方法について

　「授乳・離乳の支援ガイド」では，手づかみ食べは生後 9 か月頃から始まる，とされている。前述の Baby-Led Weaning[18]や偏食外来パンフレット[19]では，生後 6 か月頃より手づかみ食べが可能なことも示されている。

　「授乳・離乳の支援ガイド」では，食品の種類や量に関してお粥から始め，新しい食品を始めるときには 1 さじずつ与えるとされている。AAP は，「『最良の』最初の食べ物というものはない」「小児科医は通常，潜在的なアレルギーを特定しやすくするため

に，単一原材料の食品から開始し，次の食品を導入する前に約3日間待つことを勧めている。しかし，アレルギーの徴候は摂取直後に現れる傾向があり，新しい食品を試すのにこれほど長く待つ必要があるかどうかは明らかでない」としている[24, 56]。

2) 摂取カロリー，栄養素，脂質について

「授乳・離乳の支援ガイド」では，「(6) 離乳の進め方の目安（p34）」において，「つぶしがゆから始める」との記載があるが，自治体の離乳食講座などの場で「10倍がゆ」が紹介されることが多い。「10倍がゆ」のカロリーは100gあたり35kcalで，母乳や乳児用調製乳の半分ほどのカロリーとなり，エネルギーを補完することができない。「全がゆ」で100gあたり65kcalとなり，母乳や乳児用調製乳とほぼ等価となる。WHOの「補完食」においても，薄すぎるお粥はエネルギーや栄養素が足りず，栄養不良につながることが示されている[57]。「授乳・離乳の支援ガイド」においては，脂肪の多い肉類は開始を少し遅らせる，油脂類も少量の使用とするとある。一方で，長鎖多価不飽和脂肪酸は乳幼児の脳の発達に不可欠である。母乳中には脂質が3.5%含まれ，総エネルギー61kcal[58]中の約50%は脂質由来である。つまり，乳児は脂質を利用することができる。正期産児では出生時でも脂肪消化能力は十分であるとされている[59]。また，児の有する舌リパーゼや母乳中に含まれる母乳胆汁酸刺激リパーゼ（BSSL）も乳児の脂肪分解に大きく寄与している。

「授乳・離乳の支援ガイド」では，野菜，果物，豆腐，白身魚，固ゆでした卵黄の順で種類を増やしていくよう記載されているが，これで十分に鉄分が摂取できる可能性は低い。AAPは，「主要な多量栄養素（特に，蛋白質と長鎖多価不飽和脂肪酸）と微量栄養素（特に，亜鉛，銅，ヨウ素，鉄，葉酸，コリン）の十分な摂取は，特に乳幼児期の脳の最適な発達に不可欠である」としている[1]。「授乳・離乳の支援ガイド」で注意喚起されているのは，鉄とビタミンDのみであるが，AAPでは，亜鉛も重要としている。

3) 市販のベビーフード活用について（費用・カロリー・栄養素など）

「授乳・離乳の支援ガイド」では，ベビーフードを活用する際の留意点が挙げられているが，費用の面には触れられていない。日本の市販ベビーフードの栄養学的な特徴を価格の面から比較した研究によると，価格による栄養の差は少ないとされているが，蛋白質と食塩の量に有意差がみられている[60]。なお，100gあたりのエネルギーが母乳におけるエネルギーよりも少ないものも多く，補完食として用いる場合には注意が必要である。

「日本人の食事摂取基準」に基づいて[61]，生後6～8か月児と生後9～11か月児の補完食からのエネルギー必要量を満たすためには，男児において，それぞれ284kcal，425kcalとなり，低価格帯で774円・高価格帯で2,117円，1,151円・5,762円となる。蛋白質の必要量から見ると，478円・1,004円，1,403円・2,935円で，エネルギー必要量を満たせば，蛋白質の必要量を満たすことは可能である。しかし，離乳食すべてをベビーフードで賄うことのできる経済的余裕のある家庭は少数であると考えられる。乳児に対し市販されている「1食分」を1日2～3回与えることで養育者が「十分に栄養摂取できている」と誤解している場合もあり，注意が必要である。

補完食の開始は，生きていくために最も大切な“自分で食事をとる”という行動の第一歩となる。母乳で育てられている児は，母乳だけを飲んでいる期間においても，母乳を通じて家族の食事になじんでいる[62, 63]。支援者は家族にそのことを伝え，ゆったりと，児のサインを待って補完食を開始するように伝える。そして，できる限り長く，母乳育児を続けながら補完食を進めていくことの重要性を知らせる。児が主体となる食事によって，児は「自分に必要な種類と量の食物を選び取る能力」を自ら獲得していく。楽しい食事は，毎日の生活に幸せな時間を提供する。適切な母乳育児と補完食が人生の最初の段階でなされることは，児の一生の基盤となる。それは児にとって，計りしれない大きな財産となるであろう。

WHO 文書の翻訳について

　この翻訳は，世界保健機関（WHO）または国連児童基金（UNICEF）によって作成されたものではありません。WHO も UNICEF も，この翻訳の内容や正確さについて責任を負いません。英語原文が，拘束力のある正本です。

（多田 香苗）

参考文献

1) Schwarzenberg S.J., et al.(2018). Advocacy for Improving Nutrition in the First 1000 Days to Support Childhood Development and Adult Health.. Pediatrics. 141(2)：e20173716.
2) Lutter CK., et al.(2021). Complementary feeding of infants and young children 6 to 23 months of age. Nutr Rev. 79(8)：825-846.
3)「授乳・離乳の支援ガイド」改定に関する研究会（2019）．授乳・離乳の支援ガイド（2019改定版）．
　https://www.mhlw.go.jp/content/11908000/000496257.pdf（2024/5/20 アクセス）
4) 名西恵子他（2020）．総説 親子に寄り添いエビデンスに基づいた支援を呼びかける日本ラクテーション・コンサルタント協会による声明—2019年3月改定の「授乳・離乳の支援ガイド」を受けて．外来小児科．23：2-12.
　（抄録）https://jalc-net.jp/statement202005.html（2024/5/20 アクセス）
5) WHO/UNICEF（1990）. Innocenti Declaration On The Protection, Promotion And Support Of Breastfeeding.
6) WHO（2023）. WHO Guideline for complementary feeding of infants and young children 6-23 months of age. https://www.who.int/publications/i/item/9789240081864（2024/5/23 アクセス）
7) 井戸田正他（1991）．最近の日本人人乳組成に関する全国調査（第1報）．日本小児栄養消化器病学会雑誌．5：14-148.
8) 奥起久子（2018）．根拠に基づいた離乳食—補完食の概念の導入を．東京小児科医会報．37(1)：57-62.
9) Goldman AS., et al.(1982). Immunologic factors in human milk during the first year of lactation.. J Pediatr. 100(4)：563-567.
10) Goldman AS., et al.(1983). ：Immunologic components in human milk during the second year of lactation. Acta Pediatr Scand. 72(3)：461-462.
11) Lawrence RM. Chapter 5 Host-resistance factors and immunologic significance of human milk. Lawrence RA., et al. ed.(2022), Breastfeeding：A guide for medical profession. 9th ed. pp511-662. Elsevier.
12) 大山牧子（2023）．飲んだり食べたりにかかわる10の神話．子どもの偏食外来　いつもの小児科外来や健診で役立つヒント，pp2-7．診断と治療社.
13) 水野克己（2023）．食物アレルギーと経口免疫寛容．よくわかる母乳育児 改訂第3版．pp238-242．へるす出版.
14) ラ・レーチェ・リーグ日本（2021）．赤ちゃんのサインに合わせた カンタン！　離乳食.
　https://llljapan.org/wp-content/uploads/info08.pdf（2024/5/20 アクセス）
15) ラ・レーチェ・リーグ日本．離乳食．授乳のヒント.
　https://llljapan.org/blw/（2024/5/23 アクセス）
16) World Health Organization, United Nations Children's Fund, World Bank Group（2018）. Nurturing care for early childhood development：a framework for helping children survive and thrive to transform health and human potential. World Health Organization.

https://apps.who.int/iris/handle/10665/272603（2024/5/23 アクセス）

17）United Nations Children's Fund（UNICEF）and the World Health Organization（2023）. Nurturing young children through responsive feeding.
https://nurturing-care.org/nurturing-responsive-feeding（2024/5/22 アクセス）

18）日本 BLW 協会. 赤ちゃんの「食べたい！」を育む食卓.
https://babyledweaning.or.jp（2024/5/23 アクセス）

19）神奈川県立こども医療センター. 偏食外来パンフレット. 神奈川県小児保健協会.
https://kanagawa-syounihokenkyoukai.jp/pamphlet/（2024/5/23 アクセス）

20）大山牧子（2023）.「どこで」食事の空間の調整. 前掲書12）, pp65-70.

21）大山牧子（2023）. 好き嫌い, 偏食, 小児摂食障害. 前掲書12）, pp22-29.

22）Meinzen-Derr JK., et al.（2006）. Risk of infant anemia is associated with exclusive breast-feeding and maternal anemia in a Mexican cohort. J Nutr. 136（2）：452-458.

23）World Health Organization（2022）. WHO recommendations for care of the preterm or low birth weight infant.
https://www.who.int/publications/i/item/9789240058262（2024/5/22 アクセス）

24）Muth ND., et al.（2023）. Chapter 16. Nutrition in Infancy. The Clinician's Guide to Pediatric Nutrition, pp215-242. American Academy of Pediatrics.

25）McMillen SA., et al.（2022）. Benefits and Risks of Early Life Iron Supplementation. Nutrients. 14（20）：4380.

26）日本新生児成育医学会 医療の標準化委員会内 鉄剤補充ガイドライン作成小委員会（2017）. CQ1, CQ2. 新生児に対する鉄剤投与のガイドライン 2017—早産児・低出生体重児の重症貧血予防と神経発達と成長の向上を目的として Ver1.2, pp16-23.
http://jsnhd.or.jp/pdf/pblcmt/pbl00301.pdf（2024/5/22 アクセス）

27）川井正信（著）, 鉄欠乏. 日本小児医療保健協議会（四者協）栄養委員会（2022）. 母乳育児ハンドブック, pp145-146. 東京医学社.

28）Muth ND., et al.（2023）. Chapter 6 Minerals. 前掲書 24）, pp53-65.

29）佐久医師会（2019）. 補完食.
https://oshiete-dr.net/pdf/201905rinyu.pdf（2024/2/16 アクセス）

30）朝倉由美他（2002）. 新生児甲状腺機能に及ぼすヨード過剰の影響. 日本小児科学会雑誌. 106（5）：644-649.

31）「日本人の食事摂取基準」策定検討会（2019）. ヨウ素. 日本人の食事摂取基準（2020 年版）. pp335-340.
https://www.mhlw.go.jp/content/10904750/000586568.pdf（2024/5/22 アクセス）

32）宮林重明他（2000）. アトピー性皮膚炎のための食事制限をした母親の乳児に認めた B1 欠乏（Wernicke 脳症）の 6 例. 日本小児科学会雑誌. 104（10）：1061.

33）德涼子他（2012）. アトピー性皮膚炎に対しての食事制限中に Wernicke 脳症を来たした 1 乳児例. 日本小児科学会雑誌. 116（9）：1404-1405.

34）日本小児医療保健協議会栄養委員会報告（2017）. イオン飲料などの多飲によるビタミン B1 欠乏症. 日本小児科学会雑誌. 121（5）：953-968.

35）WHO（1981）/母乳育児支援ネットワーク（仮訳）（2021）. 母乳代用品のマーケティングに関する国際規準（全文）.
https://jalc-net.jp/dl/International_code.pdf（2024/5/23 アクセス）

36）Muth ND., et al.（2023）. Chapter 5 Vitamins. Water-soluble Vitamins. 前掲書 24）, pp37-42.

37）American Academy of Pediatrics（AAP）, The American College of Obstetricians and Gynecologists（ACOG）（2022）. Nutrient Intake. Breastfeeding Handbook for Physicians, 3rd ed, pp181-183. AAP.

38）松村花奈子他（2022）. 萎縮性胃炎の母体から出生した新生児ビタミン B12 欠乏症の 1 例. 長崎医学会雑誌. 97（1）：51-55.

39）新井田裕子他（2012）. 体重増加不良, 発達遅滞を機に発見された Vit.B12 欠乏性貧血の 4 か月男児. 日本小児科学会雑誌. 116（8）：1287.

40）今村榮一他（1984）. 小児栄養 第 6 版. p118, p120. 同文書院.

41）授乳・離乳の支援ガイド策定に関する研究会（2007）. 授乳・離乳の支援ガイド. p41.
https://www.mhlw.go.jp/shingi/2007/03/dl/s0314-17.pdf（2024/5/22 アクセス）

42）AAP（2001）/水野克己（訳）（2010）. 子どもに果汁を与えるリスクと適切な摂取方法についての勧告. JALC.
https://jalc-net.jp/dl/Pediatrics.pdf（2024/5/22 アクセス）

43）国立環境研究所 地球環境研究センター. ビタミン D 生成・紅斑紫外線量情報.
https://db.cger.nies.go.jp/dataset/uv_vitaminD/ja/（2024/5/17 アクセス）

44）日本小児アレルギー学会書食物アレルギー委員会（2021）. 第 6 章 リスク因子と予防. In：海老澤元宏他（監）食物アレルギー診療ガイドライン, pp58-73. 協和企画.

45）Tsugawa N., et al.（2016）. Association between vitamin D status and serum parathyroid hormone concentration and calcaneal stiffness in Japanese adolescents：sex differences in susceptibility to vitamin D deficiency. J Bone Miner Metab. 34（4）：464-474.

46）日本小児科学会他（2021）．新生児と乳児のビタミン K 欠乏性出血症発症予防に関する提言．
　　https://www.jpeds.or.jp/modules/guidelines/index.php?content_id=134（2024/5/22 アクセス）
47）日本医師会 国民生活安全対策委員会（2014）．国民生活安全対策委員会報告書．p12.
　　http://dl.med.or.jp/dl-med/teireikaiken/20140312_53.pdf（2024/2/22 アクセス）
48）Muth ND., et al.(2023). Chapter 16. Nutrition in Infancy. Foods to Avoid in the First Year. 前掲書 24），p237.
49）日本小児科学会 こどもの生活環境改善委員会（2020）．食品による窒息 子どもを守るためにできること（改訂）．
　　https://www.jpeds.or.jp/modules/guidelines/index.php?content_id=123（2024/5/23 アクセス）
50）「日本人の食事摂取基準」策定検討会（2019）．7-2 トランス脂肪酸．前掲書 31），pp140-141.
51）「日本人の食事摂取基準」策定検討会（2019）．1-3 脂質．前掲書 31），pp127-151.
52）「日本人の食事摂取基準」策定検討会（2019）．表 1-食事摂取基準策定の参照データ一覧：各栄養素の母乳中濃度及び離乳食からの摂取量．前掲書 31），p390.
53）板橋家頭夫（編）（2014）．脂質の消化・吸収とその発達．新生児栄養学，pp39-40. メジカルビュー社．
54）文部科学省 食品成分データベース．果実類/りんご/皮なし/生．出典：日本食品標準成分表（八訂）増補 2023 年．
　　https://fooddb.mext.go.jp/details/details.pl?ITEM_NO=7_07148_7&MODE=7（2024/2/7 アクセス）
55）前橋健二（2011）．甘味の基礎知識．醸協．106(12)：818-825.
　　https://www.jstage.jst.go.jp/article/jbrewsocjapan/106/12/106_818/_pdf（2024/5/23 アクセス）
56）Samady W., et al.(2020). Recommendations on Complementary Food Introduction Among Pediatric Practitioners.. JAMA Netw Open. 3(8)：e2013070.
57）WHO（著）（2000），戸谷誠之（監訳）（2006）．補完食—母乳で育っている子どもの家庭の食事．p12. JALC
　　https://iris.who.int/bitstream/handle/10665/66389/WHO_NHD_00.1_jpn.pdf（2024/2/15 アクセス）
58）食品成分データベース．人乳．
　　https://fooddb.mext.go.jp/result/result_top.pl?USER_ID=11405（2024/2/15 アクセス）
59）Kleinman RE., et al.(2020). Chapter 17 Fats and Fatty Acids. Fat Digestion, Absorption, Transport, and Metabolism. Pediatric Nutrition, 8th ed, pp511-513. American Academy of Pediatrics.
60）Sugimoto M., et al.(2023). The nutritional profile of commercial complementary foods in Japan：comparison between low- and high-price products.. Br J Nutr. 130(9)：1595-1608.
　　日本の市販ベビーフードの栄養学的な特徴を明らかに（2024/7/19 アクセス）
　　https://www.u-tokyo.ac.jp/focus/ja/press/z2101_00107.html
61）前掲書 31），pp389-410.
62）成川真隆他（2024）．味覚の発達．小児科診療．87(4)：390-396.
63）三輪高喜（2024）．嗅覚の発達．小児科診療．87(4)：397-402.

20 母乳育児と妊娠
―きょうだい同時期授乳

I 母乳育児と妊孕性

❶ 母乳育児は妊孕性にどのように影響するか[1-3]

　母乳育児は産後の妊孕性の回復を遅らせる。特に近代的避妊法の利用が制限される状況では，母乳育児による避妊効果は大きい。妊孕性の回復は，授乳の頻度，授乳時間の長さ，授乳間隔，児の吸啜の強さ，補足物（糖水，乳児用調製乳など）や補完食を与えているかどうかなどの授乳状況に左右される。また，妊孕性の回復は，エネルギーバランスによっても変化する。BMI の上昇を指標とするエネルギーバランスの改善が月経復帰に先行する，との報告がある。スリランカでの研究では，BMI が高いことと月経復帰の早さに関連があるとしている[4]。

　産後，月経が再開するまでの期間は，米国の調査によると，授乳していない女性では 45 ± 3.8 日（25〜72 日），授乳している女性では，189 ± 14.7 日（34〜256 日）であった[5]。

　生後 6 か月間母乳だけ（乳児に補足物やおしゃぶりを一切与えず，夜も昼も欲しがるだけ授乳する自律授乳）で育て，その後も徐々に補完食を与えながら自律授乳を続けた母親についての米国の研究では，産後月経が再開するまでの期間は平均 14.6 か月であった[6]。それ以前に月経の再開がなかったり，次の子ができなかったりしても正常範囲なのである。自然な出産間隔は国や地域によっても違い，3，4 年から 6 年というところである。

　LAM（授乳性無月経法）を表 20-1 に示した。産後 56 日以降に出血があるときは，妊孕性が回復している可能性がある。この出血がなく，出産後 6 か月以内で母乳以外のものを与えていないとき，効果的な授乳を頻繁にしていると 98％の確率で避妊効果があるというものである[7]。

　出産後 6 か月を過ぎても，授乳頻度が 24 時間に 6 回以上，授乳時間が合計 65 分以上

表 20-1 授乳性無月経法（lactation amenorrhea method：LAM）

①月経が戻っていない（産後 56 日以上過ぎてからの性器出血がない）
②定期的に母乳以外のものを補足をしていないし，昼間は 4 時間以上，夜間は 6 時間以上授乳時間が空かない
③乳児が 6 か月未満である
以上のすべてを満たす場合，妊娠する確率は 2％以下である（LAM ガイドラインによる）

になる場合は，なお排卵が抑制されるとの報告もある[8-10]。

　母乳育児をしていると，出産後最初の月経は無排卵であることが多く，特に産後6か月以内ではその確率が高い。産後9か月以降に再開した月経では，母乳育児によって無排卵になる確率は減少する。自律授乳をしていると，月経が長期間みられない傾向がある。個々の母親の体質も関係する。

　授乳頻度は妊孕性の回復に大きく影響するので，補完食を始めていても授乳が頻繁である場合は回復が遅れがちであるし，授乳頻度が低い場合は月経の前に排卵している可能性が高くなる。いったん月経が戻ってからも，授乳頻度が増えると再び月経がなくなることがあるが，受胎能力はあると考える。

　次の子どもを希望する母親に対しては，「月経再開時期は産後1年を超えることもまれではなく，授乳と妊孕性の回復に大きな関連があること，したがって，授乳が頻繁であることから授乳中の子どもにとって次の子を受け入れる準備がまだできていないという考え方もあること」を伝え，母親の気持ちの整理を助けるとよい。授乳回数が自然に減ってくる，つまり上の子の母親へのニーズが変わってくると，次の妊娠が成立することもある。このように自然な経過に任せると，妊娠中や産後に上の子への対処がスムーズに進みやすい。母親の希望が強い場合や，授乳中の子どもが無理なくできそうであれば，授乳回数を減らす方向へ導く方法もある。詳細は第8章 21（303頁）を参照。

　通常，妊孕性が回復した後は，母乳育児を続けながらも次の妊娠が可能であるが，まれに月経が戻っているにもかかわらず母乳育児を続けている限り妊娠しない場合や，非常に妊娠しにくい場合がある。授乳回数がそれほど多いわけでもないのに，希望しても産後2年以上妊娠しないような場合，授乳中の子どもの様子と，母親の気持ちについてよく話し合って，母乳をやめることについて考慮するのも一法である。ただし，母乳をやめたからといって必ずしも妊娠に結びつかない可能性も前もって伝えておく。

❷ 母乳育児中の避妊について[1, 2]

　避妊についての相談を受けるとき，個人や家族の価値観と同時に，文化・宗教についても考慮が必要である。

　避妊法には大きく分けてホルモン剤を用いる方法と，ホルモン剤を用いない方法がある。母乳育児中は，産後6か月未満はホルモン剤を用いる方法はできるだけ避けるのが望ましく，その後はそのカップルの避妊のニーズによって選択する。各避妊法のパール指数（100人の女性が1年間その方法で避妊した場合の失敗数）を表 20-2 に示す。

1）ホルモン剤を用いない方法

（1）授乳性無月経法（LAM）

　前述。産後6か月までである。

（2）周期的禁欲法（periodic abstinence）

　特に薬や器具を用いず，排卵期の身体の変化を自分で感じて受胎可能な期間の性交を控える方法。正しく行えば避妊効果は高い。ただし，妊娠前にこれを行っていなかった場合は授乳中にこれを始めるのは難しく，また，パートナーの協力は不可欠である。

表 20-2 各避妊法のパール指数

避妊法の種類	1年間の失敗率（%）	
	理想的使用	一般的使用
使用せず	85	85
LAM	0〜1.2	
周期的禁欲法	0.4〜5	24
腟外射精法	4	18
男性用コンドーム	2	13
殺精子剤	6	26
IUD（FD-1など）	3	3
IUS（ミレーナ）	0.2	0.2
IUD（銅付加）	0.6	0.8
経口避妊薬（ピル）	0.3	7
ミニピル	0.5	5
卵管結紮	0.5	0.5
精管切除	0.1	0.15

〔Hatcher R.A., et al.（2011）. Contraceptive Technology：Twentieth Revised Edition, Ardent Media より一部改変〕

(3) バリア法

コンドームが代表的だが，一般的な使用では15〜18％の失敗があるとされているため，ほかの避妊と併用が望ましい。

(4) 子宮内避妊用具（intrauterine contraceptive device：IUD）

授乳中，IUDは安全に用いられる。現在，日本で利用可能なIUDはFD-1と，ホルモン付加IUD（IUS：intrauterine system，ミレーナ®，後述）で，銅付加IUDは販売終了となった。

授乳中は，子宮穿孔のリスクがわずかに上昇する[11]。産後6週以降の使用が勧められる。

(5) 避妊手術

母乳育児に直接影響はないが，一般に手術を受けることによる母乳育児へのデメリット，すなわち母子分離などの問題がある。特に産後すぐに行う卵管結紮は，早期の母乳育児に影響する。

2）ホルモン剤を用いる方法

(1) プロゲスチン単独法

一般的には母乳育児を続けながらも行えると考えられているが，乳汁分泌への影響は

依然として議論があり，特に産後 6〜8 週までは避けるほうがよい。母乳中にプロゲスチンが分泌され，生後早期には児の肝臓に負担をかけるという指摘もある。長期的な児への影響はないとされる。ミニピル，プロゲスチン-IUD，プロゲスチン放出性腟リング，注射法（プロベラデポ），そしてインプラント法（ノルプラント）などがある。日本ではプロゲスチン-IUD（IUS，ミレーナ®）のみが承認されている。

(2) エストロゲンを含む方法

WHO の「避妊薬の使用に関する医学的適格基準」では，「産後 6 か月以内の母乳育児中は容認できない。非授乳中でも血栓症のリスクがあるため，産後 6 週間（米国疾病管理予防センターでは非授乳婦で産後 3 週間）は容認できない」とされている。

プロゲスチン単独法よりさらに母乳の分泌や成分への影響が大きいため，少なくとも補完食が始まってからにしたい。児への長期的影響はないとされるが，なかには児の成長障害の報告もあり，なお不明の点もあると考えられる。低用量ピルは，母乳の分泌や成分への影響が比較的小さいようである。

(3) 緊急避妊について

母乳育児中の母親が無防備な性交をしても，産後 21 日以内であれば緊急避妊の必要はない。産後 4 週間頃になると，特にその後も避妊をしたいと考えているようであれば，緊急避妊としても IUD はよい方法である。

また，ホルモン剤を用いる方法では，性交後 72 時間以内，遅くとも 120 時間以内に，レボノルゲストレル錠 1.5 mg を授乳直後に服用するという方法（LNG 法）がある。

Ⅱ 妊娠中の母乳育児[3]

妊娠中に母乳育児を続けるかどうかは，母親が子どもの様子や自分の気持ちをよく考えて決めることである。支援者は母親が自分の気持ちを整理して，どうするかを決める手助けをすることが大切である。妊娠中に授乳したり，出産後にきょうだい同時期授乳をしたりすることが，周囲から受け入れられていない場合がある。母親自身が周囲からのアドバイスと，自分自身の感情とを区別できるように援助しつつ，現在の環境と子どものニーズに焦点を当てて話し合うとよい。ポイントを**表 20-3** に示す。

妊娠中に母乳育児を続けるかどうかを話し合うにあたって，特に意識して母乳をやめさせなくても自然にやめる可能性も約 60〜70％あるということを最初に母親に伝えることは非常に助けになる[12, 13]。妊娠中の母乳の量や成分の変化によって子どもが飲まなくなったり，妊娠中のホルモンの影響による乳首の痛み，不快感によって母親が授乳回数を減らしたり，また，妊娠に関係なく，母乳をやめるときが来たといった要素によるものと考えられる。妊娠中にいったん母乳を飲まなくなっても，出産後再び母乳を飲むようになることもある。

表 20-3 妊娠中母乳を続けるかどうかを話し合うポイント

- 授乳中の児の年齢
- 児の授乳へのニーズ（身体的にも，感情的にも）
- 母親が授乳に関して何か不快なこと（乳頭が痛いなどの）を経験しているか，またその程度
- 母親の過去の授乳経験
- 妊娠に関係する健康上の問題，たとえば授乳中の子宮の痛みや出血，早産，低出生体重児出産の経験
- 妊娠中の母親の体重減少
- 妊娠中に授乳することについての父親の気持ち

1 母乳をやめることを考えている母親への援助

　母乳をやめることを考えている母親には，授乳が子どもにとって本当に必要なのか，別のものに注意を向けたり，違った遊びをしたりすることで容易に子どもが満たされるものなのかどうかを見極める助けになる。

　授乳するときの乳頭の痛みは，妊娠中のホルモンの変化によってよく起こることで，このために母親が授乳を不快に感じるのもごく普通のことである。子どもの理解を得て短時間の授乳で切り上げるという方法もあるし，妊娠後期になれば授乳の不快感が軽減してくることを伝える。この痛みには個人差が大きく，何ともない人もあれば，耐えがたいほどのこともある。このために母乳をやめることを考えるのは特別なことではない。

　また，妊娠中に授乳を続けることについて，周囲の人々や医師などからの反対が強いために，母親が母乳をやめる選択をすることもある。

　その他の状況を含めて，母乳をやめることを選択した母親には，妊娠初期の体調の不安定な時期を避け，できるだけゆっくりとした過程をふむように勧めると，母子ともに負担が少ない。どのような状況であっても，母親が母乳をやめると決めることで授乳中だった子に罪悪感をもつ必要のないことを話し，母親と子どもにとってできるだけ無理のない方法を提案することが大切である。母乳をやめることの具体的な方法については，第8章21 **Ⅳ**（306頁）を参照。

2 妊娠中も母乳育児を続ける母親への援助[3]

1）生まれてくる児について

　普通に母親が健康を保てる食事をしていれば，母乳育児によって胎児が栄養不足となる心配はない。また，母乳育児による流・早産のリスクの上昇はないとされている[14]。母乳育児による子宮収縮は，流・早産のリスクを高めるものではない[15]。母乳育児をしているか否かにかかわらず，医療機関で妊娠が確認されたうちの15％に流産，5％に早産が起こるといわれる。

　妊娠中の母乳育児は，早産のリスクがある女性やハイリスク妊娠では注意が必要であるとこれまで言われていたが，妊娠転帰や流産リスクとは無関係であることが近年明らかになった[15]。妊娠したからといって早々に母乳をやめさせて出産にまで至らなかった場合，母親の失うものは大きいかもしれない。逆に母乳育児を続けていると，母親の気

294　第8章　補完食開始後の母乳育児支援

持ちを安定させる助けになる。この場合，母乳育児と流・早産に関連がないことを母親に伝えて，罪悪感をもたせないようにすべきである。

　ただし，早産の既往があるとか，母乳育児による子宮収縮が頻繁であるなどの症状があるときは医師と相談し，母乳育児を控えたほうがよいと判断される場合もある。この際，医師も一概に妊娠中の母乳育児を禁じているわけではないことや，現在の母親の身体的状態をよく説明すべきである。そして，母親の状況をよく聞いて，考えられる選択肢を提示してそのリスクや利点について話したうえで，母親の選択を尊重するようにしたい。

　下の子どもが生まれた後に上の子が授乳を続けた場合，特に初乳を上の子が飲むことによって，下の子が十分摂取できないのではなないかと心配する母親もいるが，妊娠中も授乳を続けた多くの女性は初乳が十分出ていることに気づいている。むしろ，上の子による乳頭刺激によって，下の子の飲み方が不適切だったりして十分に乳頭刺激できない場合でも母乳量を確保できるというメリットもある。また，産後早期の乳房の張りすぎの軽減にも役立つ。ただ，この妊娠後期から出る初乳を好まない子どもも多く，そのために自然に飲まなくなる場合もある。

2）授乳中の上の子について

　妊娠中の母親の血中ホルモンが母乳に移行して，母乳を飲んでいる児に影響を与えるということはない。母乳をやめると決めた場合で上の子が1歳未満であるときは，乳児用調製乳が必要かもしれないので医師と相談すべきである。また，母乳をやめていなくても，妊娠中は母乳量が減少することがあり，授乳回数を増やすなどの対処が必要な場合がある。

　妊娠中も授乳を続けると，母乳を飲んでいる児にとっては，栄養的・免疫的にも意義がある[1]。食が細い場合やアレルギーのある場合，病気になった場合にも安心であるし，精神安定にも役立ち，上の子が生まれてくる児を受け入れやすいという利点がある。

3）母親自身について

　授乳しているかどうかにかかわらず，妊娠中は健康に注意することが勧められる。妊娠しているうえに授乳中であると，より多くの栄養を必要とする。不足していると思われる場合は，栄養士などとよく相談して十分な食事，ビタミンやミネラルを摂るようにする。場合によってはサプリメントを摂取することが有効である。カルシウムの必要量も増大するが，その吸収率も増加する（母乳育児とカルシウムについては，第10章30，398頁を参照）。直接授乳すると，母親がその間休養をとれるので，疲れをとるのに役立つことがある。

　母親によっては，授乳中につわりをひどく感じることがある。これは授乳中のホルモンが胃に作用するからである。空腹時にホルモンが放出されないように，授乳前に食物摂取すると軽減または消滅することがある。しかし，ほとんどの母親は授乳しているからといって特につわりをひどく感じることはない。

　お腹が大きくなるにつれて，授乳姿勢がとりにくくなる。多くの場合，児が自らより快適な姿勢を見つけるが，特に妊娠後期には休養をとる意味でも添え乳が適している。

授乳のためにはつなぎのマタニティ・ウエアではなく，上下に分かれた服を選ぶとよい。

　妊娠中の授乳に周囲が抵抗を示すこともあるため，好意的に見てくれる人の前だけで授乳するなどの工夫をするとよい。少し大きくなった子どもは，授乳をしばらく我慢したりできることが多い。また，母乳育児サポート・グループへの参加も勧められる。

Ⅲ　きょうだい同時期授乳（タンデム・ナーシング）

❶ 出産前の援助[3]

　出産前に，きょうだい同時期授乳（以下，同時期授乳）についての母親の気持ちを聴き，話し合っておくとよい。授乳中の子どもに，これから生まれてくる下の子について折に触れて話し，ほかの授乳中の赤ちゃんを見せたり，入院中のことについて話したりしておくと受け入れやすい。同時期授乳を考えている場合は，入院中も上の子も一緒に過ごせる施設を選んだり，入院中に上の子を連れてきてもらったりすることを考慮する。

❷ 出産後の援助[3]

　新生児期には初乳は大切である。新しく生まれてきた赤ちゃん（下の子）を意識して優先しなくてもよい場合もあるが，基本的には下の子を優先とし，特に上の子のニーズが高い場合には，下の子が飲み終わってからというようにルールを決めたほうがうまくいくこともある。下の子が生まれると，上の子の授乳頻度が増えることが多い。同時期授乳をすると，上の子の精神安定や，乳房の張りすぎの抑制，下の子の吸啜に問題があったりして乳頭に十分な刺激を与えられない場合の乳汁分泌維持に役立つ。乳頭の衛生については，ほとんどの場合，特別なことは不要である。気になるようなら水で洗うか拭くかしてもよいが，清浄綿の使用は乳頭のトラブルにつながるので勧めない。同時期授乳中，母親は十分な水分と栄養，そして休養をとるよう心がける。

　同時期授乳にはいろいろなスタイルがある。どの方法を選ぶかは，母親の好みやそれぞれの子の年齢やニーズに応じて決めればよい。

1）同時に 2 人に授乳する

　左右の乳房をそれぞれ吸わせるやり方である。ときに，射乳反射が強くて下の子がむせることがあるが，しばらくたてば解決することが多い。同時に 2 人に授乳するのは難しく思われるかもしれないが，実際は上の子がうまく体位を調節して吸い付くので，さほど困難ではない。ただ，授乳姿勢に無理があると乳頭の痛みを感じたり，傷ができたりするので注意が必要である。基本的な授乳姿勢のポイントを押さえていれば，どのような姿勢であってもかまわない〔授乳姿勢については，**図13-5**（160頁）を参照〕。スリングという抱っこ紐を使う方法もある。

　どちらの乳房が誰の，というふうに決めてもよいが，上の子のほうが授乳頻度が低いことが多いので，上の子がいないときや眠っているときなどに，下の子に反対側を飲ませるとよい。与える乳房を決めると，それぞれの子のニーズに合った分泌量になるので，

左右の大きさが違ってくることも多い。特に問題はないが，それを避けたいなら交互に飲ませるなどする。

自宅以外の場所で2人同時に飲ませるのは難しいかもしれない。その場合は，上の子に理解を求めるという方法もあるが，どうしてもというときには，大きなスカーフやバスタオルなどが役立つこともある。胸にスリットの入った授乳服を用いると便利かもしれない。

2）1人ずつ授乳する

1人が飲んでいる間は，もう1人は待っていなくてはならないが，1人ずつ相手をしてもらえるという利点もある。上の子は往々にして待っている間に別のことに興味が移ることがあるが，授乳すると約束したときは，本人が忘れていても必ず授乳することが信頼関係を結ぶうえで大切である。

父親に同時期授乳について理解を得ておくと，授乳を待っている間に上の子に適切な言葉かけをしてくれたり，下の子をあやしてくれたりといった協力が期待できる。同時期授乳でなくても，長く授乳を続けていることについて，父親が嫉妬を感じたりすることもあるので，母親もこれを理解し，よく話し合う機会をもつように提案するとよい。

❸ 同時期授乳に対する母親の気持ち[3, 6, 16]

同時期授乳に対する母親の気持ちはいろいろで，産前にどのような気持ちであっても，産後それが変化したり揺れ動いたりすることは普通のことである。肉体的に同時期授乳を不快に感じることもよくあるし，始終子どもたちと触れ合っていることで「触れ合い過多」と感じて離れたい気持ちになることもある。周囲に支えてくれる人がいると大いに助けになる。上の子の母乳をやめようと思うこともごく普通にあることで，母親の気持ちをよく聞いて，やめる方法について援助するとよい。

母乳をやめないと次の妊娠ができない，妊娠したら母乳育児をやめなくてはならないなどの誤解を解き，母親が母乳育児の継続を望んでいる場合は，児のニーズに注目した妊娠中の母乳育児や同時期授乳といった選択肢を考える助けになることを望む。また，母乳育児と両立できる避妊の知識をもち，母親に適切な援助ができると安心である。

（金森 あかね）

参考文献

1) Lawrence R. A., et al.(2021). Breastfeeding：A guide for the medical profession, 9th ed. Elsevier.
2) Wambach K, et al.(2019). Breastfeeding and human lactation, 6th ed. Jones & Bartlett Learning.
3) Mohrbacher N.(2020). Breastfeeding Answers A guide for helping families, 2nd ed. Nancy Mohrbacher Solutions, Inc.
4) Tennekoon K. H., et al.(2005). Serum leptin and lactational amenorrhea in well-nourished and undernourished lactating women. Fertil Steril, 83(4)：988-994.
5) Campbell O. M., et al.(1993). Characteristics and determinants of postpartum ovarian function in women in the United States. Am J Obstet Gynecol, 169(1)：55-60.
6) ラ・レーチェ・リーグ・インターナショナル（編），ラ・レーチェ・リーグ日本（訳）（2000）．だれでもできる母乳育児改訂版．メディカ出版．

7) Labbok M. H., et al.(1994). The Lactational Amenorrhea Method（LAM）：a postpartum introductory family planning method with policy and program implications. Adv Contracept, 10(2)：93-109.

8) Andersen A. N., et al.(1982). Influence of breast-feeding pattern on pituitary-ovarian axis of women in an industrialized community. Am J Obstet Gynecol, 143(6)：673-677.

9) McNeilly A. S., et al.(1983). Fertility after childbirth：pregnancy associated with breast feeding. Clin Endocrinol（Oxf), 19(2)：167-173.

10) McNeilly A. S, et al.(1985). Endocrine control of Lactational infertility-I In：Dobbing J, ed Maternal nutrition and lactational infertility. pp1-16. Raven Press.

11) Reed S. D., et al.(2022). Intrauterine device-related uterine perforation incidence and risk（APEX-IUD）：a large multisite cohort study. Lancet, 399(10341)：2103-2112.

12) Moscone S. R., et al.(1993). Breastfeeding during pregnancy.. J Hum Lact, 9(2)：83-88.

13) Newton N., et al.(1979). Breastfeeding during pregnancy in 503 women：does a psychobiological weaning mechanism exist in humans?. pp845-849. Emotion & Reprod.

14) Hiroshige I.(2009). Does breastfeeding induce spontaneous abortion?. J Obstet Gynaecol Res, 35(5)：864-868.

15) Stalimerou V., et al.(2023). Breastfeeding During Pregnancy：A Systematic Review of the Literature. Maedica（Bucur), 18(3)：463-469.

16) LLLI（2010). The womanly art of breastfeeding, 8th ed. Ballantine Books.

21 │ 母乳をやめる・やめないの 支援

　児の心身発達に母乳が有益なことから，WHOやUNICEFは2歳かそれ以上まで母乳育児を続けることを勧めている。しかし現状では，いつまで母乳育児を続けるのが適切かについて，支援者も混乱していることが多いので整理する。

Ⅰ　言葉の定義

❶「乳離れ」と「離乳」

　「乳離れ」には，離乳食を始めるという意味の「離乳の開始」（乳離れの開始）と，完全に母乳もしくは乳児用調製乳を飲まなくなる「乳離れの完了」の意味が含まれる[1]。育児書では，「乳離れ」を「乳離れの完了」の意味で使っていることが多い[2]。「乳離れの完了」は「離乳の完了」と同意語で使われることもあるが，本来は違う意味である。横山は「『ちばなれ』は，赤ちゃんが『乳を離れる』ことを示し，その主体は赤ちゃんの側」にあり，明治以来の近代医学の用語である「『離乳』は，むしろ『乳を離す』こと」で，「近代的育児法が『離乳』を指導するようになると，その意義を説き，そのやり方を細かく示して親たちの細やかな努力をうながすようになって」きたのだと指摘する[3]。

　離乳の完了とは，厚生労働省の「授乳・離乳の支援ガイド」（2019）では，「形のある食物をかみつぶすことができるようになり，エネルギーや栄養素の大部分が母乳又は育児用ミルク以外の食物（筆者注：1日3回の食事と1～2回の補食）から摂取できるようになった状態」としている。その時期は生後12～18か月頃であり，子どもの離乳の進行および完了の状況に応じて母乳または育児用ミルクを与えることから，離乳の完了を「母乳又は育児用ミルクを飲んでいない状態を意味するものではない。」と明記している[4]。

　母乳は栄養だけを与えるものではないので，離乳が完了しても，乳離れは完了しておらず，母乳を飲み続ける児も多く存在する。

　わが国で第二次世界大戦中に農山漁村で行われた調査によれば，児が母乳を飲まなくなる平均年齢は2歳で，児によっては3～9歳まで飲んでいることが記録されている[5]。文化人類学者Dettwylerによれば，さまざまな動物の母乳をやめる時期，妊娠期間の長さ，永久歯の生える時期，大人の体の大きさとの比較で調べたところ，ヒトの児が母乳を飲まなくなる適正年齢は，3～7歳の間だという[6]。

❷「断乳」と「卒乳」

　WHO は，生後 6 か月間は母乳だけで赤ちゃんを育て，補完食を始めたのちも 2 歳か
それ以上まで母乳育児を続けることを勧めている[7]。わが国でも 2002 年の母子健康手帳
から，母親が母乳を完全にやめるという意味の「断乳」の文字が消え，「断乳の完了」
の有無は問われなくなった。「断乳」という言葉は，母親から母乳を「断つ」という意
味合いが強く，ある時期に 1 回でやめることを意味することが多い。

　わが国において，「断乳」という選択肢以外の乳離れの方法が文献に現れてきたのは，
母親同士のサポートグループである母乳育児サークルから 1986 年に出された『おっぱ
いだより集』である[8]。そこには，子どもがおっぱいをやめるまで母乳育児を続ける「自
然卒業」という乳離れの方法が紹介されている。この背景には，1956 年から米国で始
まったラ・レーチェ・リーグ・インターナショナル（LLLI）という国際的な母乳育児
支援の団体の影響がみられる。LLLI は当初から「子ども主導の乳離れ」を提唱してお
り，LLLI の大会で聞き取りが行われた長期授乳の実態調査[9]は，その後の長期授乳を勧
める AAP（米国小児科学会）の声明にも影響を与えている[10]。AAP は 2005 年の声明
で「母乳育児の継続期間には上限はありませんし，生後 3 年目にまたがったり，それ以
上になったりすることが，心理学的にも，発達においても有害であるという科学的根拠
はありません」としている[11]。その後 2012 年の声明でも「約 6 か月間は母乳だけで育
てること，その後は 1 歳または母親と子どもがお互いに望む限りそれ以上母乳育児を続
けることを推奨しており，（中略）補完食の量が多くなり種類が増えても最初の 1 年間
およびそれ以上の期間にわたって母乳を継続するよう母親に奨励すべき」としてい
る[12]。

　わが国の医師の間では，かつては 1 歳前後での断乳という指導方針をもつ考え方が支
配的であった[13]。しかし，山内逸郎は早くから，児が欲しがらなくなるまで授乳を続け
る「自然卒業」を勧めていた数少ない医師の 1 人であった[14]。1993 年にその山内の呼び
かけで始まった「母乳をすすめるための産科医と小児科医の会」（のちに「日本母乳の
会」に改称）の運営委員長であった橋本武夫は，会の発足に先駆けて 1988 年より「卒
乳」という言葉を提唱した[15]。こうした背景のなかで，1995 年頃からは学会誌において
も「卒乳」という言葉が使われるようになり，多くの育児雑誌も採用するようになって
いく[16]。

　専門家のなかでも，母親に特定の理由や特定の時期に「断乳」を勧める人もいれば，
児が自分で離れるまで母乳を飲ませることが理想であるかのように勧める人もいる。「断
乳」と「卒乳」の言葉の差を意識していない母親もいるが，自分から母乳をやめること
が「断乳」であり，子どもから母乳をやめることが「卒乳」だという認識をもったうえ
で，「どちらがいいのか」と二者択一で悩む母親も多くみられる。

　「授乳・離乳の支援ガイド」では，「離乳を開始した後も，母乳又は育児用ミルクは授
乳のリズムに沿って子どもが欲するまま，又は子どもの離乳の進行及び完了の状況に応
じて与える」としている。しかし子どもが乳汁を必要としなくなる時期は個人差があり，
乳汁を終了する時期を決めることは難しく，「いつまで継続するかは，母親の考えや児

の状況を尊重して支援することを推奨する。」[4] としており，日本小児医療保健協議会（日本小児科学会，日本小児保健協会，日本小児科医会，日本小児期外科系関連学会協議会）も同様の立場である[17]。

　本項では，子どもから自然に飲まなくなることだけではなく，親の働きかけでやめていくことも含めて「母乳（直接授乳）をやめること」と定義し，具体的にどのように支援するかについて述べていきたい。

II　母親が母乳をやめることを考える理由[18]

　母親が自分の母乳では児が満足できないと考えたり，合理的な根拠がないにもかかわらず，母親が周囲から母乳をやめるように勧められたりする場合も多い。職場復帰を理由に挙げる女性も多いが，仕事と母乳育児は両立できる（第9章23，320頁参照）。母親の心身の不調が隠れていることもある。以下では，職場復帰以外で母乳をやめることを考える理由を挙げる。

❶ 生後6か月未満で母乳をやめようと考える理由[18]

　生後3か月未満で母乳をやめる理由として母親が挙げることが多いのが，母乳不足/母乳だけでは児が満足しない，吸着困難，乳頭痛である。いずれの場合も，困ったときの情報や支援が不十分なために，母乳育児を続けることが困難になっていることが多い。適切な情報と支援があれば，ほとんどの場合は母乳育児を続けることが可能なため，それぞれの項を参照されたい。特に理由の9割を占める「母乳不足/母乳だけで赤ちゃんが満足しない」に関しては，実際に母乳分泌が不足しているわけではないが母親が足りないと思う「母乳不足感」のことが多い。

　また，周囲からの批判や意見の相違がきっかけになることも多い。保健医療従事者からの援助や精神的なサポートが不足している場合はもちろんのこと，産前の熱狂的すぎる母乳育児の勧めが逆に，授乳期間の短さに関連していたという研究もある[19]。支援者は自分の価値観を押し付けずにまず母親の気持ちをよく傾聴して，こうしなさいというアドバイスではなく，あくまでも母親が選べるように提案をしていくことが大切であろう。

　母乳をやめる理由に児の世話が大変だからという声もよく聞かれる。大変なのは子育てそのものであって，母乳育児なのではないのだが，乳業会社のマーケティング手法により，乳児用調製乳を使うことで育児が楽になり，大変さが解消されるかのように誤った印象を与えられることが多い[20]。

　母親のつらさに十分耳を傾け，共感した後に情報提供するようにする。母乳をやめても別の方法で児のニーズに応えていかなければならない状況は変わらない。乳児用調製乳を使い，ほかの人に預けることができれば息抜きになると考える母親は多い。そういうときには，母乳育児を続けながら児と一緒にサポートグループに参加したり，授乳と

授乳の間の時間に，父親やほかの家族に預けたりすれば息抜きができることなどを提案する。

　生後3か月以降から，「赤ちゃんが授乳に関心を示さなくなった」ことが，母乳をやめる理由として出てくる。これは，ちょうどこの時期の児が周囲に気をとられるようになるという正常な成長過程である。静かな場で授乳するなどの工夫を提案する。

　授乳のたびに気持ちが落ち込むという症状が現れる母親もいる。これは「不快性射乳反射」（dysphonic milk ejection reflex：D-MER）と呼ばれる症状の1つである（496頁参照）。まだ一般的に知られていないため，ほかにも同じような生理的現象を経験する母親がいると知るだけで前向きに対処できる場合もある[21, 22]。

　母親が現在のつらさの解消に乳児用調製乳を使うことを選んだ場合，完全に母乳をやめるよりも乳児用調製乳を使いながら母乳育児を続けるほうが，母子の健康にとってよいという情報を提供することが必要な場合もある。十分な情報を得て熟考の末，母親が「母乳をやめる」選択をする場合もある。急激にやめると乳房が張って痛くなったり乳腺炎になったりするリスクがあるので，できるだけゆっくりと少しずつ直接授乳の回数を減らし，乳児用調製乳を哺乳びんで飲ませるように提案する。

　母親から母乳をやめることに決めた理由が何であったにせよ，母乳を飲ませることを完全にやめる時期になったとき，母親はさまざまな感情を抱くものである。もっと長く飲ませたかったという思いがあったら悲しいだろうし，落ち込むかもしれない。ほっとする感情もある一方で，敗北感のような気持ちを抱くかもしれない。「どんなに短い期間であっても，赤ちゃんの人生において母乳育児という最善の出発をしたことで，赤ちゃんに大きな利点があったこと，そしてそこで培った絆は一生続く」[23]と，母親としての自信を後押しするような声かけが大切である。

❷ 生後6か月以上1歳未満で母乳をやめようと考える理由

　乳頭痛や児の世話が大変といった生後6か月未満と同様の理由のほか，この時期に多いのは，児に噛まれて痛いといったことがある[18]。児に噛まれることを心配している場合は，適切に深く乳房を口に含んで飲ませれば，舌が歯茎よりも前にくるので，歯があっても噛まれずに哺乳できることを説明する。児が生後半年以降にストローを噛みながら水分を飲んでいると，同じように歯で乳頭をはさみながら飲む癖がつくケースもある。こうした場合は，ストローの使用を中止して必要な水分はコップを使うようにし，授乳のときには意識して深く乳房を含ませるようにするとよい。母親の注意を引くために噛むようなら授乳を終わらせ，噛んだらもらえないことを真剣に教え，噛むことが遊びにならないようにする[23]。眠りながら無意識に「がくん」と噛む場合は，眠る直前に乳房を外すようにする。児の呼吸に注目しながら，息を吐いたときに，乳輪のあたりに人差し指を当てて一気に乳房を押すと外れることが多い[24]。

　母親の妊娠も理由に挙がる。妊娠しても多くの場合，母親が望めば授乳を続けることもできる（第8章20，290頁参照）。妊娠中の直接授乳は，流・早産に関係せず，胎児の発育にも影響しないことがわかっている[25, 26]。乳頭が敏感になる，授乳が嫌になるな

どの変化で，妊娠をきっかけに直接授乳をやめたいと思う母親もいるし，否定的な気持ちを抱きながらも母乳育児の継続を選択する母親もいる[27]。母親が本当はどうしたいかに耳を傾けて，母親の選択を尊重する。やめようと決めた場合は，上の児が補完食を十分食べて，コップから飲むことができるまで，計画的にだんだん授乳回数を減らすことを提案するとよい。あるいは，「部分的にやめる方法」（308頁）で乗り切る母親も多い。

　児が1歳未満で母乳を飲むのを拒むようなときは，「自然卒乳」（308頁）ではなく，身体的もしくは環境由来の原因から起きた「哺乳ストライキ」であることがほとんどである。たとえば，児の感染症，歯の萌出などの疼痛，柔軟剤などの新しい製品の香り，家のなかのルーチンの変化やストレス，乳頭を噛まれたときに母親が大声を出すなどである。こうした場合は，原因を突き止めて，十分なスキンシップをとって直接授乳を再開できるように支援する。ただし「ストライキ」の理由が不明なこともある。心当たりがまったくなく，突然母乳を拒否されたように感じて戸惑う母親もいる。哺乳ストライキなのかどうかはそのときには判断できないこともある。そのような場合も，母親の戸惑いに共感し，見通し（可能性）や対応について情報提供することが必要である。乳房トラブルを起こさないように搾乳し，搾った母乳は哺乳びんではなくコップで飲ませる一方で，児が眠いときや半覚醒くらいのときに直接授乳を試みる方法がある。多くの場合，ストライキの時期は2～4日で終わるが，10日かかることもある[28]。

　とはいえ，児にも個性があるので，突然母乳を飲まなくなったと思えるような状況でも，その子の自然卒乳である場合もある。支援者としては，母親がどのような場合にも罪悪感を抱くことなく，今後の子育てを前向きに考えていけるように支援することが大切である。

❸ 生後1歳以上で母乳をやめようと考える理由

　児がう歯になるという心配が多く聞かれる。実験室で乳歯を母乳に浸した研究では，母乳だけが唯一の炭水化物である場合は，う歯は起こらなかったが，ショ糖と母乳を同時に摂取した場合は，う歯になりやすくなった[29]。う歯のできやすさには個人差があり，遺伝的にう歯のできやすい児は，「母乳育児を続けているから虫歯になったのではなく，母乳育児をしていたのにもかかわらず虫歯になった」ともいえる[30]。児に唾液が多いと，う蝕への抵抗力が高まる。う歯は母親からのう蝕原性菌のミュータンスレンサ球菌感染，ショ糖摂取による歯垢形成，糖質摂取による歯垢内の原性菌の乳酸の産出，脱灰*の進行と再石灰化の抑制という過程で形成されていく。母親が自分の口腔内環境を改善させ感染源を除去する，児がショ糖を摂取している場合は就寝前に念入りに歯磨きをする，ショ糖を含めた甘いものを制限するといった対処がある[31]。歯が生えてきたらフッ素による予防について小児歯科医と相談することを提案してもよい。

　この時期に母乳をやめることを考える理由で多いのは，次子の妊娠である。詳しくは，

＊　歯のエナメル質からミネラル分（リンやカルシウム）が溶け出すこと。

第8章20 **Ⅰ**（290頁），**Ⅲ**（296頁）を参照されたい。また，そろそろ次の子どもが欲しいからという理由を述べる母親も出てくる。授乳中に月経が始まる時期には個人差があり，分娩後の最初の授乳までの時間，授乳回数，授乳間隔，女性のホルモン状態などさまざまな要因がある。次の子どもがすぐに欲しい場合は，頻繁な授乳が排卵を妨げている場合もあるので，回数を減らしていくことを提案する。月経が始まっていても，ホルモンのバランスが妊娠するには好ましくない状態にあって完全に母乳をやめないと妊娠しない人もまれにいる。その場合は，妊娠できる可能性と，授乳中の子どもにとって母乳をやめることのリスクを秤にかけて家族が熟慮するように促す[32]。「頻繁に飲んで排卵を妨げているということは，その子どもに弟や妹を迎える心の準備がまだないことを示しているのかもしれない」[33]と，考える母親もいる。妊娠の計画も含め，家族のニーズを最もわかっているのは母親なのだから，母乳をやめるか続けるかの選択は母親にゆだねることが大切である。

　児が1歳を過ぎると，栄養不足を心配する母親もいる。半年を過ぎてから，母乳以外の補完食を与えている場合に，栄養不足になることはない。母乳の栄養は1歳過ぎても変わらない[34]。食が細いからと直接授乳をやめても，食べるようになるとは限らない[35]。母親から離れられないという心配もよく耳にするが，幼児が母親との絆を強くもち，離れたがらないことは正常な姿である。自立させようと思って，心の安定のよりどころである直接授乳をやめることで，後追いがひどくなることも多い。幼児の自主性にまかせて十分に授乳することで自立への安心感を与えることになる[35]。幼児の自我が芽生えてくると，幼児の行動が長期授乳のせいだと誤解されることがあるが，自我の芽生えと母乳育児の長さは関係ない。気持ちを落ち着かせるために授乳すると，自己主張を始めた幼児の反抗的な行動を最小限にできるので，子育てはかえって楽になる[2]。

Ⅲ 「母乳をやめたい」と相談してきたときのカウンセリング

　母親が「母乳をやめたい」と相談するとき，批判されることを恐れていることが多い。支援者は，母親の気持ちを受容し，質問には誠実に答える必要がある。支援者自身に，いつまで飲ませるのが理想なのかという強い信念がある場合，それがバイアスとなってカウンセリングの過程を阻害することがある。授乳期間の長さにかかわらず母親が行った母乳育児の価値を認め，母親が本当に母乳をやめたくて相談してきたことがわかれば，その決断を尊重する。一方で，卒乳や断乳について質問してきたからといって，今すぐ母乳をやめたいのだろうと考えるのは早計である。また，「母乳をやめたい」という母親のなかには，産後うつ病が隠されている場合もあるので，話をよく聴かずに，ただ続けるように励ますのはマイナスである。母親の求めてきた情報を提供した後は，じっくりと状況に耳を傾け，母親が本当はどうしたいのかを聞きとることが大切である[35, 36]。カウンセリングのプロセスについて以下に説明する。

❶ 母親との話し合いのポイント

母親との話し合いのポイントは4つある。①母乳をやめることについての母親自身の気持ち，②母乳をやめることで母親が期待していることとその妥当性，③児の月齢とニーズの強さ，④さまざまな選択肢の提示，である[35, 36]。

まず，母親の気持ちを尊重しながら，母親が「母乳をやめたい」と考えた理由を聞き出す。自分がやめたいのか，ほかの人からのプレッシャーからなのか，混乱していることも多いので，じっくり耳を傾けて自分の気持ちがはっきりするように助ける。間違った思い込みから母乳をやめなければならないと誤解していることもある。母乳をやめることに罪の意識や不安がある場合は，かえってその気持ちが児に伝わり，余計に授乳回数が増えることもある。逆に，母親が母乳をやめるという選択に迷いがなく，別の方法で児に愛情を示すことができる場合は，すんなりと母乳をやめられることがある。

母乳（直接授乳）をやめる以外にどういう選択肢（後述）があるかを話し合い，その選択肢に対しての母親の気持ちに耳を傾ける。特に，月齢のいった乳幼児にとって直接授乳は単なる栄養源だけではなく，母親との心身の絆を意味する。頻繁に哺乳する児は強い吸啜欲求があるので，母乳をやめた後は，指しゃぶりやおしゃぶりを使うことでその欲求を満たそうとするかもしれない。

「徐々にやめていく方法」や「部分的にやめる方法」（308頁）については，その月齢の子どもの発達に即した情報を提供する。児が欲しがらなくなるまで続ける「卒乳」（後述）という選択肢を知らない母親もいるので，母親が十分に情報を得たうえで選択ができるように援助する。

❷ 周りの人々への対処

母親が母乳育児を続けたいにもかかわらず，周囲からやめるようにプレッシャーを受けている場合は，相手に応じて対処を提案する。「いつまで飲ませるつもりなの？」といった周囲からの問いかけには「あと5分で終わるわ」などとユーモアをもって答えることもできるし，本気で心配してくれる友人には，その気持ちに感謝しながら母乳育児を長く続ける利点を話すとよい場合もある。また，心配をしてくれている相手の子育てを褒めることで，批判をかわすこともできるだろう。

女性の友人，児の祖母が，自分の母乳育児体験が思うようにいかなかったことで，母乳育児に批判的になっていることもある。そうした場合は，相手の経験に共感しながら聞くとよいだろう。一方，自分と違うスタイルの子育てを見ていると自分のしてきたことが脅かされるような気持ちを抱き，自分のしてきたことこそが最善で，すべての人がそうすべきだと信じている人もいるだろう。こういう場合は，意見が合わないことをお互いに認めて，話題をそらすのがよいかもしれない。

父親は，嫉妬や取り残されたような気持ちから母乳育児の継続に反対することもある。そのような場合は父親の気持ちを受け止めたうえで，自分にとって母乳育児を続けることがどんなに大切なことなのかを伝えていくとよい。機会があれば，父親と一緒に，母乳育児をしているほかの家族と会って話を聞くことが役立つ[35]。

幼児の長期授乳に関しては，周囲の反応が障壁になることもある。そのような場合は，以下のような工夫で批判をかわすことができる。

①どこでいつ飲むならよいかを決める。長期授乳に理解のない人の家に行ったときに，幼児が授乳を求めてぐずった場合，幼児と2人きりになれるような部屋を借りてもよい。その場合，授乳のためという理由をわざわざ言う必要はない。幼児によっては，ある特定の場所（たとえば，自宅や外での授乳室）だけ授乳ができるという約束を理解して守れる場合もある。

②外出時に，おやつ，飲み物，おもちゃや本を持参して気をそらす。授乳をしたくない場所に幼児を連れて行く場合は，代用になるような栄養ある軽食や飲み物，おもちゃなどを持参していくとよい。

③ほかの人にはわからない，授乳を意味する「合言葉」を決める。「おっぱい」と叫べば周りを驚かせるような公共の場面でも「マミー，マミー」と叫んでも周りにはわからない。

④外出時にはプライベートになれる場を見つける。授乳室，試着室，ファミリーラウンジなど。

⑤授乳しやすい服装を選ぶ。上下に分かれた服を着たり，ショールなどを使ってカバーしたりする。

長期に授乳する場合，同じように長く授乳を楽しんでいる仲間がいると心強い。ラ・レーチェ・リーグなどの母乳育児をサポートしている母親同士の自助グループへの参加も，自分だけが長く母乳を飲ませているわけではないという安心を得られるよい機会となる。

Ⅳ 母乳のさまざまなやめ方[37]

母乳のやめ方にはさまざまな方法がある（**表21-1**）。

❶ 徐々にやめていく方法

徐々に母乳をやめていく方法は，急にやめるよりも母親と児の双方に負担が少ない。母親は乳房緊満や乳腺炎になるリスクが少なくなる。授乳回数を徐々に減らし，乳房が張ってきたら少量の母乳を搾ることで，母乳産生が徐々に減っていくので身体的にも負担が少ない。また，児がゆっくり適応できるように，愛情深い注意を傾ける余裕もできる。

児が1歳未満の場合は，親が主導して2～3週間かけて少しずつ，1回の授乳を乳児用調製乳に替えていく。少なくとも3日以上空けて1回ずつ直接授乳の回数を減らすようにする。自分の身体のサインに気を配り，乳房が張って不快なときは，搾乳する（児に少しだけ飲ませるようにしてもよい）。直接授乳の回数が減っていく間，児に対して

表 21-1 母乳育児のさまざまなやめ方

方法	内容説明	留意点
徐々にやめていく方法	徐々に直接授乳回数を減らしてやめていく	児の様子をみながら，母親から働きかけて徐々に減らす
	子どもが自然に欲しがらなくなるまで直接授乳を続ける〔卒乳（自然卒業）〕	子どもには個人差があるので，それぞれのペースで成長し，心身ともに準備ができたときに自分からやめていく
部分的にやめる方法	直接授乳の一部だけをやめる	基本的には母親が心地よく楽しめる直接授乳は続け，母子分離の時間帯や不快な部分の直接授乳は減らしていく
	夜の直接授乳をやめる	突然やめるのではなく発達に応じて徐々に行う
急激にやめる方法（いわゆる断乳）	医学的理由などの必要性から母親の側から突然直接授乳をやめなければいけない場合のみの方法	母子ともに負担が大きいので，緊急時以外は推奨しない。やめた後の搾乳回数は母親が快適に感じることを目安に決め，徐々に搾乳回数を減らす

は今までに増して気を配り，母親（もしくはほかの大人）とのスキンシップを増やすようにする。児は，吸いたい欲求を満たすために，指しゃぶりをするようになることもあり，哺乳びんやおしゃぶりを代用に使うことを選ぶ母親もいるだろう。

児が1歳を過ぎていれば，以下のアイデアを試してもよいだろう[37]。

①乳房を「差し出さず拒まず」（求められたら授乳するが，母親のほうから「おっぱいは？」と誘わない）。ほかの方法と併用するとより効果的である。

②食事，軽食，飲み物を与え，空腹や喉の渇きを最小限にする。月齢に応じた遊びを提供する。

③毎日のルーチンを変える。幼児はいつも授乳してもらっている場所を覚えるので，欲しくなると母親の手を引いて，その場所に連れて行こうとする。授乳回数を減らそうとしている場合は，いつも授乳している場所に座らないようにするとよい。

④父親・パートナーの協力を求める。朝，幼児の好物と飲み物を用意しておいて父親に食べさせてもらう。幼児が夜中に起きたら父親が寝かしつけをしたり，日中に父親との特別なおでかけを計画したりする。

⑤幼児から「おっぱい」とねだられそうになる前に，前もって栄養のあるおやつや飲み物を与えたり，絵本を読んであげたり，公園に行ったり一緒に遊んだりと，さまざまな親子の触れ合いを心がけるようにして幼児の気持ちがほかのことに向かうように助ける。

⑥幼児が待てるようなら，家に帰ってから，車に戻ってからなどと約束事を決め，その場所に行ったら，幼児が約束を忘れているようでも，必ず守って授乳する。そうすることで，幼児は待つことと信頼することを学ぶ。

⑦1回の授乳時間を短くする。2歳以上の幼児には,「10数える間だけね。1,2,3……」と,授乳の時間を短くするのも母乳をやめていく過程のきっかけとして効果的である。
⑧話し合ってやめる約束をする。一般には約束の意味が理解できるようになるのは,3歳以上であるといわれている。

　幼児の反応や好みによって,柔軟に対処していく。特に大切にしている授乳（たとえば夜の授乳）がある場合は,それは最後まで続ける提案を母親にする。幼児の病気など普段と違う状況になったら,そのときは授乳回数を増やして,元気になったらまた乳離れを考えるようにする。吃音,夜泣き,後追い,ぬいぐるみや毛布などの「物」への愛着,母親との分離不安の増加,噛みつきなど,以前起こらなかったしぐさがみられたら,それは母乳をやめていく進行が早すぎるというサインかもしれないので,ゆっくり進める。

　精神的に安心するために吸啜したいという欲求がまだ強いうちに直接授乳をやめると,多くの子どもは,ほかのもの（指やおしゃぶり）を乳房の代用にして吸啜欲求を満たそうとする。そのような場合は,そうした自然な代用行為を受け入れ,母親が十分に子どもに注意を向けてやり,愛情をたっぷり注ぐことが大切である[27, 32]。

　幼児が自然に徐々に飲まなくなるまで直接授乳を続ける方法を「自然卒業」もしくは「卒乳」という。幼児によっては,2歳になる前に自然にやめる子もいれば,3歳以上になっても飲み続ける子もいる。個人差があるため,それぞれのペースで成長し,心身ともに準備ができたときに自分から母乳をやめていく。

　場合によっては,母親がもっと長く飲ませたかったのに,児から先に離れてしまう場合もある。母親の失望感に共感したうえで,自然に児が離れるまで児のニーズに応えてきた子育てを褒めることで,母親は徐々に状況を受け入れていくだろう。

　母乳をやめた後に,乳房が軟らかく「たるんだ」ように感じたり,一時的に脂肪層が減って胸が以前より小さくなったように感じたりする母親もいる。この場合は,時間がたてば,徐々に「張り」や「大きさ」が戻っていくことが多いと伝えて安心させるとよい。

❷ 部分的にやめる方法

　職場復帰をすると搾乳しない場合は母乳育児が続けられなくなると思われがちだが,母乳を完全にやめるのではなく,離れている間だけ母乳を飲ませないという選択肢もある。基本的には母親が心地よく楽しめる部分を続け,不快な部分や状況によって続けるのが難しい部分を減らすように援助する。さまざまな理由で母乳育児を楽しめない精神状態のときに,部分的にやめることで,長期授乳を楽しめるようになったという母親もいる。

　児が1歳未満の場合,母乳を飲ませないときの代用に関しては小児科医に相談するとよい。多くの場合は乳児用調製乳が該当するだろう。児が1歳を過ぎている場合,家庭の食事やほかのミルク（牛乳や豆乳など）,飲み物が代用になる。

1回ずつ直接授乳を減らし，代用に替えていく。さらに1回減らす前に少なくとも3日空けると，母乳産生が徐々に減少し，適応しやすい。乳房が張ってつらい場合は少量を搾乳することで快適になり，痛みや乳管閉塞などのリスクを減らすことができる。乳房の張りすぎもなく，快適に授乳できるようになったら，部分的な乳離れは完了する。その後は望む限り長くこの状態で授乳を続けることができる。

子どもが夜の授乳をしなくても安全に過ごせる月齢になっていて（通常6〜9か月以降），夜の授乳が頻繁で母親が限界だという場合，夜の授乳だけをやめたいという家庭もある。この場合も，ほかの方法と同様，突然やめるのではなく徐々に行うことが母子のためによい。たとえば以下の①〜④などが挙げられる．

①夜に空腹や喉の渇きを児が訴えないように，就寝前にクラスター授乳（短時間に何回も授乳すること）をさせる

②児が起きたらう歯になりにくい飲み物や軽食を与える

③父親・パートナーに児が起きたときの相手をしてもらう

④1歳過ぎて母親の言葉を理解するようになった段階で，「明るくなったらおっぱいを飲んでいい」と児と約束をかわす

ただし，夜の直接授乳をやめるからといって夜に起きることがなくなるとは限らず，授乳がないぶん，夜起きたときに寝かしつけが大変になる可能性もある。一時的に夜に起きることがなくなっても，それが続くという保証はなく，ほかの理由で夜に起きるようになる可能性もある[37]。子どものニーズに応えることは心身の健康のために大切なことであり，子どもを泣かせて夜の授乳をやめる方法（いわゆる「ねんねトレーニング（ネントレ）」は勧められない[38]。

❸ 急激にやめなければならない場合（いわゆる断乳）

一刻の猶予もなく母乳をやめることが必要な場合もある。たとえば，母親が癌だと診断され，すぐに抗癌剤治療を必要としている場合がこれに当てはまる（注：抗癌剤治療がすべて授乳禁忌ではない。456頁参照）。突然母乳育児をやめることは，母親にも児にもかなりの負担がかかる。母親によっては，乳房緊満，乳腺炎，乳房膿瘍，突然のホルモン変化による精神不安定が起こりうる。児にとっても精神的なショックが大きいことを保健医療従事者は理解し，一刻の猶予もない場合を除き，母親が母乳育児の継続を望んでいるのに急にやめるように指示することは避ける。多くの場合，母親が周りからのプレッシャーと強い疲労感のため，急に母乳をやめるしかないと思い込んでいることがある。よく話を聞いて，母親が本当のところはどうしたいのかを理解する助けをしてから，情報提供をするとよい。

それでも突然に母乳をやめることが避けられない場合は，合併症の予防のために，快適に感じる程度の搾乳を繰り返す。搾乳回数は母親が快適に感じることを目安に決める。徐々に回数を減らすことで，母乳の量も徐々に減っていく。ブラジャーをする場合は，締め付けないで乳房を包み込んで支えるような1サイズ大きめのものをするとよい。水分摂取の制限はしないが，しばらく塩分は控える。乳房の緊満がつらいときは，氷嚢や

市販のアイスパックを使って乳房を冷やす。

　薬物による乳汁分泌抑制は，わが国ではブロモクリプチンメシル酸塩（パーロデル®），カベルゴリン（カバサール®）が認可されている。しかしブロモクリプチンメシル酸塩については，死亡例も含む重篤な副作用（脳卒中，けいれんなど）が報告されており，1994年から米国の食品医薬品局（FDA）では，この目的での使用を禁じている。カベルゴリンのほうが，ブロモクリプチンメシル酸塩よりも薬効が高く副作用も少ないといわれている[38-40]。いずれにせよ，薬には副作用の可能性もあること，薬を使わない方法もあることを提示したうえで，母親が選択できるのが望ましい。

❹ 母親が「母乳をやめること」を選択した場合の言葉かけ

　母親が支援者の提案を選択せずに母乳をすぐにやめることを決心したり，母乳育児の継続を希望しているにもかかわらずやめざるを得なくなったりすることもある。このようなとき，多くの支援者は，次のようなやさしい励ましの言葉を用意しておくと役に立つかもしれない[35, 36]。

①少しでも母乳育児をしたことの価値に言及する。「たとえ一度でもおっぱいをあげるのは価値があるのよ」

②母親の感じている悲しみを口に出して共感する。「さみしいでしょうね」「つらかったわね」

③子育てそのものが最も大切であることを知ってもらう。その母親がこれからも児にとって最善を尽くしていくに違いないと，支援者が確信していることを伝える。「母乳をどれくらい続けたかは問題ではなく，お子さんとのかかわりそのものが一番大切ですね。これからも，きっと○○さんは，○○ちゃんのニーズにできる限り応えながら，子育てをしていかれるでしょうね」

④機転を利かせる。母乳育児に失敗したという罪悪感を母親に抱かせるような言葉（例えば「うまくいかなかった」「あきらめた」「しかたがなかった」「もう少しがんばればよかったのに」などの言葉）を避ける。

　母乳育児を少しでも経験したほとんどの母親に必要なのは，「自分は実は母乳育児をしたのだ」という肯定的評価である。たとえ短くても母乳を赤ちゃんに与えたなら「自分が母乳育児をしたこと」を本人が肯定的にとらえ直せるように助けることが大切である。「自分は理想とするほど長く母乳で育てることができなかった」というマイナスの自己評価が，「自分は少しでも母乳で育てることができた，自分は母乳育児をしたのだ」というプラスの自己評価に変わることの意味は大きい。

　「母乳をやめたい」「母乳をやめるように言われて悩んでいる」という相談は多いが，そのときの事情や母親の気持ちはさまざまである。十分な情報を知ったうえで母乳をいつやめるかを選択するのは母親自身である。支援者は，母親の気持ちに耳を傾けたうえで，さまざまな選択肢や提案を示し，母親と児にとって適していると思える方法を母親が選ぶように援助することが大切である。

（本郷 寛子）

参考文献

1) 金森あかね（2000）．乳離れの援助．助産婦雑誌，54(6)：497-501.
2) LLLI（著）（1997），ラ・レーチェ・リーグ日本（訳）（2000）．だれでもできる母乳育児改訂版，メディカ出版.
3) 横山浩司（1996）．子育ての社会史，pp48-49．勁草書房.
4) 「授乳・離乳の支援ガイド」改定に関する研究会（2019）．授乳・離乳の支援ガイド．p31．厚生労働省.
5) 大日本母子愛育会愛育研究所保健部（編）（1944）．農山漁村母性及乳児の栄養に関する調査報告―愛育研究所紀要第1輯．南江堂.
6) Dettwyler K. A.(1995). A Time to Wean：The hominid blueprint for the nature age of weaning in modern human populations. In：Stuart-Macadam P., Dettwyler K. A.(eds.). Breastfeeding：Biocultural Perspective, pp39-73. Aldine de Gruyter.
7) WHO（著）（2003），JALC（訳）（2004）．乳幼児の栄養に関する世界的な運動戦略，JALC.
8) 母乳育児サークル（編）（1986）．おっぱいだより集，メディカ出版.
9) Sugarman M., Kendall-Tackett K. A.(1995). Weaning ages in a sample of American women who practice extended breastfeeding. Clin Pediatr（Phila）, 34(12)：642-647.
10) AAP（著），大山牧子，金森あかね，瀬尾智子他（訳）（2001）．母乳と母乳育児に関する方針宣言―アメリカ小児科学会の勧告．周産期医学，31：555-562.
11) AAP（著）（2005），張尚美，大矢公江，八木由奈他（訳）（2006，2009改訂）．母乳と母乳育児に関する方針宣言．
https://jalc-net.jp/dl/AAP2009-2.pdf（2023/09/26 アクセス）
12) AAP（著），NPO法人日本ラクテーション・コンサルタント協会学術委員会（訳）（2012）．「母乳と母乳育児に関する方針宣言（2012年改訂版）」のEXECUTIVE SUMMARY.
https://jalc-net.jp/dl/AAP2012-1.pdf（アクセス 2023/09/26）
13) 内藤寿七郎（1979）．赤ちゃんの命を守る母乳のはなし，同文書院.
14) 山内逸郎（1989）．子育て―小児科医の助言，岩波書店.
15) 日本母乳の会（2002）．ニュースレター第16号.
16) 中尾優子他（2001）．「卒乳」―乳離れ・離乳・断乳との概念関係に関する一考察．長崎大学医学部保健学科紀要，14(2)：65-69.
17) 日本小児医療保健協議会（日本小児科学会，日本小児保健協会，日本小児医会，日本小児期外科系関連学会協議会）栄養委員会編（2022）．母乳育児ハンドブック，東京医学社.
18) Mohrbacher N.(2020). Breastfeeding answers：a guide for helping families. 2nd ed. pp160-168. Nancy Mohrbacher Solutions, INC.
19) Roll, CL., Cheater F.(2016). Expectant parents' views of factors influencing infant feeding decisions in antenatal period：A systematic review. Int J Nurs Stud, 60：145-155.
20) Rollins R., Piwoz E., Baker P., et al.(2023). Marketing of commercial milk formula：a system to capture parents, communities, science, and policy. Lancet, 401(10375)：486-502.
21) Mohrbacher N.(2020)．前掲書18) p405.
22) D-Mer. org. Dysphoric Milk Ejection Reflex.
https://d-mer.org/（2023/10/13 アクセス）
23) LLLI（2003). The breastfeeding answer book, 3rd revised ed. La Leche League International.
24) 本郷寛子，瀬尾智子，水野紀子（編著），水野克己（監）（2009）．これでナットク母乳育児，p67．へるす出版.
25) Ishii H.(2009). Does breastfeeding induce spontaneous abortion? J Obstet and Gynaecol Res, 35(5), 864-868.
26) Lopez-Fernandez G., Barrios M., Goberna-Tricas J., et al.(2017). Breastfeeding during pregnancy：A systematic review. Women Birth, 30(6), e292-e300.
27) Yate Z.(2020). When Breastfeeding Sucks：What you need to know about nursing aversion and agitation. Pinter & Martin Ltd.
28) Mohrbacher N.(2020)．前掲書18)，pp128-131.
29) Erickson P. R.(1999). Investigation of the role of human milk breastmilk in caries development. Pediatr Dent, 21(2)：86-90.
30) Riordan J.(2005). Breastfeeding and human lactation, 3rd ed. p528. Jones & Bartley.
31) 足立優（1999）．母乳育児とう歯（虫歯）―母乳育児と歯科的健康の関わり．In 母乳育児のコンセプト（小児保健シリーズNo.49），南部春生（編），pp62-66．日本小児保健協会.
32) Mohrbacher N.(2020)．前掲書18)，p537.
33) Bengson D.(1999). How weaning happens. LLLI.
34) 山内逸郎（1984）．母乳々質の変動―1年以上授乳を続けた場合母乳の栄養価は低下するか？（厚生省心身研究），厚生省.
35) Mohrbacher N., et al.(2003)．前掲書23)，pp191-207.
36) 本郷寛子，新井基子，五十嵐祐子（2012）．お母さんも支援者も自信がつく母乳育児支援コミュニケーション

術，pp181-202．南山堂．

37) Mohrbacher N.(2020)．前掲書 18），pp171-179.

38) BASIS（Babies Sleep Information Source）（2012）．ねんねトレーニング（ネントレ），睡眠トレーニング．
https://basis.webspace.durham.ac.uk/wp-content/uploads/sites/66/2021/04/Basis-Sleep-Training-301118_
JAP.pdf（2023/10/14 アクセス）

38) 大山牧子（2004）．NICU スタッフのための母乳育児支援ハンドブック―あなたのなぜ？ に答える母乳のは
なし，メディカ出版．

39) Hale TW.(2004)．Medications and mothers' milk, 11th ed. Pharmasoft Publishing.

40) Giorda G., de Vincentiis S., Motta T.(1991)．Cabergoline versus bromocriptine in suppression of lactation af-
ter cesarean delivery. Gynecol Obstet Invest, 31(2)：93-96.

22 母乳育児中の不妊治療

Ⅰ 不妊症について

　「生殖年齢の男女が妊娠を希望し，ある一定期間，避妊することなく通常の性交を継続的に行っているにもかかわらず，妊娠の成立をみない場合」を不妊といい[1]，「妊娠を希望し医学的治療を必要とする場合」を不妊症と定義される。一定期間については「1年というのが一般的であるが，妊娠のために医学的介入が必要な場合はその期間を問わない」としている[1]。

　生理的妊孕能は加齢とともに低下するため，平均婚姻・出産年齢の上昇につれて不妊症患者数は年々増えてきている。わが国では少子化の急激な進行により，2021年の年間出生児数は811,622人となり，そのうち生殖補助医療での出生児数は69,797人[*]で，出生児の8.6%を占める[2]。2022年4月から不妊治療の保険適用が開始され，今後，この割合はさらに増加し，生殖補助医療による出生児はきわめて身近なものとなってくる。

　不妊治療（特に生殖補助医療）による妊娠は，母体年齢が高いことが多く，基礎疾患をもっていたり，合併症を有する妊娠の頻度が高くなるために，ハイリスク妊娠となりやすく，帝王切開率が上昇し母子の周産期予後が悪化することがわかっている[3]。そのため，不妊治療を経験した女性の母乳育児を支援する場合，特別かつ個別的な配慮が必要となる。

Ⅱ 母乳育児中の不妊治療

❶ 授乳と血中プロラクチン濃度の関係

　不妊治療による妊娠・出産後，母乳育児中の母親が次の子の妊娠を希望し，再び不妊治療を行う場合がある。授乳中は吸啜による血中プロラクチン濃度の上昇により排卵が抑制される。母乳だけで育てることによる出産後の無月経を利用した避妊法として，授

---

[*] 本書発行時点での最新データ：2022年の年間出生児数は770,747人，生殖補助医療での出生児数は77,206人で，出生児に占める割合は10.02%となった（日本産科婦人科学会，2024年発表）

乳性無月経法（lactation amenorrhea method：LAM）が知られているが，その一方，母乳育児中であっても排卵が回復し，妊娠することも非常に多い。

授乳を行っていても，血中プロラクチン濃度の基礎値は徐々に低下し，分娩後2～3か月で非妊時のレベルに戻る（第4章7，92頁参照）[4]。授乳しなければ，血中プロラクチン濃度は分娩後7日までに妊娠していないときのレベルまで低下する。実際の排卵の再開の有無や黄体機能の状態をみるには，月経再開後の基礎体温測定や血中ホルモン値〔エストラジオール，プロゲステロン，黄体化ホルモン（LH），卵胞刺激ホルモン（FSH），プロラクチン〕測定，尿中 LH 検査，超音波検査による卵胞計測（卵胞が発育しているか）などが参考になるが[5,6]，無月経の持続期間は母親によって長短さまざまである。母親が高年齢で無月経が持続すると，さらに妊孕能の低下を考える必要があるので，母乳育児を続けるべきか悩むことも少なくない。

❷ 不妊治療と母乳育児

不妊治療（特に生殖補助医療）にて妊娠・出産した女性は，次の子を妊娠するのに再び不妊治療が必要となることがほとんどである。加えて，不妊治療による妊娠は高年妊娠が多く，出産・育児後に再び挙児希望がある場合は，さらなる加齢の要因が加わり妊娠率が低下する。次回妊娠までの時間的余裕がないのも事実である。現実的には，出産した児に対する母乳育児を最大限に行いながら，次回妊娠について考慮することになる。

不妊治療には，タイミング法，人工授精（自然排卵によるものと排卵誘発薬を用いるもの），体外受精・胚移植，顕微授精，凍結融解胚移植がある[7]。母乳育児中の不妊治療について，不妊治療法別にみてみる。

1）タイミング法，人工授精（自然排卵による）

基礎体温測定（基礎体温が2相性になっているか），血中ホルモン値測定，尿中 LH 検査（LH サージの有無），超音波検査による卵胞計測などを参考に，自然排卵の有無をみる。母乳育児中であっても，自然排卵が確認できれば，母乳育児を継続しながら不妊治療を受けることができる。

2）タイミング法，人工授精（排卵誘発薬使用による）

不妊症の原因が無排卵症などの排卵障害である場合は排卵誘発薬を使用する必要がある。このようなケースでは，元来，自然排卵を期待することが困難であり，排卵は薬物療法によってコントロールされるので，母乳育児を行っていることが不妊治療に及ぼす影響は少ない。

不妊治療に使用される薬剤の授乳への影響（**表22-1**）をみてみると，不妊治療に使用される排卵誘発薬などの薬剤の多くは分子量が大きく，母乳中にはほとんど移行しないため，治療中であっても授乳の継続は可能である。また，それらの薬剤により乳汁分泌が抑制されることは少ない。しかし，不妊症の原因が多嚢胞性卵巣症候群による排卵障害である場合に使用される経口排卵誘発薬のクロミフェンクエン酸塩は，分娩後4日までに使用した場合に乳汁分泌を強く抑制することと，長期連用の場合母乳育児中の乳児への影響が懸念される。また同じ適応の経口排卵誘発薬であるレトロゾールは，母乳

表 22-1 生殖補助医療に使用される薬剤の授乳への影響

薬剤名	商品名	安全性	分子量	
クロミフェンクエン酸塩	クロミッド®	L4	406	分娩後早期：母乳分泌抑制
レトロゾール	フェマーラ®	L5	285	服用中止後 10 日間授乳中止
hMG 製剤	HMG「あすか」	L3	34000	
精製 FSH 製剤	フォリルモン®P	L3	34000	
遺伝子組換え型 FSH 製剤	ゴナールエフ®/レコベル®	L3	34000	
遺伝子組換え型 hCG 製剤	オビドレル®	L3	47000	
プロゲステロン	ウトロゲスタン®	L3	314	
エストラジオール	エストラーナ®テープ	L3	272	
GnRH アゴニスト	スプレキュア®	情報なし	1299	
GnRH アンタゴニスト	セトロタイド®	情報なし	1491	
メトホルミン	メトグルコ®	L1	165	
カベルゴリン	カバサール®	L3	451	OHSS 発症予防

L1：適合，L2：おそらく適合，L3：おそらく適合，L4：悪影響を与える可能性あり，L5：禁忌
分子量の大きい薬剤は母乳にほとんど移行しない。
〔Hale TW., et al.（著），林昌洋他（監訳）（2023）．ヘイル 薬と母乳 MMM 原書第 20 版，医学書院より一部改変し筆者作成〕

育児中の乳児の骨の成長や性的発育の影響を考慮し，服用中または服用中止後 10 日間は授乳を中止することがある[8]。

3）体外受精・胚移植，顕微授精，凍結融解胚移植

　体外受精・胚移植の場合，採卵のために，さらに大量の排卵誘発薬などの薬剤の使用が必要となる。排卵誘発薬を用いた調節卵巣刺激法で卵胞が発育し卵子を採取できるのであれば，母乳育児を継続しながら生殖補助医療を受けることができる。この場合に使用される薬剤の授乳への影響も前述のとおり（**表 22-1**）である。

　現在，生殖補助医療では新鮮胚（卵）を用いた治療，凍結胚（卵）を用いた治療，顕微授精を用いた治療が行われているが，生殖補助医療による出生児数の 93％は凍結胚（卵）を用いた治療による[2]。生殖補助医療で約半数を占める凍結融解胚移植では，治療周期において，排卵誘発の必要はなく，胚移植に必要な子宮内膜を増殖させるために卵胞ホルモン薬と黄体ホルモン薬を使用する。卵胞ホルモン薬は乳汁産生を抑制するとされているが，短期間の使用であれば影響は少ない。乳汁産生への卵胞ホルモン薬の影響を考慮し，自然周期での凍結融解胚移植も選択肢となる[9]。実際に母乳育児を行いながら不妊治療を行うかについては，母乳育児をどの程度行っているのか（産後何か月か，頻回授乳なのか，補完食は開始しているのかなど），実施する不妊治療が何かなどを確

認し，個々の状況に応じて検討し，母乳育児を行っている母親の意向も加味しながら決定する。

Ⅲ 不妊治療で妊娠・分娩した女性への母乳育児支援

　母乳育児中の不妊治療を考える前に，不妊治療で妊娠・分娩した女性が母乳育児を行うことで，母と子が母乳育児による恩恵を十分に享受できるようにすることが大切である。しかし，不妊治療で妊娠・分娩した女性は，さまざまな要因で母乳育児を行ううえで困難な状況に直面することも多い。そのことを理解したうえで，母乳育児支援に携わる保健医療従事者は，不妊治療で妊娠・分娩した女性ができるだけ長く母乳育児が継続できるように支援していくことが必要となる。

　不妊治療により妊娠・分娩した母親は「高年出産」であることが多く，①卵子の老化とそれに伴う胎児の先天異常，②婦人科疾患（子宮筋腫など）の増加，③内分泌・代謝疾患（高血圧・脂質異常症・糖尿病など）の増加，④体力や持久力の低下による娩出力の低下などにより，さまざまな周産期合併症が生じてくる[10]。具体的には，周産期リスクとして，母体には，妊娠高血圧症候群，前置胎盤，常位胎盤早期剝離，妊娠糖尿病，早産があり，児には，低出生体重児，新生児罹病率，新生児死亡率の上昇が知られている。それに加え，多胎妊娠の増加と相まって，早産，低出生体重児，先天異常，NICU入院率が上昇することが報告されている[3]。このような背景のために不妊治療で妊娠・分娩した女性は，希望どおりの母乳育児を継続することに困難が伴いやすく，母親，および夫・家族など母親の育児協力者に対する支援が重要となる。

Ⅳ 不妊治療を受けた母親の心理的ストレス[11, 12]

　不妊治療（特に生殖補助医療）を受けた母親は，上述①〜④の背景を有することから，育児上のさまざまな心理的ストレスを抱えていることが多く，母乳育児支援を行ううえでも，特別な配慮が必要となる。妊娠・出産がゴールとなり，その先の母乳育児も含めた育児に対しての心の準備が十分でなかったり，分娩後「燃え尽き症候群」のようになってしまうこともある。高年出産の場合，父母の両親（児の祖父母）が高齢であり，夫以外の家族からの支援がないばかりか，育児と親の介護を同時に行う必要に迫られることもある。

　母乳育児支援に携わる保健医療従事者は，不妊治療を受けた母親に対して妊娠中から適切な情報提供を行い，出産がゴールではなく，それに続く子育て・母乳育児に母親自身が目を向けていけるような支援が必要である。母乳育児をする女性へのエモーショナル・サポートが大切だといわれるようになって久しいが，不妊治療を受けた母親の心理状態や育児上の諸問題の解決においても，保健医療従事者が日頃から行っているエモー

ショナル・サポートが重要である。適切なエモーショナル・サポートを行うことにより，母親が抱えている不安などの心理的特性を改善させることとなる（第3章6参照）。

　母乳育児支援に携わる保健医療従事者が提供するサポートは，産後に開始するよりも妊娠前・妊娠中から行うことがより効果的といわれており，妊娠中に妊婦健診などのタイミングで，バースプランの確認や，母子にとっての母乳育児の重要性などの情報提供を含め行う。父親も含めた育児にかかわる家族への情報提供も大切である。また，合併症として耐糖能異常や高血圧がある母親には，母乳育児を行うことによって，将来，母親自身の糖尿病，高血圧症，心血管障害を発症するリスクを低減させるとの情報提供をすることで，母乳育児へのモチベーションが高まることが期待できる。

　また，近年「妊産婦メンタルヘルスケア」の重要性が増してきている[13]。「妊産婦が精神疾患の有無にかかわらず，安心して生活を営み，ほどよく十分な愛情をもって子どもと向き合うことができる心の状態」で妊産婦が生活することが大切である。

　母乳育児中の不妊治療を考える際に大切なことは，母乳育児中の母と子が，ともに母乳育児による恩恵を最大限に享受できるよう十分な母乳育児を行いつつ，次回の妊娠について考慮することである。母乳育児を継続しながら不妊治療を行うことは十分可能である。不妊治療を理由に母乳育児が中断されることなく，望むだけ長く母乳育児を続けていけるように支援していくことが大切である。

　不妊治療とは，妊娠させることが最終目的ではなく，妊娠したことにより始まるいのちの育みを支援することが目的である。成育医療的な視点で考えれば，出産がゴールではなく，子育ては出産から始まることも念頭におく必要がある。

　社会の変化に伴う不妊治療の進歩が，母乳育児支援に関しても新たな対応を求める時代となった。母乳育児に優るものがないことは，いうまでもない。しかし，不妊治療を受けた女性はわが子を胸に抱いた喜びと同時に多くのストレスを抱えており，母乳育児を負担に思ったり，母乳で育てていけるかどうか自信がなかったりすることもある。1人ひとりの女性の気持ちを傾聴し，状況を的確にアセスメントし，適切な情報を提供して女性自らが選択できるように支援することが必要である。正解は1つではなく，個々の状況によっていろいろな選択肢があるため，母乳育児支援に携わる保健医療従事者としては母親や児のニーズに合った支援を提供することが求められる。

（桑間 直志）

参考文献

1) 日本産科婦人科学会（編）（2018）．産科婦人科用語集・用語解説集　改訂第4版．p322，日本産科婦人科学会．
2) 日本産科婦人科学会（2023）．令和4年度臨床倫理管理委員会　登録・調査小委員会報告（2021年分の体外受精・胚移植等の臨床実施成績および2023年7月における登録施設名）．日産婦誌，75(9)：883-904.
3) 菅原準一（2020）．ARTそのものの周産期予後．In：池田智明，苛原稔，吉村泰典（編）．生殖と周産期のリエゾン，pp78-83，診断と治療社．
4) 松崎利也（2002）．乳汁分泌の内分泌性調節．産婦治療，85(4)：371-376.
5) 日本産科婦人科学会，日本産婦人科医会（編集・監修）（2023）．産婦人科診療ガイドライン―婦人科外来編 2023，pp145-171，日本産科婦人科学会
6) 日本生殖医学会（編）（2023）．生殖医療の必修知識2023，pp175-215，日本生殖医学会．
7) 日本生殖医学会（編）（2023）．前掲書6），pp284-363.

8）Hale T.W. 他（著），林昌洋他（監訳）(2023). ヘイル　薬と母乳, MMM 原書第 20 版, 医学書院.
9）日本生殖医学会（2021). 生殖医療ガイドライン, pp101-104, 日本生殖医学会.
10）前川亮, 杉野法広（2020). 年齢. 前掲書 3), pp10-17.
11）坂上明子（2017). 不妊治療後妊娠における妊娠期・分娩期・産褥期のケア. ペリネイタルケア, 36(11)：1080-1085
12）白土なほ子, 関沢明彦（2020). 生殖医療・周産期医療とメンタルヘルス. 前掲書 3), pp78-83.
13）日本産婦人科医会（編）(2021). 妊産婦メンタルヘルスケアマニュアル改訂版. 産後ケアの切れ目のない支援に向けて, 中外医学社.

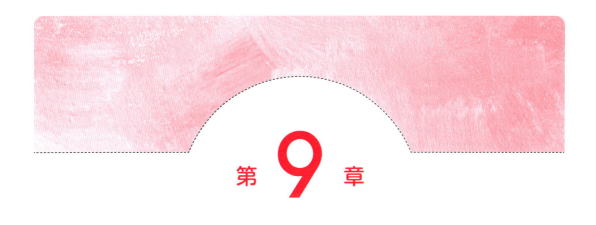

第 9 章

子育て環境と母乳育児支援

23 | 働く親の母乳育児

Ⅰ 働きながら母乳育児を続ける利点

　母親の職場復帰は，授乳期という母子の健康にとってきわめて重要な時期にあたることが多い。職場復帰後も母乳育児を続けることにより，子どもと母親，父親，雇用者および社会は母乳育児の恩恵を受け続ける（母乳育児の重要性については第1章1，2頁参照）。子どもと母親は，母乳育児を通して触れ合い，仕事で離れていた時間を補うように絆を確かめ合う。また，母乳育児で得られる安堵感が母子分離の不安を緩和する。母親は，添え乳など楽な授乳姿勢で子どもの世話をしながら休息をとることができる。母親と父親は，母乳の感染免疫学の利点から子どもの感染症リスクの低下・軽症化により看護休暇のための欠勤を減らし，収入の低下を避けることができる。雇用者にとっては，離職率の低下や優れた人材の定着，離職した人の代わりを新規採用するコスト削減という利点がある[1]。そして，母乳育児が続けやすい職場風土はワーク・ライフ・バランスを実現し，エンゲージメントを高める可能性がある。家族や地域社会は，育児を応援する雇用者を高く評価する[2]。

Ⅱ 父親への支援

　育児・介護休業法の改正により柔軟な働き方が推進されている[3]。共働きや母親の就労継続を理想とする者も増加し[4]，男女のワーク・ライフ・バランス実現のための支援が進んでいる。働く母親の母乳育児継続には，母親の職場と家庭両方の環境整備が必要であり，とりわけ父親によるサポートが欠かせない。

　しかし，母乳育児にどうかかわったらよいか戸惑う父親もいる[5]。母乳育児は母親に負担を強いるものであるという誤解，育児の分担を単に半分にすればよいだろうという考え，乳児用調製乳を与えようとする背景には，両親の知識不足やコミュニケーション不足のほか，母乳代用品の販売促進による影響が考えられる。母乳育児はチームワークであり，両親がそれぞれの役割について情報と支援を必要としている[6]。このため，母乳育児の重要性や母乳育児の開始と継続方法について情報を得られるよう，妊娠中から母乳育児教育プログラムを提供する[7]。また，母親と父親がそれぞれのもつ能力を発揮

し個を統合してチームとなることができるようコミュニケーションの促進を支援する。父親と母親にはそれぞれ別々の明確な役割があり[8]，母親のニーズへの父親の応答により母親は自己効力感や自己統制感をもつことができる[9]。

家事や上の子どもの世話が軽減された母親は母乳育児を続けやすくなる。このためには父親に十分な時間を準備する必要があり，育児休業の取得やフレックスタイム制の利用など柔軟な働き方の選択を可能にすることが重要である。労働環境により家事や育児への参加がきわめて短時間であることに葛藤を抱える父親もいるため，それぞれの父親の理解に努めることが大切である。

身近な父親モデルは父親の育児行動の規定要因であり，両親学級や父親学級，ピアサポートグループなどでほかの父親や家族とネットワークを形成できるとよい。職場や社会で広く母乳育児が理解されるよう父親への支援を実践する。

Ⅲ 母乳分泌の維持

直接授乳の継続と職場での搾乳が母乳の産生を維持し，乳房の張りを軽減する。母乳分泌には乳房のオートクリン・コントロールが主要な役割を担っている（**第4章7**，92頁参照）。

❶ 直接授乳

直接授乳を続けることが，最も簡単に母乳の分泌を維持する方法である。

- 出勤直前や帰宅直後に自宅で授乳する。
- 送迎時に保育所で授乳する。
- 保育所が職場に近い場合は保育所に行くか，職場に子どもを連れてきて授乳する。
- 夜間や休日はこれまでどおり飲ませる。母乳分泌の低下が気になるときは，休日に子どもとの触れ合いを増やし，欲しがるときに欲しがるだけ授乳する。

❷ 搾乳

搾乳回数と搾乳量は，子どもの月齢や成長発達，健康状態，母乳摂取量，子どもと離れる時間数や乳房の状態などにより個人差がある。搾乳回数の目安を**表23-1**[10]に示す。搾乳が難しいときは，出勤直前と帰宅直後に直接授乳を行い，昼休みなどに1回は搾乳することを提案する。しばらく続けると慣れ，仕事と乳房の状態などに合わせて搾乳するタイミングをはかることができるようになる。搾乳方法についてはラ・レーチェ・リーグ日本の冊子『働きながら母乳を続けるヒントとコツ』[11]を参考にすることができる。搾母乳の取り扱い方法について**表23-2**[12]に示す。保存母乳の使用期限については，**表15-8**（236頁）を参照されたい。

表23-1	子どもと離れる時間と搾乳回数の目安

離れる時間	搾乳回数の目安
4時間未満	離れる直前と戻った直後に欲しがるだけ飲ませる。乳房の張りの不快感が強くなければ不要
4〜6時間	最後に授乳した2〜3時間後
8時間以上	3時間ごと

〔Mohrbacher N., et al.(2003). The Breastfeeding Answer Book, 3rd ed. pp237-256. La Leche League International〕

表23-2	搾母乳の取り扱い方法

- 蓋のついたガラス製かプラスチック製のふさわしい容器を選ぶ
- 容器を熱い石けん水で洗浄し，熱湯ですすぐ。手で搾乳する場合は，その容器に直接搾乳できる
- 各容器に日付を記入したラベルを貼り，搾乳した日付順に使用する
- 搾乳後はできるだけ早期に飲ませる。冷凍母乳よりは，搾乳したばかりの母乳を飲ませる
- 冷凍母乳は冷蔵庫でゆっくり解凍し，24時間以内に使用する。ぬるま湯で湯せんして解凍し，1時間以内に温かいまま使用する
- 母乳を沸騰させたり，電子レンジで温めてはならない。母乳の成分が破壊され，また，赤ちゃんの口に熱傷を負わせる恐れがある

〔UNICEF/WHO（著），BFHI2009翻訳編集委員会（訳）(2009)．UNICEF/WHO赤ちゃんとお母さんにやさしい母乳育児支援ガイド—ベーシック・コース「母乳育児成功のための10ヵ条」の実践，p241，医学書院より改変〕

Ⅳ 出産前後の準備[13-15]

① 妊娠中

　母乳育児の重要性とその方法について両親と話し合う[7]。職場で母乳を搾る時間や場所に困るなど，職場での搾乳の困難さが母乳育児継続の障壁になることがある。このような，職場復帰後よくある困難に対処できるよう支援する。働きながら母乳育児を続けたいと希望する両親の相談者は，母乳育児支援の専門家や母親同士の母乳育児支援グループ，働きながら母乳育児を続けた経験者がよいだろう。妊娠中に準備しておきたい点について，**表23-3**に示す。妊娠中から，直属の上司や人事部門担当者，産業保健スタッフ，同僚，保育所，ピアサポーターなどとコミュニケーションの手段をもつことが大切である。支援者は，妊婦面接や出産前クラス，家庭訪問など地域保健における支援や，妊婦健診，助産師外来など医療機関における支援の機会を活用する。

② 出産後・育児休業中

　出産後・育児休業中の準備を**表23-4**に示す。

③ 職場復帰後

　職場復帰後にできることを**表23-5**に示す。

表 23-3　妊娠中の準備

- 妊婦健診に父親と一緒に行く
- 出産前クラスに参加する
- 母乳育児の重要性やその方法について理解する[7]
- 両親の育児休業，母親の育児時間の取得時期や期間を検討し，申請方法を確認する
- 育児休業後の仕事と育児の両立支援制度と制度利用中の業務について確認する（短時間勤務制度および代替措置，フレックスタイム制，時差出勤，テレワーク，子連れ出勤，企業内保育所など）
- 搾乳や授乳のための時間を確保できるように調整する
- 授乳室や搾乳室もしくはプライバシーの保てる場所と搾乳に係る備品について準備する
- 職場と保育所に母乳で育てていきたいことを伝える
- 職場や身近に，働きながら母乳育児を続けた経験者をみつける
- 母親，父親，両親のピアサポートの会に参加する
- 冊子『働きながら母乳を続けるヒントとコツ』[12]を参考にすることができる
- 母乳育児支援の専門家の連絡先とサポート内容を確認する
- 外部サービス（公的・その他）の連絡先とサポート内容を確認する
- 父親と家事・育児（授乳以外）の分担を話し合う

〔文献 13〜15）をもとに筆者作成〕

表 23-4　出産後・育児休業中の準備

- 母乳育児を開始し，児が欲しがるときに欲しがるだけ飲ませる
- 哺乳びんやおしゃぶりの使用を控える
- 乳児健診などで児の成長や発達が順調であることを確認する
- 授乳や搾乳に適した衣類を準備する
- 搾乳器，母乳バッグ，移送用の用具など搾乳の必要物品を準備する
- 搾乳方法を試す
- 搾母乳の取り扱い方法を確認する
- 職場復帰日は，2，3 日後が休日となるよう調整する

〔文献 13〜15）をもとに筆者作成〕

表 23-5　職場復帰後にできること

- 保育所で，室温・冷蔵・冷凍保存母乳を授乳してもらう
- 母親の保育所到着直前の授乳を控えて待っていてもらう
- 保育所が近ければ，保育所に授乳に行くか児を職場に連れてくる
- 仕事中に，搾乳もしくは直接授乳をする
- 理解のある同僚の協力を得る
- 父親など家族が，室温・冷蔵・冷凍保存母乳を与える
- 児と一緒にいるとき（夜，早朝，休日）直接授乳を続ける
- ストレスや疲労軽減のため，適度な休養をとる
- 働きながら母乳育児をしている仲間と交流をもつ
- 乳腺炎予防と乳腺炎が疑われる際の早期対応をする（第 10 章 29 **V**，393 頁参照）

〔文献 13〜15）をもとに筆者作成〕

④ 乳房からの直接授乳以外の飲み方への慣れさせ方

　子どもが保育者や保育場所に慣れ，保育者と信頼関係を築くことが大切である。安心すると哺乳びんなどから上手に飲めることが多い。慣らし保育で 2，3 時間預け，送迎時に直接乳房から母乳を飲ませるといった段階をふむとよい。

　授乳時間は最初から保育施設の授乳時間に合わせようとせずに子どもの様子や空腹のタイミングに合わせる。空腹で機嫌が悪く受け入れにくい様子なら，空腹になりすぎて

いないときに試す。

　抱き方は乳房から直接授乳するときと近い抱き方にするとよい。母乳を思い出させる抱き方では受け入れない場合はいろいろな抱き方を試す。保育者の組んだ足の上に子どもの背中を向けて座らせるなど保育者を見ない位置がよいこともある。ただし，保育者と子どもが肌と肌を触れ合ったりアイコンタクトをしたりするなどのかかわりを楽しむことを忘れない。母親の匂いがついた服などで子どもを包みながら与えたり，子どもをゆっくり揺らしたり歩いたりしながら与えると気持ちが落ち着く場合がある。

　また，人工乳首は量が出過ぎないものがよく，大きさや形・素材・穴の大きさを変えて試してみる。人工乳首を人肌の温度に湯で温め柔らかくしておく。逆に歯が生え始めているときは，冷やして与えると歯茎へ当たった感触を好むこともある。哺乳びん以外にカップやスプーンなどを使うこともできる。子どもの月齢や状況により臨機応変に対応する。

Ⅴ　法的保障

　法的根拠をふまえ，母性保護規定や男女の仕事と育児の両立支援制度を活用し，母乳育児の継続を支援する。

1）労働基準法

　第 67 条「育児時間」[*1]は女性労働者を対象とした規定である。「生後満 1 年に達しない生児を育てる女性」であることが，本条においては要件となる。そこにいう「生児を育てる」とは，現行の国際労働条約（2000 年の ILO 第 183 号条約［1952 年の母性保護条約（改正）に関する改正条約[*2]]）も育児時間に関する規定（同条約 10 条）において，これを"breastfeed her child"と表現しているように，本来は女性が出産した子を母乳で育てることを意味している[18]。

2）育児・介護休業法[*3]

　育児や家族の介護を行う労働者に対し，雇用の継続や再就職の促進をはかり，職業生活と家庭生活に寄与することを目的とする。少子化対策の観点から，父親の育児参加を促し，男女ともに仕事と育児が両立できる環境整備が推進されている。

3）男女雇用機会均等法

　雇用の分野における男女の均等な機会および待遇の確保をはかるとともに，女性労働者の就業に関して，妊娠中および出産後の健康の確保をはかるなどの措置を推進することを目的とする。「母性健康管理指導事項連絡カード」[19]は，主治医などが行った指導事項の内容を，女性労働者から事業主へ的確に伝えるためのカードである。妊娠中だけでなく出産後の働く女性の母性健康管理のために利用できる。

---

*1　労働基準法第 67 条〈育児時間〉：第六十七条　生後満一年に達しない生児を育てる女性は，第三十四条の休憩時間のほか，一日二回各々少なくとも三十分，その生児を育てるための時間を請求することができる。

Ⅵ 環境の整備に向けて

❶ 家族

　　仕事復帰と児の入所は家族のライフイベントであり，母親と父親は新たな役割を獲得する。家族はオープンなコミュニケーションを心がけることが大切である[20]。日中母親と離れて過ごす児に夜間の授乳が増えても自然であることを共有し合うなど，児のニーズに応えることを優先し，母親と父親の希望，睡眠時間や体調に配慮し役割分担を調整する。家事の合理化や簡素化，社会資源の活用も検討する。祖母などからの母親と父親のニーズに寄り添ったかかわりが安心感や自信を高める。

❷ 雇用者（事業所）

　　安心して母乳育児を続けるために，職場の理解を促進する。

1）母乳育児をする母親にやさしい職場環境

（1）搾乳室，授乳室の設置

　　厚生労働省リーフレット「職場に搾乳室を作りましょう！　女性が安心して職場復帰できる環境作りをお願いします」[21]を参考にすることができる。父親などが，母親の休憩時間に合わせて児を職場に連れて行き授乳することも想定する。

　　冷蔵庫，コンセント，流し台，椅子，テーブル，収納場所などを備える。

（2）搾乳・授乳時間

　　搾乳室・授乳室への移動時間や，準備と後片づけを含めた時間の調整に協力する。

（3）上司，同僚の理解

　　搾乳・授乳の頻度や時間，期間には個人差がある。個々の状況に応じるために，職場の理解が深まるよう雇用者がサポートする[21]。

---

*2　①1952年の母性保護条約（改正）に関する改正条約（第183号）[16]（日本は未批准，仮訳）
　　〈哺育中の母〉（注：原文では breastfeeding mothers）
　　第10条
　　1．女性は，その乳児の哺育のために1日1回以上の休憩をとりまたは1日の労働時間を短縮する権利を与えられる。
　　2．哺育のための休憩または1日の労働時間の短縮が認められている期間，当該哺育のための休憩の回数，当該哺育のための休憩の長さおよび1日の労働時間を短縮する手続は，国内法および国内慣行によって定められる。当該休憩または1日の労働時間から短縮された時間は労働時間として算定され，また，その算定に従って報酬を与えられる。
　　②1952年の母性保護勧告に関する改正勧告（第191号）[17]
　　〈哺育中の母〉（注：原文では breastfeeding mothers）
　　7．健康証明書または国内法および国内慣行によって定められるその他の適当な証明書の提出により，哺育休憩の頻度および長さは，特別な必要に応じて調整されるべきである。
　　8．実行可能であり，かつ，使用者と哺育中の女性との間に合意がある場合には，労働時間を短縮するため，就業日の開始時または終了時に，1日の哺育のための休憩時間として割り当てられた時間をまとめてとることが可能となるべきである。
　　9．実行可能な場合には，職場または職場に近接した場所において適切な衛生状態の下で哺育するための施設を設置することに関する規定を設けるべきである。
*3　育児・介護休業法　第5〜9条の5：1歳に満たない子を養育する労働者は，男女を問わず，希望する期間，育児休業することができる。産後パパ育休制度（出生時育児休業制度）やパパ・ママ育休プラス，一定の条件を満たす労働者では2歳まで育児休業期間の再延長がある。

2) 柔軟な就労形態

男性の育児休業取得率向上の取り組みにより，職場風土の改善や従業員満足度，働きがいの向上が示されている[22]。子どもが生まれてまもなくの頃は，長期の休業を取得する希望が最も多い[23]。柔軟な働き方は，母乳育児を継続する要因となるため，制度利用の障壁や課題について寄り添い，両親の希望する選択が行えるよう支援する。

❸ 保育所

次の指針などを参考に，保育所での母乳育児支援を推進する。

1) 保育所における母乳育児に関する指針

(1) 保育所保育指針解説（厚生労働省）

母乳育児を希望する保護者のために，衛生面を配慮し，冷凍母乳による栄養法などで対応する[24]。

(2) 楽しく食べる子どもに—保育所における食育に関する指針—（厚生労働省）

母乳育児を希望する保護者のために冷凍母乳による栄養法などの配慮を行う。冷凍母乳による授乳を行うときには，十分に清潔で衛生的に処置すること[25]。

2) 保育所における母乳育児支援

(1) 直接母乳

母親の勤務場所と保育所が近い場合は，適宜，直接授乳を行う。母親は搾乳の手間を省くことができ，保育士は子どもの授乳を母親に任せることができる。保育所で母乳をあげられる環境を整える。

(2) 搾母乳の取り扱い

- 職員用と母親用の搾母乳取り扱いマニュアルを作成する。
- 取り違え防止の確認手順を実施する。
- 母乳の保存方法は冷凍のほかに室温や冷蔵があり，それぞれに推奨される保存期間や加温方法の基準が設定されている。母乳を無駄にすることがないように取り扱う。保存方法については，**第6章15 Ⅴ**（235頁）を参照されたい。

3) 保育所スタッフの専門的知識，技術および判断

- 園医，看護師，管理栄養士，保育士，調理師の専門性を活用し支援する。
- 授乳室もしくは授乳に適したスペースを設置し，周知する。
- 哺乳びんの影響や哺乳びん以外の飲ませ方について検討する。
- 乳幼児突然死症候群（SIDS）の予防効果について共有する。
- 産科・小児科スタッフと連携し，母乳育児支援の研修を開催する[26]。

（入部 博子）

参考文献

1) Wambach K., et al. (2005). Maternal employment and breastfeeding. In Riordan J. Breastfeeding and human lactation, 3rd ed. pp487-508. Jones & Bartlett.

2) UNICEF/WHO（著）/BFHI2009翻訳編集委員会（訳）.（2009）. UNICEF/WHO 赤ちゃんとお母さんにやさしい母乳育児支援ガイド−ベーシック・コース「母乳育児成功のための10ヵ条」の実践，p303. 医学書院.

3）「令和5年度男性の育児休業等取得率の公表状況調査」（速報値）厚生労働省イクメンプロジェクト
https://www.mhlw.go.jp/content/001128241.pdf（2024/7/19 アクセス）
4）現代日本の結婚と出産—第16回出生動向基本調査（独身者調査ならびに夫婦調査）報告書
https://www.ipss.go.jp/ps-doukou/j/doukou16/JNFS16_ReportALL.pdf（2024/7/19 アクセス）
5）ラ・レーチェ・リーグ（2002）．だれでもできる母乳育児．pp195-220．メディカ出版．
6）世界母乳育児行動連盟（WABA）．母乳支援ネットワーク訳．（2023）．働きながら母乳育児を続けられる社会へ．
https://bonyuikuji.net/wp-content/uploads/2023/09/Action-Folder_wbw2023_16P_2023.9.27.pdf（2024/7/19 アクセス）
7）前掲書2），pp69-98．
8）竹内徹他（2002）．親と子のきずな．pp.83-85．医学書院．
9）Rempel L. A., et al.（2017）．Relationships between types of father breastfeeding support and breastfeeding outcomes. Matern Child Nutr, 13(3)：e12337.
10）Mohrbacher N., et al.（2003）．The Breastfeeding Answer Book, 3rd ed. pp237-256. La Leche League International.
11）ラ・レーチェ・リーグ日本（2023）．働きながら母乳を続けるヒントとコツ．ラ・レーチェ・リーグ日本．
12）前掲書2），p241．
13）厚生労働省．働く女性の心とからだの応援サイト 妊娠出産・母性健康管理サポート．
http://www.bosei-navi.mhlw.go.jp/ninshin/（2024/12/13 アクセス）
14）世界母乳育児行動連盟（WABA）（著）．母乳育児支援ネットワーク（訳）（2015）．母乳育児と仕事 両立に向けて！ 世界母乳育児週間2015．
http://bonyuikuji.net/wp-content/uploads/2021/07/WABA2015.pdf（2024/12/13 アクセス）
15）中田かおり（2021）．仕事へ復帰する母親を対象とした母乳育児継続のための知識・情報を提供するパンフレットの評価．日本助産学会誌，35(2)：209-219．
16）国際労働機関．2000年の母性保護条約．（第183号）．
https://www.ilo.org/tokyo/standards/list-of-conventions/WCMS_239185/lang--ja/index.htm（2024/4/18 アクセス）
17）国際労働機関．2000年の母性保護勧告．（第191号）．
https://www.ilo.org/tokyo/standards/list-of-recommendations/WCMS_239372/lang--ja/index.htm（2024/4/18 アクセス）
18）荒木尚志（2023）．注釈労働基準法・労働契約法第2巻—労働基準法（2）・労働契約法．pp80-81．有斐閣．
19）厚生労働省．母性健康管理指導事項連絡カードの活用方法について．
https://www.mhlw.go.jp/www2/topics/seido/josei/hourei/20000401-25-1.htm.（2024/2/29 アクセス）．
20）Joan Younger Meek（ed）（2017）．New Mother's Guide to Breastfeeding, 3rd Edition., pp226-241. American Academy Of Pediatrics.
21）厚生労働省．女性労働者の母性健康管理等について．
https://www.mhlw.go.jp/stf/seisakunitsuite/bunya/koyou_roudou/koyoukintou/seisaku05/index.html．（2024/2/29 アクセス）．
22）厚生労働省．イクメンプロジェクト．（2023）．「令和5年度男性の育児休業等取得率の公表状況調査」．
https://www.mhlw.go.jp/content/001128241.pdf．（2024/7/19 アクセス）
23）日本能率協会総合研究所．厚生労働省委託事業 令和4年度 仕事と育児の両立等に関する実態把握のための調査研究事業 仕事と育児等の両立支援に関するアンケート調査報告書〈労働者調査〉令和5年3月
https://www.mhlw.go.jp/content/11900000/001085268.pdf．（2024/12/6 アクセス）．
24）厚生労働省（編）（2018）．保育所保育指針解説．pp301-309 フレーベル館．
25）厚生労働省（2004）．楽しく食べる子どもに—保育所における食育に関する指針—
https://www.mhlw.go.jp/shingi/2007/06/dl/s0604-2k.pdf.（2024/12/6 アクセス）．
26）赤塚七重他（2018）．保育士による母乳育児支援の現状および関連要因．日本母子看護学会誌，11(2)：19-30

◉ 日本における関連法制・指針

母乳育児支援ネットワーク（2023）日本における関連法制・指針［WABA（2023）世界母乳育児週間「働きながら母乳育児を続けられる社会へ」日本語版付録］より
https://bonyuikuji.net/?p=3075

24 災害時の乳児栄養

理論編

災害時において新生児や乳幼児は最も脆弱な立場にあるため，その安全な栄養については，取り組むべき優先事項の1つである。母乳で育てられていない児にとって，災害は即命にかかわる状況であり，安全な人工栄養が可能な環境が緊急に必要である。そのため従来の災害支援では，乳児用調製乳を被災地に届けることのみに目が向きがちであった。

そこには乳児にとって最も優れた災害食である母乳による育児を保護・支援するという視点が欠落していたことに注意を喚起する必要がある。母乳は，ライフラインが途絶した環境でも，すぐに提供でき，衛生的で適温であり，しかも含有する免疫成分のため，児を感染症，特に消化器系・呼吸器系感染症から守る。このことは医療へのアクセスが制限される状況下，感染症の流行が懸念されるような被災後には，大きな意味をもつ。さらに授乳のため母子が常時接触することは安心感をもたらし，寒い環境では低体温防止効果もある。

災害支援の国際的スタンダードであるスフィア基準は，IFE コアグループ*のガイド（IYCF-E 指針）を災害時乳幼児支援の基本方針としており，IYCF-E 指針では災害時には母乳育児を保護・推進することを一番に挙げている[2]。米国小児科学会/米国産婦人科学会といった学会だけでなく，ニュージーランド保健省の指針も同様で参考に値する[3,4]。

I 災害への備え

米国小児科学会/米国産婦人科学会の災害支援指針は，まず母乳育児支援戦略から始まる項目を挙げている[3]。

---

* IFE コアグループとは，ENN（Emergency Nutrition Network）がコーディネートする災害時の乳児栄養支援に特化したグループで，WHO・UNICEF・UNHCR などの国連機関，Save the Children・IBFAN などの NGO や個人で構成される[1]。

1. 授乳中の子どもの数の把握とニーズをアセスメントし，母乳育児の母親への不必要な乳児用調製乳の提供は避ける

2. 避難中の母子分離を防ぐ

3. 授乳中の母子のために安全な保護区域を設置する：安全な環境とは物理的なスペースだけでなく，カウンセリングや専門的な情報提供，食品の提供も含まれる。母乳育児中の母親には特別に水や食事を提供する

4. 備品リストに，搾乳に必要な物品を含める

5. 母乳育児支援の専門家の派遣は，適切な授乳方法や搾乳などのスキルについての情報提供，母乳育児の継続のための支援だけでなく母乳分泌再開（リラクテーション，母乳復帰）にも有用である

6. 母乳育児支援の専門家の派遣により，支援機関の監督者・スタッフ・ボランティアの教育が可能となる

7. 乳児用調製乳が必要な乳児への方策：

   a. 特殊ミルクも含めて乳児用調製乳の安全な保管と配布のための基準を作成する

   b. 乳児用調製乳以外に，清潔な保存容器・哺乳びん・人工乳首のほか，調乳と洗浄・消毒のための物品，清潔に調乳するためのスペースが必要である

   c. 調乳が必要な乳児用調製乳より，そのまますぐに提供できる乳児用調製乳（訳注：日本では液体ミルク）は有用

   d. 洗浄が困難な状況では，使い捨てコップの使用が推奨されるので，緊急支援ボランティアは乳幼児にコップで安全に授乳する方法の研修を受けるようにする

　一方，IYCF-E指針には，災害時の乳幼児栄養方針においては「母乳代用品のマーケティングに関する国際規準」が順守されるべきことと明記されている[2]。2021年には6種類のインフォグラフィックス（情報を視覚的に表現したもの）が公表された[5]。

1. 災害時母乳育児の早期開始：産科医療サービス提供者のための母乳育児の早期開始支援ガイド

　災害時に出産した場合，生後1時間以内に授乳を開始し，母乳育児を軌道に乗せるための方法を記載。

2. 不適切な寄付の防止と対応：救援スタッフ・寄贈者・政府のためのガイド

　母乳代用品の寄付を禁じる理由の解説と，寄付があった場合の対応について記載。

3. 災害時における人工栄養の介入計画と管理：防災対策と災害対応に関する方針決定者と計画策定者のためのガイド

　乳児用調製乳の必要性はアセスメントを行って判断すること，搾乳・母乳分泌再開・もらい乳・ドナーミルクが可能かどうかの検討，人工栄養のための標準業務手順書の作成，物品やサービスの確保以外に，プロモーションや転売などにも注意するよう記載。

4. 災害時に人工栄養を必要とする乳児への支援：第一線で働く人のためのガイダンス

　1対1でのアセスメント，母乳代用品を衛生的に使用できるかの判断やできる限り安全に飲ませる方法を伝えることのほか，母乳代用品セットが他から見えないように渡すなどの具体的注意を記載。

5. 感染症アウトブレイク時の乳幼児栄養：防災対策と災害対応に関する方針決定者と計画策定者のためのガイド

一般的な感染予防対策に加え，アウトブレイク時に母乳育児を継続する場合，および一時的に母乳代用品を使用する場合のガイダンスを含む。

6. 感染症アウトブレイク時の乳幼児栄養：国の保健当局，保健医療・栄養政策立案者，専門団体，およびアウトブレイク対応に携わるその他の団体，実務者向けのガイド

母乳の中断や母子分離は，それが正当化される十分な証拠がある場合に限って行い，中断や分離が必要な場合には搾乳などの適切な支援を行う。

Ⅱ 指針の補足説明

① 母乳代用品の寄付が及ぼす影響

指針では寄付を避けるようにとある。寄付は一時的なものであることが多く，量も過不足がある。本来必要なものは必要な量を必要な期間購入して確保するべきであり，需給をコントロールできない状況で寄付に頼ることは危険である。寄付が販売促進の目的で行われる場合もあるであろう。IFE コアグループのインフォグラフィックスでは，寄付を要求しないことや寄付が避けられなかった場合の対処のほか，メディアが寄付に加担するリスクについても述べてこれを戒めている。

② 一律の配布が及ぼす影響

被災後の不安な状況下で乳児用調製乳を一律に配布することは，母乳育児を継続するよりも乳児用調製乳のほうがよい選択肢であるという誤ったメッセージにもなり，母乳育児に対する母親の自信を損なうことにつながる。内閣府のガイドラインでは，日本で初めて，乳児用調製乳が必要かどうかはアセスメントをして判断すべきことや，乳児用調製乳の一律の配布は避けるよう記載された。災害時のみならず，災害準備品をローリングストックする目的での一律配布も避けるべきとされる[6]。

③ 乳児用調製乳へのシフトが及ぼす影響

発災後は種々の理由で乳児用調製乳へのシフトが起こりやすい[7]。一律な乳児用調製乳の配布があった被災地で，結果的に乳児用調製乳消費量が2倍に，乳幼児の下痢の罹患率が5倍になったという報告[8]，災害後の乳幼児の下痢による死亡率増加に関与した因子として，衛生環境等と比較して母乳で育てていなかったことが飛び抜けて大きかったという報告がある[9]。また，それまで母乳を飲んでいた児が一斉に乳児用調製乳を消費するようになり，その入手が困難になるという事態が起これば，乳児用調製乳のみで育っている児の命が脅かされることになりかねない。

❹ 母乳に関する根拠のない風評が及ぼす影響

　災害時に科学的根拠に乏しい風評が広く拡散され，支援者のなかにも信じる人が少なくない。これは母乳育児についての母親の自信を損ない，支援方針を誤らせかねない。

1）災害時に母乳が出なくなるという風評

　急性ストレスによりオキシトシン分泌は抑制されるので，一時的に射乳反射が抑制されて母乳が出にくくなったと感じることはあるかもしれない。しかしストレスはプロラクチンの分泌には影響しないので，母乳が産生されなくなることはない。不安から乳児用調製乳を使用することや，忙しくて直接授乳の回数が減ることが分泌量を減少させることにつながるのである。安心できる環境を保障してオキシトシン分泌を回復させること，授乳回数を減らさない，むしろ増やせるような支援が重要である。

2）母乳では栄養や免疫物質が不足するという風評

　母乳の大部分は母体に貯蔵された栄養分からつくられるので，その時点での食事の影響は小さい。米国小児科学会/米国産婦人科学会のハンドブックには，「ストレスで母乳が出なくなるわけではなく，またお母さんが栄養不良でもちゃんと母乳で育てることができる，とお母さんに伝えて安心してもらう」と書かれている[3]。

　免疫成分や栄養価は時間経過に伴い著しく減少すると思っている人は多いので，いくつかの免疫物質は逆に1歳に近づくにつれ増加するというデータ[10-12]や，1歳を過ぎても母乳のエネルギーは初期の80％程度のレベルを維持しているというデータ[13]を紹介することが効果的かもしれない（**図24-1，表24-1**）。安全な補完食（離乳食）が入手できない場合，生後1年以降であっても母乳は重要な栄養源となる[3]。

3）乳児用調製乳に関する根拠のない風評

　乳児用調製粉乳（粉ミルク）は70℃以上の熱湯を使っての調乳が標準的で安全な方法である。水で調乳しカイロなどで温める方法が紹介されることがあるが，無菌的ではない粉乳の調乳方法としては危険を伴うので勧められない。

　また乳児用調製液状乳（液体ミルク）が万能であるかのような情報は一種の風評といえよう。液体ミルクは滅菌されているためより安全で，災害時には有用である。新生児や早産で出生した乳児に優先される。しかし安全性を過信せず，飲むための容器をはじめとして安全な取り扱い方法を順守する必要がある（「実践編」，335頁参照）。

　災害支援が乳児用調製乳の販売促進のチャンスととらえられている事例や，メディアがしばしばそれに加担することについても警鐘が鳴らされている[14, 15]。

Ⅲ　災害時の栄養の選択

　米国小児科学会のフローチャートには，それまでの栄養方法と発災後母子が置かれている状況を考慮した栄養方法の選択肢が示されている[16]（**図24-2**）。内閣府のガイドラインの授乳状況アセスメントシート（フローチャート）では，母親の希望も加味した授乳方法が提案されており，有用である[17]。

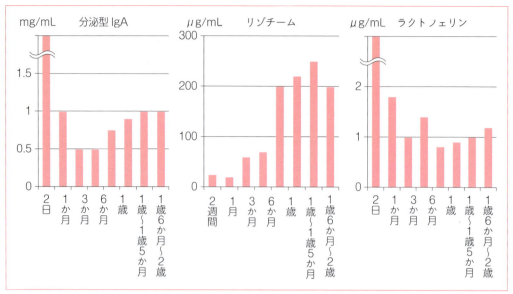

図 24-1 産後1年を過ぎても減らない母乳中免疫成分

〔Goldman AS, et al.：Immunologic factors in human milk during the first year of lactation. J. Pediatr. 100：563-567, 1982/Goldman AS, et al.：Immunologic components in human milk during the second year of lactation, Acta Pediatr Scand. 72：461-62. 1983 より筆者作成〕

表 24-1 出産後期間別の母乳成分（平均値）

	0.5〜1か月	1〜2か月	2〜4か月	4〜8か月	8か月〜1年4か月
蛋白質（g/dL）	1.50	1.35	1.18	1.11	1.12
脂肪（g/dL）	3.7	3.8	3.61	3.64	3.22
エネルギー（kcal/dL）	68.8	68.1	66.2	65.7	62.3

〔井戸田正他：最近の日本人人乳組成に関する全国調査（第1報），日本小児栄養消化器病学会雑誌，5：145-148. 1991 より筆者作成〕

　栄養選択に関して補足説明する。乳児用調製乳が得られないような状況での選択肢として，ドナーミルクがある。ここでいうドナーミルクは母乳バンク乳ではなく，母乳で育てている母親からもらい乳することを指す。米国小児科学会/米国産婦人科学会のハンドブックでは，緊急時にドナーミルクが必要になる場合を想定し，その場合，親または乳児の責任者（親とはぐれた，もしくは孤児を想定）に，乳汁を滅菌しないで与えることの利点とリスクについて情報提供するよう記載している[3]。この場合，直接授乳する方法（ウェット・ナーシング）と搾母乳を使用する方法があるが，Gribble は搾母乳の場合，汚染を回避するため搾乳器でなく手搾乳が望ましいこと，哺乳びんでなくカップを使用することが望ましいと述べている[18]。

　「母乳分泌再開」（リラクテーション，母乳復帰ともいう）は，授乳を中止もしくは中

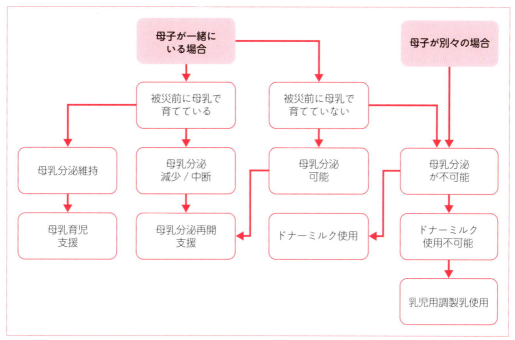

図 24-2 米国小児科学会：栄養選択のフローチャート（2020）

〔AAP（2020）. Infant feeding in disasters and emergencies. Breastfeeding and other options. https://publications.aap.org/DocumentLibrary/Solutions/PCO/FormsTools/disasterfactsheet.pdf（2024/2/2 アクセス）より〕

断した後再開することをいう。具体的な支援方法については**第 12 章** 40（509 頁）を参照されたい。2017 年に発生したハリケーン「マリア」による災害後には，プエルトリコで 150 名が母乳分泌が再開したという[3]。

母乳は乳児にとって完璧な非常食である。平時の母乳育児支援を充実させておくことは最大の防災対策であり，母乳を飲む乳幼児の割合が多ければ多いほど，人工栄養が必要な乳幼児に手厚い支援が可能となる。必要な支援物資の写真[18]（**図 24-3**）は，それを雄弁に物語っている。

支援の実際については「実践編」で解説する。東日本大震災時の JALC の支援については web サイト「災害時の乳児栄養—東日本大震災における支援の経験から」を参照されたい[19]。

（奥 起久子）

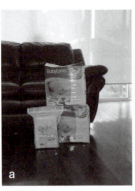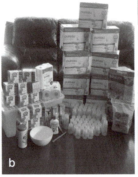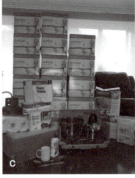

図 24-3 乳児への栄養方法別支援物資

a：母乳で育っている児への必要物品1週間分（紙おむつ100枚，おしり拭き200枚）
b：乳児用調製乳で育っている児への必要物品1週間分（aに加えて液体ミルク＋使い捨て哺乳びん）
c：乳児用調製乳で育っている児への必要物品1週間分（aに加えて粉ミルクを使用する場合）

〔Gribble K.D., et al.(2011). Emergency preparedness for those who care for infants in developed country contexts. Int Breastfeed J, 6(1)：16 より〕

参考文献

1) IFE Core Group
   https://www.ennonline.net/ife/ifecoregroupmembership（2024/2/2 アクセス）
2) IFE Core Group（2017）. Infant and Young Child Feeding in Emergencies：Operational Guidance for Emergency Relief Staff and Programme Managers. version 3.0
   https://www.ennonline.net/operationalguidance-v3-2017（2024/2/2 アクセス）
   JALC（訳）．災害時における乳幼児の栄養—災害救援スタッフと管理者のための活動の手引き
   https://www.ennonline.net/sites/default/files/Ops-Guidance-on-IFE_v3_Japanese.pdf（2024/10/17 アクセス）
3) AAP/ACOG（2023）. Breastfeeding Issues During Disasters in Breast-feeding Handbook for Physicians, 3rd ed. pp307-317.
4) New Zealand Government（2015）. Feeding Your Baby in an Emergency：For babies aged 0-12 months.
   https://www.health.govt.nz/system/files/2015-12/feeding-your-baby-in-an-emergency-dec15.pdf（2024/12/6 アクセス）
5) IFE Core Group（2021）. IYCF-E infographic series.
   https://www.ennonline.net/ifecoregroupinfographicseries（2024/2/2 アクセス）
6) 内閣府男女共同参画局（2020）．災害対応力を強化する女性の視点〜男女共同参画の視点からの防災・復興ガイドライン．
   http://www.gender.go.jp/policy/saigai/fukkou/pdf/guidelene_01.pdf（2024/2/2 アクセス）
7) Gribble K., et al.(2018). Considerations regarding the use of infant formula products in infant and young child feeding in emergencies（IYCF-E）programs, World Nutrition, 9(3)：261-283.
8) Hipgrave D. B., et al.(2011). Donated breast milk substitutes and incidence of diarrhoea among infants and young children after the May 2006 earthquake in Yogyakarta and Central Java, Public Health Nutrition, 15(2)：307-315.
9) Arvelo W., et al.(2010). Case-control study to determine risk factors for diarrhea among children during a large outbreak in a country with a high prevalence of HIV infection. Int J Infect Dis. 14：e1002-e1007.
10) Goldman A. S., et al.(1982). Immunologic factors in human milk during the first year of lactation. J. Pediatr. 100：563-567.
11) Goldman A. S., et al.(1983). Immunologic components in human milk during the second year of lactation, Acta Pediatr Scand. 72：461-462.
12) Perrin M. T., et al.(2017). A longitudinal study of human milk composition in the second year postpartum：implications for human milk banking. Matern Child Nutr. 13(1)：e12239.

13) 井戸田 正他（1991）．最近の日本人人乳組成に関する全国調査（第1報），日本小児栄養消化器病学会雑誌，5：145-148.
14) Gribble, K. D.(2012). Media messages and the needs of infants and young children after Cyclone Nargis and the Wen Chuan Earthquake. Disasters. 37：80-100.
15) IFE コアグループ（2023）．災害時の乳幼児栄養メディア向け情報
https://i-hahatoko.net/wp-content/uploads/2023/12/IFE-Media-Guide_Jp.pdf（2024/10/17 アクセス）
16) AAP（2020）. Infant feeding in disasters and emergencies. Breastfeeding and other options.
https://publications.aap.org/DocumentLibrary/Solutions/PCO/FormsTools/disasterfactsheet.pdf（2024/2/2 アクセス）
17) 内閣府男女共同参画局，災害対応力を強化する女性の視点～男女共同参画の視点からの防災・復興ガイドライン第3部　授乳アセスメントシート抜粋
https://www.gender.go.jp/policy/saigai/fukkou/pdf/guidelene_10.pdf（2024/2/2 アクセス）
18) Gribble K. D., et al.(2011). Emergency preparedness for those who care for infants in developed country contexts. Int Breastfeed J. 6(1)：16.
JALC（訳）．先進国における災害時の乳児栄養.
https://jalc-net.jp/hisai/gribbleandberry.pdf（2024/2/2 アクセス）
19) JALC（2015）．災害時の乳児栄養～東日本大震災における支援の経験から，
https://www.jalc-net.jp/hisai/jalcsaigai2016.pdf（2024/2/2 アクセス）

実　践　編

I 災害時の母乳育児支援の実際[1]

　災害発生時は，状況に応じた授乳支援が必要となる。内閣府男女共同参画局「災害対応力を強化する女性の視点～男女共同参画の視点からの防災・復興ガイドライン」（2020年）ガイドライン中の「授乳アセスメントシート」[1]の聞き取り票の内容に沿って情報収集し，フローチャートに沿って支援を実施することが望ましい。

❶ 情報収集内容

　母子の氏名，子の月齢，避難状況，家族構成，母子の健康状況，子の病気または障害の有無・排泄状況・アレルギーの有無，災害前の授乳方法，現在の授乳方法，補足物の種類・量・回数・方法，母乳分泌を増やすことや母乳分泌再開についての意向，離乳食の状況，授乳に必要な物品（乳児用調製乳や容器など）の確保量，母親の不安や心配事について情報収集を行い，母子どちらかの健康に問題がある場合は，医療機関との連携が望ましい。

❷ 母乳育児支援の実際[2-4]

　出産後間もない母子には，母乳育児が確立できるように，UNICEF/WHO の「母乳育児がうまくいくための 10 のステップ」に沿った支援，特に早期母子接触，常に母子が一緒にいられること，児が欲しがるとき欲しがるだけの授乳を行うことを支援する。
　災害による生命の危機や家族の安否などの不安やストレスは，オキシトシンの放出を妨げ，一時的に射乳反射が起こりにくくなる可能性があるが，母乳の産生に直接影響を

与えるわけではない。エモーショナル・サポートは支援の基本であり，災害時という不安の大きい状況であればなおさらのこと，避難所でも家族が一緒に過ごせるような配慮や，安心して授乳ができるスペースの確保を行い，母親の話をしっかり聴いてどのような不安や心配があるか，母の気持ちを受けとめ信頼関係を築いたうえで，必要な情報提供を行うなど母親に寄り添った支援を行うことが大切となる。

❸ 母乳以外の栄養が必要な場合

1）乳児用調製乳の安全な使用方法

　　災害時に一番注意が必要なのは感染であり，人工栄養が必要な場合には同時に災害時の安全な調乳方法に関する情報提供が必要となる。液体ミルクは滅菌済みで調乳を必要とせず災害時には有用である。ただし授乳用の容器の衛生管理が必要なのは粉ミルクと同様である。使い捨て哺乳びんはコストが高く，廃棄物が多量に出るという問題点があり，使いまわしや再使用など不適切な使用方法のリスクとなる可能性がある。

(1) 液体ミルク使用時の注意点（実践編Ⅲ参照）

- 未開封であれば常温（JIS によれば 5～35℃）で適切に保存する
- 賞味期限が切れていないか，破損がないか確認する
- 濃度が均一になるように，飲む前によく振って攪拌する
- 開封したらすぐに使用し，飲み残しは使用しない

(2) 粉ミルクの調乳について

　　粉ミルクは無菌ではないので，基本的に 70℃以上の湯で調乳する必要がある。ミネラルウォーターは殺菌されていないため，調乳に使用する場合は沸騰後に使用する必要がある。哺乳びんや人工乳首を洗うには大量の水が必要であり，洗浄後も特に人工乳首の細部には汚染が残りやすく，鍋を使用した煮沸消毒（沸騰後 5～15 分）が必要となる。容器が洗浄・消毒できない場合は，湯と紙コップ（二重にすると持ったときの熱さが軽減できる）と割り箸で調乳し，冷ましてそのまま飲ませる方法が有用である（実践編Ⅲ参照）。

(3) カップ授乳の方法（第 6 章 14 Ⅲ，182 頁も参照）

①膝の上に児を乗せ，首の後ろを支えて立て抱きにする。
②コップを児の下唇にあて，コップの縁が上唇の外側に当たるようにする。
③カップを徐々に傾けて水面が上唇に触れると，自分で飲み始める。
④児が自分のリズムで飲めるように，カップをそのままの状態に保ち，流し込まないようにする。

2）乳児用調製乳がない場合の補足方法

　　災害時において母親の母乳も乳児用調製乳も得られない場合は，「もらい乳」という方法がある。母乳の提供者と提供してもらう側の乳児の養育者に対して，HIV など母乳を介して感染する恐れのあるまれな疾患のリスクと，乳児の生命を助けるためであるという支援者としての倫理的判断も説明し，双方が納得したうえで提供されることが求められる。感染のリスクを回避する目的で，もらい乳をフラッシュヒーティング（低温

殺菌の一方法）に準じて処理する方法についての情報がある[5, 6]。搾母乳を湯煎し，湯の沸騰直後に加熱を止める方法が状況によっては利用できる。

牛乳が入手できる場合は，温めた牛乳100 mLに対し湯50 mLと砂糖10 gを混ぜると，乳児用調製乳とほぼ同じ組成のものになる。それも得られない場合，脱水予防のためには，湯冷まし1 Lに対して砂糖小さじ6と塩小さじ1/2をよく混ぜることで，経口補水液をつくることができる[7]。特に6か月未満の児に白湯や糖水を多量に与えると，危険な低ナトリウム血症を生じるリスクがあるので注意が必要である。

3）災害時の混合栄養支援

混合栄養で育てている母親に対しては，安全な調乳ができない間はまず頻回に母乳を与えるよう勧める。母乳はオートクリン・コントロールで分泌量が調節されるため，頻回の授乳で分泌量が増加する可能性が高いからである。

乳児用調製乳が支給された場合，災害前に使用していた量の乳児用調製乳を補足し，児が欲しがるときに欲しがるままの量の母乳を与えるよう勧める。母親は不安から少しでも多くの乳児用調製乳を足したい気持ちになる可能性があるため，その気持ちを傾聴しながら母親の意向を尊重したうえで，必要なぶんだけの補足を検討し，乳汁分泌が維持・増加できるように支援を行う。適切な支援とエモーショナル・サポートによって，母乳だけで足りるまで産生量が増えることもある。

すでに一度母乳育児をやめたりした後に授乳を再開・回復することを「母乳分泌再開」（リラクテーション，母乳復帰）という。誘導する方法として小さい赤ちゃんでは肌と肌の触れ合いを始め，頻繁に授乳する。分泌量は，数日から数週間かけて徐々に増加することが多いので，それに応じて乳児用調製乳の補足を減らす。最近まで飲んでいた，まだときどき飲んでいる，児が6か月未満のような場合はより分泌が回復しやすい。しかし年長乳児や，それまで授乳してなかった場合でも可能である[8]（母乳分泌再開については第12章40，509頁を参照）。

Ⅱ 東日本大震災での体験

筆者は2011年3月11日宮城県で東日本大震災に遭遇した。避難所は道路が寸断され孤立状態，電気・水道・ガスなどすべてのライフラインがストップしており，約280名の避難者は体育館で寒さをしのいでいた。筆者は医療チームを立ち上げ，その活動のなかで母子への支援を行った。

❶ 東日本大震災での母子への支援の実際[9]

1）母子にとっての避難所の環境

体育館で初めての夜，真っ暗ななかに子どもの夜泣きの声が響き，そのうちどこからか「うるさい！泣かせるな！」と怒鳴る声がした。これを聞いた母親たちはどんなにつらい思いをしたかと想像される。乳幼児をもつ母親たちには，子どもを泣かせてはいけ

ないという不安やストレスも加わり，大変な思いをされていると感じ，母親にはプライバシーが守られた場所で授乳できる配慮，母親同士が集まって授乳したり，励まし合ったりできるスペースを確保するなどの環境調整が必須であると考えた。

避難所には1部屋に8人収容できる宿泊棟があり，寝たきりの方やヘリコプターの搬送待機の方などに使用していたので，施設の責任者に相談して，一部屋を乳幼児とその家族のために確保した。その後，その部屋を訪問してみると，子ども同士が一緒に遊び，母親たちも少しリラックスして話している様子がみられた。

2) 授乳中の母親に対する栄養

津波で食料のほとんどが流され，避難所に食料が届くまでの3日間は，1日にお粥1杯やおにぎり1個などの1食で過ごさなければならなかった。授乳中の母親には十分な食料を提供することは大切である。しかし母親が十分に食べられなくても，母乳の栄養分は変わらないこと，母乳の量が減るのは母親が深刻な栄養失調にかかったときのみであること，ストレスで母乳が出にくいと感じるのは一時的であること，母乳が枯渇することはないという情報提供を行った。

3) 補完食について

乳児は生後8か月であったので補完食も必要であった。避難所にはプロパンガスと米などの食料がいくらか残されており，物資が届くまでは，米にインスタントラーメンやうどんなど，あるものをいろいろ入れて量を増やしたお粥の炊き出しが可能であった。お粥は加熱しているため感染症のリスクが低く，補完食として活用するよう情報提供を行った。

② 東日本大震災での母乳育児支援をふり返って

筆者が行った支援の内容は，母乳育児相談を通して母親に寄り添い不安を取り除き，災害時に母乳育児を続ける大切さを伝えたこと，プライバシーが守られた場所で授乳できる配慮，母親たちが集まって授乳したり，励まし合ったりできるスペースを確保したことだった。震災3日後，缶入りの粉ミルクが支援物資として届けられたが，粉ミルクを必要とする乳児はいなかった。もしもあの状況で粉ミルクが必要な乳児がいたとしたら，何もない場合にはどうすればよいのか，届いた後も粉ミルク以外に必要な水や熱源，飲むための容器をどうするかなど，安全な乳児用調製乳を届けるためにより多くの支援が必要になっていたであろう。

災害時は，どんな状況下でどんな支援が必要であるか予測がつきにくい。そのなかで通常行っていること以上の支援はできないのだと痛感した。支援者である私たちは，母乳で育てる母親が増え，WHOで推奨されている2年，もしくはそれ以上母乳育児を続けることができるように，災害が起こる前の平常時から母乳育児支援を充実させることがとても大切だと感じた。

Ⅲ 災害時の乳幼児栄養・母乳育児支援情報（リソース）

育児支援団体のみならず，学会などの母親向け情報もある。ウェブ上で公開されている（2024/12/5 すべてのアドレスにアクセス）。

- NPO 法人日本ラクテーション・コンサルタント協会（JALC）「災害時の母乳育児支援」
  https://jalc-net.jp/breastfeeding/information/support/
- 母と子の育児支援ネットワーク「災害時の乳幼児栄養の支援情報」
  https://i-hahatoko.net/iycfe-resources/
- NPO 法人ラ・レーチェ・リーグ日本「授乳のヒント 災害時」
  https://llljapan.org/hisai_support/

災害栄養総論のリーフレット

- 教えてドクター「災害に備える―災害時の赤ちゃんの栄養」
  https://oshiete-dr.net/pdf/2020bousai_eiyou.pdf
- 日本新生児成育医学会「被災地の避難所等で生活する赤ちゃんのためのＱ＆Ａ」
  https://jsnhd.or.jp/doctor/saigai/index.html
- 母と子の育児支援ネットワーク「災害時の赤ちゃんの栄養」
  https://i-hahatoko.net/baby-e/
- あんどうりす・本郷寛子「コミック：どうする？ 災害時の赤ちゃんの栄養」
  https://i-hahatoko.net/wp-content/uploads/2020/01/Comic_Feeding_babies_during_emergencies_Japanese.pdf
  縦読み版（2024）https://i-hahatoko.net/other-resources/#heading1
  多国語版 https://www.ennonline.net/comicbasedontheogife

災害栄養各論のリーフレットなど

- 母と子の育児支援ネットワーク「液体ミルクを使用するお母さま，ご家族の方へ 災害時に安心して使うためのチェックリスト」
  https://i-hahatoko.net/wp-content/uploads/2021/03/how-to-use-liquid-formula-safely.pdf
- JALC「カップを使った授乳方法」
  https://jalc-net.jp/wp/wp-content/uploads/2024/08/cupfeeding2005.pdf
- NPO 法人ラ・レーチェ・リーグ日本「『ストレスで母乳が出なくなる』って本当？」
  https://llljapan.org/wp-content/uploads/emg1101.pdf
- 大山牧子「災害時紙コップ 2 個と割り箸で人工乳を作る」
  https://vimeo.com/297382521

（吉田 とも子）

参考文献

1) 内閣府 男女共同参画局：災害対応力を強化する女性の視点〜男女共同参画の視点からの防災・復興ガイドライン第3部　授乳アセスメントシート抜粋
   https://www.gender.go.jp/policy/saigai/fukkou/pdf/guidelene_10.pdf（2024/2/18 アクセス）

2) UNICEF/WHO（著），BFHI 2009 翻訳編集委員会（訳）（2009）．UNICEF/WHO 赤ちゃんとお母さんにやさしい母乳育児支援ガイド—ベーシック・コース「母乳育児成功のための 10 カ条」の実践，医学書院.

3) 母乳育児連絡協議会（2018）．災害時の乳幼児栄養に関する指針.
   https://jalc-net.jp/hisai/hisai_forbaby2018.html（2024/2/18 アクセス）

4) IFE コアグループ（2017）．災害時における乳幼児の栄養—災害援助スタッフと管理者のための活動の手引き 日本語版第3版，JALC.

5) Eats on Feats：Resource for the Informed Sharing of Human Milk.
   https://www.eatsonfeetsresources.org/handling-milk/#Flash_heating_explanation（2024/2/18 アクセス）

6) Bartle C.(著)（2015）/円谷久美恵（訳）（2016）．平時から備えたい 災害時の「乳幼児の栄養と授乳」情報シート集，p35．ラ・レーチェ・リーグ日本.

7) 日本ユニセフ協会公式サイト「経口補水療法を広める」
   https://www.unicef.or.jp/kodomo/nani/job/jo_bod1.htm（2024/2/18 アクセス）

8) AAP/ACOG（2023）. Breastfeeding Issues During Disasters In：Breast-feeding Handbook for Physicians, 3rd ed. pp307-317. AAP.

9) 吉田とも子（2015）．防災の視点からみた母乳育児支援〜震災と母乳育児支援．In JALC（編）災害時の乳児栄養，pp101-106．JALC.
   https://www.jalc-net.jp/hisai/jalcsaigai2016.pdf（2024/2/18 アクセス）

25 多様化する社会と母乳育児支援

Ⅰ 健康の社会的決定要因と母乳育児

　母乳育児などの健康行動は，一般に，知識や態度，意思といった個人がコントロールできる要因だけではなく，教育や労働環境，文化，政策など社会のさまざまな側面に深く影響される。このことは，「健康の社会的決定要因」として知られている[1]。そのため，健康行動の推進には，個人への働きかけのみならず，その健康行動を取りやすくするための社会変革が必要であるとされている[2]。

　母乳育児は社会からの影響を受けやすい。母乳育児に影響することが知られている種々の要因を「個人（本人）」「周囲の人々」「地域や社会」の3つのレベルに分けて整理すると**図 25-1** のように表される。その人が母乳育児をする意思をもつのか実践するのかといったことは，本人がコントロールできる範囲を超えて，周囲の環境や社会からも影響を受けている。そのため，多くの国や保健機関で，母乳育児の保護と推進には社会全体で取り組むことが基本的な考え方となっている[3]。たとえば，外国人であることが母乳育児の阻害要因となるかどうかは，支援や制度，社会のありようによって変わる。外国から移住してきた女性の母乳育児支援にあたっては，言語能力，食習慣，信条など対象者個人の特徴のみに注目するのではなく，その人を取り巻く人間関係や社会環境，制度，文化的背景などにも注意を向ける必要がある[4]。また，多様化していく日本社会を見据え，誰にとっても母乳育児がやりやすくなるように支援体制や政策，社会制度を整えていくことも重要である。個別の支援を通して政策や制度の不備に気がついたなら，母子の立場にたって声を上げていくこと（アドボカシー）も保健医療従事者の大切な役割である。

Ⅱ 文化的背景に配慮した母乳育児支援

❶ 文化的背景の多様化と文化変容

　日本では，父母の両方が日本人である出生は 1990 年には 121 万人であったのが，2023 年には 80 万人以下に減少した。一方で，父母の少なくとも片方が外国人である出生は，1990 年には 1.4 万人，2021 年は 1.6 万人とやや増加している。母の国籍は，韓

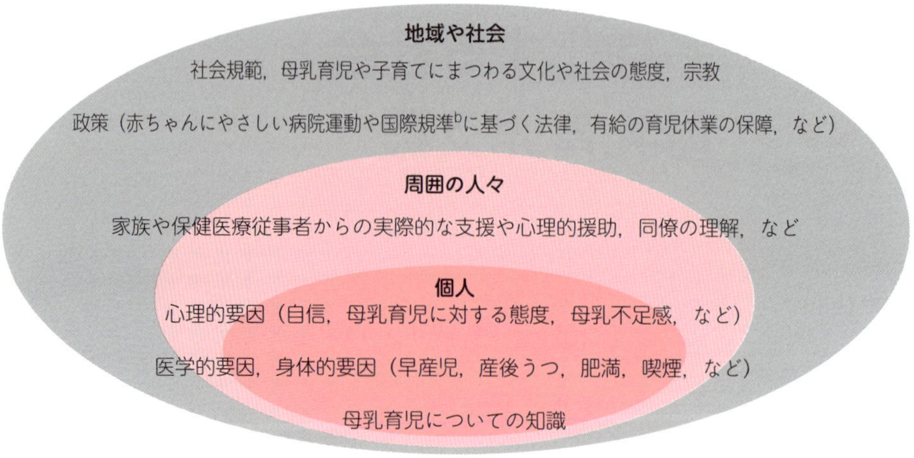

地域や社会

社会規範，母乳育児や子育てにまつわる文化や社会の態度，宗教

政策（赤ちゃんにやさしい病院運動や国際規準[b]に基づく法律，有給の育児休業の保障，など）

周囲の人々

家族や保健医療従事者からの実際的な支援や心理的援助，同僚の理解，など

個人

心理的要因（自信，母乳育児に対する態度，母乳不足感，など）

医学的要因，身体的要因（早産児，産後うつ，肥満，喫煙，など）

母乳育児についての知識

図 25-1 母乳育児に影響する要因[a]

a：U.S. Department of Health and Human Services（2018）. Theory at a Glance：A Guide for Health Promotion Practice では，健康行動に影響する要因のレベルを "Intrapersonal Level" "Interpersonal Level" "Community Level" の3段階に分けている。直感的に理解できるよう「個人」「周囲の人々」「地域や社会」と訳した。図に挙げた要因は網羅的ではなく，ほかにも母乳育児に影響するとされている要因はある。

b：母乳代用品のマーケティングに関する国際規準

国・朝鮮，中国，フィリピンであることが2010年頃までは多かったが減少に転じ，人口動態統計で「その他の国」に分類される国籍の母が増えている[5]。すなわち，日本で出産する女性の出身地や文化的背景は多様化してきている。

　文化的背景は，その人の母乳育児に対する態度を決める強力な要素の1つである[6]。一方，海外から移住後の日本での生活に伴い，文化変容（acculturation）も起こる。文化変容とは，生まれ育った国や地域の文化を保ちながらも，移住先の文化を取り入れたり習得したりするプロセスであり[7]，母乳育児に影響する[8]。文化的背景も文化変容の程度も人により異なるため，母乳育児支援にあたっては，「どこの国の人」と一括りにして対応を考えるのではなく，どのような配慮が必要なのか，どのような支援を望んでいるのか，本人とコミュニケーションをとって確認していく必要がある。

② 異国での母乳育児はどのように経験されるのか

　異国での母乳育児は，どのように経験されるのだろうか？　低・中所得国（いわゆる途上国）から，日本のような高所得国に移住した女性たちにとって母乳育児はどのような経験であるのかを分析したシステマティックレビューを紹介する[9]。この研究では，高所得国に移住した女性たちは母国と比較して移住先では母乳育児への支援が得られにくく母乳育児に対して社会が冷たいと感じることが多いことが示された。また，女性のパートナーや家族は母乳育児に（肯定的にも否定的にも）重要な影響を与えること，女性自身の自律性，すなわち意思やレジリエンス（困難から立ち上がるしなやかさ）がさまざまな葛藤を乗り越え母乳育児を続ける力となることもわかった。さらに女性たちは，

342 第9章 子育て環境と母乳育児支援

母乳育児をめぐって母国と移住先との文化の違いを認識し，文化変容を経験しながらも，受け継いできた文化や民族的アイデンティティを大切にしようとすることも示された。そして，女性たちの多くが保健医療従事者に信頼を寄せており，保健医療従事者に肯定的態度と文化的コンピテンシーをもって，適切な情報と実践的知識や励ましを提供してほしいと期待していることも確認された。

③ 母乳育児支援における文化的コンピテンシー

文化的コンピテンシー（cultural competence）とは，単に，多種多様な異文化を知ることではなく，相手と同じく自分も独自の「文化」で形づくられた世界に生きていて誰しもお互いに違うという認識に立ち，それぞれの人のそれまでの多様な経験を尊重することで，インクルーシブなケアの実践を可能にすることだとされる[10]。端的に，文化的コンピテンシーとは世界は多様で皆それぞれが違うということを受容することだ，とも説明されている[11]。ラクテーション・コンサルタント資格試験国際評議会（IBLCE）では，母乳育児支援にあたっては，相手の個性だけでなく文化的背景も尊重する必要があり，問診とアセスメントの場面では，文化的コンピテンシーが重要だとしている[12]。

文化的コンピテンシーをもって支援にあたるとき，自分の属する文化に対する相対的な理解，つまり，自分がよいと考えていることは絶対的ではなく「自分が慣れた文化に基づくものかもしれない」と謙虚に考えてみることも必要となる。たとえば，「乳管開通」のチェックをしたり，「乳房マッサージ」などの手技をしたりすることには，これまでのところ明確な科学的根拠は見出されていない[13, 14]。日本の保健医療従事者が，こういった手技は必要ないという考え方のあることを知らずに，当然のように乳房を見たり触ったりした場合，相手の女性に強い不快感を与える可能性がある。乳房を触ってもよいか，まず女性に了解をとる必要がある。また，乳房を見せたり触らせたりしたくない女性を支援する際に，乳房模型や人形，イラスト，写真などを用いることもできる。

表 25-1 に，国や地域によって異なる態度，習慣，考え方の例を挙げる。「その文化に特有である」あるいは「科学的根拠が示されていない」ということは，間違っている，不要である，ということを必ずしも意味しない。また，有益性や有害性についてエビデンスが示されているものもあれば，科学的な根拠について特段のアセスメントがされていないものも多い。保健医療従事者は，その行為は「有益」「無害」「有害」「有益性や有害性について断定できない」のどれに当てはまるのかを考えたうえで，支援対象者とよくコミュニケーションをとり，医療現場で対応できる範囲も見極めながら，親が自分たち親子にとって一番よいと思う選択ができるように支援していく必要がある（第3章6参照，68頁）。

④ 実践の工夫

コミュニケーションにあたって，すべての外国人が英語を理解するわけではない。英語ができる外国人が2～4割であるのに対し，日常会話以上の日本語ができる外国人は8割，ひらがなが読める外国人は8割以上とされる[15]。そこで，日本語を母語としない

表 25-1 国や地域によって異なる態度，習慣，考え方の例

ある地域でしばしばみられる態度や習慣，考え方	別の地域でしばしばみられる態度や習慣，考え方
・母乳育児を難しいことと考えたり，自信がもてなかったりする。そのように表明する（日本などの母親たち） ・子どもが乳離れすることや夜間に1人で寝ることが自立に必要だと考える（欧米など）	・自分は母乳育児が大好きで得意だと思い，それを喜んで表明する（ソマリア出身の母親たち） ・乳離れや子どもが1人で寝ることと自立とを結びつけて考えない。親子が同じ布団や部屋で眠る（多くの国や地域）
・公共の場で授乳することはマナー違反だと考えたり，ケープなどで隠せば公共の場で授乳することも許容されると考えたりする（日本など） ・子育ては母親が中心になってする。または，両親がやり，どうしても必要な場合のみ祖父母などに助けてもらう（日本など） ・新生児室に子どもを預かる（日本など）	・公共の場での授乳は，母子の権利と考える（欧米など）。場所を問わず子どもの欲求に合わせて授乳する（多くの国や地域） ・子育ては地域の人々が関わり多くの人でする（多くの国や地域）。ベビーシッターなどを雇う（一部の国や地域） ・母子は出産直後からいつも一緒にいる（多くの国や地域，かつての日本，WHO の推奨）
・乳管開通を促すために助産師が乳房に触る（日本の一部） ・母乳の質や分泌をよくするために助産師が乳房をマッサージする（日本の一部） ・助産師や保健医療従事者が乳房や乳首を見たり，触ったりする（日本など） ・乳質が悪い，汚れている，古い，と考え初乳を与えない（ソマリア出身の母親たち。ただし近年では，このような考え方は少なくなってきている） ・出生後数日以内に白湯，お茶，重湯などや（一部の伝統的な社会），乳児用調製乳（日本など）を飲ませる。 ・生後2年間は母乳を与え，もし乳児用調製乳が必要な場合はハラル認証のものを使う（イスラム教徒） ・乳質や分泌量，母乳の味などに関係するとして，母親の食べてはいけないもの，食べるべきもの，などの決まりを守る（多くの国や地域）。たとえば，油脂・香辛料など（日本）や体を「冷やす」とされるものを避ける（さまざまな国や地域）。ワカメスープ（韓国），生薬やカボチャの種（フィリピン），キヌアと牛乳（ブラジル），ナマズのスープや豚足スープ（中国）などを食べる。	・科学的根拠が見つからないために実施しない，そのような習慣がない（日本の一部，多くの国や地域） ・科学的根拠が見つからないために実施しない，そのような習慣がない（日本の一部，多くの国や地域） ・乳房を見ない，見せない（一部の国や地域） ・初乳は新しい（別のグループのソマリア出身の母親たち），新生児の腸をきれいにする（シエラレオネ，コンゴ，ブルンジ，リベリア出身の母親たち）と考える ・生後6か月間は母乳のみを与えることを勧める（WHO など多くの保健機関） ・ハラル認証の乳児用調製乳が手に入りにくい（日本）＊ ・特段の決まりはない，気にしない，栄養が取れていればよいと考える，など。
・生後2週間ごろから始まる特段の原因が見当たらない激しい啼泣や泣きぐずりを「コリック」と呼び，原因や機序などはよく解明されていないものの医療でも対処しようとして整腸剤などを処方したり，親の大変さに寄り添おうとしたりする（欧米，ブラジル，など） ・母乳がよく出るようにと神社などに祈願に行ったり，イチョウに願掛けをしたりする（日本）	・黄昏泣き，などと呼ぶこともあるが，仕方のないものとして特段の加療をしない（日本など） ・ほかの願掛けをする。そのような習慣がない。

＊ 親に無断で乳児用調製乳を与えることは控えなくてはいけないが，イスラム教徒であれば宗教上の禁忌に抵触しないよう特に注意を払う。

〔Odeniyi A. O., et al.(2020). Breastfeeding beliefs and experiences of African immigrant mothers in high-income countries：A systematic review.Matern Child Nutr：16(3)：e12970/ 樋口まち子（2006）. 伝統的医療行動の医療人類学的研究－文化背景の異なるコミュニティの比較研究. 国際保健医療，21(1)：33-41./ 杉浦絹子（2009）. 育児中の在日ブラジル人女性の日本の母子保健医療に対する認識とその背景－日本の母子保健医療の課題に関する考察（第2報）. 母性衛生，50(1)：57-63，筆者の海外や日本での観察に基づいて筆者が作成. これらは例であり，包括的なリストではない〕

人が理解しやすいように「やさしい日本語」を使うことが行政では普及し始めている。医療現場でも「やさしい日本語」を使うための良書がある[15]。母乳育児についての多言語教材を入手しておいたり[16]，「おっぱい」のように母乳育児にあたって頻出であるものの出産前の生活ではあまり使わないと思われる日本語についてはカードなどを用意しておいて母親自身に覚えてもらったりすることも，コミュニケーションに役立つと思われる。

　退院後の母乳育児については，「母乳育児中のほかの親たちを紹介してほしい」との声が多いとの調査結果もある[17]。希望に応じて養育者を地域のピアサポートグループにつなぐことは母乳育児の実践面でも心理面でも助けになると思われる（**第7章17 Ⅲ**，263頁参照）。多言語でのピアサポートを希望する親には，ラ・レーチェ・リーグが，日本で英語やフランス語での親同士の集いを開催したり[18]，英語やスペイン語でのFacebookグループ[19]を主催したりしている。

Ⅲ　家族構成や性の多様性に配慮した母乳育児/チェストフィーディング支援

　家族構成も多様化しつつある。養子縁組や代理出産で子どもを授かる親もいれば，同性カップルと養子で構成される家族もある。出産せずに授乳を誘発することは可能であり[20]，トランス女性（出生時に割り当てられた性は男性）が乳汁分泌誘発によって6週間，母乳のみで子どもを育てるに至った例も報告されている[21]。ただし，一般的には，乳汁分泌誘発の成功は，「たとえ母乳分泌量が子どもの成長に十分でなかったとしても母乳が分泌されること」とされている[22]。乳汁分泌誘発のためのケアは確立されていない[23]ものの，手や機械，子どもによる吸啜によって乳房を頻繁に刺激することや薬理学的方法がある（**第12章40**，509頁参照）。

　養子を母乳で育てることについて，米国家庭医学会（AAFP）では，養親の多くは母乳を分泌する能力が生理的に備わっており，また，授乳によって情動的な絆を深めることは養親と養子にとっては特に貴重な母乳育児の利点であるとして，医師は養親と母乳育児の選択について話し合うべきだ，と勧めている[24]。米国小児科学会（AAP）では，養子縁組や代理出産の場合でも少なくとも部分的に母乳育児が可能であるが，その場合は，養子を迎える前からホルモン投与と搾乳器や手で乳房に刺激を与えておくことが望ましく，また，母乳育児支援を専門としている医師に紹介し，必要に応じてドナーミルクや乳児用調製乳などを追加することも考慮する，としている[25]。

　世の中には出生時に割り当てられた性（多くの場合，身体的特徴に基づく性）と本人のジェンダーアイデンティティが一致しており，かつ異性愛者である，という人ばかりではないことが知られるようになってきた。片方または両方が性的マイノリティであるカップルが母乳育児やチェストフィーディング（トランス男性が自分の胸から授乳すること。乳腺組織の除去手術後であるかどうかは問わない）を選択することが珍しくなく

なりつつある。支援者は，コミュニケーションスキル（**第3章6**，68頁参照）を用いて，尊重されていると感じられる雰囲気のなかで，親が授乳についての目標設定をもつことを支援し，選択しうる方法を伝え，実践をサポートする。性的マイノリティである人の母乳育児/チェストフィーディング支援についてはまだ研究が進んでおらず，どのようなケアやサポートが効果的であるのか十分にわかっていない部分も多い。そのため，栄養方法の選択にあたっては，母乳育児やチェストフィーディングによって子どもに栄養や安心感を与えることの利点とともに，直面するかもしれない困難についてもあらかじめ伝えておく必要がある。起きうる困難には，十分な乳汁分泌が得られないかもしれないこと，テストステロン療法の中断などにより性別違和が増大する可能性，そうした困難に時間や心身のエネルギーを費やすことに伴って家庭内でストレスレベルが上がるかもしれないこと，などが含まれる。性的マイノリティである人が母乳育児やチェストフィーディングをするために取りうる具体的な方法や，支援者が注意を払わなくてはならない点などを，ABM（母乳育児医学アカデミー）がプロトコールとしてまとめている[26]。

（名西 恵子）

参考文献

1) Government of Canada（2024）. Social Determinants of Health and Health Ineuqualities. https://www.canada.ca/en/public-health/services/health-promotion/population-health/what-determines-health.html（2024/5/27 アクセス）
2) World Health Organization. Health promotion. https://www.who.int/health-topics/health-promotion#tab=tab_3（2024/5/27 アクセス）
3) Centers for Disease Control and Prevention（2021）. Breastfeeding. https://www.cdc.gov/breastfeeding/index.htm（2024/5/27 アクセス）
4) Rayment J., et al.（2016）. Bangladeshi women's experiences of infant feeding in the London Borough of Tower Hamlets. Matern Child Nutr. 12(3)：484-499.
5) e-Stat. 父母の国籍別にみた年次別出生数及び百分率. 人口動態調査 人口動態統計 確定数 出生. https://www.e-stat.go.jp/dbview?sid=0003411621（2024/5/27 アクセス）
6) Spencer B., et al.（2015）. African American Women's Breastfeeding Experiences：Cultural, Personal, and Political Voices. Qual Health Res. 25(7)：974-987.
7) Berry J. W. Contexts of acculturation. In：Sam DL. et al.（ed）（2006）. The Cambridge handbook of acculturation psychology, pp27-42. Cambridge University Press.
8) Dennis C.L., et al.（2019）. Breastfeeding rates in immigrant and non-immigrant women：A systematic review and meta-analysis. Matern Child Nutr. 15(3)：e12809.
9) Izumi C., et al.（2024）. A systematic review of migrant women's experiences of successful exclusive breastfeeding in high-income countries. Matern Child Nutr. 20(1)：e13556.
10) Cassidy TM.（2024）. Culture, Cultural Competence, and Clinical Care. J Hum Lact. 40(2)：216-220.
11) Davis M. The "Culture" in Cultural Competence. In：Frawley J, et al.（ed）（2020）. Cultural Competence and the Higher Education Sector：Australian Perspectives, Policies and Practice. pp15-29. Springer.
12) International Board of Lactation Consultants Examiners（2018）. Clinical competencies for the practice of International Board Certified Lactation Consultants®（IBCLCs®）. https://iblce.org/wp-content/uploads/2018/12/clinical-competencies-2018.pdf（2024/5/27 アクセス）
13) 山田恒他（2010）. 乳頭・乳房ケア 乳頭・乳房ケアの必要性について. 日本母乳哺育学会雑誌. 4(1)：9-16.
14) Lee SJ., et al.（2008）. Antenatal breast examination for promoting breastfeeding. Cochrane Database Syst Rev.(3)：CD006064.
15) 武田 裕他（2021）. 医療現場の外国人対応 英語だけじゃない「やさしい日本語」. 南山堂.
16) 早川有子他（2022）. 在留外国人&日本人の母乳育児支援（日本語の他，8か国語）. 国際医療技術研究所.
17) 早川有子（2022）. 在留外国人への母乳育児支援. 日本母乳哺育学会雑誌. 16(1)：11-17.
18) La Leche League Asia & Middle East. English and French La Leche League support in Japan.

https://www.lllasia.org/english-and-french-lll-support-in-japan.html（2024/5/27 アクセス）

19）La Leche League International（2024）. La Leche League International.
https://llli.org/（2024/5/27 アクセス）

20）池袋 真他（2023）. トランスジェンダー女性の乳汁分泌の誘発と直接授乳. 日本母乳哺育学会雑誌. 17(Suppl.)：84.

21）Reisman T., et al.(2018). Case Report：Induced Lactation in a Transgender Woman. Transgend Health. 3(1)：24-26.

22）Shiva M., et al.(2010). A Successful Induction of Lactation in Surrogate Pregnancy with Metoclopramide and Review of Lactation Induction. International Journal of Fertility & Sterility. 3(4)：191-194.

23）Cazorla-Ortiz G., et al.(2020). Methods and Success Factors of Induced Lactation：A Scoping Review. J Hum Lact. 36(4)：739-749.

24）American Academy of Family Physicians（2022）. Breastfeeding, Family Physicians Supporting（Position Paper）.
https://www.aafp.org/about/policies/all/breastfeeding-position-paper.html（2024/5/27 アクセス）

25）Meek J. Y., et al.(2022). Policy Statement：Breastfeeding and the Use of Human Milk. Pediatrics. 150(1)：e2022057988.

26）Ferri R. L., et al.(2020). ABM Clinical Protocol #33：Lactation Care for Lesbian, Gay, Bisexual, Transgender, Queer, Questioning, Plus Patients. Breastfeed Med. 15(5)：284-293.

第 10 章

母乳育児のよくある心配事への支援

26 母乳不足感と母乳不足への支援

I 「母乳不足感」と「母乳不足」

「母乳が十分に出るだろうか」「赤ちゃんに母乳は足りているか」は母親とその身近な人たちの大きな関心事である。2015年度乳幼児栄養調査（厚生労働省）によれば，産後1か月で母乳栄養をしている母親の31.2%，混合栄養の母親の53.8%が「母乳が足りているかどうかわからない」と回答している[1]。母乳が足りていないのではないかという不安から，乳児用調製乳を足したり母乳育児をあきらめたりすることも少なくない。

母親が「母乳が足りない」と言うとき，母乳の量が児の必要量を満たしていない「母乳不足」と，児の母乳摂取量は足りているけれども母乳が足りてないように感じる「母乳不足感」とを見分ける必要がある。「母乳不足感」に必要なのは，母乳育児についての適切な支援と母親の自信である。

❶ 母乳不足感[2-6]

児が必要な量の母乳を摂取できているかは，排泄（量・性状）と日齢・月齢に応じた体重増加があるかで確認できる。支援者が母乳不足ではないと判断しても，「母乳は足りているから大丈夫」と言うだけでは母親の納得が得られるとは限らない。

母親や家族が「母乳が足りない」と考える理由はさまざまである（表26-1）。母親が疲れている，育児に不安を抱いている，児のニーズに応じることが難しいと感じるなどの状況にあると，直接授乳をする回数や時間が少なくなり，補足やおしゃぶりを与えたくなるかもしれない。その結果，乳房から飲みとられる母乳の量が減り，二次性乳汁分泌不全への連鎖が起こる（図26-1）。

❷ 母乳不足[2-4, 6]

母乳不足には，母乳の生産量そのものが児の必要量に満たない「乳汁分泌不全」と，乳房には母乳の生産能力はあるが児が乳房から必要量の母乳を飲みとれていない「母乳摂取不足」がある。

1) 乳汁分泌不全

乳汁分泌不全には，乳腺の発育不全，乳腺あるいは授乳に関与する神経の損傷，ホルモン異常，胎盤組織の遺残など病態生理的な原因による一次性乳汁分泌不全と，不適切

表 26-1 母親・家族が「母乳が足りない」と考える母子の様子とその理由

児の様子

- **よく泣く，母乳を飲み終わっても抱いていないと泣く**
  空腹，おむつが濡れた，暑い，寒い，あやしてほしい，刺激が多すぎる，痛みがある，病気などさまざまな理由で泣く。理由がわからないときもある。母乳が足りないと思って乳児用調製乳を追加しても変わらないか，もっと泣くこともある。
- **頻繁に飲みたがる，短時間しか寝ない**
  胃の容量に見合った量を飲む。母乳は消化がよい。生後数か月間は睡眠と覚醒の周期が短い。授乳時間や回数には個人差がある。急成長期でもっと飲みたがる。
- **落ち着いて飲まない，授乳を嫌がるようにみえる**
  児が欲しがる早めのサインを見逃し，遅いタイミングで授乳している。授乳姿勢が安定していない。授乳の体勢になったときに児の身体に痛いところがある。
- **指やこぶしを吸啜する，乳児用調製乳をあげると飲む**
  口の周囲に当たるものに吸いつく（吸啜反射）。流量の多い補足は空腹でなくても飲む。
- **便が毎日出ない，回数が減った**
  生後1か月以降は排便回数が減り，1回量が増えることもある。
- **児が大きいから/小さいから母乳がもっと必要なのでは**
  在胎週数，出生時体重に応じた成長曲線に沿っていれば母乳摂取量は不足していない。

母親の様子

- **母乳が「薄く」見える，あるいはそう言われた**
  母乳の色には個人差がある。授乳の前半もしくは充満している乳房から出る母乳（前乳）は，後乳に比べて脂肪の濃度が低く薄く見えることもある。
- **搾乳しても出ないか，少量しか搾れない**
  手や搾乳器は，児の効果的な吸啜と同じようには搾乳できない。
- **乳房が張らない，前より軟らかい，母乳が漏れない（漏れなくなった）**
  母乳産生量の需要と供給のバランスがとれてくると，乳房に母乳が充満している状態は少なくなる。
- **授乳前や授乳中の射乳反射のサインを感じない（感じなくなった）**
  射乳反射の感覚には個人差がある。また，産後日数が経つと感じなくなることもある。

〔UNICEF/WHO（著），BFHI2009 翻訳編集委員会（訳）(2009). UNICEF/WHO 赤ちゃんとお母さんにやさしい母乳育児支援ガイドベーシック・コース「母乳育児成功のための 10ヵ条」の実践，pp175-204. 医学書院. / 水野克己他 (2017). 母乳育児支援講座，pp238-245. 南山堂.より筆者作成〕

な授乳方法や乳児用調製乳の補足などにより母乳摂取量が減った結果，母乳産生が抑制される二次性乳汁分泌不全がある。

2) 母乳摂取不足

授乳姿勢や吸着が不適切なために吸啜が効果的でない，授乳回数や時間を決めて規則的にしている，または制限している，後期早産児（在胎 34～36 週）である，児に基礎疾患（口腔疾患，心疾患，神経疾患など）があり吸啜が弱い，などにより児が乳房から必要な量を飲みとれていないことをいう。母乳摂取不足により母乳が乳房の外に出されないと，母乳生産量は減少して二次性乳汁分泌不全へとつながる（**図 26-1**）。

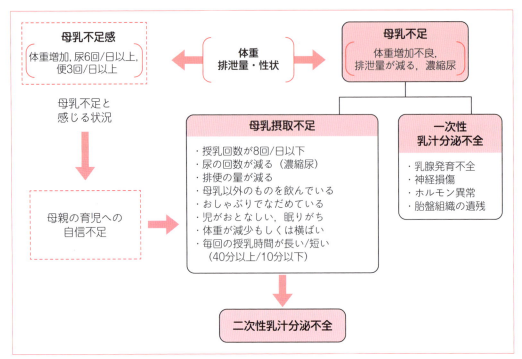

図 26-1　母乳不足感と母乳不足

〔UNICEF/WHO（著），BFHI2009 翻訳編集委員会（訳）（2009）．UNICEF/WHO 赤ちゃんとお母さんにやさしい母乳育児支援ガイド－ベーシック・コース「母乳育児成功のための10ヵ条」の実践，pp191-204．医学書院をもとに筆者作成〕

II 「母乳不足感」をもつ母親への支援

　「母乳が足りないのでは」という心配や不安は，母親が児を思うからこそ抱く感情である。そして，そのような感情の背景には，児にどう応えてよいかわからない，母親が得ている情報が適切でない，情報量が多すぎて混乱しているなどの状況があるかもしれない。母乳不足感は，母親が「母乳が足りないと思う」だけでなく，母親の育児への自信が不足している状態である。したがって母乳不足感をもつ母親に必要なのは，自分自身と児のニーズに気づいて状況を理解すること，母乳育児についての適切な情報や支援を得て自信をもつことである。

　支援者はコミュニケーションスキル（第3章6，68頁）を使って母親の気持ちを受けとめ，自信がもてるように支援する。

● 母乳不足感をもつ母親を支援するポイント[3-6]
- 母親の気持ちに共感する
  ・戸惑い，焦り，不安，つらさなどの感情をありのままに受け止めて，母親が安心して話ができる環境と信頼関係をつくる。
- 母親と児，家族の様子や行っていることを肯定し，それを言葉にして伝える

表 26-2 児が泣くときの対応

- **肌と肌とを触れ合わせて抱く**：母親のぬくもり，匂い，鼓動が児をなだめるのに役立つ。
- **児が心地よくなるようにする**：乾いた清潔なおむつをつける。温かすぎず寒すぎないようにする。児の腕や足や背中をやさしくとんとんと叩いたりなでたりしてみる。胸にぴったり抱いて，話しかけたり，歌ってあげたり，やさしく揺すったりする。
- **児が安心できるようにする**：児の身体，腕，足をおくるみなどで巻く。やさしく密着して抱き，児のお腹にやさしく圧をかける。立つ，歩く，座る，伸ばした足の上に乗せる，スリングに入れるなどいろいろな方法で抱いてあやす。母親のそばで寝かせる。
- **児に乳房を含ませる**：児はお腹が空いていたり，喉が渇いていたりするかもしれない。時には安心感を得るために乳房を吸いたいこともある。児はおっぱいを安らぎと結びつける必要があるので，無理に児をおっぱいに向かわせない。安らぎのために乳房を含ませることは安全だが，人工乳首やおしゃぶりをそのために使うと母乳育児の妨げになることがある。
- **乳房に適切に吸着できているか確認する**：吸着が改善すると児の行動が変わるかもしれない。
- 母親がカフェイン入りの飲み物をとっていたら減らす。
- **児の周りでの喫煙をやめる**：母親が喫煙している場合は，授乳の後に吸うようにする。禁煙する。
- ときどき，家族や身近な誰か代わりの人に児を抱いてもらったり，世話をしてもらったりする。
- 不必要な補足を与えるプレッシャーを感じないように，ほかの家族も含めて話し合う。

〔UNICEF/WHO（著），BFHI2009 翻訳編集委員会（訳）(2009). UNICEF/WHO 赤ちゃんとお母さんにやさしい母乳育児支援ガイドベーシック・コース「母乳育児成功のための10ヵ条」の実践. pp175-204. 医学書院. / UNICEF/WHO (2020). Baby-friendly Hospital Initiative training course for maternity staff, pp248-294.より筆者作成〕

- ・母親や家族の愛情，努力していること，うまくいっている点などに母親が気づくことは自信につながる。
- 開かれた質問を活用して，母乳育児の状況を母親と一緒に確認する
  - ・授乳の様子：1日の授乳回数，時間帯，1回の授乳時間。
  - ・児の排泄：24 時間の尿・便の回数，1回の量・性状。
  - ・補足の有無：母乳以外に飲ませているものとその量。補足をする理由。
  - ・児の成長発達：児の表情，覚醒状態，皮膚の状態，活動性，授乳時のしぐさなどの児の様子。児の体重・身長・頭囲の推移など。
- 直接授乳を観察する（**第6章13 IV**，165 頁）
  - ・母親と児の健康的な側面や授乳が効果的にできている点に注目して伝える。
  - ・改善点があれば，「〜しないと○○になる」「〜すると○○にならない」ではなく「〜すると○○になる」と肯定的に伝える。
- わかりやすい言葉で必要な情報を肯定的に伝える
  - ・母親がすでに知っていることは何か，関心はどこにあるかを共有し，母親が知る必要があることに焦点を絞って優先順位をつける。母親のニーズと強み，できることに合わせて情報を肯定的に伝える。
  - ・母親が心配していることは母乳で育つ児の普通の様子や行動であること（**表 26-1**），児が泣くときの対応（**表 26-2**），母乳育児がうまくいっているサイン（**表 26-3**）を知ることは，母親の安心と自信につながる。
  - ・乳児用調製乳を補足している場合は，体重増加が十分にあれば乳児用調製乳を減ら

表 26-3 母乳育児がうまくいっているサイン

- 生後 4 日目までに，色の薄い尿が 24 時間に 6 回以上出ている。
- 生後 4 日目までに，黄色か黄色に変わりつつある便が 24 時間に 3 回以上ある。生後 5〜6 週以降は回数が減ることもある。
- 1 日に 8〜12 回以上，児が飲みたいだけ授乳している。
- 授乳中や授乳後に乳首の痛みがない。
- 哺乳中，児の吸啜リズムが変化し，嚥下するにつれてゆっくりになる。
- 授乳後は，授乳前よりも乳房が柔らかく感じる（はっきりとした変化を感じないこともある）。
- 児は哺乳と哺乳の間は満足し，1〜2 時間すると自然に目覚めて母乳を欲しがる（十分に飲んだ児がほかの理由でぐずることもある）。
- 児は活動性があって筋緊張がよく，皮膚の状態も健康的である。
- 児の体重は 10〜14 日までに出生時の体重に戻り，その後も WHO の成長曲線に沿って増加している。

〔Lauwers J, Swisher A. (2021). Counseling The Nursing Mother：A Lactation Consultant's Guide, 7th ed. p462. Jones & Bartlett Learning より筆者作成〕

していくか，補足は必要がないことを伝える。
- 状況を改善するような提案をして話し合う
 ・情報について十分な話し合いの後，実現可能な提案に絞る。
 ・日中，児が寝ている間に母親も休養をとる
 ・肌と肌とを触れ合わせ，泣く前の児の飲みたいサインを早めにキャッチして児に応える授乳（応答的授乳）をする（**第 6 章 13 Ⅱ**，155 頁）
 ・密着して安定した授乳姿勢をとる
 ・家族やピアサポートグループ，地域の子育て支援などの社会資源を活用する

　母親が母乳不足感をもつときには，母乳育児だけでなく子育てに関する支援も行い，母親が育児そのものに自信をもつことができるような働きかけをすることが最も重要である。
　WHO/UNICEF の「母乳育児がうまくいくための 10 のステップ」が地域との連携のもとに産科施設で実践され，妊娠中からの情報提供と出産直後からの適切な支援があれば，ほとんどの母親は母乳だけで自分の子どもを育てることができ，「母乳不足感」とそれによる「母乳摂取不足」を防げる（**図 26-2**）[2, 4, 5]。

Ⅲ 「母乳不足」への支援

　乳汁分泌不全の原因には母親の喫煙や経口避妊薬によるものや，病態生理学的要因による「一次性乳汁分泌不全」があるが，頻度はまれである。一次性乳汁分泌不全の場合，その原因により産生阻害因子の除去と産生量を増やす支援，母親の治療，乳児用調製乳の補足が必要となる。
　母乳不足の多くは「母乳摂取不足」とそれに起因する「二次性乳汁分泌不全」である。

354　第 10 章　母乳育児のよくある心配事への支援

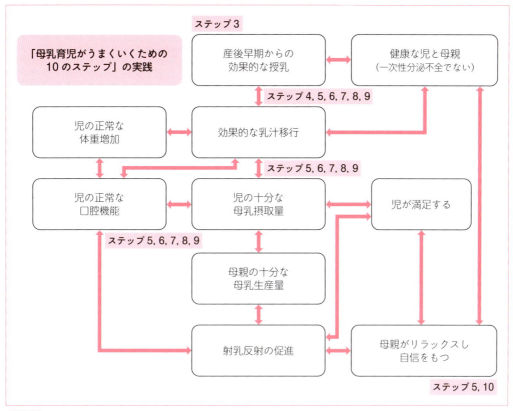

図 26-2 母乳育児と児の体重増加のポジティブサイクル

〔Wambach K., Spencer B.（2021）. Breastfeeding and Human Lactation 6th ed. p314. Jones & Bartlett Learning より筆者作成〕

　　母乳不足のために児が体重増加不良となっている場合，多くの母親は母乳が足りないと感じて不安を抱く。エネルギー保存のために眠りがちになったり，あまり欲しがらなかったりする児では，体重増加不良となり母親は飲む量が足りていないことに気づけなかった自分を責め，さらに自信を失うかもしれない。

　　支援者は母親の気持ちに寄り添い，授乳や育児の状況を具体的に聴き，直接授乳の観察をして摂取量が少ない原因を母親と話し合う。これまで母親がしてきたことを否定的に評価するような言葉を避け，児が母乳を効果的に飲みとるための支援と適切な補足の判断をする。

　　児の母乳摂取量と産生量を改善するための方法について話し合い，わかりやすい言葉で情報提供と提案をする。それにより，母親は母乳不足に影響する要因を理解し，どのような授乳方法を目指すのかを決め，そのための方法を選択することができる。

● **母親ができる児の母乳摂取量と産生量を増やすための方法**[2-4, 6]

- 母乳の流れを助ける（射乳反射を起こしやすくする）
  ・ストレスを減らしてリラックスする。
  ・授乳の前に乳房を温める（温湿布，温浴，シャワーなど）。

26　母乳不足感と母乳不足への支援　355

・授乳前や授乳中に，乳房をやさしくマッサージする。

- 児の哺乳行動を最大限に引き出す
  ・肌と肌を密着させてリクライニング（Laid-back）で抱く（6章13Ⅲ，160頁）。
  ・スリングや抱っこ紐を使って児をまとうように抱き，できる限り肌の触れ合いをする。

- 授乳回数を増やす
  ・授乳または搾乳を24時間ごとに少なくとも8回以上する。
  ・児の欲しがるサインを早めにキャッチし授乳する（第6章13Ⅱ，155頁）。
  ・ぐずったら落ち着かせるために乳房を含ませる。
  ・うとうとしているときに授乳する。
  ・少量であっても，頻回に母乳を出す（授乳・搾乳）ことを続ける。

- 児がそれぞれの乳房から十分な量と脂肪濃度の高い後乳を飲めるようにする
  ・深い吸着で乳房を含ませ，授乳時間を制限しない。
  ・授乳中に吸着が浅くならないように注意しながら，乳房の胸壁に近いところでゆっくりと圧をかける（乳房圧迫法）。
  ・授乳中に児が眠り始めたりぐずったりしたら，もう片方の乳房に切り替えて何度でも交互に飲ませる（切り替え授乳）。

- 搾乳をして母乳産生量と児の摂取量を増やす
  ・授乳の後，もしくは授乳と授乳の間に搾乳をする。
  ・児が母乳を十分に飲みとれないときには搾乳をする。
  ・マッサージや乳房圧迫法をしながら搾乳をする。

- 喫煙している場合は禁煙する

- 授乳（搾乳）と休養の時間を増やせるようにする
  ・上の子どもの世話や家事の分担などについて，家族や身近な支援者と話し合う。
  ・地域資源について情報を得て活用する。

補足が必要なとき[2, 7, 8]

- 補足は搾母乳を優先して与える

- 児の体重増加のために乳児用調製乳が必要であれば補足する（第6章14Ⅱ，174頁）
  ・児の乳汁摂取量（搾母乳＋乳児用調製乳）の目安は150〜200 mL/kg/日。
  ・児に空腹のサインがある場合は，直接授乳の回数が減っていないか，吸着が適切かを確認しながら，児の食欲に応じた量から始める。
  ・児が空腹のサインを示さない，あるいは1回量を多く飲めない場合は，100 mL/kg/日を目安に8〜12回に分けて与える。要求が少ない児には，体重をモニタリングしながら空腹のサインを示すようになるまで数日おきに補足量を増やして児の栄養を確保する。
  ・補足をするときには効果的な吸着を妨げないように人工乳首やおしゃぶりを避け，スプーン，小皿，コップ，チューブ式直接授乳補足器具などで飲ませる。
  ・母乳と乳児用調製乳の哺乳量と回数を記録する。

・摂取量が足りているサインを確認する。
- 母乳の量が増えてきたら，徐々に補足量を減らしていく（**第6章 14 Ⅱ**，174頁）

補足量の減らし方の例
  ・1日50 mLずつ減らしていく。児の様子に合わせて1回もしくは数回に分けて減らし，2〜3日間続ける。
  ・減らした量で排泄量が減らずに体重増加があり，児が満足している様子であれば，再び同じ量を減らす。
  ・体重増加がみられず，児が空腹のサインを示す場合は，補足量は減らさずにもう1週間様子をみる。
  ・1週間後の体重増加がない場合は，補足量を減らす前の量に戻す。

- **経過観察と継続支援**[2-4, 8]
  ・母親が実践したこと，それについての母親の考えや気持ちを聴き，母親が自信を築いていけるようにする。
  ・直接授乳と搾乳が適切に行われているか確認する。
  ・ハーブなどの代替療法，催乳剤について情報提供する場合は，これらが適切な吸着と頻繁な授乳（搾乳）の代わりにはならないことを必ず伝える（**第3章 5 Column**，65頁）。
  ・児体重のモニタリングを，はじめは数日おきに体重増加が確立するまで行う。
  ・尿や便の量が増えた，落ち着いて吸啜するようになった，眠りがちだった児の活動性が増した，搾乳量が増えた，乳房が以前より張るなど，母親が日常的にわかる改善点を具体的に母親と確認し，母親が取り組んだことに自信がもてるように支持する。
  ・補足を中止した後も，2〜3週間は経過観察を継続する。
  ・月齢に応じた体重に達するまで，母乳の分泌量と児の成長発育をモニタリングする。
  ・児が必要量を摂取できない，摂取しているのに体重増加がみられない場合は，医学的なコンサルテーションを受ける必要がある。

　母乳不足が改善する経過や結果は，支援の開始時期や母親と児の状況により異なる。授乳方法の改善だけで補足の必要がない場合，一時的に補足しても中止できる場合，補足が長期間必要な場合とさまざまである。きめ細やかなフォローアップを行い，方法や目標の修正について話し合う。

　たとえば，4〜5か月で児が受け入れられるようであれば，乳児用調製乳の補足ではなく補完食を早めに開始する（**第8章 19 Ⅲ**，278頁）。6か月まで混合栄養だった場合は，補完食を始めたら乳児用調製乳と補完食を置き換えて乳児用調製乳を減らしていくという方法もある。

　また，母親の努力と適切な支援があっても，母親が望む結果にならないこともある。混合栄養でもできるだけ長く母乳育児を続けることは児の成長発達に意味があることを伝え，母親が自分の母乳育児に自信がもてるようにすることが重要である（**第12章 39 Ⅰ**，500頁）。

Ⅳ 混合栄養で育てている親への支援

　児を混合栄養で育てている場合，母乳だけで育てたいと考えていた場合もあれば，児の栄養方法について情報を得たり考えたりすることなく結果として混合栄養になっている場合，あるいははじめから混合栄養を選択する場合もある。母乳のみで育てていないことと母親の不安には相関関係がみられ[9]，混合栄養を選択した親は罪悪感をもったり非難されていると感じたりしているとの報告がある[10]。

　母乳で育てたいと思っていたが混合栄養になっている場合は，母親に自信と適切な情報が不足している結果の「母乳摂取不足」であることが多い。母親は疲労や痛みで授乳がつらい，児が乳房を嫌がる，児の体重が増えない，母乳で育てたいのに乳児用調製乳の補足量が増えてしまうなど，本来望んでいた母乳育児ができないと，それが適切な支援が得られなかったためであったとしても，「自分が母親として十分でない」という気持ちや罪責感を抱くかもしれない。支援者は，母親のそのような気持ちをありのままに受け止めつつ，母乳の産生量と摂取量を増やす方法，母乳育児が続けられるような補足の方法を提案する。産後数か月経っていると，生活のなかで定着した授乳のパターンや授乳姿勢，児の吸着の修正が難しく，改善に時間がかかる場合もある。したがって，より個別的，継続的な支援が必要となる。

　児の栄養方法についての積極的な考えをもたずに混合栄養で育てている場合も，母親や家族の置かれている状況や子育てをどのようにしたいか，どのように感じているかなどをよく聴き，母親自身が自分と児のニーズに気づけるように話し合う。そのうえで，母乳と乳児用調製乳について母親が知る必要のある情報，母乳育児の方法と適切な乳児用調製乳の与え方などについて情報提供し，母親が選択できるように支援する。

　はじめから混合栄養を選択する理由や状況には，「外出先や預けるときは母乳だけでは困る」「ミルク（乳児用調製乳）ならパートナーも授乳できる」「ミルクも使ったほうが睡眠や休養がとれる」などがあるかもしれない。支援者がこれらの言葉にそのまま同意すれば，母親が語っていない事情や感情について話し合うことや，母親が適切な情報を得て選択する機会を失う。母親が自分はどうしたいのか，何ができるか，何が最も自分に合っているのかを探索することを支援する。

　混合栄養の場合，1回ごとの授乳では母乳と乳児用調製乳を合わせた量がどれくらいかが視覚的にわからないため，母親は「母乳が足りないのでは」と乳児用調製乳を増やしがちである。授乳前後の体重変化による哺乳量測定が行われることがあるが，哺乳量は授乳ごとに異なるため乳汁分泌量の目安にはならない。哺乳量測定は母親を心配させ，母乳育児に対する自信を失わせる可能性がある。特に児の急成長期についての情報や支援の不足は，母乳が足りているかどうか母親を不安にさせたり，周囲からのプレッシャーを強めたりする[4]。

　また，混合栄養は乳汁分泌量と哺乳量のバランスがとれずに乳房に母乳が充満する状態にもなりやすく，乳汁分泌の低下や乳管閉塞，乳腺炎のリスクもある[11]。これらのリ

スクを回避し，母親が自信をもって育児できるように支援する。

● **混合栄養で育てる親が知っておきたい情報**[11, 12, 13]

- 混合栄養で母乳育児を続ける意義（**第1章**1 **Ⅱ** **Ⅲ**，2～11頁参照）
  - ・母乳栄養で得られる児と母親の健康効果は飲んだ量が多いほど高い。
- 応答的授乳 responsive feeding（**第6章**13 **Ⅱ**，155頁，14 **Ⅲ**，180頁参照）
  - ・乳房からでも哺乳びんからでも，児主導で空腹と満腹のサインに応じた心地よい授乳をすることは，児の健康的な食習慣をサポートする。
  - ・哺乳びんを使うときは，乳房への吸着が浅くなることや乳児用調製乳の飲みすぎを避けるために，児の様子に応えながら，乳汁の流れが速すぎないようにする。
- 搾乳と搾母乳の保存方法（**第6章**15 **Ⅴ**，230頁参照）
  - ・乳房の乳汁貯蔵量には個人差がある。直接授乳をスキップしたときに，乳房の張りや不快感があれば搾乳をする。
  - ・母親が休みたいときや児と離れるときに搾母乳を与える。
  - ・乳児用調製乳の量は，授乳の間隔が長くなって乳房が張ることのない程度にする。
- 児の急成長期（**第7章**16 **Ⅲ**，252頁参照）
  - ・成長期の児が夕方や1日のうちの数時間，ぐずったり頻繁に飲みたがったりするのは，健康な児の正常な行動である（**表26-2**）。
  - ・児に栄養が足りているサインを確認する（**表26-3**）。
  - ・母乳の生産量と摂取量を増やす方法を試す（切り替え授乳，乳房圧迫法など）。
  - ・落ち着かせるために補足をしたいときは，スプーンやカップで少量を与える。児の栄養は足りているので，それで落ち着くことが多い。また，流量の早い哺乳びんに慣れて乳房を嫌がるようになることや，乳房の充満による痛みやトラブルを防ぐことができる。
- 母親の休養と児の睡眠
  - ・直接授乳の後，児と一緒に休む，寝る。
  - ・家事や児の世話のサポートを考える（**第7章**17 **Ⅰ**，257頁参照）
- パートナーと児の絆（**第9章**23 **Ⅱ**，320頁参照）
  - ・肌と肌とを合せて児をまとうように抱く，一緒にお風呂に入る，歌う，読み聞かせをする，ベビーマッサージをするなど授乳以外にできることがある。
- 外出先での授乳
  - ・授乳できる場所をあらかじめ見つけておく。
  - ・服装やケープなどの工夫をする。
  - ・母乳育児をしている友人と出かけて練習する。
- 職場復帰と授乳（**第9章**23，320頁参照）

　はじめから混合栄養を希望している場合でも，乳汁分泌が確立するまでは医学的適応のない補足は避け，母乳育児が軌道に乗るための支援は重要である。直接授乳を効果的に行うことができ，適切に搾乳をすることもできるようになっていれば，混合栄養で

あっても乳汁分泌を維持し乳房のトラブルを予防することができる。また，母乳だけで育てたいと考えが変わったときには母乳栄養に戻りやすい。

　退院時に補足をしている場合は，児の最適な成長と乳汁分泌の改善や維持のために，継続的な支援は必須である。産科施設と地域の支援者が連携し，補足のあるなしにかかわらず母親と児が母乳育児を楽しみ，その恩恵を可能な限り得ることができるように支援することが重要である。

（新井 基子）

参考文献

1) 厚生労働省．平成 27 年度乳幼児栄養調査結果の概要
   https://www.mhlw.go.jp/file/06-Seisakujouhou-11900000-Koyoukintoujidoukateikyoku/0000134207.pdf
   （2024/1/10 アクセス）
2) Wambach K., et al.(2021). Breastfeeding and Human Lactation, 6th ed. pp313-353. Jones & Bartlett Learning.
3) Lauwers J., et al.(2021). Counseling The Nursing Mother：A Lactation Consultant's Guide, 7th ed. pp461-477. Jones & Bartlett Learning.
4) UNICEF/WHO（著），BFHI2009 翻訳編集委員会（訳）（2009）．UNICEF/WHO 赤ちゃんとお母さんにやさしい母乳育児支援ガイドベーシック・コース「母乳育児成功のための 10ヵ条」の実践，pp175-204．医学書院．
5) UNICEF/WHO（2020). Baby-friendly Hospital Initiative training course for maternity staff, pp248-294.
   https://www.unicef.org-serbia-media/19021/file/BFHI%20Trainer's%20Guide.pdf（2024/1/25 アクセス）
6) 水野克己他（2017）．母乳育児支援講座，pp238-245．南山堂．
7) Kellams A., et al.(2017). ABM Clinical Protocol #3：Supplementary Feedings in the Healthy Term Breastfed Neonate, Revised 2017.
   https://abm.memberclicks.net/assets/DOCUMENTS/PROTOCOLS/3-supplementation-protocol-english.pdf
   （2024.1.10 アクセス）
8) 前掲書 6）．pp149-168．
9) Jalal M, Dolatian M., Mahmoodi Z., et al.(2017). The relationship between psychological factors and maternal social support to breastfeeding process. Electron Physician, 9(1)：3561-3569.
10) Komninou S., et al.(2017). Differences in the emotional and practical experiences of exclusively breastfeeding and combination feeding mothers. Matern Child Nutr, 13(3)：e12364.
11) Ruddle L.(2021). MIXED UP Combination-Feeding by Choice or Necessity, pp9-44. Praeclarus Press.
12) 三浦孝子（2023）．第 51 回母乳育児支援学習会資料 直接授乳とデバイス（母乳育児支援補助器具）〜直接授乳を支援する「デバイス」を適切に取り扱うために，pp43-61．NPO 法人ラクテーション・コンサルタント協会．
13) Lauwers J., Swisher A.(2021). 前掲書 3）．pp546-550.

27 母乳分泌過多

I 母乳分泌過多とは

　母乳分泌過多（分泌過多）とは乳児の発育に必要以上の過剰な母乳分泌を示すことである[1, 2]。健康乳児の1日の平均母乳摂取量は450～1,200 mLとされ[3]，児が乳房から飲みとる量は分泌量の平均76%であることから[4]，母親の1日の平均母乳分泌量はおよそ600～1,500 mLと推算される。しかし，単に分泌量が多いだけで，母親や児にトラブルがないのであれば分泌過多には該当しない[2, 3]。児に強い哺乳欲求があり，授乳回数が多く，母乳の分泌と児の体重増加が過大であっても何も問題がない場合は少なくない。また，正常発育であっても，児の哺乳欲求や飲みとりが少ないため相対的な分泌過多の状態となり，乳房トラブルが起こる場合があり，分泌量だけで単純に分泌過多とすることはできない[5]。

　分泌過多の発生頻度に関する報告は少なく，真の頻度は不明である。米国のラクテーション・クリニックにおける報告では，受診した母親の15%が母乳の高分泌者（60 mL/時以上）で，10%が低分泌者（10 mL/時以下）であったとされる[6]。また別の報告では，ラクテーション・クリニックを受診した2,800組の母子の半数に分泌過多にかかわる問題を認めたとされ[7]，分泌過多による母乳育児のトラブルは決して少なくないことが推測される。

　分泌過多の母親は，乳房痛などの身体症状に加え，母乳育児がうまくいかないことによる不安，精神的ストレス，育児困難感を少なからず有しており，適切な支援が行われないと母乳育児を断念しかねない[4-6]。分泌過多で苦しむ母親は少なくないにもかかわらず，分泌が多いのはよいこととされるため，母親の悩みは看過・軽視されがちである[8]。母乳育児の支援者は，母乳育児の大きな障害となる分泌過多の診断と治療，親へのエモーショナル・サポートに関する適切な知識とスキルをもつ必要がある[2, 8]。

❶ 母乳分泌過多の原因

1）母乳分泌の生理と分泌過多

　分泌過多の病態の理解には母乳分泌の生理学の知識が必須である（第4章7 **Ⅱ**，89頁）。母乳分泌はホルモンによるエンドクリン・コントロールと，乳房局所におけるオートクリン・コントロールの2つの作用で調節されており，分泌確立後（乳汁生成Ⅲ期：

| 表27-1 | 母乳分泌過多の原因 |

1. 過剰もしくは不必要な搾乳（授乳後の搾乳など）
2. 児の欲求に沿わない授乳行為
   1) 切り替え授乳
   2) 決まったスケジュール・授乳方法による授乳の継続
3. 母親の身体疾患・薬剤使用
   1) 高プロラクチン血症をきたす疾患
      視床下部・下垂体病変，原発性甲状腺機能低下症，マクロプロラクチン血症，全身性疾患（慢性腎不全，異所性プロラクチン産生腫瘍，胸壁疾患：外傷，熱傷，湿疹など）
   2) プロラクチン分泌を刺激する薬剤の使用
      • ドパミン拮抗薬，ドパミン合成阻害薬，抗精神病薬，抗うつ薬，降圧薬，H_2受容体拮抗薬などの使用
      • 母乳産生を刺激するハーブなどの使用
4. 特発性：明らかな原因がない場合

産後9日以降）はオートクリン・コントロールによる調節が主体となっている[9]。

オートクリン・コントロールとは，母乳中の乳汁産生抑制因子（FIL）の濃度，乳腺細胞におけるプラクチン受容体の数と密度，カゼインmRNAのポリAテールの長さ[*1]の変化などの働きによって，乳児の需要量の変化に応じたカゼイン合成と母乳産生が調節される仕組みである[10-14]。

オートクリン・コントロールの作用は，乳房からの母乳の除去回数，つまり授乳回数とその程度によって決定される。授乳回数が増え，母乳が十分に乳腺腔内から除去されると産生促進に向かい，逆に貯留すると産生は減少する[9, 12]。母乳の産生量はプロラクチン受容体の変動以上に大きく変化するという特徴があり[13]，過剰な母乳の除去は，オートクリン・コントロールの特性も相まって分泌過多の引き金となる。オートクリン・コントロールが適切に作動するためには，適切なポジショニング・ラッチオンによる効果的な母乳の除去（第6章13Ⅲ，157頁）と，児の欲求に応じた応答的授乳（responsive feeding）を行うことが重要な鍵となる[9, 15]。

2) 母乳分泌過多の原因

分泌過多の原因は，過剰，不要な搾乳と児の欲求に沿わない授乳行為が最も多い（**表27-1**）。母親が母乳分泌を増やすため，もしくはしこりや乳腺炎などのトラブル予防のため，授乳ごとに乳房を空にしたほうがよいという情報や助言をもとに，授乳後の搾乳を続けることで分泌過多が引き起こされる[2, 6-8]。わが国では，産後の乳頭の痛みや損傷の予防目的で，5〜10分ごとに左右の乳房を切り替えて授乳する方法（切り替え授乳）がしばしば母親に推奨されている[16]。母乳分泌確立後も切り替え授乳が続けられると，過剰な分泌刺激が起き分泌過多が引き起こされる。さらに，3時間ごとなどというスケ

[*1] ポリAテール：DNA転写の終了後，mRNAに付加されるゲノム情報を含まないmRNAの尾の部分。mRNAの半減期は，ポリAテールが長いと延長し，短いと短縮する。ポリAテールの長さは乳腺腔内に母乳が貯留すると短くなり，除去されると長くなり，それによってカゼイン産生が調節される[14]。

第10章 母乳育児のよくある心配事への支援

表 27-2 母乳分泌過多の母親および児の症状[2,4-7]

母親の症状	児の症状
• 妊娠中の 2 カップ以上の乳房の増大 • 乳房の不快感が常にあり，飲まれた感じがなく，すぐに湧いてくる • 持続性もしくは頻繁な乳房の張り • 乳房の硬い，痛みのあるしこり • 乳房痛：乳房深部の刺すような痛み 　　　　　硬くしこって圧痛がある 　　　　　最初の射乳反射時の痛み • 乳頭痛，乳頭損傷 • 強い射乳反射 • 持続性もしくは大量の乳汁漏出 • 乳腺炎や乳管閉塞の反復 • 乳頭白斑 • 血管攣縮（乳頭レイノー現象）	• 哺乳中にむせる，咳きこむ，息がつまる，乳房から口を離す • 哺乳中に口から母乳が溢れる • 哺乳中にのけぞり，吸着し続けられない • 哺乳中ぐずる，哺乳を嫌がる・拒否 • 哺乳時間が短い • 哺乳しても落ち着かず，すぐに空腹のサインを出す • 胃腸症状：吐乳・溢乳，げっぷ，おならが多い，腹部のガス貯留，便回数が多い，大量の緑色の泡状便とそれによるおむつ皮膚炎 • 過大な体重増加（1 日 50 g 以上）

ジュールを決めて行う授乳や，必ず両方を飲ませるという固定した授乳方法が保健医療従事者から指導，助言される場合があり，これらの方法も刺激過多による分泌過多の原因となる[16]。

切り替え授乳，スケジュール授乳などの児の欲しがるサインに基づかない授乳は，需要と供給のバランスを調整するオートクリン・コントロールのシステムを阻害し，分泌過多を引き起こす[7]。そこに不適切なポジショニング・ラッチオン，不十分な乳汁の飲みとりなどの要因が加わると，乳頭の痛み，乳汁うっ滞，さらには乳腺炎などのトラブルの発生にもつながる。「児の欲しがるサインに基づいた授乳：応答的授乳」と，適切な「ポジショニング・ラッチオン」は，分泌過多とそれに付随する乳房トラブルの予防と治療の基本的な方法としてきわめて重要である[2,9]。

下垂体病変や薬物による高プロラクチン血症が分泌過多の原因になる場合があり[17]，分泌過多の評価の際は，出産前の乳汁漏出症の既往，薬物の服用歴の確認が必要であるが[2]，血液プロラクチンレベルの検査は，その解釈が簡単でないことからから必ずしも勧められていない[2,8]。

② 母乳分泌過多の症状，徴候と診断

1）母乳分泌過多の母親の症状（表 27-2）

分泌過多の母親の多くは，慢性的，持続的な乳房の張りやしこり，乳房や乳頭の痛みなどの症状がある。乳房の張りは，授乳で楽になったり，空になる感じがあまりなく，不快感が持続する。乳房痛もさまざまな程度で存在し，乳頭白斑，乳管閉塞がある場合は授乳時に強い痛みが生じ，乳頭レイノー現象を伴う場合には授乳後に激痛が発生する。授乳と授乳の間に突き刺すような痛みが出ることもある。乳腺炎が繰り返される場合も多く，反復する乳房の痛みの原因となる[18]。

分泌過多では一度の射乳反射で大量の母乳が射出され，母乳量を調節しようと児が乳頭を噛んだり，引っ張って飲むことがあるため，乳頭痛や乳頭損傷が生じることがある。また，児が適切な吸着や吸啜を行えないため，乳房からの飲みとりが不十分となり，乳汁うっ滞や乳管閉塞，乳腺炎の誘因となる。頻繁な大量の母乳漏出は母親の著しい苦痛の原因となる[7-9, 19]。

2) 母乳分泌過多の児の症状（表 27-2）

分泌過多では最初の射乳反射で大量の母乳が射出されるため，児がむせて咳こみ，息がつまったようになったり，哺乳時にのけぞり，深い吸着を持続できず，乳房から口を離してしまうことがある。また哺乳しながらぐずり，片側数分だけで哺乳をやめたり，嫌がってまったく飲まないこともある。哺乳中に口角から母乳が溢れることも多い。溢乳・吐乳も頻繁に認められる[2, 7]。

分泌過多の際，一般的に児の体重増加は良好だが，著しく過大（50 g/日以上）な場合と，以下のように一定の母乳量を飲んではいても体重増加が緩徐である場合がある[7]。

分泌過多の場合，児が最初に大量に飲む前乳は，乳糖が多く脂肪が少ないため，児に乳糖不耐症様の症状（腸管内のガス増加，排便回数の増加，大量の緑便）が出ることがある。またカロリーが低いため，授乳後に児が満足して落ち着くことがあまりなく，ぐずって機嫌が悪く，すぐに空腹のサインを出してしまう[20]。この場合，児は多量の母乳を飲んでいるはずなのに体重増加が十分ではない。授乳時間が短く，飲んでもあまり満足した様子がなくすぐに欲しがるため，母親が母乳不足と勘違いして授乳回数をさらに増やしてまうことがある。その場合，母乳分泌がさらに増加して分泌過多が悪化するという悪循環に陥りかねない[7, 18]。

Ⅱ 母乳分泌過多の支援

❶ 診断と評価

分泌過多の診断にあたっては，詳細な問診が重要である。分泌過多とそれに伴う乳腺炎などの乳房トラブルは，出産のたびに繰り返される場合が多い。妊娠中・分娩時の状況，これまでの母乳育児に関する病歴は特に丁寧に聞く必要がある。

母親の症状ついては，乳頭・乳房痛の有無と程度や性状，痛みの出現時期，持続時間，しこりや乳頭白斑，乳房緊満の有無と性状，その他母親が悩んでいることについて詳細に尋ねる。児については，哺乳時の様子と哺乳後の満足度や機嫌の状態，体重の推移，吐乳や溢乳の有無や程度，便の回数と性状などについて確認する。授乳については，授乳回数，授乳に要する時間，授乳の仕方（特に短時間の切り替え授乳やスケジュールを決めた授乳を行っていないかどうか），搾乳をしているかどうか，もししている場合は回数や方法，混合栄養で補足している場合は乳児用調製乳の量と回数，与えるタイミングなどについても聞く必要がある。一般的な既往歴，服薬歴に関する情報も重要である。

なお，分泌過多で受診する母親は心身の不調を併せもっている場合が多いので，問診

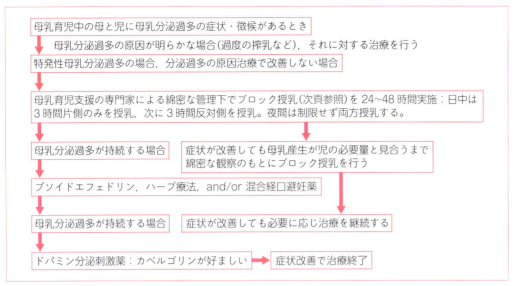

図 27-1 母乳分泌過多の診断と治療のアルゴリズム

〔ABM Clinical Protocol #32(2020). Management of Hyperlactation. より改変〕

の際には母親の気持ち，母乳育児に対する思いなどを必ず尋ねるようにする。

　分泌過多の診察は原則として母子一緒に行う。母親の診察にあたっては，乳頭と乳房の所見とともに，実際に授乳してもらいポジショニング・ラッチオンを観察する。分泌過多に乳頭痛やそのほかの乳房トラブルを伴う場合，ポジショニング・ラッチオンが不適切であることが多い。また，授乳時とその後の児の状況を観察することも重要で，授乳前後の体重からワンポイントの哺乳量を知ることは分泌過多の診断，評価には有用である[18, 19]。

❷ 治療

　分泌過多の治療は一般的治療と薬物治療に分けられる（**図 27-1**）。

1）一般的治療

（1）不適切な搾乳と児の欲求に沿わない授乳の中止

　分泌過多の治療の第一選択は，不必要なもしくは過剰な搾乳，短時間の切り替え授乳や，時間を定めたスケジュール授乳などの児の欲求に沿わない授乳が行われてないかを確認し，もし行われていればそれらを中止もしくは是正することである。その際，児のサインを読み取って授乳の判断を行う応答的授乳について具体的に説明し，理解してもらうことが大切である[15]。ドパミン拮抗薬やその他の母乳分泌を刺激する薬物を服用していれば，可能な限り中止する。乳房の強い緊満感のために搾乳が行われている場合は，苦痛が軽減される程度の軽い搾乳にとどめることを提案する。反復する乳腺炎への不安が強かったり，乳房を空にしないとならないと信じている母親に対しては，単に搾乳が不要であるという情報を伝えるだけでなく，母親の不安な気持ちを十分に受け止めて寄

り添う支援が必要である[19]。

(2) ブロック授乳

不適切な搾乳，児の欲求に沿わない授乳の是正で分泌過多が改善されない場合はブロック授乳を行う[2, 5, 18]。ブロック授乳とは一定時間片側の乳房だけを授乳もしくは搾乳する方法である。これはオートクリン・コントロールによる調節機構を利用して母乳産生を抑える方法であり，いくつかの異なった方法がある。

● 一般的なブロック授乳

一定時間，片側の乳房のみから授乳もしくは搾乳する方法で，決めた時間内は同じ側から授乳する。通常3時間のブロックから始め，日中の時間帯9：00〜18：00はブロック授乳を行うが，夜間は普通に両側を授乳する。もし反対側の乳房が張りすぎた場合は，張りが楽になるように少量搾乳してもよい。効果は通常24〜48時間で現れるが，3時間のブロックで効果がない場合は，ブロックの時間を長くする。乳管閉塞や乳腺炎，母乳分泌量の著減，児の体重増加の停滞などに注意し，必ず専門家の注意深い観察下で実施すべきである。母乳分泌量が児の必要量以下になったらブロック授乳は中止する[2, 18, 19]。

● 十分な搾乳とブロック授乳を併用する方法

ブロック授乳を行う前に，両乳房を搾乳器もしくは手で徹底的に搾乳し，その後すぐに両乳房を児がしっかり満足するまで授乳する。次に片側のブロック授乳を3時間から開始し，分泌過多の重症度に応じて4，6，8，12時間とブロックの時間を延ばすという方法である。もし乳房の張りが極度に強くなった場合，十分な搾乳を再度行う。一時的な乳房の張りの悪化，乳管閉塞，乳腺炎の発症に注意し，経過を慎重に観察する必要がある[21]。この方法が有効なのは，徹底的な搾乳によって，乳腺における母乳の産生・貯蔵の働きと，母乳産生刺激のペースが元に戻り，母乳の需要供給の関係が正常化するためであるとされる[21]。

● ゆるやかなブロック授乳

規則的な時間間隔を定めず，おおまかな時間の設定でブロック授乳を行う方法である[7, 18]。具体的には，交互の片側ブロック授乳を午前，午後，夕方というゆるい時間設定のなかで行う。夜の授乳は特に制限せず，母親が自分の生活スタイルに合わせて授乳する乳房を替えるようにする。この方法は固定された授乳の時間ルールに基づかずに，児のサインに応じ，母親が自分の感覚で授乳して分泌抑制ができるようになることがゴールとされる[7, 18]。

2）薬物治療

一般療法やブロック授乳で分泌過多を抑制できない場合，薬物療法の適応となる[2]（**表27-3**）。適切な薬物療法は分泌過多の治療として有効であるが，これらの薬物の使用にはいくつかの問題がある。まず，プソイドエフェドリンとエストラジオールの母乳分泌の抑制作用は本来の効能でなく，分泌過多は適応症でないため，保険診療で処方できない。また，カベルゴリンとブロモクリプチンは産褥性乳汁分泌抑制の適応症はあるが，分泌過多は適応症ではない。しかし，実際の臨床現場において，分泌過多への薬物治療

表 27-3 母乳分泌過多の治療に使用する薬物

薬　物	プソイドエフェドリン	カベルゴリン	ブロモクリプチン	エストロゲン
投与量	30～60 mg/回 を 1～2 回/日，30 mg/日から開始	0.25～0.5 mg/回を必要なら 3～5 日おきに内服	2.5 mg を 3 日間	経口避妊配合薬：エストラジオール 20～35 µg
副反応	いらつき，不眠，易刺激性，血圧上昇，頻脈，不整脈	頭痛，吐き気，うつ的気分，めまい，傾眠，いらいら	脳血管障害，けいれん，重症高血圧，心筋梗塞，精神障害	静脈塞栓血栓症，肺塞栓症
注意点	ディレグラ® 1 錠にプソイドエフェドリン 60 mg 含有	長い半減期：68 時間	重篤な副反応があり，母乳分泌抑制目的での使用は勧められない	日本ではエチニルエストラジオール・レボノルゲストレル配合薬が該当

いずれの薬物も分泌過多は保険適用ではない。

が必要な場合は少なからずあるので，これらの薬物の使用方法や副反応などについては理解しておくとよい。

(1) プソイドエフェドリン

a アドレナリン受容体拮抗薬で鼻粘膜充血除去薬として使用されるが，母乳分泌の抑制作用があり，60mg/回の内服で 1 日分泌量が 24％減少するという報告がある[22]。半減期は 9～16 時間で，相対的乳児投与量[*2] は 4.7％と母乳にはあまり分泌されない[23]。投与方法はまず 30 mg を 1 回投与し，8～12 時間後に分泌低下と副反応がなければ 60 mg に増量する。1 日 2 回を症状改善まで続けるが，急速な分泌減少に注意し経過観察をする[22]。わが国ではプソイドエフェドリンの単独製剤はなくディレグラ®に配合されているが，適応症はアレルギー性鼻炎であるため，分泌過多での保険処方はできない。

(2) カベルゴリン

ドパミン受容体刺激薬で，プロラクチンの分泌を抑制し母乳産生を抑える。分泌過多に使用する場合，はじめ 0.25 mg を投与し，72 時間までに分泌低下が認めなければ同量を再投与する。それでも効果がなければ 0.5 mg を 3～5 日後に投与する[2, 8]。半減期が 68 時間と長いので，分泌量や児の体重などの経過観察が必要である[23]。カベルゴリンの母乳への分泌と児への影響に関するデータは乏しいが，カベルゴリンを内服した母親の母乳で育った児の長期的な成長発達に異常はなかったとする報告がある[24]。

(3) ブロモクリプチン

ドパミン受容体刺激薬で，プロラクチン分泌を抑制して母乳産生を抑え，カベルゴリン無効例に使用される場合がある[2]。心血管系，中枢神経系に関する重篤な副反応や死

*2　相対的乳児投与量：薬物投与量を母と児の体重で標準化して評価する指標で，10％未満であれば，一般的に安全とみなされる。

27　母乳分泌過多　367

亡例の報告があるため，分泌過多の治療目的での使用は勧められない[23]。

(4) エストロゲン

授乳中のエストロゲン服用によって母乳産生量が減少することが知られている[23]。母乳分泌抑制のために使用する場合，低用量エストロゲン・プロゲスチン配合薬（LEP）が選択されるが，産後6週までは静脈血栓塞栓症のリスクがあるため勧められない[23]。産後6週〜6か月では，有益性のほうが高いと判断された場合に使用可能であるが，原則として産後6か月以降の使用が勧められている[25]。分泌過多はLEPの適応症ではなく，わが国で母乳の分泌抑制のために使用されることはほとんどない。

❸ 分泌過多の母親へのエモーショナル・サポート

分泌過多の母親の支援にあたっては，母親の気持ちに寄り添うエモーショナル・サポートが非常に重要である。母乳の分泌がよいことは他人から見れば羨ましいことで，多少のトラブルは贅沢な悩みであると取られかねず，分泌過多の母親の苦痛は支援者からもしばしば見過ごされることがある。

しかしながら，分泌過多による乳房の不快感や痛みなどの症状は絶え間なく続くものであり，乳房のトラブルが反復して起こると，母親は母乳育児を楽しむどころか苦痛のほうが大きくなり，母乳育児をやめたいという気持ちを強く抱くようになる。分泌過多の相談で支援者を訪れた母親が，はじめから断乳の意思を固めていることは決して少なくない。分泌過多の母親の多くは，母乳育児についてだけでなく，日々の生活や育児に対する焦燥感，挫折感や困難感なども抱いていることを支援者は知っておく必要がある[26]。

分泌過多の母親は不適切な搾乳や授乳方法を行っている場合が多いが，保健医療従事者の指示によるものであったり，詰まりなどのトラブル予防のため自らの判断で行っている場合が少なくない。特に後者の場合，母親は乳房のトラブル発生に対し強い不安をもっていることがあるので，そうした母親の気持ちを十分に受け止めたうえで丁寧な情報提供を行う必要がある。

分泌過多の母親への支援を行う場合，分泌過多の原因と病態を把握し，身体症状への対応を行うだけは十分とはいえない。適切なコミュニケーション・スキルを使い，共感を込めてじっくり母親の話を傾聴し，気持ちに寄り添いながら母親に関するあらゆる情報を入手し，そのうえで母親の状況を総合的に評価し，適切な情報やスキルの提供などの支援や介入を行うことが何よりも大切である[2, 19, 26]。

（瀬川 雅史）

文献

1) Lawrence R. A., et al.(2022). Breastfeeding：A Guide for the Medical Profession, 9th ed. Elsevier.
2) Johnson H. M., et. al.(2020). ABM Clinical Protocol #32：Management of Hyperlactation. Breastfeed Med, 15：129-134.
3) Institutes of Medicine（1991). Milk volume, Nutrition During Lactation. pp80-112, National Academic Press.
4) Daly S. J., et al.(1992). The short-term synthesis and infant-regulated removal of milk in lactation women. Exp Physiol, 77：79-87.
5) Mohrbacher N.(2020). Breastfeeding Answers Made Simple：A Guide for Helping Families, 2nd ed. Hale Publishing.
6) Livingstone V.(1996). Too much of a good thing. Maternal and infant hyperlactation syndromes. Can Fam Physician, 42：89-99.
7) Smillie C. M., et al.(2005). Hyperlactation：How left-brained 'Rules' for breastfeeding can wreak havoc with a natural process. Newborn Infant Nurs Rev, 5：49-58.
8) Eglash A.(2014). Treatment of maternal hypergalactia. Breastfeed Med, 9：423-425.
9) 水野克己（2023). よくわかる母乳育児 改訂第3版. 母乳分泌の生理, pp33-44, へるす出版.
10) Weaver S. R., et al.(2016). Autocrine-paracrine regulation of the mammary gland. J Dairy Sci, 99：842-853.
11) 千葉健史他（2018). セロトニンを介した母乳産生制御メカニズム. 薬学雑誌, 138(6)：829-836.
12) 酒井仙吉（1996). 乳腺の発育と退行-泌乳の制御機構. J Reprod Dev. 42(6)：j143-j150.
13) 酒井仙吉（2015). 哺乳類誕生：乳の獲得と進化の謎 驚異の器官がうまれるまで. BLUE BACKS, 講談社.
14) Kuraishi T., et. al.(2000). The poly（A）tail length of casein mRNA in the lactating mammary gland changes depending upon the accumulation and removal of milk. Biochem J, 347：579-583.
15) UNICEF・WHO（2018). The Revised Baby-friendly Hospital Initiative
https://www.who.int/publications/i/item/9789241513807（2024/7/26 アクセス）
16) 根津八紘（1997). 乳房管理学 改訂. 諏訪メディカルサービス.
17) 間脳下垂体機能障害に関する調査研究班（2019). 間脳下垂体機能障害の診断と治療の手引き（平成30年度改訂). 日内分泌会誌, 95（Suppl. May)：1-60.
https://www.jstage.jst.go.jp/article/endocrine/95/S.May/95_1/_pdf/-char/ja（2024/7/12 アクセス）
18) Walker M.(2023). Hyperlactation, in Breastfeeding Management for the Clinician：Using the Evidence, 5th ed. pp558-560, Jones & Bartlett Learning.
19) 稲田千晴（2022). 母乳分泌過多. 母乳育児支援スタンダード第2版. pp259-266, 医学書院.
20) Woolridge M. W., et al.(1988). Colic,"overfeeding", and symptoms of lactose malabsorption in the breast-fed baby：a possible artifact of feed management? LANCET, 13：382-384.
21) van Veldhuizen-Staas C. G.(2007). Overabundant milk supply：An alternative way to intervene by full drainage and block feeding. Int Breastfeed J, 2：11.
22) Drugs and Lactation Database（LactMed®)［Internet］(2020). Pseudoephedrine. Last Revision.
https://www.ncbi.nlm.nih.gov/books/NBK501085/(2024/7/12 アクセス）
23) Hale T. W.(2023). Hale's Medications & Mothers' Milk, 20th ed. Springer Publishing Company.
24) Popescu A. D., et al.(2022). Approach of acromegaly during pregnancy, Diagnostics, 12：2669.
https://doi：10.3390/diagnostics12112669（2024/7/12 アクセス）
25) World Health Organization Department of Reproductive Health and Research.(2015). Medical Eligibility Criteria for Contraceptive Use. Executive Summary, 5th ed.
https://www.who.int/publications/i/item/WHO-RHR-15.07（2024/7/12 アクセス）
26) 瀬川雅史他（2023). 母乳分泌過多の母親への支援—エモーショナルサポートを含めて. JALC 第51回母乳育児支援学習会資料集. pp63-90. NPO 法人日本ラクテーション・コンサルタント協会.

28 | 乳頭痛・乳頭損傷のある母親への支援

I 乳頭痛・乳頭損傷

　産後早期では児が吸着するたびに，わずかな不快感や痛みが起こることがあるが，本来，授乳は乳頭を傷つけたり，痛みを感じさせたりするものではない。この時期の乳頭の痛みは，ほとんどが乳汁分泌のメカニズムが完全に機能し始めるまでに感じる一過性の乳頭痛（transient soreness）であり，出産後3〜6日にピークを迎え，その後母乳の分泌が増加するにしたがって消失していくといわれている[1]。乳頭の痛みは産後早期にはよくみられる症状ではあるが，授乳を早期に中断してしまう主な原因ともいわれている[1]。

1 乳頭痛，乳頭損傷の症状

　乳頭痛は軽度のものから刺すような痛み，痒みを伴うもの，灼熱感，鋭い感じや鈍い感じ，さらには耐えがたい痛みさえあるといわれている。授乳を開始した直後に痛みを感じることもあれば，授乳中を通してずっと痛みが続くこともある。また授乳後も持続することもあれば，授乳と授乳の間にも痛みが起きることもある。それら痛みの質や特徴，程度，持続時間などを観察・把握することは痛みの原因を特定し，解決策を導く助けとなることも多い。母親の中には通常の「児に強く吸われる感覚」をそのまま痛みとして認識する人もいるため，皮膚に傷や損傷がない場合は，母親にとって「吸われることによる感覚」なのか，それとも「痛み」なのかを判別する必要があるかもしれない[1]。授乳を継続していた女性の5人に1人は産後2か月の時点でも持続的な痛みがあったという報告もある[2]。

　母乳育児に関連した痛みは産後うつ病の発症に関連性があるとの報告も複数ある。これらの研究は母乳育児に関連した疼痛が重大な心理ストレスと関係していることを示唆している。したがって母親が疼痛を訴える際は母親の気分の状態を評価し，必要に応じて解決策をみつけ，あるいは治療するために注意深く経過を観察すべきである[3, 4]。

　女性が母乳育児を中止したくなるほど乳頭痛が深刻で，軽減することなく1週間か2週間以上長引くような異常な痛みは，早急に原因を見つけ，なんらかの問題解決の介入が必要になる。

　乳頭の痛みと損傷は，産後早期だけでなく，母乳育児をしている期間中はいつでも起

こる可能性がある。また乳頭損傷から乳腺炎を引き起こすことも多いため，乳頭に傷がある場合は注意深く対応する必要がある[5]。

持続的な乳頭痛の原因を特定し適切に対処することは，女性が母乳育児を継続するうえできわめて重要である。しかし持続する乳頭痛についての文献は限られており，その鑑別診断は広範囲にわたり多くの病因と対処方法が散見される[6]。

❷ 乳頭痛の鑑別[6]

持続的な乳房痛や乳頭痛の潜在的な原因は多数あり，同時，または連続して起こる可能性がある。鑑別すべき痛みとして，乳頭の損傷，皮膚疾患，感染症，血管攣縮/レイノー現象，その他がある。

1) 乳房，乳頭の皮膚への機械的・物理的外傷による痛み（表 28-1）

原因としては，不適切なポジショニングやラッチオン，搾乳器の不適切な使用などが挙げられる。

児の口蓋がわずかに高いような場合に（高口蓋），母親の乳頭がやや短めで，深く含ませようとしても乳頭が十分に奥深くに届かないために痛みが起こることもあるかもしれない。児の舌小帯の癒着が強度な場合，舌が歯茎より前に出ないため，舌の先端が乳頭に触れることによって痛みが生じることもある。

2) 感染症からくる痛み（表 28-2）

授乳期における乳頭・乳房痛の原因となる微生物を特定しようとする研究は多いが，細菌と酵母の役割は明確になっていない。ブドウ球菌もカンジダ菌も，症状のない女性の乳頭や母乳から発見されることがある。これには細菌のみからなるバイオフィルム形成，またはブドウ球菌属とカンジダ属の混合種，さらには小さなコロニー変種による細胞内感染が含まれる。

3) 皮膚の異常からくる痛み（表 28-3）

湿疹性疾患やあまり一般的ではないが乾癬やパジェット病などの乳房の皮膚症状などがあり，二次的に黄色ブドウ球菌に感染して，症状を悪化させることもある。

（1）湿疹性疾患

これらの疾患はあらゆる皮膚を侵す可能性があるが，通常母乳育児中の女性では，乳輪およびその周囲によくみられる。皮膚刺激および病変の分布に注意することで根本的な原因・誘因を特定することができる。

（2）アトピー性皮膚炎

この病態はアトピー体質の女性にみられ，皮膚刺激物や天候や気候の変化など他の要因によっても誘発されることがある。

（3）刺激性接触皮膚炎

一般的な原因物質には，摩擦，乳児用（経口）薬，固形食品（乳児が摂取），母乳パッド，洗濯用洗剤，柔軟剤，香料，乳頭痛の治療のために使用したクリームなどがある。

（4）アレルギー性接触皮膚炎

一般的な原因物質にはラノリン，抗菌薬（局所用），カモミール，ビタミンＡおよび

E，香料がある。

4）その他による痛み（表 28-4）

（1）乳管の閉塞

　乳管の詰まりは授乳中の女性にとってはよく起こる症状で，持続的な痛みと関連することがある。この詰まりを取るために最も効果がある方法は効果的な直接授乳である。しかし授乳ではなく乳汁を搾り取ること（搾乳）に頼ると，乳房からの不適切な排乳によりかえって悪化させる可能性もあるため注意が必要である。

（2）白斑

　乳管閉塞と関連する病態であり，乳頭の先端に直径 1 mm 程度に白くみえることが多く，乳頭の上皮の過形成や粒子状もしくは脂肪性の物質が蓄積したものと考えられている（第 10 章 29，386 頁参照）。この白斑の表面が閉塞していると授乳の際に強い痛みを感じるが，表面が閉塞せず開口している場合は，通常，白斑があってもそれほど強い痛みを感じないことが多い。

（3）母乳分泌過多

　乳汁の過剰産生は乳房および乳頭の痛みを引き起こす可能性がある。母親は通常，乳汁で乳房が緊満しているときに鈍い痛みを訴える。乳汁分泌過多の場合，児の哺乳量が乳汁産生量に適応するまでの数週間，母親はこの痛みを感じることが多い。分泌過多気味の母親の場合，搾乳は最小限に抑えるとよい。

（4）原因不明の痛み

　母親自身の疼痛閾値が低いことや精神的なことが原因で痛みを感じる場合がある。

（5）パジェット病

　閉経後の女性に多いが，若年女性でも観察され，このゆっくりと成長する乳管内癌は，乳頭の湿疹を呈する。乳頭の表面から始まり，通常の治療に反応せず，3 週間以上持続する，または触知可能な腫瘤を伴う片側性の緩徐に進行する乳頭湿疹がある場合は乳頭パジェット病を疑う。その他の診断に一致する所見は，潰瘍形成，湿潤性紅斑，小水疱，または粒状びらんである。

（6）血管攣縮・レイノー現象

　血管攣縮は，鋭く，射るような，または焼けるような痛みを伴い，乳頭の白化，または紫色の変化を呈する。症状は両側または片側であり，手足の冷えを訴える母親もいる。

　手足が冷たく，寝るときに靴下が必要であったり，穏やかな天候でも手袋が必要であったりすれば，レイノー症候群と正式に診断される。関節リウマチなどの結合組織障害の既往がある女性やレイノー現象と診断されたことのある女性は，乳頭の血管攣縮のリスクがある。

　乳頭痛と乳頭損傷の原因とケアについては**表 28-1〜4**，**図 28-1〜4** を参照し，母親に適切な情報を提供する。

表 28-1 乳房, 乳頭の皮膚への機械的・物理的外傷による痛み

原因	対処
1) 不適切な授乳姿勢, 吸着で起こる乳頭痛：産後早期の乳頭痛, 乳頭損傷は, 不適切な授乳姿勢・吸着によって起こることが多い（**図 28-1** 参照）。 2) 児が口を小さくすぼめて飲む吸啜を学習することによって起こる乳頭痛：出産後早期に人工乳首やおしゃぶりを使用することによって起こる。 3) 児の舌と吸啜に関連した乳頭痛：高い口蓋, 舌小帯短縮症, 強く圧搾する吸啜パターンなどによって起きる。 4) 陥没, 扁平, 巨大, 長乳頭など形態に関連する乳頭痛 5) 乳房が緊満することによって起こる乳頭痛 6) 乳房から不適切に児を離すことに関連した乳頭の痛み 7) 搾乳器を不適切に使用することで起こる乳頭痛 8) サイズの合わないブラジャー・ブラジャーのパッドの使用による乳頭痛	・直接授乳観察用紙を用いて授乳観察と評価を行い, 必要な支援をする（**第 6 章 13 Ⅳ**, 187 頁参照）。 ・母乳だけで育てることを勧め, 哺乳びんやおしゃぶりを使用しない。児の口腔内, 舌の状態を観察し, 乳頭痛との関連をみる。 ・母乳以外のものを与える場合は, スプーンやカップで与える。 ・出産直後から, 児の欲求に添った制限のない授乳を行い, 乳房緊満を防ぐ。

表 28-2 感染症からくる痛み

原因	対処
1) カンジダ症による乳頭痛：児が鵝口瘡に感染している場合, 乳頭痛, 亀裂の原因となる。灼熱感を伴う痛みで, 皮膚はピンクまたは赤く薄く見える。授乳姿勢・吸着を改善しても, 乳頭痛が続く（**図 28-2** 参照）。 2) 乳頭への細菌感染によるもの 3) ヘルペスウイルス感染によるもの 4) 乳腺炎, 膿瘍形成とともに起こるもの	・カンジダ症の場合, 母親と児を同時に治療する（379 頁参照） ・その他の感染による乳頭痛, 乳頭損傷には, 抗菌薬, 抗ウイルス薬の投与が必要になる。

表 28-3 皮膚の異常からくる痛み

原因	対処
1) クリームや軟膏を使用することで起こる乳頭痛 2) 乳頭の不要な清拭に関連する乳頭痛（**図 28-3** 参照） 3) 湿疹, 皮膚炎, アレルギー, その他皮膚のトラブルのために起こる乳頭痛	・クリーム, 軟膏の使用中止 ・母親にモントゴメリー腺の役割について説明し, 授乳ごとの乳頭の清拭は行わない。 ・皮膚トラブルが継続している場合は, 皮膚科的治療を行う。

表 28-4 その他による痛み

原因	対処
1）乳管閉塞（図 28-4 参照） 2）白斑 3）乳頭の圧搾，レイノー現象（379 頁を参照），血管攣縮 4）パジェット病 5）妊娠，月経などホルモン状態が変化することによって感じる乳頭痛 6）児が乳頭を噛むことによる乳頭痛 7）母乳分泌過多 8）原因不明のもの	・適切な授乳姿勢と吸着および児の欲しがるサインに応じた授乳と搾乳によって，閉塞した乳管口から乳汁を排出する。

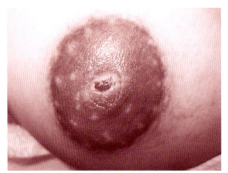

図 28-1 乳頭の皮膚への機械的・物理的外傷

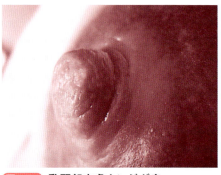

図 28-2 乳頭部皮膚カンジダ症

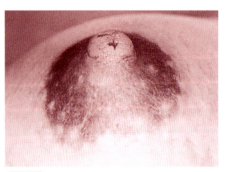

図 28-3 清拭による乳頭亀裂

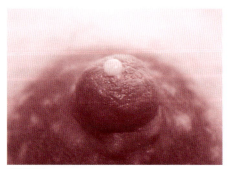

図 28-4 乳管閉塞の結果，水疱を形成した乳頭

Ⅱ 乳頭痛・乳頭損傷のケア・治療

1 乳頭の痛み，損傷の予防

乳頭痛の予防については，産後の乳房の変化も考慮しつつ，適切な授乳姿勢と吸着を出産前から母親に伝える。また出産早期から，児の欲求に合わせた授乳を行って乳汁分泌を高めることが乳頭痛，乳頭損傷の予防の有益なケアとして実証されていることを理解しておく（第6章12，138頁，13，151頁参照）。

1）児の状況に合わせた効果的なポジショニングとラッチオン

機械的な刺激によって引き起こされる乳頭の痛みのなかで特徴的なものの1つに，児が哺乳を終えて乳頭を口から離したときに，乳頭の形が丸い形ではなく，尖った，あるいは歪んで尖ったような形となっている，つまり「児が乳頭を丸くとらえていない」状態がある（図28-5）。適切に哺乳している状態では，乳頭の形は哺乳前も後も同じ丸い形状をしているが，不適切な吸着（含ませ方，ラッチオン）の場合，哺乳を終えた後の乳頭の先端は尖ったように変形し，乳頭の皮膚に傷ができることも多い。このような機械的刺激は，児の口腔内の問題（舌小帯短縮症や異常に強い吸啜圧がある場合など）や児の飲み方（乳頭を咬みながら哺乳する癖がある場合など）に関連していることもある[1]。

また吸着が浅いために乳頭痛や乳頭損傷が生じることも多い。吸着が浅く乳頭の先端部分のみしか口のなかに入っていない場合は，乳頭の先端が児の口のなかの前方に置かれるため，児が舌で乳頭を硬口蓋に押し付けるような形となり，乳頭の表面に摩擦が生じ，その結果，痛みや損傷が起こる。これらの不適切な吸着による乳頭痛や乳頭損傷は，出産直後から起こる可能性があると考えられている。

乳頭の長さは児の口内で静止しているときは通常の長さの2倍以上に伸びるといわれているが[1]，Jacobsらによれば，効果的な吸啜時の乳頭の位置は単一ではないことが示されている[7]。産後，いったん乳房の生理的な緊満が起こるが，その後緊満が治まり乳房全体が軟らかくなった頃に乳頭の伸びもよくなり，同時に効果的な吸着や吸啜が可能となることや，その時期から徐々に乳頭の痛みが軽減していく様子が観察されることが多い。これら乳頭痛の経時的変化と産後の乳房の生理的変化などを考え合わせると理解が得られやすいかもしれない。

2）産後早期の授乳

Rucusは乳頭痛予防を目的とし「授乳の自己管理法」（breastfeeding self-management：BSM）を開発した。BSMは授乳の基礎知識のほかに乳頭痛を予防するための知識や乳頭痛がある場合の対処法をまとめたものである。この方法を出産後48時間以内の母親に対し導入した

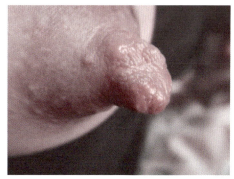

図28-5 歪め乳頭

介入群と通常の授乳姿勢や吸わせ方をアドバイスした対照群との比較実験研究を行った結果，BSM を実施した介入群では1〜2週間後と12週までの乳頭痛の発症が有意に少なかったことを報告している[8, 9]。

このように母親が早期から授乳の知識と技術を学ぶことによって，適切な授乳の方法を実践できれば，乳頭痛を予防でき，授乳の早期中断を回避できることから，支援者による出産直後の早期接触を含めた授乳の支援が重要となる。

また児の観点からは，出生2日目頃までは呼吸と嚥下の調節がうまくいかない児が多いが，その後1週間頃までに上達し，うまく哺乳できるようになるという報告もある[10]。このように児の哺乳能力は出生から数日を経て適切な吸着，嚥下の能力を学習していくことも多いため，乳頭痛を起こさない授乳の獲得には，児の早期からの学習を見守り，人工乳首を使うなどして学習を阻害することのない支援（補足が必要な場合はカップを使うなど）が望ましい。

3）有効性が低い予防方法

出産後，多くの母親は妊娠中には予期しなかった「児に乳房を吸われるときの痛み」を経験し驚くことが多い。しかしその痛みは授乳を始めて約20〜30秒間で消失し，産後1週間ほど経過する頃には痛みが軽減していくことも経験する[1]。

この産後の乳頭痛と乳頭損傷を予防するために，妊娠中から乳頭に対してさまざまな準備が推奨されてきた。その準備とは，①乳頭を鍛えること，②乳頭にクリームを塗ること，③妊娠中に初乳を搾り出すことなどであるが，多くの研究者がそれらに有効性はないことを実証している[11]。

また1900年代はじめから，乳頭痛や乳頭損傷を予防するために，授乳時間や授乳回数の制限が行われてきた。しかし Carvalho ら[12]や，Slaven ら[13]の研究で，これらには乳頭痛を予防する効果がないことがわかっている。

これら産後早期に起こる乳頭痛のほとんどは，乳頭皮膚への吸引圧や擦過など機械的刺激によって起こるものであり，感染症や器質的な変化によって起こるものではない。

4）適切な搾乳器の使用

ほかにも乳頭痛を起こす可能性のある機械的刺激として搾乳器の使用がある。搾乳器を用いた搾乳は，陰圧を加えて母乳を乳頭から搾り出すことになるため，その刺激が乳頭皮膚に炎症反応を誘発し，紅斑，浮腫，亀裂および水疱を発症させることがある[6]。

米国の調査では搾乳器を使用した1,844人の母親のうち14.6％が搾乳器を使用したことによる皮膚損傷があったことを報告している。また皮膚損傷は搾乳器の誤用や故障から生じた直接的な結果であるか，既存の乳頭損傷またはもともとあった乳頭の傷が悪化したもののいずれかであると報告している[14]。母親が搾乳器を使用している場合は，搾乳の様子を観察することで，損傷の原因（フランジの不適合，過度の高圧吸引，長時間の使用など）を明らかにすることができる[6]。

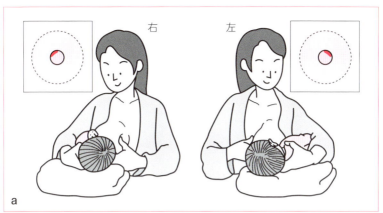
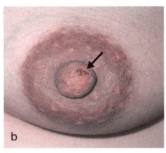

図 28-6 乳頭損傷がある場合の授乳方法
a：乳頭亀裂の生じやすい部位と授乳角度
b：左乳頭痂皮形成
・乳頭痂皮・亀裂がある場合は傷の方向に児の口角がくるような角度で吸着させる
・乳輪部をできるだけ深くくわえさせるようにする
・射乳反射が起こってから吸着させるようにする

2 乳頭損傷の対処

1）効果的なポジショニングとラッチオン

　　まず授乳姿勢（抱き方，ポジショニング）と吸着（含ませ方，ラッチオン）を適切かつ効果的に行うことが最良の治療である。吸着を適切，かつ効果的に行うということは，母親が安楽に感じて，かつ乳頭から乳輪・乳房をできるだけ深く，児の口に入るよう吸わせていくことにほかならない。母親は「吸われている感じ」を「痛み」，と思い込んでいることも多いし，また逆に「痛い」から「吸われている」と思い込んでいることもある。ここで大切なのは，深く，効果的に吸着させていれば，ほとんど痛みがないということを母親に説明し理解してもらうことである。

　　授乳姿勢については，12のデータベースから研究結果を分析した結果，リクライニング（Laid-back）がほかの授乳姿勢に比較し乳頭トラブルの予防に効果があり，治癒効果も高かったというメタ分析報告もあるので[15]，母親にとって心地よい姿勢で痛みの少ない授乳の方法を工夫し伝えることも大切なケアとなる。

　　乳頭痛や乳頭損傷のあるときの授乳のコツとして，抱き方の角度を変えることによって損傷部位を保護しながら痛みを最小限にして授乳を行う方法（**図 28-6**）がある。

　　しかし先述したように，基本的に最も重要であるポイントは深く吸着させることである。どのような角度で授乳させようが，吸着が浅いと，また別の箇所の乳頭損傷を発生させてしまうことも多いため，支援者は児が効果的に吸着ができているか常に観察・留意している必要がある。

| 表28-5 | 乳頭に塗るクリーム・軟膏の条件 |

- 授乳の前に拭き取る必要がない
- 乳管口を詰まらせる，または乳管閉塞を起こすことがない
- いろいろな材料で構成されていない
- 皮膚の pH バランスを変えない
- 乳頭を滑りやすくしない
- 児が食べても安全なもの
- 低アレルギー性のもの
- 静菌性（細菌発育阻止）
- 完全に純粋で安全なもの

2）ニップルシールドの使用

乳頭痛と乳頭損傷に対してニップルシールド（乳頭保護器など）を使用することは勧められない。ニップルシールドには児が乳頭混乱を引き起こす恐れがあり，乳頭への刺激が減少すること，母乳が乳房から取り去られる量が減ることから，乳汁分泌量が減る可能性がある。またサイズが合わないものを使用した場合には，かえって乳頭損傷の原因になる恐れがある[16]。

3）湿潤療法

創部治療では痂皮を形成させないよう創内部を保湿すると早く治癒することが知られるようになり，乳頭損傷のケアにおいても，この湿潤療法が行われるようになった。乳頭皮膚の保湿のために塗布するものについては，さまざまなものが使用されているが，現在，どの軟膏やクリームが乳頭損傷治癒に効果があるのかは証明されていない。また，なかには新たな乳頭のトラブルを引き起こすものもあるので注意が必要である。

クリームや軟膏を選ぶために考慮することとして表28-5の条件が挙げられる。また授乳後に搾母乳を乳頭痛や損傷のある部位に塗って乾かす方法がある。搾母乳はほかのクリームや軟膏と比べ，アレルギーのリスクがなく，さまざまな抗体を含み，皮膚の細胞の成長と損傷皮膚を修復する生きた細胞が含まれており，最も安全性が高い[17, 18]。ラノリンは比較的入手しやすく効き目が穏やかであり，児への害となるリスクも低いことから手軽に使用されることが多い。Jackson らが行った実験研究によれば，ラノリンを使用した母親は使用しなかった母親に比較し，満足度は高かったものの痛みの軽減や授乳の継続期間などには有意な差はみられなかったと報告している[19]。

授乳後，搾母乳や湿潤効果のあるクリームなどを乳頭に塗った後，ブラジャーやパッド，あるいは児を抱いたときに，乳頭が押されることで痛みを感じる場合は，乳頭よりも大きな穴のあいているブレストシェルなどを用い，傷が直接触れないようにする。

近年，湿潤療法で使われる医療用創傷被覆材のハイドロジェルドレッシングが乳頭損傷に使用され始めた。軟膏やクリームなどを塗らずに湿潤環境を維持し，痛みのある乳頭を冷やすこともでき，取り外しや装着が容易で，乳頭の形に順応性があるなどの使用例が報告されている[20]。ラノリン使用のみと比べて感染が起こりやすかったという研究もあるので[21]，使用する場合はドレッシング材を衛生的に扱う必要がある。

乳頭痛がある場合に，母親が自己判断で市販の食品用ラップを使用し乳頭や乳輪を保護しようとするケースもみられる。ラップで密閉することは傷部分の通気性を遮断し，皮膚の上皮をふやかすような状態になってしまい治癒を遅らせることが多いため，勧められない。

4）感染予防

　皮膚に損傷があるときは，感染予防に注意を払う。石鹸で乳頭を洗うことは避けたほうがよいといわれてきたが，Wilson-Clay らは，乳頭損傷がある場合は，1 日に 1 回（入浴時でよい）温水と低刺激の石鹸で患部を洗い，授乳の後は温水か水ですすぐことが，児の口からの再感染を予防すると勧めている[22]。これは，細菌がつくったバイオフィルムの膜をとるためであり，傷のない乳頭では洗浄は不要である。洗浄後は，局所を軽く乾かしてから，清潔な指で搾母乳や精製ラノリンや抗菌薬を塗るか，あるいは清潔なハイドロジェルドレッシングを使う。もう 1 つの感染予防としては，授乳後に抗菌薬の入った軟膏を局所に塗ることである[23]。

5）カンジダによる真菌感染が疑われる場合[24]

　授乳中にだんだん痛みが強くなり，授乳が終わっても続くような痛みで，しばしば「焼けるような」とか「刺すような」と表現されるときには，カンジダによる真菌感染を疑う。カンジダ症の乳頭は，皮膚が赤い，光沢がある，痒みがある，皮膚の落屑，色素脱を伴うことが多い。カンジダ症と不適切な吸着による乳頭損傷は同時に起こることがある。児に鵞口瘡などがある場合，児から母親へ感染する恐れもあるので，児の口内・殿部などの観察も含め，母子を観察する。

　ケアとしては，乳頭，乳房を清潔に保ち，ピンポン感染を防ぐ意味も含め，抗真菌薬を乳頭と児の口腔内に塗布する。乳頭は空気で乾燥させ，日光に当てる。抗真菌薬以外のクリームや軟膏を塗布しない。手洗いを励行し，児の口に入るものは，すべて消毒する。

6）レイノー現象

　先述したように，レイノー現象は乳房の血管攣縮により，乳頭の先端が白くなり，血流の戻りとともに赤紫を呈する状態であるが，授乳後，あるいは授乳と授乳の間の時間帯などに発症し，母親は乳頭や時には乳房にもかなり強い痛みを訴える。通常はこれらの症状は手足の指先端にみられることが多いが，乳頭にも発症する。

　処置として，痛みのある乳頭と乳房を温めると症状は改善する[1]。まれに白斑が大きくなり乳頭の大半が白くなっていることがある。このような場合，大きな白斑とレイノー現象との区別がつきにくいこともある。判別方法としては，レイノー現象の場合は乳頭や乳房を温めることで症状が改善するが，白斑の場合は温めても症状に変化はない。

　乳頭のレイノー現象のせいで授乳時の痛みがひどく，母親にとって授乳の苦痛が大きいような場合は，治療としてカルシウム拮抗薬（ニフェジピン）を服用する選択肢もある。カルシウム拮抗薬は副作用がなく末梢血管を拡張させ血液循環を改善させることで血管攣縮の症状を和らげるのに効果があるとされている[1]。

7）原因不明の乳頭痛

時に母親が上記に挙げた原因に該当しないような「理由が見当たらない乳頭痛」を訴えることがある。

このような原因不明の乳頭痛の場合，母親は児に深く吸着させていると思っていても実は浅い吸着であったため，乳頭が無理に引っ張られていたことにより痛みが生じた可能性を考える。あるいは，乳輪部周囲の皮膚に湿疹があったり，目に見えない小さな傷が乳頭にあったりするのかもしれない。ナイロン製や不織布の母乳パッドなどを使用しているときに，皮膚に軽度のかぶれを起こしていることもある。

8）直接授乳が継続できない時のケア

直接授乳を中止し乳頭を刺激しないようにすることは，一時的には損傷から回復させることになるかもしれないが，根本的な原因の解決にはつながらない。

しかし乳頭損傷があまりにひどく，疼痛が強い場合には，授乳を数回または1～2日間一時中止することもある。その際は少なくとも3時間以内には搾乳を行い，乳房が張りすぎないように，児には搾母乳や必要なときは乳児用調製乳を，できれば哺乳びんを使用しないでスプーン，カップ，スポイト，シリンジなどで与える。そうして傷が癒えたらいつでも直接授乳を再開できるようにしておく[25]。

授乳のたびにストレスを感じる強い痛みは，母親の心理的な負担となる。支援者は痛みを訴える母親の気持ちを十分に受け止め，適切な吸着の方法や抱き方の角度を変えてみることや，痛くないほうの乳房から授乳を始めてみること，搾乳で射乳反射を起こしてから直接授乳を試みることなどの情報を提供し，母親にとって実行可能な方法をともに考えていく必要がある。

痛みは個人差が大きいことが特徴ともいえるが，どのような場合でも支援者は母親のつらさや困難に共感し，最善の方法を支援できるよう，また常に温かい態度で精神的なサポートに努める。

（粟野 雅代）

※本書第2版の共著者・武市洋美氏の許可を得て改変

参考文献

1) Wambach K., et al.(2019). Breastfeeding and human lactation, 6th ed. Jones & Bartlett.
2) Buck M. L., et al.(2014). Nipple pain, damage, and vasospasm in the first 8 weeks postpartum. Breastfeed Medicine, 9：56–62.
3) Amir L. H., et al.(1996). Psychological aspect of nipple pain in lactating woman. J Psychosom Ovset Gynecol, 17：53–58.
4) Watkins S., et al.(2011). Early breastfeeding experience and postpartum depression. Obset Gynecol, 118：214–221.
5) Wilson E., et al.(2020). Incidence of and Risk Factors for Lactational Mastitis：A Systematic Review. J Hum Lac, 36(4)：673–686.
6) Barens P., et al.(2016). ABM Clinical Protocol #26：Persistent Pain with Breastfeeding. Breastfeeding Med, 11(2)：46–53.
7) Jacobs L. A., et al.(2007). Normal nipple position in term infants measured on breastfeeding ultrasound. J Hum Lact, 23(1)：52–59.

8) Lucas R., et al.(2019). Efficacy of a Breastfeeding pain Self-Management Intervention：A Pilot Randomized Control Trail. Nurs Res, 68(2)：E1-E10.

9) Lucas R., et al.(2019). Promoting self-management of breast and nipple pain in breastfeeding women：Protocol of a pilot randomized controlled trial. Res Nurs Health, 42(3)：176-188.

10) Kelly B. N., et al.(2007). The first year of human life：coordinating respiration and nutritive swallowing. Dysphagia, 22：37-43.

11) The Royal College of Midwives.(2002). Successful breastfeeding, 3rd ed. Churchill Livingstone.

12) de Carvalho M., et al.(1984). Does the duration and frequency of early breastfeeding after nipple pain? Birth, 11(2)：81-84.

13) Slaven S., et al.(1981). Unlimited sucking time improve breastfeeding. Lancet, 1(8216)：392-393.

14) Qi Y., et al.(2014). Maternal and breast pump factors associated with breast pump problems and injuries. J Hum Lact, 30(1)：62-72.

15) Wang J., et al.(2021). The effectiveness of the laid-back position on lactation-related nipple problems and comfort：a meta-analysis. MBC Pregnancy Childbirth, 21(1)：248.

16) Newman J., et al.(2000). The ultimate breastfeeding book of answers, Prima Publishing.

17) Pugh L., et al.(1996). Comparison of topical agents. to relieve nipple pain and enhance breastfeeding. Birth, 23(2)：88-93.

18) Akkuzu G., et al.(2000). Impacts of breast-care techniques on prevention of possible postpartum nipple problems. Prof care Mother Child, 10(2)：38-41.

19) Jackson K. T., et al.(2017). Lanolin for the treatment of nipple pain in breastfeeding women：a randomized controlled trail. Matern Child Nutr, 13(3)：e12357.

20) Cable B., et al.(1997). Nipple wound care：A new approach to an old problem. J Hum Lact, 13(4)：313-318.

21) Dodd V., et al.(2003). Comparing the use of hydrogel dressing to lanolin ointment with lactating mothers. JOGN Nurs, 32(4)：486-494.

22) Wilson-Clay B., et al.(2013). The breastfeeding Atlas, 5th ed. p56. Lact News Press.

23) Mohrbacher N., et al.(2003). The breastfeeding answer book, 3rd ed. LLLI.

24) UNICEF/WHO（著），BFHI 2009 翻訳編集委員会（訳）(2009)．UNICEF/WHO 赤ちゃんとお母さんにやさしい母乳育児支援ガイド―ベーシック・コース.「母乳育児成功のための 10 ヵ条」の実践，医学書院.

25) Lauwers J., et al.(2000). Counseling the nursing mother, 3rd ed. Mosby.

29 | 乳腺炎・乳管閉塞・乳管狭窄の予防・治療

I 乳腺炎とは

　乳腺炎は，圧痛，熱感，腫脹のあるくさび形の発赤がみられる乳房の病変で，38.5℃以上の発熱，悪寒，インフルエンザ様の身体の痛みおよび全身症状を伴うものであると定義されている[1]。その病態は，乳腺・乳管・間質組織に起こった炎症と間質浮腫であり[2]，必ずしも「細菌感染」を伴うわけではない。

　乳腺炎の頻度は授乳中の女性の数％～33％[3]，または11.1/1,000〔信頼区間10.2～12.0：person-week（例：100人の女性が10週間母乳育児をした場合，11人が発症する）〕[4]，3～20％[5]とされ，産後最初の4週間で最も多く[4]，母乳育児を早期に中断させる要因となっている。乳腺炎のリスクは授乳の経験がある女性，また乳腺炎の既往のある女性では高くなる[6]。

II 乳腺炎の原因

　乳腺炎の原因は以下が挙げられている[7]。
- 乳頭損傷（特に黄色ブドウ球菌の定着）
- 授乳回数が少ない，回数もしくは授乳時間を決めて授乳する
- 授乳間隔を空ける
- 不適切な吸着や弱い吸啜
- 母親または児の病気
- 乳汁の過剰分泌状態
- 急に授乳をやめる
- 乳房の圧迫
- 乳頭上の白斑，乳管口や乳管の閉塞
- 母親のストレスや疲労

なお，特定の食物がヒトにおける乳腺炎のリスクとなるというエビデンスはない。

　乳管閉塞や白斑は，乳汁の滞留によって部分的な腫脹が生じる状態で，乳管を塞ぐ「乳栓」が原因とされている。乳栓は発症前24時間以内に生じ痛みを伴うことがあるが，

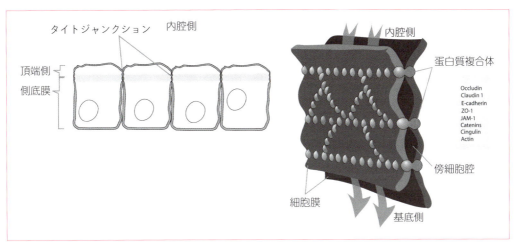

図 29-1 乳腺・乳管のタイトジャンクションにかかる圧力

乳腺，乳管細胞の間隙はタイトジャンクションによって接着されている。ここに圧力がかかった場合，タイトジャンクションがゆるむ，または破壊されて乳腺房，乳管内部の乳汁成分が乳房間質に漏出する。
〔https://commons.wikimedia.org/wiki/File:Cellular_tight_junction-en.svg?uselang=ja# より一部改変（2024/9/9 アクセス）〕

乳腺炎のような全身症状はみられない。授乳間隔が長く空いた場合や母子分離後に報告されることがあり[5]，滞留した乳汁が排出されないまま持続し，細菌が過剰増殖すると感染性乳腺炎から膿瘍に進行することがあるとされている[8]。

近年，乳腺炎の原因として新たな仮説が提唱されている。1つは細胞生物学の視点から，乳腺房と乳管内の圧力上昇が原因とされる説である。圧力の上昇により細胞間のタイトジャンクションが破壊され，これがシグナル伝達網を活性化し，炎症性サイトカインが放出されるというものである[9]。タイトジャンクションの破壊を防ぎ炎症を予防または治療するためには，乳腺房と乳管の内圧を過度に上げないことが重要である（**図 29-1**）[10]。

もう1つの仮説は乳汁内の常在菌叢に関するものである。新しい細菌分析技術により，乳汁内にはこれまで同定されていなかった多くの細菌が存在することが明らかになった[11]。新たな仮説によると乳汁内には常在菌叢が存在し，なんらかの原因（抗菌薬の使用など）で多様性が失われ，ブドウ球菌など一部の菌が増殖した場合，乳管内にバイオフィルム（細菌が形成する生物膜）[12]が形成され，そのために乳管が狭窄すると説明されている（**図 29-2**）[2]。常在細菌叢に影響を与える要因としては，母体要因（遺伝的背景や免疫学的要因，搾乳や母乳分泌過多などの授乳関連要因），微生物の特性，医療要因（抗菌薬，鉄剤，プロバイオティクスやプレバイオティクスの使用）などが考えられている[2]。乳管が狭窄することで乳腺房・乳管の内圧が高くなり炎症を惹起する。また，乳頭白斑に関しても乳頭が局所的に閉塞しているのではなく，乳管全体の粘膜の異常が白斑として観察されているとされる[2]。

以上はあくまで仮説であるが，乳腺炎のケアや治療においては局所的な閉塞のみを想定するのではなく，乳管全体が炎症を起こし狭窄していると考えて対応することが重要

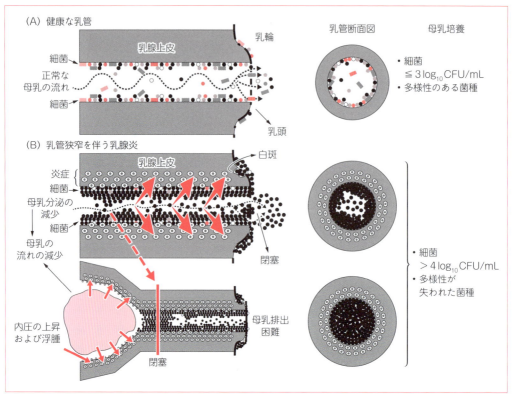

図 29-2 乳管内部の細菌叢と乳管狭窄（仮説）

乳腺上皮は常在菌叢で覆われているが，細菌叢の多様性が喪失する（ディスバイオーシス）と特定の菌が増殖し，バイオフィルムを形成することで乳管内部が狭窄する。狭窄が高度になると乳管は閉塞し，また乳頭部でも乳腺上皮の浮腫により白斑ができる。

〔Mitchell K. B., et al.(2022). Academy of Breastfeeding Medicine Clinical Protocol #36：The Mastitis Spectrum, Revised 2022. Breastfeed Med, 17(5)：360-376. 日本語訳 https://jalc-net.jp/dl/ABM_36_2022.pdf より〕

である。

　また，母親のメンタルヘルスも乳腺炎の要因として注目されている。乳腺炎との関連が示唆されたものは，出産前の期間におけるエジンバラ産後うつ病自己評価票（EPDS）および周産期における痛みに対する不安症状尺度（PASS）のスコアの上昇，出産後6週間でのEPDSスコアの上昇，PMS（月経前症候群）症状，過去1年間のトラウマ的な人生イベント，および心理療法の履歴の存在（妊娠前）であった[13]。

III 乳腺炎の症状と病態

　これまで乳腺炎の病態は乳管の閉塞を原因として，非感染性乳腺炎から感染性乳腺炎，そして膿瘍へと次々に変化していくと考えられてきた。ABM（母乳育児医学アカデミー）はこの概念を「乳腺炎スペクトラム」として提唱している（**図 29-3**）。また，乳

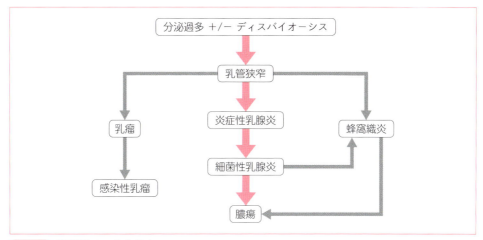

図 29-3 乳腺炎スペクトラム

〔Mitchell K. B., et al.(2022). Academy of Breastfeeding Medicine Clinical Protocol #36：The Mastitis Spectrum, Revised 2022. Breastfeed Med, 17(5)：360-376. 日本語訳 https://jalc-net.jp/dl/ABM_36_2022.pdf より〕

腺炎の機転は母乳分泌過多や乳汁のうっ滞から惹起される「乳管狭窄」であると述べている。そして，膿瘍になる前に「蜂窩織炎」という病態を付記し，慢性的な授乳の痛みにおいて，「亜急性乳腺炎」という病態を想定している[2]。次にそれぞれの病態について詳述する。

1）乳房緊満（乳房のうっ積）

乳房緊満は分娩後3～5日の乳汁来潮期（乳汁生成Ⅱ期）に起こり，病態は乳腺炎に似ているが乳管のうっ滞ではなく，乳管周囲の組織（間質）の浮腫や充血である[2]。一般に短期間で軽快するが，症状が強いと授乳が困難となる。軽度のものであれば「乳房充満（breast fullness）」と呼ばれる生理的な変化であり，自然に軽減するが，腫れや痛みが中等度以上のものであれば，産後早期の病的乳房緊満（engorgement）として対処する。

乳房緊満は射乳反射における乳管の拡張を阻害し，乳汁うっ滞を引き起こす[14]。分娩中の輸液投与後に乳房の浮腫が明らかに増加するという報告がある。その原因は過剰な補液が血清蛋白の希釈を引き起こし，その結果，乳房内の間質液が増加するからではないかとの報告がある[15, 16]。

2）乳管閉塞または狭窄

乳管閉塞では乳房の一部分の圧痛，熱感の訴えがあり，発熱を伴わない境界明瞭な触知可能なしこりが存在する。乳頭の乳管開口部に小さな白い乳栓がみられることもある。乳管閉塞の原因は不明であり，乳汁分泌が豊富で排乳が十分でない母親にみられるとされていた。また，脂肪や糸状に見える物質が排出されることがあり，カルシウムなどの塩類やカゼインの混合物が乳栓といわれ乳管閉塞の原因と考えられてきた。乳房内の病理学的変化は，うっ滞，乳汁の詰まり，または排出された乳汁や死細胞の局所的蓄積と呼ばれているが病態は不明であった。

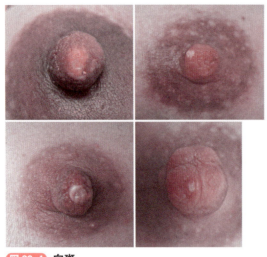

図 29-4 白斑
〔武市洋美氏より提供〕

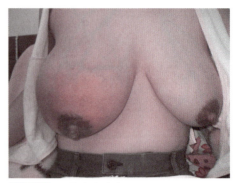

図 29-5 細菌性乳腺炎
〔武市洋美氏より提供〕

乳管閉塞の原因として，授乳間隔が空くことやブラジャーの締め付けによる不完全な排出，栄養不良，ストレスなどが関与するとされてきたが，因果関係は検証されていない。冬季に乳管閉塞の頻度が増加することも報告されているが，その理由は明らかではない。また，乳管閉塞を起こしやすい女性もいれば，何度も母乳育児を経験していても閉塞を起こさない女性もいる。

ABM では，いわゆる乳管閉塞の病態は，実は局所的な閉塞ではなく乳管全体の狭窄が原因であるという仮説を提唱している[2]。乳管狭窄の背景としては，母乳分泌過多や乳汁常在菌叢の多様性の喪失（ディスバイオーシス）による乳管壁の肥厚が考えられている。

3）白斑（図 29-4）

乳頭の先端に直径 1 mm 程度の白い痂皮状のものが乳管を覆うように出現し，授乳時に非常に強い痛みを伴うことがある。これは乳管の炎症性変化であり，組織球やフィブリンから形成される[17]。乳管粘膜の炎症性の変化が乳頭表面にまで増殖したものと考えられている。

4）炎症性乳腺炎

乳管狭窄の持続または悪化によって，乳腺実質周囲の炎症が進行すると，片側性で局所的な乳房の疼痛，発赤，腫脹，硬結がみられる。発熱・悪寒・頻脈など全身症状を伴うことがある。感染がなくても炎症反応が起こる。従来の分類におけるうっ滞性，非感染性乳腺炎がこれにあたると考えられる。

5）細菌性乳腺炎（図 29-5），急性化膿性乳腺炎

細菌性乳腺炎は乳管狭窄や炎症性乳腺炎から進行する，圧痛，熱感，腫脹，くさび形の発赤，および悪寒，発熱（38.5℃以上），インフルエンザ様の身体の痛みなどの全身症状として現れる，乳房の炎症または感染症である。乳腺炎は授乳中のどの時期にも発

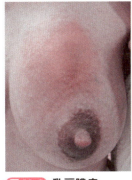
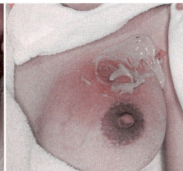
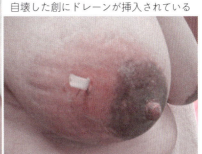

切開前日　　　　　病院の待合室で自潰した　　自壊した創にドレーンが挿入されている

図 29-6　乳房膿瘍
〔武市洋美氏より提供〕

症する可能性があるが産後4週間で発症する可能性が高く[4]，全体的には母乳育児の最初の3～6か月間に最もよく観察される。

6) 蜂窩織炎

一般に蜂窩織炎 (phlegmon) とは皮膚および皮下組織の急性細菌感染で，最も頻度の高い原因菌はレンサ球菌とブドウ球菌である。症状と徴候は疼痛，熱感，急速に拡大する紅斑，および浮腫，発熱である[18]。

乳房の「蜂窩織炎」については定義が定まっていないが，乳腺炎が悪化し硬い腫瘤になり変動がない場合で，超音波検査において不均一で境界不明瞭な液体貯留および周辺の浮腫とうっ血が認められる状態を指す[2]。膿瘍と異なる点は，腫瘤内部の揺らぎがないことや，膿瘍でみられる周囲との境界明瞭な液体貯留がみられないことである[19]。膿瘍に移行するリスクが高く，慎重なフォローアップが必要である。

なお，乳腺炎の症状が軽快した後にも患部の硬結が1～2か月残ることがある。これは組織の正常な治癒の過程であり，その回復期に線維芽細胞などが作用することにより一時的に硬くなったもので，膿や腫瘤ではない。ただし，長期に続く硬結がある場合は乳癌について検索する必要がある。

7) 乳房膿瘍（図 29-6）

膿瘍は急性乳腺炎の女性の3～11%に発症する[20]。激しい痛みを伴う腫脹したしこりで，発赤と熱感，表面の皮膚の浮腫を伴う。波動を触れたり，皮膚の変色，壊死を伴ったりすることもある。発熱はあることもないこともある[21]。

授乳中の乳房は，ほかの感染組織と同様に周囲に肉芽組織のバリアを形成して感染を局在化させる。これが膿瘍カプセルとなり，膿で満たされる。診断は穿刺によるが，乳瘤，線維腺腫，乳癌を鑑別することが必要である。穿刺や切開の前に超音波検査を行うことで容易に診断できる。

8) 母乳分泌過多

母乳分泌過多とは，乳児が必要とする量を超えて母乳が分泌されることであり，乳腺炎を起こすリスクが高い[22]（詳細は**第10章27**，361頁参照）。

9）反復性乳腺炎[2]

反復性乳腺炎の定義についてはまだコンセンサスが得られていない。発熱，乳房の発赤や腫脹，痛みなどの乳腺炎の症状が2〜4週間ごと，あるいはそれ以下の頻度で起こる。リスク因子としては，乳汁分泌過多，乳腺のディスバイオーシス，過去の乳腺炎に対する治療が十分でなく，根本的に対処されていない場合などである。

10）亜急性乳腺炎[2]

亜急性乳腺炎は，これまでいわゆる「カンジダによる乳腺炎」とも考えられてきた症状で，母親は針で刺されるような灼熱性の乳房痛を訴えることがあり，乳頭白斑，反復性の硬結や乳汁うっ滞，分泌過多が持続する。これらの原因として，細菌学の立場から新しい病因論が提唱されている。

亜急性乳腺炎の原因は，ほかの乳腺炎と同様に乳腺・乳管内の慢性的なディスバイオーシスによると考えられるが，原因菌はコアグラーゼ陰性ブドウ球菌（CoNS）と緑色レンサ球菌などの日和見感染を起こすものが考えられる。これらの菌は乳管内に厚いバイオフィルムを形成して乳管狭窄を起こすが，一般の乳腺炎と異なる点はブドウ球菌のような毒素を産生しないことであり，発熱や発赤のような全身症状はまれである。しかし慢性的な乳管の狭窄が持続するため灼熱痛など激しい痛みをしばしば訴える[11]。

これらの菌は乳汁の常在菌と見なされ，高濃度で存在しても病因とされず見逃されることが多いため[23]，慢性的な強い痛みがある場合は乳汁培養で菌を同定し治療する必要がある。

亜急性乳腺炎のリスク要因としては，以前に急性乳腺炎の治療歴がある場合や，帝王切開，直接授乳を経ていない搾乳（搾乳器など）をしていること，ニップルシールドの使用など，母親と児の細菌叢を変化させる状況が考えられる。

IV 乳腺炎の対処と治療[21]

❶ 全般的な対処と治療

乳腺炎の治療の主な原則は，①支持的なカウンセリング，②効果的な乳汁の除去，③抗菌薬による治療，④症状に対する対処である。

1）支持的なカウンセリング

乳腺炎は，痛みが強くつらい経験で，多くの女性をかなり不快にさせる。効果的な治療と痛みのコントロールに加えて，エモーショナル・サポートが必要である。複数の保健医療従事者から矛盾したアドバイスを受けていたり，授乳をやめるよう勧められたりしていることもあれば，何もアドバイスを受けていないこともある。母親は混乱し，心配し，母乳育児を続ける気力がなくなるかもしれない。母乳育児の価値を再度保証される必要がある。すなわち母親の気持ちに共感しながら，授乳を続けても安全であること，患側の乳房から母乳を飲んでも乳児には害にならないこと，さらに乳房は形の面でも機能の面でも回復することを伝える。現在の困難を克服するための努力をするだけの価値

があると励まされる必要がある。

すべての必要な処置について，また患側の乳房からの授乳を続けるか搾乳する方法についてのわかりやすい情報を提示し，完全に回復するまで持続的な援助が提供され，フォローアップされることが必要である。なお，授乳期における正常な乳房の解剖学や産後の生理学を母親が理解できるように伝えることも重要である[2]。

2) 効果的な乳汁の除去

乳汁の除去は治療の重要な部分である。対症療法と抗菌薬とで治療を行うと，一時的に軽快したように感じられることがあるが，乳汁の除去が適切に行われないと，状況は悪化したりぶり返したりする可能性がある。ただし，乳汁除去を最優先にするあまりに乳房を強く圧迫したり，児が欲しがる以上に搾乳を増やすと，かえって症状が悪化することがある。乳房は炎症を起こしているのでやさしく扱い，応答的授乳（responsive feeding）を行うことが大切である。

3) 抗菌薬による治療[24]

抗菌薬による治療は，次の各々の場合に適応とされる。

- 最初から症状が激しいとき
- 乳頭損傷があるとき
- 乳汁の除去を十分行いながら，12～24 時間しても症状がよくならない場合

適切な抗菌薬は，原因菌として最も頻度の高い黄色ブドウ球菌に効果を示すものを第一選択とする〔アモキシシリン・クラブラン酸（オーグメンチン），スルタミシリン（ユナシン®），セファレキシン（ケフレックス®など），セファクロル（ケフラール®など）〕[25]。感受性試験の結果も参考にする。

ABM のプロトコルにおいては，抗菌薬の使用期間は 10～14 日とされている[2]。日本での抗菌薬の使用期間は通常 5～7 日程度であるが明確な基準はない。医療従事者の判断で使用する。

4) 症状への対処

(1) 鎮痛薬

鎮痛薬で痛みが軽減すれば，射乳反射が起こりやすくなる。非ステロイド系抗炎症薬（NSAIDs：ロキソプロフェン，イブプロフェン），アセトアミノフェンなどが使用される。

(2) 休息

児が頻繁に飲めるように，一緒に休息する。就業している母親は，できれば休みをとる。母親が十分に休息をとると同時に，児に頻繁に授乳できるように，仕事や家事・育児の調整を行うことが重要である。

(3) その他

授乳直前の温湿布は射乳を促し，授乳と授乳の間の冷湿布は痛みの軽減に役立つ。ただし温めたほうがよいか冷やしたほうがよいかは，母親が心地よいと感じるほうを選ぶことを勧める。また，水分や食事を十分にとることも大切である。

29 乳腺炎・乳管閉塞・乳管狭窄の予防・治療 | 389

5）搾乳器の使用を最小限にする

　　機械式の搾乳器は乳児が吸啜する方法とは異なり，また乳児の口腔と母親の乳房の間の細菌交換の機会を提供しないため，ディスバイオーシスの原因となる可能性がある。また，不適切なカップのサイズや高すぎる吸引圧，母親が過度に搾乳した場合は乳房組織に損傷が起こる恐れがある[2]。

6）ニップルシールドの使用は推奨しない

　　ニップルシールドは生理的な授乳ではなく，児の吸啜および乳房への刺激が不十分になる可能性がある[2]。

❷ 病態ごとの対処と治療

1）乳房緊満（第6章15 **I**，203頁参照）

　　産後早期に起こる乳房緊満の予防としては，母親と児の肌と肌との接触を確実に行い，乳児が自分で吸着できるよう，そして母親がいつでも児の欲求に応じて授乳できるよう（応答的授乳）支援することが効果的である。病的乳房緊満が起こり児がまったく吸着できない場合は，母親が手を使って搾乳し，スプーンやカップで飲ませる。乳輪部の浮腫が強く，児の吸着も搾乳も困難な場合は，乳輪部の浮腫を軽減させるためにリバース・プレッシャー・ソフトニング（乳輪に指頭か指腹を当てて，胸壁に向かってしばらく圧迫する方法）を行うとよい[26]。冷罨法は痛みの軽減に役立つが，実施する場合は約20分間冷罨法を行った後少なくとも20分間は冷罨法をしない。優しいマッサージ，抗炎症薬が有効である[14]。ABMでは間質性浮腫を軽減するためにリンパドレナージ（**図15-2**，206頁参照）が提案されている[2]。

　　非ステロイド性抗炎症薬（NSAIDs：ロキソプロフェン，イブプロフェンなど），アセトアミノフェンは鎮痛効果があり症状を軽減させる。

2）乳管閉塞または狭窄

　　乳管閉塞（または狭窄）に対するケア・治療は児が効果的に吸啜すること，そして対症療法（冷罨法，消炎鎮痛薬）である。乳房をしごいたり激しくマッサージしたりすることによって「詰まり」や沈殿物を押し出そうとする試みは効果がなく，組織の損傷につながることがある。主な対症療法を以下に示す[27]。

- 乳児（児）の空腹の合図（児の欲しがるサイン）に合わせて，頻回に授乳を続ける
- 排乳を促すため，患側の乳房から授乳を開始する
- 乳管が詰まるのを防ぐ（シートベルトやブラジャーの圧迫を避ける）
- 授乳前および授乳中に患部の乳房をマッサージし（母親自身で痛くないようにやさしく乳頭に向かってなでおろすようにマッサージする），母乳の流れを刺激する
- 手をカップの形にして乳房を下から支え，乳房の周囲から親指を使ってマッサージし，児が哺乳している間に母乳の流れを促す
- ぬるま湯を張った洗面器，あるいは入浴中に患部の乳房を浸し，（母親自身で）やさしくマッサージする
- 授乳中に児のポジションを変え，乳房内のすべての乳管および乳管腔内の母乳の排出

390　第10章　母乳育児のよくある心配事への支援

を確保する。少なくとも1つのポジションは，児の鼻（または下顎）が詰まった乳管のある場所に向くようにする

- アンダーワイヤーブラジャーや，ベビーキャリアのストラップなどで，乳房を締め付けないようにする。締め付ける衣類は避ける

なお，頻回な授乳や搾乳によって症状が軽快することもあるが，児が欲しがる以上に頻繁に授乳を行ったり，飲んだ後で搾乳したりすると母乳産生が過剰となり，炎症と乳管狭窄症状を悪化させることがある。授乳回数は児が欲しがる程度の生理的範囲に抑え，炎症を抑えるケア・治療を行う[2]。

3）白斑

乳頭の損傷や乳管のさらなる狭窄を起こすため，白斑の剝離は行わない。中力価のステロイドクリームの塗布により表面の炎症を抑えることができる。児に授乳する前に拭き取ればよい[2]。

4）炎症性乳腺炎

冷罨法や非ステロイド性抗炎症薬（NSAIDs）は症状を緩和する。アセトアミノフェン，イブプロフェン，ロキソプロフェンなどが使用できる。温水シャワーによる症状緩和はランダム化比較試験で乳腺炎の転帰は改善しなかったが，症状が楽になる場合もある。ヒマワリまたは大豆のレシチンを1日10〜15g摂取することも提案されているが，十分に検証されていない[2]。

わが国では乳汁のうっ滞に対して乳房マッサージを勧められることが一般的であり，母親もそれを望むことが多い。乳房マッサージはシステマティックレビューにおいて，痛みの軽減効果が認められている[28]。しかしその治療的な効果は明らかではない。その理由として乳房マッサージの方法が統一されていないこと，乳房マッサージを実施するために一定の訓練が必要であり結果の再現が難しいことが挙げられる[29]。また，熟練していない者が行うことによって逆に炎症症状が増強することがしばしばあるため慎重に対応する必要がある（第3章5 Column，65頁）。

5）細菌性乳腺炎，急性化膿性乳腺炎

抗菌薬の処方が必要である。母乳分泌期の乳腺炎によくみられる細菌としては，ブドウ球菌（黄色ブドウ球菌，表皮ブドウ球菌など）およびレンサ球菌が挙げられる。なお，乳汁中には真菌はほとんど認められないと報告されている[30, 31]。

授乳することは通常，炎症や感染の治癒を促進し，児に害を与えることはない[32]。

細菌性乳腺炎は乳房の特定部位に蜂窩織炎（悪化した紅斑と硬結）を起こし，乳腺葉ごとに区切られている乳房区域を越えて広がることがある。なお，血液データである白血球やCRPは必ずしも上昇しないことがあるため，臨床所見においてアセスメントおよび診断することが必要である。

6）蜂窩織炎

過度な深部マッサージにより，浮腫の悪化や微小血管の損傷が助長され蜂窩織炎を招く恐れがある[19]。乳房の蜂窩織炎の場合，完全に治癒するまで長期間の抗菌薬が必要であるが，症例ごとに検討する必要がある。蜂窩織炎は膿瘍に発展する恐れがあるため，

患者の経過を注意深く観察し，完全に治癒するまで診察と画像診断を一定の間隔を置いて行うことが望ましい[2]。

7）乳房膿瘍

膿瘍の場合は病巣コントロールのために排膿が必要である。第一選択としては穿刺吸引で，膿の培養と感受性検査が推奨される。小さな膿瘍（3 cm 未満）の場合，推奨される治療の第一選択は細針吸引で，単回または繰り返し，できれば超音波ガイド下で行う。小さな膿瘍であれば超音波ガイドのない経皮的吸引も可能である。3 cm 以上の膿瘍に対しては，経皮的吸引カテーテルを 3〜7 日間留置する。カテーテルは排膿に効果的で合併症が少ない。ペニシリン耐性ブドウ球菌に有効な経口抗菌薬を吸引と併用する。抗菌薬の服用期間は 10〜14 日とされるが，症状に応じて使用する。膿瘍が大きい場合は，切開してドレーンを留置して排膿を促し，さらに手作業で膿や乳汁を排出させる。ドレーンに陰圧をかけると乳腺細胞を刺激して乳汁分泌が増加してしまうため，圧をかけずに自然落下とする。

切開部は 1〜2 週間で内側から肉芽が形成され治癒する[33]。膿瘍が軽快した後も周辺組織が硬化し，母親はしこりを感じることがあるが，治るまで数週間かかること，治癒過程の変化であることを説明する。なお，治癒を確認するまで定期的な経過観察と画像診断を続ける必要がある。

8）母乳分泌過多

母乳分泌過多は乳腺炎の重要な要因である。詳細は第 10 章 27，361 頁を参照。

9）反復性乳腺炎

反復性乳腺炎においては診察・乳汁培養を行って方針を決定する。コアグラーゼ陰性ブドウ球菌（CoNS）などの日和見菌も想定する[34]。MRSA や耐性 CoNS は，急性乳腺炎に使用される一般的な抗菌薬には反応しないことがある。フォローアップを行い，細菌性乳腺炎が確実に治癒していることを確認する。また授乳/搾乳方法を見直し，乳腺炎の潜在的な危険因子（たとえば過度なマッサージ，不必要な搾乳など）について評価する。

10）亜急性乳腺炎[2]

乳汁培養では優勢な菌が増殖しないことがある。治療については病歴と亜急性乳腺炎の診断に基づいて個別に行う。マクロライド系抗菌薬は有効と思われるが，さらなる検証が必要である。また，プロバイオティクスの有効性についても研究されている。

11）直接授乳を続けることの安全性

乳腺炎や乳房膿瘍のとき，直接授乳を続けることは，母親自身の回復のためにも乳児の健康のためにも重要である。直接授乳をやめることは母親の回復に役立たないだけではなく，状況を悪くするリスクがある。さらに，母親が気持ちのうえで準備できないまま授乳をやめてしまうと，かなりの心理的ストレスを経験し，うつ症状を発症するリスクがある。

保健医療従事者のなかには，児への感染の可能性を心配し，特に乳汁に膿が混ざっているときには，搾乳し母乳を捨てるように勧める人も少なくない。しかし WHO では乳

腺炎において患側からも授乳を継続し，児に有害事象がなかったという報告をしている[21]。

　乳腺炎または乳房膿瘍の母親の母乳で育っている児が，ブドウ球菌性熱傷様皮膚症候群（SSSS）になったという報告が何例かある。しかし，これらのケースでは，児または母親のどちらがそもそもの感染源であるのか，また，直接授乳を通じて感染したのか，単に濃厚接触したから感染したのかは明らかではない[35]。

　また，乳房膿瘍の母親から児にB群レンサ球菌（GBS）の感染が証明された数少ない報告もみられる。さらに遅発性GBS感染症を繰り返した児の母親の母乳に，児の咽頭と同じGBSが検出される場合もあるが，児がGBS感染症を発症しても，感染源が母親の皮膚や腟なのか母乳なのか，あるいは感染した児から母乳中に菌が移行したのか，確定することは困難である。また母乳中にはGBS特異抗体も存在するため，母乳を中止することでデメリットも生じる。このため，児が侵襲性GBS感染症になった場合は，母乳継続のメリットとデメリットを医師とよく相談する必要がある[36]。

　以上のように，乳腺炎や膿瘍の際に直接授乳をすることによって児が感染したケースは報告数が少なく，ほとんどにおいては良好な結果が得られている。授乳を中止した場合に乳児に明らかな不利益があるということを考慮すると，授乳の中止は一般的な方針として正当化できないとWHOは述べている[21]。保健医療従事者は母親に十分に情報を提供していくべきである。

　一方，児に対しては，どんな感染徴候も見逃してはならない。また，乳腺炎がブドウ球菌やレンサ球菌が原因であることがわかったら，児に対しても同時に抗菌薬治療をすることを考慮する。

Ⅴ　乳腺炎のフォローアップと予防

　出生直後から母乳育児が適切になされていれば，乳汁のうっ滞を起こすような状況を避けることができる。さらに，乳房緊満，乳管閉塞（狭窄），乳頭の痛みといった，早期の徴候が迅速に解決されれば，乳腺炎も乳房膿瘍もほとんどは予防可能である[37]。

　乳腺炎が発症したときは，適切な対処・治療によって，典型的な臨床症状は迅速かつ劇的に改善する。抗菌薬を含む適切な治療にかかわらず，数日しても症状が改善されない場合は，さらに鑑別診断が必要になる。耐性菌，膿瘍形成，潜在性の腫瘤，炎症性乳癌または乳管癌などを想定してさらに検査が必要になる[3]。母乳育児を継続する，しないにかかわらず，完治するまでフォローアップする。

　症状が起こったときに，母親自身がセルフケアできるようにあらかじめ対処法を伝えておくことは，重症化を防ぐ要因となる。保健医療従事者は乳房の解剖や生理を理解し，児の欲しがるサインに合わせた授乳（応答的授乳）を基本として適切な診断・治療・ケアを行うことが大切である。

（所　恭子）

※本書第2版の執筆者・涌谷桐子氏の許可を得て改変

参考文献

1) 涌谷桐子（訳）（2010）．ABM 臨床指針第 4 号 乳腺炎．2014 年改訂版（2014 年 11 月 10 日本語翻訳）．
https://jalc-net.jp/wp/wp-content/uploads/2024/10/ABM_4_2014.pdf（2024/11/13 アクセス）

2) ABM プロトコル第 36 号：乳腺炎スペクトラム 2022 改訂版
https://jalc-net.jp/dl/ABM_36_2022.pdf（2024/9/9 アクセス）

3) WHO（2000）. Epidemiology. Mastitis—Causes and Management. p1
http://apps.who.int/iris/bitstream/handle/10665/66230/WHO_FCH_CAH_00.13_eng.pdf.jsessionid=5AEC-5C9CBFBBC8CBE305B61C0D5EF751?sequence=1（2024/8/20 アクセス）

4) Wilson E., et al.(2020). Incidence of and Risk Factors for Lactational Mastitis：A Systematic Review. J Hum Lact. 36(4)：673-686.

5) Lawrence R.A., et al.(2022). Mastitis. In：Breastfeeding, 9th ed（EBOOK）. p585. Elsevier.

6) Wambach K., et al（2021）. Breast Related Problems, mastitis. Breastfeeding and Human Lactation, 6th Ed. p285. Jones & Bartlett Learning.

7) 日本助産師会（2020）．乳腺炎．乳腺炎ケアガイドライン 2020．pp28-29. 日本助産師会出版．

8) Lawrence R.A., et al.(2022). Breastfeeding, 9th ed（EBOOK）, p583. Elsevier.

9) Douglas P.(2022). Re-thinking benign inflammation of the lactating breast：A mechanobiological model. Womens Health（Lond）, 18：17455065221075907.

10) Douglas P.(2022). Re-thinking benign inflammation of the lactating breast：Classification, prevention, and management. Womens Health（Lond）, 18：17455057221091349.

11) Jiménez E., et al.(2017). Mammary candidiasis：A medical condition without scientific evidence? PLoS One, 12(7)：e0181071.

12) 福田英輝（2024）．バイオフィルム．e-ヘルスネット．
https://www.e-healthnet.mhlw.go.jp/information/dictionary/teeth/yh-023.html#:~:text=（2024/8/20 アクセス）

13) Dagla M., et al.(2021). Do Maternal Stress and Depressive Symptoms in Perinatal Period Predict the Lactation Mastitis Occurrence? A Retrospective Longitudinal Study in Greek Women. Diagnostics（Basel）, 11(9)：1524.

14) Wambach K., et al(2021). 前掲書 6), pp256-257.

15) Kroeger M., et al(2010). Fluid overload and possible effects on breastfeeding. In：Impact of Birthing Practices on Breastfeeding 2nd ed. pp87-88. Jones & Bartlett Learning.

16) Kujawa-Myles S., et al.(2015). Maternal intravenous fluids and postpartum breast changes：a pilot observational study. International Breastfeeding Journal, 10(1)：1-9.

17) O'Hara M. A.（2012）. Abstracts from The Academy of Breastfeeding Medicine 17th Annual International Meeting. Chicago, Illinois 1. BLEB HISTOLOGY REVEALS INFLAMMATORY INFILTRATE THAT REGRESSES WITH TOPICAL STEROIDS；A CASE SERIES. Breastfeed Medicine. 7(S1)：1-17.

18) MSD 株式会社（2021）．蜂窩織炎．MSD マニュアルプロフェッショナル版．
https://www.msdmanuals.com/ja-jp/professional/14-皮膚疾患/皮膚細菌感染症/蜂窩織炎（2024/8/20 アクセス）

19) Johnson H. M., et al.(2020). Lactational phlegmon：A distinct clinical entity affecting breastfeeding women within the mastitis-abscess spectrum. The Breast Journal, 26(2)：149-154.

20) Amir L. H., et al.(2004). Incidence of breast abscess in lactating women：report from an Australian cohort.. BJOG, 111(12)：1378-1381.

21) WHO（2000）. Safety of continuing to breastfeed. Mastitis—Causes and Management. p25.
http://apps.who.int/iris/bitstream/10665/66230/1/WHO_FCH_CAH_00.13_eng.pdf（2024/8/20 アクセス）

22) Johnson H. M., et al.(2020). ABM Clinical Protocol #32：Management of Hyperlactation. Breastfeed Med, 15(3)：129-134.

23) McGuire M., et al.(2017). Subacute and subclinical mastitis. In：Prebiotics and Probiotics in Human Milk, pp406-407. Academic Press.

24) WHO（2000）. Antibiotic therapy. Mastitis—Causes and Management. p22.
http://apps.who.int/iris/bitstream/10665/66230/1/WHO_FCH_CAH_00.13_eng.pdf（2024/9/18 アクセス）

25) 日本ラクテーション・コンサルタント協会（編集）（2015）．抗菌薬による治療．母乳育児支援スタンダード第 2 版．p285. 医学書院．

26) Cotterman K. J.(2004). Reverse pressure softening：A simple tool to prepare areola for easier latching during engorgement. Journal of Human Lactation, 20(2)：227-237.

27) Wambach K., et al.（2021）. 前掲書 6), p283.

28) Witt A. M., et al.(2016). Therapeutic Breast Massage in Lactation for the Management of Engorgement, Plugged Ducts, and Mastitis. Journal of Human Lactation, 32(1)：123-131.

29) Anderson L., et al.(2019). Effectiveness of breast massage for the treatment of women with breastfeeding

problems：a systematic review. JBI Database System Rev Implement Rep, 17(8)：1668-1694.
30）Jiménez E., et al.(2017). Mammary candidiasis：A medical condition without scientific evidence?. PLoS One, 12(7)：e0181071.
31）Betts R. C., et al.(2021). It's Not Yeast：Retrospective Cohort Study of Lactating Women with Persistent Nipple and Breast Pain. Breastfeed Med, 16(4)：318-324.
32）Wambach K., et al(2021). 前掲書6），p284.
33）Wambach K., et al(2021). 前掲書6），p288.
34）Arroyo R., et al.(2010). Treatment of infectious mastitis during lactation：antibiotics versus oral administration of Lactobacilli isolated from breast milk. Clin Infect Dis, 50(12)：1551-1558.
35）Granado M. C., et al.(2021). Staphylococcal Scalded Skin Syndrome in a Breastfed Newborn：A Case Report. Int J Clin Pediatr. 10(2-3)：53-56.
36）滝元宏（2023）. GBSと母乳. JALC主催 第18回医師のための母乳育児支援セミナーテキスト，pp88-91.
37）WHO（2000). Prevention. Mastitis Causes and Management, pp17-20.
https://iris.who.int/bitstream/handle/10665/66230/WHO_FCH_CAH_00.13_eng.pdf?sequence=1.

30 | 母乳育児中の母親の食事

I 食事の支援での留意点

　現代社会では，真偽の不確かな多数の情報がSNSやインターネットから入ってくる。授乳中の母親のなかにはそのような情報に影響を受ける場合もあり，授乳中の母親を支援するにあたって，食事と母乳の成分の関連について科学的根拠に基づいた適切な情報を把握しておくことは重要である。基本的な考え方として，母乳の成分は食事だけではなく，母親の体内の蓄積からも影響を受ける[1]。「質のよい母乳」という言葉を見聞きすることがあるが，乳汁の質「乳質」とは，母乳の成分を示すものではなく，牛乳の栄養成分と衛生面（細菌数や残留薬物など）の管理のために酪農業界で使用されている用語である。このような用語を用いて授乳中の母親を不安にさせたり，特定の方法に誘導したり，ということがないように留意する必要がある。

II 各栄養素と母親の食事摂取の影響

❶ エネルギー

　日本人の食事摂取基準（2020年版）[2]によると，母乳育児に必要なエネルギー付加量は，1日の母乳分泌量を780 mLとして算定されており，517 kcal/日となる。ここから産後の体重減少分のエネルギー量173 kcalを減じた，344≒350 kcal/日が，授乳中の付加量として設定されている。母体のエネルギー摂取量が授乳中の必要量を下回っても母乳の産生量は低下せず，エネルギー摂取量が1,500 kcal/日未満が持続するなどの極端な場合を除き，母乳の分泌量や乳児の発育に影響を与えることはないとされている[3]。「母乳が出るようにたくさん食べなさい」と言われることがあるが，過剰にエネルギーを摂取しても母乳産生量は増えない[1]。乳汁分泌が十分に確立されると，母乳の産生量は児の摂取量に規定される。

❷ 水分

　オキシトシンの影響で授乳中の母親は喉の渇きを感じやすくなる。水分の摂取量を必要以上に増やしても母乳の量が増えることを支持する十分な根拠はない[4]。逆に母親の

396　第10章　母乳育児のよくある心配事への支援

水分摂取が制限されると，母乳ではなくまず尿量が減少する[1]。

③ 脂質

　乳房のトラブルが母親の食事，特に脂肪の多い食品の摂取と関係があるかのような情報を見聞きすることがある。日本で行われた調査では「乳腺炎関連症状あり群」のほうが「油を多く含む食品」の摂取が有意に低く[5]，食事内容に気を配っている様子がうかがえるが，食事と乳房トラブルの関連を支持する研究は見当たらない。そのため，日本助産師会・日本助産学会は，『乳腺炎ケアガイドライン2020』においても，授乳中の女性に乳腺炎の発症予防を目的とした脂肪摂取の制限は勧めないことを提案する，としている[6]。母乳中の脂肪含有量は，前乳と後乳，授乳回数，乳児の月齢，在胎期間，母親の分娩回数などにより変動するとされているが[7]，母親の食事中の脂肪含有量との関連はないとされている[8-10]。一方，母親のBMIと母乳中の脂肪含有量の関連が示唆されている[11, 12]。

　母親の食事の脂肪酸組成は母乳のなかの脂肪酸組成に反映される[13]。魚の摂取量と母乳中のドコサヘキサエン酸（DHA）の含有量が比例すると報告されており[14]，FDA（米国食品医薬品局）は2019年に改訂したガイドライン[15]で，授乳期には週2食以上の魚（8〜12オンス：227〜340 g）を推奨している。日本人では母乳栄養児の血清DHAが人工栄養児と比較して有意に高かった，と報告されている[16]。

④ 糖

　母乳の中の主要な炭水化物である乳糖は，母親の食事の影響を受けず，約70 g/L含まれる。乳糖は母乳の産生量の規定因子であり，利用可能な乳糖によって乳量が決まる[17]。甘いものを食べても母乳中の糖分量は変化しない。

⑤ 蛋白質とアレルギーについて

　母親の栄養状態と母乳中の蛋白質濃度には関連がない[1, 13]。動物性食品をまったくとらない完全菜食主義者の女性の母乳にも，動物性食品にしか含まれないタウリンが含まれている[18]。授乳中の女性が特定の蛋白質を制限しても児のアレルギー疾患を予防することはできない。児が食物アレルギーと診断された場合も，母親の食物除去を行う必要があるかどうかは専門家の判断が必要である（第11章35，442頁を参照）。

⑥ ミネラル，微量元素

　母乳中のリン，マグネシウム，亜鉛，銅，鉄，クロム，ヒ素，カドミウム，アルミニウムは母親の食事からの摂取量と関連がなく一定である[1, 13]。母親が鉄剤を内服しても母乳中の鉄濃度は増加しない。ミネラルのなかではナトリウムの濃度が最も変動が大きいが，食事の影響は受けない。母乳中のヨウ素は食事内容によって異なり，欠乏地域では授乳期の母親への補給が勧められている[19]。

❼ カルシウム

カルシウムは授乳中の付加量として 500 mg が設定されていたが，母乳中のカルシウムの多くが骨から動員されるため，2005 年版以降の「日本人の食物摂取基準」からは付加が削除された[2]。授乳により骨密度は減少するが，授乳終了後，授乳婦は非授乳婦に比べて腰椎の骨量が有意に増加する[20]。妊娠前の骨密度が正常で，カルシウム摂取量が日本人の推奨量（650 mg/日）を満たしている場合，母乳育児は骨粗鬆症のリスクとは考えられていない[21]。日本人若年女性ではやせの割合が高く，すべての年代でカルシウム摂取量は推奨量を大きく下回っており[22]，生涯にわたって積極的なカルシウムの摂取を心がける必要がある。

❽ ビタミン

1）水溶性ビタミン

母親が体内に蓄積することのできない水溶性のビタミン（B，C 群，葉酸）は，母親の摂取量と母乳中の含有量との関連が示されている[13, 23]。栄養状態のよい母親では補充しても母乳中の濃度は変わらない。菜食主義者では，血中および母乳中のビタミン B_{12} は有意に低いため，補充が推奨されている[24]。

2）脂溶性ビタミン

脂溶性化合物，ビタミン（A，D，K，E）は一般に脂肪を介して乳汁中に輸送されるため，食事による影響を受けにくい。児が脂肪含有量の多い後乳を摂取できるよう，授乳時間に制限を設けないことが重要である。日本人の経年的なビタミン D の栄養状態の低下により，母乳中のビタミン D 濃度も低下している[25]。ビタミン D は外出時間や紫外線量との相関があり，母子ともに日光に十分当たることも重要である。欧米では母乳栄養児へのビタミン D の補充（400 IU/日）が推奨され[26, 27]，授乳中の母親へのビタミン D の補充（6,400 IU/日）も考慮される[27]。

授乳中の食事については，「しっかり食べる必要はあるが，毎日完璧でなくてもよい」といえるだろう。もともとの食習慣が極端な場合ややせの女性（BMI 18.5 未満），妊娠中の体重増加不良，授乳中の急激な体重減少，経済的困窮，多胎児を授乳中の母親などでは，個々の食事摂取状況に注意を払う必要がある。授乳中の女性が誤った情報に振り回されず，妊娠・授乳を通して食の大切さ，楽しさを考える機会となることが望ましく，適切な情報や支援が誰でも得られる社会の仕組みが重要である。

（田中 奈美）

参考文献

1) Lawrence R. A.(2022). Maternal Nutrition and Supplements for Mother and Infant. In Lawrence RA, Lawrence RM（eds）. Breastfeeding；A Guide for the Medical Profession, 9th ed, pp247-277. ELSEVIER.
2) 厚生労働省（2020）．「日本人の食事摂取基準」2020 年版．
https://www.mhlw.go.jp/stf/seisakunitsuite/bunya/kenkou_iryou/kenkou_eiyou/syokuji_kijyun.html（2023/11/30 アクセス）

3) Prentice A. M., et al. (1988). Energy costs of lactation. Annu Rev Nutr, 8：63-79.

4) Ndikom C. M., et al. (2014). Extra fluids for breastfeeding mothers for increasing milk production. Cochrane Database Syst Rev, 2014(6)：CD008758.
http://doi:10.1002/14651858.CD008758.pub2.

5) 篠原久枝他 (2011)．宮崎県における授乳婦の授乳トラブル発症状況と食事摂取意識に関する研究．日本母乳哺育学会雑誌，5(2)：68-78.

6) 日本助産師会，日本助産学会（編）(2022)．乳腺炎ケアガイドライン2020 第2版．
https://www.midwife.or.jp/user/media/midwife/page/guilde-line/tab01/nyusenen_guideline_2020_2.pdf（2024/10/21 アクセス）

7) Lawrence R. A. (2022). Biochemistry of Human Milk. In：Lawrence R. A., et al. (eds). Breastfeeding；A Guide for the medical Profession, 9th ed, pp93-144. ELSEVIER.

8) Potter J. M., et al. (1976). The effects of dietary fatty acids and cholesterol on the milk lipids of lactating women and the plasma cholesterol of breast-fed infants. Am J Clin Nutr, 29(1)：54-60.
http://doi:10.1093/ajcn/29.1.54.

9) Lammi-Keefe C. J., et al. (1984). Lipids in human milk：a review 2：composition and fat-soluble vitamins. J Pediatr Gastroenterol Nutr, 3(2)：172-198.
http://doi:10.1097/00005176-198403000-00004.

10) Jensen R. G. (1989). The Lipids of Human Milk. CRC Press.

11) Daniel A., et al. (2021). Maternal BMI is positively associated with human milk fat：a systematic review and meta-regression analysis. Am J Clin Nutr, 113(4)：1009-1022.

12) Bzikowska A., et al. (2018). Correlation between human milk composition and maternal nutritional status. Rocz Panstw Zakl Hig, 69(4)：363-367.

13) Keikha M., et al. (2017). Macro- and Micronutrients of Human Milk Composition：Are They Related to Maternal Diet? A Comprehensive Systematic Review. Breastfeeding Medicine, 12(9)：517-527.

14) Brenna J. T., et al. (2007). Docosahexaenoic and arachidonic acid concentrations in human breast milk worldwide：Am J Clin Nutr, 85(6)：1457-1464.

15) US Food and Drug Administration (2019). Advice About Eating Fish.
https://www.fda.gov/food/consumers/advice-about-eating-fish.

16) Kasamatsu A., et al. (2023). Impact of Maternal Fish Consumption on Serum Docosahexaenoic Acid (DHA) Levels in Breastfed Infants：A Cross-Sectional Study of a Randomized Clinical Trial in Japan. Nutrients, 15(20)：4338.

17) Dewey K. G., et al. (1991). Maternal vs infant factors related to breast milk intake and residual milk volume：the DARLING study. Pediatrics, 87(6)：829-837.

18) Rassin D. K., et al. (1978). Taurine and other free amino acids in milk of man and other mammals. Early Hum Dev, 2(1)：1-13.

19) Nazeri P., et al. (2014). Iodine nutrition status in lactating mothers residing in countries with mandatory and voluntary iodine fortification programs：an updated systematic review. Thyroid, 25(6)：611-620.

20) Kalkwarf H. J., et al. (1995). Bone mineral loss during lactation and recovery after weaning. Obstet Gynecol, 86(1)：26-32.

21) Chowdhury R., et al. (2015). Breastfeeding and maternal health outcomes：a systematic review and meta-analysis. Acta Paediatrica, 104(467)：96-113.

22) 厚生労働省 (2020)．令和元年国民栄養・健康調査の結果の概要．
https://www.mhlw.go.jp/content/10900000/000687163.pdf（2023/11/29 アクセス）

23) Keikha M., et al. (2021). Nutritional supplements and mother's milk composition：a systematic review of interventional studies. Int Breastfeed J, 16(1)：1.

24) Pawlak R., et al. (2014). The prevalence of cobalamin deficiency among vegetarians assessed by serum vitamin B12：A review of literature. Eur J Clin Nutr, 68(5)：541-548.
http://www.nature.com/articles/ejcn201446

25) Nojiri K., et al. (2021). Cohort profile：Japanese human milk study, a prospective birth cohort：baseline data for lactating women, infants and human milk macronutrients. BMJ Open, 11(12)：e055028.

26) Wagner C. L., et al.；American Academy of Pediatrics Section on Breastfeeding；American Academy of Pediatrics Committee on Nutrition. (2008). Prevention of rickets and vitamin D deficiency in infants, children, and adolescents. Pediatrics, 122(5)：1142-1152.

27) Taylor S. N. (2018). ABM Clinical Protocol #29：Iron, Zinc, and Vitamin D Supplementation During Breastfeeding. Breastfeed Med, 13(6)：398-404. doi：10.1089/bfm.2018.29095.snt.

31 新生児・乳幼児の睡眠

I 睡眠パターン

　新生児は昼夜問わず頻回に哺乳を必要とし，乳幼児期の授乳と睡眠は両親にとって最大の関心事の1つである。新しく赤ちゃんを迎えた両親の5人に1人が最初の数か月において児が過度に泣くことがあると報告し[1]，生後6〜18か月の乳幼児の10〜46%になんらかの睡眠への影響（入眠困難，頻回の夜間覚醒や長時間の夜間覚醒など）を示すとの横断的研究もある[2]。また子どもの睡眠障害が養育者のメンタルヘルスの悪化，うつ状態を誘導することも知られており[3, 4]，すでに子育て経験のある家庭においても，新たに赤ちゃんを迎えるにはときに工夫が必要である[4]。

❶ 睡眠の調節（成人）

　ヒトは体動や心拍数に約24時間のリズム（概日リズム，サーカディアン・リズム）をもつ。睡眠の調節はおおよそ24時間のリズムで変動する概日過程と，事前の睡眠・覚醒量に依存する恒常性維持過程との相互作用によって行われている[2]。これらは互いに独立しながら相互に作用して覚醒と睡眠を制御する。概日リズムの位相を知るマーカーとしてメラトニン，コルチゾール，深部体温などがある。

　就寝時にはメラトニンの分泌と高い睡眠欲求の調節により睡眠傾向が促進される。睡眠誘導物質であるメラトニンは松果体で合成・分泌され，視床下部にある視交叉上核（suprachiasmatic nucleus：SCN）のメラトニン受容体（MT1，MT2受容体）に結合して，概日リズムの同調を助ける。MT1受容体は恒常性維持機構（催眠作用），MT2受容体は体内時計機構（概日リズム調整作用）にそれぞれ関与する[2]。適切な夜間睡眠と日中の覚醒状態のためには上記の概日過程と恒常性維持過程の相乗作用が不可欠であり，同調されないと睡眠の質と持続時間低下につながる。

　睡眠は大きくレム睡眠とノンレム睡眠に区別され，さらにノンレム睡眠は深度に応じて浅いほうからstage 1〜4に分類され，stage 3・4は深睡眠と呼ばれる[5]。レム睡眠は急速眼球運動（rapid eye movement：REM）が特徴的な睡眠段階で，脳波は覚醒時に近い。睡眠の前半には深睡眠が集中して出現し，後半になるほどstage 1・2やレム睡眠が優勢となる[5]。

❷ 胎児期のサーカディアン・リズムと睡眠の発達

　早い例では妊娠22週ですでに心拍数に概日リズムが観察される胎児もいる[6, 7]。胎児の概日リズムは母体が胎盤を経由して伝えるホルモンや栄養などの液性因子のサーカディアン信号に依存している。特に夜間母体から分泌されるメラトニンが胎盤を通じて胎児の視交叉上核（SCN）に到達し，そのメラトニン受容体に結合し，生物時計の働きを調節する[6, 7]。

❸ 新生児・乳児期の睡眠の発達

　睡眠・覚醒のリズムの発達には母体と生後の保育環境が大きく影響する[4, 6, 7]。

　出生後，母体からのサーカディアン信号が途切れると胎児期の概日リズムはいったん消失し，代わりに約3～4時間周期のリズム（ウルトラジアン・リズム）が観察される[6, 7]。その後，新しい環境に適応しながら自らの概日リズムを形成する仕組みを急速に発達させ，生後3週間頃から睡眠と覚醒の時間帯が分かれはじめる。生後1か月の新生児期には，睡眠・ホルモン分泌にはウルトラジアン・リズムを，体動計で計測される行動量にはサーカディアン・リズムを認め，周期の異なるリズムが混在する[6, 7]。2か月目になると，覚醒と睡眠の時間帯はそれぞれ昼と夜に集中するようになり，3～4か月には昼夜の区別に同調した睡眠・覚醒の概日リズムを認め，夜の入眠時間がほぼ一定となる[6, 7]。

　この時期の生物時計の調整には，光刺激と母乳を通じて児が受け取る概日シグナルなどが重要な役割を果たす[2, 4, 6, 7]。ヒトは，在胎30週前後から光を感知することができ，出生時には昼夜の明暗環境を知覚し，視神経を介して視交叉上核（SCN）の生物時計の働きを調整する。母子が昼夜を問わず緊密に過ごし，昼寝の時間には必要以上に部屋を暗くしない，環境音を抑えすぎないなど，新生児期から昼夜の区別のある明暗環境を整えることは睡眠発達を促す[4, 6, 7]。さらに母親のメラトニンは母乳中にも移行し，概日リズムに即して母乳中のメラトニンを児が摂取すると児の夜間の睡眠が促進され，概日リズム形成に役立つ[2, 4, 6]。

　一方睡眠深度については，生後3か月頃までの児の睡眠は，まだ成人と同様の生理的特徴を備えた睡眠段階がみられない[5]。胎児・早産児の中枢神経はめまぐるしく成熟し，およそ2～4週ごとに生理的活動の特徴が脳波上識別できる。受胎後30週齢頃から徐々に睡眠周期が形成され，受胎後38週頃以降の正期産新生児においては入眠するとまず動睡眠（active sleep，小児・成人のレム睡眠に相当）が出現し，睡眠深度が深まると静睡眠（quiet sleep，小児・成人のノンレム睡眠 stage 1～4に相当）へ移行するようになる。実際には動睡眠や静睡眠のいずれの基準も満たさない，不定睡眠（indeterminate sleep）も受胎後34週くらいまでの児でみられ，不定睡眠は受胎後齢が早いほどその割合が多い[8]。そして生後3か月頃からは成人と同じ睡眠段階判定が可能となり，レム睡眠とノンレム睡眠が区別されるようになる[5]。

　赤ちゃんの通常の睡眠パターンを理解すると，児の生理に即したケアがしやすくなり，夜間授乳を含めた母乳育児の実践や親子双方の睡眠確保と健康につながる可能性がある。

表 31-1 乳児の睡眠の発達

生後最初の数週間	70%を睡眠に費やす，睡眠のタイミングは 1 日 24 時間を通して均等に分布し，明確なリズムはない
5 週齢頃には	ほぼ 25 時間周期の長日周期がサーカディアン・リズムとして出現する
15 週齢頃から	覚醒と睡眠の区別がよりはっきりしてくる
6～9 か月齢	夜を通して眠り始める子もいる 6 時間くらい持続した睡眠のことも
1 歳頃	平均 1 日総睡眠時間は 14 時間

〔Wong S. D., et al. (2022). Development of the circadian system in early life：maternal and environmental factors. Journal of Physiological Anthropology. 41：22 を参考に著者作成〕

❹ 新生児，乳幼児の通常の睡眠

新生児は 1 日 16～18 時間くらい眠り[7, 9]，生後最初の 1 年間に 1 日総睡眠時間は 14～15 時間前後まで減る[2, 9]（**表 31-1**）。新生児の胃容量は小さく[9, 10]頻回に哺乳する必要があるため，母乳育児中の新生児は通常 24 時間に 8～12 回哺乳し[4, 10]，2～3 時間ごとに哺乳のために起きる[9]。母乳育児中の母親は授乳のために頻繁に目覚めるが，一緒に寝ると夜間のケアが容易になり，児を観察するのに役立ち，授乳がしやすく，児もあまり泣かないので，親子双方がより短時間の覚醒で，より速く眠りに戻ることができる[11]。また母乳育児中の母親が児と一緒に寝るときには，C-position もしくは cuddle curl（添い寝体勢）として知られる，特徴的な睡眠姿勢をとることがわかっている。母親自身の身体を丸めて乳児の眠るスペースを確保することで，潜在的な生理学的危機から児を保護することにつながっている[11]。母親は短時間の覚醒を通して継続的に児を見守っているが，それが夜間の定期的な児の覚醒を促している[11]。そして，母乳を飲んでいるが 1 人で寝ている児と比較して，母乳を飲みベッドを共有している児は stage 3～4 相当の深い睡眠の時間が少なく，stage 1～2 相当のより浅い睡眠ステージの時間が長く，そのことにより素早く覚醒し，呼吸休止を早く終わらせることが促されている[11]。一方，睡眠の合計時間は同じであっても，乳児用調製乳で育てられている児は，母乳で育てられている児よりも早い時期に深く，1 回の睡眠時間が長い睡眠をするようになることが知られている[9]。乳児用調製乳を使用すること，あるいは児がまだ準備できていないときに，「夜間を通して眠る」ように奨励する「睡眠トレーニング」を行うことで，母乳育児を継続することが難しくなり[4, 9]，同様に，体温調節やホルモン産生のコントロール，生物学的リズムをコントロールする遺伝子などが発達する過程を経るより前に睡眠パターンを成熟させようとすることになる[9]。睡眠からの覚醒は，そのままでは致死的になるような心拍や呼吸の異常［これらが乳幼児突然死症候群（sudden infant death syndrome：SIDS）と関連するとされている］から児を守る重要なメカニズムだと考えられており，児の準備が整う前に長く深い睡眠をとるよう促すことは，児を SIDS の高リスクにさらすことになるかもしれない[9]。

Ⅱ 睡眠環境

　夜間に母子が近接して過ごすことは，母乳育児の開始，継続期間と母乳のみで育つことを促進する[12]。しかしながら，さまざまな国の医療機関および保健機関は睡眠関連の乳幼児死亡のリスク増加に対する懸念を引用しながらベッドの共有をしないことを推奨している[11, 13]。わが国でも米国小児科学会の提言（2016 年）[14]を参考に，日本周産期・新生児医学会から「母子同室実施の留意点」が 2019 年に作成され，そのなかで「（出産施設に入院中は）母子はベッドを共有しない」とする内容が盛り込まれた[15]。現在睡眠中の乳児の予期せぬ突然死の防止策としてベッドの共有を一律に禁止すべきかどうかや，乳児の安全な睡眠環境について世界中で研究と議論が継続中である[13]。

❶ SIDS・SUDI/SUID と安全な睡眠環境[13]

　SIDS は症例の詳細な検討や剖検によって死因を調査しても原因が解明されない乳児の突然死と定義され，SUDI（sudden unexpected death in infants）および SUID（sudden unexpected infant death）（ともに予期せぬ乳児の突然死）は，死因が特定できないものと最終的に特定できたものの両方を含むすべての予測不能な乳児死亡を包括的に表すものとして定義される。

　SIDS の発生については，うつぶせ寝，温めすぎ，柔らかすぎる寝具の使用，ソファやカウチでの睡眠，親の喫煙，ベッドの共有，人工栄養などのさまざまな要因の関与が示されているが，その病態生理はまだ明らかにされていない。

　SIDS 予防の取り組みとしては，1990 年代初めから米国をはじめとする各国で「Back to Sleep campaign（うつぶせ寝防止運動）」が行われ，その結果 SIDS は大きく減少した。しかし，いったん SIDS が減少した後も，多くの国では SUDI や SUID と呼ばれる睡眠中の乳児の予期せぬ突然死全体の発生にはあまり変化がない状況が続いている[11, 13, 16]。そのため近年諸外国では SIDS だけに焦点を当てるのではなく，睡眠中の乳児の予期せぬ突然死全体に対する防止策として安全な睡眠環境を整えるために「Safe to Sleep campaign」を展開している[11, 13, 17]。他方，英国では意図する・しないにかかわらずベッドの共有は起こりうるため，両親が安全なベッドの共有に関する教育を受ける「リスク最小化」の方針をとり，SIDS と SUDI の発生は過去 10 年の間に低下している[11, 13, 18]。米国小児科学会の提言（2022 年に更新）においても，多くの養育者は母乳育児の推進を含めたさまざまな理由から日常的なベッドの共有を理解し尊重するとし，「ベッドの共有を推奨しない」という基本方針の変更はないものの，「どのような状況でベッドの共有をするとリスクの大きさを増大させうるかを養育者と保健医療従事者が話し合うべき」と方針転換をしている[17]。そして多くの国では**表 31-2** のような項目を安全な睡眠環境として推奨している[11, 13-17]。

　「ベッドの共有」はその家族の文化や信条，物理的・経済的状況など多くの複合的要因からなる親の行動であり，簡単には変更できないことも多い[11, 13-17]。普段はベッドを

表31-2 推奨される安全な睡眠環境

安全な睡眠環境	安全なベッドの共有

・赤ちゃんをあおむけにして寝かせましょう
・親と一緒の部屋で親のベッドの近くに赤ちゃんを寝かせましょう
・ベッドに取り付けることができる赤ちゃん用のベッドの使用を検討しましょう（サイドカー型ベッド，日本であれば母の布団の隣にベビー布団を敷いて寝かせるなど）
・硬めで平らなマットレスを使用しましょう
・ベッドの端に赤ちゃんが挟まるような隙間を作らないようにしましょう
・ぬいぐるみ，枕，コード類などをベッドの中に置かないようにしましょう
・シーツや掛物が赤ちゃんの顔や頭にかからないようにしましょう
・厚着をさせないようにしましょう
・親や養育者はタバコを吸わないようにしましょう
・母親は妊娠中からタバコ，アルコール，薬物を摂取しないようにしましょう
・母乳で育てましょう
・寝かせるときにはおしゃぶりを使用しましょう*
  *おしゃぶりの使用についてはまだ十分なエビデンスがなく検討が必要
	赤ちゃんと一緒に眠ることを選択する場合には以下に気をつけましょう
	・硬めで平らなマットレスにあおむけで寝かせましょう
	・枕や掛物を赤ちゃんの近くに置かないようにしましょう
	・赤ちゃんをあおむけにして，お母さんの胸の位置に顔がくるように合わせましょう
	・お母さんの顔の横や，枕の位置に赤ちゃんの頭をもってきてはいけません
	・他のきょうだいやペットと一緒に眠らないようにしましょう
	・ソファやカウチで一緒に寝てはいけません
	・大人用のベッドに赤ちゃんを1人で寝かせてはいけません
	・赤ちゃんを守るような体位（Cの字を描くように赤ちゃんを囲む体位）が安全だと考えられています
	以下の場合には赤ちゃんと一緒に寝てはいけません
	・親や養育者が
	  ✓アルコールや薬物を摂取したとき
	  ✓眠くなる薬を飲んだとき
	  ✓喫煙者
	・赤ちゃんが，生まれたときに早産や低出生体重児だった場合

英国では，ユニセフUK，政府保健機関，Durham大学 "BASIS（Baby Sleep Info Source）" などが協力して親向けの教育を行っている[19-23]
〔中村和恵（2023）．母子同床・ベッドの共有と母乳育児. 日本母乳哺育学会雑誌. 17(1)：85より一部改変〕

　共有していない場合でも意図せずにベッドを共有してしまうことがあり，そうした「意図的しないベッドの共有」の際に乳児の突然死が生じる場合が多いことが報告されている[11, 13]。そのため，ベッドの共有の禁止のみを強調するのではなく，それぞれの家族の文化や習慣を尊重しながらもベッドの共有が危険になる状況について親や養育者に適切な情報を提供すべきだと考えられるようになった[11, 13]。

❷ ベッドの共有中の危険なリスク因子・環境

　生後1年までの乳児を対象とした，英国国立医療技術評価機構（NICE）のガイドラインでは，ベッドの共有自体はSIDSの原因ではないが，親はベッドを共有するときに，特有の危険について知らされるべきであるとしている[21]。そして，以下のような状況ではリスクが増えるとしている。ベッドやソファ・椅子で一緒に寝る，親が喫煙しているとき，また直前にアルコールを摂取している，薬物を使用している，児が低出生体重児

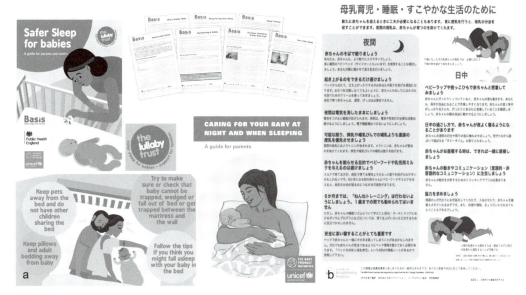

図 31-1 赤ちゃんが安全に眠る場所

〔a：NPO 法人日本ラクテーション・コンサルタント協会（訳）(2013)．英国ダラム大学 BASIS のインフォメーションシート．赤ちゃんが眠る場所／英国ユニセフ（2022）．CARING FOR YOUR BABY AT NIGHT AND WHEN SLEEPING：The Lullaby Trust-Safer sleep for babies：A guide for parents／b：NPO 法人日本ラクテーション・コンサルタント協会（訳）(2024)．母乳育児医学アカデミー（ABM）「親子にやさしい夜間/日中の過ごし方」家族向けハンドアウトより〕

や早産児である。

　また，英国ユニセフは「co-sleeping and SIDS」の専門家へのガイドのなかで，意図するしないにかかわらず，イングランドとウェールズでは 22% の児が一度は親とベッドを共有し，2017 年の英国では全出生の 0.03% の児が SIDS で死亡，SIDS で死亡した児の約半数はコットもしくはクーハンで寝ていたとしていて，残り半数は親と一緒に寝ていたが，これらの 90% の児ではほとんどが防ぎうる，危険な状況でベッドの共有をしていたと報告している[19]。イングランドとウェールズにおける全出生に対する SIDS リスクは 1/3,710 で，ソファでともに寝た場合，アルコールもしくは薬物摂取後一緒に寝た場合，常習的な喫煙者と一緒に寝た場合の SIDS のリスクはそれぞれ 1/203，1/203，1/919 にあがり，これらの危険な状況を排除すれば，ベッドの共有による潜在的な SIDS の死亡を 90% 近く減らせるとしている[19]。

❸ 赤ちゃんが眠る場所（図 31-1）

　英国ダラム大学 Baby Sleep Info Source（BASIS）は「赤ちゃんが眠る場所」について，赤ちゃん用のアラーム，体動モニターが SIDS を防ぐことを証明した科学的根拠なく，少なくとも生後 6 か月までは親と同じ部屋で赤ちゃんをベビーベッドに寝かせることをすすめており，親と一緒の部屋で眠っていた赤ちゃんは，親と別の部屋に眠っていた児と比べて原因不明の突然死が少なく，対してソファは SIDS による死亡が近年増えている唯一の睡眠環境だと述べられ，注意喚起をしている[20]。

英国ユニセフも「caring for your baby at night」というガイドのなかで，安全な睡眠環境とベッドを共有する場合の注意点を示している[22]。また，ベッドの共有中にも母乳で授乳すること（添え乳）も可能とし，安全で快適な体位姿勢を医療従事者と話し合うよう述べられ，また母親のパートナーに対して母親へのサポートの重要性が述べられている[22]。

　ABM（母乳育児医学アカデミー）は「ベッドの共有と母乳育児」と「親子にやさしい夜間/日中の過ごし方」家族向けハンドアウト[11, 24]を作成している。

　わが国には，親子の添い寝や川の字などの習慣があり，意図的かどうかにかかわらず，どの親子にとってもベッドを共有する可能性がある。わが国においても自国の文化的社会的背景を考慮しつつ，どのような状況が予期せぬ乳児の突然死と関連があるのか，安全な睡眠環境について親や養育者と医療従事者が話し合い，危険な状況を最小限に抑えることが望まれる。

（山本　和歌子）

参考文献

1) Douglas P. S., et al. (2013). Behavioral sleep interventions in the first six months of life do not improve outcomes for mothers or infants : a systematic review.. J Dev Behav Pediatr, 34(7) : 497-507.
2) Wong S. D., et al. (2022). Development of the circadian system in early life : maternal and environmental factors. Journal of Physiological Anthropology. 41(1) : 22.
3) 太田英伸（2021）．子どもと養育者の睡眠を最適化し両者のメンタルヘルスを改善する．日本新生児成育医学会雑誌，33(3)：57-59.
4) Zimmerman D., et al. (2023). ABM Clinical Protocol #37 : Physiological Infant Care-Managing Nighttime Breastfeeding in Young Infants.. Breastfeed Med, 18(3) : 159-168.
5) 北村真吾（2017）．子どもの眠りの生理的変化—新生児から小学生まで．チャイルドヘルス，20(10)：726-730.
6) 太田英伸他（2020）．胎児・新生児・乳児の睡眠発達と環境調整．With NEO，33(5)：676-682.
7) 太田英伸他（2017）．胎児・新生児・乳児の睡眠発達プロセス．小児内科，49(8)：1180-1187.
8) 奥村彰久他（編）（2008）．誰でも読める新生児脳波　新生児脳波の読みかた＆考えかた，pp5-30，診断と治療社.
9) NPO法人日本ラクテーション・コンサルタント協会（訳）（2018）．英国ダラム大学BASISのインフォメーションシート．赤ちゃんの通常の睡眠．
　　https://basis.webspace.durham.ac.uk/wp-content/uploads/sites/66/2021/04/Basis-Normal-Infant-Sleep-301118_JAP.pdf（2023/11/30アクセス）
10) 水野克己他（2011）．母乳育児支援講座．p134，南山堂.
11) NPO法人日本ラクテーション・コンサルタント協会（訳）（2020）．母乳育児医学アカデミー（ABM）プロトコル第6号，ベッドの共有と母乳育児（2019年改訂版）．
　　https://jalc-net.jp/dl/ABM_protocol06_japanese.pdf（2023/11/30アクセス）
　　NPO法人日本ラクテーション・コンサルタント協会（訳）（2023）．母乳育児医学アカデミー（ABM）「ベッドの共有と母乳育児」家族向けハンドアウト．
　　https://jalc-net.jp/dl/Japanese_bedsharing.pdf（2024/10/29アクセス）
12) Ball H. L., et al. (2016). Bed-sharing by breastfeeding mothers : who bed-shares and what is the relationship with breastfeeding duration? Acta Paediatr, 105(6) : 628-634.
13) 中村和恵（2023）．母子同床・ベッドの共有と母乳育児．日本母乳哺育学会雑誌，17(1)：83-91.
14) Moon R. Y., et al. (2016). SIDS and Other Sleep-Related Infant Deaths : Evidence Base for 2016 Updated Recommendations for a Safe Infant Sleeping Environment.. Pediatrics, 138(5) : e20162940.
15) 日本周産期・新生児医学会（2019）．母子同室実施の留意点．
　　https://www.jspnm.jp/uploads/files/guidelines/teigen190905B.pdf（2024/3/30アクセス）
16) Moon R. Y., et al. (2022). Evidence Base for 2022 Updated Recommendations for a Safe Infant Sleeping Environment to Reduce the Risk of Sleep-Related Infant Deaths.. Pediatrics, 150(1) : e2022057991.
17) Moon R. Y., et al. (2022). Sleep-Related Infant Deaths : Updated 2022 Recommendations for Reducing Infant

Deaths in the Sleep Environment.. Pediatrics, 150(1)：e2022057990.

18）Blair P. S., et al.(2014). Bed-sharing in the absence of hazardous circumstances：is there a risk of sudden infant death syndrome? An analysis from two case-control studies conducted in the UK.. PLoS One, 9(9)：e107799.

19）英国ユニセフ（2019）．Co-sleeping and SIDS：A guide for health professionals.
https://www.unicef.org.uk/babyfriendly/wp-content/uploads/sites/2/2016/07/Co-sleeping-and-SIDS-A-Guide-for-Health-Professionals.pdf（2023/11/30 アクセス）

20）NPO 法人日本ラクテーション・コンサルタント協会（訳）（2013）．英国ダラム大学 BASIS のインフォメーションシート．赤ちゃんが眠る場所．
https://basis.webspace.durham.ac.uk/wp-content/uploads/sites/66/2021/04/Basis-Where-Babies-Sleep-301118_JAP.pdf（2023/11/30 アクセス）

21）英国国立医療技術評価機構 NICE（2021）．Postnatal care.
https://www.nice.org.uk/guidance/ng194/resources/postnatal-care-pdf-66142082148037（2023/11/30 アクセス）

22）英国ユニセフ（2022）．CARING FOR YOUR BABY AT NIGHT AND WHEN SLEEPING：A guide for parents.
https://www.unicef.org.uk/babyfriendly/wp-content/uploads/sites/2/2018/08/Caring-for-your-baby-at-night-web.pdf（2023/11/30 アクセス）

23）The Lullaby Trust—Safer sleep for babies：A guide for parents.
https://www.lullabytrust.org.uk/
https://www.lullabytrust.org.uk/wp-content/uploads/Safer-sleep-for-babies-a-guide-for-parents-web.pdf
（2024/4/26 アクセス）

24）Zimmerman D., et al.（2023）. Academy of Breastfeeding Medicine. ABM Clinical Protocol #37：Physiological Infant Care-Managing Nighttime Breastfeeding in Young Infants. Breastfeed Med, 18(3)：159-168.
NPO 法人日本ラクテーション・コンサルタント協会（訳）（2024）．母乳育児医学アカデミー（ABM）「親子にやさしい夜間/日中の過ごし方」家族向けハンドアウト．
https://jalc-net.jp/wp/wp-content/uploads/2024/10/ABM_InfantNightCare_2024.pdf（2024/10/29 アクセス）

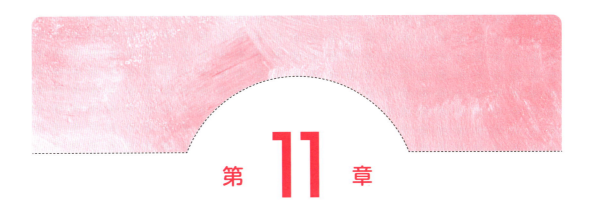

第 11 章

特別な支援を必要とするとき
―赤ちゃん

32 | 早産児・極低出生体重児

I NICU に入院する新生児と母乳

　ひと口に NICU に入院する新生児といっても，早産児・極低出生体重児のように妊娠期間の短縮や胎児発育によるもの，先天性心疾患・消化管疾患・先天異常症候群のように発生の異常によるもの，呼吸障害・嘔吐・黄疸のように出生後の状態によるものなど，その背景は多様である。どのような状況で母子分離を余儀なくされても，「看護者は，すべての新生児が母乳で育てられるよう，特に，NICU に入院した新生児とその母親に対しても，一定水準の専門知識と技術を用いて，母乳育児を開始，継続できるように支援する責任がある」[1]と日本新生児看護学会・日本助産学会は明言している。そして，すべての母親が自分らしい母乳育児をできるように支援するために WHO/UNICEF の「母乳育児がうまくいくための 10 のステップ」（巻末資料2）を実践すること，早産児・極低出生体重児・病的新生児にとっても自母乳（自身の母親の母乳）が最善の栄養であることから最新の情報に基づいた母乳育児・搾乳支援を提供すべきことを日米欧の小児

表 32-1　母乳と母乳育児に関する方針宣言より一部抜粋（米国小児科学会）

・母乳育児を開始・継続するために，WHO の「母乳育児がうまくいくための 10 のステップ」を実践する。
・早産児・病的新生児の母親には，出産後早期から頻回の搾乳を促すことで，十分な乳汁分泌を確立できるように支援する。
　極低出生体重児に自母乳が利用できない場合や補足する場合は，低温殺菌されたドナーミルクを推奨する。

〔Meek J. Y., et al.(2022). AAP Policy Statement：Breastfeeding and the Use of Human Milk. Pediatrics. 150(1)：e2022057988. より〕

表 32-2　早産・極低出生体重児の経腸栄養に関する提言（日本小児医療保健協議会）

1. 早産・極低出生体重児にとって自母乳は最適な栄養であり，NICU においても母乳育児を推奨し支援すべきである。
2. 自母乳が不足する場合や得られない場合，次の選択肢は認可された母乳バンクで低温殺菌されたドナーミルクである。
3. 将来的には，母乳と人乳由来の母乳強化物質で栄養する EHMD（exclusive human milk-based diet）が早産・極低出生体重児に与えられることが望ましい。

〔日本小児医療保健協議会栄養委員会（2019）．早産・極低出生体重児の経腸栄養に関する提言．日本小児科学会雑誌．123(7)：1108-1111. より〕

関連学会が提言している（**表 32-1，32-2**）[2-4]。さらに，母乳育児は栄養面のみならず母子の絆形成にも重要であり，母子分離の状況下では母乳育児支援のもつ意義が特に高いといえる。母子の絆形成や児の成長・発達から成人期にわたる母乳育児の利点を享受できるよう，NICU に入院した児に対してはよりいっそうの支援が必要である。

❶ 早産児・極低出生体重児における母乳育児の利点

早産児・極低出生体重児における母乳育児の最大の短期的利点は壊死性腸炎の予防であり，長期的には神経発達予後の改善である。壊死性腸炎は日本人の極低出生体重児の約 1.5% に発症し，超早産児の死亡原因の第 2 位を占める重篤な疾患であるが，母乳栄養児の発症率は人工栄養児の 1/2 程度である。早産児の母親の母乳（早産母乳）には蛋白・脂肪・乳糖以外にも，微量栄養素，免疫グロブリン，生理活性物質，サイトカイン，成長因子，ホルモン，抗菌物質，免疫細胞，幹細胞などが豊富に含まれており，特にヒトミルクオリゴ糖の効果が注目されている。これらが未熟な腸管や神経細胞の

| 表 32-3 | 早産児・極低出生体重児における母乳育児の利点 |

- ・壊死性腸炎の予防
- ・遅発性敗血症の減少
- ・慢性肺疾患の減少
- ・未熟児網膜症の重症化予防
- ・神経発達予後の改善
- ・退院後の再入院率の減少
- ・愛着形成の促進

＋

正期産児とその母親が得るさまざまな利点

〔Meek J. Y., et al.(2022). AAP Policy Statement：Breastfeeding and the Use of Human Milk. Pediatrics. 150(1)：e2022057988. および Parker MG., et al.(2021). Promoting Human Milk and Breastfeeding for the Very Low Birth Weight Infant. Pediatrics. 148(5)：e2021054272. をもとに筆者作成〕

発達，感染予防に寄与し，壊死性腸炎の予防のみならず**表 32-3** に示す利点を生み出している。しかも，摂取した母乳の量が多いほどこの効果が大きいことがわかっている[2, 5, 6]。

❷ 早産児を出産した母親の母乳（早産母乳）

早産児の栄養のニーズに合わせて，早産母乳は正期産児の母親の母乳（正期産母乳）とは組成が異なる。産後数日以内の初乳であっても，それ以降の成乳であっても，早産母乳のほうが蛋白・脂肪・エネルギーを多く含んでいるが，産後 10〜12 週ではほぼ同等となる（**図 32-1**）。産後週数が経過するにつれ母乳中の脂肪・乳糖・エネルギーは増加するが，蛋白は減少（2 か月で半減）することがあり，母乳の組成は一定ではないため児の成長と栄養を評価し調整する必要がある[5, 7]。膜成分の多い神経細胞や網膜細胞に重要な多価不飽和脂肪酸（特に DHA，アラキドン酸）は初乳と移行乳で特に多く，効率のよいエネルギー源である中鎖脂肪酸も産後 3 か月間高い[8]。また，分泌型 IgA（病原体や食物抗原の粘膜からの侵入を防ぐ），オリゴ糖（病原菌の侵入を防ぎ有用菌を増やす，抗炎症作用），ラクトフェリン（病原体の増殖を防ぐ），ペルオキシダーゼ（ウイルスを不活性化する），リゾチーム（細菌の細胞壁を加水分解し，マクロファージを活性化する）などの生理活性物質が豊富に含まれている。なお，NICU 入院中は主に冷凍

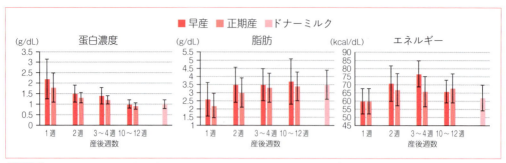

図 32-1 早産母乳，正期産母乳，ドナーミルクの栄養素・エネルギーの比較

ドナーミルクは産後 4～52 週の母親の母乳。

〔Parker M. G., et al.(2021). Promoting Human Milk and Breastfeeding for the Very Low Birth Weight Infant. Pediatrics. 148(5)：e2021054272.〕

母乳を使用することになるが，数か月間の冷凍保存では母乳中の蛋白，乳糖，脂質，エネルギー，オリゴ糖，免疫グロブリン，リゾチーム，胆汁酸刺激リパーゼは減少しない[9,10]が，ラクトフェリンは減少する[11]。

❸ 早産児への栄養の補充

妊娠第 3 三半期に蓄積するはずだった母体からの栄養を享受する前に出生した早産児は，臓器形成や成長に必要な栄養素を正期産児よりも多く必要とする。特に脳の発育はこの時期に急激に進むため，十分な栄養の補充が神経学的予後の改善に直結する。十分な栄養とは，体重によっても異なるが 1 日あたり蛋白 3.5～4.5 g/kg，エネルギー 100～130 kcal/kg，カルシウム 180 mg/kg，リン 120 mg/kg 程度である[12]。早産母乳は正期産母乳より栄養素が豊富であるものの，蛋白濃度は（**図 32-1**）のように経時的に低下すること，ドナーミルクは成乳であることが多く蛋白濃度が低い（日本人ドナーでも同様）[13]ことなどから，経腸栄養が確立しても母乳強化用粉末などを添加して蛋白・ミネラルの摂取量を確保する必要がある[14]。母乳成分は個人差があること，個人でも搾乳の時期によって変動すること，日本の母乳強化用粉末にはビタミンや鉄・亜鉛・銅などの微量元素が添加されていないことから，それぞれの母乳に合わせて栄養素の補充量を調整することが望ましい。現在日本で使用可能な母乳強化用粉末は牛乳由来の製品であるため，壊死性腸炎や食物蛋白誘発胃腸症のリスクがある。海外で使用されている人乳由来の強化物質を用いた完全人乳栄養（exclusive human milk-based diet：EHMD）の臨床研究が進行中である。

II 早産児・極低出生体重児における母乳育児支援

早産児・極低出生体重児においても，前項で述べたように母乳育児支援の基本は

WHO/UNICEF の「母乳育児がうまくいくための 10 のステップ」である。しかしながら，旧「母乳育児成功のための 10 カ条」（1989 年）に基づいた「赤ちゃんにやさしい病院運動（baby-friendly-hospital initiative：BFHI）」（第 2 章参照）は健康な正期産児を対象としたものであったため，早産児・極低出生体重児の入院する NICU にそのまま適用することは難しかった。そこで，北欧とカナダのグループによってこの理念をNICU に拡大した「新生児病棟のための赤ちゃんにやさしい病院運動（Neo-BFHI）」[15]が 2013 年に発表され，コア・ドキュメントの日本語訳が JALC により公開された[16]。その基本理念は，個々の母親とその状況に焦点を合わせた家族中心のケア（family-centered care）を提供し，妊娠中から児の退院後まで継続したケアを保証することである。その後，2018 年に旧「母乳育児成功のための 10 カ条」は「母乳育児がうまくいくための 10 のステップ」に改定され，2020 年には Neo-BFHI の内容を部分的に盛り込んだ早産児・病児とその母親向けの BFHI「the baby-friendly hospital initiative for small, sick and preterm newborns」[17]が WHO/UNICEF によりまとめられた。早産児・極低出生体重児における母乳栄養の利点，早期母子接触（early-skin-to-skin contact）とカンガルー・マザー・ケア（KMC）の重要性，ドナーミルクの意義が強調されている。

　ここからはこれらの内容をふまえて，早産児・極低出生体重児における母乳育児支援の実践を時系列で述べる。なお，各ステップの見出しは 2018 年改訂版の 10 のステップ（JALC 訳）を使用した。

❶ 出産前の支援
ステップ 3　母乳育児の重要性とその方法について，妊娠中の女性およびその家族と話し合う
　出産後の母親の身体・精神状態は不安定であることが多い一方で，乳汁分泌の確立のためにはできる限り早期に搾乳を開始することが重要であることから，プレネイタル・ビジット（出産前訪問）を行う。そこで母乳栄養の重要性と具体的な搾乳支援（表 32-4，32-5）についての情報提供とカウンセリングを行い，意思決定をする十分な時間を確保し，出産後のイメージを形成しておくことは重要である。早産児・極低出生体重児では生後 24 時間以内に母乳で経腸栄養を開始すると壊死性腸炎をはじめとした合併症のリスクを下げることが示されている[18]が，自母乳の確立までの“つなぎ”としてドナーミルクを利用できることを説明しておくと，母親が「十分な量の母乳を出さなければ」と追いつめられることなく安心して搾乳に専念することができる。ドナーミルクの使用が母乳率を下げることはなく，むしろ自母乳の大切さを再認識し，搾乳の意欲が高まると考えられている[19]。ドナーミルクについては後述する。

　父親の育児休業取得，地域の育児支援の資源の確認など，出産後の母親を支援する家族の有無や地域の役割について話し合っておくことも大切であり，心理職やソーシャルワーカーの支援も活用する。

| 表32-4 | プレネイタル・ビジットでの情報提供の内容 |

- 母乳栄養の重要性
- 乳児用調製乳や母乳代用品を与えることのリスク
- 早期母子接触の大切さ
- 生後できるだけ早く母乳栄養を始めることの重要性
- 赤ちゃんとベッドサイドで一緒に過ごすことの大切さ
- ポジショニングとラッチの基本
- 赤ちゃんが母乳を欲しがるサイン
- 生後6か月までは母乳のみで育てることが推奨されていること
- 補完食開始後も母乳育児を続けることの意義

〔World Health Organization (WHO) and the United Nations Children's Fund (UNICEF) (2020). Protecting, promoting and supporting breast-feeding : the baby-friendly hospital initiative for small, sick and preterm newborns. をもとに筆者作成〕

| 表32-5 | 早産の母親への乳汁分泌確立の支援 |

- 出産前からの母親への動機づけが重要
- 早期からの搾乳（直接授乳）：産後1時間以内，できれば出産直後に開始
- 電動ダブルポンプ（両側同時搾乳）の情報提供
- 電動ポンプと手搾りの併用
- 頻回の搾乳：1日に7回以上，夜間も1回以上
- 乳汁がでなくなるまで搾乳
- できるだけ長時間のカンガルー・マザー・ケア

〔文献5, 22, 23, 28, 29をもとに筆者作成〕

② 分娩時の支援

ステップ4　出産直後からのさえぎられることのない肌と肌との触れ合い（早期母子接触）ができるように，出産後できるだけ早く母乳育児を開始できるように母親を支援する

　早産児・極低出生体重児ではSTSにより初乳を哺乳することは難しい場合が多いものの，乳汁分泌の確立と母乳栄養の継続そして母子の愛着形成に重要な役割をもつ。ヒトでは産後2時間以内の母子接触が絆形成に重要と考えられており[20]，出産直後に入院が必要な早産児・極低出生体重児にこそ生後早期のSTS（skin-to-skin contact）を実践したい（417頁参照）。児の状態が安定したことを確認したら，体温の維持に注意しつつ母親の胸元でのSTSを行う。ほかのスタッフとの連携があれば，児が気管挿管中でも，母親が帝王切開の術中でも実施可能であるが，特殊な状況で安全にSTSを実施するためには施設ごとのプロトコールが必須である。医学的に正当な理由（児の状態が不安定・母親が全身麻酔など）があって出生直後にSTSが実施できない場合には，可能となりしだい実施するようにし，場合によっては父親とのSTSも考慮する。

　得られた初乳は，シリンジや綿棒による口腔内塗布などの方法で可能な限り母親自身に与えてもらうようにする。児の免疫修飾のみならず，母親としての自信の獲得や児のケアをする一員としての意識づけにつながる。

❸ 分娩後の支援

ステップ5　母親が母乳育児を開始し，継続できるように，またよくある困難に対処できるように支援する

(1) 分娩後数日

　産後7～10日程度まで（乳汁生成Ⅱ期）の乳汁分泌は視床下部-下垂体系のホルモンを中心に調節されている。プロラクチン血中濃度は妊娠満期に向かって上昇するため，早産の母親では基礎値が低い。このため頻回の搾乳によってプロラクチン，オキシトシンの分泌が維持されるとともに，乳腺細胞のプロラクチン受容体が増加することで乳汁分泌が確立する[21]。極低出生体重児の母親では，搾乳を産後1時間以内に開始することで乳汁生成Ⅱ期の期間が短縮し搾乳量を有意に増加させること[22, 23]，搾乳器だけでの搾乳では産後6週の時点での乳汁分泌量が不十分となるリスクが高い[24]が搾乳器での搾乳に手搾りを加えると分泌量が増えること[25]，最初の3日間に初乳を1日6回以上搾乳するとさらに分泌量が増えること[25]，産後1週間の搾乳回数と分泌量がその後の乳汁分泌の指標となること[24, 26]などが報告されており，産後1週間以内に乳汁分泌を確立することが十分な乳汁分泌の維持に重要である。搾乳間隔が空いたり乳腺に乳汁が残ると分泌量が低下するため，搾乳ごとに乳房を空にすることと夜間も最低1回の搾乳を行うことに留意する。搾乳日誌をつけることは搾乳量の確認だけでなく母親の動機づけにもつながり，搾乳量が増加することが報告されている[26]。早産の母親への乳汁分泌確立の支援のまとめを**表32-5**に示す。

(2) 維持期

　乳汁生成Ⅲ期は乳腺局所での調節が中心となるため，母乳を乳房から頻繁に排出することがその後の乳汁分泌の維持に重要である。そのため，児が必要としている量に関係なく最大限の搾乳を行い，産後2週で1日の乳汁分泌量が500 mL以上（退院時の1日の哺乳量に相当）になるように支援する[27]。生後2～4週の分泌量の変化は搾乳回数と搾乳時間に相関し夜間の搾乳間隔とは相関しないため，1日に最低5回以上，計100分以上の搾乳を行いつつ，ある程度まとまった睡眠時間をとることも乳汁分泌の維持に必要である[28, 29]とされる。母と児が近いほど搾乳量が増える（搾乳室＜保育器の脇＜KMC）という報告[30]があり，プライバシーを確保して児のそばで搾乳できる環境を提供したい。

　制限のないKMCは乳汁分泌量を増やすことが知られており，KMC中の非栄養的吸啜（哺乳にはならない母親の乳頭の吸啜）はその後の直接授乳への移行に役立つ。乳頭の探索反射と効果的な吸啜は修正29週から認められ，修正32～38週（中央値35週）には嚥下反射が確立し全量を直接授乳できるようになる[31]ため，人工呼吸器から離脱したら直接授乳の準備を開始したい。直接授乳への母親の期待が大きいとなかなか吸着できないことに落胆することもあるため，KMC中の非栄養的吸啜を直接授乳の開始と捉え，ステップ8につなげる。直接授乳での哺乳量が少ないうちは，授乳後に搾乳をすることで分泌量の低下を防ぐことができる。

表32-6	カンガルー・マザー・ケア（KMC）の効果

- 保育器と同等以上の理想的な温度環境を生み出す
- 早産・低出生体重児とその家族の愛着の形成を促す
- 早期の開始が，母子分離によって阻害された絆形成のプロセスの修復に役立つ
- 母親の産後うつ症状を軽減し，児のサインに対する感受性を高める
- 早期の開始が，母乳育児の確立と母乳育児期間の延長に不可欠
- 親子の心理学的発達と相互コミュニケーション・理解・社会的認知の促進，育児ストレスの軽減，理想的な家庭環境の創造を促す

〔Nyqvist K. H., et al.(2010). Towards universal Kangaroo Mother Care：recommendations and report from the First European conference and Seventh International Workshop on Kangaroo Mother Care. Acta Paediatr. 99(6)：820-826. より〕

ステップ6　医学的に適応のある場合を除いて，母乳で育てられている新生児に母乳以外の飲食物を与えない

　早産児・極低出生体重児の生後早期の経腸栄養に乳児用調製乳を用いることは壊死性腸炎のリスクを高める。自母乳（初乳）を与えることにより，豊富な生理活性物質や免疫調整物質の恩恵を受け壊死性腸炎の罹患および重症化，遅発性敗血症のリスクを低減させることができる。しかし自母乳の確立を待つ間の数日間を絶食にすることは腸管の障害を助長するため，できるだけ早期に人乳栄養を開始することが望ましい。このため日米欧の小児関連学会は自母乳が最善の栄養であるが，自母乳が得られないあるいは利用できない場合の選択肢はドナーミルクであると提言している[2-4]。母乳強化物質についても日本では牛乳由来の製品を使用せざるを得ないが，壊死性腸炎のみならず食物蛋白誘発胃腸症予防の観点からも人乳由来の強化物質を用いた EHMD を実践することが理想的である[32]。

ステップ7　母親と赤ちゃんがそのまま一緒にいられるよう，24時間母子同室を実践する
ステップ8　赤ちゃんの欲しがるサインを認識しそれに応えるよう，母親を支援する

　NICU を治療の場としてではなく，家族の空間として過ごすことは児との愛着形成においても重要である。母乳だけで育つ児の授乳回数は1日10〜20回ほどと多様性があるため，児の欲求に合わせて授乳を行うためには，24時間同室で過ごして児の欲しがるサインを見つけることは理にかなっている。それには母親と家族がプライバシーを確保された空間で快適に過ごせることが前提となる。日本においても NICU の個室化や面会時間の24時間化が進んでいる。KMC を実践し児の欲求に応じた授乳を継続すると母乳育児期間が長いこと（**表32-6**）[33]，そして早産児の母親では退院後の母乳育児期間が長いほど母乳育児の満足感が高いことが報告されている[34]。

　ステップ5で直接授乳を開始したら，経口摂取できなかった量を胃管から補足する。1回量の半分程度を直接哺乳できるようになったら準自律授乳に移行する。準自律授乳とは，授乳間隔を気にせず児の欲求に合わせて授乳し，数時間（たとえば1勤務帯）ごとに設定量との不足分を胃管やカップなどで補足する方法である。

ステップ 9　哺乳びん，人工乳首，おしゃぶりの使用とリスクについて，母親と十分話し合う

　　直接授乳とびん授乳を比較した研究（対象：平均在胎週数 26 週の極低出生体重児[35]，出生体重 1800 g 未満の児[36]）およびカップ授乳とびん授乳を比較した研究（対象：34 週以下の早産児）[37]では，SpO₂ 値，体温，心拍数，呼吸数のいずれも直接授乳あるいはカップ授乳のほうがびん授乳よりも安定していた。直接授乳で経口哺乳が確立するまでは安全面からもびん授乳は避けることが望ましいといえる。おしゃぶりの使用が母乳育児に与えるマイナスの影響は否定できないが，直接授乳ができない場合の児の痛みのケアに限ってはおしゃぶりの使用はむしろ推奨される。NICU 入院中は踵採血などの痛みを伴う処置が多く，非栄養的吸啜は痛みの反応を有効に緩和することが示されている[38]からである。

❹ 退院前後の支援

ステップ 10　親と赤ちゃんが継続的な支援とケアをタイムリーに受けられるよう，退院時に調整する

　　早産児・極低出生体重児における母乳栄養の利点は量依存性であり[2, 5]，退院後の母乳育児期間が長いほど母親の満足感も高い[34]ことから，退院後も母乳育児が継続できるように支援することは重要である。直接授乳に完全移行するには十分な乳汁分泌が前提であり，トレーニングを受けたピア・カウンセラーとラクテーション・コンサルタントによる支援は入院中・退院時の母乳育児率と直接授乳率を大幅に上昇させる[39]。適切な評価とコミュニケーション・スキルを用いて母親の気持ちに寄り添った支援を継続して提供することが大切といえる。児によっては母乳のみの栄養に移行するのに数週間から数か月かかるケースもあるため，補足を要する状況で退院したり，授乳の機会が増えることで退院後に授乳にまつわるトラブルが明らかになることもある。これらに対処し母乳育児に対する母親のモチベーションを維持するためには，フォローアップ外来での状況確認と児の成長の保証，新生児病棟スタッフと母乳育児支援の専門知識をもつ地域の小児科医，助産師，保健師，ピア・カウンセラーらによる連携が鍵となる（**表 32-7**）。

Ⅲ　発展した家族支援と母乳育児

❶ 絆形成における母子接触と母乳栄養の重要性

　　早産で出産するということは元気な児を産み親になるという希望がいったん砕かれ心に痛手が残る経験であり，妊娠後期の母親になる準備期間を過ごせないため，母親としてのアイデンティティの確立にも影響する可能性がある。出産直後に児が入院となり母子分離する状況は，母と子の絆形成に重大な影響を与える可能性がある。ヒトを対象とした研究[20]では，産後 2 時間の母子分離は産後 1 年の時点での母子の相互作用にマイナスの影響を与えるうえ，母子分離の後に母子同室をしてもその影響が代償されないことが報告された。ヒツジでの実験[40]では，生後 2 時間まで母親の乳房を吸わせないと母親

32　早産児・極低出生体重児　417

| 表32-7 | 新生児病棟退院前後の支援の例 |

- 長時間の母子同室で直接授乳でのトラブルがないか確認する
- 家庭での授乳・搾乳の環境を確認する
- 衛生的な搾乳方法，保存方法，運搬方法を確認する
- 外来フォローアップを約束する（初回は退院後1〜2週間以内が望ましい）
  - ・必要な哺乳量と適切な体重増加が得られていることの確認
  - ・補足する搾乳の量の調整
  - ・退院後に明らかになったトラブルへの対処
  - ・必要な栄養の補充（ビタミンD，鉄など）
- 母乳育児支援の専門知識をもつ地域の社会資源などを紹介し，情報を共有する
  - ・母乳育児支援の専門家（IBCLCなど）のいる助産院・クリニック
  - ・赤ちゃん成育ネットワークの会員施設
  - ・自治体の訪問助産師・保健師
  - ・ピア・サポートグループ（ラ・レーチェ・リーグなど）
  - ・産後ケア（デイケア，ショートステイ）

への愛着形成が阻害されること，そして哺乳中にオキシトシンが髄液中に放出されることで愛着の形成が促進されるであろうことが報告された。出生後早期の絆形成には単なる母子同室や接触だけではなく，乳房に接触（哺乳）する行為とオキシトシン分泌が重要な意義をもつことが示唆されたわけである。生後まもなくの時期は母子の絆形成への影響が非常に大きい時期と推測されるため，STSを実施可能な児の状態であれば，NICUに搬送する前かつできるだけ早くに母の胸の上でのSTSを実施することを徹底する。そしてNICU入院後もできるだけ長時間のKMCを継続する意義が大きい。

❷ ドナーミルクを使用するかもしれない児の母親への支援

自母乳が得られないか使えない場合の次の選択肢としてドナーミルクが推奨されており，日本においても標準治療となりつつあるが，母親や家族のなかではまだ認知度が低い。母乳バンク設立6年後の2023年に実施された「母乳バンクに関する意識調査」では母乳バンクの「内容までよく知っている」が27％に対し，「聞いたことがない」が33％だった。そのなかで約半数がドナーミルクの利用に抵抗があると回答したが，母乳バンクの「内容までよく知っている」母親では7割が抵抗を感じないと回答した。ドナーミルクの意義と安全性の理解がその理由であった。ドナーミルクの正確な情報を伝えるとともに，自分の母乳で育てたいという母親の気持に寄り添う姿勢が重要といえる。具体的には，早産児にとって最善の栄養は自母乳であるので初乳が早期に得られればまず初乳を児に与えたいことを強調し，十分な分泌量が確立するには数日かかるため，それまでのつなぎとしてドナーミルクを利用することができるので安心して母親の体調の回復と搾乳に専念してほしいことを伝える。ドナーミルクの説明が母乳育児の大切さを説明する機会となり，母親の母乳育児に対するモチベーションが上がり，母乳育児率が上がるという報告[19]が多い。母乳バンクとドナーミルクの情報と利用者家族・医療者のコメントが紹介されている冊子[41]を母乳バンクが発行しておりインターネットから入

手できる。

❸ ドナーミルクを使用した児の母親への支援

ドナーミルクを使用した児の母親はさまざまな葛藤を抱えていることが，日米の調査[42, 43]で明らかになっている。母親は自分の母乳で育てたいという思いと，児にとって最善の治療を受け入れたいという思いの間で葛藤しており，児にとっての「唯一の母乳提供者」でありたいという欲求は，ドナーミルクの安全性に関する不安よりも一般的である。母親の葛藤を和らげるためには，母親や家族の思いを尊重し信頼関係を構築すること，あらかじめドナーミルクの知識を得ておき意思決定するための十分な時間を確保すること，ドナーミルクを使用した後の良好な経過を確認すること，最終的に児にとって最善の決定を下したことを母親が実感できることが必要である。そのためには，出産前からの途切れのないエモーショナル・サポートが重要になる。

Ⅳ 母乳バンク

❶ 母乳バンクとは

安心・安全なドナーミルクを安定的に NICU などに供給するための施設が母乳バンクで，「寄付された母乳の収集，選別，加工，低温殺菌，保管，および配布を目的として設立された非営利団体」（北米母乳バンク協会）と定義されている。日本の母乳バンクはこれに加えて，母乳成分や安全性の研究を行っていることが特色である。

世界初の母乳バンクは 100 年以上前の 1909 年にウィーンで誕生し，2021 年の時点では 66 か国で 750 施設以上が開設されている[44, 45]。日本では 2013 年に昭和大学小児科研究室内に開設された院内限定の母乳バンクが発展し，2017 年に独立した母乳バンクとして全国の NICU へのドナーミルクの提供が始まった。日本の母乳バンクは厚生労働科学研究班によって作成された「母乳バンク運用基準」[46]に基づいて運営・衛生管理されている。ドナーミルクを医薬品とするか，臓器とするか，食品とするか，取り扱いは世界でも議論のあるところであるが，日本では暫定的に食品として扱っている。HACCP*の概念に基づいた衛生管理を導入し，ドナーの選定，母乳の殺菌処理・保管，記録の追跡，ドナーとレシピエントの情報管理を重要管理点に設定している。

❷ ドナーミルクの処理

ドナーミルクは，母乳バンクから委嘱された母乳ドナー登録施設での検診を経て母乳バンクに登録されたドナーからのみ提供される。母乳バンクに到着した母乳は，保存

---

* Hazard Analysis and Critical Control Point の略称。ハサップ。危害要因分析重要管理点と訳す。原料の受入から製造，製品の出荷までのすべての工程において，健康被害を引き起こす可能性のある危害要因を科学的根拠に基づき管理する方法。

バッグの表面消毒・破損などのチェック後に冷凍保存，冷蔵庫内で解凍され細菌数を
チェック，クリーンベンチ内で攪拌・提供用のボトルに分注，62.5℃で30分間の低温
殺菌，培養検査で無菌を確認したのちに冷凍保存され，NICUに配送される。2施設目
の母乳バンクが2022年に同じく東京都内で稼働し，年間約2,000人に提供可能な処理
能力を備えた。2023年に愛知県内に開設された3施設目の母乳バンクは約50Lの備蓄
能力をもち，首都直下地震などによる既存2施設の機能不全に備える体制が構築されつ
つある。

❸ ドナーミルクの普及のために

　2024年末でのドナーミルク利用施設数は109施設，2023年度の利用患者数は1,118
人，新規ドナー登録者数は年間約600人と増加しているが，超低出生体重児を扱う
NICUが約200施設，ドナーミルクの必要な極低出生体重児の年間出生数が約6,000人
であることを考えると，まだ十分とはいえない。ドナー登録施設は，2024年末で20都
道府県に44施設のみであり，地理的な理由でドナー登録ができないケースもある。研
究班では医療機関向けに『母乳バンク利用マニュアル』[47]，『ドナー登録マニュアル』[48]を
作成して利用の促進，ドナー登録者数の増加をはかっている。また，母乳バンクによる
調査で，ドナーミルクや母乳バンクについて理解している母親ほどドナーミルク使用へ
の不安や葛藤が少ないことがわかっており（418頁参照），一般への啓蒙活動も重要な
課題となっている。

❹ 日本人でのエビデンスの確立

　ドナーミルク使用児の経過を母乳バンクのデータベースに全例登録することで，日本
人での壊死性腸炎・慢性肺疾患・未熟児網膜症・後天性敗血症などの合併症や成長・発
達に関連するエビデンスの確立を目指している。

（新藤　潤）

参考文献

1) 日本新生児看護学会・日本助産学会（2010）．NICUに入院した新生児のための母乳育児支援ガイドライン．
   http://shinseijikango.kenkyuukai.jp/images/sys%5Cinformation%5C20111129171724-2DD14C489C3CA9D
   F61B2B50D756F97E3C3E2E0AD0505DA931B5D2BAEB3844AE0.pdf（2024/2/25アクセス）
2) Meek J. Y., et al.（2022）．AAP Policy Statement：Breastfeeding and the Use of Human Milk. Pediatrics. 150
   （1）：e2022057988.
3) 日本小児保健医療協議会栄養委員会（2019）．早産・極低出生体重児の経腸栄養に関する提言．日本小児科学
   会雑誌．123（7）：1108-1111.
4) ESPGHAN Committee on Nutrition（2013）．Donor human milk for preterm infants：current evidence and
   research directions. J Pediatr Gastroenterol Nutr. 57（4）：535-542.
5) Parker M. G., et al.（2021）．Promoting Human Milk and Breastfeeding for the Very Low Birth Weight Infant.
   Pediatrics. 148（5）：e2021054272.
6) Nolan L. S., et al.（2020）．The Role of Human Milk Oligosaccharides and Probiotics on the Neonatal Microbi-
   ome and Risk of Necrotizing Enterocolitis＝A Narrative Review. Nutrients. 12（10）：3052.
7) Mimouni F. B., et al.（2017）．Preterm Human Milk Macronutrient and Energy Composition：A Systematic
   Review and Meta-Analysis. Clin Perinatol. 44（1）：165-172.
8) Black R. F., et al.（1998）．Biochemistry of human milk. In：Lactation specialist self study series. Module 3

The science of breastfeeding, pp99-154. Jones and Bartlett Pub.

9) Yochpaz S., et al.(2020). Effect of Freezing and Thawing on Human Milk Macronutrients and Energy Composition：A Systematic Review and Meta-Analysis. Breastfeed Med. 15(9)：559-562.

10) 水野克己（2017）．母乳保存用バッグでの長期冷凍保存に関する検討．Neonatal Care. 30(2)：192-196.

11) Raoof N. A., et al.(2015). Comparison of lactoferrin activity in fresh and stored human milk. J Perinatol. 36(3)：207-209.

12) Ziegler E. E.(2011). Meeting the Nutritional Needs of the Low-Birth-Weight Infant. Ann Nutr Metab. 58(Suppl 1)：8-18.

13) Tanaka M., et al.(2023). Protein and Immune Component Content of Donor Human Milk in Japan：Variation with Gestational and Postpartum Age. Nutrients. 15(10)：2278.

14) 新生児臨床研究ネットワーク（編）（2020）．在胎28週未満の超早産児のためのNICUマニュアル．
https://plaza.umin.ac.jp/nrndata/pdf/NICUManualJ.pdf（2024/2/25 アクセス）

15) Nyqvist K. H., et al.(2013). Expansion of the baby-friendly hospital initiative ten steps to successful breastfeeding into neonatal intensive care：expert group recommendations. J Hum Lact. 29(3)：300-309.

16) Nyqvist K. H., et al., 日本ラクテーション・コンサルタント協会（訳）（2018）．Neo-BFHI 新生児病棟のための赤ちゃんにやさしい病院運動 母乳育児を保護・推進・支援するための3つの基本理念と10のステップ．
https://jalc-net.jp/dl/Neo_BFHI_J.pdf（2024/2/25 アクセス）

17) World Health Organization（WHO）and the United Nations Children's Fund（UNICEF）（2020）. Protecting, promoting and supporting breastfeeding：the baby-friendly hospital initiative for small, sick and preterm newborns.
https://www.who.int/publications/i/item/9789240005648（2024/2/25 アクセス）

18) Hamilton E., et al.(2014). Early enteral feeding in very low birth weight infants. Early Hum Dev. 90(5)：227-230.

19) Williams T., et al.(2016). Use of Donor Human Milk and Maternal Breastfeeding Rates：A Systematic Review. J Hum Lact. 32(2)：212-220.

20) Bystrova K., et al.(2009). Early contact versus separation：effects on mother-infant interaction one year later. Birth. 36(2)：97-109.

21) Hurst N. M., et al.(2010). Breastfeeding the Preterm Infant. In：Breastfeeding and Human Lactation, 4th ed, pp433-437. Jones and Bartlett Publishers.

22) Parker L. A., et al.(2012). Effect of early breast milk expression on milk volume and timing of lactogenesis stage Ⅱ among mothers of very low birth weight infants：a pilot study. J Perinatol. 32(3)：205-209.

23) Parker L. A., et al.(2015). Association of timing of initiation of breastmilk expression on milk volume and timing of lactogenesis stage Ⅱ among mothers of very low-birth-weight infants. Breastfeed Med. 10(2)：84-91.

24) Hill P. D., et al.(2005). Comparison of milk output between mothers of preterm and term infants：the first 6 weeks after birth. J Hum Lact. 21(1)：22-30.

25) Morton J., et al.(2009). Combining hand techniques with electric pumping increases milk production in mothers of preterm infants. J Perinatol. 29(11)：757-764.

26) Gomez-Juge C., et al.(2023). Breast Milk Production Variability Among Mothers of Preterm Infants. Breastfeed Med. 18(8)：571-578.

27) Hoban R., et al.(2018). Milk volume at 2 weeks predicts mother's own milk feeding at neonatal intensive care unit discharge for very low birthweight infants. Breastfeed Med. 13(2)：135-141.

28) Hand I. L., et al.(2021). Premature Infants and Breastfeeding. In：Lawrence RA, et al.(ed) Breastfeeding：A Guide for the Medical Profession, 9th ed, pp502-545. Elsevier.

29) Hopkinson J. M., et al.(1988). Milk production by mothers of premature infants. Pediatrics. 81(6)：815-820.

30) Acuña-Muga J., et al.(2014). Volume of milk obtained in relation to location and circumstances of expression in mothers of very low birth weight infants. J Hum Lact. 30(1)：41-46.

31) Nyqvist K. H.(2008). Early attainment of breastfeeding competence in very preterm infants. Acta Paediatr. 97(6)：776-781.

32) Assad M., et al.(2016). Decreased cost and improved feeding tolerance in VLBW infants fed an exclusive human milk diet. J Perinatol. 36(3)：216-220.

33) Nyqvist K. H., et al.(2010). Towards universal Kangaroo Mother Care：recommendations and report from the First European conference and Seventh International Workshop on Kangaroo Mother Care. Acta Paediatr. 99(6)：820-826.

34) Ericson J., et al.(2021). Breastfeeding satisfaction post hospital discharge and associated factors-a longitudinal cohort study of mothers of preterm infants. Int Breastfeed J. 16(1)：28.

35) Bier J. B., et al.(1993). Breast-feeding of very low birth weight infants. J Pediatr. 123(5)：773-738.

36) Chen C. H., et al.(2000). The effect of breast- and bottle-feeding on oxygen saturation and body temperature in preterm infants. J Hum Lact. 16(1)：21-27.

37）Marinelli K. A., et al.(2001). A comparison of the safety of cupfeedings and bottlefeedings in premature infants whose mothers intend to breastfeed. J Perinatol. 21(6)：350-355.

38）日本新生児看護学会（2020）．ベッドサイド処置に伴う痛み緩和をできるのはどのような非薬理的方法か？．In：NICU に入院している新生児の痛みのケアガイドライン 2020 年（改訂）・実用版. pp33-39.
https://www.jann.gr.jp/upImage/Outcomes/1720624783_086599400（2024/12/16 アクセス）

39）Oza-Frank R., et al.(2013). Combined peer counselor and lactation consultant support increases breastfeeding in the NICU. Breastfeed Med. 8(6)：509-510.

40）Nowak R., et al.(2021). Neonatal Suckling, Oxytocin, and Early Infant Attachment to the Mother. Front Endocrinol. 11：612651.

41）日本母乳バンク協会・母乳バンク（編）（2022）．ちいさく生まれた赤ちゃんのためのドナーミルクを知っていますか.
https://www.pigeon.co.jp/csr/tinycry/assets/pdf/HumanMilkBank_DonorMilkBook_2022.pdf（2024/2/25 アクセス）

42）Esquerra-Zwiers A., et al.(2016).“It's Somebody Else's Milk”：Unraveling the Tension in Mothers of Preterm Infants Who Provide Consent for Pasteurized Donor Human Milk. J Hum Lact. 32(1)：95-102.

43）谷　有貴他（2022）．ドナーミルクを使用した母親へのアンケート調査. 日本新生児成育医学会雑誌, 34(3)：428.

44）Fang M. T., et al.(2021). Developing global guidance on human milk banking. Bull World Health Organ. 99(12)：892-900.

45）Altobelli E., et al.(2020). The Impact of Human Milk on Necrotizing Enterocolitis：A Systematic Review and Meta-Analysis. Nutrients. 12(5)：1322.

46）厚生労働科学研究費補助金「ドナーミルクを安定供給できる母乳バンクを整備するための研究」研究班（2021）．母乳バンク運用基準 第 3 版.
https://milkbank.or.jp/wp-content/uploads/2022/06/Human-Milk-Bank-Standard-3rd-Edition.pdf（2024/12/16 アクセス）

47）厚生労働科学研究費補助金「ドナーミルクを安定供給できる母乳バンクを整備するための研究」研究班（2022）．母乳バンク利用マニュアル 第 2 版.
https://jhmba.or.jp/img/region/bank_manual_ver2.pdf（2024/2/25 アクセス）

48）厚生労働科学研究費補助金「ドナーミルクを安定供給できる母乳バンクを整備するための研究」研究班（2023）．母乳バンク　ドナー登録マニュアル.
https://milkbank.or.jp/wp-content/uploads/2023/07/Donor-Registration-Handbook.pdf（2024/2/25 アクセス）

33 後期早産児および早期正期産児

I 後期早産児および早期正期産児とは

1 定義・概念[1]

　　後期早産児（late preterm infants）とは，在胎 34 週 0 日〜36 週 6 日で出生した児を指す[1]。また，在胎 37 週 0 日〜38 週 6 日で出生した児は早期正期産児（early term infants）と呼ばれる。出生体重が 2,500 g 以上あって「低出生体重児」ではなくても，これらの児には特別な配慮が必要である。

　　後期早産児は，以前は「near-term」と呼ばれ，正期産児に比較して低血糖，黄疸，哺乳不良などの出生後早期の問題が起こりやすいことがいわれてきた。2005 年に開催された NICHD（the National Institute of Child Health and Human Development）で，在胎 34〜36 週で出生した後期早産児は未熟性に起因した医学的問題点を抱えるリスクが多く，正期産児に比較して乳児死亡率が 3〜4 倍高いことや，再入院や救急室受診率が高いことが報告され，また早産児の出生全体に占める割合が大きいために医療に与える影響が大きいことなどが議論された。そして，「near-term」という呼称では「ほとんど成熟している」といった印象を与え，実際に多くの問題を抱えていることを反映していないのではないかという意見のもとに，「late preterm」という新しい概念が提唱された。

　　その後多くの文献によって，後期早産児は栄養や哺乳の問題に関連した死亡率・罹患率が高いこと，しかも母乳育児支援が不十分な場合にとりわけ問題が起こりやすいことが明らかになってきた。また，出生後の入院期間の短い米国の報告では，退院後 7〜10 日以内の再入院の原因は，ほとんど常に栄養や授乳に関する問題（高ビリルビン血症・発育不全・高ナトリウム血症・脱水）であった[2, 3]。

　　後期早産児の早産児に占める割合は，米国で 70% を超えている。日本でも増えてきており，周産期医療体制に少なからず影響を与えている。その一方で，後期早産児は，NICU ではなく一般の産科病棟や個人の産科クリニックで管理されることも少なくないため，新生児のケアを行う医療スタッフは急性期の合併症に注意しなければならない。

　　また，早期正期産児[1]も，在胎 39 週 0 日〜41 週 6 日に出生した児に比べて，高ビリルビン血症・再入院・母乳育児の開始率や継続期間の低下を含むさまざまな問題を合併するリスクが高いことが，最近わかってきた[2, 4]。早期正期産児，とりわけ選択的帝王

切開で出生した児は，呼吸障害・NICU 入院・敗血症・治療の必要な低血糖のリスクが高くなる[5]。

正期産児に比べて後期早産児と早期正期産児は，子宮外生活への適応障害および母乳育児に関連する疾患の罹患率が高く，医学的問題が起こるリスクが高いので，子宮外生活への適応障害を最も起こしやすい生後 12〜24 時間は特に注意して観察・モニタリングする必要がある。後期早産児は出生時に医学的問題により入院するリスクが 50% である。適切なケアとモニタリングを受けるため高次医療機関に搬送することもしばしば起こりうる。

後期早産児と早期正期産児はしばしば評価や治療のために母子分離となったり，母乳分泌が増加する時期（乳汁生成II期）の前に退院となったりすることがある。吸着と児への乳汁移行に関する問題にしばしば気づかれなかったり，十分対応されていなかったりする。さらに，後期早産児や早期正期産児の母親は，多胎妊娠，糖尿病・妊娠高血圧症候群・絨毛膜羊膜炎などの妊娠合併症，帝王切開の頻度が高く，それらが母乳分泌開始や母乳育児の確立を阻害するような影響を及ぼす可能性がある。親が母乳育児確立に関する十分な知識や適切な見通しをもたないまま退院することもある。

後期早産児および早期正期産児では母乳育児を確立することは，在胎 39 週以降に生まれた正期産児の場合に比べてしばしば困難である[6]。後期早産児および早期正期産児は未熟なため，正期産児よりも覚醒時間が短く，体力がなく，吸着・吸啜・嚥下がより難しい。眠りがちであることや精力的に吸啜できないことで栄養摂取が不良となるだけでなく，敗血症の症状と誤って解釈され不必要な母子分離や検査・治療につながる恐れもある。また逆に，一見元気に見えたり，体重が大きい早産児（たとえば母体糖尿病児）は，実際の在胎週数よりも成熟していると誤解される場合があり，本来必要な注意が十分払われない恐れもある。上手に吸着・吸啜・嚥下しているように見えても，哺乳量測定をしてみると十分な量が飲めていないこともある。

後期早産児と早期正期産児では，効果的な吸着が確立するにはある程度の時間がかかるということを認識したうえで，児が十分に栄養摂取し，母親の母乳分泌が確立して維持されるように支援する。母乳育児に関する補助的な手段（ニップルシールド，補足，搾乳，乳房圧迫など）は，後期早産児や早期正期産児において，生後早期には必要となりやすい。

また，後期早産児と早期正期産児，長期的にも正期産児に比較して学習障害やメタボリック・シンドロームを含めたさまざまな問題をきたしやすいことも報告されている[7, 8]。そのため，後期早産児と早期正期産児に対して，出生後早期から適切な母乳育児支援が行われ，かつ退院後も継続していけるように支援していくことが重要となってくる。

後期早産児と早期正期産児は，退院後早めの適切な時期に評価を受けることもまた必要である。フォローアップは母乳育児に関する問題や質問にも対処できるものでなければならない。さらに複雑な母乳育児の問題があれば，母親と児はできるだけ早く，国際認定ラクテーション・コンサルタント，母乳育児に詳しい医師，母乳育児の問題に対処する経験を積んだ保健医療従事者に診てもらったほうがよい。

❷ 臨床的特徴

1）身体的発達・成熟度

　　妊娠34週以降も児の脳や肺などの重要な臓器は成熟過程にあり，37週以前に生まれてきた児は成熟の途中にあるといえる。特に脳や網膜の成熟に必要な多価不飽和脂肪酸は妊娠34週以降に胎盤を通して児に供給されるため，多価不飽和脂肪酸の不足している早産児は正期産以上に乳児用調製乳より多価不飽和脂肪酸の豊富な母乳を与える重要性が増す。

　　後期早産児ならびに早期正期産児の母乳育児がうまくいきづらい原因としては，母親の乳汁来潮が遅れる，児の未熟性，効果的に母乳を飲みとりにくいなどが挙げられる。

　　後期早産児と早期正期産児は，同じ在胎週数であっても，体重の幅が大きく，児の身体的な成熟度にも差がみられる場合が多い。そのため，哺乳力も児によって大きく異なるため，きめ細やかな支援が必要となる。

　　後期早産児と早期正期産児の母乳育児に影響を与える特徴としては，以下のようなことが挙げられ，支援する際には十分考慮する必要がある。

①循環や呼吸が不安定：呼吸障害，無呼吸のリスクが高い。相対的に頭が大きいことと筋緊張が弱いことから授乳姿勢をとったときに呼吸が不安定になりやすい。

②体温調節が難しい：分娩室や病室で低体温のリスクがある。

③免疫系の発達が未成熟：正期産児に比較して易感染性がある。特に，母子分離された場合には院内の病原体からの感染リスクが高まる。

④未成熟な神経学的発達：覚醒レベルが容易に変化する。たとえば，活発な覚醒から深い睡眠の覚醒レベルまで，途中のレベルへの移行がなく変化することもある。また，眠りがちで睡眠の時間が長かったり，逆に易刺激性があったりする。全体的に筋緊張が弱いため，吸着が弱く乳汁移行が少ないことも多い。適切な授乳姿勢を保つためには注意深く児を支える必要がある。

⑤未成熟な口腔運動学的発達：探索・吸啜反射が弱く，吸啜-嚥下-呼吸の協調が不十分であるため，吸着は浅く不十分な乳汁移行につながる。

⑥脂肪やグリコーゲンなどのエネルギー源の蓄積が少ないので，低血糖を起こしやすい。

⑦肝機能が未熟なので，高ビリルビン血症を起こしやすい。

2）起こりやすい合併症

　　特に生後12〜24時間は，低体温，無呼吸，頻脈，酸素飽和度の低下，低血糖，哺乳不良などに注意する。

　　さらに，正期産児に比べ乳児死亡率が2.9〜4.5倍高いこと，再入院率や救急室受診率が高いことも報告されている[9, 10]。

（1）呼吸機能の問題

　　後期早産児の肺・気道は発生学的にみても予備能は少なく，在胎35週台で出生した児でも呼吸窮迫症候群を合併する児も珍しくない。また，陣痛発来前に帝王切開で出生した場合には，肺水の吸収遅延による一過性多呼吸もしばしばみられる。呼吸中枢も成熟しているとはいえず，無呼吸発作を認める児もまれではない。

（2）神経学的な問題

後期早産児の脳重量は，成熟新生児の脳重量の65～75％にとどまる。つまり残りの25～35％の成長は，予定日までの4～6週間が必要ということである。また，妊娠34週以降に白質重量が約5倍となり，この時期に神経ネットワークが成熟する。後期早産児の予定日周辺，または思春期前に行った頭部MRI検査にて，大脳半球容積が小さく，脳回形成の障害など大脳皮質の成熟障害があることが報告されている[11]。早期正期産児でも在胎39週以降に出生した児と比べ，自閉症のリスクがあるといわれている[12]。

システマティックレビューの結果，後期早産児だけでなく早期正期産児も在胎39～41週で出生した児に比べて，長期的にみた場合，認知機能に差があることが報告されている[13]。

3）母体因子

後期早産や早期正期産の時期に出産する母親は，以下のような問題をもつことが多い傾向があり，乳汁分泌の確立や児を抱いて授乳する際に影響を与えうるため，支援の際には考慮する。

- 妊娠高血圧症候群
- 多胎妊娠
- 糖尿病
- 感染（絨毛羊膜炎，前期破水など）
- 慢性疾患（腎炎，自己免疫疾患など）
- 帝王切開による分娩
- 切迫早産による長期入院をし，陣痛抑制薬を使っていた
- オキシトシンによる誘発分娩
- 薬剤の投与（鎮静薬や鎮痛薬，降圧薬など）
- 母親自身の病状のために児と離れて特別な治療やモニタリングが必要な状況

Ⅱ 出生後早期の母乳育児支援

後期早産児・早期正期産児の母乳育児の大きなポイントは，①児が効果的に母乳を飲むことができるか，②母親の乳汁産生の確立と維持ができるか，の2点である。

1 入院中のケアの基本原則

具体的な母乳育児支援の方法はABM（母乳育児医学アカデミー）臨床プロトコル第10号「後期早産児（在胎34～36週6日）および早期正期産児（在胎37～38週6日）の母乳育児」の推奨事項を各施設が実践に即した形で利用するとよい[1]。

呼吸や体温などのバイタルサインが安定していれば，早産児や低出生体重児であるという理由で母子分離する必要はない。母親に合併症がある場合も，精神的・体力的に母子同室が可能で母親自身の希望があれば，できるだけ母子分離を避けることが大切であ

る。日本周産期・新生児医学会の『「早期母子接触」実施の留意点』[14]ならびに『母子同室実施の留意点』[15]を参照しながら，出生後の蘇生が終わった後，できるだけ早期に母親と児が安全に一緒にいられるようにする。児の体重が小さくて，母親が先に退院になってしまう場合も，できるだけ母子入院などができないかを相談する。出産後できるだけ早期から授乳する。もし授乳できない場合は初乳を搾乳する。産後数日までは電動搾乳器に加えて，手による搾乳も重要となる。

❷ 具体的な母乳育児支援と介入

　後期早産児と一部の早期正期産児は母乳育児において，早めの対策が必要なことも少なくない。母乳育児プランは正期産児とは別に考えておくとよい。

1）児が適切に母乳を飲むことができるか

（1）眠りがちな児は起こし，早期から欲しがるサインに合わせて授乳する

　後期早産児や早期正期産児は前述のような特徴がある。眠りがちのことも多く，そのような児はときどき起こして，24 時間に 8 回以上の授乳ができるよう試みる。授乳のタイミングとしては，児の覚醒状態を理解し，「静かに覚醒」しているときに授乳できるように母親に伝える。児がずっと眠っていて起きない場合は，おむつを替える，掛け物を取る，そっと抱き起こしてみるなどしてやさしく刺激してみるとよい。

　「児の欲しがるサイン」に合わせた授乳が勧められるが，はっきりとしたサインを出さない児もいる。この場合は母親から授乳を促すよう勧める。母親が「泣いたら飲ませよう」と思っていると，授乳回数が少なくなることがある一方で，欲しがったときにすぐに授乳できずに泣かせたままにしておくと，疲れて眠ってしまって飲めないこともある。「児の欲しがるサイン」が出たらすぐに授乳することも母親に伝える。「児の欲しがるサイン」に合わせてすぐに授乳するためには，母子同室が欠かせない。産後 1 時間以内に授乳を始めるよう ABM のプロトコル[1]にも記載されている。その後も 3 時間ごとに，なるべく 24 時間に 8 回以上授乳するように母親に勧める。眠りがちな児の場合は，起こして授乳を促し，授乳回数が少なくならないようにする。睡眠・覚醒リズムが不安定な児の場合，眠そうなときには搾母乳を哺乳びんで授乳して，覚醒しているときは直接授乳という方法もある。

　また，あまりにおとなしすぎる場合，感染・低血糖・その他の異常がないかどうかのチェックも必要である。

（2）確実に母乳が飲みとれているかを確認する

　後期早産児と早期正期産児は筋緊張が弱いため，乳房に適切に吸着し続けることが難しいことも多く，一見うまく母乳を飲んでいるように見えても十分な量の母乳が飲めていないことがある。児が適切に乳房に吸着して有効な吸啜ができているかどうかの評価を行い（表 14-2，172 頁参照），場合によっては哺乳量測定を行って，確実に児が母乳を摂取できていることを確認する。

　児が効果的に吸着できない場合は，授乳姿勢（抱き方，ポジショニング）から吸着（含ませ方，ラッチオン）までをもう一度見直す。児は疲れやすいため，下顎を支えた

り，抱き方を工夫したり，乳房圧迫をしたりすると効果的な場合もある。

　吸着ができず有効な吸啜が得られないことで乳汁が飲みとれない場合は，有効な吸啜になるように試みる一方で，搾母乳を補足するようにする。補足の手段にはさまざまな方法があるが，カップで授乳する方法は低出生体重児でも安全性が証明され，母乳育児の期間を短縮しないとされている（第6章14，178頁参照）。

2）母親の乳汁分泌の確立と維持ができるか

　後期早産児や早期正期産児が効果的に乳房に吸着して十分な量の母乳を飲みとれるようになるには，時間がかかる場合も多い。児が元気にしっかりと母乳を飲むことができない場合，母親は，乳汁の分泌を確立するために，毎回の授乳の後か3時間ごとを目安に搾乳する。母親には，出産後早期から搾乳を開始する必要性や，実際の搾乳の方法を伝える。

3）補足が必要な場合

　ABMのプロトコル[1]では，生後24時間で3%，生後72時間で7%を超える体重減少があったら，授乳の再評価を必要としている。有効な吸啜ができているかどうか，母乳が十分飲みとれているかどうかを観察・評価する。また，体重増加や排尿，排便，血糖値などから哺乳量が十分でないと判断された場合には，補足が必要である。後期早産児や早期正期産児は，実際，修正週数が38週くらいになるまでは自律授乳だけで十分な母乳を摂取できることは少なく，さまざまな形での補足が必要となることが多い。補足は搾母乳が原則である。母乳分泌を早く確立するために積極的に搾乳を行うことは有効である。24時間に少なくとも6回は搾乳して母乳分泌の確立と維持に努める。

　搾母乳が不足する場合，糖水ではなく，乳児用調製乳を補足する。この場合の乳児用調製乳は普通の乳児用調製粉乳でよく，低出生体重児用乳児用調製乳である必要はない。補足の手段には，カップ，スプーン，シリンジ，チューブ，チューブ式直接授乳補足器具，哺乳びんなどさまざまな道具があるが，母親の希望を聞きながら，なるべく直接授乳を妨げない手段を用いる。カップ授乳と哺乳びん授乳に無作為に分けての，体重増加，哺乳に要する時間，入院期間の比較では，両群に差はなく，また生後3か月，6か月時点の母乳育児率はカップ授乳のほうが長かったとされている。

❸ 母親への援助

　出生体重が2,500 gより小さい場合には，両親や家族にとっては「とても小さい赤ちゃん」と感じられ，母乳育児は無理だと思い込んでしまうことがある。また予定より早く生まれたことで心の準備ができていない場合や，母親自身の合併症の治療で母乳育児のことにまで配慮する余裕がない場合もある。小さく生まれたことが自分の責任であるかのように感じている母親もいる。

　その一方で，出生体重が2,500 g以上であったり，産科病棟で健康な正期産児と一緒に過ごしていたりすると，後期早産児や早期正期産児として特別の配慮が必要だということが理解されていない場合もある。さらに，ほかの正期産児と比較して，自分だけ搾乳が必要だったり，児がうまく飲めなくて補足が必要だったり，入院期間がほかの児よ

りも長くなったりすることがあるため，母親が不安や困惑を感じていることもある。

　母親や家族に，後期早産児や早期正期産児の特徴と注意点，そして，母乳育児が母親と児の双方にもたらす利益，少し時間がかかっても必ず母乳が飲めるようになることなどを説明しておくと，母親のモチベーションを高めたり，家族の理解を得たりすることに役立つ。切迫早産で長期入院して後期早産や早期正期産となるような場合や，妊娠34〜37週での選択的帝王切開となる場合は，分娩前からの支援が望まれる。

　母親に慢性疾患や合併症がある場合は，産科や内科の担当医と相談しながら，母親自身の希望を取り入れて，その母親のニーズに合わせた援助を行う。

Ⅲ　起こりやすい合併症を乗り越えるための援助

　後期早産児や早期正期産児は，合併症の発生頻度が高く，在胎38週から妊娠期間が1週短くなるごとに，合併症の発症率は2倍に増加すると報告されている。母親に前述の合併症がある場合は，児への影響にも注意が必要である。出生直後はもちろん，その後も継続して注意深く観察し，児の状態・哺乳の評価を行うことが重要である。

1）低体温の予防

　出生直後はなるべく肌と肌との触れ合いをして，低体温のストレスを避けるようにする。その後は，児の状態によって帽子をかぶせたり，衣服を余分に着せたり，保温効果のある掛け物を併用したりするとよい。安全な環境なら，母親が添い寝をするのも効果がある。また，出生直後の沐浴は低体温につながり，保温や抗菌作用をもつ胎脂を取り去ってしまうため，出生後翌日以降に体温が安定してから開始する。

2）低血糖の予防

　低血糖は，後期早産児によくみられる合併症の1つであるため，児に低血糖の症状がみられないか注意深く観察する。後期早産児や早期正期産児には低血糖のリスクがあるので，血糖のモニタリングが必要である。母親との肌と肌の触れ合いをすることで，体温保持のためのエネルギーや児の啼泣によるエネルギーの消費が抑えられるため，低血糖の予防につながる。生後早期から24時間に少なくとも8回以上は授乳するようにし，確実に乳汁が摂取できているかどうかを評価し，乳汁移行が不十分な場合は搾母乳を第一選択として補足し，授乳量を確保する。低血糖のサインを見逃さないように児を観察する。

3）高ビリルビン血症の予防

　後期早産児は肝機能も未熟なため，黄疸が強くなりやすい。生後早期から頻回に授乳することで，胎便の排泄を促し，ビリルビンの腸肝循環を減少させる。また，早期から授乳することにより，母乳の産生量ひいては摂取量の増加が促され，breast-non-feeding jaundice（母乳摂取不足による黄疸）を避けることができる。光療法が必要になった場合でも，できるだけベッドサイドで治療を行って，母子分離を避けるようにする。24時間に8〜10回以上の頻回な授乳は排便回数を増やし，便に含まれるビリルビンの

排泄を促す。

光療法を行うからという理由だけで輸液を行う必要はなく，児の欲しがるサインに合わせた授乳を行い，摂取量が不足しているようなら搾母乳を第一選択として補足する。糖水では，便に含まれるビリルビンの排泄が促されず腸肝循環が亢進する。

4) 過度の体重減少の予防

母乳を欲しがる児のニーズにすぐ応じられるように母子同室で過ごすことや，児が落ち着かないときは母親との肌と肌の触れ合いをすることを勧め，啼泣などによるエネルギー消費を防ぐ。出生時からの体重減少が生後 24 時間までに 3%，もしくは生後 72 時間までに 7% を超える場合は，効果的に母乳育児が行われていない可能性があるので再評価が必要である。

Ⅳ 退院前後の注意点

①退院前の評価を行う。生理学的に安定しているか，母乳だけで，または補足をすることで十分な乳汁が摂取できているかを含めて，退院可能かどうかを評価する。

②退院後の授乳計画を立てる。摂取しているもの（母乳か乳児用調製乳か），摂取量（mL/kg/日）そして哺乳の手段（直接授乳，カップや哺乳びんなど補足用の器具）を考慮する。補足が必要な場合は，退院後も最も受け入れられやすい方法を母親と相談して決定する。

③必要に応じて体重と黄疸の再評価のために，退院後遅くとも 1 週間以内に受診日を設定する。

④修正週数が 40 週になるまで，もしくは補足なしで体重が順調に増えていることが証明されるまで，毎週の体重チェックを行う。体重増加は退院時から平均 20 g/日以上が望ましく，身長と頭囲の増加はそれぞれ平均 0.5 cm/週以上が望ましい。

⑤搾母乳や乳児用調製乳を補足している場合は，直接授乳だけで十分量が飲めるようになるまで母親へのエモーショナル・サポートを含めてフォローする。予定日を過ぎる頃には飲めるようになることがほとんどであるため，それまでに母乳分泌が減らないように搾乳を続けることが大切である。修正 40 週を過ぎても哺乳がうまくいかない場合には，国際認定ラクテーション・コンサルタント，母乳育児に詳しい医師，母乳育児の問題に対処する経験を積んだ保健医療従事者に診てもらったほうがよい。

⑥低出生体重児や早産児はビタミン剤や鉄剤の投与が必要な場合がある。1 か月健診後もフォローが必要である。後期早産児は鉄の貯蔵が少ない状態で出生しているため，乳児期に鉄欠乏状態にならないよう注意が必要である。ビタミン D の不足にも注意する。

(滝 元宏)

参考文献

1）Boies E. G., et al.(2016). ABM Clinical Protocol #10 Breastfeeding the Late Preterm（34-36 6/7 Weeks of Gestation）and Early Term Infants（37-38 6/7 Weeks of Gestation), Second Revision 2016. Breastfeed Med, 11：494-500.

2）Young P. C., et al.(2013). Early readmission of newborns in a large health care system. Pediatrics, 131：e1538-e1544.

3）Ray K. N., et al.(2013). Hospitalization of early preterm, late preterm, and term infants during the first year of life by gestational age. Hosp Pediatr, 3：194-203.

4）Norman M. A., et al.(2015). Predicting nonhemolytic neonatal hyperbilirubinemia. Pediatrics, 136：1087-1094.

5）Seikku L., et al.(2016). Asphyxia, neurologic morbidity, and perinatal mortality in early-term and postterm birth. Pediatrics, 137：e20153334.

6）Eidelman A. I.(2016). The challenge of breastfeeding the late preterm and the early-term infant. Breastfeed Med, 11：99-99.

7）Taige N. M., et al.(2010). Late preterm birth and its association with cognitive and socioemotional outcomes at 6 years of age. Pediatrics, 126：1124-1131.

8）Noble K., et al.(2012). Academic Achievement Varies With Gestational Age Among Children Born at Term. Pediatrics, 130：2 e257-e264.

9）Kramer M. S., et al.(2000). The contribution of milk and moderate preterm birth to infant mortality. Fetal and Infant health study group of the Canadian Perinatal Surveilance System. JAMA, 284：843-849.

10）Jain S., et al.(2006). Emergency department visits and rehospitalizations in late preterm infants. Clin Perinatol, 33：935-945.

11）Volpe J. J.(2022). Commentary-The late preterm infant：Vulnerable cerebral cortex and large burden of disability. J Neonatal Perinatal Med, 15(1)：1-5.

12）Crump C., et al.(2021). Preterm or Early Term Birth and Risk of Autism. Pediatrics, 148：e2020032300.

13）Chan E., et al.(2016). Long-term cognitive and school outcomes of late-preterm and early-term births：a systematic review. Child Care Health Dev, 42：297-312.

14）日本周産期・新生児医学会（2012）.「早期母子接触」実施の留意点. p130.

15）日本周産期・新生児医学会（2019）. 母子同室実施の留意点. p131.

34 先天性疾患をもつ新生児・乳児

I 口唇口蓋裂と母乳育児支援

　口唇口蓋裂は，胎児期の口の形成が正常に行われなかった結果生じる疾患で，日本では500～600人に1人の割合で出生する[1]。口唇口蓋裂にはさまざまなタイプがあり，大きく口唇裂，唇顎裂，口唇口蓋裂，口蓋裂に分類され，片側性と両側性がある。約30％は症候性で特定の症候群や他臓器異常を合併している[2]。一般に片側性が多く（片側性：両側性＝4：1），左側が多い（左：右＝7：3）[3]。

　新生児の口腔機能は通常，効率的な哺乳に適した構造をしている。授乳中，児の口唇は乳房に触れ，口腔の前方を密閉する。軟口蓋が上がって咽頭壁に接触し，口腔を後方から密閉し，舌，筋肉，顎の動きによって陰圧を形成することで，母乳が口腔内に流入する[4]。その結果，母乳を摂取することができる。一方で，口唇裂や口蓋裂の児は口腔内の圧をつくり出すことが難しく，直接授乳に課題をもつことがある。そのほかにも，口唇・外鼻の変形，鼻咽頭閉鎖不全による構語障害，咬合異常・咀嚼障害なども問題になり，また母親の心理的ストレスが大きいといわれている[5]。

1 胎児診断と支援

　胎児超音波検査技術の向上により，出生前診断されるケースが増えてきた。口唇裂は胎児診断されることが多い一方で，口蓋裂の診断は困難な場合がある[6]ため，家族には口蓋裂の可能性も含めて説明する。家族にとって口唇口蓋裂と診断されることは非常に衝撃的で重くつらい体験になる。母親は診断時，出生前から栄養方法についての情報を得て，さらに家族にサポートしてもらうことを望んでいる[6, 7]。そのため，まずは母親と家族の思いを傾聴し，不安を受け止め，そのうえで，健常児と同じようにお産して一緒に過ごせること，直接授乳に加え搾乳を頻回に行うことで母乳分泌が増加・維持できること，退院後の育児は双子が生まれたのと同じくらい忙しく家族のサポートが大切であることを共有する。胎児診断によって，口唇口蓋裂という疾患や，治療の流れ，懸念される合併症についてはもちろん，栄養方法や搾乳方法などの選択を伝えることができ，家族が出生後の生活のイメージができ心の準備につながる[6, 7]。

❷ 出生後の支援

　出生後は，産科・小児科医師や助産師の哺乳支援や，口腔外科，形成外科による口唇口蓋裂の管理および修復手術のほか，言語聴覚士による言語発達の評価や言語訓練，歯科による歯列矯正，耳鼻科による滲出性中耳炎の管理，出生後から看護師や地域の継続したサポートなど，科や職種を超えたチームでの支援が必要になる[6]。

　口蓋裂に対しては哺乳床（ホッツ床）により鼻中隔損傷や口から鼻へのミルクの漏れを防ぎ，経口哺乳の練習を促す施設が多い。ただ，哺乳床による哺乳行動の改善効果については議論の余地がある[8]。また，術前に鼻歯槽堤矯正（nasoalveolar molding：NAM）プレートを用いて顎裂・口蓋裂の狭小化，口蓋板の平坦化，左右対称の形態を目指す方法もある[9]。NAM装置の装着は出生後早期（生後2日〜1か月以内）に開始することで効果が得られる。

1）経口哺乳の方法

　口唇口蓋裂をもつ児は，形態上の理由から直接授乳が困難であることが多いが，それを理由に母乳育児を中断するべきではない。母乳育児は口唇口蓋裂児で罹患しやすい中耳炎を回避できる期間が長くなるとの報告がある[10]。一方で，母乳育児を継続するためにはほとんどの場合，搾乳が必要になり，直接授乳と哺乳びんによる哺乳に加えて搾乳を継続することは家族の大きな負担となる。胎児期からは母乳栄養の効果と搾乳方法についての情報提供を，そして出生直後からは母子同室しながら適切な搾乳支援を行うことが母乳育児継続の鍵になる。

　出生後は児の状態が安定していれば，健康な児と同様に出生直後から早期母子接触を行うことが可能である。早期からの直接授乳は有効な吸啜にならない可能性が高いが，母子のコミュニケーションやオキシトシン分泌に効果的である。直接授乳は顎顔面の筋肉の発達を促し，成長後の言語発達にもよい効果があると報告されている。また並行して頻回の搾乳を行うことで母乳分泌の維持・増加につながる。搾母乳を哺乳する方法として，チューブ式搾乳補助器，カップフィーディングや口蓋裂のある児でも哺乳しやすい乳首を用いたびん哺乳などがある。

　直接授乳のみでの乳汁移行が不十分である可能性が高いため，児の哺乳量不足についてよくモニタリングして，必要時に補足を行う。2023年のシステマティックレビューでは口唇裂/口蓋裂は健康な児と比べて母乳育児ができないリスクが高く（オッズ比＝18.08；95％信頼区間7.09〜46.09），また口蓋裂は口唇裂に比べてより母乳育児の頻度を下げる（オッズ比＝5.93，95％信頼区間4.30〜8.16）ことが示されている[11]。一方で，胎児期から継続する母乳育児支援を行った結果，出生後母子同室で過ごした口唇裂・唇顎口蓋裂児の1か月健診時の栄養方法は，母乳のみが30％，混合栄養が48％，人工栄養のみが22％だったとの報告がある[2]。うち直接授乳のみは，口唇裂では45％で，口唇口蓋裂では0％であり，やはり口蓋裂では直接授乳の困難さを認めたが，全体では経管栄養は必要とせず，哺乳びんでの搾母乳を併用しながら78％の児で母乳栄養を継続できていた。

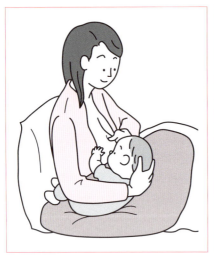
図 34-1　フットボール抱き

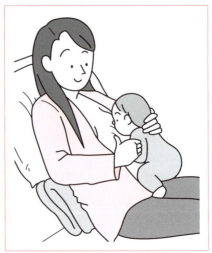
図 34-2　またがり抱き

2）直接授乳支援

　ABM（母乳育児医学アカデミー）では，口唇口蓋裂児の授乳は特別な配慮が必要であり，親が母乳のメリットについて情報を得られるようにすること，直接授乳が難しい場合はカップやスプーン，シリンジなどの代替方法を用いることを推奨している[4]。具体的な直接授乳の工夫として，ABM で提案されている方法を紹介する[4]。

①授乳姿勢

- 口唇裂児は，裂が乳房の上部を向くように保持するのがよい。たとえば右口唇裂をもつ児の場合，右乳房では交差抱き，左乳房ではフットボール抱き（乳児の身体を母親の横に沿わせ，乳児の肩を体より高い位置に置く）でより効率的に授乳できる可能性がある（図 34-1）。両側性の場合は児がうつ伏せになり母親の太ももに児がまたがるように抱く姿勢（またがり抱き）が効果的である（図 34-2）[12]。
- 口蓋裂もしくは口唇口蓋裂児は，鼻腔の逆流や耳管への母乳の流入を減らすため，半直立姿勢（立て抱き）がよい。フットボール抱きは交差抱きより効果的である。

②そのほかの授乳時の工夫

- 口唇裂児は，母親が指で唇裂を塞ぐ，もしくは児の頬を支えて裂け目の幅を減らして乳頭周囲を閉鎖させる。
- 口蓋裂もしくは口唇口蓋裂児は，乳房を口蓋の大きな部分，すなわち骨が十分ある部分に含ませることで乳頭が口蓋裂に押し込まれるのを防ぐとともに，口腔内に陰圧を作りやすくなる。口蓋裂が大きい場合，乳房を下向きにする方法や，吸啜時に児の顎を支えたり（Column，441 頁参照），乳房が口の中に残るように支える方法もある。
- 児の吸引や圧迫がないことを補い，乳汁分泌反射を刺激するために，母親が手で児の口の中に乳房を搾る必要がある場合もある[4]。

　いずれにしても，特に口蓋裂のある児での直接授乳は困難な場合が多く，支援者が直

接授乳だけを目標にすると本来幸せな授乳の時間が母子ともにエネルギーを消耗する苦しい時間になるかもしれない。母親の気持ちを尊重したうえで，児のニーズに合わせて柔軟に対応し，母親が日々自分ができることをしていると感じられるように支援する[13]。

3) 術後の直接哺乳支援

日本の多くの施設で生後3か月頃に口唇形成術を，生後6〜12か月頃に口蓋形成術を行っている。手術直後の直接授乳や哺乳びんによる授乳は，創部離開や感染のリスクを高める懸念があるため，一部では制限されている。一方で形成術後に直接授乳または哺乳びんでの栄養を継続した場合，中断した場合と比較して外科的創傷裂開の頻度は増加しなかったとの報告や[14]，直接授乳はスプーン授乳と比較して術後の体重増加が良好でコストの削減につながるとの報告がある[15, 16]。また，手術後も慣れ親しんだ方法で哺乳できるため，児の精神的安定にもつながる。「とりあえず中止する」は，直接授乳の継続が困難になる可能性があり，治療チームとして先を見据えた方針を決定するべきである。

口唇口蓋裂児の母乳育児がうまくいくためには，両親への情報提供とサポートが重要である。母乳育児の利点，哺乳方法，乳児の口裂のタイプに応じた授乳方法について，親は十分に知らされるべきである[4]。また，地域の母乳育児支援グループやピアサポートは，口唇口蓋裂児の家族にとって重要なリソースである。家族が経験を共有し，相互にサポートし合う機会になる[4]。特に母乳育児の困難を経験している家族にとって貴重な支援となり，さらにストレスや不安の軽減につながる。

（齋藤 朋子）

参考文献

1) 一般社団法人日本形成外科学会（2023）．口唇口蓋裂（唇顎口蓋裂）
https://jsprs.or.jp/general/disease/umaretsuki/kuchi/koshinkogairetsu.html．（2024/3/28アクセス）
2) 大山牧子他（2018）．胎児診断された口唇口蓋裂を持つ児の1ヵ月健診時の栄養状況．こども医療センター医学誌，47(1)：3-7.
3) 小林眞司（2022）．【家族説明のポイントもわかる！赤ちゃんの目・耳・口・頭の重要トピックス】口唇口蓋裂（唇顎口蓋裂）．with NEO，35(4)：547-553.
4) Boyce J. O., et al.(2019). ABM Clinical Protocol #17：Guidelines for Breastfeeding Infants with Cleft Lip, Cleft Palate, or Cleft Lip and Palate-Revised 2019. Breastfeed Med, 14(7)：437-444.
5) Madhoun L. L., et al.(2021). Feeding and Growth in Infants With Cleft Lip and/or Palate：Relationships With Maternal Distress. Cleft Palate Craniofac J, 58(4)：470-478.
6) 大山牧子他（2023）．胎児診断された口唇口蓋裂．猪谷泰史，川瀧元良，大山牧子他（編）．胎児診断に基づく集中治療と家族支援，pp234-240．メジカルビュー社．
7) Lindberg N., et al.(2014). Mothers' experiences of feeding babies born with cleft lip and palate. Scand J Caring Sci, 28(1)：66-73.
8) Goyal M., et al.(2014). Role of obturators and other feeding interventions in patients with cleft lip and palate：a review. Eur Arch Paediatr Dent, 15(1)：1-9.
9) 平川 崇（2010）．術前顎矯正治療．小林眞司（編）．胎児診断から始まる口唇口蓋裂の集学的アプローチ，pp96-106．メジカルビュー社．
10) Paradise J. L., et al.(1994). Evidence in infants with cleft palate that breast milk protects against otitis media. Pediatrics, 94(6 Pt 1)：853-860.
11) Miranda-Filho A. E. F., et al.(2023). Do Orofacial Clefts Impair Breastfeeding and Increase the Prevalence of Anemia? Cleft Palate Craniofac J, 60(1)：63-68.
12) 大山牧子（2010）．口唇口蓋裂を持つ児の母乳育児．小林眞司（編）．胎児診断から始まる口唇口蓋裂の集学的アプローチ，pp82-93．メジカルビュー社．

13) Australian Breastfeeding Association. Breastfeeding babies with clefts of lip and/or palate 2023 https://www.breastfeeding.asn.au/resources/breastfeeding-babies-cleft-lip-palate.(2024/3/28 アクセス)
14) Matsunaka E., et al.(2019). Impact of breastfeeding and/or bottle-feeding on surgical wound dehiscence after cleft lip repair in infants：A systematic review. J Craniomaxillofac Surg, 47(4)：570-577.
15) Darzi M. A., et al.(1996). Breast feeding or spoon feeding after cleft lip repair：a prospective, randomised study. Br J Plast Surg, 49(1)：24-26.
16) Bessell A., et al.(2011). Feeding interventions for growth and development in infants with cleft lip, cleft palate or cleft lip and palate. Cochrane Database Syst Rev, 2011(2)：CD003315.

Ⅱ　ダウン症のある児の母乳育児支援

　ダウン症のある児は，筋緊張が低く吸啜が続かない，合併症の治療のため母子分離になりやすい，ダウン症特有の問題に対処する支援スキルがないことが多いなど，母乳育児を難しくする特有な事柄があることが知られている。その結果，ダウン症のある児は，健康な乳児に比べて母乳を与えられる頻度が低くなることがいわれている[1]。しかし，ダウン症のある児にとって母乳のメリットは非常に大きく，母乳育児支援の重要性は高い。以下にダウン症のある児における母乳育児のメリットを示す。

- 母乳育児による口と舌の協調運動の促進は，言葉の発達を促進する[2]。
- 中耳炎や呼吸器感染など感染症のリスクが高いため，母乳のもつ感染防御効果は利益がある[3, 4]。
- 母乳のもつ腸管蠕動促進効果は，便秘になりやすい児にとって有用である。
- 糖尿病やセリアック病などの自己免疫疾患の発症を予防または遅らせる[5, 6]。
- 肌と肌との触れ合いを保証し，母子間の緊密さを増す。
- 児のニーズに応えるマザリングスキルを母親が学んでいける。

　ダウン症のある児は，時間はかかるが哺乳できるようになることが知られている。ダウン症のある児の哺乳の特徴を調べた報告によると，59人のうち，31人は吸啜の確立に問題がなかったが，それ以外の児は1週間からそれ以上かかった[7]。また，Mizuno ら[8]は，ダウン症のある児の哺乳の問題は，筋緊張低下だけでなく，効果的な哺乳の獲得のために必要な滑らかな舌の動きが乏しいことも関係しているとし，それを獲得するまでに時間がかかる，と述べている。筆者は家族に，摂食障害のリスクがあるため経口哺乳は無理強いせず，気長に飲めるようになるまで待つことが好ましいと伝えている。

　本項ではダウン症のある児に特有な事柄とそれに対する具体的な支援の方法を示す[9, 10]。

1）特に生後数週間は眠りがちになることがある

　この場合，児が十分な母乳，特に後乳を摂取していない可能性があり，体重増加不良につながることがある*。児が眠りがちになることに対しては以下のような対応が考えられる。

---

*　ダウン症のある児を標準的な成長曲線に当てはめると，体重増加不良にみえることがあるため，ダウン症の成長曲線[11, 12]を使用するなど別途評価が必要である。

- まぶしくて目を閉じてしまうことのないように部屋の照明を暗くする。
- 肌と肌との触れ合いのためにカンガルーケアを行う。
- 哺乳前にしっかり起こし，授乳中やさしくなでるなどをして刺激する。
- 短時間の頻回授乳を試みる。
- 授乳中に小休止をとり，児に話しかける。
- 母親自身が乳房マッサージや圧迫を行い母乳の流れを維持する。

2）哺乳時にむせる

- 児の喉を乳房より高めの位置に保持する。
- 児の頭がお尻より高くなるようにポジショニングする。
- 空気嚥下が多い場合は，途中で排気する。

3）筋緊張低下

　ダウン症のある児は，口周囲の筋肉，唇，咀嚼筋の筋緊張低下が哺乳困難につながっていることが知られている[13]。

- 長時間，姿勢を保持し適切な吸啜を促すために，授乳中に頭をしっかりサポートする。特に頭，首，顎をサポートすることで，よい吸着が可能となり，余計なエネルギーを使わずに吸啜に集中できる[2]。
- 授乳のための抱き方は，横抱き，交差横抱き，脇抱きいずれでも，しっかり支える。
- 児の吸啜をさらにサポートするためにダンサー・ハンド・ポジションをするのもよい（Column，441頁参照）。

4）舌の突出

　ダウン症のある児のなかには，授乳時に舌を突き出すことで乳首を押すため適切な吸着を維持することが難しくなる児がいる。

- 授乳前に舌を下げる訓練を行う[9]。①児の舌の中央に人差し指を置き，舌を谷形にする，②次に児の舌を押し下げながら，指を徐々に口から引き抜く，③児を胸に抱きよせる前にこの練習を数回繰り返す。
- 顎のサポートを強化することが役立つこともある[10]（Column，441頁参照）。

　近年のダウン症の児の哺乳に関するコホート研究では，母乳のみで育てている割合は一般集団と同等であったが（6週間時点21％対23％，6か月時点4％対1％），母乳育児率（母乳のみおよび混合栄養）は一般集団より高かった（6週間時点64％対55％，6か月時点54％対34％）と報告した[14]。これはダウン症の児は母乳育児がうまくいかないであろうという定説を覆し，ダウン症の児をもつ母親を勇気づける情報である。また，保健医療従事者は，母乳育児を希望するダウン症の児をもつ母親に対して，母乳育児を奨励し，支援する必要があることを示すものでもある。

（勝又 薫）

参考文献

1) Pisacane A., et al.(2003). Down syndrome and breastfeeding. Acta Paediatr, 92(12)：1479-1481.
2) Helpful information for breastfeeding your baby with Down syndrome. Massachusetts General Hospital Down Syndrome Program；2012.
   https://www.massgeneral.org/children/down-syndrome/breastfeeding-your-baby-with-down-syndrome
   (2023/12/11 アクセス)
3) Bowatte G., et al.(2015). Breastfeeding and childhood acute otitis media：a systematic review and meta-analysis. Acta Paediatr, 104(467)：85-95.
4) Bloemers B. L., et al.(2010). Increased risk of respiratory tract infections in children with Down syndrome：the consequence of an altered immune system. Microbes Infect, 12(11)：799-808.
5) Malcova H., et al.(2006). Absence of breast-feeding is associated with the risk of type 1 diabetes：a case-control study in a population with rapidly increasing incidence. Eur J Pediatr, 165(2)：114-119.
6) Akobeng A. K., et al.(2006). Effect of breast feeding on risk of coeliac disease：a systematic review and meta-analysis of observational studies. Arch Dis Child, 91(1)：39-43.
7) Aumonier M. E., et al.(1983). Breast feeding in infants with Down's syndrome. Child Care Health Dev, 9(5)：247-255.
8) Mizuno K., et al.(2001). Development of sucking behavior in infants with Down's syndrome. Acta Paediatr, 90(12)：1384-1388.
9) La leche league international （2020). Special Needs.
   https://llli.org/breastfeeding-info/special-needs/(2023/12/11 アクセス).
10) Melissa W.(2013). Providing Breastfeeding Support in the Hospital Setting for Mothers Who Have Infants with Down Syndrome. Infant, Child, & Adolescent Nutrition, 5；268-270.
11) Growth Charts for Children with Down Syndrome. Centers for Disease Control and Prevention.
    https://www.cdc.gov/birth-defects/hcp/down-syndrome-growth-charts/index.html （2024/12/14 アクセス)
12) Zemel B. S., et al.(2015). Growth Charts for Children With Down Syndrome in the United States. Pediatrics, 136(5)：e1204-e1211.
13) Limbrock G. J., et al.(1991). Castillo-Morales' orofacial therapy：treatment of 67 children with Down syndrome. Dev Med Child Neurol, 33(4)：296-303.
14) Williams G. M., et al.(2022). Establishing breast feeding in infants with Down syndrome：the FADES cohort experience. BMJ Paediatr Open, 6(1)：e001547.

Ⅲ 先天性心疾患（CHD）をもつ児の母乳育児

❶ CHD と母乳育児に関するデータと最近の話題

　先天性心疾患（congenital heart disease；CHD）の発症頻度は約 100 人に 1 人で[1]，診療のなかでよく出会う疾患である。CHD をもつ児にとって母乳育児は非常に重要性が高い。母乳は胃からの排泄がスムーズで[2]，児のニーズに合った最適な栄養素と免疫物質を含んでいる。特に CHD をもつ児は感染症や壊死性腸炎などのリスクが高いため，母乳の恩恵は大きい。

　また，単心室疾患児と母乳栄養の研究がある[3]。単心室疾患とは本来 2 つある心室の片方が非常に小さい，もしくは痕跡程度になり，残りの心室を全身に血液を送る心室として機能させるために複数回の手術を要する疾患である。この研究では，直接授乳および母乳栄養を行った場合は壊死性腸炎，敗血症の頻度が少なく，死亡率が低下し，入院期間が短かったことが示されている[3]。そして，これだけの恩恵があるにもかかわらず，CHD をもつ児では直接授乳や母乳育児率が低いことが課題で，治療の一環としても母乳育児支援が重要であることが言及されている。

さらに最近は，アメリカ心臓協会（AHA）でCHDをもつ児の発達障害や発達遅滞がQOLの低下につながっていることが問題視され，早産児同様，CHDをもつ児に対しても健康と発達促進を目指したfamily-centered developmental careを勧めている[4]。そのケアには胎児期から術後，退院後まで継続した母乳育児支援が盛り込まれており，児の要求に合わせた母乳育児が親のストレスを軽減し授乳行動を改善することを示している。

❷ CHDをもつ児の出生後の環境と家族支援

近年，胎児診断技術が向上し，CHDは出生前に診断されることが多くなってきている[1]。胎児診断のメリットは，児のバイタルに細心の注意を払いながら産後の早期母子接触を可能にすることである[1]。早期母子接触は母親の不安の軽減につながり，また母乳育児を促進する効果がある。しかし，CHDと診断された場合，多くの児はNICUに入院し母子分離されることが一般的である。この母子分離は母親，児ともにストレスが大きく，直接授乳の機会を減少させ，免疫防御機能に影響を及ぼすことがある[4]。母子分離の際，適切な母乳育児支援が行われなければ，母乳育児の継続が難しくなる。

医学的に必要な理由がない限り，母子分離を避けることが母子の健康にとって重要である。転院が必要な場合でも，母体搬送を検討するなどできるだけ同じ施設にいられるように配慮すべきである。また児がNICUに入院した場合，出生後早期からの適切な搾乳支援が，母乳育児継続の鍵になる。母子分離してNICUで観察する必要がある疾患なのかを可能な限り出生前にチームで話し合っておく。母乳のメリットや搾乳方法について家族に出生前から情報提供を行い，出生後にも継続した支援を行っていく[1, 5]。

さらに，児が心疾患をもっていること，手術が必要かもしれないこと，特別な配慮が必要であるという事実は母親に不安やストレスをもたらす。母親が孤立しないように，周囲の家族も児の状況が理解できるよう支援する。

❸ CHDをもつ児の直接授乳支援

CHDは主に，欠損孔の大きい心室中隔欠損症など肺血流増加によりうっ血性心不全をきたす疾患，適度な肺動脈狭窄であるファロー四徴症など肺血流と体血流のバランスの取れている疾患，肺動脈閉鎖症など肺血流が減少しチアノーゼをきたす疾患などに分けられる。重症度は多岐にわたり，治療を要さないものから出生直後に厳密な管理や手術を要するものまで，さまざまである。

まず，どのタイプであっても，直接授乳は呼吸-吸啜-嚥下運動が協調しやすく[6]，CHDをもつ児にとって特に有効である。哺乳びんを使用した授乳に比べて直接授乳のほうが，哺乳時のSpO_2の低下が少なく[7]，むせこみも少ないため[8]，より安全な哺乳方法といえる。また，CHDをもつ児は摂食障害のリスクがあることがわかっており[9]，苦しい状況で無理に飲ませられる経験はそのリスクをより高める。抱っこして母子のコミュニケーションを楽しみながら，無理せず経管栄養を併用し，できる範囲で直接授乳を行うという選択肢もある。

34　先天性疾患をもつ新生児・乳児　**439**

CHDをもつ児においては母子分離や長期入院，手術など母乳育児を妨げる要素はたくさんあるが，適切な支援によって母乳育児は継続可能である。

①体重増加不良時にカロリー摂取を増やす方法

肺血流増加型疾患は，呼吸障害が進行し哺乳量が減少することがある。また努力呼吸のためエネルギー消費が多い，心不全のため水分を制限されるなど，心不全そのもので体重増加不良になる場合がある[10]。体重増加を目指すためにより多くのエネルギーを必要とする際に，後乳の活用が有効である。後乳は前乳よりもエネルギーが高いため，必要なエネルギーを効果的に摂取することができる[11]。また，母乳添加用粉末を母乳に添加することで，エネルギーと電解質が強化された母乳を摂取することも可能である[12]。日本で販売されている母乳添加用粉末は，ウシ蛋白由来の添加粉末であることと，浸透圧が高くなるというデメリットがあり，特に肺血流増加型のCHDをもつ児では腸管血流低下の可能性があるため用いる際には消化器症状に注意する。海外ではヒト由来の母乳強化物質が用いられており，将来的には日本での使用も検討されている[13]。

②授乳の工夫

CHDをもつ児特有のチアノーゼや努力呼吸などの観察ポイントや，哺乳の姿勢，授乳間隔の調整などの工夫を家族と共有する。心不全状態の児にとって啼泣は心負荷を増長する。児と母親の胸に直接肌と肌を触れ合わせて，向かい合わせに抱くカンガルーケアは，CHDをもつ児においても児の呼吸などの生理学的安定や痛みの軽減が示されている[14]。またリクライニングの姿勢で授乳を行うことは児の安定だけではなく，母親にとって母乳育児期間の延長や，不安の軽減，子育ての自信など，母子の関係性によい効果がある[15, 16]。児が心疾患をもつことや，特別な配慮が必要であるという事実がもたらす母親の不安やストレスをこの肌と肌の触れ合いで軽減できる可能性があり，母親がリラックスして授乳することで，乳児もリラックスし，効果的な哺乳が行える相乗効果が期待できる。

（齋藤 朋子）

参考文献

1) 猪谷泰史他（編）（2023）．胎児診断に基づく集中治療と家族支援．メジカルビュー社．
2) Meyer R., et al.(2015). Systematic review of the impact of feed protein type and degree of hydrolysis on gastric emptying in children. BMC Gastroenterol, 15()：137.
3) Elgersma K. M., et al.(2023). Human Milk Feeding and Direct Breastfeeding Improve Outcomes for Infants With Single Ventricle Congenital Heart Disease：Propensity Score-Matched Analysis of the NPC-QIC Registry. J Am Heart Assoc, 12(17)：e030756.
4) Lisanti A. J., et al.(2023). Developmental Care for Hospitalized Infants With Complex Congenital Heart Disease：A Science Advisory From the American Heart Association. J Am Heart Assoc, 12(3)：e028489.
5) Bartick M., et al.(2021). ABM Clinical Protocol #35：Supporting Breastfeeding During Maternal or Child Hospitalization. Breastfeed Med, 16(9)：664-674.
6) 水野克己他（監）（2022）．母乳育児ハンドブック．東京医学社．
7) Marino B. L., et al.(1995). Oxygen saturations during breast and bottle feedings in infants with congenital heart disease. J Pediatr Nurs, 10(6)：360-364.
8) Nowak A. J., et al.(1995). Imaging evaluation of breast-feeding and bottle-feeding systems. J Pediatr, 126 (6)：S130-S134.

9) Tregay J., et al.(2017)."I was so worried about every drop of milk"-feeding problems at home are a significant concern for parents after major heart surgery in infancy. Matern Child Nutr, 13(2)：e12302.
10) 高見澤滋（2020）．注目のTopics 周産期の栄養管理—心不全と栄養．Fetal & Neonatal Medicine．12(2)：69-75.
11) 大山牧子（2004）．NICUスタッフのための母乳育児支援ハンドブック．メディカ出版．
12) 宮沢篤生（2020）．【周産期の薬】新生児編　基本的製剤の選び方・使い方・注意点　輸液・栄養製剤　母乳強化用粉末（HMS-1，HMS-2）．周産期医学，50（増刊）：446-450.
13) 水野克己他（2019）．早産・極低出生体重児の経腸栄養に関する提言．日本小児科学会雑誌，123(7)：1108-1111.
14) Lisanti A. J., et al.(2020). Skin-to-Skin Care Is a Safe and Effective Comfort Measure for Infants Before and After Neonatal Cardiac Surgery. Pediatr Crit Care Med, 21(9)：e834-e841.
15) Moore E. R., et al.(2012). Early skin-to-skin contact for mothers and their healthy newborn infants. Cochrane Database Syst Rev, 5(5)：CD003519.
16) Lisanti A. J., et al.(2021). Skin-to-Skin Care is Associated with Reduced Stress, Anxiety, and Salivary Cortisol and Improved Attachment for Mothers of Infants With Critical Congenital Heart Disease. J Obstet Gynecol Neonatal Nurs, 50(1)：40-54.

Column

ダンサー・ハンド・ポジション

　母親が乳房と児の下顎を支えて児の顎を安定させながら授乳する方法。米国のDanner助産師とCerutti医師の名前を組み合わせて，ダンサー・ハンド・ポジションと呼ばれる。

　親指と人差し指でカップのようにして児の下顎を支え，残りの3本の指で乳房の下をカップのように包んで支える。

（本郷　寛子）

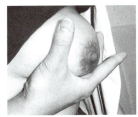
乳房の下で手を丸める

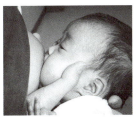
やさしく赤ちゃんのあごを支える

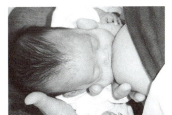
上から見たところ

図　ダンサー・ハンド・ポジション（The Dancer Hand Position）
〔UNICEF/WHO（著），BFHI2009翻訳編集委員会（訳）（2009）．UNICEF/WHO 赤ちゃんとお母さんにやさしい母乳育児支援ガイド—ベーシック・コース．「母乳育児成功のための10ヵ条」の実践，p214．医学書院より〕

35 母乳育児とアレルギー

　近年のアレルギー疾患の増加に伴い，その予防や治療に関してさまざまな情報が飛び交い，多くの混乱がみられる。その理由として，以下が挙げられる。

①同じ病名でも個人による病態・病因がさまざまなため，ある人には効果的な治療でも別の人には悪影響を及ぼすことがある。

②情報源によりまったく正反対のことを示している場合がある。
　　例：母乳で育てるとアレルギーのリスクが下がる vs 母乳で育てるとアレルギーのリスクが上がる[*]。

③推奨される対応が頻繁に更新されている。
　　例1：（旧）食物アレルギーの発症予防のため，アレルギー発症リスクのある児では，アレルギーを発症しやすい食物の摂取を遅らせる。➡（新）経口免疫寛容を促すため，早期摂取を考慮する。
　　例2：（旧）喘息治療薬は身体に負担になるため，発作時もなるべく薬剤を使わず耐える。➡（新）喘息発作が起こっていなくても気道に炎症が長期間存在すると，気道に不可逆的な変化が生じるため，気道過敏性のある間は予防薬の継続を考慮する。

　母乳育児支援者には，科学的根拠のある最新の情報に基づいた個別的支援をすることが求められる。文献・情報を判断するための基礎知識については第3章5（58頁）を参照されたい。

I　アレルギー疾患対応における母乳育児支援者の基本的姿勢

　厚生労働省と日本アレルギー学会は，アレルギーについて，「正しい知識」を身につけてもらうことを目的として，「アレルギーポータル」というサイトを提供している[2]。

---

[*] 2019年に「授乳・離乳の支援ガイド」が改定され，脚注に「母乳による予防効果については，システマティックレビューでは，6か月間の母乳栄養は小児期のアレルギー疾患の発症に対する予防効果はないと結論している」と記載された。この部分の元文献とみられるシステマティックレビューは，母乳のみで育てた期間が3～4か月間であった場合と6か月間であった場合を比較し，アレルギー疾患の発症リスクに差がなかったことを示している[1]。つまり，「母乳育児にアレルギー予防効果なし」と断定したものではない。

アレルギー全般から個別の疾患の解説，よくある質問，患者・一般，行政・学校関係者，医療従事者それぞれに向けた資料（アレルギーの本棚）などがまとめられている。「わかりやすいアレルギーの手引き」は一般と医療従事者双方に向けて作成され，理解しやすい[3]。日本のアレルギー診療に関しては，日本アレルギー学会や日本小児アレルギー学会などよりさまざまなガイドラインとそれに準拠したハンドブックなどが出版され，書籍として販売されていたり，インターネット上に公表されていたりする。これらのガイドラインは数年ごとに改訂されている。支援者は常に最新の情報に敏感であることが望まれる。

　アレルギー疾患の治療は長期にわたることが多く，服薬や将来の見通しについての不安など，保護者の精神的負担が大きい。日常生活での留意点もさまざまで，家事などの物理的負担も，家族の状況により個別的に判断する必要がある。すでに診断・治療が適切になされている段階での家族の不安への対応は，支援者にもコミュニケーション・スキルを用いながらある程度可能であろう。診断・治療が適切になされていない場合は，アレルギー専門医への相談が望まれる。主治医との関係が適切でなく，治療を自己中断している場合などは，すみやかなセカンドオピニオンへの紹介なども考慮すべきである。

Ⅱ　アレルギーの基礎知識

　アレルギーとは，「免疫学的な機序によって体に症状が引き起こされる」ことを指す[4]。病気を引き起こす異物（たとえば，ウイルスや細菌など）から身体を守る仕組みが「免疫（疫病から免れる）」であるが，本来は病気を引き起こさないはずのある特定の異物（ダニ，スギ花粉，食物など）に対して「免疫」が過剰に反応して，身体に症状が引き起こされることを「アレルギー反応」という。アレルギー反応には大別すると4つのパターン（Ⅰ～Ⅳ型）があり，一般的に食物アレルギーや花粉症などはⅠ型アレルギーに分類される。Ⅰ型アレルギーは，アレルギーを引き起こすそれぞれの成分（アレルゲン）が体内に入って比較的短時間（直後から2時間以内）に症状が現れるので「即時型アレルギー」ともいわれ，「IgE抗体」という免疫物質が関与している。アレルギー疾患をもつ人では，鶏卵やスギ花粉，ダニ，ハチ毒など，それぞれのアレルゲンに対して固有のIgE抗体がつくられている（特異的IgE抗体）。「特異的IgE抗体」が体内につくられていることを，アレルギー反応の準備段階である「感作」の状態と呼ぶ。このIgE抗体は，血液や皮膚，腸などに存在するマスト細胞に結合する。この細胞にアレルゲンが結合すると，アレルギーを引き起こす化学物質（ヒスタミンやロイコトリエンなど）が細胞から放出され，体にじんましんなどの症状が引き起こされる。一般にアレルギー体質といわれる人は，このIgE抗体がつくられやすい体質と言い換えることができる。

III 母乳育児と食物アレルギーを起こさない仕組み，経口免疫寛容，二重抗原曝露仮説

　食物のように体に必要で無害な蛋白質に関しては，消化管免疫の防御の仕組みが働き，無用な IgE 抗体をつくらないよう調節されている。しかし，このような仕組みが未熟であったり，体質的に弱かったりすると，IgE 抗体がつくられてしまい，食物アレルギーが発症すると考えられている[5]。食物中の蛋白質が十分に消化されて，アミノ酸かアミノ酸が数個つながったペプチドまで分解されてしまえば，吸収されても免疫反応は起こらず，栄養素として使われる。ただし，乳児，特に新生児の消化酵素は未熟であり，十分な消化は期待できない。後述のように，生後 3 日以内に牛乳由来の乳児用調製乳（以下，乳児用調製乳）を摂取すると，牛乳アレルギーなどのアレルギー疾患が発症しやすくなる[6]のは，これらの仕組みが未熟な状態で異種蛋白が体内に入ることが要因であると考えられている。

1 食物アレルギーを起こさない仕組み

　母乳が，食物アレルギーを起こさない仕組みにどのように関連しているかを，以下に述べる。消化管には粘膜・粘液バリアが存在し，分解されない異種蛋白が体内に吸収させることをブロックしている。乳児の，特に新生児の腸管粘膜は薄く，腸粘膜の透過性が高く，粘液の産生も少ないが，異種蛋白が粘膜を通過することから児を守るムチンなどの粘液物質や，腸管粘膜などの成長を促進する上皮成長因子などが母乳には含まれている。また，分泌型 IgA 抗体は異種蛋白と結合し，体外へ排出するが，児自身の腸管での分泌型 IgA 抗体の分泌は生後 2〜3 週まではきわめて微量である。母乳中には多量の分泌型 IgA 抗体が含まれており，児を補完している。母乳中には TGF-β などのサイトカインが含まれ，児自身の抗原特異的分泌型 IgA 抗体を産生するよう刺激する[7]。母乳中にはアレルギーに対して抑制的作用をもつ n-3 系多価不飽和脂肪酸や種々の抗酸化物質も含まれている。また，感染症に罹患すると，腸管の透過性が高まり，異種蛋白が体内に入りやすくなるが，母乳は感染防御作用のある物質を多種含んでおり，感染予防効果が高い。腸内細菌叢などの腸内環境の安定もアレルギー疾患発症予防に関連し，母乳育児が果たす役割の研究が続けられている。

　上記の仕組みが働いた後も，実際には未消化な食物蛋白が乳児の体内に吸収されているが，経口免疫寛容が働き，有害な反応が起こらない状況になっていると考えられる。免疫のシステムでは，食品など病原体でないものには過敏な免疫反応を起こさない制御がされており，このような特定の物質に免疫のシステムが反応しない状況を免疫寛容という。特に口から摂取した蛋白質では，免疫寛容が起こりやすいことが知られており，経口免疫寛容といわれる。母乳には，新生児が免疫寛容を獲得するために必要な可溶性 CD14 も含まれている。新生児の腸管粘膜には可溶性 CD14 は存在しないため，母乳から可溶性 CD14 を獲得することは重要である。また，母乳に含まれるサイトカインであ

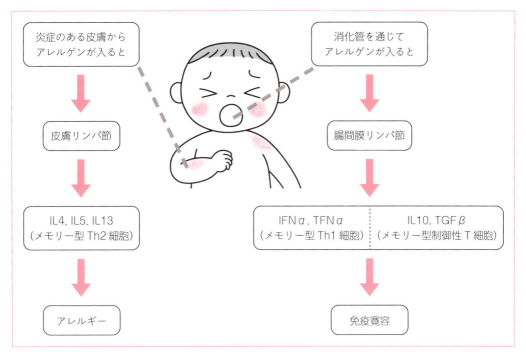

図 35-1 ニ重抗原曝露仮説

〔Lack G.(2008) Epidemiologic risks for food allergy. J Allergy Clin Immunol, 121(6):1331-1336.より筆者作成〕

る TGF-β, IL-10 なども経口免疫寛容の発達, 促進, 維持に重要な働きを示している[8]。

❷ 二重抗原曝露仮説

　二重抗原曝露仮説について述べる。腸管の免疫細胞を介した抗原曝露では, 免疫寛容が誘導されるが, 皮膚を経由した抗原の曝露はアレルギー発症につながるという仮説[9]で, 2008 年に発表された (**図 35-1**)。二重抗原曝露仮説の発表後, アレルギー疾患発症予防の戦略として, 2つの方法が示された。1つは, 経口免疫寛容が誘導されるための, 児が食物を摂取する最適な月齢と量についてで, 種々の食物についてさまざまな研究がされているが, まだ結論は出ていない。アレルギー疾患発症予防のために, 母親が妊娠中や授乳中に特定の食物を避けることは, 児のアレルギー疾患発症予防に結びつかず, 母や児の栄養障害も報告されていることから, 現在は推奨されていない[10]。母乳育児中に母親がピーナッツを摂取すること, および乳児期に早期にピーナッツを導入することが, ピーナッツアレルギーに予防的な役割を果たすかもしれないという報告もあり, 母親の摂取した食物抗原が免疫細胞やサイトカインなどの生理活性因子, 細菌叢などとともに児の腸管に運ばれ, 経口免疫が誘導されたと考えられている[11, 12]。この仮説から考えると, 母が摂取している食物のほうが摂取していない食物より, 児の経口免疫応答が誘導されている可能性が高いため, 家庭の食事を取り分けて補完食を開始するほうが, 児にのみ用意した食物を摂取させるより, 食物アレルギー発症の可能性が低いと推察さ

れる。乳児に対して，食物アレルギー予防のために，補完食（離乳食）開始時期や食物アレルギーになりやすい食物（鶏卵）などの摂取時期を遅らせることは推奨されていない[10]。アトピー性皮膚炎（痒みのある乳児湿疹を含む炎症性の皮膚炎）に罹患した乳児では，鶏卵の摂取が遅いほど鶏卵アレルギーを発症するリスクが高まるというエビデンスに基づき，鶏卵アレルギー発症予防を目的として，医師の管理のもと，生後6か月から鶏卵の微量摂取を開始することが，日本小児アレルギー学会より推奨されている[13, 14]。

　二重抗原曝露仮説に基づくアレルギー疾患発症予防の戦略のもう1つは，皮膚の健康を守ることである。乳児期早期の湿疹が食物アレルギーのリスク因子となることは多くの疫学研究から明らかであり，補完食の開始前であっても湿疹発症早期から治療を開始し，すみやかに湿疹を十分コントロールしておくことが推奨されている。これは，家庭において，リビングやベッドなどの環境中に食物抗原が存在していることによる[15]。なお，乳児湿疹であっても，湿疹が発症している場合は適切な治療が必要である。

❸ 保湿剤の使用について

　湿疹を発症していない児への保湿剤の使用について述べる。システマティックレビューのメタ解析では，アレルギーの家族歴のある乳児に対する生後早期からの保湿剤の塗布は，アトピー性皮膚炎の予防には効果が示されたが，食物アレルギーに関しては予防効果を認めなかった[16]。なお，湿疹を発症しておらず，アトピー性皮膚炎のハイリスクでもない児への乳児期早期からの保湿剤塗布による食物アレルギーの発症予防効果は認められていない[10, 17]。コクランレビューでは，生後1年間，保湿剤を肌に塗るなどのスキンケア治療は，湿疹の発生を予防するものではなく，逆に食物アレルギーの可能性や皮膚感染症の可能性を高める，ただし，湿疹を治すには，やはりスキンケア治療が重要である，と示されている[18]。

Ⅳ 母乳育児とアレルギー疾患予防

　食物アレルギーやアレルギー疾患の発症予防において，抗原蛋白の早期導入が最近のトピックとなっている[19-22]。一般的な食物抗原を早期に導入し，年齢に応じた量を月に複数回，定期的に摂取することは，耐性の確立と維持に有効とされているが，導入の時期や理想的な摂取量，頻度は，個々の食物により異なり，まだ明らかになっていない[23]。生後6か月以降の乳幼児を対象とした16種類の食物蛋白を含む食品が販売されているが，日本アレルギー学会など4団体の連名で，この製品の摂取によりアレルギー症状が出る可能性と，事前にこの製品に含まれている食物すべてに対する食物アレルギーの有無を判定することが困難であることなどに対する注意喚起が行われている[24]。

　牛乳アレルギーの予防として，生まれたときから母乳のみで育ってきている乳児に乳児用調製乳を与える必要はないとされている[25]。出生後3日間に乳児用調製乳の補足を避けることが，その後のアレルギー疾患発症抑制に寄与することが報告され[6, 26]，欧州

のガイドラインに，生後数日の乳児用調製乳補足を避けることが記載された[27]。他方では，すでに乳児用調製乳を補足されている乳児の場合は補足を中断することが牛乳アレルギー発症のリスクであるとする報告[28]や，乳児期早期の不規則な乳児用調製乳の補足が牛乳アレルギー発症のリスクを増加させる可能性を示唆する総論[29]もある。このようにさまざまな報告があり，牛乳アレルギーの予防については，今後も細やかに検討した研究が必要である。乳児の栄養方法の推奨は，牛乳アレルギー予防のみならず，ほかの疾患予防や母子の長期的な健康への影響を考慮して行うことが重要である（**第1章**1，2頁参照）。

Ⅴ 母乳育児と関連するアレルギー疾患

❶ 新生児・乳児食物蛋白誘発胃腸症（新生児・乳児消化管アレルギー）

新生児・乳児食物蛋白誘発胃腸症は，以前，新生児・乳児消化管アレルギーと呼ばれていた特殊なタイプ（非 IgE 依存性）の食物アレルギーである[30]。新生児期から乳児期に発症し，嘔吐や血便，下痢などの消化器症状を引き起こす。重症例は指定難病とされており，一般向けの疾患の説明と厚生労働省作成の概要・診断基準などが，難病情報センターのサイトにまとめられている[31]。新生児や乳児期早期は乳児用調製乳で発症することがほとんどであるが[32]，母乳のみの栄養であっても発症することがある。母乳が原因とされるうちの半数は，母乳のなかに含まれる牛乳蛋白に反応している[31]。新生児期から乳児期に嘔吐，下痢，血便，体重増加不良などの消化器症状を呈する新生児・乳児を対象に，鑑別および検査を適切に進め，正しく診断し，適正な治療，栄養管理を行い，次子への過剰な管理がなされないようにすることを目的とし，診療ガイドラインが作成されている[33]。2000 年頃から報告数の急激な増加を認め，2009 年に行われた東京都の全数調査では，総出産数に対する発症率は約 0.21％で，近年は，補完食（離乳食）で卵黄を原因として発症する例の報告も増加している[32]。

治療は原因食物の除去であり，軽症の場合，母乳栄養では母親が食事制限をしながら母乳栄養を続け，人工栄養では加水分解乳に変更する。症状が改善しない場合は成分栄養剤を考慮する[33]。

ガイドラインの「予後と予防」の項には，新生児期から乳児期が，経口的に摂取した食物に対して免疫寛容を誘導する大切な時期であること，回復後は寛容誘導のためにも食物摂取が必要で，母乳には食物由来のペプチドとともに TGF-β などのサイトカインが含まれ，寛容誘導に適していること，妊娠中や授乳中の母親は，偏りなくいろいろな食物を摂取することがアレルギー発症予防に大切であることが記載されている[33]。

❷ 食物アレルギー

食物アレルギーの診療にかかわるすべての医師・医療従事者に向けて，診療ガイドラインが作成され，定期的に改訂されている[34]。一般向けには，環境再生保全機構のサイトに掲載されている対応ガイドブックに情報がまとめられている[35]。

診断には，アレルギーに詳しい医師によるアレルゲン特異的IgE検査，皮膚プリックテストや食物経口負荷試験が必要である[36]。発症前の血液検査によるIgE抗体検査は勧められていない。IgE抗体検査が陽性であっても症状が出なかったり，軽症であったりする食品は摂取すべきと考えられるからである。摂取しない期間が長期化すると，経口免疫寛容が進まず，その食物を摂取できなくなる可能性が高まる。保育所などからIgE抗体検査を求められることがあるが，必要性の判断は医師が行う。適切なスキンケアやステロイド外用薬による治療でも改善しない皮膚炎をもつ児の場合は，補完食（離乳食）開始前であっても，皮膚を介して食物抗原に対する感作が起こっている可能性がある。一般的な対応でも皮膚炎が改善しない場合は，すみやかに専門医に相談する。

食物アレルギー管理の原則は「正しい判断に基づいた必要最小限の原因食物の除去」である[37]。食物除去の必要性の判断は，食物を摂取後2時間以内に発赤腫脹などの皮膚・粘膜症状，咳・喘鳴などの呼吸器症状，嘔吐・下痢などの消化器症状などが生じた場合に考慮される。食物経口負荷試験では強い反応が生じることがあるため，専門施設でのみ実施することとなっている。食物の除去が必要と判断されたら，医師と栄養士から栄養食事指導を受けることが必要となる。除去食の必要性の再確認も，乳幼児では半年ごと，年長児では1年ごとに行われることが多い。漫然と除去を続けることは避けなければならない。授乳中の児の場合，母親が食物除去を行わなければならないこともあるが，それも専門医の判断による。なお，除去食療法中は加工食品を摂取する場合に食品表示に注意する必要がある。

牛乳アレルギー用乳児用調製乳を用いる場合は，医師の診断を要する。牛乳のアレルゲンにはカゼインと乳清があり，牛乳アレルギー用乳児用調製乳であっても，どちらのアレルゲンを分解しているか，また，分解の程度がどのくらいかはそれぞれに異なる[38]。乳清蛋白分解乳のうち，分解をペプチドレベルにとどめたものは抗原性が残されているため牛乳アレルギーには使用できない。

❸ アトピー性皮膚炎

日本皮膚科学会と日本アレルギー学会の合同で，アトピー性皮膚炎の患者の診療にかかわるすべての医師，医療従事者を対象とした診療ガイドラインが作成されている[39]。一般に向けては，環境再生保全機構発行の「小児アトピー性皮膚炎ハンドブック」[40]が疾患の概要から適切なスキンケアの方法まで，イラストや写真でわかりやすく説明している。保湿剤やステロイド外用薬の塗布量の目安や使用方法といった治療の鍵となる情報から日常生活やきょうだいへの対応に至るまできめ細かく掲載されている。アトピー性であるかどうかにかかわらず，皮膚の正常化とその維持が，のちのアレルギー疾患発症予防の鍵となるため，湿疹・皮膚炎が数日で軽快しなかったり，悪化したりする場合は，小児科や皮膚科への早めの相談が望ましい。

アトピー性皮膚炎と母乳栄養については，『アトピー性皮膚炎診療ガイドライン』の「悪化要因」の欄に記載されている[39]。食物アレルゲンに感作されている乳児アトピー性皮膚炎であっても，基本的に母乳の中止は必要がない例が多く，母親の原因食物の除

去により皮疹が改善する例でも，適切な治療を行えば，長期の母親の食物除去は不要の
例が多いことが示されている。

　アレルギー疾患の病態・病状は多種多様であり，月齢・年齢により変化していくため，
各自の現状に合わせた対応が必須である。除去食や牛乳アレルギー用の乳児用調製乳に
関しても，不適切な実施や使用は栄養障害につながるため，医師・栄養士のきめ細かい
フォローが必要となる。日常生活の制限は必要最小限にとどめ，養育者の気持ちを尊重
し育児環境を十分考慮しながら，楽しく育児が続けられるような個別対応的な支援が望
まれる。

（多田 香苗）

参考文献

1) Kramer M.S., et al.(2012). Optimal duration of exclusive breastfeeding. Cochrane Database Syst Rev, 2012 (8)：CD003517.
2) 日本アレルギー学会/厚生労働省．アレルギーポータル．
　 https://allergyportal.jp（2024/6/28 アクセス）
3) 日本アレルギー学会（2024）．わかりやすいアレルギーの手引き《2024 年版》．
　 https://www.jsaweb.jp/huge/JSA_wakariyasui2024.pdf（2024/8/14 アクセス）
4) 日本アレルギー学会/厚生労働省．アレルギーポータル．アレルギーとは．
　 https://allergyportal.jp/knowledge/about/(2024/6/28 アクセス)
5) 環境再生保全機構（2022）．ぜん息予防のためのよくわかる食物アレルギー対応ガイドブック 2021 改訂版，pp44-45.
　 https://www.erca.go.jp/yobou/pamphlet/form/00/pdf/archives_31321.pdf（2024/6/28 アクセス）
6) Urashima M., et al.(2019). Primary Prevention of Cow's Milk Sensitization and Food Allergy by Avoiding Supplementation With Cow's Milk Formula at Birth：A Randomized Clinical Trial. JAMA Pediatr, 173 (12)：1137-1145.
7) 水野克己（2023）．よくわかる母乳育児，改訂第 3 版．p246．へるす出版．
8) 前掲書 7)．pp243-244.
9) Lack G.(2008) Epidemiologic risks for food allergy. J Allergy Clin Immunol, 121(6)：1331-1336.
10) 日本小児アレルギー学会食物アレルギー委員会（2023）．食物アレルギービジュアルブック 2023，pp10-11.　協和企画．
11) Azad M.B., et al.(2021). Reduced peanut sensitization with maternal peanut consumption and early peanut introduction while breastfeeding. J Dev Orig Health Dis, 12(5)：811-818.
12) Pitt, T. J., et al.(2018). Reduced risk of peanut sensitization following exposure through breast-feeding and early peanut introduction. J Allergy Clin, 141(2)：620-625.e1
13) 日本小児アレルギー学会食物アレルギー委員会（2017）．鶏卵アレルギー発症予防に関する提言．
　 https://www.jspaci.jp/uploads/2017/06/teigen20170616.pdf（2024/6/28 アクセス）
14) 日本小児アレルギー学会食物アレルギー委員会（2017）．「鶏卵アレルギー発症予防に関する提言」の解説：患者・一般の皆様へ．
　 https://www.jspaci.jp/uploads/2017/10/69f6d7cc633708191f30fdad9b699c96.pdf（2024/6/28 アクセス）
15) 前掲書 10)．pp58-73.
16) Zhong Y., et al.(2022). Emollients in infancy to prevent atopic dermatitis：A systematic review and meta-analysis. Allergy, 77(6)：1685-1699.
17) 日本小児アレルギー学会食物アレルギー委員会（2021）．食物アレルギー診療ガイドライン 2021，pp58-73.　協和企画．
18) Kelleher M. M., et al.(2022). Skin care interventions in infants for preventing eczema and food allergy. Cochrane Database Syst Rev, 11(11)：CD013534.
　 https://www.cochranelibrary.com/cdsr/doi/10.1002/14651858.CD013534.pub3/full/ja（2024/6/28 アクセス）
19) Scarpone R., et al.(2023). Timing of Allergenic Food Introduction and Risk of Immunoglobulin E-Mediated Food Allergy：A Systematic Review and Meta-analysis. JAMA Pediatr, 177(5)：489-497.
20) Nishimura T., et al.(2022). Early introduction of very small amounts of multiple foods to infants：A randomized trial. Allergol Int, 71(3)：345-353.

21）Skjerven H. O., et al.(2022). Early food intervention and skin emollients to prevent food allergy in young children（PreventADALL）：a factorial, multicentre, cluster-randomised trial. Lancet, 399(10344)：2398-2411.

22）Lachover-Roth I., et al.(2023). Early, continuing exposure to cow's milk formula and cow's milk allergy：The COMEET study, a single center, prospective interventional study. Ann Allergy Asthma Immunol, 130(2)：233-239.e4.

23）Abrams E. M., et al.(2023). Early introduction is not enough：CSACI statement on the importance of ongoing regular ingestion as a means of food allergy prevention. Allergy Asthma Clin Immunol, 19(1)：63.

24）日本小児アレルギー学会/日本アレルギー学会/日本小児臨床アレルギー学会/日本外来小児科学会/食物アレルギー研究会（2021）．乳幼児用のミックス離乳食（Spoonfulone スプーンフルワン®）に関する注意喚起．https://www.jspaci.jp/news/both/20211008-2901/（2024/6/28 アクセス）

25）崎原徹裕（2022）．抗原タンパク早期導入による食物アレルギー発症予防．日本小児科学会雑誌，126(4)：627-637.

26）田知本寛（2022）．牛乳アレルギー発症予防と母乳の役割．日本小児科学会雑誌，126(4)：622-626.

27）Halken S., et al.(2021). EAACI guideline：Preventing the development of food allergy in infants and young children（2020 update）. Pediatr Allergy Immunol, 32(5)：843-858.

28）Sakihara T., et al.(2021). Randomized trial of early infant formula introduction to prevent cow's milk allergy. J Allergy Clin Immunol, 147(1)：224-232.e8.

29）Abrams E. M., et al.(2023). Prevention of food allergy in infancy：the role of maternal interventions and exposures during pregnancy and lactation. Lancet Child Adolesc Health, 7(5)：358-366.

30）前掲書 17）．pp228-242.

31）難病情報センター．好酸球性消化管疾患（新生児-乳児食物蛋白誘発胃腸炎）（指定難病 98）．https://www.nanbyou.or.jp/entry/3931（2024/6/28 アクセス）

32）前掲書 10）．p48.

33）厚生労働省好酸球性消化管疾患研究班（2019）．新生児・乳児食物蛋白誘発胃腸症診療ガイドライン（実用版）．https://minds.jcqhc.or.jp/summary/c00441/（2024/6/28 アクセス）

34）日本小児アレルギー学会食物アレルギー委員会（2021）．食物アレルギー診療ガイドライン 2021．協和企画．

35）環境再生保全機構（2022）．ぜん息予防のためのよくわかる食物アレルギー対応ガイドブック 2021 改訂版．https://www.erca.go.jp/yobou/pamphlet/form/00/pdf/archives_31321.pdf（2024/6/28 アクセス）

36）前掲書 10）．pp20-24.

37）前掲書 10）．p25.

38）前掲書 10）．p36.

39）日本皮膚科学会・日本アレルギー学会アトピー性皮膚炎診療ガイドライン作成委員会（2021）．アトピー性皮膚炎診療ガイドライン 2021．https://www.dermatol.or.jp/uploads/uploads/files/guideline/ADGL2021.pdf（2024/6/28 アクセス）

40）環境再生保全機構（2009）．ぜん息悪化予防のための小児アトピー性皮膚炎ハンドブック．https://www.erca.go.jp/yobou/pamphlet/form/00/pdf/ap024.pdf（2024/6/28 アクセス）

第 12 章

特別な支援を必要とするとき
―母親

36 母乳育児と薬

I 母乳育児と薬を取り巻く現状

医療用医薬品添付文書の記載要領が 2019 年に新しくなった。以前は乳汁移行に関するデータがない場合には「安全性は確立していない」と記載されていたが，現在の添付文書では使用者がリスクを判断できる情報を可能な限り記載することとなった（**表 36-1**）。実際には「治療上の有益性及び母乳栄養の有益性を考慮し，授乳の継続又は中止を検討すること」と記載されていることが多く，支援者の解釈が必要になっている。

医療用医薬品添付文書は製薬会社が薬剤の使用者に必要な情報を提供するために作成され，医薬品機器総合機構（PMDA）で審議されてから厚生労働大臣の承認後に公表される。記載内容は原則，法律に基づいた内容のみになっているため，実際の臨床で必要な情報が含まれていないことがある。そのため医師は医薬品インタビューフォーム，医学論文，ガイドラインなど多くの情報を得て総合的に判断することとなる[1]。

日常診療で処方されるほとんどの薬剤では授乳を中断する必要がないが，なぜ授乳できるのか，できない薬剤にはどのようなものがあるかについて知り，母親とその家族に説明できるようにしておく必要がある。

表 36-1 医療用医薬品添付文書記載要領の変更点

旧（例）	現在（例）
妊婦，産婦，授乳婦への投与 1. 妊婦又は妊娠している可能性のある婦人には，治療上の有益性が危険性を上回ると判断される場合にのみ投与すること。［ラットに経口投与した実験で，胎児への移行（胎児中濃度は母体血液中濃度と同程度）が報告されている］	9. 特定の背景を有する患者に関する注意 9.5 妊婦 9.5.1 妊娠又は妊娠している可能性のある女性には，治療上の有益性が危険性を上回ると判断される場合にのみ投与すること。ラットに経口投与した実験で，胎児への移行（胎児中濃度は母体血液中濃度と同程度）が報告されている。
2. 授乳婦への投与は避けることが望ましいが，やむを得ず投与する場合は，授乳を避けさせること。［ヒト母乳中へ移行することが報告されている。］	9.6 授乳婦 治療上の有益性及び母乳栄養の有益性を考慮し，授乳の継続又は中止を検討すること。ヒト母乳中へ移行することが報告されている。

Ⅱ 母親に投与された薬剤が母乳中へ移行する機序と因子

1 薬剤側の因子

①分子量

分子量が大きい薬剤ほど母乳中へ移行しにくい。

②脂溶性

細胞膜の脂質と親和性があるため，脂溶性の低い薬剤ほど母乳中へ移行しにくい。

③蛋白結合率

血中で蛋白質に結合している薬剤のほうが乳腺上皮細胞への拡散，浸透がしにくいため，蛋白結合率が高い薬剤ほど母乳中へ移行しにくい。

④M/P 比（Milk-to-Plasma drug concentration ratio）

M/P 比とは，乳汁/血漿薬物濃度比である。一般的に M/P 比が 1 を超える薬剤は母乳中に移行しやすいとされている。

⑤pKa

pKa は薬剤の解離定数でイオン化の状態を表し，値が小さいほど強い酸性でイオン化しやすいことを示す。pKa が低い薬剤ほどイオン化されているため，細胞膜を通過しにくく母乳中へも移行しにくい。

⑥半減期

半減期とは血中濃度が半減するまでの時間である。半減期の短い薬剤ほど母乳中へ移行しにくい。

⑦経口生体利用率

経口生体利用率とは薬剤投与後に最終的に血漿へ到達する薬剤の割合である。経口生体利用率の低い薬剤ほど母乳中へ移行しにくい。たとえば消化管で吸収されにくい薬剤が母親に静脈内投与され，母乳中に移行して児が摂取したとしても児の消化管からは吸収されにくく，したがって児への影響は少ないと考えられる。

2 母親側の因子

①薬剤が母乳中へ移行する経路（**図 36-1**）

薬剤が母乳中へ移行する経路には傍細胞経路と経細胞経路がある。傍細胞経路とは乳腺の乳腺細胞と乳腺細胞の間隙をいい，産後 2～3 日までは開いており，特に分子量が 200 ダルトン以下の薬剤は移行しやすい。ただし，この頃の母乳分泌量，哺乳量は少量であり児が飲んでも問題にならないと考えられる。産後 3 日以降は乳腺細胞の間隙が狭くなるため経細胞経路が主な経路となる。細胞を通過する経路であるが，細胞膜を 2 回通過しなければならないため一般的に薬剤が通過しにくい。

②血中濃度

母親の血中濃度が低いほど移行しにくい。

36 母乳育児と薬 | 453

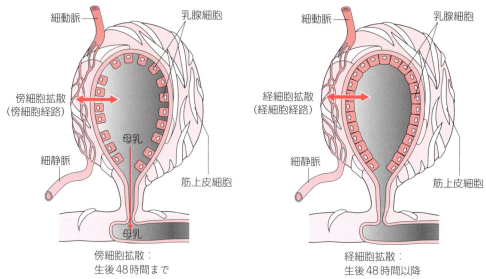

図 36-1 薬剤が母乳中へ移行する経路

〔Hale TW., et al. (2002). Drug Therapy and Breastfeeding；From Theory to Clinical Practice. p81, CRC press をもとに作成〕

③母乳分泌量

母乳分泌量が少なければ 1 日で薬剤が移行する合計量は少なくなる。混合栄養時，補完食開始時などである。

④母乳の組成

母乳中の蛋白質，脂肪などの組成は初乳と成乳，前乳と後乳，朝と夜，成熟児を出産した母親と早産児を出産した母親などで異なる。たとえば母乳中の蛋白質濃度が高いと，薬剤は母乳へ移行しにくく，脂肪の含有量が多いと移行しやすくなる。

III 母乳中の薬剤が児へ影響する因子

母乳中の薬剤は児が哺乳することにより腸管から体内に吸収される。吸収される薬剤量は哺乳量，哺乳回数，腸管からの吸収率によって影響される。また新生児，早産児では年長児と比較して薬剤代謝機能が未熟であり，薬剤が体内に蓄積されないか注意が必要である。薬剤感受性などによっても吸収された薬剤の，児への影響は異なる。

IV 児への影響を推定する方法

①相対的乳児投与量（RID：relative infant dose）

経母乳的に摂取する薬剤量が乳児の治療量に対してどれくらいの量であるかを割合で

表 36-2	RID の計算方法

例）アモキシシリン（サワシリン®，パセトシン®）
成人が 250 mg 内服したときの最高血中濃度は 3.68 µg/mL（添付文書より）
M/P 比＝0.014〜0.043
5 kg の乳児の母乳摂取量：1 日あたり 150 mL/kg とすると，150 mL/kg/日×5 kg＝750 mL/日
乳児の理論的薬剤摂取量：3.68 µg/mL×0.043×750 mL＝0.118 mg
5 kg の乳児の処方量は 20〜40 mg/kg/日
RID＝（0.118 mg/日）/（20 mg/kg×5 kg/日）＝0.00118
アモキシシリンの RID は最も多く見積もって 0.12％
→もしも最高血中濃度に達しているときの母乳を 1 日中飲み続けたとしても，乳児への移行はごく少量であり影響するとは考えにくい。

示したもの。以下の式で計算する。

$$RID＝母乳を介する薬剤量（mg/kg/日）/乳児の処方量（mg/kg/日）×100（％）$$

乳児の処方量が不明であるときには母親の投与量で計算する。10％以上の薬剤では注意を要する。最も多く見積もった RID の計算方法を**表 36-2** に示した。

②exposure index（EI）

児の薬剤クリアランス（CL）を考慮して計算される曝露量の推定方法であり，EI＝M/P 比×10÷CL（mL/kg/分）（％）という式で表される（10 は乳児の母乳摂取量 150 mL/kg/日と EI を％で表すための係数）。児の薬剤 CL が低いと EI は高くなる。CL がわかっていない薬剤も多いが，RID よりも正確に児への影響が推定できる。10％以上の薬剤では注意を要する[2]。

Ⅴ 母乳育児中断，中止の必要がない薬剤

抗菌薬には基本的に授乳が禁忌となるものはない。ただし，テトラサイクリン系，クロラムフェニコール系，キノロン系は一般的に小児において使用されないため，ほかの薬剤に変更できればより安全である。生後 3 週間の児に母乳中のエリスロマイシンで肥厚性幽門狭窄症がみられたとする報告があるが 1 例しかなく，疫学的なエビデンスもない[3]。

オセルタミビル，ザナミビル，アシクロビルなどの抗ウイルス薬においても，児への移行量はごく少量であることがわかっており問題ない[4, 5]。

アセトアミノフェン，イブプロフェン，ロキソプロフェン，ジクロフェナクなどの解熱鎮痛薬，抗アレルギー薬，テルブタリン，テオフィリンなどの気管支拡張薬も同様に授乳が可能である[6-9]。

甲状腺ホルモン製剤であるレボチロキシンナトリウムは安全に使用できる薬剤であり授乳可能である[10]。抗甲状腺薬であるプロピルチオウラシル（PTU），チアマゾール

（MMI）では PTU のほうが母乳中への移行が少なく望ましいとされている[11]。また，母体への PTU 投与量が 300 mg/日以下，MMI 投与量が 10 mg/日以下であれば児の甲状腺機能への影響は少なく安全に授乳できるといわれている[12]。

ヨード造影剤（非イオン性低浸透圧造影剤）や MRI 造影剤（ガドリニウム系造影剤）は生体利用率が低いため授乳を中止する必要はない[13, 14]。日本医学放射線学会造影剤安全性委員会は，2019 年 6 月にヨード造影剤およびガドリニウム造影剤について，「授乳中の女性に対する造影剤投与後の授乳の可否に関する提言」を出しており，「海外のガイドラインでの取り扱いならびに母乳への造影剤の移行に関する基礎データを勘案すると，造影剤使用後の授乳による児への影響は非常に小さいと考えられます。したがって，当委員会としては特段の理由のない限り，造影剤使用後の授乳制限は必要ないものと判断いたします」としている[15]。

予防注射（インフルエンザ，麻疹，B 型肝炎ウイルスワクチン，新型コロナウイルスワクチンなど）は黄熱ワクチンのみ母親への接種後に児が黄熱脳炎になった報告があるため禁忌とされている[16]が，ほかは問題ない。

市販の感冒薬，漢方薬に関するデータはほとんどないが，通常の用法・用量での使用は問題ないと考えられている。ただし本当に服用の必要があるのか再考する必要がある。

Ⅵ 母乳育児中に注意を要する薬剤

抗悪性腫瘍薬，免疫抑制薬は薬効から一般的に授乳禁忌とされているが，消化管からの吸収が悪い薬剤やごく少量で使用している場合には授乳が可能な場合がある。薬剤と授乳に詳しい専門家への紹介が望ましい。

放射性物質は一般的に半減期の 5〜10 倍の間授乳を控えればよいと考えられている。あらかじめ授乳を控えなければならない時期・時間がわかっていれば搾乳して保存しておき，授乳中止時に飲ませることができる。また授乳を中止していた期間に搾乳した母乳も半減期の 5〜10 倍の時間が経てば飲ませてよい。

経口避妊薬，ブロモクリプチン，カベルゴリン，レボドパ，クロミフェンなどは母乳分泌低下を起こすため授乳時の投薬には注意が必要だが，分泌された母乳自体は飲ませてよい。

抗てんかん薬，抗不安薬・睡眠薬にも基本的に授乳が禁忌であるものはない。ただし半減期の長いベンゾジアゼピン系薬剤やフェノバルビタールでは児に傾眠傾向，哺乳力低下，体重増加不良などの症状が出現しないか注意が必要である。ゾニサミド，エトスクシミドは母乳への移行が多く児の血中濃度測定を含めたフォローアップが必要である[17-19]。

抗うつ薬，抗躁薬も基本的には授乳は可能である。ただし RID が 0〜30 と幅があるため，児に症状（嘔吐，下痢，振戦，筋緊張低下，眼振，不整脈など）が出現しないか観察する必要がある。また甲状腺機能低下を起こした報告もあり，児の炭酸リチウム血

表 36-3 注意を要する薬剤

● **児の血中濃度が高くなる可能性がある薬剤**
フェノバルビタール，エトスクシミド，ゾニサミド，プリミドン，テオフィリン，炭酸リチウム，ヨード製剤，アミオダロン，クロラムフェニコール，メトクロプラミド，精神神経系薬剤

● **放射性物質**
生物学的半減期と乳汁移行によりさまざま。ヨウ化ナトリウム（[123]I）（[131]I）は特に注意

● **薬効から一般的に注意する薬剤**
抗悪性腫瘍薬，免疫抑制薬

● **in vitro で突然変異，母体に投与後は排泄に 12〜24 時間かかるため中止する薬剤**
メトロニダゾール，チニダゾール

● **乳汁分泌低下作用がある薬剤**
経口避妊薬，ブロモクリプチン，カベルゴリン，レボドパ，クロミフェン

● **その他**
薬物の乱用，薬物中毒，過剰摂取，アルコール，カフェイン　など

中濃度とともに甲状腺機能をチェックすることが望ましい[20, 21]。フェノチアジン系，ブチロフェノン系，ベンザミド系，セロトニン・ドパミン拮抗薬，多元受容体作用抗精神病薬などの抗精神病薬も基本的には授乳は可能である。しかし傾眠傾向，鎮静作用，哺乳不良などの症状が出たとの報告もあるため，注意深い観察は必要である[22, 23]。その他の注意を要する薬剤を含めて**表 36-3** に示した。

VII 母親への支援

　母親が相談に来た場合にはまず，「薬剤を飲みながら授乳をしてもよいか心配されているのですね」と共感し傾聴する。母親自身が健康であることが大切であり，薬剤を自己判断で中止してはならないことを伝える。そして母乳のメリットとともに授乳が可能な薬剤であれば母乳中へ出る薬剤はごく少量で児へ影響するほどではないこと，最近では薬剤投与を受けながら授乳できることがわかってきたことを説明する。

　向精神薬を内服している母親ではまず育児ができる状態であるか，育児支援が得られているかを確認する。育児ができる状態でなければ授乳はできない。

　授乳を諦めなければならない場合には，母親の気持ちに寄り添いながら母乳をやめる方法や人工乳の調乳方法を伝える。

（和田 友香）

参考文献

1）中田英夫（2022）．第 1 回 医療用医薬品添付文書の記載要領の改正について．調剤と情報，28(1)：69-77.

2）伊藤真也他（2010）．妊娠と授乳，南山堂．

3）Stang H.(1986). Pyloric stenosis associated with erythromycin ingested through breast milk. Minn Med, 69
（11）：669-670, 682.

4）Wentges-van Holthe N., et al.(2008). Oseltamivir and breastfeeding. Int J Infect Dis, 12(4)：451.

5）Taddio A., et al.(1994). Acyclovir excretion in human breast milk. Ann Pharmacother, 28(5)：585-587

6）Hilbert J., et al.(1988). Excretion of loratadine in human breast milk. J Clin Pharmacol. 28(3)：234-239.

7）青木宏明（2010）．薬物療法を受けている母親の授乳の安全性の検討．第28回周産期学シンポジウム抄録集，
pp61-65.

8）Bitzén PO., et al.(1981). Excretion of paracetamol in human breast milk. Eur J Clin Pharmacol, 20(2)：123-
125.

9）Lindberg C., et al.(1984). Transfer of terbutaline into breast milk. Eur J Resp Dis, 65(Suppl 134)：87-91.

10）Hale TW., et al.(2014). Medications and Mother's Milk. 16th ed. Hake Publishing.

11）Mandel SJ., et al.(2001). The use of antithyroid drugs in pregnancy and lactation. J Clin Endocrinol Metab,
86(6)：2354-2359.

12）日本甲状腺学会編（2006）．バセドウ病薬物治療のガイドライン2006，南江堂．

13）Chen MM., et al.(2008). Guidelines for computed tomography and magnetic resonance imaging use during
pregnancy and lactation. Obstet Gynecol, 112(2 Pt 1)：333-340.

14）ACR Committee on Drugs and Contrast Media（2008）. ACR manual on contrast media, Version 6：65-66.

15）日本医学放射線学会，造影剤安全性委員会（2019）．授乳中の女性に対する造影剤投与後の授乳の可否に関す
る提言．2019年6月27日
http://www.radiology.jp/member_info/safty/20190627_01.html（2023/11/27アクセス）

16）Staples JE., et al.；CDC（2010）. Yellow fever vaccine：recommendations of the Advisory Committee on
Immunization Practices（ACIP）. MMWR Recomm Rep. 59(RR-7)：1-27

17）Shimoyama R., et al.(1999). Monitoring of zonisamide in human breast milk and maternal plasma by solid-
phase extraction HPLC method. Biomed Chromatogr, 13(5)：370-372.

18）Kawada K., et al.(2002). Pharmacokinetics of zonisamide in perinatal period. Brain Dev, 24(2)：95-97.

19）Kaneko S., et al.(1979). The levels of anticonvulsants in breast milk. Br J Clin Pharmacol, 7(6)：624-627.

20）Viguera A. C., et al.(2007). Lithium in breast milk and nursing infants：clinical implications. Am J Psychia-
try, 164(2)：342-325.

21）Gabriel M. A. M., et al.(2011). Lithium and artificial breastmilk；or is maternal breastfeeding better?. An
Pediatr（Barc), 75(1)：67-68.

22）Gentile S.(2008). Infant safety with antipsychotic therapy in breast-feeding：a systematic review. J Clin
Psychiatry, 69(4)：666-673.

23）Fitzsimons J., et al.(2005). A review of clozapine safety. Expert Opin Drug Saf, 4(4)：731-744.

Column

授乳中のタバコ・アルコール・カフェイン

タバコ，ニコチンパッチ

喫煙しないことが最も望ましいが，どうしても喫煙をやめられない場合にも授乳は推奨される。喫煙中の母親が授乳していた場合と人工栄養を与えた場合に児の下気道感染症，上気道感染症の発症率を比較したところ，授乳した場合のほうが罹患率は低かった[1]。しかしニコチンにより乳汁産生量は低下するため，児の体重増加不良などに注意が必要である。また受動喫煙は乳幼児突然死症候群（sudden infant death syndrome：SIDS）のリスク因子である。ニコチンは頸動脈小体のドパミン含有量を減少させ，低酸素となったときの乳児の自己蘇生能力を低下させると考えられている。

ニコチンパッチについては1日平均17本（14〜20本）のタバコを吸う授乳中の母親15人を対象に，1日21 mg，14 mg，7 mgと用量を減らしてニコチンパッチを使用したときのニコチンの乳汁移行に関する報告がある[2]。喫煙していたとき，21 mg/日，14 mg/日，7 mg/日を使用中に乳汁を採取した。乳汁中のニコチン濃度は，喫煙中が約200 μg/L，21 mg/日パッチ使用中が約175 μg/Lと有意差はなかったが，14 mg/日パッチおよび7 mg/日パッチ使用時の濃度はそれぞれ約140 μg/L，70 μg/Lと喫煙レベルより低かった。乳児1日あたりのニコチン相当量（ニコチン＋コチニン）の計算値は以下のように記載されている：喫煙25.2 μg/kg，21 mgパッチ23 μg/kg，14 mgパッチ15.8 μg/kg，7 mgパッチ7.5 μg/kg。ニコチンパッチによる母親の禁煙は喫煙を続けるよりも安全な選択肢と記載されているが，最もよいのは禁煙であり，禁煙外来など具体的支援につなぐようにしたい。

アルコール，ノンアルコールビール

アルコールは分子量が小さいため母乳中へ移行しやすい（milk/plasma比は1：1）。飲酒後30〜60分で母乳のアルコール濃度が最も高くなるためアルコール摂取後2〜2.5時間もしくは母親の酔いがさめるまで授乳を控えるほうがよいといわれている[3]。またグラス1杯のワイン，ビールを1日1回くらいたしなむ程度であれば短期的にも長期的にも影響ないだろうといわれている。しかし，少量から中等量のアルコール摂取でも，子どもの睡眠障害をきたし，母乳摂取量が20〜23％減少するとがわかっている。社交上アルコールを摂取する場合は，1単位（日本酒0.5合，ビール250 mL）にとどめ，飲酒後2時間は空けて授乳することが勧められる[4]。

またアルコールを摂取したら，添い寝はしてはならない。

1日に750 mLのワインを飲んだ母親から授乳されていた生後8日目の児において，傾眠，哺乳障害，易刺激性，発汗，脈拍微弱などの症状がみられたなどの例があるため注意が必要である[5]。

ノンアルコールビールについては15人の授乳中の女性が約1時間かけて1.5 Lのノンアルコールビール（アルコール度数0.42％）を飲んだときの報告がある。母乳サンプルはアルコール摂取終了時，その1時間後，3時間後に採取されており，15人中2人において飲酒直後の検体から微量のエタノール（最大0.0021 g/L）が検出された。しかし，その他では検出されておらず（検出限界＝0.0006 g/L），著者らは授乳中の母親がノンアルコールビールを飲んでも，授乳中の乳児に影響を与える可能性は低いと結論づけている[6]。

カフェイン

カフェインは母親が飲むとすぐに母乳へ移行し始め，1時間後にピークとなる。コーヒー3杯までであれば乳児の尿中にカフェインは検出されないとの報告があるが，カフェインの半減期は成人で4.9時間，乳児で80〜97.5時間と蓄積されるリスクがあり注意が必要である。LactMed$^®$には1日10杯以上分のコーヒーに相当するカフェインを摂取して母親が授乳していたところ児は過敏で落ち着きなく，睡眠パターンが悪かったという報告や，産後3週間以降の母親が1日5杯のコーヒーを摂取して授乳していたが児に症状を認めなかったという報告などが載っている[7]。これらのことから1日300〜500 mgのカフェイン摂取は安全な摂取量であると考えられるが，欧州食品安

表1 カフェイン量の目安

食品名	カフェイン濃度	浸出方法
コーヒー	60 mg/100 mL	コーヒー粉末10 g/熱湯150 mL
インスタントコーヒー（顆粒製品）	57 mg/100 mL	インスタントコーヒー2 g/熱湯140 mL
玉露	160 mg/100 mL	茶葉10 g/60℃の湯60 mL，2.5分
紅茶	30 mg/100 mL	茶5 g/熱湯360 mL，1.5〜4分
せん茶	20 mg/100 mL	茶10 g/90℃の湯430 mL，1分
ウーロン茶	20 mg/100 mL	茶15 g/90℃の湯650 mL，0.5分
エナジードリンクまたは眠気覚まし用飲料（清涼飲料水）	32〜300 mg/100 mL（製品1本当たりでは，36〜150 mg）	―

〔Drugs and Lactation Database（LactMed®）. https://www.ncbi.nlm.nih.gov/books/NBK501467/（2023/11/30 アクセス）より一部改変〕

全機関（EFSA）では安全であると思われる摂取量を200 mgとしている[8]。CDC（米国疾病予防管理センター），カナダは300 mgとしている。日本では厚生労働省，農林水産省が上記を参考に過剰摂取に注意するよう呼び掛けている。カフェインはコーヒーだけではなくお茶，紅茶，ココア，栄養ドリンクにも含まれていることに注意が必要である。カフェイン量は**表1**[7]を参考に考えるとよい。

（和田 友香）

文献

1) Yilmaz G., et al.(2009). Effect of passive smoking on growth and infection rates of breast-fed and non-breast-fed infants. Pediatric Int, 51(3)：352-358.

2) Ilett K. F., et al.(2003). Use of nicotine patches in breast-feeding mothers：transfer of nicotine and co-tinine into human milk. Clin Pharmacol Ther, 74(6)：516-524.

3) Haastrup M. B., et al.(2014). Alcohol and breastfeeding. Basic Clin Pharmacol Toxicol, 114(2)：168-73.

4) LLL.(2020). Breastfeeding Info Drinking Alcohol and Breastfeeding.
https://llli.org/breastfeeding-info/alcohol/（2024/4/24 アクセス）

5) Bisdom W.(1937). Alcohol and nicotine poisoning in nurslings. JAMA, 109：178.

6) Schneider C., et al.(2013). Ethanol concentration in breastmilk after the consumption of non-alcoholic beer. Breastfeed Med, 8(3)：291-293.

7) Drugs and Lactation Database（LactMed®）.
https://www.ncbi.nlm.nih.gov/books/NBK501467/（2023/11/30 アクセス）

8) 食品安全委員会ファクトシート「食品中のカフェイン」
https://www.fsc.go.jp/factsheets/index.data/factsheets_caffeine.pdf（2023/11/30 アクセス）

37 母親の身体疾患

I 感染症

❶ 母乳育児と感染に関する基本的な考え方

感染症に罹患した/しているということで，授乳中の母親は大きな不安を感じることを支援者は知っておく必要があり，これらを解消できるように援助する。

母親が感染症に罹患した/しているときに母乳育児を継続する利点と，授乳によって児が重大な感染症に罹患するリスクを考えたうえで，母親が児にとって最適な選択をすることができるように援助する。

その際，『Breastfeeding：A Guide for the Medical Profession』[1]に記載されている内容を参考に，母親が感染症にかかったときの基本的な考え方を確認する（**表 37-1**）。

1）母乳や授乳による感染症の伝播

母親に感染している感染性病原体で経母乳感染が証明されているものとそうでないものを分けて考える。母親の検査で病原体が検出されても，単に保菌しているだけかもしれない。経母乳感染であることを証明するためには，母乳以外から感染した可能性を除外する。そして，母乳中にその病原体が存在し，感染成立機序が証明され，感染経路について疫学的に証明される必要がある。さらに，母乳を通した感染リスクを合理的に判断するためには，母乳で育てられた児より乳児用調製乳で育てられた児の感染率が低いことを証明する必要もある。また，胎内での感染，もしくは周産期の感染でないことを確認することが必須だが，実際にはこの区別はしばしば困難である。

なお，CDC（Centers for Disease Control and Prevention，米国疾病管理予防センター）による「Breastfeeding Frequently Asked Questions」[2]，WHOによる「母乳代用品の使用が許容される医学的理由」[3]なども参考にするとよい。

2）母乳を介する感染症，授乳による感染症

①母乳中の存在が証明されており，授乳中止を考慮しなければならない病原体：ヒト免疫不全ウイルス（human immunodeficiency virus：HIV），ヒト T 細胞白血病ウイルス（human T-cell leukemia virus type 1：HTLV-1），サイトメガロウイルス（cytomegalovirus：CMV）（早産児の場合）

②授乳の一時的中断を考慮しなければならない病原体：単純ヘルペスウイルス（病変が乳房にあるとき），梅毒（開放性病変が乳房にあるとき），活動性結核

表 37-1　母親が感染症にかかったときの基本的な考え方

①母乳育児を継続する利点と，授乳によって児が臨床的に重大な感染症に罹患するリスクを考えたうえで，母乳育児の継続・中断（一時中止）を決定する。
②母乳育児を継続した場合の児への感染率と，人工栄養にした場合の児への感染率に差があるのか確認する。
③本当に母乳や授乳という行為を通してのみ，その病原体が移行するのか，ほかの感染ルートはないのかを確認する。乳児用調製乳を与えていても，母親は児と一緒にいる必要がある。一緒にいることで感染する可能性も知っておかなければならない。母乳を介してその病原体が感染するというメカニズムがヒトまたは動物実験で明らかになっているかどうかも検討する必要がある。

④尿路感染症や生殖器感染症，消化管感染症の場合，敗血症の存在がなければ，母乳のなかにウイルスや細菌が分泌されるリスクはない。
⑤一般的に，母親が急性の感染症に罹患しても，これらの疾患が容易に治療できる場合には，母乳育児をそのまま続けることができる。
⑥母親の診断が確定するときには，すでに児も病原体に曝露されている。多くの場合，その時点で母親は抗体をつくり始めており，母乳中にも分泌されている。この病原体に対する特異的抗体と，そのほかの感染防御因子を児が受け取るようにする。このことは，特にかぜ（感冒）のような普通に経験する感染症について重要となる。
⑦原因である病原体が非常に有害であったり，感染性が強かったりするときには，母親も児も同時に治療される必要があるが，ごく一部の感染症を除いて母乳育児は禁忌ではない。

〔Lawrence R. A., et al.(2021). Breastfeeding；A Guide for the Medical Profession, 9th ed., pp393-456. Elsevier. より筆者翻訳〕

③感染性のある間は授乳を控えることを考慮する病原体：水痘帯状疱疹ウイルス[*1]（ただし，病変が乳房になければ搾母乳は与えられる），麻疹ウイルス（搾母乳は与えられる）

④母親が感染したときに児にも治療を行うべき（考慮される）病原体：真菌（カンジダ），黄色ブドウ球菌，溶血性レンサ球菌

⑤経母乳感染の可能性を指摘した症例報告がある病原体（証明されてはいない）：A型肝炎ウイルス（HAV）[*2]，C型肝炎ウイルス（HCV）[*2]，B群溶血性レンサ球菌（GBS）

⑥母乳中に検出されるが感染の報告（もしくは人工栄養に比べて感染の増加）はない病原体：B型肝炎ウイルス（HBV）[*2]，風疹ウイルス[*3]，Epstein-Barr ウイルス（EBV）[*4]，ムンプスウイルス[*5]，水痘帯状疱疹ウイルス，新型コロナウイルス（SARS-CoV-2）

*1　水痘帯状疱疹ウイルスは検出されておらず DNA のみが検出されている。搾母乳は問題ない。
*2　基本的に肝炎ウイルスは授乳により母子感染が有意に増加しないので，授乳を中止する必要はない。
*3　風疹ウイルス：経母乳感染では無症候性のことも多く，経母乳感染を心配する必要はないと考えられている。
*4　EB ウイルス：4割以上の女性の母乳から EBV-DNA が検出されたという報告もあるが，乳児では無症候性のことが多く，経母乳感染を心配する必要はない。
*5　ムンプスウイルス：耳下腺腫脹の7日前からウイルスは排泄されており，診断がつくときには明らかに IgA 抗体が母乳中に認められるため，授乳は続けて問題ない。

⑦母乳中に検出されたという報告がない病原体：麻疹ウイルス，ポリオウイルス，イン
フルエンザウイルス，ロタウイルス，パルボウイルス，RS ウイルス，淋菌，梅毒ト
レポネーマ（乳房に病変がない場合），トキソプラズマ，マラリア原虫

② HIV と母乳育児

1）HIV と母子感染[4]

　　母子感染は HIV の最も重要な感染経路となっており，妊娠・分娩・母乳育児を通じ
て生じる。なんらかの介入がなければ，HIV に感染している母親からその子どもの約
15〜25％に妊娠・分娩を通じてウイルスが移行する。また母乳育児を通じてさらに子ど
もの 5〜20％が感染する。

　　感染のリスクは，母親の血清中のウイルス量が強く関与しているが，たとえ検知でき
ないくらい少量であっても感染が成立することもある。

　　母親の分娩時の CD4 細胞数が低値（200/mm 未満）で，臨床的に重症であると診断
されている場合に，HIV の母子感染が起こりやすい。児が母親の体液と接する時間が
長くなる経腟分娩や分娩時間の延長，破水（4 時間以上経過すると分娩方法にかかわら
ず母子感染率が上昇する）によって母子感染のリスクは上昇する。

2）経母乳感染

　　母乳による感染成立には，母親の臨床症状・免疫状態・ウイルス量と児の哺乳状況が
関与している。母乳育児中の母親の抗体陽転化，CD4 細胞数の減少，血清中・母乳中
のウイルス量の増加，そして生後 18 か月時において母乳中に HIV 特異的 IgM 抗体が
存在しないことが，母乳による感染のリスクを上昇させる。臨床的潜在性乳腺炎，乳首
からの出血，膿瘍，亀裂のような乳房の異常は，母乳による感染のリスクをより高める。
HIV 陽性の女性では，潜在性乳腺炎があると乳汁中の HIV 量が増加し，母子感染率を
上昇させる原因となる。

　　経母乳感染は，母乳育児期間が長くなるほど累積頻度が上昇し，予防的介入を行わな
い場合，母乳で育てることで 1 か月ごとに 0.74％感染率が増加すると推測されている[5]。

　　低・中所得国においては，下痢症や急性呼吸器感染症，そのほかの感染症や栄養不良
が乳児死亡の最大の原因であり，人工栄養への移行がこれらのリスクを高める。母乳の
みで育てている場合よりも，混合栄養で乳児の感染率が高くなるという報告もあり（生
後 15 か月までの感染率は混合栄養で 36％，少なくとも 3 か月まで母乳だけで育てた場
合 25％，人工乳で 19％），衛生的な水と人工乳を十分に入手できないならば，むしろ母
乳のみで育てるほうがメリットは大きいと考えられている。さらに，WHO は 2016 年
に推奨を改定して，一般と同じように生後 6 か月で補完食を始めても，2 歳かそれ以上
まで母乳を続けることを推奨し，また，抗レトロウイルス療法（antiretroviral therapy：
ART）を受けている場合も，混合栄養でも母乳を与えるという，以下の新しい方針を
出した。

　　　HIV 陽性の母親は，ART の十分なサポートを受けながら，少なくとも 12 か月間は母乳
　　で育てるべきであり，最長 24 か月間またはそれ以上（一般集団と同様）母乳育児を続ける

ことができる。

　HIV 陽性の母親は，ART が混合栄養の状況下でも出生後の HIV 感染リスクを低減することができ，母乳だけで育てることが推奨されるが，混合栄養を実践しているからといって，抗レトロウイルス薬の投与があっても母乳育児をやめる理由にはならない[6]。

　また，米国小児科学会（AAP）も母乳で育てたい女性の意思を尊重するというガイドラインを出している[7]。

3）わが国の現状と母子感染予防対策

　日本国籍女性の異性間性的接触による HIV 感染者は，年間 30〜40 例程度であるが，今後生殖年齢の HIV 感染女性数の増加が危惧されている。

　母子感染による HIV 感染者の発生率は HIV，AIDS ともにいずれも 1％以下にとどまっている。HIV 母子感染予防対策マニュアルによると，すべての母子感染予防策がとられた場合の母子感染率は 0.5％であった。これは，多くの産科施設で妊娠中に HIV 抗体検査が実施され（2022 年度は 99.9％の施設で実施）陽性者に対し母子感染対策が講じられるようになった結果と考えられている。現時点では，妊娠初期の HIV スクリーニング検査，母子に対する抗ウイルス療法，帝王切開による分娩，人工栄養が推奨されており，1997 年以降この感染予防対策がすべて行われた症例から母子感染が成立したという報告はない。

　HIV 母子感染予防対策マニュアルによれば，経母乳感染を防ぐため母乳は禁忌とし，人工栄養を与えるとしている。乳汁分泌抑制に使用される薬剤［カベルゴリン（カバサール®），ブロモクリプチン（パーロデル®）］は，いずれも HIV プロテアーゼ阻害薬との併用により副作用が増強される危険性が高いため，乳汁分泌抑制困難な例にのみ，量を少なくして投与するなどの配慮が必要である。

❸ HTLV-1 と母乳育児[8]

　HTLV-1 は，成人 T 細胞白血病・リンパ腫（adult T-cell leukemia/lymphoma：ATL）や HTLV-1 関連脊髄症（HTLV-1-associated myelopathy：HAM）をひき起こすレトロウイルスである。特に前者は発症するときわめて予後不良で，キャリアの発症を阻止する手段（二次予防）もないため，母子感染によるキャリア化を防ぐこと（一次予防）が現時点では最善策である。主たる経路である母乳はさまざまな利点を付与し，かつ断乳の効果が絶対的ではないことがジレンマとなる。

1）感染経路

　細胞同士の接触が感染伝播に必要であるため，人から人へと感染が広がる際は，感染者の感染細胞が別の人の体内に移っていく必要がある。そのため感染様式は①母子感染，②性行為感染，③輸血（注射薬物濫用を含む）・臓器移植を介した感染に限られる。授乳や性行為を除き，日常生活で感染する可能性はきわめて低い。

　主たる感染経路は HTLV-1 感染細胞を含んだ母乳である。国内外のさまざまな研究では母子感染率は母乳で 15〜20％，完全人工栄養で 3〜6％程度と報告されている。近年，経胎盤感染を示唆する研究報告がある[9]。完全人工栄養児であっても一部の児（3〜

6％）が感染していることから，最近，母子感染の一部に経胎盤感染があることが示唆された[10]。

2）出生後の母子感染予防のための栄養方法の選択

（1）厚生労働科学研究班のコホート研究

2011～2019年度厚生労働科学研究班ではHTLV-1キャリア妊婦およびキャリアから出生した児を対象とした前方視的多施設コホート研究を実施した。さらに，コホート研究の結果とこれまでに報告された疫学研究の結果を統合したメタアナリシスを行い，各栄養方法での母子感染予防効果について検討した。HTLV-1キャリア妊婦からの出生児を対象としたコホート研究で登録されたHTLV-1抗体陽性妊婦は980名であり，このうち735名［WB（ウエスタンブロット法）陽性712名，WB判定保留・PCR陽性23名］がHTLV-1キャリアと診断された。キャリア妊婦735名が選択した栄養方法の内訳は，90日未満の短期母乳栄養52.8％，完全人工栄養38.5％，凍結解凍母乳5.0％，長期母乳栄養3.7％であった。キャリア妊婦から出生した児735名のうち313名において3歳時のHTLV-1抗体検査が実施された。栄養方法別の母子感染率は短期母乳栄養2.3％（95％信頼区間：0.0～4.6％），完全人工栄養6.4％（95％信頼区間：1.9～10.9％）であり，両者に統計学的な差は認められなかった。短期母乳栄養を選択した母親の実際の母乳栄養実施率は産後1か月時点で84.3％であったが，3か月時点で33.5％，6か月時点で7.8％が母乳栄養を継続しており，結果的に3か月を超える長期母乳となっている母子が認められた。この調査では6か月時点で母乳栄養を継続していた13名のなかで母子感染（3歳時点での抗体陽性）が成立した児はいなかった。なお症例数は少ないが，長期母乳栄養および凍結解凍母乳栄養の母子感染率はそれぞれ16.7％，5.3％であった。

（2）国内外の論文・報告書のメタアナリシス

短期母乳栄養と完全人工栄養の母子感染率を比較した研究について文献データベースを用いて検索したところ，ランダム化比較試験は存在せず，すべて観察研究であった[8]。3か月以下（3か月未満，90日未満を含む）の短期母乳栄養と完全人工栄養による母子感染率を比較した後方視的研究5編（1989～2017年）と厚生労働科学研究班によるコホート研究の結果を統合したメタアナリシスでは，3か月以下の短期母乳栄養による母子感染のリスク比（対完全人工栄養）は0.72（95％信頼区間：0.30～1.77）であった。一方で，6か月以下の短期母乳栄養と完全人工栄養を比較した後方視的研究5編（1992～2013年）を統合したメタアナリシスでは，6か月以下の短期母乳栄養による母子感染のリスク比（対完全人工栄養）は2.91（95％信頼区間：1.69～5.03）であった。

これらの結果から，3か月以下の短期母乳栄養と完全人工栄養では母子感染率に明らかな差がないことが示されたが，6か月以下の短期母乳栄養は完全人工栄養と比較して母子感染リスクが約3倍高いことが示された。このような背景から，短期母乳栄養は母子感染予防効果が期待される一方，完全人工栄養には及ばない。凍結解凍母乳に関して，コホート研究と1990年代の前方視的研究2編を統合したメタアナリシスでは，完全人工栄養に対する母子感染のリスク比は1.14（95％信頼区間：0.20～6.50）であり母子感染率に差があるとはいえないが，文献数，症例数も少ないこと，また各研究での凍結解

凍母乳栄養の実施期間が短く，短期母乳栄養による効果との判別が難しいことから，現状では母子感染予防効果は乏しい。

(3) 栄養方法の特徴 （表 37-2）

栄養方法においては，完全人工栄養が論理的に最も母子感染予防効果が高く確実であると考えられるが，コホート研究やメタアナリシスの結果，エビデンスの確実性は高くないものの，90 日未満の短期母乳栄養は完全人工栄養と比較して母子感染リスクが高いとはいえないことが示されている。

(4) 早産児への対応

母体から胎児への中和抗体の移行は妊娠後期（妊娠 28 週以降）に増加することから，それより以前に出生した早産児では短期母乳であっても児への感染リスクが高い可能性が推測される。一方，早産児に対する人工乳栄養（低出生体重児用ミルクを含む）は壊死性腸炎や敗血症など，児の生命や神経学的予後に直結する合併症の罹患リスクを上昇させることが懸念される。科学的エビデンスは十分とはいえないが，特にリスクの高い生後早期の早産・極低出生体重児に対しては親の意思決定を支援しながら，母親が搾乳した新鮮な母乳や凍結解凍母乳栄養も選択肢となりうる。日本小児科学会による「早産・極低出生体重児の経腸栄養に関する提言」では，早産児に母親自身の母乳が不足する場合や得られない場合には認可された母乳バンクで低温殺菌されたドナーミルクの使用が推奨されている。わが国では 2017 年に一般社団法人日本母乳バンク協会が設立され，ドナーミルクの提供体制が整いつつある。ドナーは HIV，HTLV-1 などの感染症スクリーニングが行われ，さらに低温殺菌処理によりウイルス，細菌などの微生物は死滅しており，母乳バンクから提供されるドナーミルクによる感染の報告は存在しない。ドナーミルクの提供が可能な施設においては，HTLV-1 キャリアから出生した超早産児に対しても利用が考慮される。

このように栄養方法の選択においては，一律に完全人工栄養を勧めるのではなく，母子感染予防の観点に加えて，母子双方におけるそれぞれの栄養方法のメリットとデメリットを十分に説明し理解してもらったうえで，母親が自らの意思で選択できるように配慮し，その選択を尊重して実践できるよう支援する。すなわち，完全人工栄養が論理的に最も母子感染リスクが低いことに加え，短期母乳栄養では人工栄養への移行の難しさはあるが完全人工栄養と 90 日未満の短期母乳栄養では母子感染率に有意差がないという最新知見もふまえること，さらに，これら母子感染予防の観点に加えて妊娠・出産・育児の観点からも各栄養方法のメリットとデメリットを十分に説明したうえで，母親が自らの意思で選択できるように支援するとともに，母親の選択を尊重する。栄養方法の選択は分娩時期までにあらかじめ決定し，診療録に記載しておくことが望ましい。

❹ CMV と母乳育児 （早産児の場合）

周産期の CMV 感染症は先天性と後天性に分類され，前者は胎児期に経胎盤感染をきたす一方，後者は輸血，母乳などを介して感染すると報告され，経母乳感染（経粘膜感

表37-2 母子感染予防における栄養方法の特徴

1. 完全人工栄養

　母乳を介した母子感染予防として，理論的に最も確実で，日本以外の感染流行地域においても広く受け入れられている方法であり，推奨される。完全人工栄養であっても3〜6%で母子感染が成立することが報告されており，母乳以外の経路（子宮内感染，産道感染など）によるものと推測されている。母子感染を100%予防できるわけではないことを十分に説明する必要がある。完全人工栄養では，母乳育児によるメリットが得られない。育児用ミルクを購入する費用がかかること，心理的ストレス（授乳による充実感が得られにくい，周囲から母乳を与えない理由を聞かれたり責められたりする），産後早期のボンディング（母子の絆の形成）への影響が問題となることもある。児への感染予防のために完全人工栄養を選択することは母親にとって重大な決断であり，医療者には母親が完全人工栄養を選択した母親の決断を労い，母親の気持ちに寄り添った支援が求められる。授乳の際には「赤ちゃんをしっかり抱く」「赤ちゃんの目をみる」「優しく声をかける」など，母子のスキンシップや愛着形成の促進を重視した支援が重要である。

2. 短期母乳栄養（90日未満）

　短期母乳栄養による母子感染予防の機序は不明であるが，理論的には子宮内で母体から経胎盤的に児に移行し，生後しばらくは児の体内に残存しているHTLV-1に対する中和抗体によって感染が抑制されること，長期母乳栄養に比べて感染細胞への曝露が短期間であることなどに由来すると推定されている。母乳栄養の利点をある程度付与することが可能であり，短期間ではあるが直接授乳を行うことも可能である。

　しかしながら，厚生労働科学研究班（板橋班）[11]によるコホート研究の結果で示されているように，生後90日までに母乳栄養を終了して完全人工栄養に移行することは必ずしも容易ではなく，母乳栄養が90日を超えて長期化した場合，その期間が6か月以下であっても母子感染リスクを約3倍上昇させる可能性がある。短期母乳栄養を選択した母親に対してはきめ細やかな指導と支援が必要である。また短期母乳栄養を選択した場合であっても，生後90日以降は完全人工栄養が推奨されることから，出生直後から完全人工栄養を選択した場合と同様の支援が必要となる。

3. 長期母乳栄養（90日以上）

　母子感染リスク（母子感染率15〜20%）について十分な説明を行ったうえで長期母乳栄養を選択した場合は，母親の意思を尊重するとともに，完全人工栄養や短期母乳栄養を選択した場合と同様に児のフォローアップおよび3歳時の抗体検査の必要性について説明し，理解を得る。

4. 凍結解凍母乳栄養

　母乳を凍結処理することにより感染リンパ球が破壊されることで感染性が失活し，児への感染を予防すると考えられている。具体的には−20℃以下の家庭用冷凍庫で24時間以上冷凍後，解凍してから与える方法が検討されているが，搾乳，凍結，解凍といったプロセスが必要であり，手間がかかるといった課題がある。近年普及している"食品の細胞を壊さず（凍らせず）おいしく食べられる"などと銘打ったcell alive system（CAS）の冷凍庫では感染細胞が破壊されにくい可能性がある。いずれにしても，現時点では科学的エビデンスは確立していない。

〔厚生労働科学研究費補助金（健やか次世代育成総合研究事業）HTLV-1母子感染対策および支援体制の課題の検討と対策に関する研究（研究代表者：内丸　薫）：厚生労働科学研究班によるHTLV-1母子感染予防対策マニュアル（第2版）.2022年より抜粋〕

染）が最多である[12]。抗CMV抗体陽性授乳婦の90%で母乳中CMVは再活性化され，分娩後約1か月で母乳中CMVの放出がピークになる。妊娠29週頃より抗CMV抗体が母体から胎盤経由で胎児へ移行するため，正期産児の後天性CMV感染症はほとんどが不顕性感染で予後良好だが，早産・極低出生体重児では，①肝障害，②好中球・血小板減少，③敗血症様症候群，に代表される重篤な臨床症状を呈することがある。米国で行われた前方視的研究によると，後天性CMV感染症に罹患した極低出生体重児29人のうち5人が症候化したことが報告されている[13]。26研究のメタ解析では，母乳関連の症候性後天性CMV感染症は0〜34.5%（中央値：3.7%），重症敗血症様症候群は0〜

13.8%（中央値：0.7%）の発症率であることが報告されている[12]。後述する母乳処理を行わなかった299人の児を対象としたメタ解析では，極低出生体重児の11〜32%（中央値：19%）で後天性CMV感染が生じ，2〜7%（中央値：4%）でCMV敗血症様症候群が発症すると予測された[14]。さらに，長期予後においても認知機能や運動機能を有意に悪化させるなどの影響が指摘されている[15]。そのため，母乳を介する早産児の後天性CMV感染を予防するために，海外のガイドラインでは，抗CMV抗体陽性母体から出生した早産児には，生後1週間はウイルス量が少ないため生母乳を与え，その後，おおむね修正28〜32週または体重1,000〜1,500gを超えるまでは生母乳を使用しないことが推奨されている[16]。

母乳中のCMVの感染性をなくすための方法としては「凍結融解」と「加熱」が挙げられる。CMVの場合，凍結融解処理は感染性の減弱に一定の効果はあるものの，感染を完全に防ぐことはできないことが示されている。パスツライゼーション（62.5℃，30分）や短時間加熱（72℃，5秒）であれば感染性はほとんど消失するが，母乳中の細胞は死滅し，また種々の酵素活性も消失してしまい，母乳そのもののメリットが減弱することは避けられない[17]。

欧米で盛んな母乳バンクでも，CMV感染対策としてはパスツライゼーションが主体である。たとえばHuman Milk banking Association of North Americaでも，FDAやCDCのガイドラインに従ってHBs抗原，HBs抗体，HIV-1抗体，HIV-2抗体，HTLV-1抗体，HTLV-2抗体，HCV抗体，梅毒血清反応はスクリーニングしているものの，CMVに関する検査は実施されていない。これらバンクの母乳はパスツライゼーション後，細菌検査に合格した場合のみ処方に応じて提供されている。特記すべきはノルウェーの母乳バンクで，パスツライゼーションをしない代わりにCMV抗体も含むスクリーニングと細菌検査を行い，10,000 CFU/mLを超える菌量であった場合は廃棄し，ハイリスク児にはCMV陰性母乳を生で与えることを可能にしている。しかし，わが国で実施するにはかなりハードルが高いと考えられる。

児が未熟であるほど母乳，特に生母乳のメリットは大きくなる一方で，CMV感染が児に影響を与えやすくなる。そのバランスから，早産児における生母乳のメリットを最大限生かせるように，定期的な母乳中のCMVウイルス量測定を行って陰性母乳を与える施設もあるが，施設によって利用できる医療資源も異なるため，普及には困難を要す。現時点では，母乳を介する後天性CMV感染の予防策として，各種処理した母乳の使用や，乳児用調製乳などさまざまな選択肢はあるものの，それぞれにメリット・デメリットがあり，医療者が患者家族とともによく話し合い，精神的支援もしながら予防策を講じていく必要がある。

❺ GBS感染症と母乳育児

1）妊娠中のGBS感染対策

GBSは消化管や泌尿・生殖器の常在菌である。母親に対しては，尿路感染症，子宮内膜炎，乳腺炎などの原因となる。

妊婦が産道に GBS を保菌していると，新生児に早発型 GBS 感染症が起こる可能性がある。妊娠 35〜37 週に腟前庭と直腸からの培養検査を行い，GBS をスクリーニングする。GBS 陽性の場合は経腟分娩の際，陣痛中の産婦にペニシリン系薬剤の静脈投与を行う。

遅発型 GBS 感染症は，生後 7 日〜3 か月に起こってくるものを指す。児の管理は接触感染予防＋標準予防策に従う。

2) 母乳中の特異的抗体

Edwards らは，出産後 2 か月の母親の母乳を調べ，母乳中に GBS 多糖体特異的 IgG 抗体と IgA 抗体が存在することを見つけている[18]。このため，母乳を与えることは遅発型 GBS 感染症を予防する可能性があると示唆されている。母乳中の GBS Ⅲ型に対する特異的 IgA 抗体は，調べた母乳サンプルの 63％で検出されている。母乳中の特異的抗体を考えると，母乳を与えることは遅発性 GBS 感染症から，ある程度児を守っている可能性があるといえる。

3) 遅発型侵襲性 GBS 感染症と母乳[19]

遅発型侵襲性 GBS 感染症を発症したときに，児への感染経路の検索をするか，また経路の検索のために培養を行い陽性だった場合にその結果にどう対応するかという議論がある。

遅発型 GBS 感染症診断時の母の保菌率の報告[19]では，腟 36％，母乳 36％，いずれか陽性 41％程度であった。逆に侵襲性感染症と関係なく無作為に母乳培養したときの GBS 陽性率は 0.8〜3.5％[20]であり，必ずしも経母乳感染とはいい切れない。しかし，欧州 4 か国のコホート研究[21]で再発時の母乳培養陽性率は 81％で，多胎児に GBS 感染症が再発または同時に罹患したときは母乳培養を行い，結果が出るまでは一時的に母乳中断または母乳殺菌を考慮するべきとされている。

母乳への感染経路についても，①腟保菌妊婦から直接母親自身を介しての経路，②どこかから児の口腔内に感染し，哺乳する児から母の乳腺に感染する経路が考えられ，実際に母乳培養陽性で母乳中止後に再発した報告もある。母親以外の養育者からの水平感染もあり，母乳中止のみで感染を遮断することはできない。さらに，母乳は多くの特異的な分泌型 IgA を含んでおり，それらは新生児における粘膜表面の保護の役割をしている。腸内細菌叢の成熟遅延は，遅発型 GBS 感染症のリスクである可能性がある。

原因は明らかではないが，日本では遅発型侵襲性 GBS 感染症は増加傾向であり，今後の動向に注意が必要である。早産児は死亡率，再発リスクが高く，退院時に家族へ再発の可能性を伝える必要がある。多胎児（特に早産児）の 1 人が発症したら，ほかの児の発症には注意する必要がある。さまざまな報告はあるが，母乳の中断や中止については確立されたコンセンサスはないのが現状である。

母乳を含めた感染経路の検索や，一時的にせよ母乳の中断を提案するときには，母親が自分のせいで感染させてしまったと自責の念を強くもつ可能性がある。このように，確立されたコンセンサスはない一方で，母親への精神的負荷の非常に大きい検査である

ことを念頭におき，説明もなく母親の培養検査を行うことは避けなければならない。ま
ず，医療者の間で，母体の培養検査を行うことのメリットがデメリットを上回るのかを
よく議論する。メリットが高いと判断されれば，次に医療者が患者・家族とともに，再
発の危険性，母乳中止のメリット・デメリットをよく話し合って決める必要がある。説
明と議論を重ね，培養が陽性だった場合にどうするかに関しても検討したうえで，必要
だと判断したときに培養を行う。説明時も説明後も母親を含む家族の精神的な支援が重
要である。

❻ インフルエンザと母乳育児[22]

インフルエンザの感染により妊婦や褥婦は重症になりやすいため注意が必要である。
ワクチンを接種することで，インフルエンザによる急性呼吸器感染症のリスクを半分に，
また妊婦がインフルエンザにより入院するリスクを4割減少させる。妊婦がインフルエ
ンザワクチンを接種することで，生まれてくる児が生後数か月間，インフルエンザ感染
症から守られることにもなる。インフルエンザの流行期であれば，妊婦には不活化ワク
チンを接種するように勧める。

流行期に入る前に，インフルエンザワクチンの接種を家族全員で受けるように説明を
行う。流行期に入ったら，外出するときは，家族も含めてマスクを適切に着用し，帰宅
時には手洗いをすることも大切である。

ウイルスは母乳中には排泄されない。授乳により母親と児が接触することとなるが，
これは乳児用調製乳でも同じである。母親がインフルエンザウイルスに感染したとして
も，授乳を続けるように推奨すべきである。ただし，解熱後48時間経過するまでは，
授乳時や児に近づくときにはマスクを着用する。授乳の前には十分に手洗いを行うよう
助言する。家庭内で起こりうる感染状況を想定して対策を考える。

1) 母親がインフルエンザウイルスに感染した場合

マスク・手洗いで感染予防をしたうえ，通常のとおり授乳を続ける。

抗インフルエンザ薬に関しては，吸入薬のため体内に吸収される量が少なく，母乳中
への移行はほとんどないと考えられるザナミビル（リレンザ®）やラニナミビル（イナ
ビル®）が適している。オセルタミビル（タミフル®）は，ウイルス排泄期間を短縮する，
中耳炎・肺炎の罹患率を低下させる，などの有効性があるが，異常行動に注意が必要で
ある。オセルタミビルを75 mg経口摂取した場合の母親の血漿中濃度のピークは551
ng/mLであり[23]，母乳中に移行するとしてもごくわずかであり，母親へは，児に対す
る影響は少ないことを伝えるとよい。

2) 上の子どもがインフルエンザを発症した場合

感染した上の子どもは，できるだけ児に近づかないよう伝える。母親はマスクをして
感染を予防しながら，上の子どもの世話をする。サポートしてくれる家族がいるかどう
かを確認し，いるのであれば，インフルエンザに罹患した上の子どもの世話をお願いし
て，母親は未感染の児と一緒にいられるようにする。

3）インフルエンザワクチンと母乳育児

　妊娠中にインフルエンザワクチンを接種することについては米国疾病管理予防センター（CDC）も強く推奨している[24]。安全性についても，以下のように述べている。

　これまで何十年にわたり何百万人という妊婦がインフルエンザワクチン接種を受けてきたが，安全であることが記録されている。もちろん，産後の女性が授乳中であってもインフルエンザワクチン接種は可能である。CDC は妊娠のどの時期においてもインフルエンザワクチンは接種可能としている。

　抗インフルエンザウイルス薬は妊娠中の女性にも推奨される。症状を抑えたり，有症期間を短縮させたりする。発症後 2 日以内に投与するのが望ましいが，その期間を過ぎても妊婦のように重症化するリスクがある場合は投与が推奨される。

❼ 新型コロナウイルス感染症（COVID-19）と母乳育児

　「新型コロナウイルス感染症に対する出生後早期の新生児への対応について（第 5 版）」では，以下のように述べられている[25]。

1）母乳栄養について

　現時点では，SARS-CoV-2 陽性の母親の母乳を介した感染の危険はきわめて低いと考えられる。感染母体の母乳には特異的な免疫物質が含まれるなどの母乳栄養による感染への有利な効果も期待されることもあり，母乳栄養のその他さまざまな利点を考えると，母乳栄養を一律に中止すべきというエビデンスはない。

　母乳栄養を行う方法としては，①搾母乳と②直接授乳がある。①搾母乳による授乳を行う場合，母乳そのものを介した感染ではなく，搾乳に際して母親の触れた搾乳器具，容器などを介した感染に対する注意が必要となるため，消毒を行う必要がある。②直接授乳では，母親から新生児への接触や飛沫を介した感染の危険性があるため，母の手洗い，消毒，マスク着用などの対策が必要となる。

　搾乳については，母乳には感染力のあるウイルスは存在しないとされるが，搾乳手技時の気道分泌物の混入や哺乳瓶表面への付着，介助するスタッフへの伝播を防止する必要がある。医療スタッフの直接の介助は最小限とする。体調が許す範囲で実施する。

2）母子同室について

　実際，2021 年 7 月時点で，全国の施設から SARS CoV-2 陽性の母親から出生した新生児の出生後早期の診療・管理経験の報告では，全症例（11/11，100％）で人工乳栄養が行われており[26]，日本の多くの施設で母子分離管理，人工乳栄養が行われていた。

　しかし，多くの他国では異なり，米国小児科学会は，新型コロナウイルスの流行開始直後は事態がわからないため母子分離での管理を勧めていたものの，現在は彼らのレジストリデータで適切な感染対策を行えば水平感染率が増加していないことを報告している[27]。母乳中から新型コロナウイルス RNA を検出した報告はあるものの，経母乳感染で発症した報告はなく，米国小児科学会は，母親の病状が許せば，母乳栄養（直接授乳／搾母乳）を推奨している[27]。また，システマティックレビューにおいても，母乳と乳児用調製乳，母子同室と母子分離での管理で，新生児への感染率は変わらなかったと報告

されている[28]。スペイン新生児医学会が行っている全国レジストリ研究では，5割以上の新生児で早期母子接触や母乳栄養（母乳栄養のさらに半数は直接授乳）が行われている。世界的には母子分離を避け，母乳栄養をする傾向が強い。「新型コロナウイルス感染症に対する出生後早期の新生児への対応について（第5版）」[25]では，「世界の推奨をレビューすると，COVID-19流行当初は母子分離の推奨もあったが，知見が増えるにつれ，親の意向を確認のうえ，母子同室の推奨が増加している。日本においても，リスクとベネフィットを説明し，母親や家族の意向に沿うなら，施設ごとの判断，ポリシーに則って母子同室も選択されうる。母子同室する場合の条件は，①母が無症状もしくは軽症であること，②感染予防策を徹底する，具体的にはマスク着用，手指衛生，ケアしないときの保育器の使用あるいは物理的距離を確保（2メートル以上）することである」とある。

3) 日本と海外での対応差

WHOの推奨の導入が日本で困難だった原因として，日本ではCOVID-19は当初「指定感染症」であり，母子分離は避けられないと考えられていた。1年後に「新型インフルエンザ等感染症」に変更されたが，基本方針に変化はなかった。各学会の方針もこの線に沿って立案され，当初は基本的に母子分離，直接授乳禁止であった。しかしその後，欧米の推奨や報告を受け，日本小児科学会・日本新生児成育医学会は2020年秋以降直接授乳の選択肢も可能と変更[29]，厚生労働省も2020年12月に直接授乳の選択肢も可能とした[30]。しかしこれは選択肢の1つであって推奨ではなく，方針変更の認知度は必ずしも高くなかった。また，搾母乳を飲ませることを禁止する学会方針が併存するというダブル・スタンダードの状態が2021年12月末まで継続されたことも大きく影響したと考えられる[31]。そのため多くの分娩施設では母子分離，直接授乳禁止という方針はさほど変更されず[31]，母子分離が94％で，新生児の59％には乳児用調製乳のみしか与えられていない[32]。2022年3月の時点でも，感染者の体液は廃棄という個々の施設の感染対策が優先されて，搾母乳を子どもに与えることさえ実現していない施設が，残念ながら少なからず存在していた。

日本の推奨が現場で変更されなかった理由をとして，①法律の縛りもあり，現場にゼロリスクが求められたこと，また医療現場の保護という名目が最優先事項となっていること，②厚生労働省や関連学会の推奨が歩調を合わせていない状況があったこと，③医療現場が方針の変更に柔軟に対応することができなかったこと，④関係者に母子分離や母乳育児の阻害がもたらす長期的な健康リスクに対する知識不足があり，母子関係の重視・尊重が優先事項になっていなかったこと，⑤母親も含めて，真の意味での「根拠に基づく意思決定」の実践がなされていなかったことや，情報リテラシーの低さ，⑥海外の情勢についての情報や認識の不足，が挙げられる。

最大の問題は感染者のみならず，すべての母子にソーシャル・ディスタンスというポリシーが適応されていることである。妊娠中の産前クラス，分娩立ち会い，早期母子接触，入院中の面会，フォローアップ健診，退院後のサークルの開催は軒並み中止に追い込まれた。このような支援不足は，母乳育児を阻害して，母乳育児率を下げるだけでな

く，母親の孤立，抑うつ状態の増加などメンタルヘルスへの影響が指摘されている。支援不足によると思われる母乳育児率の大幅な低下の報告や[33]，新生児医療への影響が報告されている。

具体的な母乳育児の支援方法については中村の情報提供[34]が有用である。支援にあたって，コロナ禍の母乳育児支援の基本方針は従来と同様ではない，という提言も紹介する。「パンデミック下で母乳を通じて与えられる保護を最大化するために，母乳をやめることを延期して母乳育児期間の延長を検討するよう家族に助言しよう（米国小児科学会）」[35]。

最後に国内の支援団体からの声明，提言を紹介する。

- NPO 法人日本ラクテーション・コンサルタント協会（JALC）「COVID-19 流行下での授乳支援についての声明」2020 年 5 月 9 日[36]
- 母乳育児支援連絡協議会「新型コロナウイルス感染症（COVID-19）流行時における乳児栄養，心理的支援に関する提言」2020 年 7 月 11 日[37]

（滝 元宏）

※本書第 2 版の執筆者・山本よしこ氏の許可を得て改変

参考文献

1）Lawrence R. A., et al.(2021). Breastfeeding；A Guide for the Medical Profession, 9th ed., pp393-456. Elsevier.
2）CDC. When should a mother avoid breastfeeding? Centers for Disease and Prevention.
https://www.cdc.gov/breastfeeding/php/faq/faq.html（2024/3/8 アクセス）
3）WHO/UNICEF（2008）. Acceptable medical reasons for use of breast-milk substitutes. World Health Organization.
4）WHO（2021）. HIV/AIDS：Infant feeding and nutrition.
5）Prendergast A. J., et al.(2019). Transmission of CMV, HTLV-1, and HIV through breastmilk. Lancet Child Adolesc Health, 3(4)：264-273.
6）WHO/UNICEF（2016）. GUIDELINE UPDATES ON HIV AND INFANT FEEDING.
https://iris.who.int/bitstream/handle/10665/246260/9789241549707-eng.pdf（2024/11/1 アクセス）
7）AAP（2024）. Infant Feeding for Persons Living With and at Risk for HIV in the United States：Clinical Report.
https://publications.aap.org/pediatrics/article/153/6/e2024066843/197305/Infant-Feeding-for-Persons-Living-With-and-at-Risk（2024/11/1 アクセス）
8）厚生労働科学研究費補助金（健やか次世代育成総合研究事業）HTLV-1 母子感染対策および支援体制の課題の検討と対策に関する研究（研究代表者：内丸 薫）：厚生労働科学研究班による HTLV-1 母子感染予防対策マニュアル（第 2 版）．2022 年.
9）Moriuchi H.(2018). Human T-cell lymphotropic virus. In：Read J. S., et al.(eds). Congenital and Perinatal Infections, pp129-142. Oxford University Press.
10）Tezuka K., et al.(2020). HTLV-1 targets human placental trophoblasts in seropositive pregnant women. J Clin Invest, 130：6171-6186.
11）Itabashi K., et al.(2021). Issues of infant feeding for postnatal prevention of human T-cell leukemia/lymphoma virus type 1 mother-to-child transmission. Pediatr Int, 63：284-289.
12）Kurath S., et al.(2010). Transmission of cytomegalovirus via breast milk to the prematurely born infant：a systematic review. Clin Microbiol Infent, 16：1172-1178.
13）Lanzieri T. M., et al.(2013). Breast milk acquired cytomegalovirus infection and disease in VLBW and premature infants. Pediatrics, 131：e1937-1945.
14）Josephson C. D., et al.(2014). Blood transfusion and breast milk transmission of cytomegalovirus in very low birth weight infants：a prospective cohort study. JAMA Pediatr, 168：1054-1062.
15）Bevot A., et al.(2012). Long-term outcome in preterm children with human cytomegalovirus infection transmitted via breast milk. Acta Paediatr, 101：e167-172.

16）Lopes A. A., et al.(2018). Nutrition of preterm infants and raw breast milk-acquired cytomegalovirus infection：French National Audit of Clinical Practices and Diagnostic Approach. Nutrients, 10：1119.

17）Haiden N., et al.(2016). Human milk banking. Ann Nutr Metab 69(suppl 2)：8-15.

18）Edwards M, et al.(2019). A Phase 2, Randomized, Control Trial of Group B Streptococcus（GBS）Type III Capsular Polysaccharide-tetanus Toxoid（GBS III-TT）Vaccine to Prevent Vaginal Colonization With GBS III. Clin Infect Dis, 68(12)：2079-2086.

19）Shibata M., et al.(2022). Epidemiology of group B streptococcal disease in infants younger than 1 year in Japan：a nationwide surveillance study 2016-2020. Eur J Clin Microbiol Infect Dis, 41：559-571.

20）Zimmermann P., et al.(2017). The controversial role of breast milk in GBS late-onset disease. J Infect, 74：S34-S40.

21）Freudenhammer M., et al.(2021). Invasive group B streptococcus disease with recurrence and in multiples：Towards a better understanding of GBS late-onset sepsis. Front Immunol, 12：617925.

22）COMMITTEE ON INFECTIOUS DISEASES (2023). Recommendations for Prevention and Control of Influenza in Children, 2023-2024. Pediatrics, 152(4)：e2023063773（2024/11/13 アクセス）

23）Drugs and Lactation Database（LactMed）
https://www.ncbi.nlm.nih.gov/books/NBK501223/（2023/11/30 アクセス）

24）CDC. Influenza（Flu）Vaccine and Pregnancy.

25）日本新生児成育医学会（2021）．新型コロナウイルス感染症に対する出生後早期の新生児への対応について，（第6版）．
https://jsnhd.or.jp/doctor/pdf/COVID19JSNHD20230731.pdf（2024/11/30 アクセス）

26）日本新生児成育医学会．新型コロナウイルス感染症に関するお知らせ．
https://jsnhd.or.jp/doctor/covid19/index.html（2023/11/30 アクセス）

27）American Academy of Pediatrics：FAQs：Management of infants born to mothers with suspected or confirmed COVID-19.
https://services.aap.org/en/pages/2019-novel-coronavirus-covid-19-infections/clinical-guidance/faqs-management-of-infants-born-to-covid-19-mothers/（2023/11/30 アクセス）

28）Walker K. F., et al.(2020). Maternal transmission of SARS-COV-2 to the neonate, and possible routes for such transmission：A systematic review and critical analysis. BJOG, 127(11)：1324-1336.

29）日本産科婦人科学会他（2021）．新型コロナウイルス感染症（COVID-19）への対応（第6版）〜周産期医療を中心に．
https://www.jsog.or.jp/news/pdf/20211220_COVID-19.pdf（2023/11/30 アクセス）

30）厚生労働省．(2023)．新型コロナウイルスに関する Q & A（一般の方向け）．
https://www.mhlw.go.jp/stf/seisakunitsuite/bunya/kenkou_iryou/dengue_fever_qa_00001.html#Q6-7（2024/5/16 アクセス）

31）日本小児科学会新生児委員会（2021）．新型コロナウイルス感染（疑い）の妊婦から出生した新生児の診療・管理体制に関する調査（要約）．日小児会誌，125(5)：844-845.

32）出口雅士他（2022）．国内での COVID-19 妊婦の現状〜妊婦レジストリの解析結果．
https://www.jsog.or.jp/news/pdf/20220216_COVID19.pdf（2023/11/30 アクセス）

33）Koleilat M., et al.(2022). The impact of COVID-19 on breastfeeding rate in a low-income population. Breastfeed Med, 17：33-37.

34）中村和恵（2021）．母子関係確立のための母乳：感染症対策における母乳選択の際の留意点．with NEO，34(3)：470-474.

35）AAP（2021). Breastfeeding guidance post hospital discharge for mothers or infants with suspected or confirmed SARS-CoV-2 infection.
https://www.aap.org/en/pages/2019-novel-coronavirus-covid-19-infections/clinical-guidance/breastfeeding-guidance-post-hospital-discharge/（2023/11/30 アクセス）

36）NPO 法人日本ラクテーション・コンサルタント協会（2020）．COVID-19 流行下での授乳支援についての声明．
https://jalc-net.jp/statement_covid19.html（2023/11/30 アクセス）

37）母乳育児支援連絡協議会（2020）．新型コロナウイルス感染症（COVID-19）流行時における乳児栄養，心理的支援に関する提言．
https://jalc-net.jp/covid19_renkyo.html（2023/11/30 アクセス）

Ⅱ 母親の感染症以外の身体疾患

　近年，女性の出産年齢の上昇に伴い妊娠合併症が急増し[1]，これが母乳育児の困難な要因となっている。また，COVID-19 によるパンデミックの影響で母親学級や両親学級が中止され，母子の分離や出産後のケア不足が母乳育児に影響を与えた[2]。米国産科婦人科学会（ACOG）は，母乳だけで育てるか，混合栄養か，それとも乳児用調製乳かを決めるのは女性の権利であると述べており[3]，保健医療従事者は専門的な情報を提供して女性の意思決定を支援することが重要である。なお，薬剤と母乳育児の関連については，第 12 章 36（452 頁）を参照していただきたい。

1 妊娠・周産期関連の合併症

1）妊娠糖尿病

　妊娠糖尿病（GDM）は 2010 年に診断基準が変更され，その結果発症頻度は 7〜9%とされている[4]。母体の血糖コントロール不良は胎児の体重増加，帝王切開，NICU 入院の要因であり，また乳汁生成Ⅱ期を遅延させることで母乳育児の減少につながる[5]。特にインスリン治療を受ける女性は，母乳育児の意向が少ない傾向がある[6]。しかし十分な支援があれば，入院中に乳児用調製乳を補足していた場合でも退院時にはほとんどの母親が母乳だけで児を育てることができる[7]。なお授乳中はエネルギー消費が増加するため，インスリン使用者においては低血糖を起こすことがあり，適切なサポートが必要である[8]。

　妊娠糖尿病の女性は将来，糖尿病を発症するリスクが高い。GDM 既往女性の 2 型糖尿病の相対危険度は，正常血糖であった女性の 7.43 倍である[9]。母乳育児を継続することで，メタボリックシンドロームのリスクは，1 か月母乳育児を続けるごとに 2%，母乳だけで育てると 3%低下することを示した研究がある[10]。また，12 か月母乳育児を続けると 2 型糖尿病の発症は 32%減少する[11]。糖尿病の女性に対して母乳育児を支援することは，本人の長期的な健康予後に重要である。

2）妊娠高血圧症候群（HDP）

　妊娠高血圧症候群（HDP）は妊娠 20 週以降に高血圧が発症した場合を指す[12]。加齢に伴い発症率が増加し，近年は 20 人に 1 人の割合で[12]，特に 40 代の妊娠では，20〜35歳の女性と比較して 2 倍以上の相対危険度がある[13]。

　重症な HDP ほど母乳育児への支援が難しくなるが，安静な時間を確保しつつ母乳育児の支援を途切れさせないことが必要である[14]。HDP の既往がある女性は将来，心血管疾患を発症する確率が既往のない女性と比べて 2 倍になる。授乳期間とリスク低下には用量反応的な関係があり，母乳育児を長く続けるほど心血管疾患のリスクが減少する[15]。12 か月間母乳育児をすることで，高血圧の発症は 13%減少する[11, 15]。

3）産科危機的出血

　産科危機的出血は，分娩時あるいは分娩後の生命を脅かすような大量出血で，妊婦

300 人に 1 人程度の割合で発生する[16]。分娩後の母体の高度の貧血（Hb＜9.0 g/dL）のために，母乳のみで育てることが減少する[17]。また輸血を受けた場合や[18]，貧血が補正された後でも減少する[19]。重度の産後出血に加えて母乳育児が困難であると，母親の自尊感情が低下してトラウマとなることも報告されている[20]。

　シーハン症候群は大量出血時の脳下垂体の虚血性変化によって起こり，疲労・無月経・甲状腺機能低下・副腎皮質機能低下などが出現すると考えられてきたが，近年の救急医療の進歩に伴い，大量出血した場合でもシーハン症候群を引き起こすことはまれである。しかし乳汁分泌の欠如や月経再開がない場合には，見逃さずに診断をすることが重要である[21]。

4）深部静脈血栓塞栓症/肺塞栓症（DVT/PTE）

　欧米では深部静脈血栓塞栓症（DVT）は分娩 1,000 件に対し 0.5〜7 とされており，近年では日本でも増加している。また，肺塞栓症（PTE）の頻度は 0.05〜0.08％である[22]。深部静脈血栓塞栓症と母乳育児の関連を検討した報告はほとんどない。抗凝固療法においては，多くの場合母乳育児は可能である。

5）胎盤遺残

　胎盤遺残は胎盤が完全に娩出されず一部子宮に残った状態であり，血中プロゲステロンが高いために乳汁来潮が遅れる。逆に乳汁来潮が遅れているときは，その要因の 1 つとして胎盤遺残を疑う。胎盤が娩出するまで 30 分以上かかると，母親が母乳育児を開始するのが有意に遅れたとの報告がある[23]。

6）周産期心筋症（PPCM）

　周産期心筋症（peripartum cardiac myopathy：PPCM）とは，心疾患歴のない女性が，妊娠・産褥期に心不全を発症し，拡張型心筋症に似た病態を示す特異な心筋症である。年間の新規発症は約 50 例で，1 万〜2 万出産に 1 人といわれている[24]。発症の原因は複合的であり，母乳育児については議論が分かれている。

　PPCM の原因にはプロラクチンホルモンの一種である異型プロラクチンが関与しているとの説がある。母乳育児を行うと代謝活動が増加し心機能に負担がかかりやすいため，一部のガイドラインでは重症な心筋症の場合は控えるべきとされ[25]，治療にはブロモクリプチンの使用が勧められているが，この治療はまだ十分な検証がなされていない[26]。

　多くの専門家は，母親の状態が安定している場合には母乳育児を推奨しており[27]，プロラクチンを抑制することが標準治療になるべきかについては議論がある。現在，心不全の標準治療には，PPCM 女性で LVEF（左室駆出率）＜25％または心原性ショック（またはその両方）を有する場合にブロモクリプチンが追加されることが最も適切とされている。ブロモクリプチンおよびカベルゴリンの使用は，前向き無作為プラセボ対照評価が必要と考えられる[28]。

　PPCM に関する多くの薬剤は授乳中の母親には禁忌ではなく，また母乳育児群と非母乳育児群間で心筋の回復には差がないことも報告されているため[29]，母親の状態と乳児に対する影響を考慮し，母親の意思を尊重して決定することが重要である[30]。

7) ICU への入院

出産後に ICU 入院する女性の母乳育児支援についての報告は少ないが，初乳の分泌を促すことは母親の回復後の母乳育児に重要である。母親が入院する前にどのような授乳方法を希望していたかを確認し，最初の数日間は初乳が数滴しか分泌されないかもしれないが，それをサポートすることが必要である[31]。また，ICU スタッフと周産期部門スタッフとの連携が重要である。

8) 帝王切開

帝王切開による出産では，経腟分娩に比べて母乳育児の開始率が 43% 低いとのシステマティックレビューがある[32]。

吸引・鉗子分娩などの器械分娩を施行せずに帝王切開を受けた女性は，施行後に帝王切開に移行した場合と比べて，産後 1 年時点で母乳育児をしている割合が高かったとの報告もある（39.8 対 29.1%，調整後オッズ比 1.59，95% 信頼区間 1.09〜2.32）[32]（**第 6 章 15 Ⅱ**，207 頁参照）。

❷ その他の合併症

1) プロラクチン受容体の変異

これまで，まったく乳汁産生がない症例については乳腺形成不全が原因となることが報告されてきたが，乳腺形成が正常であっても乳汁産生がまったくないケースが報告されている[33]。プロラクチンレセプターをコードする遺伝子の不活性化変異が原因とされている。

2) 多囊胞性卵巣症候群

多囊胞性卵巣症候群は，排卵障害，高アンドロゲン血症，多囊胞性卵巣を主徴とする疾患で，妊娠が可能な年代の女性の約 5〜8% に発症する[34]。多囊胞性卵巣症候群の女性は母乳育児を開始する確率が低く，血中アンドロゲンが乳汁産生を抑制する可能性が推測されている[35]。インスリン抵抗性のために乳汁産生の増加が緩徐となる可能性があることを，妊娠中から説明しておくことが必要である[36]。

3) 高コレステロール血症

家族性コレステロール血症の女性でスタチン治療が必要となるのは 200〜500 人に 1 人であり，頻度は高いが日本では診断例が少ない[37]。また妊娠年齢の高年齢化により冠動脈疾患を合併した妊娠が増加する可能性がある。スタチン治療の対象であっても妊娠・授乳中は禁忌とされており，冠動脈疾患を合併した症例では血液から LDL コレステロールを除去する治療が必要になる。近年の報告によれば，母乳にスタチンが含まれていても，母乳への移行や乳児が吸収する量は非常に限られており，薬理学的作用のリスクは低いという見方もある[37]。しかしヒトでの使用データが少なく，児の脂質代謝に影響する可能性もあるため，現在のところ授乳中の使用は推奨されていない[38]。

4) 炎症性腸疾患

平成 25 年の調査では，炎症性腸疾患（IBD）のうち潰瘍性大腸炎は 10 万人あたり 100 人で発症年齢のピークは女性では 25〜29 歳[39]，クローン病は人口 10 万人あたり 27

人[40]，発症年齢のピークは女性では15〜19歳に最も多くみられる。治療薬は程度の差はあれ母乳中に移行するが，授乳中に使用しても大きな問題はないとされている。母乳栄養は児の感染症や死亡率低下させるため，誤った情報から授乳を中止することがないよう配慮する[41]。

5）甲状腺機能異常

甲状腺機能亢進症（バセドウ病）は妊娠中に0.2〜0.3％で発症し，治療薬としてはMMI（チアマゾール：メルカゾール®），PTU（プロピルチオウラシル：チウラジール®）が使用される（**本章** 36，455頁参照）。

甲状腺機能低下症は妊娠中に0.11〜0.16％でみられ，自己免疫疾患（橋本病），甲状腺亜全摘などが原因である。甲状腺ホルモン製剤（チラーヂン®S）を使用する。

母親の甲状腺ホルモン異常は動物実験においては母乳分泌を低下させる可能性があり，授乳中の甲状腺機能異常の治療は重要である[42]。

6）骨粗鬆症

授乳中の骨代謝において，副甲状腺ホルモン以外に乳腺細胞から産生されるPTHrP（副甲状腺ホルモン関連蛋白）は骨塩量減少に大きな影響を与える。妊娠または授乳に伴ってまれに起こる脆弱性骨折の原因は，長期の無月経やステロイド服用などにより骨塩量が低下し，骨格が脆弱になるためと考えられる。骨折した女性でも，授乳終了後にほとんどの女性で骨塩量と強度が自然に増加する。骨塩量の減少を引き起こす可性のある栄養不足や無月経などの要因は，妊娠前の治療が必要かもしれない[43]。

7）アレルギー性疾患

日本人の3割が気管支喘息，アトピー性皮膚炎，花粉症などのアレルギー性疾患をもっているといわれており，これらの疾患はもはや「国民病」といわれている[44]。

（1）気管支喘息

厚生労働科学研究事業研究班の全国調査において，有病率は5.4％であり[45]，そのうち，妊娠中の喘息の状態は，増悪・改善・不変それぞれ1/3程度とされている。

治療薬は，急性発作を治す「発作治療薬」と予防薬としての「長期管理薬」に分かれ，ほとんどの治療薬は授乳への影響は小さい。授乳していても通常量を使用することが重要である[46]。ただしテオフィリンでは生後3日目に児の易刺激性と睡眠不足が報告されており，授乳時間などの調整が必要である[47]。

（2）アレルギー性鼻炎

鼻粘膜のⅠ型アレルギー疾患で，発作性反復性のくしゃみ，水性鼻漏，鼻閉を三主徴とする。2019年に日本で行われた疫学調査によれば，19,859人の回答のうち，アレルギー性鼻炎全体の有病率は49.2％で，2008年と比較して10％の増加傾向にあり，国家的な疾病対策が計画されている[48]。

アレルギー性鼻炎の治療としてはアレルゲンの除去，抗アレルギー薬，ステロイド薬（局所用），自律神経作動薬，特異的免疫療法（減感作療法），手術療法がある。これらの薬物療法で授乳中に禁忌となるものはない。

（3）アトピー性皮膚炎

「増悪・寛解を繰り返す，瘙痒のある湿疹を主病変とする疾患であり，患者の多くは『アトピー素因』を持つ」とされている（日本皮膚科学会）。アトピー性皮膚炎の治療の原則は正しい診断，重症度の評価をしたうえで，原因，悪化因子の検索と対策，スキンケア（異常な皮膚機能の補正），そして薬物療法を行うことである。

8）自己免疫疾患

妊娠・出産に伴う女性の内分泌の変化と，特定の自己免疫疾患（多発性硬化症，全身性エリテマトーデス，1型糖尿病，関節リウマチ，乾癬など）の関連が報告されている[49]。プレコンセプションケアとして肥満や高血圧の有無，各種自己抗体の検査，産婦人科的な評価を受け，治療を行ってから妊娠に臨むことが望ましい[50]。

使用薬剤のカテゴリーは，副腎皮質ステロイド，疼痛管理薬，抗凝固薬，ビスフォスフォネート，降圧薬，肺血管拡張薬などである。多くの薬剤が授乳中に使用可能である[51]。

自己免疫疾患は妊娠中に軽快し，出産後に再燃する傾向があり，母乳育児を含む育児行動に影響を及ぼす可能性がある。女性にとっては病気の経過に合わせた包括的なケアを受けることが必要である[52]。

（1）全身性エリテマトーデス（SLE）

SLE 女性において母乳育児を評価した研究はほとんどない。SLE の女性は一般の女性よりも母乳育児を開始する割合が低く，中止も早い。さらに母乳育児に適合すると考えられる薬が半数に処方されていたにもかかわらず，薬のために母乳育児を中止したと報告する割合が高いと報告されている[53]。

（2）関節リウマチ（RA）

RA は妊娠中に寛解し，出産後に増悪することが多い。しかし，ある大規模コホート研究において 12 か月を超える母乳育児は RA 発症と逆相関し，母乳育児期間が長いほど RA 発症のリスクが低くなったと報告されている[54]。

9）神経疾患

（1）頭痛

出産後の女性において頭痛はよくみられる症状である。授乳に適合する鎮痛薬には，アセトアミノフェンおよびイブプロフェンがある。なお，アスピリンに関しては高用量（2,600 mg/日）を内服している母親の母乳を飲んだ児に出血傾向がみられたという報告や，ライ症候群を起こす可能性があるため，母乳育児をしている女性にあえて使用するのは避けたほうが無難である[55]。

（2）てんかん

てんかんについては，**本章 38 Ⅵ**（495 頁）を参照のこと。

10）乳癌

わが国で乳癌と診断される数は 2019 年において 97,812 例（女性 97,142 例），人口 10 万人あたりの罹患率は 150.0 人であり，女性が一生のうちに罹患する率は 11.2% と，すべての癌において最も多い[56]。

妊娠中に疑わしい病変が検出された場合生検が推奨されるが，それによる乳汁瘻はまれである。患側は部分切除であっても乳汁分泌に影響があるが，対側の乳房からの授乳は可能である。化学療法を受けた場合，乳腺機能が低下し，その後の授乳が不可能になることもあるが成功することもある[57]。化学療法を妊娠中に行う場合，分娩前に一時中断されて分娩後に再開されることがある。産後初期には母乳を与えることができるが，化学療法再開時には授乳は禁忌であり，母乳育児の中止やドナーミルクの利用が必要である[57]。

産褥期に乳癌と診断された女性は遠隔再発および死亡のリスクが高い。悪性度の高い腫瘍に対して手術前の化学療法が有益である可能性があり，化学療法の前に断乳するか，搾乳した母乳を廃棄するか慎重に検討されるべきである[57]。

乳癌サバイバーのなかには寛解後に母乳育児を試みる人もいるが7.7～90.9％とうまくいった割合は報告により異なる。母乳育児がうまくいった要因としては健側乳房からの授乳，支援，授乳カウンセリングおよび国際認定ラクテーション・コンサルタントからの助言，モチベーション，頻繁な授乳，乳汁分泌を促進する薬剤の使用が挙げられる[58]。

母乳育児の経験と乳癌発症の関連についてのメタアナリシスでは，経産婦の場合は少しでも母乳で育てた場合に乳癌の発症率は低かった。また授乳期間が長いほど乳癌の発症が減少する傾向があった[59]。

11）腎障害

慢性腎障害（CKD）の主要な要因は糖尿病と高血圧であるが，授乳に関するデータはあまりない。中等度から重度のCKDでも，母親と児がともに安定している場合は母乳育児ができる。母乳育児は，母親の2型糖尿病，心血管疾患，メタボリックシンドロームのリスクを低減する可能性がある。母親が糖尿病の場合，授乳中の経口血糖降下薬に関するデータは少なく，インスリンが推奨されている[60]。

血液透析（HD）を受ける女性における母乳育児のデータは限られており，母乳成分の分析から透析前の母乳は使用しないほうがよいという論議もある[60]。

12）筋骨格系の障害

母親は乳幼児の抱き方や姿勢，搾乳などのために筋肉や関節に痛みを感じることがある。人間工学に基づいた適切なポジショニングに注意することで，妊産婦の快適性を高めることができる[61]。特に腰痛や手根管症候群は頻度が高いため，児を支える動作については無理な姿勢を続けないことが必要である

③ 母親が入院するとき

母親が入院するとき，児の世話や母乳育児が課題となる。授乳行為そのものは体力を消耗しないので，支援者がいれば病室で直接授乳したり，搾乳して児へ届けたり，状況しだいで母子同室にもできる。授乳の継続により，母親は母子分離されていても子どもを想うことができるし，オキシトシンなどホルモンの働きでリラックスしやすくなる。

急激な授乳中止は乳房の張りや乳腺炎，母親の抑うつ状態を起こす可能性があり，治

療計画や母乳育児についてあらかじめ母親と話し合っておくことが重要である。緊急で母乳育児について配慮する余裕がない場合は，乳房が張ってきたらまず搾乳を援助し，母親の回復を待って直接授乳の計画を立てる。母親の母乳育児の意思を確認することが重要である。

❹ 母乳を与えることが禁忌と考えられている疾患・状況

母乳を与えてはいけない母親や児の疾患は限られている。ガラクトース血症の児は乳児用調製乳が必要である。配慮が必要な母親の疾患として HIV 感染，HTLV-1 感染については本章 463 頁を参照のこと。

母乳育児中の母親が病気になったとき，児から分離されたり，母乳育児を中断することを勧められたりすることが多い。しかし，真に母乳育児を中断する必要がある疾患や薬剤は非常に限られている。保健医療従事者は母親の意思を尊重し，また児の状態を検討しながらエビデンスに基づいた適切な情報を提供し，母親が自ら選択できるよう支援していく姿勢が求められる。

（所 恭子）

参考文献

1) 中井章人（2019）．主な偶発合併症頻度の年次推移/妊産婦の診療の現状と課題．第2回妊産婦に対する保健・医療体制の在り方に関する検討会．
https://www.mhlw.go.jp/content/12401000/000488877.pdf（2023/11/30 アクセス）
2) Lubbe W., et al.(2022). Impact of the COVID-19 Pandemic on Breastfeeding Support Services and Women's Experiences of Breastfeeding : A Review. Int J Womens Health, 14 : 1447-1457.
3) ACOG Committee Opinion No. 756(2018). Optimizing Support for Breastfeeding as Part of Obstetric Practice. Obstet Gynecol, 132(4) : e187-e196.
4) 平松祐二（2016）．Q1．妊娠糖尿病はどれくらいの頻度であるのですか？　日本糖尿病・妊娠学会．
https://dm-net.co.jp/jsdp/qa/c/q01/（2024/10/30 アクセス）
5) Lawrence R. A., et al.(2021). Milk Synthesis and Production, In : Breastfeeding. A Guide for Medical Profession. 9th Ed EBOOK. p553. Elsevier.
6) Finkelstein S. A., et al.(2013). Breastfeeding in women with diabetes : lower rates despite greater rewards. A population-based study. Diabet Med, 30(9) : 1094-1101.
7) 中村和恵他（2011）．合併症を持つ母親への母乳育児支援．日本未熟児新生児学会雑誌，23(3)：716.
8) Lawrence R. A., et al.(2021). The Effects of Lactation on Maternal Diabetes Management, In : Breastfeeding. A Guide for Medical Profession. 9th ed EBOOK. p554. Elsevier.
9) Bellamy L., et al.(2009). Type 2 diabetes mellitus after gestational diabetes : a systematic review and meta-analysis. Lancet, 373(9677) : 1773-1779.
10) Farahmand M., et al.(2023). Lactation duration and lifetime progression to metabolic syndrome in women according to their history of gestational diabetes : a prospective longitudinal community-based cohort study. J Transl Med, 21(1) : 1-10.
11) Rameez R. M., et al.(2019). Association of Maternal Lactation with Diabetes and Hypertension : A Systematic Review and Meta-analysis. JAMA Netw Open, 2(10) : 1-15.
12) 日本産科婦人科学会（2018）．妊娠高血圧症候群．
https://www.jsog.or.jp/citizen/5709/（2024/10/30 アクセス）
13) 苛原稔（2013）．厚生労働省資料：不妊に悩む方への特定治療支援事業等のあり方に関する研究会．年齢と妊娠・出産に伴う合併症のリスク評価について．
https://www.mhlw.go.jp/stf/shingi/2r98520000035krs-att/2r98520000035kwi_1.pdf（2024/10/30 アクセス）
14) 亀山千里他（2013）．妊娠高血圧症候群を発症した母親への母乳育児支援 NICU—看護師の立場から．日本看護学会論文集．pp45-48．日本看護学会．
15) Nguyen B., et al.(2017). Breastfeeding and maternal cardiovascular risk factors and outcomes : A systematic review. PLoS One, 12(11) : 1-27

16）日本産科婦人科学会，日本産婦人科医会，日本周産期・新生児医学会，日本麻酔科学会，日本輸血・細胞治療学会，日本 IVR 学会（2022）．産科危機的出血への対応指針（改訂）．
https://www.jsog.or.jp/activity/pdf/shusanki_taioushishin2022.pdf（2024/10/30 アクセス）

17）Horie S., et al.（2017）. A relationship between a level of hemoglobin after delivery and exclusive breastfeeding initiation at a baby friendly hospital in Japan. Environ Health Prev Med, 22（1）：1-6.

18）Drayton B. A., et al.（2016）. Red blood cell transfusion after postpartum haemorrhage and breastmilk feeding at discharge：A population-based study. Aust N Z J Obstet Gynaecol, 56（6）：591-598.

19）Chessman J., et al（2018）. Haemoglobin concentration following postpartum haemorrhage and the association between blood transfusion and breastfeeding：A retrospective cohort study. BMC Res Notes, 11（1）：1-6.

20）Lawrence R. A., et al.（2021）. Postpartum Hemorrhage, In：Breastfeeding. A Guide for Medical Profession. 9th Ed EBOOK, p549. Elsevier.

21）Sert M., et al.（2003）. Clinical report of 28 patients with Sheehan's syndrome. Endocr J, 50：297-301.

22）安達知子（2021）．産科領域の血栓・出血への対応，臨床的な側面から．血栓止血誌，32（5）：582-593.

23）Mohammed S., et al.（2023）. The impact of intrapartum and immediate post-partum complications and newborn care practices on breastfeeding initiation in Ethiopia：A prospective cohort study. Matern Child Nutr, 19（1）：1-10.

24）難病情報センター（2009）．循環器系疾患分野　周産期心筋症．
https://www.nanbyou.or.jp/wp-content/uploads/kenkyuhan_pdf2014/gaiyo006.pdf（2024/10/30 アクセス）

25）Arbelo E., et al.（2023）. 2023 ESC Guidelines for the management of cardiomyopathies：Developed by the task force on the management of cardiomyopathies of the European Society of Cardiology（ESC）. Eur Heart J, 44（37）：3503-3626.

26）Davis M. B., et al.（2020）. Peripartum Cardiomyopathy：JACC State-of-the-Art Review. J Am Coll Cardiol, 75（2）：207-221.

27）Carlson S., et al.（2023）. Peripartum Cardiomyopathy：Risks Diagnosis and Management. J Multidiscip Healthc, 16：1249-1258.

28）Honigberg M. C., et al.（2019）. Peripartum cardiomyopathy. BMJ, 364：k5287.

29）Koczo A., et al.（2019）. Breastfeeding, Cellular Immune Activation, and Myocardial Recovery in Peripartum Cardiomyopathy. JACC Basic to Transl Sci, 4（3）：291-300.

30）Bauersachs J., et al.（2019）. Pathophysiology, diagnosis and management of peripartum cardiomyopathy：a position statement from the Heart Failure Association of the European Society of Cardiology Study Group on peripartum cardiomyopathy. Eur J Heart Fail, 21（7）：827-843.

31）Pollock W. E.（2006）. Caring for pregnant and postnatal women in intensive care：What do we know? Aust Crit Care, 19（2）：54-65.

32）Prior E., et al.（2012）. Breastfeeding after cesarean delivery：A systematic review and meta-analysis of world literature. Am J Clin Nutr, 95（5）：1113-1135.

33）Kobayashi T., et al.（2018）. Variant Prolactin Receptor in Agalactia and Hyperprolactinemia. N Engl J Med, 379（23）：2230-2236.

34）日本内分泌学会（2019）．多嚢胞性卵巣症候群．
https://www.j-endo.jp/modules/patient/index.php?content_id=75#：～：text（2024/10/30 アクセス）

35）Vanky E., et al.（2008）. Breastfeeding in polycystic ovary syndrome. Acta Obstet Gynecol Scand, 87（5）：531-535.

36）桑間直志（2013）．生殖補助医療で妊娠・出産をした女性の母乳育児を支える．助産雑誌，67（9）：708-712.

37）小倉正恒（2017）．女性の家族性高コレステロール血症の治療について―妊娠希望期間，妊娠期間，授乳期間の動脈硬化とその予防のあり方．動脈硬化予防，16（2）：63-69.

38）伊藤真也他（2020）．脂質異常症，In：薬物治療コンサルテーション　妊娠と授乳　改訂 3 版．pp291-297．南山堂．

39）難病情報センター．潰瘍性大腸炎（指定難病 97）．
https://www.nanbyou.or.jp/entry/62（2023/11/30 アクセス）

40）難病情報センター．クローン病（指定難病 96）．
https://www.nanbyou.or.jp/entry/81（2023/11/30 アクセス）

41）日本消化器病学会（2020）．炎症性疾患（IBD）診療ガイドライン 2020 改訂第 2 版．
https://www.jsibd.jp/wp-content/uploads/2023/07/ibd-guideline2020.pdf（2023/11/30 アクセス）

42）Alexander E. K., et al.（2017）. 2017 Guidelines of the American Thyroid Association for the Diagnosis and Management of Thyroid Disease during Pregnancy and the Postpartum. Thyroid, 27（3）：315-389.

43）Kovacs C. S., et al.（2015）. Presentation and management of osteoporosis presenting in association with pregnancy or lactation. Osteoporos Int,（26）9：2223-2241.

44）厚生労働省（2010）．第 1 章　アレルギー総論．リウマチ・アレルギー情報．
https://www.mhlw.go.jp/new-info/kobetu/kenkou/ryumachi/jouhou01.html（2023/11/30 アクセス）

45）厚生労働省（2021）．成人喘息の疫学，診断，治療と保健指導，患者教育．平成22年度リウマチ・アレルギー相談員養成研修会テキスト．
https://www.mhlw.go.jp/new-info/kobetu/kenkou/ryumachi/dl/jouhou01-07.pdf（2023/11/30アクセス）

46）British Thoracic Society（2019）．British guideline on the management of asthma. SIGN 158 British guideline on the management of asthma.
https://www.sign.ac.uk/sign-158-british-guideline-on-the-management-of-asthma（2024/10/30アクセス）

47）伊藤真也他（2020）．27 気管支拡張薬・気管支喘息治療薬，In：妊娠と授乳 改訂3版．pp398-400．南山堂．

48）厚生労働省 健康局がん・疾病対策課（2023）．花粉症の現状について．第17回アレルギー疾患対策推進協議会 アレルギー疾患対策の取り組みについて．
https://www.niph.go.jp/h-crisis/wp-content/uploads/2023/07/001118337.pdf（2024/10/30アクセス）

49）Desai M. K., et al.（2019）．Autoimmune disease in women：endocrine transition and risk across the lifespan. Front Endocrinol（Lausanne），10（265）：1-19.

50）村島温子（2013）．膠原病と妊娠．Pharma Medica，31（1）：13-16．

51）Russell M. D., et al.（2023）．Executive Summary：British Society for Rheumatology guideline on prescribing drugs in pregnancy and breastfeeding：Immunomodulatory anti-rheumatic drugs and corticosteroids. Rheumatol（United Kingdom），62（4）：1388-1397.

52）Lawrence R. A., et al.（2021）．Effects of Autoimmune disorders on caregiving. In：Breastfeeding. A Guide for Medical Profession. 9th Ed EBOOK. p561. Elsevier.

53）Lawrence R. A., et al.（2021）Systemic lupus erythematosus, In：Breastfeeding 9th Ed EBOOK. p561. Elsevier.

54）Karlson E. W., et al.（2004）．Do breast-feeding and other reproductive factors influence future risk of rheumatoid arthritis? Results from the Nurses' Health Study. Arthritis Rheum, 50（11）：3458-3467.

55）伊藤真也他（2020）．解熱・鎮痛・抗炎症薬，In：薬物治療コンサルテーション 妊娠と授乳 改訂3版．pp233-239．南山堂．

56）国立研究開発法人国立がん研究センター（2021）．最新がん統計．がん情報サービス．
https://ganjoho.jp/reg_stat/statistics/stat/summary.html

57）Lawrence R. A., et al.（2021）．Breast Cancer and Breastfeeding, In：Breastfeeding. A Guide for Medical Profession. 9th ed. p589. Elsevier.

58）Bhurosy T., et al.（2021）．Breastfeeding is Possible：A Systematic Review on the Feasibility and Challenges of Breastfeeding Among Breast Cancer Survivors of Reproductive Age. Ann Surg Oncol, 28（7）：3723-3735.

59）Unar-Munguía M., et al.（2017）．Breastfeeding Mode and Risk of Breast Cancer：A Dose-Response Meta-Analysis. J Hum Lact, 33（2）：422-434.

60）Singh M.（2020）．Breastfeeding and Medication Use in Kidney Disease. Adv Chronic Kidney Dis, 27（6）：516-524.

61）Lawrence R. A., et al.（2021）．Musculoskeletal Disorders. In：Breastfeeding. A Guide for Medical Profession. 9th Ed EBOOK. p565. Elsevier.

Column

乳房手術後の母乳育児

乳房手術は乳癌の治療と美容的形成術に大別される。乳癌は女性で最も多い悪性腫瘍であり，乳癌治療後に妊娠する女性や，妊娠中・授乳中に乳癌と診断される女性は少なくない。国内では乳房の美容外科手術は，2021年に8,197件，非外科的注入剤は2,667件であった[1]。女性の乳房の大きさや形が性的魅力の中心として考えられている文化のなかで悩む女性は少なくない。大きすぎる乳房は，重度の背部痛などの身体的苦痛，精神的負担や行動障害を引き起こし，QOL低下の原因となるが，手術により改善する場合もある[2]。乳房手術を受けた女性には，その人なりの理由と物語がある。保健医療従事者は，（乳房を母乳を分泌するためだけの臓器と見なすのではなく）乳房手術を受けた女性の背景や心情に寄り添いながら母乳育児についても情報を提供し支援していくことが重要である。美容的な手術では，術後の母乳育児への影響について十分に説明を受けていない可能性もあり，あとで手術を受けたことを悔やむこともある。このような心理から，乳房形成術を受けたことを保健医療従事者に伝えにくいことがある。そのため，乳房トラブルが発生して初めて手術の既往が明らかになる場合もあり，授乳期の乳房トラブルがなかなか軽快しない場合に，乳房形成術の既往がないかも確認する必要がある。

さまざまな手術

● 乳癌治療の乳房部分切除術（温存手術）

乳房部分切除術の既往がある女性では，患側の乳汁分泌が有意に減少する[3]。切開部が乳頭乳輪複合体に近い場合の，神経損傷による射乳反射への影響，温存手術後の放射線照射による線維化などの非可逆的な組織学的変化，放射線による乳頭乳輪複合体の弾力が低下することなどが原因と言われている[4]。健側のみの片側授乳でも十分な母乳を産生することができる[4]。乳癌治療と母乳育児については479頁参照。

● 乳房増大術（豊胸術）

女性が豊胸術を行った理由が乳房の発育不全である場合，もともともっている乳腺組織が十分な母乳の産生に満たない可能性もある[5]。豊胸術を行った女性では，母乳のみで育てる可能性が低下する[6, 7]。支援者は，豊胸術の方法，充填剤の種類のほか，インプラントの場合は，容量，位置，切開部位，種類などの情報を把握する必要がある[8]。豊胸術には以下の方法が挙げられる。

①乳房インプラント（シリコンバッグ，生理食塩水バッグ）

インプラントのサイズが大きくなると，児の吸着，ポジショニング，乳汁の移行が難しくなることがある。さらに，インプラントは本来の乳腺組織を圧迫し，乳汁産生の経時的な減少につながる可能性がある。大きなインプラントはまた，神経を牽引し，乳頭の感覚を低下させる可能性がある[8]。

②脂肪注入

日本における豊胸術の73%を占めており，近年増加している[1]。腹部や大腿部より採取した脂肪を乳房に注入するが，脂肪壊死，石灰化，巨大囊胞，感染・敗血症，血管塞栓などの合併症の報告がある[9, 10]。一方，乳管や神経の損傷はほとんどなく授乳機能への影響は少ないと考えられるが，実際の授乳への影響については，現時点では報告がない。

③充填剤注入（ヒアルロン酸，ポリアクリルアミドハイドロジェル）

非吸収性充填剤であるポリアクリルアミドハイドロジェルの注入は，合併症の多さから豊胸目的の注入はすべきではないとされている[11]。日本でも難治性の産褥期乳腺炎から授乳継続困難となった例が報告されている[12]。

● 陥没乳頭手術

術式によって異なるが，乳頭乳輪複合体の知覚神経の温存と乳管の温存がなされると，母乳育児が可能である。2020年のレビューでは，12件の研究で母乳育児に関するデータが報告されており，比較的良好な結果が得られているが，症例数は非常に少ない[13]。乳頭乳輪複合体の知覚が損なわれていないかを確認する。

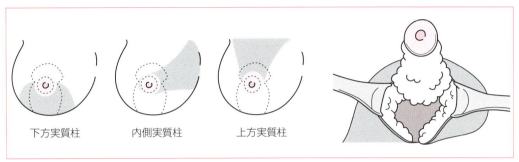

図37-1 乳房縮小術

乳房縮小術の実質柱とは，乳頭乳輪複合体が胸壁および乳腺実質と連結している部分を指す。
〔Lawrence R. A., et al.(2022). Breast Conditions in the Breastfeeding Mother. Breastfeeding A Guide for Medical Profession, 9th ed. pp572-593. ELSEVIER より〕

● 乳房縮小術

乳房縮小術を受けた女性は，非手術群の対象と比較して母乳育児ができない確率が3.5倍上昇する[14]。切開部位や乳頭乳輪複合体から胸壁までの実質柱（乳輪下実質）の位置によっても異なり，実質柱の温存率が高いほど，母乳育児が可能な割合も高いと報告されている[15]。

支援の実際

乳房手術の既往のある母親と母乳育児のことを話すときは，すべて母乳だけで育てられると楽観的すぎたり，母乳育児はできそうにないと悲観的すぎたりしないことが重要である。どんな小さな目標が達成できたときにも，母親の努力をねぎらい，励ますことが必要である。保健医療従事者は，乳房手術後の母親が常に母乳だけで育てられるわけではないが，たとえ混合栄養であっても多くの母親は母乳育児から得られる児との結びつきに満足することができ，さらに乳汁分泌量を増やすさまざまな方法があることを，母親自身が理解できるように支援する[16]。

● カウンセリングのポイント[16]

①乳汁分泌を予想するために妊娠中の乳房の変化を観察する

妊娠中の乳房の成長と発達は乳腺組織の成熟と関係している。両側の乳頭の感覚を確認し，射乳反射が阻害される可能性を評価する。

②母乳育児のゴールをどこにおくか明確にできるよう支援する

自分自身の母乳育児のゴールを母親が理解し決めることを手助けする。このとき，支援者の判断を差し挟まず，母親の気持ちや心配ごとに耳を傾ける。母乳育児は"all-or-nothing"ではなく，母親が母乳育児のもつさまざまな面に気づき，現実的に考えられるように支援し，母親が納得できるようにする。

③母乳育児とは普通どのようなものであるかを知らせる

母親は，母乳育児が普通どのように進んでいくのかについて学ぶことが何よりも大切である。授乳姿勢や吸着などを十分理解する必要がある。

④Breastfeeding Friendly（母乳育児を推進している）で，情報を十分もっている保健医療者や施設を利用するように勧める

⑤つくることのできた母乳を賞賛できるような支援をする

- 母親のつくる母乳は何にも増してすぐれたものであることを，心から賞賛する。
- 母乳を与えられる量にかかわらず，母乳育児を継続する動機を十分もち続けられるような支援が肝要である。

- 母乳の産生を最大限にできるような方法を母親に伝えることにより，母親独自の状況に見合ったコントロールができるようになる。
- 母親をエンパワーすることにより，心配や恐れを軽くすることができる。

⑥乳房手術と母乳育児に関する情報源を紹介する

日本語で入手できる母親向けの情報としては，LLLI（ラ・レーチェ・リーグ・インターナショナル）の「乳房にインプラントを入れている人の母乳育児」[17]や，乳癌患者の語りを集約・公開しているサイト（ディペックス・ジャパン）[18]がある。

（田中 奈美，涌谷 桐子）

参考文献

1) 日本美容外科学会 JSAPS 調査委員会（2022）．第5回全国美容医療実態調査最終報告書．https://www.jsaps.com/pdf/explore/explore2022.pdf（2024／3／24 アクセス）

2) Crittenden T., et al.(2020). Does breast reduction surgery improve health-related quality of life? A prospective cohort study in Australian women. BMJ Open, 10(2)：e031804.

3) Bhurosy T., et al.(2021). Breastfeeding is Possible：A Systematic Review on the Feasibility and Challenges of Breastfeeding Among Breast Cancer Survivors of Reproductive Age. Ann Surg Oncol, 28(7)：3723-3735.

4) Johnson H. M., et al., ABM（2020）. ABM clinical Protocol#34：Breast Cancer and Breastfeeding. Breastfeed Med, 15(7)：429-434.

5) Mohrbacher N., et al.(2003). Breast Problems. In：The Breastfeeding ANSWER BOOK. 3rd ed. pp491-528. La Leche League International.

6) Schiff M., et al.(2014). The impact of cosmetic breast implants on breastfeeding：a systematic review and meta-analysis. Breastfeed J, 9：17.

7) Cheng F., et al.(2018). Do Breast Implants Influence Breastfeeding? A Meta-Analysis of Comparative Studies. J Hum Lact, 34(3)：424-432.

8) Lawrence R. A., et al.(2022). Breast Conditions in the Breastfeeding Mother. Breastfeeding A Guide for Medical Profession, 9th ed. pp572-593. ELSEVIER.

9) 島倉康人（2019）．脂肪注入術における合併症―傾向と対策．形成外科，62(5)：505-510.

10) 青井則之他（2016）．脂肪注入術―これまでの発展と今後の展望．形成外科，59(5)：514-523.

11) 日本形成外科学会，日本美容外科学会（JSAPS），日本美容外科学会（JSAS），日本美容医療協会（2019）．非吸収性充填剤注入による豊胸術に関する共同声明．https://jsprs.or.jp/member/committee/wp-content/uploads/2020/05/biyo_iryo20190513-1.pdf（2024 年 3 月 24 日アクセス）

12) 佐々木真梨子他（2022）．乳房増大術後に産褥期乳腺炎をきたした一例．日本周産期・新生児医学会雑誌，58(3)：574-578.

13) Mangialardi M. L., et al.(2020). Surgical Correction of Inverted Nipples. Plast Reconstr Surg Glob Open, 8(7)：e2971.

14) Koussayer B., et al.(2024). Breastfeeding Ability After Breast Reductions：What does the Literature Tell us in 2023? Aesthetic Past Surg, 48(6)：1142-1155.

15) Kraut R. Y., et al.(2017). The impact of breast reduction surgery on breastfeeding：Systematic review of observational studies. PLoS One, 12(10)：e0186591.

16) West D., et al.(2008). Clinics in Human Lactation Breastfeeding after Breast and Nipple Procedures：A Guide for Healthcare Professionals. Hale Publishing.

17) ラ・レーチェ・リーグ・インターナショナル（2021）．乳房にインプラントを入れている人の母乳育児，第3版．ラ・レーチェ・リーグ日本．

18) DIPEx Japan．乳がんの語り，インタビュー51．https://www.dipex-j.org/breast-cancer/topic/life/ninshin/777.html?cat_id=39（2024／3／24 アクセス）

38 | 周産期の気分障害など 精神神経疾患

　周産期の女性が直面するメンタルヘルス上の問題は幅広い。特に産後は精神障害の発症率が女性のライフステージのなかでも特に高い時期である。周産期の親の精神状態，親子関係，養育環境がその後の子どもの心身の発達に影響することも知られており[1]，周産期・育児期の女性のメンタルヘルスは世代をまたぐ重要な健康問題であるといえる。精神疾患をもつ母親では，通常の母乳育児支援のみならず，母親の精神状態に留意しながら，選択可能な方法について，家族や育児のキーパーソンとともに妊娠中より協働的意思決定（shared decision making：SDM）の過程を重ねる必要がある。

Ⅰ　周産期における各精神疾患

❶ マタニティ・ブルー

　分娩後3日目前後よりみられる軽度の抑うつ状態で，疾患とは位置づけられていない。欧米での頻度は50～70％だが[2]，日本ではこれよりも少なく，10～30％程度とされている[3,4]。症状は，理由のない涙もろさ，抑うつ，情緒不安定，集中困難，頭痛，倦怠感や不眠である。症状は一過性であり，ほとんどは数日で軽快するため，薬物療法は不要である。マタニティ・ブルーを経験した場合は，その後の産後うつ病のリスクが高まるという報告もあり注意が必要である[3,4]。

❷ うつ病

　日本人で周産期に最も高頻度にみられる精神疾患はうつ病である[5]。日本人の妊娠中のうつ病の罹患率は従来の報告で19％[6,7]，近年約15％と報告されており[8]，初産婦の相対リスクは1.76（95％信頼区間：1.59～1.96）と経産婦より多い[8]。妊娠初期と後期に頻度が上昇し，産後発症するうつ病よりも重症度が低い場合が多いとされている[7]。妊娠中のうつ病は適切な治療が行われない場合には，不安定な精神状態のもとでさまざまな産科的合併症（早産，死産，胎盤系の異常，子癇，低出生体重児など）[9-11]や，児の知的発達障害や問題行動の出現，睡眠障害との関連が報告されている[9-13]。うつ病をもつ女性とその家族には，妊娠中の適切な治療が重要であることを妊娠前より伝える。産後は常に悪化を念頭におき，重症例では自殺の予防を最優先しながら，孤立しないよう，多職種で継続的に支援する。

表 38-1	Wooley の 2 項目質問法

- 過去 1 か月の間に，気分が落ち込んだり，元気がなくなる，あるいは絶望的になって，しばしば悩まされたことがありますか？
- 過去 1 か月の間に，物事をすることに興味あるいは楽しみをほとんどなくして，しばしば悩まされたことがありますか？

〔Whooley M. A., et al.(1997). Case-finding instruments for depression. Two questions are as good as many. J Gen Intern Med, 12(7)：439-445. より筆者翻訳〕

構造化面接で診断された頻度では，産褥期の抑うつエピソードが19.2%，大うつ病が7.1%と報告されている[14]。うつ病は見逃されるとより遷延・重症化し，母親の自殺や無理心中という最悪の結果を招くこともあるため，見逃さないことが最も重要である。スクリーニングにはエジンバラ産後うつ病自己評価票（EPDS）[15]や Wooley の 2 項目質問法（表 38-1）[16]を用いる。周産期のうつ病における訴えとして，授乳に関する不安や困難さ，児の健康に関する不安の訴えが多いのが特徴的である[17]。産後の母親が，母乳育児を希望しない，母乳不足感や困難感が強い，早期の母乳育児の中断を希望するなどを訴えた場合に，うつ病や不安症のスクリーニングを行うことの重要性が強調されている[17, 18]。

❸ 双極症

双極症は 20 歳前後に発症することが多く，周産期に再発・悪化しやすい[19]。産後は特に再発リスクが非常に高まる時期である[20]。ほとんどが抑うつエピソードで産後 4 週間以内に発症・再発するが，時に幻覚や妄想，大きな気分変動，イライラ，落ち着かなさ，不安，多弁，混乱，自殺念慮などを伴い，産褥精神病として発症・再発する[19]。妊娠中も治療を継続した群の再発率（23%）は，薬物療法を中断した群（66%）よりも有意に低い[20]。双極症は「産後うつ病」に占める割合が多く[20]，うつ病と治療方針が異なるため，すべての妊婦に対して双極症のスクリーニングを行うことが望ましい[21]。スクリーニングには「ハイ」質問紙票（Highs Scale 日本語版）（表 38-2）などを用いる[22]。睡眠障害が気分の変調を誘発することがあり，睡眠が中断されない授乳方法を家族と検討する（後述）[23]。

❹ 産褥精神病

頻度は約 500～1,000 分娩に 1 件とされ，出産後 48 時間から 2 週間以内の早期に，比較的急激に発症する。産褥精神病のリスクは，産褥精神病の既往がある女性や，双極症の女性で高い[24]。不眠や焦燥感を訴えた後に，気分変調，錯乱，奇妙な確信，幻覚，妄想などの精神症状が急に出現する。本人の日常生活の機能が保てなくなり，育児も不可能となる。通常は入院治療を要し，症状に合わせた薬物療法を行う。多くは数か月で軽快するが，次回の出産後には 7 人に 1 人が再発するといわれている[25]。

表38-2 「ハイ」質問紙票

	大いに	少し	全くない
気分が高揚する（高ぶったり，異常に明るくなる）と感じる	2	1	0
普段よりも活発に感じる	2	1	0
普段よりおしゃべりである，あるいはしゃべり続けなければならないような気分になる	2	1	0
考えが次々と飛ぶ	2	1	0
自分が特別な才能か能力をもった貴重な人物になったような気がする	2	1	0
睡眠時間を減らしてもよいと感じる	2	1	0
身の周りのささいなことに注意が向いてしまうため，集中できずに困る	2	1	0

7項目の合計が5点以上の場合を軽躁状態の可能性が高いとみなす。

〔Glover V., et al.(1994). Mild hypomania (the highs) can be a feature of the first postpartum week. Association with later depression. Br J Psychiatry, 164(4)：517-521. より. ©Royal college of Psychiatrist/訳：長谷川雅美〕

❺ 統合失調症

統合失調症の女性では予定外の妊娠が一般人口より多く，妊娠に気がつくのが極端に遅れることも少なくない[26]。また，妊娠により抗精神病薬の自己中断につながることもある。統合失調症女性の妊娠では，胎盤早期剥離や早産，胎児発育不全，低出生体重児，胎児機能不全，児の神経学的異常などのリスクの上昇が報告されている[27-29]。その原因としては，ストレスへの脆弱性からくる不安定な精神状態や，行動特性（禁煙できない，妊婦健診未受診など）の影響と考えられている[30]。出産後は約25％に精神症状の悪化を認める[31]。産後90日以内の再入院は4.94倍，1年以内の母体死亡は5.64倍，産後の母体死亡の最多の原因は自殺と報告されている[32]。産後は母親の精神状態の安定を最優先する。

妊娠中から家族のみならず，自治体の母子保健担当と精神保健担当など多職種で連携し，本人・家族のセルフケア能力・育児能力をふまえた産後の育児体制を検討する。授乳そのものがストレスとならないように，適切な支援でトラブルを回避し，母親への過度の負担を避ける。

❻ 不安症，強迫症

不安症，強迫症は妊産婦で高率に認められる精神疾患であり[33]，うつ病との合併率も高い。健診などで不安・恐怖・侵入思考の有無についても尋ね，傾聴・受容・共感する機会を提供する[34]。強迫症は周産期との関連が指摘されており，妊娠期，特に産褥期に発病・悪化しやすい[35]。強迫観念や強迫行為の内容が妊娠・出産に関連していることも多い。子どもを傷つけてしまうのではないかなどの加害恐怖や汚染恐怖，加害衝動などが代表的である[34, 36]。母親の不安症もうつ病同様，母乳育児の開始率，継続，母乳のみ

で育てる割合などへのマイナスの影響が示されている[37]。

Ⅱ 母親のメンタルヘルスと母乳育児の関連

　近年，母乳育児の転帰と母親のメンタルヘルスとの関係を支持する研究結果が蓄積してきている[38-41]。矛盾した結果もあるものの，母乳育児の肯定的な経験は，うつ病や不安症を予防できるが，母乳育児の否定的な経験や早期の中断は精神状態の悪化につながる可能性があることが一般的に受け入れられている[41]。抑うつ気分や不安は，母乳育児の開始率，母乳のみの割合，継続期間のすべてにマイナスの影響を及ぼし，母乳育児の困難感が増し，母乳育児に対する自己効力感が低下すると報告されている[37, 38]。妊娠中の母親の母乳育児の希望の有無の重要性も最近認識されるようになり，母乳育児は母親の母乳育児の希望の有無によって不安や抑うつ症状を減少させたり増加させたりする調節因子とされている[41-43]。

Ⅲ 精神疾患をもつ母親の母乳育児支援

　抑うつ状態や不安症における訴えとして，授乳に関する不安や困難さ，児の健康に関する不安が多いのが特徴であり，保健医療従事者も母乳育児が精神状態の不調や悪化の原因と誤認しやすいため注意が必要である[17, 44]。母親が「授乳がつらい」と訴える場合には，母乳育児だけでなくほかの問題が隠されている場合もあるので，まずは母親の訴えを傾聴し，「つらい」の背景にある母親のおかれた状況をアセスメントする必要がある[44]。

　自己効力感の低下から，自分にしかできない，ということを恐怖に感じ，将来の乳房のトラブルを過度に恐れるなどの予期不安を訴える場合もある。精神疾患を有する母親では，保健医療従事者からの一貫性のないアドバイスや母乳育児に関する不十分な支援が授乳の困難感をさらに増やすことも指摘されている[43]。早期母子接触と児の要求に応じた授乳の推奨を基本とする母乳育児支援は母乳育児の満足度を高め[45]，母親の母乳育児への満足感が高いと抑うつ症状の有病率が低下する[46]。妊娠中に抑うつがあった女性では産後早期（2時間以内）の授乳開始がより重要となる[47]。このような基本の支援に加え，精神疾患をもつ女性に対しては，個々のニーズを反映したオーダーメイドの母乳育児支援を支援者が提供することが求められる[44]。どのような形の「母乳育児」であれば選択可能なのか（例：1日に何回なら授乳できるのか，直接授乳と搾乳ではどちらが受け入れやすいか，など）について家族とともに話し合うとよい。また授乳プランの簡素化も重要となる[17]。

　精神疾患を有する母親では，睡眠の中断や疲労が病状の悪化の原因となりうるため，夜間の育児の協力者の確保が重要となる[17]。授乳以外の家事・育児による負担を避け，

表 38-3	うつ病の母親のためのセルフケア

1. 父親（育休が延長できないか提案する），親戚，友人，または有償のヘルパーに家事を担当する。
2. 赤ちゃんと一緒の散歩などで毎日身体を動かす。
3. 栄養のあるおやつや食事を摂り，喉が渇いたら飲み物を飲む。
4. 赤ちゃんが寝たら一緒に眠るようにする。電話や不意の来客に邪魔されないように，呼び出し音は消して，来客用のメモを玄関に貼っておく。
5. 夜だけでなく日中も授乳中に少しでも休めるように，横になって母乳を与える方法を習得する。
6. 小さい子どもをもつ母親，特に産後うつ病の経験者や，産後うつ病に理解のある母親と定期的に集まる。
7. 1日のなかで最もつらい時間帯には，信頼できる友人や家族に電話して精神的なサポートを求めてみる。
8. 自分の「調子のよい日」にやって気分がよくなった事柄を書き留めておき，調子が優れない日に試してみる。
9. 必ずよくなることを信じる。

〔Mohrbacher N., et al.(2003). Health problems-mother：postpartum depression. In：The breastfeeding answer book, 3rd ed. pp570-575. LLLI., 筆者翻訳〕

添え乳などの安楽な授乳姿勢を提案する[44]。ただし，向精神薬を服用中の添い寝は避ける必要があり，家族が授乳時のみ母親の胸元へ児を連れていくなども選択肢の1つとして提案する[17]。

Ⅳ 授乳中の治療・対応

❶ 基本のカウンセリング技法と母親と家族のケア

患者の苦痛に共感的に傾聴する支持的かかわり（もしくは非指示的カウンセリング）は，産後の軽度の抑うつや不安を改善する可能性が高い[48]。軽症のうつ病の場合，セルフケアで自然治癒することがある。まずは，うつ病の母親に役立つセルフケアについて情報提供する（**表 38-3**）[44]。甲状腺機能低下症や貧血による抑うつ症状（易疲労性，倦怠感，嗜眠，食欲低下など）を除外するため，血液検査の実施も検討する[44]。

近年父親の「産後うつ」の存在が話題となり，日本の父親の産後うつ症状の有病率は11.2％（産後1か月），12.0％（産後6か月）と報告されている[49]。母親が産後うつ病の場合によりリスクが上がるとされており，家族ぐるみで必要な支援を受けることの重要性が強調されている。

❷ 心理療法

軽症から中等症の周産期うつ病については認知行動療法（cognitive behavior therapy：CBT）や対人関係療法[50]の効果が，不安障害についてはCBTの効果が示されている[48]。特にCBTは，2016年度診療報酬改定で看護師による実施にも算定が認められ，実施環境が整っている前提で推奨されている[51]。心理療法によりコーピングスキルに持続的な変化を与え，さらに母親という新しい役割に対する適応力を与えるという利点がある[17]。薬物療法と同等の効果があり，寛解に至る者を増加させる[52]。

❸ 薬物療法

　医師が授乳中の母親に新規に向精神薬を選択するときには，これまでの治療歴，精神疾患の家族歴，薬剤への反応，既往歴，最近の薬物治療，アレルギー，薬物に対する副作用，そして母親・家族の希望などを考慮に入れ，母親と家族に十分に情報を提供したうえで薬物療法の選択を行うべきである[17]。

　ほとんどの向精神薬は授乳中に使用しても安全である[53]。ところが，母親が薬の影響を心配して断乳をしたり，服薬を自己中止したりといったことが，ほかの薬剤より起こりやすい。薬物療法を始めるにあたっては十分な説明と母親自身の自己決定が重要である。しかし，精神疾患の状態によっては，母親自身が柔軟性をもって判断できなかったり，悲観的に解釈しがちだったりで，適切なインフォームド・チョイスにつながりにくいこともありうる。薬物療法と母乳育児は両立可能であることを，家族とともに時間をかけて説明し，支援にかかわる多職種間でも情報共有することが重要である。薬剤を使用しながら授乳を行う場合には，乳児の状態（飲み具合，眠り方，機嫌など）に変化を認めないか，適切な体重増加や発達が認められるかを小児科医と連携してフォローする。

1) 抗うつ薬

(1) 選択的セロトニン再取り込み阻害薬（SSRI）

　セルトラリンはヒト母乳中濃度が低く，相対的乳児投与量（RID）も低い（3％未満）ため，授乳中の女性には第一選択となりやすい。なんらかの理由でセルトラリンが使えない場合には，エスシタロプラム，パロキセチン，フルオキセチン（日本未承認，インターネットで購入可能）が代替薬として挙げられる[54]。フルオキセチンは半減期が長く（T1/2＝2～3日），活性代謝物であるノルフルオキセチンの半減期が360時間と蓄積の可能性があるため，FDA（米国食品医薬品局）は授乳期に使用しないことを推奨している。フルボキサミンは情報が限られているが，母親の投与量が300 mg/日までであれば母乳中濃度は低く，特に児が生後2か月以上であれば，母乳栄養が児に悪影響を及ぼすことはないと予想されている[55]。エスタシロプラムで児の壊死性腸炎の報告があるが，因果関係は立証されていない[56]。フルボキサミンで児の重症下痢，嘔吐の報告がある[57]。ほかにSSRIでは，児の興奮，過敏性，哺乳不良，および体重増加不良が挙げられる[58]。

(2) セロトニン・ノルアドレナリン再取り込み阻害薬（SNRI）

　デュロキセチンは，ベンラファキシンと比較して，母乳中濃度およびRIDが最も低く[59]，90％以上の蛋白結合を示す。ミルナシプランは母乳への移行の量は少なく，RIDは2.8％と推定された[60]。授乳中のSNRIの使用に関するデータは少ないため，児の鎮静および体重増加について注意する。

(3) 三環系，四環系抗うつ薬

　アミトリプチリン，クロミプラミン，イミプラミン，ノルトリプチリン，アモキサピンは，蛋白結合が高く，RIDが比較的低い。ノルトリプチリンはこのなかで授乳期に使用することが適した薬剤であり，イミプラミンも代替となる[58]。母乳中の四環系抗うつ薬に関するデータは限られているかほとんどないため，他剤への変更が望ましい[58]。

(4) ノルアドレナリン作動性・特異的セロトニン作動性抗うつ薬（NaSSA）

ミルタザピンの乳汁移行は少なく，母乳栄養児に有害事象はみられていない[58]。

2) 抗不安薬・睡眠薬

抗不安薬は，現在報告されている少数例を参考にすると，母乳中への移行は少なく，乳児への影響を示す報告はそれほど多くはない。また重大なものや不可逆的な影響の報告もない。服薬しながら授乳を継続する場合は，児の鎮静，哺乳不良，体重増加不良などがないか児の様子を注意深く観察し，長時間作用型は避ける[58]。

3) 抗精神病薬

RID から判断すると，母乳中に検出される薬剤の量は少ないため，授乳期には比較的安全と考えられるが，児の安全性に関する長期データは限られている。児の鎮静，傾眠，無呼吸，哺乳不良などの症状がないか，その後の発達も含めて注意深く観察する必要がある。クロザピンでは児の眠気や，クロザピンの影響が疑われる顆粒球減少症がみられたという報告がある[61]。

4) 気分安定薬，抗てんかん薬

母乳中のリチウム濃度は個々の症例で大きなばらつきがあり，母乳中濃度は母親の血漿中濃度と相関している。児と同様に母親のリチウム濃度をモニタリングすることが推奨される[62]。Hale は，リチウムを L4（潜在的に危険）に分類し，代替薬としてカルバマゼピンまたはラモトリギンを推奨している[54]。児の有害事象として，チアノーゼ，嗜眠，心電図の T 波逆位を起こした例など，数例のリチウム中毒と関連する症状の報告がある[63]。

抗てんかん薬のなかで双極症の治療に用いられるものは，ばらつきは大きいが，母乳中への移行量が少なく，比較的安全に用いられるものも多い。ほかの薬剤との併用で用いられることも多いため，特に最初の 1 週間は新生児の状態を注意深く観察する。鎮静，筋緊張低下，哺乳力低下などが認められた場合は授乳を控える。

個々の薬剤の詳細については，母乳育児に影響する薬や化学物質のデータベースである LactMed などを参照。

❹ 「断乳」について

母乳育児そのものは産後うつ病や精神疾患の生理学的要因ではない。産後のホルモンの変化は，母乳育児でよりゆるやかとなる[44]。前述のとおり，授乳と薬物治療は両立可能であるが，実際には医療者から母乳をやめることを求められる場合も少なくない。また，母親自身や家族が児への影響を心配して母乳をやめることを希望する場合もある。表出された不安に共感し，授乳中の向精神薬の使用に関して適切な情報提供に努めてみても，母親や家族が最終的に母乳をやめることを選択する場合もあるだろう。その場合に，急激な「断乳」による身体的・内分泌的・情緒的変化は，精神疾患の悪化を招く恐れがあり，可能な限り避ける。急激な「断乳」は，乳腺炎・乳房膿瘍などのリスクを高める。またホルモンバランスに影響し，抑うつ状態を悪化させる可能性があり，重篤な精神疾患をもつ母親においてリスクはさらに高くなる恐れがある[44]。実際，母乳育児の

中断は産後うつ病の原因になることが示されている[64-66]。また，「断乳」の経験は母親の「喪失体験」となるかもしれない。多くの母親にとって母乳育児は単に子どもに栄養を与えるだけでなく，愛情や満足感を与え，受け取る方法であり，子どものために母親だけができる数少ないことの1つである。急激に「断乳」すると，母親は自分の役割を失い，ほかの人に交代可能であると感じて落胆してしまうことがある[44]。

　以上より，母乳育児をどのように終えるかは，精神疾患をもつ母親の治療上も重要である[44]。十分な情報提供のうえで母親が母乳育児をやめることを選択した場合に，悩み苦しみながらの母親の自己決定を支援者は尊重することが大切である。今まで母乳育児を継続できたことをねぎらい，母親が自責の念を感じたり，母乳育児に「失敗した」ととらえたりするのではなく，自分なりの母乳育児を経験できたととらえ直せるような心理的支援が重要である。母乳をやめる具体的な方法としては，現在行っている授乳のうちの1回の授乳を乳児用調製乳に置き換えることから始め，3〜4日ごとにさらに1回ずつ置き換えていくとよい[18]（第8章21，299頁参照）。必要であれば，乳房トラブルの予防のために搾乳を行うことも提案する。

　急激な母乳の中止が必要な場合，薬剤を用いる場合がある。カベルゴリンは副作用が比較的少ないが，母乳産生の確立後は抑制が不十分で，冷罨法や回数を制限した搾乳の併用が必要な場合もある。

V 地域や多職種との連携における注意点

　精神疾患をもつ母親の支援においては，多職種での切れ目のない支援が基本となる。多職種連携の詳細については，「周産期メンタルヘルスコンセンサスガイド」[51]や「精神疾患を合併した，あるいは合併の可能性のある妊産婦の診療ガイド」[34]を参照されたい。

① 保健行政との連携，地域資源の活用

　メンタルヘルスに問題を抱える妊婦については，妊娠中より地域の保健機関とその情報を共有し，産後の支援体制について市区町村または都道府県の担当者，社会福祉士，精神保健福祉士，公認心理師などを交えて相談できる場を設ける。前述のとおり，母乳育児についての希望や授乳中の向精神薬についての情報を関係者間で共有する。地域で利用できる育児支援（例：産後ケア，訪問看護，訪問家事支援，ベビーシッター，保育施設，ファミリーサポートなど）についても確認する。

② 精神科医療との連携

　向精神薬が必要となり，精神科医に治療をゆだねた場合も，母親が薬物治療の開始後も安心して母乳育児が継続できるように，適切な情報提供と，エモーショナル・サポートに努めながらフォローする。2018年より「ハイリスク妊産婦連携指導料」の算定が開始され，精神科に紹介を要するケースでの産科医療施設や保健機関での継続支援，多

職種でのカンファレンスの開催，必要に応じた小児科との連携などを前提とした精神科との連携の強化が推進されている。

❸ 小児科との連携

小児科では親子関係や母親の育児不安を含めた心の様子，児の心身の発達への影響などの観察およびケアを行う。授乳中の母親が向精神薬を内服している場合には，以下の点に注意して小児科医がフォローする。

1）向精神薬の有害事象の有無

睡眠の減少，コリック，易刺激性，哺乳不良，傾眠・嗜眠，けいれん，筋緊張の低下，嘔吐，鎮静，無呼吸，無顆粒球症（クロザピン）など。

2）乳児の体重増加

乳児の体重増加がみられない場合，児の哺乳不良によるものか（眠りがちで授乳回数が少ないなど），母親の精神疾患の影響で，児の欲しがるサインに適切に反応していないことによるものかを確認する。

3）乳児の発育・発達

母親や養育者の精神疾患（抑うつ的，統合失調症など）が児の身体的・情緒的発達に影響することが知られている。

Ⅵ　その他の特別な支援を要する病態

❶ てんかん

てんかんは全人口の約1%と比較的頻度が高く，周産期にも投薬の継続が一定の割合で不可避であることから，ほかの向精神薬と比較して多くの経験が蓄積されている。「てんかんをもつ妊娠可能年齢の女性に対する治療ガイドライン」[67]では，妊娠前，妊娠中，出産時および産褥期の治療や対応の原則が明記されている。

1）出産時および産褥期，産後（乳幼児期）

①基本的に通常の分娩が可能。

②分娩前後の不規則服薬によるけいれん発作の頻発，重積状態に注意する。

③出産時には児にビタミン K₂を投与する。

④授乳は原則的に可能。母親がベンゾジアゼピン系薬とバルビツール系薬を服用している場合は，新生児の状態を注意深く観察し，傾眠，低緊張，哺乳力低下などの症状があれば母乳を与えるのを控え，できれば児の血中濃度を測定するなどの臨機の対応をすべきである。

⑤産後に抗てんかん薬血中濃度が上昇する症例では投与量を調節する。

⑥母親の睡眠不足を避けるため，可能な場合には育児で家族の協力を求める。

⑦児は小児科医，小児神経科医による心身の発達検査を定期的に受けることが望ましい。

表 38-4	てんかんの母親の産後の安全対策

1. 発作が起こりそうになったときに赤ちゃんをさっと置ける場所を家中につくりましょう。
2. 授乳をするときに椅子に座る場合は柔らかい布でいすの固い部分を保護し，クッションなどを使いましょう。
3. ベッドで授乳する場合はベッド柵を，柵は柔らかい布で保護しましょう。
4. 母親が赤ちゃんと 2 人で外出する際は，赤ちゃんやベビーカー，抱っこ紐に「母親はけいれんを起こす持病がある」ということを，ほかの必要な情報と一緒に緊急時のカードとして携帯しておきましょう。

〔Wambach K., et al.(2016). Women's health and breastfeeding. breastfeeding and human lactation, 5th ed. pp553-634. Jones & Bartlett Publishers. より筆者翻訳〕

2) 突然の発作による児の外傷のリスクを減らすために

母親が突然発作を起こした際の児の安全を考えて，**表 38-4** のような対策を立てるとよい[68]。母親は児を 1 人で沐浴させないようにし，児の転倒リスクを最小限にするために仰臥位で授乳することを考慮する[19]。

3) てんかんをもつ女性にとっての母乳育児のメリット

抗てんかん薬を内服中の女性が母乳育児をした場合，母乳育児をしなかった場合と比較して児は 6 歳時の IQ が 4 ポイント高かったとの報告がある[69]。てんかんをもつ女性が抗てんかん薬の服用を継続しながら母乳育児を継続できるよう，神経内科医と連携しながら支援を継続することが重要である。

❷ D-MER（不快性射乳反射）

D-MER（dysphonic milk ejection reflex）とは，授乳中の女性が射乳反射の 30～90 秒前に突然，不快でネガティブな感情に襲われ，数分で消失する現象であり，2008 年に Heise により初めて報告されたもので[70]，近年の疫学調査で有病率は 9.1％と報告されている[71]。症状としては，落胆，不安，興奮の 3 段階のスペクトラムに分類される。胃の不快感を訴えることもある[72, 73]。除外診断として以下のものが挙げられる[72, 73]。

①母乳育児への心因反応，②射乳反射に伴う悪心，③産後うつ病や気分障害，④母乳育児への一般的な嫌悪，⑤妊娠中の授乳や年長児の授乳時に起こる授乳への恐怖感。

さまざまな症状の根底にある作用機序については，さまざまな仮説が提唱されているが，ドパミンが最も有力な候補である[74]。

軽症～中等症は支持的精神療法が中心となる。多くの母親は，この症状が自分だけではないこと，授乳に不快な感情をもつことには脳内の物質が関係していること，自分がどうにかなってしまうわけではないことを知るだけでも安心する[72]。重症例では治療も考慮する。D-MER の改善効果があったと報告のある治療法には，ハーブ，プソイドエフェドリン，ブプロピオン（日本では未認可），冷たいものの摂取などがある[73]。

（田中 奈美）

参考文献

1) Glover V.他（著），吉田敬子（訳）(2004). 出産前の母のストレスや不安が子どもへ与える長期的影響. 臨床精神医学, 33(8)：983-994.
2) O'Hara M. W., et al.(1991). Controlled prospective study of postpartum mood disorders：psychological, environmental, and hormonal variables. J Abnorm Psychol, 100(1)：63-73.
3) 岡野禎治他 (1991). Maternity blues と産後うつ病の比較文化的研究. 精神医学, 33(10)：1051-1058.
4) Yoshida K., et al.(1997). Postnatal depression in Japanese women who have given birth in England. J Affect Disord, 43(1)：69-77.
5) Kitamura T., et al.(2006). Multicentre prospective study of perinatal depression in Japan：incidence and correlates of antenatal and postnatal depression. Arch Womens Ment Health, 9(3)：121-130.
6) Kitamura T., et al.(1993). Psychological and social correlates of the onset of affective disorders among pregnant women. Psychol Med, 23(4)：967-975.
7) 北村俊則 (1994). 妊娠中の精神疾患の診断学. 精神科診断学, 5(3)：303-309.
8) Tokumitsu K., et al.(2020). Prevalence of perinatal depression among Japanese women：a meta-analysis. Ann Gen Psychiatry, 19：41.
9) Markus E. M., et al.(2009). The other side of the risk equation：exploring risks of untreated depression and anxiety in pregnancy. J Clin Psychiatry, 70(9)：1314-1315.
10) Suri R., et al.(2009). No decision is without risk. J Clin Psychiatry, 70(9)：1319-1320.
11) O'Connor T. G., et al.(2002). Maternal antenatal anxiety and children's behavioural/emotional problems at 4 years. Report from the Avon Longitudinal Study of Parents and Children. Br J Psychiatry, 180：502-508.
12) Nulman I., et al.(2002). Child development following exposure to tricyclic antidepressants or fluoxetine throughout fetal life：a prospective, controlled study. Am J Psychiatry, 159(11)：1889-1895.
13) Deave T., et al.(2008). The impact of maternal depression in pregnancy on early child development. BJOG, 115(8)：1043-1051.
14) Gavin N. I., et al.(2005). Perinatal depression：a systematic review of prevalence and incidence. Obstet Gynecol, 106(5 Pt 1)：1071-1083.
15) Cox J. L., et al.(1987). Detection of postnatal depression. Development of the 10-item Edinburgh Postnatal Depression Scale. Br J Psychiatry, 150：782-786.
16) Whooley M. A., et al.(1997). Case-finding instruments for depression. Two questions are as good as many. J Gen Intern Med, 12(7)：439-445.
17) Academy of Breastfeeding Medicine Protocol Committee (2008). ABM clinical protocol #18：use of antidepressants in nursing mothers. Breastfeed Med, 3(1)：44-52.
18) Lawrence R. A., et al.(2022). Medical Complications of Mothers. In：Breastfeeding—A Guide for Medical Profession, 9th ed. pp546-571. ELSEVIER
19) Sharma V., et al.(2020). Managing bipolar disorder during pregnancy and the postpartum period：a critical review of current practice. Expert Rev Neurother, 20(4)：373-383.
20) Sharma V., et al.(2017). Bipolar postpartum depression：An update and recommendations. J Affect Disord, 219：105-111.
21) Yatham L. N., et al.(2018). Canadian Network for Mood and Anxiety Treatments (CANMAT) and International Society for Bipolar Disorders (ISBD) 2018 guidelines for the management of patients with bipolar disorder. Bipolar Disord, 20(2)：97-170.
22) Glover V., et al.(1994). Mild hypomania (the highs) can be a feature of the first postpartum week. Association with later depression. Br J Psychiatry, 164(4)：517-521.
23) Sharma V.,(2009). Management of bipolar Ⅱ disorder during pregnancy and the postpartum period--Motherisk Update 2008. Can J Clin Pharmacol, 16(1)：e33-e41.
24) Sit D., et al.(2006). A review of postpartum psychosis. J Womens Health (Larchmt), 15(4)：352-368.
25) Kendell R. E., et al.(1987). Epidemiology of puerperal psychoses. Br J Psychiatry, 150：662-673.
26) Miller L. J., et al.(1996). Sexuality, pregnancy, and childbearing among women with schizophrenia-spectrum disorders. Psychiatr Serv, 47(5)：502-506.
27) Bennedsen B. E., et al.(2001). Congenital malformations, stillbirths, and infant deaths among children of women with schizophrenia. Arch Gen Psychiatry, 58(7)：674-679.
28) Jablensky A. V., et al.(2005). Pregnancy, delivery, and neonatal complications in a population cohort of women with schizophrenia and major affective disorders. Am J Psychiatry, 162(1)：79-91.
29) Nilsson E., et al.(2002). Women with schizophrenia：pregnancy outcome and infant death among their offspring. Schizophr Res, 58(2-3)：221-229.
30) Matevosyan N. R.(2011). Pregnancy and postpartum specifics in women with schizophrenia：a meta-study. Arch Gynecol Obstet, 283(2)：141-147.
31) Sit D., et al.(2006). A review of postpartum psychosis. J Womens Health (Larchmt), 15(4)：352-368.

32) Vigod S. N., et al.(2014). Maternal and newborn outcomes among women with schizophrenia：a retrospective population-based cohort study. BJOG, 121(5)：566-574.

33) Fawcett E. J., et al.(2019). The Prevalence of Anxiety Disorders During Pregnancy and the Postpartum Period：A Multivariate Bayesian Meta-Analysis. J Clin Psychiatry, 80(4)：18r12527.

34) 日本精神神経学会・日本産科婦人科学会（2022）．精神疾患を合併した，或いは合併の可能性のある妊産婦の診療ガイド．各論4不安症，強迫症．精神神経学雑誌 124（別冊 web 版）：G67-G71 https://fa.kyorin.co.jp/jspn/guideline/kG67-71_s.pdf（2023/12/10 アクセス）

35) Ross L. E., et al.(2006). Anxiety disorders during pregnancy and the postpartum period：A systematic review. J Clin Psychiatry, 67(8)：1285-1298.

36) 山下洋（2006）．出産をめぐるメンタルヘルス．性差と医療，3(6)：635-640.

37) Fallon V., et al.(2016). Postpartum Anxiety and Infant-Feeding Outcomes. J Hum Lact, 32(4)：740-758.

38) Dennis C. L., et al.(2009). The relationship between infant-feeding outcomes and postpartum depression：a qualitative systematic review. Pediatrics, 123(4)：e736-e751.

39) Bascom E. M., et al.(2016). Breastfeeding Duration and Primary Reasons for Breastfeeding Cessation among Women with Postpartum Depressive Symptoms. J Hum Lact, 32(2)：282-291.

40) Shimao M., et al.(2021). Influence of infants' feeding patterns and duration on mothers' postpartum depression：A nationwide birth cohort-The Japan Environment and Children's Study（JECS）. J Affect Disord, 285：152-159.

41) Rivi V., et al.(2020). Mind the mother when considering breastfeeding. Front Glob Womens Health, 1：3.

42) Borra C., et al.(2015). New evidence on breastfeeding and postpartum depression：the importance of understanding women's intentions. Matern Child Health J, 19(4)：897-907.

43) Baker N., et al.(2023). A mixed methods systematic review exploring infant feeding experiences and support in women with severe mental illness. Matern Child Nutr, 19(4)：e13538.

44) Mohrbacher N., et al.(2003). Health problems-mother：postpartum depression. In：The breastfeeding answer book, 3rd ed. pp570-575. LLLI.

45) Hongo H., et al.(2015). Is baby-friendly breastfeeding support in maternity hospitals associated with breastfeeding satisfaction among Japanese mothers? Matern Child Health J, 19(6)：1252-1262.

46) Avilla J. C., et al.(2020). Association between maternal satisfaction with breastfeeding and postpartum depression symptoms. PLoS One, 15(11)：e0242333.

47) Cato K., et al.(2019). Antenatal depressive symptoms and early initiation of breastfeeding in association with exclusive breastfeeding six weeks postpartum：a longitudinal population-based study. BMC Pregnancy Childbirth, 19(1)：49.

48) NICE（2014）：Treating specific mental health problems in pregnancy and the postnatal period. In：Antenatal and postnatal mental health：clinical management and service guidance, pp649-652.

49) Nishigori H., et al.(2020). The prevalence and risk factors for postpartum depression symptoms of fathers at one and 6 months postpartum：an adjunct study of the Japan Environment & amp；Children's Study. J Matern Fetal Neonatal Med, 33(16)：2797-2804.

50) ワイスマン M. M.他（著），水島広子（訳）（2009）：対人関係療法総合ガイド，岩崎学術出版社．

51) 日本周産期メンタルヘルス学会（2023）．周産期メンタルヘルスコンセンサスガイド 2023. http://pmhguideline.com/consensus_guide2023/consensus_guide2023.html（2023/12/11 アクアセス）

52) O'Connor E., et al.(2016). Primary Care Screening for and Treatment of Depression in Pregnant and Postpartum Women：Evidence Report and Systematic Review for the US Preventive Services Task Force. JAMA, 315(4)：388-406.

53) Payne J. L.(2019). Psychopharmacology in Pregnancy and Breastfeeding. Med Clin North Am, 103(4)：629-650.

54) Hale T. W.(2019). Hale's Medications and Mother's Milk, 18th ed. Springer.

55) Weissman A. M., et al.(2004). Pooled analysis of antidepressant levels in lactating mothers, breast milk, and nursing infants. Am J Psychiatry, 161(6)：1066-1078.

56) Uguz F.(2015). Gastrointestinal Side Effects in the Baby of a Breastfeeding Woman Treated with Low-Dose Fluvoxamine. J Hum Lact, 31(3)：371-373.

57) Potts A. L., et al.(2007). Necrotizing enterocolitis associated with in utero and breast milk exposure to the selective serotonin reuptake inhibitor, escitalopram. J Perinatol, 27(2)：120-122.

58) Drugs and Lactation Database（LactMed） https://www.ncbi.nlm.nih.gov/books/NBK501922/（2023/12/12 アクセス）

59) Lobo E. D., et al.(2008). Pharmacokinetics of duloxetine in breast milk and plasma of healthy postpartum women. Clin Phamacokinet, 47：103-109.

60) Forest Pharmaceuticals（2012）. An open-label, single-dose pharmacokinetic study in healthy, lactating women. Study MLN-PK-22 2012. https://www.allerganclinicaltrials.com/en/trial-details/?id=MLN-PK-22.(2023/12/17 アクセス)

61) Dev V. J., et al.(1995). Adverse event profile and safety of clozapine. Rev Contemp Pharmacother, 6：197–208.

62) Viguera A. C., et al.(2007). Lithium in breast milk and nursing infants：clinical implications. Am J Psychiatry, 164(2)：342–345.

63) Tunnessen W. W., et al.(1972). Toxic effects of lithium in newborn infants：a commentary. J Pediatr, 81(4)：804–807.

64) Astbury J., et al.(1994). Birth events, birth experiences and social differences in postnatal depression. Aust J Public Health, 18(2)：176–184.

65) Mezzacappa E. S., et al.(2007). Parity mediates the association between infant feeding method and maternal depressive symptoms in the postpartum. Arch Womens Ment Health, 10(6)：259–266.

66) Ystrom E.(2012). Breastfeeding cessation and symptoms of anxiety and depression：a longitudinal cohort study. BMC Pregnancy Childbirth, 12()：36.

67) 兼子直他（2007）．てんかんをもつ妊娠可能年齢の女性に対する治療ガイドライン．てんかん研究，25(1)：27–31.

68) Wambach K., et al.(2016). Women's health and breastfeeding. breastfeeding and human lactation, 5th ed. pp553–634. Jones & Bartlett Publishers.

69) Meador K. J., et al.(2014). Breastfeeding in children of women taking antiepileptic drugs：cognitive outcomes at age 6 years. JAMA Pediatr, 168(8)：729–736.

70) Heise A. M.(2008). When breastfeeding feels dark. DONA International Doula.

71) Ureño T. L., et al.(2019). Dysphoric milk ejection reflex：a descriptive study. Breastfeed Med, 14：666–673.

72) Dysphoric Milk Ejection Reflex.
https://d-mer.org/understanding-d-mer（2023/12/17 アクセス）

73) Deif R., et al.(2021). Dysphoric Milk Ejection Reflex：The Psychoneurobiology of the Breastfeeding Experience. Front Glob Womens Health, 2：669826.

74) Heise A. M., et al.(2011). Dysphoric milk ejection reflex：A case report. Int Breastfeed J, 6(1)：6.

39 | 母乳のみで育てなかった女性，混合栄養やミルクを希望する女性への支援

I 母乳のみで育てなかった女性とその支援

　「母乳で育てられない女性を苦しめるような母乳育児の推進はよくない」という議論をよく聞く。母乳の利点，あるいは母乳のみで育てることの利点を聞けば聞くほど，それができなかった女性は傷つき，自分を否定されているようでつらいと言う。母乳のみで育てていない女性，もしくは母乳のみで育てないと決めた女性をどのように支援すればいいのだろうか。女性が産前に抱いていた母乳育児への思いを念頭に支援のあり方を考える。一方，母乳のみで育てていない女性とひと口にいっても，その姿はさまざまで，1人ひとりの背景は違う。ここでは大きく3つのタイプに分けて論じる。

1 母乳で育てたくても望むように育てられなかった女性

1）望むように母乳で育てられなかった女性の背景と思い

　たとえば妊娠中の血液検査でHTLV-1[*]陽性と判明し，母乳で育てたかったにもかかわらず，児のために人工栄養を選ぶ場合もあるだろう[1)]，またごく少数だがHIV陽性が理由で，わが国の場合は選択の余地なく人工栄養を選ばざるをえなかった女性もいる。児にガラクトース血症などの先天的代謝疾患が見つかり，母乳のみで育てることが医学的に難しい場合もある。こうした医学的背景があって，人工栄養を使う場合はつらい選択をした母親に寄り添ってその気持ちを受け止め，児のために最善の選択をしたことを支持する。

　一方で，母乳のみで育てなかった女性の多くが，その理由として挙げるのが「母乳が十分出なかった」である。医学的理由があるケースもあれば，もっと知識や支援があれば，母乳のみで育て続けられた可能性のあるケースもあり，背景はさまざまである。そのときの支援者の受容の仕方や周囲の対応いかんで，2人目以降は母乳のみで育てられる可能性もあるし，母乳のみで育てなくても母乳育児に対してよい印象を残しつつ自分の育児に前向きになれることもある。

　望むように母乳で育てることができなかった女性は，さまざまな感情を抱いている。

---

[*]　HTLV-1：human T-cell leukemia virus type 1

罪悪感，不安，恐れ，悲しみ，無力感，怒りなどである。妊娠中から「ぜひ母乳で育てたい」と願っていたのにそれがかなわなかったという女性も多い。母乳で育てることが「よい母親像」と重ねてみられることもあるので，それができなかったことの精神的喪失感は非常に大きい。あれこれ情報を提供する前に，まず，彼女自身の感情に耳を傾けることが非常に大切である。

　場合によっては，「母乳にこだわった自分」を責めている母親もいる。母親が周囲から，「母乳にこだわったこと」を責められていることもある。支援者は，「こだわった」という言葉を「母乳で育てたいという強い気持ちをもった」と言い換えて，母親の話を共感的に傾聴していくことが求められる。

　「母乳が出れば母乳で育てよう」という願望をもちながらそれができなかった女性は，「母乳が十分出ないのは体質のため」と思ったり，「自分の努力不足である，自分は女性として欠陥があり，そのために母親なら出るはずである母乳が出なかったのだなどという罪責感を強く感じている」[2]ことが多い。そうした女性は，自分を責めるあまり，時には母親としての自分に自信がもてず，自分の落ち度から同じ「失敗」を繰り返すのではないかと極度に恐れるかもしれない。失敗しても自分が傷つかないように先回りして，2人目以降は母乳で育てることができない「正当な理由」をあらかじめ見つけようとすることもある。自分が責められるような気がして傷つき，乳児用調製乳（以下，母親が使う場合は「ミルク」）で育てても自分はだめな母親ではないのだとアイデンティティを保とうとする。上の子どもはミルクで「ちゃんと」育っていることや，自分がミルクで育てられても健康な大人になったことを理由に母乳そのものの価値を否定することもある。出産前クラスなどで母乳の利点を聞くことがつらく，さらに保健医療従事者の押し付けのように感じ，最初から「私はミルクで育てますので，母乳育児の情報はいりません」と言って母乳育児に関する話を避けようとすることもある。

　こうした場合でも，まず支援者に必要とされるのは，母親の気持ちをありのままに聞き，受け止め，先入観で評価しない態度である。すべての母親は，彼女のおかれた状況で，そのときに手に入る情報とサポートのなかで，子どもに最善のことをしてきたのである。つらい気持ちに共感し，寄り添うための受け答えを具体的な例で考えてみたい。

2）女性の思いに添った支援

　母乳で育てたかったのにできなかった女性のなかには，その喪失感や不全感を抱えたまま，誰にも理解されずに孤立している人もいる。「赤ちゃんは元気に育っているのだからいいじゃないの」という善意の慰めを受けると，自分の喪失感や不全感を理解されていないようで孤独を感じるかもしれない。「ほかの人にとっては些細なこと」にいつまでもとらわれている自分がおかしいのではないかと，その気持ちを抑えつけてしまう場合も多い。母乳育児の価値をよく理解している支援者だけが，唯一，このような感情を理解できる存在であるかもしれない。その場合，女性が感情を吐露するのに耳を傾け，女性がその喪失（母乳で育てられなかったこと）を悼むのは自然であると伝えることが，女性にとって何よりの助けになるかもしれない。

　妊婦健診で経産婦が「母乳のほうがよいとあまり言われると腹が立ちます。私の1人

目の子は母乳ではありませんでしたが，別に問題なく育っているし，母乳で育てたくても出ない人だっているのだから，押し付けないでください」という気持ちを口にしたら，どのように応答すればいいのだろうか。彼女は「母乳で育てたくても体質的に出ない人もいて，自分もそうだった」と信じている。「ほとんどの女性は，本当は出るのですよ。あなたの場合も適切な情報があれば次の子どもは母乳で育てられます」とすぐに伝え投げかけたくなるかもしれないが，まず信頼関係（ラポール）を確立するのが先である。彼女はどのような気持ちでこの言葉を言っているのだろうか。

　怒りの感情は，ほとんどいつでももっと深い別の感情が背後にある。この場合は「つらい」「責められているように感じる」という感情であろう。責められていると感じている母親は防御的になり，新しい情報に耳を傾けにくい。「母乳のよいところを聞くと，まるで1人目の子育てを責められているように感じてつらい」「自分は母乳が出ない体質なのではないかという不安があるのに，母乳育児を押し付けられているように感じてつらい」のだと母親の気持ちに思いを馳せる。「責められている」「押し付けられている」という母親の見方に否定も同意もせず，母親の目から見たら，そのように「感じている」のだと受け止める[3, 4]。

　ただし，いきなり自分の深い内面に入り込むように深い感情の言葉（この場合「つらい」）を使われることに抵抗を感じる人もいる。そういう場合は，「母乳のよいところを聞くと，まるで1人目の子育てを責められているように感じて嫌なのですね」「自分は母乳が出ない体質なのではないかという不安があるのに，母乳育児を押し付けられているように感じて嫌なのですね」と，最初は相手の語調や表情に合わせた感情の言葉を使うほうが，抵抗が少ないかもしれない。

　このように言われると，議論をしようとしているわけでも，アドバイスをして説き伏せようとしているわけでもないことが伝わり，女性は自分の気持ちを受容されたと感じ，話を続けることができるだろう。話を共感的に聴いていき，気持ちを反映する応答を続けることで女性が「そうです」と言ったら，「よかったら，上のお子さんのときの経験を教えていただけますか」とオープンな質問をすることもできる。

　女性のナラティブに耳を傾けていくと，その女性がどういう経験や知識があり何に傷ついているのかがわかってくる。自分は精一杯努力をしたと思っているのに「努力不足」のように言われたり，さまざまな情報を調べて知ったうえでやはり母乳のみで育てられなかった状況なのに「知識不足」だと判断されたりすると，傷つきが怒りに変わっていくことも多い。コミュニケーションがこじれるのは，自分で思うよい自己像を脅かすような扱いをされたときである[5]。その女性のもつ背景を決めつけることなく，耳を傾け聴くことが大切である。

3）女性の自己肯定感を促す支援

　母乳で育てることができなかったと思っている女性は，自己肯定感（自尊感情）が低下していることもある。たとえ短くても（たとえ1回でも）母乳を与えたなら「自分は母乳育児をした」と本人が肯定的にとらえ直せるように助けることが必要である[6]。わが国の場合，HIVなどの医学的理由を除いて，最初からミルクのみで育てることを決

502　第12章　特別な支援を必要とするとき―母親

めている女性は非常にまれである[7]。自分が母乳で育てたいという希望をもっていた場合は，多くの場合，特別な事情がない限り赤ちゃんの口に乳房を含ませたり，搾母乳を飲ませたりができているだろう。自分は「母乳で育てることができなかった」というマイナスの自己評価が，「自分は少しでも母乳で育てることができた」「自分は母乳育児をしたのだ」，というプラスの評価に変わることの意味は大きい[4]。直接授乳ができずとも，搾母乳を一度でも飲ませていた場合は，そのことの意味の大きさを伝えるとよい[6]。

❷ 強く母乳で育てたいとは思わず母乳のみで育てなかった女性

　もともと母乳のみで育てたいという強い気持ちをもたずに，混合栄養で育てた女性もいる。

　母乳はよいがミルクもそれほど変わらないと思って，困難に直面しても助けを求めずに母乳のみで育てることを断念したという場合は，情報不足と支援不足が原因であることがほとんどである。乳業会社のマーケティングの影響や，母乳のみで育てている友人や親戚が周囲にいないなどの情報源不足のことも多い。このような状況にある女性には，彼女の経験した状況下で，そのとき得られる情報で最善を尽くしたことを心からの言葉で伝えて，子育てをねぎらう。そのうえで母乳の重要性に関する情報を，できなかったという罪悪感に導くように伝えるのではなく，むしろ，次の子どものときに母乳で育てたいと思えたり，友人や将来自分の子どもが母乳で育てることを支援したいと思えたりする動機づけになるような援助をする。

　母乳のみで育てていることを「完全母乳」「完母」と呼ぶ母親や支援者がいるが，支援者側が「完全母乳」「完母」という言葉を使わないことに留意する[8]。こうした言葉で，母親に自分は母親として完全ではないという不全感を与えることがある。もともと「母乳のみで育てる」ことを英語で exclusive breastfeeding というが，これは疫学研究上の分類である。わが国の場合，自分の意思ではなく，産科施設の方針で一律に乳児用調製乳や糖水を与えられることも多く，完全に最初から「母乳のみ」という exclusive breastfeeding で育てられる女性は全体としてみると少数である。英語の any breast-feeding は，いわゆる「混合栄養」も含む。わが国では「母乳で育てなかった」という言葉が母親から出た場合，混合栄養であることも多いので，どのような状況を指しているのかによく耳をすます必要がある。母親が「完母でなかった」と話をする場合，「ミルクも使いながら母乳で育てたのですね」ととらえ直すようにする。混合栄養の場合，特に母乳を与えた期間が長ければ長いほど，赤ちゃんの心身の健康に貢献できるため，母乳のみでなくても「母乳で赤ちゃんを育てている」「少しでも母乳を与えた」というとらえ直しが母親の子育てへの自信につながっていく。

❸ 自分の意思で母乳育児をしなかった女性

　自分の意思で母乳育児を選ばなかった女性もいる。

　母親自身が子ども時代に性的虐待を受けていた場合の母乳育児への影響については，いくつかの研究がある[9, 10]。ある研究によれば，性的虐待を受けた女性のほうが母乳育

児への意欲は高いとの結果も出ていることから，虐待の経験者だから母乳育児は望まないだろうと先入観をもつべきではない。一方，性的虐待の長期的影響として，以下の7点が挙げられる[9]。

①母乳育児に付随する肌と肌との触れ合いなどによってフラッシュバックが起こるといったPTSD（心的外傷後ストレス障害）の症状が出る可能性がある。

②母乳育児の困難に出会ったときに必要以上に無力感を抱き，状況を変えることは不可能だという物の見方をしがちである。

③不安や怒りといった感情が起こったり，うつ病になったりする危険性もある。

④自己認識能力の低下により，特定の状況について自分がどう感じているかを測る際に他人の反応を参考にするため，他人に利用されやすく，産後に自分をサポートしてくれるネットワークを見つけて利用することが難しい可能性がある。

⑤解離や健忘といった回避症状があり，何かのきっかけで突然虐待の記憶が戻ることもある。

⑥対人関係の距離のとり方が難しいことが多いため，初期の子育てのストレスに対処するためのネットワークにかかわりにくい。

⑦身体的な問題を同時に併せもつ場合も多い。

　夜に虐待を受けていた女性は夜中の授乳を困難に感じる可能性もあるし，なかには生理的にどうしても直接授乳ができない女性も存在する。夜の授乳だけほかの人にしてもらったり，搾母乳を哺乳びんで与えたりするほうが精神上快適だという場合もある。また逆に，母乳で育てることで過去が癒されたという経験をする女性もいる。授乳に感じる快感が不適切なのではないかと誤解する女性もいるので，ごく自然で生理的な感覚であることを伝えるとよい。母乳育児の支援者の役割は過去の性的虐待を聞き出してそれを扱うことではない。虐待の可能性を頭に入れる一方で，母親から過去の虐待についての話を聞いた場合は，適切な専門家にかかることを勧めたほうがよい[8]。

　性的虐待などの背景がなくても，乳房を吸われることで，気分が落ち込んだり不快になったりする女性もいる。これは，不快性射乳反射（dysphonic milk ejection reflex：D-MER）と呼ばれるホルモン現象である。生理的に授乳が困難な場合はこのD-MERを疑う[11, 12]（第12章38，496頁参照）。なかにはあまりにつらく，母乳を与えるのをやめるという選択をする女性もいる。どのような場合でも母親の気持ちに耳を傾け，母親の選択を尊重することは支援者として何よりの基本である（第3章6参照）。

　身体的に何の問題もないはずなのに，精神的理由で母乳育児をしたくなかったというケースもまれにある。その女性自身の母親との葛藤や，過去の中絶の罪悪感や赤ちゃんを亡くした経験からくる恐れといったことから，新しく生まれた赤ちゃんとの絆づくりがうまくできないケースが報告されている[13]。赤ちゃんを育てているときに，母親の未解決の過去の葛藤が強く現れるという現象を，Fraibergは「赤ちゃん部屋のおばけ」[14-16]と呼んでいる。単に栄養法の選択ではなく，児を育てることそのものに困難がありそうな場合，母乳育児支援という対処では問題を解決できない可能性が高いので，適切な専門家への紹介が必要となる。

Ⅱ 妊娠中の女性への支援

❶ 妊娠中に混合栄養や人工栄養を希望する女性への支援

　それでは，妊娠中の女性が，混合栄養もしくはミルクで育てたいと希望した場合は，どのような支援が考えられるだろうか。

　こうした女性の背景は1人ひとり違う。女性が希望したことだからそのとおりにしましょうと簡単に結論づけず，その言葉の背景や理由に十分に耳を傾けることが必要である。また，「なぜ母乳栄養にしないのか」と問い詰めるような形にならないよう，語調にも気を配って肯定的に開かれた質問をするよう心がける。

● 支援者からの問いかけの例

　「混合栄養で育てたいということは，ミルクも使いたいし母乳もあげたいということですね。少しでも母乳を与えることはまったく与えないよりも赤ちゃんの健康にずっと役立つことがわかっていますので，すばらしいですね。母乳育児に関してどのようなイメージをおもちですか」

　「よろしかったら，その栄養法を希望する理由をもう少し詳しく教えていただけますか」

　自分には母乳のみで育てられないと思い込んでいる場合もあるので，丁寧に傾聴することで，その女性の真のニーズに合わせた支援が可能になる。「乳房や乳頭の大きさや形が心配だから」，もしくは「実母は母乳があまり出なかったから」という理由から自分に自信がもてない女性もいる。「母乳で育てるには厳しい食事制限が必要」という情報を得て，自分にはできそうもないとあきらめていることもある。ほかにも「産後すぐに職場復帰するから」「母乳は大変そうだから」（ワンオペ育児になる予定で，自分の身体がもたないと思うのでミルクを使いたい。ミルクを飲むと赤ちゃんはよく寝ると聞いたから。母乳だと預けられないから）「SNSで混合は母乳とミルクのいいところ取りだと読んで」など，事情や背景はさまざまだが，その気持ちを傾聴し受け止め，母親ができそうなことを一緒に考えていく姿勢を示すことが，妊娠中の大切な準備となる[17]。母乳はよいがミルクもそれほど変わらないと思っている場合に，困難に直面しても保健医療従事者や母乳育児支援グループに助けを求めずに母乳をやめてしまうことが多い。母乳育児は，子どもだけではなく母親の心身の健康に重要であることを妊娠中から理解してもらうことも動機づけになる。

　母乳育児の「大変」と思われている部分や混合栄養の「利点」と思われている点について言及があれば，共感しながら話し合いをしていく。何もかも伝えようとせず，その女性が最も気にかかっていることに焦点を絞って伝えたほうが情報を受け止めやすい。

　たとえば，「パートナーが育児休業をとるので，混合栄養のほうがパートナーと育児を平等に分担できるから」という場合，発言の背後にある不安な気持ちや期待感などを言語化していく。可能ならパートナーも同席して一緒に話し合う。

● 支援者からの応答の例

　「パートナーとふたりで子育てをしていくために，母乳のみにすると育児を平等に分担できないように感じて心配されているのですね。混合栄養にしたほうがその平等性が保たれて，そ

のぶんお母さまが休む時間が増えるように思えて，期待されているのですね」

　漠然と混合栄養のほうが望ましいと考えていて，具体的には混合栄養の大変さをイメージしていない場合もある。育児休業の長さや育児休業を終えた後の協力体制，パートナー以外からの支援の有無などの具体的な背景も丁寧に聞き取っていく。そのうえで，「母乳もあげたいと思っていらっしゃるようですので，母乳についてそれぞれご存知なことを教えていただけますか」と，母乳について話し合う時間をとる。話題に出た知識をもとに，母乳は量を多くそして長く与えるほど母子の健康によい効果があること，母乳分泌の仕組みなどを説明するとよい。母乳の量を確立するために入院中は母乳のみで始めて，その後徐々に混合栄養に移行する方法を提案することもできる。

　十分な話し合いののちに混合栄養で育てることを選択した女性には，乳児用調製乳を使いながら母乳もできるだけ長く与え続けられるような支援が必要である。

　ラ・レーチェ・リーグなどのピアサポートグループの利用は，どのような場合でも有効だが，妊娠中からの参加は特に，ほかでは得がたい支援を受けることができる。入院中から混合栄養でスタートした場合でも，ピアサポートグループで励まされ母乳を長く続ける女性も多い。なかには他の女性の経験談を聞くことで励まされ，途中から母乳のみになる女性もいる[18]。

❷ 上の子どもの母乳育児の経験がつらかったと感じている女性が妊娠した場合の支援

　前回の母乳育児がつらいものととらえていることから，次は最初から混合栄養や人工栄養でと考えている場合は，特に過去の経験によく耳を傾ける。このとき，授乳期間がどんなに短くても「母乳育児をした」ことを肯定的に伝えることが大切である。

　実際にどのような困難に直面したのかという情報も重要である。母親からは，母乳が足りなかった，乳頭痛や乳腺炎がひどかった，といったことがよく挙げられる[19]。母乳が足りなかった，十分に出なかった，との訴えがある場合には，自信のなさからくる母乳不足感であった可能性も念頭において前回の母乳育児をねぎらいながら，母乳不足の見分け方など母乳育児に必要な実践的な情報を提供する（第10章26，350頁参照）。乳頭痛や乳腺炎を今回母乳育児を希望しない理由として挙げる場合には，授乳姿勢や吸着が適切でなかったと考えられるため，痛くならない適切な方法（第6章13Ⅲ，158頁参照）や乳腺炎の予防に関する情報を伝える（第10章29Ⅲ，384頁参照）。

　前回出産した産科施設での適切な母乳育児方針の欠如（生後すぐからの母子同室が病院の方針でできなかった，母乳代用品のプロモーションがあったなど）が原因で思うような母乳育児のスタートができなかったにもかかわらず，自分自身に原因があると思い込んでいることもある。また，家族を含めた周りからのサポートが少なかったということが一因にある場合も多い。

　母乳育児が痛かったり思うようにいかなかったりした経験をもつ母親は，十分に気持ちが受け止められ癒されることで，次の子以降の母乳育児を前向きにとらえ直すことができる。なかには支援者側になってほかの女性の母乳育児を支援するようになることもよくある。特に，過去の経験を肯定的にとらえ，たとえ短くても「母乳育児をしたのだ」

ととらえ直すことの意味は大きい。

❸ 人工栄養を選択した女性への支援

　児の栄養方法に関する十分な情報を得たうえで，医学的理由（HTLV-1 など）や自らの意思で人工栄養を選択した女性に対しては，その選択を尊重する。人工栄養で育てることを選択した女性が自信をもって子育てを始められるように，乳児用調製乳の安全な調乳と，児の欲しがるサインに合わせた哺乳びんでの応答的授乳などの情報を提供する[1, 17]。特に妊娠中に HTLV-1 陽性が判明した女性は，どのような栄養法を選ぶかにかかわらず，妊娠中から授乳終了までその都度揺れ動く気持ちをもつことが多く，継続的な支援が望まれる。（**第 12 章 37 Ⅰ**，461 頁参照）

　人工栄養で育てていることを選択した女性も，母乳で育てている女性がそうであるように，温かく自分を認めて支援してくれる存在が必要である。どの授乳方法を選択した母親もそのときどきの最善を尽くして子育てをしているという視点に立って，寄り添って支援をしていきたい。

（**本郷 寛子**）

参考文献

1) 厚生労働科学研究班（2022）．HTLV-1 母子感染予防対策マニュアル（第 2 版）厚生労働科学研究費補助金（健やか次世代育成総合研究事業）HTLV-1 母子感染対策および支援体制の課題の検討と対策に関する研究（令和 2～4 年度）
2) 堀内勁（1999）．母乳の飲ませられない親子への援助―どんな母親にも支援の手．In：南部春生（編）．母乳育児のコンセプト（小児保健シリーズ No. 4），p98．日本小児保健協会．
3) 本郷寛子他（2012）．お母さんも支援者も自信がつく母乳支援支援コミュニケーション術．南山堂．
4) 本郷寛子（2002）．一人目の母乳育児がうまくいかなかった経験を持つ母親への援助．助産婦雑誌，56(7)：540-545.
5) 杉本なおみ（2008）．医療コミュニケーション・ハンドブック，中央法規出版．
6) La Leche League International (2003). The breastfeeding answer book, 3rd revised ed. La Leche League International.
7) 厚生労働省（2016）．平成 27 年乳幼児栄養調査．
8) ラ・レーチェ・リーグ日本（2018）．使いません「完全母乳（完母）」という言葉～一人ひとりの子育てに寄り添って．
https://llljapan.org/wp-content/uploads/no_use_kanzenbonyu.pdf（2024/3/21 アクセス）
9) Kendall-Tackett K.(1998). Breastfeeding and the sexual abuse survivor. J Hum Lact, 14(2)：125-130.
10) Mohrbacher N.(2020). Breastfeeding answers：A Guide for Helping Families, 2nd ed, p840. Nancy Mohrbacher Solutions, Inc.
11) 前掲書 10），p405.
12) D-Mer. org. What is Dysphoric Milk Ejection Reflex.
https://d-mer.org/（2023/9/26 アクセス）
13) William N.(1997). Maternal psychological issues in the experience of breastfeeding. J Hum Lact, 13(1)：57-60.
14) Fraiberg S.(1975). Grosts in the nursery. A psychoanalytic approach to the problems of impaired infant-mother relationships, J Am Acad Child Psychiatry, 14(3)：387-421.
15) 渡辺久子（2000）．母子臨床と世代間伝達，金剛出版．
16) 田中千穂子（1993）．母と子のこころの相談室―“関係”を育てる臨床心理，医学書院．
17) UNICEF/WHO（著），BFHI 2009 翻訳編集委員会（訳）（2009）．UNICEF/WHO 赤ちゃんとお母さんにやさしい母乳育児支援ガイド―ベーシック・コース「母乳育児成功のための 10 ヵ条」の実践，医学書院．
18) NPO 法人ラ・レーチェ・リーグ日本．経験談．
https://llljapan.org/tellyourstory/（2024/10/13 アクセス）
19) 前掲書 10），p165.

Column

過去のとらえ直しの力

　筆者が，米国でコカイン依存症の母子更生施設でソーシャルワークのインターンをしていたとき，ほとんどが母乳で育てていない低所得者のアフリカ系アメリカ人たちに何度か母乳育児クラスを開講したことがある。母乳育児の利点を話すクラスの後，鋭い眼光の女性が筆者に「私は2週間しか母乳育児をしなかったわ」と話しかけてきた。「2週間も母乳育児をしたの？　すばらしいわね」と筆者が受け答えると，顔をぱっと明るくした。「そう，そうなの。1人目は1週間しかできなかったけど，2人目は2週間できた。きっと今度生まれるこの子は3週間できる気がするわ」。次のクラスでは，彼女が「母乳育児の経験のある母親」として仲間に母乳育児の利点を嬉々として伝えていたのが印象的であった。

（本郷 寛子）

40 母乳分泌再開（母乳復帰）と養子の母乳育児

I 「母乳分泌再開」の定義

　母乳分泌再開（母乳復帰, relactation/re-lactation）とは, 出産したが現在母乳育児をしていないか母乳育児を中断した女性が, いつ中断したかにかかわらず乳汁分泌を誘発し, 実子または養子に母乳育児を再開するプロセスをいう。たとえば, 出産直後に母子分離となり, 授乳や搾乳の機会がなかった女性が, 数週間あるいは数か月後に母乳育児を開始するような例である。一方, 一度も妊娠/出産をしたことのない女性もさまざまな方法によって乳汁分泌を誘発することは可能であり, 養子に母乳育児をするために行う方法を乳汁分泌誘発（induced lactation）という[1-3]。

　性の多様性への理解が進み, 母乳育児をする人は女性に限定されないが, 本項では便宜上母乳育児をする親を"母親"と表記する。

① 母乳分泌再開・乳汁分泌誘発する人たち

　乳児用調製乳が普及する以前の, 誰もが母乳育児をする社会では, 母親が母乳育児ができないときに, 児の祖母, おば, 親戚, 友人らが母親に代わって母乳分泌再開し授乳することは, 普通に行われてきた。現在においては, 出産後すぐから母子分離で乳児用調製乳で育てた, 早くに乳離れが起こった, 児にアレルギーや食物不耐症がある, 乳児用調製乳ではよく育たない, 母乳の免疫因子が病気の児を守ると考えられるなどの場合に, 母乳分泌再開がなされている[1, 3, 4]。

　過去に大きな戦争や災害があったときに, 授乳中や授乳を終了した女性が乳母となって多くの孤児たちに授乳したという例は数多く残されている。現代においても戦争や災害がなくなることはなく, 緊急時の乳幼児の生命と健康を守る母乳育児は重要である。緊急時に母乳分泌再開という手段があることを知っておくことも災害対策の1つである[5]。

　一方, 妊娠/出産を経ない人が乳汁分泌誘発をして母乳育児を行うことは, 養子縁組や代理出産, LGBTQ＋の親の間で取り組まれている。日本の里親・養子縁組の普及は海外と比べ立ち遅れ, 養護が必要な子どもの約8割が施設で生活しているといわれている[6]。近年の特別養子縁組に関する法改正によって, 家庭で育つ子どもが増え, 母乳育児されることが期待される。

同じく妊娠/出産を経ないことでは代理出産がある。海外では養子や代理出産で得た児を，乳汁分泌誘発をして母乳育児したという報告は多い。養親たちが母乳育児をする動機は，母乳の恩恵を得たいだけでなく，子どもとの間に愛着と信頼関係を構築すること，そして親として自信をもつためにというものが多いという[7]。

　日本においても性の多様性に関する理解が進んでいる。今後 LGBTQ＋の親のなかで，実子や養子の母乳育児を望む人が増えることが考えられる。多様化は授乳方法にもみられ，男性の直接授乳，男女あるいは同性が 2 人以上で授乳する共同授乳，あるいはトランスジェンダーで自分の胸から授乳するなど，乳汁分泌誘発や母乳分泌再開は多様な授乳を可能にしている[4, 8, 9]。現在日本では，母乳育児をするのは母親で女性という前提で語られることが多く，LGBTQ＋の親たちの授乳の多様性と複雑さに対応できていないため，支援するときは特別な配慮が必要である。

❷ 母乳分泌再開と乳汁分泌誘発の実際

　母親にとって，養子への授乳や長く中止していた授乳を再開することは大きな挑戦である。支援者は，開始前に十分な情報を提供するとともに，母親が望む母乳育児について，家族を交えてよく話し合う必要がある。乳汁分泌誘発の知識や情報を，信頼できるウェブサイトや経験者から得ることは役立つが，日本では養子授乳の経験者が少なく，支援者にとっても課題である[10]。

　母乳分泌再開や乳汁分泌誘発を開始すると，母親とその家族の生活は一変する。母親は頻回に授乳・搾乳を行うことになり，家事や仕事，ほかの子どもの世話はほとんどできない。これは月齢が大きい養子を迎えた場合も同じである。開始する前には，母親が授乳・搾乳に専念できるよう家族，親類，友人を交えてサポート体制をつくっておく。分泌開始から母乳育児が軌道に乗るまで，またその後も母親がモチベーションを維持し続けられるよう，保健医療従事者や母乳育児の専門家，心理カウンセラーへの相談がいつでもできる体制づくりが必要である。

　母乳分泌再開も乳汁分泌誘発も，授乳と搾乳を頻回に行う過程は同じである。授乳の経験のない場合は，授乳することを決めた日から児を迎え入れるまでに乳房と乳頭への刺激を短時間から始め徐々に延長し，児への授乳を始める約 2 週間前から手による搾乳か高性能の電動搾乳器を使用して頻回の搾乳を開始する。この時点で分泌がみられるなら，搾母乳は冷凍して保存しておく[3]。

　児が到着し，乳房への吸着が可能であれば，出生直後の新生児に授乳するときのように，児が欲しがるときはいつでも頻回に授乳する。児が空腹すぎてストレスにならないように，児の飲みたい早めのサインに応じて授乳できるようにする。8〜12 回/日以上の授乳が望ましく，児の求める回数が少ない場合は，授乳と授乳の間に搾乳を行う。1 回につき両方の乳房をできるだけ長く，少なくとも片方 10〜15 分ずつは授乳する。直接授乳の後に搾乳を行うことで，乳汁分泌を増やすことができる。乳頭痛や乳頭損傷を予防するためにも，適切な授乳姿勢と吸着で授乳することは大切である。

　誘発した乳汁の成分は，妊娠/出産を経た母親の母乳と比べると，初乳では異なるが，

成乳では違いはなく，分泌誘発した母乳で育った児が正常な成長をしていることから，乳児用調製乳の補足や特別な栄養の補充は必要がない[4, 11]。しかし，妊娠/出産を経た母親が最初は少量の母乳分泌から始まるように，分泌開始当初は量が少ないことが多い。乳汁分泌はみられても，児が確実に摂取できているかを観察することが必要である。児の体重の推移，機嫌や全身状態，排尿・排便の性状と回数など，支援者は母乳が足りているかの観察方法について母親と話し合い，児の状態を定期的に継続してチェックする。分泌が増えていることが確認でき，児の発育が順調で健康状態が良好であるなら，徐々に補足量を減らしていく。補足の減らし方は，第10章26（357頁）を参照に行う。

　児が直接乳房から飲める場合は，補完食以外は吸啜は乳房からだけとし，補足の必要があればチューブ式直接授乳補助器具を使用して授乳する。チューブ式直接授乳補助器具以外で補足する場合は，カップ，スプーン，スポイトなどを使用し，できるだけ哺乳びんでの授乳を避ける（第6章14Ⅲ，180頁参照）。

　授乳を支援するとき，支援者は母親と児と支援者がリラックスできるような環境を調整することが必要である。養親と養子がお互いをまだ十分知り合えていなかったり，母乳分泌再開をする母親が，以前うまくいかなかったことをまた経験するのではないかと不安を抱いていたりすることがある。支援者はポジティブで穏やかな雰囲気をつくり，ゆっくりと時間をかけて授乳に取り組むことができるよう配慮する[4, 12]。

❸ 薬物・ハーブ・食事療法

　頻回の授乳・搾乳によっても思うように乳汁が得られない場合に，催乳剤や催乳効果があるとされるハーブや食べ物を母親に提案し検討する。ドンペリドン（ナウゼリン®），メトクロプラミド（プリンペラン®）は催乳剤として知られている。これらの使用に関しては，医師の管理のもとに副作用に注意しながら経過を観察していく[4, 13]。催乳効果があるとされるフェヌグリーク，シリマリン［ミルクシスル（マリアアザミ）］に代表される催乳ハーブは，何世紀にもわたって使用されてきた歴史がある。しかし，その効果や安全性に関しては確立されていないので，注意深く使用する。オーツ麦，タンポポ，フェンネル，アニス，ホップなども催乳効果があるとされている食品である。妊娠中に脂肪を蓄積する期間がなかった母親では，食事は大切である。特定の食品が分泌を増すことは証明されていないが，伝統的に母乳がよく出ると信じられてきたものを試してみるのもよい[13]。また，乳汁分泌誘発を開始すると思いがけない身体の変化が起こり，母親がとまどうことがある。乳頭痛や乳頭損傷，急な乳房の充満，月経がなくなったり不規則になったりする，食欲の亢進，体重の急激な増加あるいは減少がある。このような身体の急激な変化について，あらかじめ母親に伝えておく。

　乳汁分泌誘発は，母子の状況によってさまざまな方法がとられるが，より積極的に計画的に薬物療法を行い，ハーブや食事療法を併用する"Newman-Goldfarbのプロトコル"がある。養子の到着日が予定されている約6か月前から，経口避妊薬とドンペリドンを服用して乳房組織の発達を促し，この間は搾乳は行わない。授乳を開始する日の6週前に，経口避妊薬の服用を中止し，ドンペリドンのみとする。これにより母親に月経

様出血が起こり，胎盤娩出と似た状態となって母乳の分泌が開始する状態になる。その後は，ドンペリドンと催乳効果があるとされるハーブを服用しながら，搾乳を3時間ごと，かつ夜間も1回以上とし，最初は短時間から始め，徐々に圧を高め搾乳時間を15〜20分に延長していく。児が到着したら，授乳を開始する。授乳は児の欲求に応じて行うが，通常10〜16回と頻回に行う。授乳開始後もドンペリドンの服用とハーブは継続使用し，児の必要量が分泌されるようになったら，様子をみながらドンペリドンをゆっくり減らしていくという方法である。この方法は長い準備期間を必要とするが，準備ができないときや薬物療法ができない場合でも，乳汁分泌開始時期や分泌量増加が遅れるものの，分泌誘発は可能であるという[14]。

4 母乳分泌再開の可能性

母乳分泌再開や乳汁分泌の誘発によって，いつまでに乳汁が産生され，児の必要量が産生されるのかどうかを予測することは難しい。1,000組の健康な母親と生後6週未満の実子を対象にした観察研究によると，10日以内に完全に母乳分泌を再開した母子は83.4%，部分的再開を果たした母子は，8.2%だったことが報告されている[2]。1989年のWHOの母乳分泌再開の推奨をもとに，それ以降に行われた6か月未満の母乳分泌再開の研究16件をレビューしたものでは，児の月齢が幼い，頻回の授乳，強い動機が組み合わさった場合の成功率が最も高く，混合栄養を含む母乳分泌再開は約80%であった[15]。このような調査では，背景にその調査が行われた地域の母乳育児率が高いか否かが関係しているといわれる。また養子の授乳では事例報告が多い。

5 直接乳房に吸着しない場合

児が生後8週よりも幼い場合，乳房へ吸着はしやすいが，生後3か月以後では，吸着しない，あるいは乳房を拒否することがある。最初に乳房拒否をされても，必ずしもその後も吸着しないということではないが，直接授乳が可能となるまでは，忍耐強くゆっくりとしたプロセスが必要になる。特に生後6か月よりも大きい児では，ネガティブなケアを経験していると，授乳姿勢や乳房に近づくことを嫌がることがある。乳房に吸着しない児には無理強いせず，児にとって乳房が心地よく安心できる場所となるよう，「肌と肌の触れ合い」を行い，児が乳房を受け入れるのを待つ。児が授乳しない期間は，母親は頻回の搾乳によって乳汁分泌を増加させ維持していく。

児が母親の乳房に安心していられるようになったら，乳房への吸着を試す。乳房の上方からコップやスポイト，注射器を使って搾母乳や乳児用調製乳をたらし，吸着を誘導する（**図40-1**）。乳房にはあらかじめチューブ式直接授乳補足器具を装着しておくか，児が乳頭を吸啜したらすかさず口角からスポイトや注射器で搾母乳や乳児用調製乳を注入し，根気よく吸啜する時間を延ばしていく（**第6章14Ⅲ**，184頁参照）。1980年に行われた366人の母乳分泌再開をした女性の調査では，1/3の児が最初の授乳で乳房に吸着し，1/3は吸着したりしなかったりし，そして残り1/3は乳房を拒否したが，1週間のうちには児の半数は乳房を吸啜するようになったという[16]。

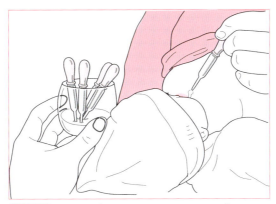

図 40-1 滴下法（drop and drip technique）

　母乳分泌再開も乳汁分泌誘発も，多大な時間と労力を必要とする。確実に再開できる，誘発できるという方法は確立されておらず，試行錯誤での取り組みになることが多い。最終的に母親が思い描いた母乳育児にならなかったとしても，母親が母乳を飲ませたいと取り組んだことを肯定的に受け止められるような支援が必要である。

（武市 洋美）

参考文献

1) Department of Child and Adolescent Health and Development（1998）. Relactation：review of experience and recommendations for practice. WHO.
https://iris.who.int/bitstream/handle/10665/65020/WHO_CHS_CAH_98.14.pdf?sequence=1（2024/7/31アクセス）
2) Mannel R., et al.（2018）. 19 Induced Lactation and Relactation. In：Core Curriculum for Lactation Consultant Practice. 3rd ed. International Lactation Consultant Association. pp303-315, Jones and Bartlett Learning.
3) Riordan J., et al.（2016）Breastfeeding and Human Lactation. 5th ed. pp581-589, Jones and Bartlett Publishers.
4) Lawrence R. A., et al.（2018）. 19 Induced lactation and Relactation（Including Nursing an Adopted Baby）and Cross-Nursing. In：Breastfeeding A Guide for the Medical Profession. 7th ed. pp628-645, Elsevier Mosby.
5) Carothers C, et al.（2014）Infant and Young Child Feeding in Emergencies. Journal of Human Lactation, 30（3）：1-4.
6) 厚生労働省．（平成 28 年度）里親及び特別養子縁組の現状について．
https://www.mhlw.go.jp/file/05-Shingikai-11901000-Koyoukintoujidoukateikyoku-Soumuka/0000147429.pdf（2024/5/1 アクセス）
7) Denton Y.（2010）. Induced lactation in the nulliparous adoptive mother. British Journal of Midwifery, 18（2）：84-87.
8) Academy of Breastfeeding Medicine（ABM）（2020）. Clinical Protocol #33：Lactation Care for Lesbian, Gay, Bisexual, Transgender, Queer, Questioning, Plus Patients.
https://liebertpub.com/doi/10.1089/bfm.2020.29152.rlf（2024/5/1 アクセス）
9) Lawrence R. A., et al.（2021）. 20. Chestfeeding and Lactation Care for LGBTQ＋Families（Lesbian, Gay, Bisexual, Transgender, Queer, Plus）前掲書 4）．pp646-649.
10) 白井千晶（2023）．養子を迎えた養母の授乳支援：誘発授乳．養子縁組に関わる助産ケア 2．助産雑誌, 77（2）：190-196.
11) Kulski K., et al.（1981）. Changes in the milk composition of nonpuerperal women. American journal of obstetrics and gynecology, 139（5）：597-604.
12) Schnell A.（2013）. Breastfeeding Without Birthing. Praeclarus Press.
13) Academy of Breastfeeding Medicine（ABM）Protocol Committee（2018）. ABM Clinical Protocol #9：Use

of Galactogogues in Initiating or Augmenting Maternal Milk Production, Second Revision.
https://www.bfmed.org/assets/DOCUMENTS/PROTOCOLS/9-galactogogues-protocol-english.pdf（2024/5/1 アクセス）

14）Induced Lactation and the Newman-Goldfarb Protocols for Induced Lactation.
https://www.asklenore.info/breastfeeding/induced-lactation（2024/5/1／アクセス）

15）Camacho N., et al.(2022). Interventions to support the re-establishment of breastfeeding and their application in humanitarian settings：A systematic review. Maternal & Child Nutrition, 19(1)：e13440

16）Auerbach K., et al.(1980). Relactation：a study of 366 cases. Pediatrics, 65(2)：236-242.

巻末資料1

母乳代用品のマーケティングに関する国際規準（全文）

前文

世界保健機関の加盟各国は：

すべての子どもたちと，すべての妊娠中また授乳中の女性には，健康になるために，あるいは健康を維持するために，適切に栄養をとる権利があることを確認する。

乳幼児の栄養失調は，教育の不足，貧困，社会的不公正という広い範囲にわたる諸問題の一端であることを認識する。

乳幼児の健康は，女性の健康と栄養，社会経済的地位，そして母親としての役割と不可分であることを認識する。

母乳育児に関する以下の点を認知する。母乳育児が乳幼児の健やかな成長と発達のために理想的な食物を供給する，かけがえのない方法であること。母親と子どもの健康に対して，独自の生物学的および情動的基盤を形成すること。母乳の感染防御特性が乳児を病気から守ること。そして，母乳育児と出産間隔があくということに重要な関連性があること。

母乳育児の奨励・保護が，乳幼児の健やかな成長と発達を促進するために必要な，健康，栄養，そのほかの社会的対策の中の大切な要素であること，そして，母乳育児がプライマリー・ヘルスケア*における重要な側面であることを認識する。

*訳注：プライマリー・ヘルスケアは健康に対する社会全体のアプローチであり，健康レベルと幸福度を最大化し，それを人々が（個人間でも地域間でも）公正に享受することを目指す。そのために，ヘルスプロモーション（健康増進），疾病予防，治療，リハビリテーション，緩和ケアに至る一連の継続性の中で可能な限り早期から人々のニーズと希望に焦点を当て，人々の日常的な環境の中で達成可能な方法を取る。

以下のことを考慮する。母乳を与えない場合，もしくは混合栄養にする場合には，既成の乳児用調製乳，もしくは自分で調乳する場合の適切な原材料が合法的に販売されていること。このような製品はすべて，「販売流通システム」あるいは「商業目的ではない配給システム」を通じて，それを必要とする人々が適宜入手できるようにしなければならないこと。マーケティングや流通・配給の際に，母乳育児の保護と推進が妨げられてはならないこと。

さらに，すべての国において，不適切な栄養法により乳幼児の栄養失調，疾病，死亡が引きおこされていることと，母乳代用品や関連製品の不適切なマーケティング行為が，そうした重大な公衆衛生上の問題の一因である可能性があることを認識する。

通常，乳児が生後4〜6ヵ月になれば，適切な補完食を与えることが重要となり，そのためには地元で入手できる食品が利用できるようあらゆる努力がなされるべきであることを確信する。また，そうであってもこのような補完食が母乳代用品として利用されるべきでないことも確信している。

「母乳育児に影響を及ぼす社会的，経済的要因が多数存在する。それゆえに，母乳育児を保護し，行いやすくなるように働きかけ，奨励するような社会的支援制度を，政府が整えることが必要であること」「政府が，母乳育児を広める後ろ盾となり，家族および地域社会に適切な支援を提供し，母乳育児を妨げる要因から母親を守るような環境を作り出さなければならないこと」の重要性を理解する。

保健医療システムとそこで働く医療専門家やそのほかの保健医療従事者が，乳児の栄養法を具体的に伝え，自信をもって母乳育児ができるように支援し，母乳で育てやすくするうえで，欠くべからざる役割を担っていること

を確認する。その役割は，母乳育児のすぐれた価値について伝えたり，あるいは，必要な場合には，（工業製品を使うか家で調乳するかどうかを問わず）母乳代用品の適切な使用法について客観的で一貫した助言を提供したりすることにも及ぶ。

さらに，母乳育児が保護・推進され，そして補完食が適切に使用されるためには，教育制度ならびにそのほかの社会的サービスが整えられなければならないことを確認する。

家族，地域社会，女性団体，そのほかの非政府組織（NGO）が，母乳育児の保護と推進において，そして妊娠中の女性や，母乳育児をしているかどうかにかかわらず，乳幼児を持つ母親に必要な支援を保障することにおいて，特別な役割を果たしていることを意識する。

各国政府，国連諸機関，非政府組織（NGO），さまざまな関連分野の専門家，消費者団体および産業界は，妊娠中の女性と母親や乳幼児の健康と栄養状態の改善をめざす活動のために協調する必要があることを確認している。

乳幼児の健やかな成長と発達を促進するため，各国政府は，さまざまな健康，栄養，そのほかの社会的対策に着手するべきであり，この「国際規準」が関係するのは，それらの対策のほんの一面にしかすぎないことを認識する。

乳児の栄養に関して，またこの「国際規準」の目的およびその適正な実施を推進するにあたり，母乳代用品の製造業者ならびに流通業者は，重要かつ建設的な役割を担っていることを考慮する。

各国政府は，この「国際規準」の原則および目的に実効性を持たせるために法律や規則の制定，あるいはほかの適切な対策を含めて，社会的，法的体制を整備し，総合的な発展目標にかなった行動をとるよう求められていることを確認する。

上述した検討内容に照らし，さらに，生後数ヵ月の乳児は健康上の被害を受けやすいこと，また不必要かつ誤った母乳代用品の使用を含む不適切な栄養法に伴うリスクを考慮したとき，母乳代用品のマーケティングには特別な措置が必要であり，それゆえに，通常のマーケティングのありかたではふさわしくないことを確信する。

上記のことを踏まえ，世界保健機関の加盟各国は，ここに行動の基盤として勧告された以下の条項に合意する。

第1条 「国際規準」の目的

この「国際規準」の目的は，母乳育児を保護・推進し，「必要な場合には，適切な情報に基づき，公正妥当なマーケティングと流通・配給を通じて母乳代用品が適切に用いられること」を保障し，それにより乳児に対する安全で十分な栄養の供給に寄与することである。

第2条 「国際規準」の適用範囲

「国際規準」は，母乳代用品である以下の製品のマーケティングと，さらにそれらに関連する商業慣行に適用される：
・乳児用調製乳を含む母乳代用品
・哺乳びんに入れて補完食として使用されるものを含む乳製品，食べ物，飲み物
　　これらを販売したり，適切な母乳代用品として表示したりする場合は，そのまま使用するか加工して使用するかにかかわらず，また，母乳の代わりとして部分的に使用するか全面的に使用するかにかかわらず，「国際規準」が適用される。
・哺乳びんと人工乳首
・これらの製品の質と手に入りやすさ，その使用法に関する情報

第3条　定義

この「国際規準」においては，以下のように用語を定義する：

「母乳代用品」：母乳に部分的あるいは全面的に代わるものとしてマーケティングされる，もしくは表示されるあらゆる食品のこと（母乳の代用として適しているかどうかは問わない）。

「補完食」：工場で製造されたものでも，地元で調理されたものであっても，乳児が必要な栄養所要量を満たすのに，（母乳や乳児用調製乳だけでは）不十分になったときに，母乳や乳児用調製乳を補う，あらゆる食べ物のこと。これらの食べ物はまた，一般的には「離乳食」あるいは「母乳の栄養を補う食べ物」と呼ばれる。

「容器」：製品を詰め，通常小売販売するあらゆる形態。包装紙もこれに含まれる。

「流通業者」：「国際規準」の適用範囲内にある製品のマーケティングに（直接，間接を問わず）卸売または小売段階で業として従事する，公的・私的部門の個人，法人，そのほかのすべての存在。「一次的流通業者」とは，製造業者の販売促進員，販売代理人，国の流通業者もしくは仲買人を指す。

「保健医療システム」：政府，非政府組織（NGO）や民間の運営する施設もしくは団体で，母親，乳児，妊娠中の女性の健康管理に直接，間接にかかわるもの。保育所や児童施設も含まれる。また，個人開業の保健医療従事者を含む。この「国際規準」においては，薬局やほかの特約代理店などは保健医療システムには含まれない。

「保健医療従事者」：保健医療システムにかかわって働く人を意味する。専門家，非専門家を問わず，また無給のボランティアを含む。

「乳児用調製乳」：生後4〜6ヵ月までの乳児に標準的な栄養必要量を満たし，乳児の生理的特性に適合し，さらに，コーデックス委員会の規格に従って工業的に調製された母乳代用品。乳児用調製乳は自宅で調乳することもあるが，このような場合は「家で調乳」と表現する。

「ラベル（表示）」：この「国際規準」の適用範囲内にあるすべての製品の容器に付せられた，あらゆるタグ，商標名，マーク，絵，説明書き。手書き，印刷，ステンシル印刷，スタンプ，エンボス加工，刻印などの方法でじかに容器に記されている場合も，添付するなど間接的に付けられている場合も含まれる。

「製造業者」：「国際規準」の適用範囲内にある製品の製造を業として，あるいは職務として従事する公的・私的部門の企業とそのほかの存在（直接的に行う場合も，代理人を通じて，あるいはその管理，契約に服する存在を通じて行う場合も含まれる）。

「マーケティング」：製品の販売促進，流通，販売，宣伝，製品の広報活動，情報サービス。

「マーケティング担当者（営業担当者）」：「国際規準」の適用範囲内にある製品のマーケティングに関連して働くすべての人。

「試供品」：無料で提供される，1つか少量の製品。

「支給品」：社会奉仕的な目的のもと，一定期間，無料あるいは低価格で，使用のために提供される一定量の製品。製品を必要とする家庭に提供される場合も，これに含まれる。

第4条　情報と教育

第4条1項　政府は責任を持って，確実に，乳幼児の栄養法について，客観的で一貫した情報を提供し，家族ならびに乳幼児栄養の分野にかかわる人々がそれを活用できるようにするべきである。政府は責任を持って，情報の準備・提供・構想・普及までの全般を行うか，それらを監督するべきである。

第4条2項　乳児の栄養法を扱っており，妊娠中の女性および乳幼児の母親を対象とする情報および教材には，文書であれ，視覚的，聴覚的なものであれ，以下のすべての点につき，明確な情報が含まれているべきである。

a. 母乳育児の利点とすぐれている点
b. 妊娠中の女性や母親の栄養，および母乳育児の準備と継続
c. 混合栄養を開始した場合に母乳育児が困難になる可能性
d. 母乳育児をしないことに決めた場合，途中で気が変わったときに，母乳育児に変更することの難しさ
e. 乳児用調製乳が必要な場合，工業製品であれ家で調乳するのであれ，適切に使う方法

乳児用調製乳の使用に関する情報が含まれる教材には，乳児用調製乳を使用することによって起こる社会的，経

済的な結果についても記載されていなければならない。また，不適切な食品あるいは栄養法による健康被害，特に，乳児用調製乳やそのほかの母乳代用品の，不必要または誤った使用による健康被害についての情報を含まなければならない。そのような教材には，母乳代用品の使用を理想化しかねない写真，絵，文章を使うべきではない。

第4条3項　情報提供もしくは教育目的の機器や教材が製造業者ならびに流通業者から寄付される場合は，しかるべき官庁からの要請があって，かつ，文書による承認があるか，政府のガイドラインに沿っている場合のみに限るべきである。それらの機器や教材には，寄付する会社の名前やロゴが付されていてもかまわないが，それ以外の「国際規準」の適用範囲内にある製品の商標名を書いたり，または連想させるようなものであったりしてはならない。また，それらは保健医療システムを通してのみ配給されるべきである。

第5条　消費者一般および母親

第5条1項　「国際規準」の適用範囲内にある製品を，消費者一般に宣伝したりほかの方法で販売促進したりしてはならない。

第5条2項　製造業者ならびに流通業者は，妊娠中の女性や母親，またその家族に，「国際規準」の適用範囲内にある製品の試供品を，直接的にも間接的にも渡してはならない。

第5条3項　第1項と第2項に従って，「国際規準」の適用範囲内にある製品を，小売店のレベルでも直接消費者に向けて売り場で宣伝したり試供品を渡したりしてはならない。また，特別展示や割引券，プレミアム景品，特売，目玉商品，抱き合わせ販売といった販売促進行為もしてはいけない。ただしこの規定は，製品を長期にわたり低価格で提供する価格政策や商業慣行の確立を制限するものではない。

第5条4項　製造業者ならびに流通業者は，妊娠中の女性あるいは乳幼児の母親に対し，母乳代用品や哺乳びんの使用をプロモーション（促進）する可能性のある文書や物品などの贈り物を配るべきではない。

第5条5項　マーケティング担当者（営業担当者）は，仕事上の立場で，妊娠中の女性や乳幼児の母親に直接的にも間接的にも接触を試みてはならない。

第6条　保健医療システム

第6条1項　加盟各国の保健医療を管轄する官庁は，適切な対策を講じて，母乳育児を奨励・保護し，「国際規準」の原則を促進するべきである。また，保健医療従事者に対して，第4条2項に特記されている情報を含む彼らの責任について，適切な情報とアドバイスを与えるべきである。

第6条2項　保健医療システムに属するどのような施設も，「国際規準」の適用範囲内にある乳児用調製乳やそのほかの製品のプロモーションに利用されてはならない。しかしながら，「国際規準」は第7条2項に規定されるような医療専門家への情報の伝達を妨げるものではない。

第6条3項　保健医療システムに属する施設は，「国際規準」の適用範囲内にある製品の展示やそれらの製品に関する看板やポスターの掲示に利用されるべきではない。あるいはまた第4条3項に特記された条件にあてはまらない，製造業者ならびに流通業者によって提供される物品の配布に利用されてはならない。

第6条4項　保健医療システムにおいては，製造業者ならびに流通業者から派遣されたり，賃金を受け取ったりしている「プロのサービス外交員」や「育児コンサルタント」，あるいは同種の人材を利用してはいけない。

第6条5項　工業製品であれ，家で調乳するのであれ，乳児用調製乳を与えるときは，保健医療従事者か，必要に応じてそのほかのコミュニティ相談員（地域の相談員やボランティア）が，乳児用調製乳を必要としている母親か家族に対してのみ，詳しく説明するべきである。その際には，誤った使用法をした場合のリスクについての

明確な説明も含めなくてはならない。

第6条6項　施設内で使用するためであっても，施設外で配給するためであっても，この「国際規準」の適用範囲内にある乳児用調製乳やそのほかの製品を，施設や団体に寄付したり低価格で販売したりすることは，場合によっては可能である。ただし，こうした支給品は，母乳代用品で育てる必要のある乳児のためだけに使用されたり提供されたりすべきである。そして施設外で配給する場合は，関連する施設や団体のみが行うべきである。このような寄付や低価格での販売は，製造業者ならびに流通業者が売り上げを誘導するために利用されるべきではない。

第6条7項　「国際規準」の適用範囲内にある乳児用調製乳やそのほかの製品が寄付されて，それを施設外で配給する場合，その施設や団体は，それを必要とする乳児が必要な間はずっと継続的に支給されるよう，取り計らうべきである。その施設や団体と同じように，寄贈者もこの責任をおろそかにしてはならない。

第6条8項　第4条3項に規定される「情報提供あるいは教育目的の寄付」のみならず，保健医療システムに寄付される機器や教材に付けてもいいのは，製造企業名やロゴに限られ，それ以外の「国際規準」の適用範囲内にある製品の商標名そのもの，またはそれを連想させるようなものであってはいけない。

第7条　保健医療従事者

第7条1項　保健医療従事者は母乳育児を奨励し，保護しなければならない。また，特に妊娠中の女性や母親と乳児の栄養に携わる者は，「国際規準」のもと，自分たちに与えられた責任を，第4条2項に特記された情報も含めて，よく知らなければならない。

第7条2項　製造業者ならびに流通業者から医療専門家に提供される，「国際規準」の適用範囲内にある製品に関する情報は，科学的で事実に基づく内容に限られるべきである。また，こうした情報は，人工栄養法が，母乳育児と同等あるいはそれよりも優れているかのように暗示したり，信じ込ませたりするものであってはならない。さらに，この情報には，第4条2項に特記される情報が含まれているべきである。

第7条3項　「国際規準」の適用範囲内にある製品の販売促進を誘導するために，製造業者ならびに流通業者が金銭あるいは物品を，保健医療従事者およびその家族に差し出してはならない。同様に，保健医療従事者やその家族は，それを受け取ってはならない。

第7条4項　乳児用調製乳やそのほかの「国際規準」の適用範囲内にある製品の試供品，またはその調乳や使用のために必要な設備，器具は，専門的な評価や研究のために施設レベルで必要な場合を除き，保健医療従事者に提供してはならない。保健医療従事者は妊娠中の女性，乳幼児の母親やその家族に，乳児用調製乳の試供品を渡してはならない。

第7条5項　「国際規準」の適用範囲内にある製品の製造業者ならびに流通業者が，保健医療従事者本人に寄付金として贈る場合でも，奨学金，研修旅行，研究補助金，学会等への参加の補助金として出す場合でも，額の大小によらずその保健医療従事者が所属する機関に情報を開示しなければならない。また受け取った側も，同様に情報を公開するべきである。

第8条　製造業者ならびに流通業者の被雇用者

第8条1項　マーケティング担当者（営業担当者）のインセンティブ（報奨）制度においては，「国際規準」の適用範囲内にある製品の販売量が報奨金（賞与など）の査定に含まれてはならない。また，このような製品の販売の割り当てが特別に設定されてはならない。ただしこの規定は，企業が販売するそのほかの製品の総売り上げに基づく報奨金の支払いを妨げるものではない。

第8条2項　「国際規準」の適用範囲内にある製品のマーケティングのために雇われている人は，その職責の一

519

端として，妊娠中の女性や乳幼児の母親に対する教育的な役割を果たしてはいけない。ただし，この規定は，こうした人材が要請を受け，政府のしかるべき官庁の文書による認可を得て，ほかの職務のために保健医療システムで用いられることを妨げるものではない。

第9条　ラベル（表示）

第9条1項　ラベル（表示）は製品の適正使用について必要な情報を与え，母乳育児を阻害しないようなデザインでなければならない。

第9条2項　乳児用調製乳の製造業者ならびに流通業者は，どの容器にもじかに，あるいは容器に付した簡単には取れないラベル（表示）に，わかりやすく，よく目立ち，簡単に読め，理解しやすい文章で，以下のすべての点を含む説明を，適切な言語で確実に印刷しなければならない。

a．「重要なお知らせ」，あるいは同等の表現
b．母乳育児のすぐれた点についての明記
c．この製品は，どのような場合に必要かということ，および適正な使用法についての助言を保健医療従事者から受けた場合のみに使用するべきであるという記載
d．適切な調乳のための説明書と，不適切な調乳による健康被害に関する警告

容器にもラベル（表示）にも，赤ちゃんの写真や絵を使用してはならないし，また乳児用調製乳を理想化するようなそのほかの写真や文章を使ってはならない。しかし，母乳代用品であることをわかりやすくするために，また調乳方法について説明するためにイラストを使うことはできる。「母乳をまねた」「母乳成分」といった表現やこれらに類する表現をしてはならない。上記の条件を守れば，製品および適切な使用についてのそのほかの情報を，容器に付けたり小売店で渡したりできる。ラベル（表示）にその製品を調乳して乳児用調製乳として用いるための方法が書いてある場合も，上記が適用されるべきである。

第9条3項　乳児栄養を目的としてマーケティングされている「国際規準」の適用範囲内にある食品で，乳児用調製乳としてのすべての要件を満たしてはいないが調製することで満たすものは，「その未調製の製品を乳児の唯一の栄養源とするべきではない」という警告をラベル（表示）に記載すること。コンデンスミルク（加糖練乳）は乳児用の食品としても，乳児用調製乳の主要材料としてもふさわしくないので，ラベル（表示）には，乳児用調製乳としての調製法を記してはならない。

第9条4項　「国際規準」の適用範囲にある食品のラベル（表示）には，以下の点すべてについて明確に記載されているべきである。

1. 使用原材料名
2. 製品の成分/分析
3. 必要とされる保管条件
4. ロット番号，その国の気候や保管条件を考慮した製品の消費期限

第10条　品質

第10条1項　製品の品質がよいことは乳児の健康を守るために必須の要素であり，それゆえ高い基準を満たさなければならない。

第10条2項　「国際規準」の適用範囲内にある食品を販売したり流通・配給したりするときは，コーデックス委員会の基準を満たし，かつコーデックス委員会による「乳幼児用食品に関する衛生規範」に合致したものでなくてはならない。

第 11 条　実施とモニタリング（監視）

第 11 条 1 項　各国政府は，各国の社会的，法的枠組みに沿った形で，「国際規準」の原則と目的に実効性を持たせるための行動を起こすべきである。これには，国内法や規則の制定，そのほかの対策をとることも含まれる。この目的のために，各国政府は必要に応じて WHO，UNICEF そのほかの国連機関の協力を求めるべきである。「国際規準」の原則と目的に実効性を持たせるためにとられる，法律や規則を含む国内の政策および対策は公開されるべきであり，「国際規準」の適用範囲内にある製品の製造とマーケティングにかかわるすべての者に，一律の基準で適用されるべきである。

第 11 条 2 項　この「国際規準」の適用状況のモニタリング（監視）は政府が，国としてそして WHO の構成員として，以下の第 6 項，第 7 項に記載の通り，果たさなければならない義務である。「国際規準」の適用範囲内にある製品の製造業者ならびに流通業者，関連の非政府組織（NGO），専門団体，消費者団体はこの目的のために協力しなければならない。

第 11 条 3 項「国際規準」の実施のために対策が講じられているかどうかにかかわらず，「国際規準」の適用範囲内にある製品の製造業者ならびに流通業者は，「国際規準」の原則と目的に沿ってマーケティングがおこなわれているかどうかを自らモニタリング（監視）する責任がある。また，あらゆるレベルで「国際規準」を遵守していると保証できるように行動する責任がある。

第 11 条 4 項　非政府組織（NGO），専門団体，施設，またその関係者は，「国際規準」の原則と目的に相いれない活動に対して，製造業者ならびに流通業者が適切な行動をとるように注意を喚起する責任を持たなければならない。また政府のしかるべき官庁にも通告させるべきである。

第 11 条 5 項　「国際規準」の適応範囲内にある製品の製造業者ならびに一次的流通業者は，マーケティング担当者（営業担当者）すべてに対し，「国際規準」の内容と，そのもとでの彼らの責任を周知させなければならない。

第 11 条 6 項　WHO 憲章第 62 条に従い，加盟各国は年に一度，事務局長に「国際規準」の原則と目的どのような行動で実行に移したか報告することとする。

第 11 条 7 項　事務局長は偶数年に，「国際規準」の実施の現状について，世界保健総会に報告することとする。また，加盟各国が「国際規準」の原則と目的を実行し，推進するうえで，国内法あるいは規則を制定する準備をしたり，そのほかの適切な対策を講じたりするのに対し，要請に応じて技術的支援を提供するものとする。

世界保健機関（WHO）（1981）
『母乳代用品のマーケティングに関する国際規準』（仮訳）

この日本語訳は，WHO による翻訳ではなく，内容について WHO は関与していません。正確には原文をご参照ください。
原文：International Code of Marketing of Breast-milk Substitutes, Geneva：World Health Organization；1981.
原文は，WHO の以下の URL からダウンロード可能です。
https://www.globalbreastfeedingcollective.org/international-code-marketing-breast-milk-substitutes

訳：母乳育児支援ネットワーク　翻訳チーム（2011 年，2021 年改訳）
　　2011 年訳
　　円谷公美恵，本郷寛子，三浦孝子，山崎陽美，涌谷桐子，瀬尾智子
　　2021 年改訳
　　本郷寛子，多田香苗，瀬尾智子，引地千里，本郷愛実，三浦孝子，三宮理恵子，名西恵子
　　　2024 年一部改訳：本郷寛子，多田香苗，瀬尾智子，引地千里，本郷愛実，三浦孝子，三宮理恵子，名西恵子

商業サイトでない限り，転載は自由です。
転載・引用する場合，出典は以下を明記ください。
出典：WHO（1981）/母乳育児支援ネットワーク（仮訳）（2021）．『母乳代用品のマーケティングに関する国際規準』
　　　　QR コードより，本資料がダウンロードできます。

巻末資料2

母乳育児がうまくいくための10のステップ

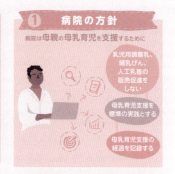

① 病院の方針
病院は母親の母乳育児を支援するために
- 乳児用調製乳、哺乳びん、人工乳首の販売促進をしない
- 母乳育児支援を標準の実践とする
- 母乳育児支援の経過を記録する

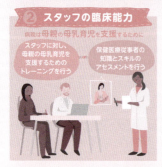

② スタッフの臨床能力
病院は母親の母乳育児を支援するために
- スタッフに対し、母親の母乳育児を支援するためのトレーニングを行う
- 保健医療従事者の知識とスキルのアセスメントを行う

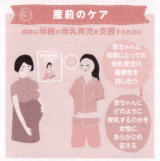

③ 産前のケア
病院は母親の母乳育児を支援するために
- 赤ちゃんと母親にとっての母乳育児の重要性を話し合う
- 赤ちゃんにどのように授乳するのかを女性にあらかじめ伝える

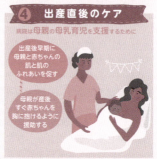

④ 出産直後のケア
病院は母親の母乳育児を支援するために
- 出産後早期に母親と赤ちゃんの肌と肌のふれあいを促す
- 母親が産後すぐ赤ちゃんを胸に抱けるように援助する

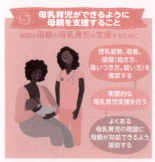

⑤ 母乳育児ができるように母親を支援すること
病院は母親の母乳育児を支援するために
- 授乳姿勢、吸着、吸啜(抱き方、吸いつき方、吸い方)を確認する
- 実際的な母乳育児支援を行う
- よくある母乳育児の問題に母親が対処できるよう援助する

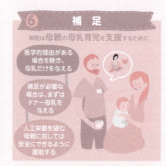

⑥ 補足
病院は母親の母乳育児を支援するために
- 医学的理由がある場合を除き、母乳だけを与える
- 補足が必要な場合は、まずはドナー母乳を与える
- 人工栄養を望む母親に対しては安全にできるように援助する

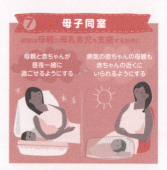

⑦ 母子同室
病院は母親の母乳育児を支援するために
- 母親と赤ちゃんが昼夜一緒に過ごせるようにする
- 病気の赤ちゃんの母親も赤ちゃんの近くにいられるようにする

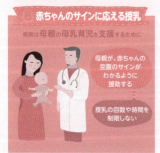

⑧ 赤ちゃんのサインに応える授乳
病院は母親の母乳育児を支援するために
- 母親が、赤ちゃんの空腹のサインがわかるように援助する
- 授乳の回数や時間を制限しない

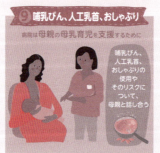

⑨ 哺乳びん、人工乳首、おしゃぶり
病院は母親の母乳育児を支援するために
- 哺乳びん、人工乳首、おしゃぶりの使用やそのリスクについて、母親と話し合う

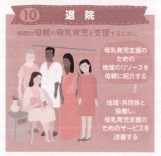

⑩ 退院
病院は母親の母乳育児を支援するために
- 母乳育児支援のための地域のリソースを母親に紹介する
- 地域・共同体と協働し、母乳育児支援のためのサービスを改善する

出版元の許可を得て以下のWHOのサイトより翻訳
Infographics: Baby-friendly hospital initiative: the TEN STEPS to successful breastfeeding, Ten steps poster. Geneva, World Health Organization, 2018
(http://www.who.int/nutrition/bfhi/infographics/en/, 2018年9月25日アクセス)

「母乳育児がうまくいくための10のステップ」については、第2章3(32頁)を参照。

巻末資料3

乳幼児の栄養に関する世界的な運動戦略（WHO/UNICEF 2003）

「乳幼児の栄養に関する世界的な運動戦略」は適切な乳幼児の栄養（法）を推進し保護し支援する努力を再活性化することを目的とする。この「運動戦略」は，過去の運動，特に「イノチェンティ宣言」と「赤ちゃんにやさしい病院運動」のうえに構築されている。そして困難な状況にいる子―例えばHIV陽性の母親の乳児，低出生体重児，災害時における乳児―を含めたすべての子どものニーズを強調する。「運動戦略」は以下の分野で行動を起こすことを求める。

- すべての政府は，栄養，子どもの健康，リプロダクティブ・ヘルス，そして貧困の減少に関する国の政策の中で，乳幼児の栄養（法）に関する包括的な政策を作成し，実行すること。
- すべての母親が生後6ヵ月間は母乳だけで赤ちゃんを育てられるように，出産直後から母乳を飲ませそれを続けるために，スキルをもった支援が受けられるようにすること。そして，十分な内容の安全な補完食を適切な時期に始め，2歳かそれ以上母乳育児を続けることができるように保証すること。
- 保健医療従事者が栄養や授乳に関する効果的なカウンセリングが提供できるようにエンパワーされること。地域やコミュニティで，そうした援助がその後もトレーニングを受けた非医療者やピアカウンセラーによって継続されること。
- 政府は，「母乳代用品のマーケティングに関する国際規準」の国としての実践の進行状況を振り返り，有害な商業的影響から家族を守るために必要に応じて新しい法律を作るか，さらなる条例を作ることも検討すること。
- 政府は，働く女性が母乳育児をする権利を守り，国際労働基準に合致するように女性の権利を行使できる手段を確立するための創意に富んだ法制を整えること。

「運動戦略」は政府だけの責任ではなく，国際機関，非政府組織，そのほかの関係者の責任も明示している。すべての関係者を引きこみ，関連する介入の分野を連結させ，さまざまなセクターで利用できる資源を使って，さらなる行動を早急に起こすため枠組みを提供している。

　　　　World Health Organization 2003. The full version is available from：
　　　　https://www.who.int/publications/i/item/9241562218
　　　　and was endorsed in the 2002 World Health Assembly Resolution WHA55.25
　　　　訳注：全文は『乳幼児の栄養に関する世界的な運動戦略』NPO法人日本ラクテーション・コンサルタント協会発行

〔ガブリエル・パーマー（著），本郷寛子・瀬尾智子（訳）(2014). 母乳育児のポリティクス, p454. メディカ出版より一部改変し転載〕

- 全文（日本語）は下記URLに掲載。
　https://iris.who.int/bitstream/10665/42590/49/9241562218-jpn.pdf

巻末資料 4

乳幼児の栄養に関する
イノチェンティ宣言 2005 年版

- 下記 URL と QR コードより，本資料がダウンロードできます。
https://jalc-net.jp/dl/Innocenti2007.pdf

巻末資料5

エビデンスの質についての評価基準

各研究のデザインに基づく結論の強さ

　従来，研究デザインに基づく結論の強さが重視されてきた。すなわち，システマティックレビューが最も強い結論を示すとみなし，次にランダム化比較試験（RCT），ランダム化されていない比較試験，観察研究のうちコホート研究，観察研究のうち症例対照研究・横断研究，記述研究（症例報告など），専門家委員会や専門家個人の意見，という順で結論の確実性が低下する，という考え方である。臨床上の疑問が生じた際に，参照可能な診療ガイドラインなどがなく，個別の論文を読んで，その研究の結論がどの程度確実であるかを自身で解釈する必要がある場合には，この考え方がある程度役立つ。ただし，結論の確実性が低い RCT もありうるし，RCT の実施できないテーマも多いことに注意が必要となる。

GRADE システム

　臨床上の疑問は毎日のように生じる。医師や助産師，看護師などが臨床上の疑問が生じるたびに網羅的に文献検索を行い，エビデンスの質を評価することは実際的ではない。このため，近年ではエビデンスに基づいた診療ガイドラインの作成が盛んになってきている。作成にあたっては，エビデンスの質を個別の研究に注目して評価するのではなく，研究論文を系統的に収集し，その全体を統合した「エビデンス総体」を評価することが主流となっている。

　「Minds 診療ガイドライン作成マニュアル 2020 ver. 3.0」[1]には，「エビデンスに関する評価は，エビデンス総体に関する評価，および（中略）複数のアウトカムに対するエビデンス総体を見渡して，エビデンス総体の全体に関する評価を行うことで，推奨に関するエビデンスの強さについての評価とする。『研究報告単位の研究デザインのみに基づいたエビデンスレベル付け』は，行わなくてもよい」と明記されている。

　Minds 診療ガイドラインにも採用されている GRADE システム[2]では，エビデンス総体について，収集した研究の研究デザインが RCT である場合は確実性の初期評価を「高」，観察研究である場合は「低」とする。そのうえで，研究バイアスのリスク，結果の非一貫性，エビデンスの非直接性，データの不正確さ，出版バイアスがあるとみなされる場合には，その程度に応じてグレードを下げる。一方，効果の程度が大きい，用量反応関係がある，交絡因子のために効果・影響が過小評価されているとみなされる場合には，その程度に応じてグレードを上げる。これらの操作は手順や判断基準が詳細に定められており，最終的にエビデンスの確実性が判断される。

引用・参考文献

1) Minds ガイドラインライブラリ.
   https://minds.jcqhc.or.jp/methods/cpg-development/minds-manual/（2024/9/6 アクセス）
2) 相原守夫（2018）．診療ガイドラインのための GRADE システム　第3版．中外医学社．

巻末資料6

米国小児科学会
American Academy of Pediatrics

「母乳と母乳育児に関する方針宣言」2022年版
抄訳（Abstract and Key Recommendation）

Policy statement：Breastfeeding and the Use of Human Milk
Joan Younger Meek, MD, MS, RD, FAAP, FABM, IBCLC, Lawrence Noble, MD, FAAP, FABM, IB-CLC, and the Section on Breastfeeding
Pediatrics. 2022；150(1)：e2022057988　https://doi.org/10.1542/peds.2022-057988

要旨

　母乳と母乳育児は乳児の栄養法の基準・標準です。母乳育児は，医学的および神経発達の面から短期的にも長期的にも有益であり，母乳育児および母乳を与えることが公衆衛生における必須事項とされています。米国小児科学会（AAP）は，生後約6か月間は母乳のみで育てることを推奨しています。さらにAAPは，生後6か月ごろに適切な補完食を開始し，その後も母乳育児を継続し，母子がお互いに望む限り2年かそれ以上母乳育児を継続することを支持しています。この推奨は世界保健機関（WHO）の勧告と一致しています。医学的に母乳育児が禁忌となることは稀です。AAPは，産科施設が，母乳育児を開始し，母乳育児期間を延長し，母乳だけで育てる割合を増やすことが示されている産前産後ケアを実践することを推奨しています。米国疾病予防管理センター（CDC）や病院機能評価機構（Joint Commission）は，米国内の病院における母乳育児の実践をモニタリングしています。小児科医は，病院や臨床および地域社会における母乳育児の擁護に重要な役割を担っており，母親と子どもに対する母乳育児の有益性について学習し，母乳育児を支援する方法についてもトレーニングを受けておく必要があります。

10の提言

1．米国小児科学会（AAP）は，生後約6か月間母乳だけで育て，生後約6か月から補完食を導入し，母と子がお互いに望む限り2歳かそれ以上まで母乳育児を続けることを支援するよう推奨します。

2．AAPは，WHOの「母乳育児がうまくいくための10のステップ」のような，CDCがモニタリングしている母乳育児の開始と期間，母乳だけで育てる割合を増加させることが明示されたケアの実践を，産科施設が実施することを推奨します。

3．小児科医は，親が十分な情報を提供された上での意思決定が行えるような情報を提供する必要があります。親の栄養法の決断は，ヘルスケアチームのどのメンバーからも罪悪感や圧力を受けず，十分に支援されなければなりません。

4．出産する親は，産科施設で母乳育児の支援が受けられるようにするべきです。それは，早期からの肌と肌との触れ合いや頻繁な授乳を行うこと，そして母乳育児に関するスキルのある支援が受けられるということです。

5．小児科医はLactMedなどの最新の情報源を用いて支援を提供し，一時的であっても不必要な母乳育児の中断を避けます。ほとんどの母親の症状や投薬，予防接種は母乳育児を継続できるからです。

6．小児科医は母乳育児の健康に対する有益性や母乳育児の支援方法について知っている必要があります。また，文化的に妥当な母乳育児支援を行うためのスキルを身につけておく必要があります。

小児科医は，職場で母乳育児を支持する方針や実践を実施することができ，母乳育児支援の改善のための地域の活動と提携することができます。小児科医や小児科診療所は，母乳育児中の親子を，母乳育児支援の専門家と提携して支援することを検討してもいいでしょう。

7．小児科医は，社会的・文化的に配慮した政策を提唱する役割を担っており，母乳育児中の家族を支援し，母乳育児の格差をなくすために，診療所・病院・地域社会におけるケアの提供の不公平に対処することができます。

8．小児科医は，早産児や病児を出産した親が，十分な母乳分泌を確立できるように支援することができます。それは，病院のスタッフと協力して早期から頻繁な搾乳ができるようにすることです。低温殺菌されたドナー母乳は，出産した親の母乳が得られない場合や母乳の補足として，極低出生体重児に推奨されています。

9．母乳育児を保護する方針（該当者全員への有給の産休，公共の場で授乳する女性の権利，母乳育児の支援と搾乳器への保険適応，職場内託児所，該当者全員への職場における清潔でプライバシーの守られた場所での搾乳休憩，搾母乳を飲ませる権利，保育所や学校の授乳室で授乳する権利など）が母乳育児を継続する家族を支援するために不可欠です。

10．米国における2歳までの母乳育児率を調査するべきです。そして，米国の公衆衛生基盤の格差による母乳育児の格差が明らかになっている集団別にデータを階層化すべきです。このデータは，母乳育児の格差があるとわかっている人種，民族，社会経済集団によって階層化し，さらに州，地域の保健局，病院，小児科診療所などによっても階層化するべきです。このデータが改善の必要な領域を示すことになるでしょう。

翻訳：多田香苗，翻訳監修：瀬尾智子
NPO法人日本ラクテーション・コンサルタント協会学術委員会
2022年9月

【注】これは AAP Policy Statement「Breastfeeding and the use of Human Milk」2022 年版の抄訳である。JALC では，AAP の文献の翻訳の方針に従って，抄訳にとどめている。宣言文全体は下記を参照されたい。
https://doi.org/10.1542/peds.2022-057988

「母乳と母乳育児に関する方針宣言（2012年改訂版）」の EXECUTIVE SUMMARY

 QR コードより，翻訳文がダウンロードできます。

「母乳と母乳育児に関する方針宣言」2005年改訂版

 QR コードより，翻訳文がダウンロードできます。

巻末資料7

「支援する力」の検証ツール　業績評価指標リスト

　以下の表は，それぞれの業績評価指標と，関連する「支援する力」（コンピテンシー），および関連する BFHI の 10 のステップ，それが知識（K），スキル（S），支援姿勢（A）のどれを扱うか，そしてどのように検証されるかを示しています。

業績評価指標	査定される「支援する力」	BFHI Step	Knowledge（知識） Skills（スキル） Attitudes（支援姿勢）	検証の方法
1. 「国際規準」の適用範囲の製品を少なくとも 3 つ挙げる	01	1A	K	質問かケーススタディ
2. スタッフが，母乳育児を保護するために実践する方法を少なくとも 3 つ述べる	01	1A	K	質問かケーススタディ
3. 「国際規準」の適用範囲内の製品の製造業者・流通業者から情報提供の申し出があった場合，スタッフはどのように応答するか，少なくとも 1 つ述べる	01	1A	K	質問かケーススタディ
4. 「国際規準」の適用範囲内の製品の製造会社・流通業者から支援スタッフが持ちかけられる可能性のある金銭的支援や物品の贈呈（賄賂）にどのようなものがあるか少なくとも 1 つ挙げる	01	1A	K	質問かケーススタディ
5. スタッフが金銭的もしくは物品による賄賂を受け取ることの有害性を少なくとも 1 つ挙げる	01	1A	K	質問かケーススタディ
6. 産科・新生児科のある施設のどこにおいても，あるいはどのスタッフによっても，乳児用調製乳，哺乳びん，人工乳首のプロモーションを行われないようにするために施設が保障する方法を，少なくとも 2 つ説明する	01	1A	K	質問かケーススタディ
7. 施設の乳児栄養方針にある内容を少なくとも 2 つ述べる	02	1B	K	質問かケーススタディ
8. 乳児用栄養方針がその施設でのスタッフの仕事に与える影響を少なくとも 3 つ説明する	02	1B	K	質問かケーススタディ
9. 病院の実践をモニタリングすることが質の高いケアを担保するために重要である理由を少なくとも 2 つ説明する	02	1C	K	質問かケーススタディ
10. この施設で実践をモニタリングする方法を少なくとも 2 つ説明する	02	1C	K	質問かケーススタディ
11. 母親と対話をするときに，傾聴スキルと母親から学ぶスキルを少なくとも 3 つ実際に使ってみせる	03	3〜10	K-S-A	観察

（つづく）

業績評価指標	査定される「支援する力」	BFHI Step	Knowledge（知識） Skills（スキル） Attitudes（支援姿勢）	検証の方法
12. 母親と対話するときに，コミュニケーションのスタイルと内容を状況に応じて調整する方法を少なくとも3つ実際に使ってみせる	03	3-10	K-S-A	観察
13. 母親が自分の言葉で自分の考えを話せるように励ます方法を少なくとも2つ示す。その際に時間をかけて，母親の考えを理解し考慮する	04	3-10	K-S-A	観察
14. 母親と対話するときに，母親が自信がもてるようにサポートする点を少なくとも3つの方法で表現する	04	3-10	K-S-A	観察
15. 母乳育児の大切さを少なくとも3点，妊娠中の女性との会話の中で伝える	05	3	K-S-A	観察
16. 妊娠中の女性の母乳育児に関する知識に関して，少なくとも3つの面からアセスメントする。何か足りない点や不正確な点があれば，それを補正する	05	3	K-S-A	観察
17. 母乳育児を支援するために，母子が産科施設で経験することになる少なくとも4つのケア実践について，妊娠中の女性と会話をする	05	3	K-S-A	観察
18. 出産直後のさえぎられることのない肌と肌のふれあいが母親にとって大切な理由を少なくとも3つ説明する	06	4	K	質問かケーススタディ
19. 出産直後のさえぎられることのない肌と肌のふれあいが乳児にとって大切な理由を少なくとも3つ説明する	06	4	K	質問かケーススタディ
20. 出産方法に関わらず，出産直後のさえぎられることのない，母親と乳児の肌と肌のふれあいを行う方法について，少なくとも3つのポイントを押さえてやってみせる	06	4	K-S-A	観察
21. 出産方法に関わらず，産後2時間の間に母子が肌と肌のふれあいをしている時に，少なくとも3つの面から安全性のアセスメント（評価）をやってみせる	06	4	K-S-A	観察
22. 肌と肌のふれあいをさえぎってはいけない理由を少なくとも3つ挙げる	06	4	K	質問かケーススタディ
23. 医学的に正当な理由で肌と肌ふれあいを中断することができる理由を少なくとも2つ説明する。	06	4	K	質問かケーススタディ
24. 該当する場合：母親と乳児を別の部屋や他の回復エリアに移動させる間，肌と肌のふれあいを維持する方法を説明する	06	4	K	質問かケーススタディ

（つづく）

業績評価指標	査定される「支援する力」	BFHI Step	Knowledge（知識）Skills（スキル）Attitudes（支援姿勢）	検証の方法
25. 赤ちゃんが乳房を吸える状態になったら，生後1時間に乳房を吸うことが重要である理由を，少なくとも3点について母親と対話する	07	4	K-S-A	観察
26. 出産後2時間の新生児の安全なケアについて，少なくとも3つの側面から実際に説明する	07	4	K-S-A	観察
27. 赤ちゃんが積極的に乳房を吸う前に見せる行動を少なくとも3つ，母親に説明する	07	4	K-S-A	観察
28. 母乳育児をする母親が知っておくべき，あるいは実践すべき重要な事柄を少なくとも6つ述べる	08	5, 8	K	質問かケーススタディ
29. 効果的に乳房を吸って母乳だけを飲むことが重要である理由を少なくとも3つ，母親と話し合う	08	3, 6	K-S-A	観察
30. 生後36時間の乳児の授乳パターンに関連する2つの要素について母親と会話する	08	5	K-S-A	観察
31. 最初の数日間，赤ちゃんが十分に母乳を飲んでいることを示す，少なくとも4つのサインを母親に説明する	08	5	K-S-A	観察
32. 1回の直接授乳を最初から最後までしっかり観察し，少なくとも5つのポイントに関して評価する	09	5, 8	K-S-A	観察
33. 出産後6時間以内，および入院中の必要に応じて，母親が快適で安全な姿勢で授乳できるよう援助する方法を，少なくとも3つの側面から具体的に説明する	09	5	K-S-A	観察
34. 母親が効果的で快適な吸着を得るための支援方法を，少なくとも5つのポイントに留意して具体的に説明する	09	5	K-S-A	観察
35. 母親と，1日24時間の母子同室の重要性について，2つの観点から対話をする	10	7	K-S-A	観察
36. 入院中に母子分離が受容できる状況について，母親と乳児それぞれ1つずつ説明する	10	7	K	質問かケーススタディ
37. 少なくとも2つのおっぱいを欲しがる早めのサインと1つの遅めのサインを述べる	10	8	K	質問かケーススタディ
38. 応答的授乳が重要である理由を少なくとも4つ説明する	10	8	K	質問かケーススタディ
39. 授乳方法とは無関係に，応答的授乳（自律授乳，赤ちゃん主導型授乳とも呼ばれる）の方法を少なくとも2つ説明する	10	8	K	質問かケーススタディ

（つづく）

業績評価指標	査定される「支援する力」	BFHI Step	Knowledge（知識） Skills（スキル） Attitudes（支援姿勢）	検証の方法
40. 8つのポイントを押さえて，母乳を手でしぼる方法を母親に実演する	11	5	K-S-A	観察
41. 搾母乳の適切な保存方法について少なくとも3つのポイントについて説明する	11	6	K	質問か ケーススタディ
42. 搾母乳の取り扱いについて少なくとも3つのポイントについて説明する	11	6	K	質問か ケーススタディ
43. 早産児，後期早産児，体力のない乳児を授乳する際に，母親が快適で安全な授乳姿勢をとれるように，少なくとも4つのポイントに留意して援助する	12	5	K-S-A	観察
44. 早産児，後期早産児または低出生体重児で効果的に乳房を吸っていない乳児の母親と，少なくとも5つのポイントを含む会話をすることができる	12	5	K-S-A	観察
45. 早産や病気のために母子分離となった母親と，NICUで乳児と一緒にいるための少なくとも2つの理由について会話をする	12	7	K-S-A	観察
46. 早産児，後期早産児，脆弱な乳児（多胎児を含む）の母親と，直接授乳の適切な時期を判断するために少なくとも2つの微細な兆候と行動状態の変化を観察することの重要性について会話する	12	8	K-S-A	観察
47. 母乳を与えることが禁忌となる可能性のあるものを，赤ちゃんについては少なくとも2つ，お母さんについても少なくとも2つ挙げる	13	6	K	質問か ケーススタディ
48. 母乳で育てられている新生児に栄養を補足するための，少なくとも4つの医学的適応について説明する：スキルの高いアセスメントと支援によっても母乳育児が改善されない場合の，2つの母親の適応と2つの新生児の適応について説明する	13	6	K	質問か ケーススタディ
49. 医学的な適応がない場合，母乳で育てられた新生児に母乳以外の食物や水分を与えることのリスクを少なくとも3つ説明する	13	6	K	質問か ケーススタディ
50. 乳児が乳房から直接授乳できない，あるいは飲ませるべきでない数少ない健康状態の場合，どのような代替手段を用いるべきか，優先順位をつけて説明する	13	6	K	質問か ケーススタディ
51. 乳児用調製乳を与えようとする母親と，少なくとも3つのとるべき行動を念頭に会話をする	13	6	K-S-A	観察

（つづく）

業績評価指標	査定される「支援する力」	BFHI Step	Knowledge（知識）Skills（スキル）Attitudes（支援姿勢）	検証の方法
52. 乳児用調製乳を調乳するための重要な項目を少なくとも3つ，その情報を必要としている母親に対して実際に示す	13	6	K-S-A	観察
53. 必要なときに乳児に安全にコップ授乳する方法を，母親に少なくとも4つのポイントを示しながら実演する	14	9	K-S-A	観察
54. 乳児に安全な方法で補足を与えるための少なくとも4つのステップを母親に説明する	14	6, 9	K-S-A	観察
55. 哺乳びん以外の代替授乳方法を少なくとも2つ説明する	14	9	K	質問かケーススタディ
56. 医学的な適応がないのに哺乳びん，人工乳首，おしゃぶりを要求する母親と，少なくとも3つのポイントを含む会話をする	14	9	K-S-A	観察
57. 授乳中の乳房によく見られる状態（乳頭痛，乳房緊満，母乳不足感，乳児の哺乳困難）を予防または解決するために，母乳育児をスムーズに行うための少なくとも4種類の方法について母親と会話をする	15	5, 10	K-S-A	観察
58. 母親が「乳児がよく泣いている」と言ったときにアセスメントすべき要素を少なくとも4つ述べる	15	8	K	質問かケーススタディ
59. おしゃぶりの前に，あるいはおしゃぶりの代用として，赤ちゃんを落ち着かせる，あるいはなだめる技術について，母親への事前のガイダンスの要素を少なくとも4つ述べる	15	9	K	質問かケーススタディ
60. 乳児栄養に関する情報や問題への対処について，地元でタイムリーに利用できる情報源を少なくとも2つ挙げる	16	10	K	質問かケーススタディ
61. 母乳育児に関するメッセージを統一し，支援の継続性を高めるために，医療施設が地域ベースのプログラムに関与する方法を少なくとも2つ記述する	16	10	K	質問かケーススタディ
62. 母親と一緒に少なくとも6つのポイントを含む個別の退院時授乳プランを作成する	16	10	K-S-A	観察
63. 母親が退院後に医療専門家に連絡できるように，乳児の低栄養や脱水の警告サインを少なくとも4つ説明する	16	10	K-S-A	観察
64. 退院後に母親が医療専門家に連絡したほうがいい，注意すべき母親自身の徴候を少なくとも3つ述べる	16	10	K	質問かケーススタディ

（つづく）

World Health Organization & United Nations Children's Fund（UNICEF）.(2020). Competency verification toolkit：ensuring competency of direct care providers to implement the Baby-friendly Hospital Initiative. Geneva：World Health Organization. https://www.who.int/publications/i/item/9789240008854.
License：CC BY-NC-SA 3.0 IGO より抜粋

暫定訳　本郷寛子・瀬尾智子
この日本語（仮訳）は，WHO による翻訳ではなく，内容について WHO は関与していません。正確には原文をご参照ください。
https://www.who.int/publications/i/item/9789240008854

NPO 法人　日本ラクテーション・コンサルタント協会

NPO 法人　日本ラクテーション・コンサルタント協会（Japanese Association of Lactation Consultants，以下 JALC）とは，国際認定ラクテーション・コンサルタント（International Board of Certified Lactation Consultant，以下 IBCLC）およびその他の母乳育児支援にかかわる専門家のための非営利団体で，1999 年 1 月に有志によって設立され，2007 年 1 月に特定非営利活動促進法（NPO 法）に基づき NPO 法人として認証されました。JALC 会員への門戸は母乳育児の保護・推進・支援を行う人に広く開放されています。表決権は IBCLC 会員のみとなっています。
　　（なお，IBCLC は JALC が認定するものではありません）

JALC のビジョン
すべての親子にとって適切で心地よい「乳幼児栄養支援」が受けられる社会を目指します。

JALC のミッション
①母乳育児の知識とスキルを支援者が学ぶ場を提供します
②「乳幼児栄養支援」に関する栄養学・免疫学・心理学・社会学を含む科学的根拠に基づく情報を社会へ発信します。
③母乳代用品（乳児用調製乳等）の適切な取扱いについて「母乳代用品のマーケティングに関する国際規準」と世界保健総会の関連決議を順守した情報を発信します。

JALC の活動
① 母乳育児支援や乳児栄養に関する学習会の開催・後援
② 母乳育児支援基礎セミナー開催の推進，ファシリテーターの支援
③ 乳児栄養の国際的な動向やガイドラインの紹介
④ 母乳育児支援のための出版物・記事・カレンダーなどの制作，広報活動
⑤ ガイドライン等に対するパブリックコメントや改定案の作成
⑥ 国内外の母乳育児支援組織との連携

　JALC は「母乳代用品のマーケティングに関する国際規準」（International Code，1981）とその後の世界保健総会での関連決議に概説されている医療従事者のためのガイドラインを順守し，WHO/UNICEF の「母乳育児がうまくいくための 10 のステップ」を支持しています。

- 上記は JALC のウェブサイトでも閲覧できます。
  https://jalc-net.jp/information.html

索引

主要な説明のある頁は**太字**で示した。

数字・欧文

ギリシャ文字・数字

α-ラクトアルブミン ・・・・・・・・100
β-ラクトアルブミン ・・・・・・・・100
1か月健診 ・・・・・・・・・・・・・・250
1歳健診 ・・・・・・・・・・・・・・・・255
2週間健診 ・・・・・・・・・・・・・・248
3〜4か月健診 ・・・・・・・・・・・252
6〜7か月健診 ・・・・・・・・・・・253
9〜10か月健診 ・・・・・・・・・・253

A

A型肝炎ウイルス：HAV ・・・・462
AAFP ・・・・・・・・・・・・・・・・・345
AAP ・・・・・・・・・・・・・・・・2, 24
ABM・・・25, 153, 188, 346, 384, 426
―― のプロトコル ・・・・・・・196
acculturation ・・・・・・・・・・・342
active sleep ・・・・・・・・・・・・・401
any breastfeeding ・・・・・・・・・503
apparent life-threatening
　event：ALTE ・・・・・・・・・・・151
asymmetric latch ・・・・・・・・・164

B

B型肝炎ウイルス（HBV）・・・・462
B群溶血性レンサ球菌（GBS）
　・・・・・・・・・・・393, 462, 468
baby-friendly hospital：BFH
　・・・・・・・・・・・23, 27, 29, 32
baby-friendly hospital
　initiative：BFHI
　・・・・・・・・23, 32, 41, 54, 413
baby-friendly NICU ・・・・・・・・33
Baby-Friendly USA ・・・・・・・・25
baby-led feeding ・・・・・・・・・155
baby-led latch/breastfeeding：
　BLB ・・・・・・・・・・・・・・・・168
baby-led weaning ・・・・・・・・・279
Back to Sleep campaign ・・・・・403
biological nurturing：BN ・・・・169
Birth Kangaroo Care ・・・・・・・139
breast fullness・・・・・・・・・・・385
Breastfeeding Promotion
　Network of India：BPNI ・・・・15
Breastfeeding Report Card ・・・24
breastfeeding self-
　management：BSM ・・・・・・・375

C

C型肝炎ウイルス（HCV）・・・・462
Cホールド ・・・・・・・・・・・・・220
C-ポジション ・・・・・・・・155, 402
CDC ・・・・・・・・・・・・・・24, 461

CDSR（コクラン・システマ
　ティックレビュー）・・・・59, 139
central pattern generator：CPG
　・・・・・・・・・・・・・・・・・・124
CHD ・・・・・・・・・・・・・・・・・438
CKD ・・・・・・・・・・・・・・・・・480
clinical competencies ・・・・・・・53
Code of Professional Conduct：
　CPC ・・・・・・・・・・・・・・・・51
cognitive behavior therapy：
　CBT ・・・・・・・・・・・・・・・・491
commerciogenic malnutrition
　・・・・・・・・・・・・・・・・・・・21
complementary and alternative
　medicine：CAM ・・・・・・・65, 66
complementary foods ・・・・・・・276
CoNS ・・・・・・・・・・・・・・・・・388
COVID-19 ・・・・・・・・52, 63, 462
Crigler-Najjar 症候群 ・・・・・・・197
cuddle curl ・・・・・・・・・・・・・402
cultural competence ・・・・・・・343
cytomegalovirus：CMV
　・・・・・・・・・・・461, 466-468

D

DHA ・・・・・・・・・・・・・・98, 411
drop and drip technique・・・・・513
DVT/PTE ・・・・・・・・・・・・・476
dysbiosis・・・・・・・・・・・104, 386
dysphonic milk ejection reflex
　・・・・・・・・・・・・・・・・・・496
dysphonic milk ejection reflex：
　D-MER ・・・・・・・・302, 496, 504

E

early skin-to-skin contact**138**, 139,
　142, 143, 150, 151, 170, 413
engorgement ・・・203, 204, 385, 390
EPA ・・・・・・・・・・・・・・・・・・98
EPDS ・・・・・・・・・・・・・384, 488
Epstein-Barr（EB）ウイルス
　・・・・・・・・・・・・・・・・・・462
evidence-based medicine：EBM
　・・・・・・・・・・・・・58, 68, 69
exclusive breastfeeding ・・・・・・503
exclusive human milk-based
　diet：EHMD ・・・・・・・・・・・412
exposure Index：EI ・・・・・・・455

F

failure to thrive：FTT ・・・・・・243
family-centered care ・・・・・・・413
FAO ・・・・・・・・・・・・・・21, 111
feedback inhibitor of lactation：
　FIL ・・・・・・・・・・92, 165, 362

G

GBS ・・・・・・・・・・・393, 462, 468
GDM ・・・・・・・・・・・・・・・・・475
Gilbert 病 ・・・・・・・・・・・・・197
Global Breastfeeding Collective
　・・・・・・・・・・・・・・・・・・50
Global standard ・・・・・・・・・・40
GRADE システム ・・・・・・・・59

H

HAV ・・・・・・・・・・・・・・・・・462
HBV ・・・・・・・・・・・・・・・・・462
HCV ・・・・・・・・・・・・・・・・・462
HDP ・・・・・・・・・・・・・・・・・475
HHS ・・・・・・・・・・・・・・・・・・24
Highs Scale 日本語版 ・・・・・・488
HIV ・・・・・・・・・・・・・・・・・461
―― と母子感染 ・・・・・・・・463
HTLV-1 ・・・・・・461, 464, 500, 507
HTLV-1-associated
　myelopathy：HAM ・・・・・・・464
HTLV-1 関連脊髄症 ・・・・・・・464

I

IBCLC ・・・・・・・・・・・・・25, 49
―― の業務範囲 ・・・・・・・・53
―― の臨床能力 ・・・・・・・・53
―― の倫理規範 ・・・・・・・・51
IBCLC 委員会 ・・・・・・・・・・51
IBD ・・・・・・・・・・・・・・・・・477
IBLCE ・・・・・・・25, 49, 180, 343
ICLA ・・・・・・・・・・・・・・・・・25
IFE コアグループ ・・・・・・・・328
IgE 抗体 ・・・・・・・・・・・・・444
IgE 抗体検査 ・・・・・・・・・・・448
indeterminate sleep ・・・・・・・401
induced lactation ・・・・・・・・・509
infant formula ・・・・・・・・・・111
International Baby Food Action
　Network：IBFAN ・・・・・・・15
IOCU（現 CI）・・・・・・・・・・21
IUD ・・・・・・・・・・・・・・・・・292
IYCF-E 指針 ・・・・・・・・・・・328

J・K・L

JALC ・・・・・・・・・・・・・・・・・29
KMC ・・・・・・・・・・・・・413, 415
―― の効果 ・・・・・・・・・・・416
lactation amenorrhea method：
　LAM ・・・・・・・・・・7, 290, 314
Laid-back Breastfeeding
　・・・・・・・・・・・160, 169, 377
late preterm infants ・・・・・・・423
LC-FUFA ・・・・・・・・・・・・・98
LGBTQ + の親・・・・・・・・・・509

535

LLL 日本 ･････････････････ 29, 279
LLLI ･････････････ 25, 75, 300
LNG 法 ････････････････････ 293
long-term health effect ･･････ 8

M

M/P 比 ･････････････････････ 453
metabolizing for two ･･･････ 9
milk-to-plasma drug
  concentration ratio ･･･････ 453
Monte Carlo 法 ････････････ 13

N

n-3 系 LC-PUFA ････････････ 99
n-3 系多価不飽和脂肪酸 ･･････ 444
n-6 系 LC-PUFA ････････････ 99
nasoalveolar molding：NAM
  ･････････････････････････ 433
neo-BFHI ･････････････････ 413
NICE ････････････････････ 404
nipple-areolar complex：
  NAC ････････････････････ 86

O・P

off-centered latch ･･････････ 164
on-demand feeding ･･････････ 155
PASS ････････････････････ 384
patient-controlled epidural
  analgesia：PCEA ･･･････ 212
peer ･･････････････････････ 79
performance indicator：PI ･･･ 41
periodic abstinence ･･･････ 291
peripartum cardiac
  myopathy：PPCM ･･･････ 476
Pharmaceuticals and Medical
  Devices Agency：PMDA ･･･ 452
phlegmon ････････････････ 387
PIF ･････････････････････ 111
pKa ･････････････････････ 453
PMS ･････････････････････ 384
pre-feeding behaviors ･･････ 140

Q・R

quiet sleep ･･････････････ 401
rapid eye movement：REM
  ･････････････････････････ 400
RAPP ････････････････････ 147
relactation/re-lactatiion ･･････ 509
relative infant dose：RID ･･･ 454
responsive feeding
  ･･･････････ 155, 359, 363, 389
  ――, 哺乳びんを使った ･･････ 185
rheumatoid arthritis：RA ･･･ 479

S

Safe to Sleep campaign ･･････ 403
SARS-CoV-2 ･････････ 462, 471

scope of practice ･･･････････ 53
self-attachment ･･･････････ 168
shared decision making：SDM
  ･････････････････ 60, 61, 487
short-term health effect ･･････ 7
skin-to-skin contact：STS ･･･ 233
slow weight gain ･･･････････ 243
SSSS ････････････････････ 393
sudden infant death syndrome：
  SIDS ･･･････････ 4, 151, 402
sudden unexpected death in
  infants：SUDI ･･･････････ 403
sudden unexpected infant
  death：SUID ･･･････････ 403
suprachiasmatic nucleus：SCN
  ･････････････････････････ 400
systemic lupus erythematosus：
  SLE ････････････････････ 479

T

Ten Steps to Successful Breast-
  feeding
  ･･･ 32-35, 41, 138, 174, 410, 413
The Codex Alimentarius
  Commission ･･･････････ 111
The Dancer Hand Position
  ･････････････････････ 437, 441

U・V・W

UNICEF ･･･････････ 2, 21, 23
V ホールド ･････････････ 220
weaning foods ･･････････ 276
WHO ････････ 2, 21, 23, 111
  ―― の成長曲線 ･･･････ 241
WHO/UNICEF「支援する力」の
  検証ツール ･･･ 33, 41, 70
WHO コード ････････ 50
Wooley の 2 項目質問法 ･･･ 488

和文

あ

愛着形成 ･･････････････ 416
亜鉛 ･･････････････････ 282
赤ちゃんがリードするラッチ
  ･････････････････････ 168
赤ちゃん主導の離乳 ･･････ 279
赤ちゃんにやさしい NICU ･･･ 33
赤ちゃんにやさしい病院（BFH）
  ･･･････････ 23, 27, 29, 32
赤ちゃんにやさしい病院運動
  （BFHI）･･･ 23, 32, 41, 54, 413
亜急性乳腺炎 ･･･ 385, 388, 392
アトピー性皮膚炎 ･･･ 371, 448, 479

アドボカシー ･･････････ 341
アポトーシス ･･････････ 93
アラキドン酸 ･･････ 98, 411
アルコール, 授乳中の ･･････ 459
アルゴリズム, 補足を決定する
  ための ･･････････ 177
アレルギー ･･･ 114, 335, **443**
  ――, 蛋白質 ･･･････ 397
  ―― の徴候, 離乳食 ･･･ 286
アレルギー性疾患 ･･･ 442, 478
アレルギー性接触皮膚炎 ･･･ 371
アレルギー性鼻炎 ･･･ 4, 478
アレルギー反応 ･･････ 443
アレルゲン ･･････････ 445
アレルゲン特異的 IgE 検査 ･･･ 448
安全な睡眠環境 ･･････ 403

い

育児・介護休業法 ･･････ 324
意思決定支援 ･･････････ 60
痛みに対する不安症状尺度
  （PASS）･･･････ 384
イノチェンティ宣言 ･･････ 23
違反, 国際規準に ･･････ 45
医薬品機器総合機構（PMDA）
  ･･･････････････････ 452
陰圧空間 ･･････････････ 124
インフォームド・コンセント ･･･ 58
インフォームド・ディシジョン
  ･･･････････････････ 60
インフルエンザと母乳育児
  ･･･････････････ 470, 471

う

う歯 ･･････････････････ 303
うつ病 ･･･････････ 487, 489
うつぶせ寝防止運動 ･･････ 403
ウルトラジアン・リズム ･･･ 401

え

英国国立医療技術評価機構
  （NICE）･･･････ 404
エイコサペンタエン酸（EPA）
  ･･･････････････ 98
栄養的吸啜 ･･････････ 126
液体ミルク ･･･････ 111, 116
えくぼ徴候 ･･････････ 85
エコチル調査 ･･････････ 8
壊死性腸炎 ･･･ 5, 108, 411
エジンバラ産後うつ病自己評価票
  （EPDS）･･･････ 384, 488
エストロゲン ･･･ 86, 91, 368
エネルギー ･･････････ 396
エピジェネティック ･･････ 105
エビデンス ･･････････ 68

―― に基づく医療（EBM）
‥‥‥‥‥‥‥‥‥‥‥ 58, 68, 69
エプスタイン-バーウイルス ‥‥ 462
エモーショナル・サポート
‥‥‥‥‥‥‥‥‥‥ 69, 317, 388
――，災害時 ‥‥‥‥‥‥‥‥ 336
――，分泌過多の母親への ‥‥ 368
―― の重要性，多胎妊婦 ‥‥ 224
遠隔医療（テレヘルス）‥‥‥‥ 52
嚥下 ‥‥‥‥‥‥‥‥‥‥‥‥ 125
炎症性腸疾患（IBD）‥‥‥‥‥ 477
炎症性乳腺炎 ‥‥‥‥‥‥‥‥ 386
――，治療 ‥‥‥‥‥‥‥‥ 391
エンドクリン・コントロール
‥‥‥‥‥‥‥‥‥‥‥‥ 91, 361
エンパワー ‥‥‥‥‥‥‥‥‥ 69

お

黄色ブドウ球菌 ‥‥‥‥‥‥‥ 462
黄体ホルモン（プロゲステロン）
‥‥‥‥‥‥‥‥‥‥‥‥ 89, 90
黄疸 ‥‥‥‥‥‥‥‥‥‥‥‥ 176
――，母乳育児と ‥‥‥‥‥ 195
――，母乳摂取不足による ‥‥ 430
―― の増強因子 ‥‥‥‥‥‥ 197
―― の治療 ‥‥‥‥‥‥‥‥ 198
応答的授乳 ‥‥ 155, 359, 363, 389
――，哺乳びんを使った ‥‥‥ 185
オートクリン・コントロール
‥‥‥‥ 92, 321, 361, 362, 366
オープンクエスチョン ‥‥‥‥ 75
お母さんにやさしいケア ‥‥‥ 34
オキシトシン
‥‥‥‥ 65, 89, 92, 396, 415, 480
オキシトシンシステム ‥‥‥‥ 8
オキシトシン分泌 ‥‥‥‥‥‥ 418
桶谷式乳房治療手技 ‥‥‥‥‥ 27
おしゃぶり ‥‥‥‥‥‥‥‥‥ 37
温室効果ガス ‥‥‥‥‥‥‥‥ 14
―― の排出量 ‥‥‥‥‥‥‥ 16
温暖化 ‥‥‥‥‥‥‥‥‥‥‥ 14

か

概日リズム ‥‥‥‥‥‥‥‥‥ 400
ガイディング法 ‥‥‥‥‥‥‥ 71
解凍母乳 ‥‥‥‥‥‥‥‥‥‥ 235
潰瘍性大腸炎 ‥‥‥‥‥‥‥‥ 477
カウ・アンド・ゲイト ‥‥‥‥ 20
カウンセリング ‥‥‥‥‥‥‥ 70
―― の過程 ‥‥‥‥‥‥‥‥ 70
―― の基本技術 ‥‥‥‥‥‥ 71
カウンセリング技法 ‥‥‥‥‥ 491
鵞口瘡 ‥‥‥‥‥‥‥‥‥‥‥ 379
カゼイン ‥‥‥‥‥‥‥‥‥‥ 100

家族中心のケア ‥‥‥‥‥‥‥ 413
合衆国母乳育児委員会（USBC）
‥‥‥‥‥‥‥‥‥‥‥‥‥ 25
活動性結核 ‥‥‥‥‥‥‥‥‥ 461
カップ ‥‥‥‥‥‥ 182, 216, 511
カップフィーディング ‥‥‥‥ 433
合併症，後期早産児，
早期正期産児 ‥‥‥‥‥‥ 425
家庭訪問 ‥‥‥‥‥‥‥‥‥‥ 260
カドルカール ‥‥‥‥‥‥‥‥ 155
化膿性乳腺炎 ‥‥‥‥‥‥‥‥ 386
――，治療 ‥‥‥‥‥‥‥‥ 391
カフェイン，授乳中の ‥‥‥‥ 459
カベルゴリン ‥‥‥‥‥‥‥‥ 367
ガラクトース ‥‥‥‥‥‥ 93, 97
ガラクトース血症 ‥‥‥‥‥‥ 481
カルシウム ‥‥‥‥‥‥‥‥‥ 398
カンガルー・マザー・ケア
（KMC）‥‥‥‥‥‥ 413, 415
―― の効果 ‥‥‥‥‥‥‥‥ 416
カンガルーケア ‥‥‥‥‥‥‥ 139
環境の整備，母乳育児のための
‥‥‥‥‥‥‥‥‥‥‥‥‥ 325
カンジダ ‥‥‥‥‥‥‥‥‥‥ 462
カンジダ症 ‥‥‥‥‥‥‥‥‥ 379
間質，乳房の ‥‥‥‥‥‥‥‥ 85
患者保護及び医療費負担適正化法
‥‥‥‥‥‥‥‥‥‥‥‥‥ 24
関節リウマチ（RA）‥‥‥‥‥ 479
乾癬 ‥‥‥‥‥‥‥‥‥‥‥‥ 371
感染症，授乳による ‥‥‥‥‥ 461
完全人乳栄養（EHMD）‥‥‥‥ 412
感染防御因子，初乳の ‥‥‥‥ 96
完全母乳 ‥‥‥‥‥‥‥‥‥‥ 503
感染予防 ‥‥‥‥‥‥‥‥‥‥ 379
陥没乳頭 ‥‥‥‥‥‥‥‥‥‥ 218

き

飢餓熱 ‥‥‥‥‥‥‥‥‥‥‥ 172
気管支喘息 ‥‥‥‥‥‥‥‥‥ 478
基底膜 ‥‥‥‥‥‥‥‥‥‥‥ 86
気分安定薬 ‥‥‥‥‥‥‥‥‥ 493
急速眼球運動（REM）‥‥‥‥‥ 400
吸着 ‥‥‥‥‥‥‥‥‥‥‥‥ 157
――，効果的な ‥‥‥‥‥‥ 161
吸着困難 ‥‥‥‥‥‥‥‥‥‥ 219
吸啜 ‥‥‥‥‥‥‥‥‥‥‥‥ 124
――，効果的な ‥‥‥‥‥‥ 161
吸啜刺激 ‥‥‥‥‥‥‥‥‥‥ 141
吸啜バースト ‥‥‥‥‥‥‥‥ 127
吸啜反射 ‥‥‥‥‥‥‥‥‥‥ 124
吸啜リズム ‥‥‥‥‥‥‥‥‥ 124
牛乳アレルギー ‥‥‥‥‥‥‥ 5

業績評価指標 ‥‥‥‥‥‥‥‥ 41
きょうだい同時期授乳 ‥‥‥‥ 296
共同意思決定（SDM）‥‥ 60, 61, 487
強迫症 ‥‥‥‥‥‥‥‥‥‥‥ 489
局所的調節 ‥‥‥‥‥‥‥‥‥ 92
亀裂 ‥‥‥‥‥‥‥‥‥‥‥‥ 376
筋活動量の評価 ‥‥‥‥‥‥‥ 126
緊急避妊 ‥‥‥‥‥‥‥‥‥‥ 293
筋上皮細胞 ‥‥‥‥‥‥‥‥‥ 86

く

クーパー靱帯 ‥‥‥‥‥‥‥‥ 84
クラスター授乳 ‥‥‥‥‥‥‥ 309
グループの仲間 ‥‥‥‥‥‥‥ 79
グルコース ‥‥‥‥‥‥‥ 93, 97
クローズドクエスチョン ‥‥‥ 75
クローン病 ‥‥‥‥‥‥‥‥‥ 477
クロスプロモーション ‥‥‥‥ 23

け

経口生体利用率 ‥‥‥‥‥‥‥ 453
経口哺乳の方法，口唇口蓋裂児の
‥‥‥‥‥‥‥‥‥‥‥‥‥ 433
経細胞経路 ‥‥‥‥‥‥‥‥‥ 453
継続教育自己評価 ‥‥‥‥‥‥ 50
継続的な支援 ‥‥‥‥‥‥‥‥ 37
傾聴，共感的に ‥‥‥‥‥‥‥ 501
経母乳感染 ‥‥‥‥‥‥‥‥‥ 463
血液透析，母乳育児 ‥‥‥‥‥ 480
血管攣縮 ‥‥‥‥‥‥‥‥‥‥ 372
月経前症候群（PMS）‥‥‥‥‥ 384
健康の社会的決定要因 ‥‥‥‥ 341
原始反射 ‥‥‥‥‥‥‥‥‥‥ 122
――，哺乳に関する ‥‥‥‥ 123
顕微授精 ‥‥‥‥‥‥‥‥‥‥ 315

こ

コアグラーゼ陰性ブドウ球菌
（CoNS）‥‥‥‥‥‥‥‥‥ 388
抗うつ薬 ‥‥‥‥‥‥‥‥‥‥ 492
口蓋裂 ‥‥‥‥‥‥‥‥‥‥‥ 432
交換輸血黄疸 ‥‥‥‥‥‥‥‥ 176
後期早産児 ‥‥‥‥‥‥‥‥‥ 423
口腔内塗布 ‥‥‥‥‥‥‥‥‥ 414
高コレステロール血症 ‥‥‥‥ 477
甲状腺機能亢進症 ‥‥‥‥‥‥ 478
甲状腺刺激ホルモン ‥‥‥‥‥ 89
口唇口蓋裂 ‥‥‥‥‥‥‥‥‥ 432
口唇裂 ‥‥‥‥‥‥‥‥‥‥‥ 432
抗精神病薬 ‥‥‥‥‥‥‥‥‥ 493
高張性脱水 ‥‥‥‥‥‥‥‥‥ 173
抗てんかん薬 ‥‥‥‥‥‥‥‥ 493
高ナトリウム血症性脱水 ‥‥‥ 172
紅斑 ‥‥‥‥‥‥‥‥‥‥‥‥ 376
高ビリルビン血症のリスク ‥‥ 198

537

抗不安薬······493
硬膜外鎮痛法······211
—— の副作用······212
—— の母乳育児への影響······213
コーデックス委員会······111
コーデックス規格······111
国際規準
—— に違反······45
—— の意義······43
—— の内容······44
国際消費者機構······21
国際認定ラクテーション・
コンサルタント（IBCLC）
······25, 49
—— の業務範囲······53
—— の臨床能力······53
—— の倫理規範······51
国際ラクテーション・コンサルタ
ント協会（ILCA）······25
国際労働条約······324
極低出生体重児······410
コクラン・システマティック
レビュー（CDSR）······139
国連食糧農業機関（FAO）
······21, 111
子育て世代包括支援センター
······266
骨粗鬆症······478
——, 母乳育児と······10
子どもの気持ちに応えない食事
······279
子どもの気持ちに応える食事······279
児の睡眠/覚醒状態の段階······155
児の排泄······170
コミュニケーション, スタッフ同
士の······81
コミュニケーションスキル
······68, 134, 180, 217
小麦アレルギー······5
コロナ禍の母乳育児支援······473
根拠（エビデンス）に基づく
医療（EBM）······58, 68, 69
混合栄養······505
—— への支援······358
—— への支援, 災害時の······337

さ

サーカディアン・リズム······400
災害時の支援情報······339
災害時の母と子の育児支援共同特
別委員会······29
災害食······328
災害対応力を強化する女性の視

点～男女共同参画の視点からの
防災・復興ガイドライン······335
災害対策, 乳汁分泌誘発······509
災害への備え······328
細菌感染······382
細菌性乳腺炎······386
——, 治療······391
サイトメガロウイルス（CMV）
······461, 466-468
サカザキ菌······117
搾乳, 職場復帰······321
搾乳, 手による······510
搾乳器······223, 376
搾乳室の設置······325
搾乳方法, 効果的な······235
搾母乳の取り扱い······235, 322
——, 保育所での······326
サルモネラ菌······117
産科危機的出血······475
産後うつ······7, 370, 488
産後うつ症状, 父親の······491
産後ケア······265
——, アウトリーチ型······267
——, デイサービス型······267
—— の課題······266
産後ケアガイド······268
産後ケア事業······261, 265
産後ケア事業ガイドライン······267
産後ケア実務助産師研修······267
産後の体重減少······7
産褥精神病······488
サンドイッチホールド······220

し

シェアード・ディシジョン
メイキング（SDM）···60, 61, 487
支援のリソース······258
子宮収縮······92
子宮体癌······7
子宮内避妊用具（IUD）······292
子宮内膜症, 母乳育児と······10
子宮復古······7
試供品の配布······44
視交叉上核（SCN）······400
自己肯定感······502
自己免疫疾患······479
脂質······397
自尊感情······502
湿潤療法······378
児の空腹のサイン······251
児の欲しがるサイン
······37, 151, 155, 172, 356, 416, 427
射乳反射······98, 122

周期的禁欲法······291
周産期心筋症（PPCM）······476
自由な随意運動······168
受験志願者情報ガイド, IBCLC
······50
出産前教育······130
出産前クラス······132
出産前訪問······413
出生体重への復帰······242
出生後の支援, 口唇口蓋裂児の
······433
出生直後の母子接触······139
授乳・離乳の支援ガイド
······276, 299
授乳アセスメントシート
······331, 335
授乳姿勢······157-159
——, 口唇口蓋裂児の······434
——, 添え乳······161
——, 適切で楽な······158
——, 帝王切開後の······211
——, リクライニング授乳······160
—— の4つのポイント······158
授乳室の設置······325
授乳性無月経法（LAM）
······7, 290, 314
授乳の自己管理法······375
授乳方法, シリンジ······183
授乳方法, チューブ······184
商業主義による栄養不良······21
上下非対称性ラッチ······164
脂溶性ビタミン······398
消費者庁······112
情報収集, 災害時······335
小葉······84
食事摂取基準, 日本人の
······286, 396
職場復帰······308
—— と母乳育児······320
職務行動規範······51
食物アレルギー······4, 397, 444
食物経口負荷試験······448
初乳······96, 101
シリンジ······183, 216
新イノチェンティ宣言······23
唇顎裂······432
新型コロナウイルス···52, 63, 462
—— と母乳育児······471
真菌感染······379
人工栄養······505, 507
—— の介入計画, 災害時······329
人工授精, 自然排卵による···314

538 索引

人工授精，排卵誘発薬使用による
　‥‥‥‥‥‥‥‥‥‥‥‥‥‥314
人工乳首‥‥‥‥‥‥‥‥37, 185, 216
人工乳‥‥‥‥‥‥‥‥‥‥‥‥‥111
深睡眠‥‥‥‥‥‥‥‥‥‥‥‥‥400
人生最初の 1,000 日‥‥‥‥‥‥276
新生児・乳児食物蛋白誘発
　胃腸症‥‥‥‥‥‥‥‥‥‥‥447
新生児の低血糖‥‥‥‥‥‥‥‥188
新生児病棟のための赤ちゃんにや
　さしい病院運動‥‥‥‥‥‥‥413
新鮮母乳‥‥‥‥‥‥‥‥‥‥‥235
身体的発達・成熟度，後期
　早産児，早期正期産児‥‥‥425
陣痛の緩和，非薬理学的な‥‥214
深部静脈血栓塞栓症/肺塞栓症
　‥‥‥‥‥‥‥‥‥‥‥‥‥‥476
信頼関係（ラポール）‥‥‥70, 502
心理的社会的行動‥‥‥‥‥‥247
心理的ストレス，不妊治療‥‥316

す

水痘帯状疱疹ウイルス‥‥‥‥462
水分‥‥‥‥‥‥‥‥‥‥‥‥‥396
水疱‥‥‥‥‥‥‥‥‥‥‥‥‥376
睡眠周期‥‥‥‥‥‥‥‥‥‥‥401
睡眠障害，子どもの‥‥‥‥‥400
睡眠トレーニング‥‥‥‥‥‥402
睡眠パターン‥‥‥‥‥‥‥‥400
睡眠発達‥‥‥‥‥‥‥‥‥‥‥401
水溶性ビタミン‥‥‥‥‥‥‥398
頭蓋内出血‥‥‥‥‥‥‥‥‥102
スクリーニング，血糖の‥‥‥190
頭痛，神経疾患‥‥‥‥‥‥‥479
ステートの段階‥‥‥‥‥‥‥155
ストレスサイン，児の‥‥‥‥183
スフィア基準‥‥‥‥‥‥‥‥328
スプーン‥‥‥‥‥‥‥182, 216, 511
スポイト‥‥‥‥‥‥‥‥‥‥‥511

せ

正期産母乳‥‥‥‥‥‥‥‥‥411
生後 6 か月から 23 か月の乳幼児
　の補完食のガイドライン
　‥‥‥‥‥‥‥‥‥276, 277, 281
成人学習原理‥‥‥‥‥‥‥‥‥79
静睡眠‥‥‥‥‥‥‥‥‥‥‥‥401
成乳‥‥‥‥‥‥‥‥‥‥‥‥‥101
生理的体重減少‥‥‥‥‥‥‥171
世界標準‥‥‥‥‥‥‥‥‥‥‥40
世界保健機関→WHO をみよ
世界母乳育児共同体‥‥‥‥‥‥50
舌小帯切開（切除）‥‥‥‥‥201
舌小帯短縮症‥‥‥‥‥‥‥‥201

セルフケア，うつ病の母親‥‥491
全身性エリテマトーデス（SLE）
　‥‥‥‥‥‥‥‥‥‥‥‥‥‥479
先天性心疾患（CHD）‥‥‥‥438
喘息のリスク‥‥‥‥‥‥‥‥‥4

そ

添い寝体勢‥‥‥‥‥‥‥‥‥402
早期授乳‥‥‥‥‥‥‥‥‥‥‥151
早期正期産児‥‥‥‥‥‥‥‥423
早期母子接触　**138**, 139, 142, 143,
　　　　　150, 151, 170, 413
双極症‥‥‥‥‥‥‥‥‥‥‥‥488
相互作用，母親と児の‥‥‥‥140
早産児‥‥‥‥‥‥‥‥‥‥‥‥410
早産母乳‥‥‥‥‥‥‥‥‥‥‥411
相対的乳児投与量‥‥‥‥‥‥454
ソーシャル・ディスタンス‥‥472
卒乳‥‥‥‥‥‥‥‥‥‥‥‥‥300

た

退院前後の支援，極低出生体重
　児，早産児‥‥‥‥‥‥‥‥417
体外受精‥‥‥‥‥‥‥‥‥‥‥315
胎児インスリン‥‥‥‥‥‥‥188
体重がゆっくり増える児‥‥‥243
体重減少，生後早期の‥‥171, 241
体重増加不良‥‥‥‥‥‥‥‥243
対称性ラッチ‥‥‥‥‥‥‥‥164
タイトジャンクション‥‥96, 383
胎盤遺残‥‥‥‥‥‥‥‥216, 476
タイミング法‥‥‥‥‥‥‥‥314
代理出産‥‥‥‥‥‥‥‥‥‥509
多価不飽和脂肪酸‥‥‥‥‥‥411
多職種との連携，精神疾患‥‥494
多胎児
　── における母乳育児の有益性
　‥‥‥‥‥‥‥‥‥‥‥‥‥‥224
　── の授乳方法‥‥‥‥‥‥227
　── の母乳育児支援‥‥‥‥224
多胎妊産婦等サポーター等事業
　‥‥‥‥‥‥‥‥‥‥‥‥‥‥226
多胎ピアサポート事業‥‥‥‥226
多嚢胞性卵巣症候群‥‥‥‥‥477
タバコ，授乳中の‥‥‥‥‥‥459
ダブルポンプ‥‥‥‥‥‥‥‥232
短期的効果，母乳育児の‥‥‥‥7
ダンサー・ハンド・ポジション
　‥‥‥‥‥‥‥‥‥‥‥‥437, 441
単純ヘルペスウイルス‥‥‥‥461
男女雇用機会均等法‥‥‥‥‥324
男女のワーク・ライフ・
　バランス実現‥‥‥‥‥‥‥320
タンデム・ナーシング‥‥‥‥296

断乳‥‥‥‥‥‥‥‥‥‥‥‥‥300
　──，産後うつ病‥‥‥‥‥493
　──，精神疾患‥‥‥‥‥‥493
蛋白結合率‥‥‥‥‥‥‥‥‥453
蛋白濃度‥‥‥‥‥‥‥‥‥‥412

ち

地域との連携，精神疾患‥‥‥494
チェストフィーディング‥‥‥345
父親的温情主義
　（パターナリズム）‥‥‥58, 69
乳離れ‥‥‥‥‥‥‥‥‥‥‥‥299
遅発型侵襲性 GBS 感染症‥‥‥469
中国メラミン汚染ミルク‥‥‥117
中鎖脂肪酸‥‥‥‥‥‥‥‥‥411
チューブ式搾乳補助器‥‥‥‥433
チューブ式直接授乳補足器具
　‥‥‥‥‥‥‥‥‥‥‥‥184, 511
チューブ授乳‥‥‥‥‥‥‥‥184
長期的影響，性的虐待の‥‥‥504
長期的効果，母乳育児の‥‥‥‥8
長鎖多価不飽和脂肪酸
　（LC-PUFA）‥‥‥‥‥‥‥‥98
調節サブユニット‥‥‥‥‥‥100
腸内細菌叢‥‥‥‥‥‥‥‥‥104
直接授乳
　── が困難となる要因‥‥‥216
　── が困難な場合の支援方法
　‥‥‥‥‥‥‥‥‥‥‥‥‥‥216
　── の支援，口唇口蓋裂児の
　‥‥‥‥‥‥‥‥‥‥‥‥‥‥434
直接授乳観察用紙‥‥‥‥157, 166

て

ティーカップホールド‥‥‥‥220
帝王切開（分娩）‥‥‥‥207, 477
　──，母乳育児の支援‥‥‥210
　──，母乳育児への影響‥‥208
帝王切開後の授乳姿勢‥‥‥‥211
帝王切開率‥‥‥‥‥‥‥‥‥207
低血糖‥‥‥‥‥‥‥‥‥‥‥174
　──，新生児の‥‥‥‥‥‥187
ディスバイオーシス‥‥‥104, 386
ディペックス・ジャパン‥‥‥486
滴下法‥‥‥‥‥‥‥‥‥183, 513
デジタルマーケティング‥22, 47
鉄‥‥‥‥‥‥‥‥‥‥‥‥‥‥282
鉄欠乏症，母乳育児と‥‥‥‥‥10
手による搾乳‥‥‥‥‥‥‥‥232
デバイス‥‥‥‥‥‥‥‥‥‥180
　──，乳頭を引き出す‥‥‥219
　── からの離脱方法‥‥‥‥186
　── と倫理‥‥‥‥‥‥‥‥180
　── の種類‥‥‥‥‥‥‥‥181

539

テレヘルス（遠隔医療）‥‥‥‥52
てんかん‥‥‥‥‥‥‥‥‥‥‥495
──，神経疾患‥‥‥‥‥‥‥479
電動搾乳器‥‥‥‥‥‥‥232, 510

と

凍結融解胚移植‥‥‥‥‥‥‥315
統合失調症‥‥‥‥‥‥‥‥‥489
同時授乳練習，多胎児‥‥‥‥229
動睡眠‥‥‥‥‥‥‥‥‥‥‥401
糖代謝，新生児の‥‥‥‥‥‥188
糖類‥‥‥‥‥‥‥‥‥‥‥‥397
ドコサヘキサエン酸（DHA）
‥‥‥‥‥‥‥‥‥‥‥98, 411
閉じた質問‥‥‥‥‥‥‥‥‥75
ドナーミルク
‥‥‥178, 332, 412, 418, 466
トランス女性（男性）‥‥‥‥345

な

内分泌的調節‥‥‥‥‥‥‥‥91
ナラティブ‥‥‥‥‥‥‥‥‥68
──，支援者の‥‥‥‥‥‥76
──，母親の‥‥‥‥‥‥‥74
ナラティブ・アプローチ‥‥‥69

に

二重抗原曝露仮説‥‥‥‥‥‥445
ニップルエバーター‥‥‥‥‥219
ニップルシールド
‥‥‥‥221, 378, 388, 390
── の装着方法‥‥‥‥‥222
日本小児医療保健協議会‥‥‥301
日本母乳の会‥‥‥‥‥‥‥‥29
日本母乳バンク協会‥‥‥29, 466
日本母乳哺育学会‥‥‥‥‥‥29
日本ラクテーション・コンサルタ
ント協会（JALC）‥‥‥‥29
乳管‥‥‥‥‥‥‥‥‥‥84, 85
乳癌‥‥‥‥‥‥‥‥7, 85, 479
乳管狭窄‥‥‥‥‥‥‥‥‥385
──，治療‥‥‥‥‥‥‥390
乳管閉塞‥363, 372, 382, 385, 386
──，治療‥‥‥‥‥‥‥390
乳児栄養‥‥‥‥‥‥‥‥‥131
乳児の探索行動，
硬膜外鎮痛法の使用‥‥‥213
乳汁
── の移行‥‥‥‥‥‥122
── のうっ滞‥‥‥‥‥385
── の除去‥‥‥‥‥‥389
乳汁産生
‥86, 92, 141, 177, 189, 230, 477
── の抑制‥‥‥‥‥‥315

乳汁産生（分泌）抑制因子（FIL）
‥‥‥‥‥‥‥92, 165, 362
乳汁産生量‥‥‥92, 228, 231, 372
乳汁生成Ⅰ期‥‥‥‥‥‥‥‥90
乳汁生成Ⅱ期
‥91, 96, 177, 233, 385, 415, 424
乳汁生成Ⅲ期‥91, 96, 361, 415
乳汁分泌
── の生理学‥‥‥‥‥‥89
── の誘発‥‥‥‥‥‥509
── の抑制‥‥‥‥‥‥116
乳汁分泌不全‥‥‥‥‥‥‥350
乳汁分泌ホルモン→プロラクチン
をみよ
乳汁来潮‥‥‥‥‥‥‥122, 203
乳汁来潮期‥‥‥‥‥‥‥‥385
乳児用調製液状乳‥‥‥111, 116
乳児用調製乳‥‥‥‥‥‥‥111
── の安全な使用方法‥‥336
── へのシフト，災害時‥330
乳児用調製粉乳（PIF）‥111, 114
── の使用量‥‥‥‥‥114
── の組成‥‥‥‥114, 115
── の調乳方法‥‥‥‥114
乳清‥‥‥‥‥‥‥‥‥‥‥100
乳栓‥‥‥‥‥‥‥‥‥‥‥385
乳腺炎‥‥‥‥‥‥‥‥**382**, 386
── の原因‥‥‥‥‥‥382
── の対処‥‥‥‥‥‥388
── の治療‥‥‥‥‥‥388
乳腺炎ケアガイドライン‥‥‥65
乳腺炎重症化予防ケア・指導料
‥‥‥‥‥‥‥‥‥‥‥‥65
乳腺炎スペクトラム‥‥‥‥384
乳腺細胞‥‥‥‥‥‥‥‥‥86
乳腺実質‥‥‥‥‥‥‥‥‥84
乳腺腺房上皮細胞‥‥‥‥‥‥86
乳腺体‥‥‥‥‥‥‥‥‥‥84
乳腺の構造‥‥‥‥‥‥‥‥87
乳腺の退縮‥‥‥‥‥‥‥‥93
乳腺房‥‥‥‥‥‥‥‥‥‥84
乳腺葉‥‥‥‥‥‥‥‥‥‥84
乳糖‥‥‥‥‥‥‥‥‥‥93, 97
乳頭‥‥‥‥‥‥‥‥‥‥‥85
── の痛み（損傷）の予防‥375
── への刺激‥‥‥‥‥510
乳頭吸引器のつくり方‥‥‥‥220
乳頭損傷‥‥‥‥‥‥‥‥‥371
──，予防‥‥‥‥‥‥‥510
── の対処‥‥‥‥‥‥377
乳頭痛‥‥‥‥‥‥‥‥‥‥370
──，予防‥‥‥‥‥‥‥510

── の鑑別‥‥‥‥‥‥371
乳頭乳輪複合体‥‥‥‥‥‥‥86
乳頭白斑‥‥‥‥‥‥‥‥‥363
乳糖不耐症様の症状‥‥‥‥364
乳頭レイノー現象‥‥‥‥‥363
乳房
── の血管‥‥‥‥‥‥‥87
── の構造‥‥‥‥‥‥‥84
── の神経支配‥‥‥‥‥88
── への刺激‥‥‥‥‥510
乳房拒否‥‥‥‥‥‥‥‥‥512
乳房緊満‥‥‥203, 204, 385, 390
乳房充満‥‥‥‥‥‥‥203, 385
乳房手術，乳癌治療‥‥‥‥484
乳房手術，美容的形成術‥‥‥484
乳房探索反応‥‥‥‥‥‥‥168
乳房膿瘍‥‥‥‥‥‥‥‥‥387
──，治療‥‥‥‥‥‥‥392
乳房リンパ管‥‥‥‥‥‥‥‥87
乳幼児栄養，感染症アウトブレイ
ク時の‥‥‥‥‥‥‥‥‥330
乳幼児期の成長評価‥‥‥‥240
乳幼児期の発達の見方‥‥‥240
乳幼児身体発育曲線‥‥‥‥241
乳幼児突然死症候群（SIDS）
‥‥‥‥‥‥‥‥4, 151, 402
乳幼児の栄養に関する世界的な運
動戦略‥‥‥‥‥‥‥54, 111
乳幼児用として市販されているミ
ルクの種類‥‥‥‥‥‥‥111
乳輪‥‥‥‥‥‥‥‥‥‥‥86
妊産婦メンタルヘルスケア‥317
妊娠・出産包括支援モデル事業
‥‥‥‥‥‥‥‥‥‥‥‥265
妊娠高血圧症候群（HDP）‥475
妊娠糖尿病（GDM）‥‥‥‥475
認知行動療法（CBT）‥‥‥491
妊孕性，母乳育児‥‥‥‥‥290

ね・の

ネウボラ保健師‥‥‥‥‥‥266
ネスレ‥‥‥‥‥‥‥‥‥‥20
粘膜免疫‥‥‥‥‥‥‥‥‥103
ノンレム睡眠‥‥‥‥‥‥‥400

は

ハーブ，母乳分泌再開‥‥‥511
胚移植‥‥‥‥‥‥‥‥‥‥315
バイオフィルム‥‥‥‥‥‥383
「ハイ」質問紙票‥‥‥‥‥488
梅毒‥‥‥‥‥‥‥‥‥‥‥461
ハイドロジェルドレッシング
‥‥‥‥‥‥‥‥‥‥‥‥378
白斑‥‥‥‥‥‥‥372, 382, 386

——, 治療 ··············· 391
パジェット病 ··········· 371, 372
バセドウ病 ··············· 478
パターナリズム（父親的温情主
　義） ················· 58, 69
発育不良 ················· 243
母親学級 ················· 475
母親同士の支援グループ ····· 260
母親にやさしい分娩・出産時の
　ケアの指針 ············· 35
母親のための自己チェックリスト
　··················· 262
バリア法 ················· 292
半減期 ··················· 453
ハンズオフ ··········· 158, 218
ハンズオン ··············· 158
販売時点情報管理 ··········· 23
反復性乳腺炎 ··········· 388, 392

ひ

ピアサポート ··············· 260
ピアサポート・グループ ·· 79, 250
非栄養的吸啜 ··············· 125
東日本大震災，母子支援 ····· 337
光療法 ··················· 199
——, 黄疸 ··············· 176
非言語的コミュニケーション · 70
非指示的カウンセリング ····· 491
鼻歯槽矯正 ··············· 433
微生物 ··················· 104
ビタミン A ··············· 283
ビタミン B ··············· 283
ビタミン B₁₂ ············· 283
ビタミン C ··············· 283
ビタミン D ···· 102, 252, 283, 398
ビタミン K ···· 102, 252, 284
ビタミン類 ··············· 398
ヒト T 細胞白血病ウイルス
　（HTLV-1）··· 461, 464, 500, 507
ヒト胎盤性ラクトーゲン（hPL）
　··················· 90
ヒトミルクオリゴ糖 ········· 100
ヒト免疫不全ウイルス（HIV）
　··················· 461
—— と母子感染 ··········· 463
避妊，母乳育児中の ········· 291
避妊手術 ················· 292
皮膚プリックテスト ········· 448
病的乳房緊満 ············· 385
開かれた質問 ··············· 74
微量元素 ················· 397
ビリルビン代謝，新生児の · 195
ビリルビン脳症 ············· 198

ふ

不安症 ··················· 489
風疹ウイルス ··············· 462
風評が及ぼす影響，災害時 ·· 331
フェニルケトン尿症 ········· 176
フォローアップ，後期早産児，早
　期正期産児 ············· 424
フォローアップ法 ··········· 72
フォローアップミルク ······· 120
不快性射乳反射（D-MER）
　··············· 302, 496, 504
副腎皮質刺激ホルモン ········· 89
浮腫 ··················· 376
プソイドエフェドリン ······· 367
フットボール抱き ··········· 434
不定睡眠 ················· 401
不適切な寄付の防止，災害時
　··················· 329
ブドウ球菌性熱傷様皮膚症候群
　（SSSS）··············· 393
ブドウ糖ゲル療法 ··········· 193
不妊症 ··················· 313
不妊治療，母乳育児中の ····· 313
プライバシーが守られた場所，災
　害時 ················· 338
フラッシュヒーティング ····· 336
ブレストシェル ··········· 219
プレネイタル・ビジット ····· 413
プレバイオティクス ········· 107
プロゲスチン単独法 ········· 292
プロゲステロン ··········· 89, 91
プロゲステロンレベル ······· 203
ブロック授乳 ··············· 366
プロバイオティクス ···· 107, 383
ブロモクリプチン ··········· 367
プロラクチン ·· 65, 86, 89-91, 415
プロラクチン受容体 ········· 415
プロラクチン抑制因子 ········· 92
文化的コンピテンシー ······· 343
文化変容 ················· 342
分泌型免疫グロブリン A ····· 103

へ

米国家庭医学会（AAFP）····· 345
米国疾病予防管理センター（CDC）
　··············· 24, 461
米国小児科学会（AAP）····· 2, 24
米国保健福祉省（HHS）······· 24
ベッドの共有 ····· 151, **152**, 403
ベビーフードの活用 ········· 286
偏食の予防 ··············· 280
扁平乳頭 ················· 218

ほ

保育所 ··················· 321
蜂窩織炎 ············· 385, 387
——, 治療 ··············· 391
傍細胞経路 ··············· 453
ホエイ ··················· 100
ホエイ蛋白 ··············· 100
ホールド圧 ··············· 127
補完食 ··················· 276
—— の開始の目安 ········· 277
—— の進め方 ············· 278
補完代替医療 ··········· 65, 66
母子感染，HIV ··········· 463
母子感染，予防対策 ········· 464
ポジショニング ···· 124, 157, 375
母子同室 ············· 151, 170
—— の障壁と解決例 ······· 152
母子分離の搾乳 ··········· 230
母子保健法施行規則 ········· 267
母子保健法第 17 条 ········· 265
補助的な手段，母乳育児の ·· 424
母性保護条約 ············· 324
補足 ················· 174, 178
—— が必要なとき ········· 356
—— の実際 ··············· 178
—— の判断基準 ··········· 174
—— の必要性，直接授乳 ·· 174
補足反射 ················· 124
母乳
—— の解凍方法 ··········· 236
—— の加温方法 ··········· 237
—— の構成成分 ········· 97-102
—— の組成 ··············· 454
—— の保存期間 ··········· 236
—— のみで育てる ········· 503
—— を徐々にやめていく方法
　··················· 306
—— を部分的にやめる方法
　··················· 308
母乳育児
——, アレルギー ··········· 4
——, インフルエンザ ····· 470
——, 感染症 ··············· 4
——, 小児白血病 ··········· 5
——, 新生児 ··············· 2
——, 先天性心疾患をもつ児
　··················· 438
——, 早産児 ··············· 5
——, 糖尿病 ··············· 5
——, 乳児死亡率 ··········· 2
——, 乳幼児 ··············· 4
——, 認知機能 ············· 5

541

母乳育児
── , 肥満 ・・・・・・・・・・・・・・・ 5
── がうまくいっているサイン
　・・・・・・・・・・・・・・・・・・・・ 354
── に影響する要因 ・・・・・・・ 342
── の意義 ・・・・・・・・・・・・・ 2
── の社会・経済的利点 ・・・ 13
── の重要性 ・・・・・・・・・・・ 2
── の早期開始，災害時 ・・・ 329
── の短期的効果・・・・・・・・ 7, 8
── の長期的効果・・・・・・・ 9, 10
── の利点 ・・・・・・・・・・ 7, 411
母乳育児医学アカデミー（ABM）
　・・・・・・ 25, 153, 188, 346, 384, 426
── のプロトコル ・・・・・・・ 196
母乳育児がうまくいくための
　10のステップ
　・・・ 32-35, 41, 138, 174, 410, 413
母乳育児カウンセリングの実際
　・・・・・・・・・・・・・・・・・・・・ 73
母乳育児行動 ・・・・・・・・・・・・ 247
母乳育児支援
── , オーダーメイドの ・・・・・ 490
── , 産後ケアにおける ・・・・・ 270
── , 精神疾患 ・・・・・・・・・・・ 490
── , ダウン症のある児の ・・・ 436
── , 保育所での ・・・・・・・・・ 326
母乳育児推進運動 ・・・・・・・・・・ 23
母乳育児成功のための10カ条
　・・・・・・・・・・ 23, 32, 41, 413
母乳育児相談室 ・・・・・・・・・・・ 261
母乳育児プラン，後期早産児，
　早期正期産児 ・・・・・・・・・・・ 427
母乳育児率 ・・・・・・・・・・・・・・ 271
哺乳運動 ・・・・・・・・・・・・・・・・ 122
母乳外来 ・・・・・・・・・・・・・・・・ 261
母乳強化用粉末 ・・・・・・・・・・・ 412
母乳細菌叢 ・・・・・・・・・・・・・・ 107
母乳産生量 ・・・・・・・・・・・・・・ 396
哺乳ストライキ ・・・・・・・・ 254, 303
母乳性黄疸 ・・・・・・・・・・・・・・ 197
母乳摂取不足 ・・・・・・・ 176, 351, 358
母乳代替食品 ・・・・・・・・・ 111, 120
母乳代用品のマーケティング，多
　国籍企業による ・・・・・・・・・・ 21
母乳代用品のマーケティングに関
　する国際規準
　・・・・・・ 21, 32, 43, 54, 112, 257

母乳と母乳育児に関する方針宣言
　・・・・・・・・・・・・・・・・・・・・ 24
母乳バンク ・・・・・・・・・・ 418, **419**
哺乳びん ・・・・・・・・・ 37, 185, 216
── の赤ちゃん病 ・・・・・・・・ 20
母乳不足 ・・・・・・・・・・・・・・・ 350
母乳不足感 ・・・・・・・・・・・ 301, 350
── をもつ母親への支援 ・・・ 352
母乳分泌過多 ・・・ **361**, 372, 387, 392
── の原因 ・・・・・・・・・・・・ 362
── の支援 ・・・・・・・・・・・・ 364
── の治療 ・・・・・・・・・・・・ 365
母乳分泌再開 ・・・・・ 329, 337, 509
哺乳前行動 ・・・・・・・・・・・・・・ 140
ポリペプチド ・・・・・・・・・・・・ 101

ま

マーケティングの現状 ・・・・・・・ 46
麻疹ウイルス ・・・・・・・・・・・・ 462
またがり抱き ・・・・・・・・・・・・ 434
マタニティ・ブルー ・・・・・・・ 487
慢性腎障害（CKD） ・・・・・・・ 480
満腹のサイン ・・・・・・・・・・・・ 157

み・む

ミネラル ・・・・・・・・・・・・・・・ 397
ミルクライン ・・・・・・・・・・・・ 89
無痛分娩 ・・・・・・・・・・・・・・・ 211
無排卵 ・・・・・・・・・・・・・・・・・ 291
ムンプスウイルス ・・・・・・・・・ 462

め

メタアナリシス ・・・・・・・・・・・ 58
メタボリックシンドローム
　・・・・・・・・・・・・・・・・・・ 8, 475
メッセンジャーRNA ・・・・・・・ 93
メラトニン ・・・・・・・・・・・・・・ 400
メラトニン受容体 ・・・・・・・・・ 400

も

毛細血管 ・・・・・・・・・・・・・・・・ 86
物語→ナラティブをみよ
もらい乳 ・・・・・・・・・・・・ 332, 336
森永ヒ素ミルク中毒事件 ・・・ 27, 117
モントゴメリー腺 ・・・・・・・・・・ 86

や・ゆ・よ

薬剤
── , 母乳育児中止の必要がない
　・・・・・・・・・・・・・・・・・・・・ 455
── , 母乳育児中に注意を要する
　・・・・・・・・・・・・・・・・・・・・ 456
── の母乳への移行 ・・・・・・・ 453

歪め乳頭 ・・・・・・・・・・・・・・・ 375
溶血性レンサ球菌 ・・・・・・・・・ 462
養子縁組 ・・・・・・・・・・・・・・・ 509
ヨウ素 ・・・・・・・・・・・・・・・・・ 282
抑うつ傾向，産後の ・・・・・・・ 271
呼び出し吸啜 ・・・・・・・・・・・・ 125

ら

ラ・レーチェ・リーグ・インター
　ナショナル（LLLI）
　・・・・・・・・・・・・・ 25, 75, 300
ラ・レーチェ・リーグ（LLL）日
　本 ・・・・・・・・・・・・・・ 29, 279
ラクテーション・コンサルタント
　資格試験国際評議会（IBLCE）
　・・・・・・・・・・ 25, 49, 180, 343
ラクトフェリン ・・・・・・・・・・ 100
ラッチオン ・・・・・・・ 124, 157, 375
ラポール（信頼関係） ・・・ 70, 502
卵巣癌 ・・・・・・・・・・・・・・・・・ 7
ランダム化比較試験（RCT）・・・ 58
卵胞刺激ホルモン ・・・・・・・・・ 89
卵胞ホルモン（エストロゲン）
　・・・・・・・・・・・・・・ 86, 90, 368

り

リーディング法 ・・・・・・・・・・・ 72
利益相反 ・・・・・・・・・・・・・・・・ 52
リクライニング（授乳）
　・・・・・・・・・・・ 145, 160, 211, 356, 377
リスクマネジメント，
　早期母子接触の ・・・・・・・・・ 146
リセット仮説 ・・・・・・・・・・・・ 9
離脱方法，人工乳首からの ・・・ 186
離脱方法，哺乳びんからの ・・・ 186
離乳 ・・・・・・・・・・・・・・・・・・・ 299
── の開始 ・・・・・・・・・・・・ 299
離乳食 ・・・・・・・・・・・・・・・・・ 276
リバース・プレッシャー・
　ソフトニング（法） ・・・ 205, 390
量依存性 ・・・・・・・・・・・・・・・・ 2
両親学級 ・・・・・・・・・・・・・・・ 475
リラクテーション ・・・ 329, 337, 509
リンパドレナージ ・・・・・・ 205, 390

れ・ろ

冷凍母乳 ・・・・・・・・・・・・・・・ 235
レイノー現象 ・・・・・・・・・ 372, **379**
レム睡眠 ・・・・・・・・・・・・・・・ 400
ローリングストック，
　災害準備品 ・・・・・・・・・・・・ 330